Heinrich Kasper

Ernährungsmedizin und Diätetik

Heinrich Kasper

Ernährungsmedizin und Diätetik

11., überarbeitete Auflage

Unter Mitarbeit von Walter Burghardt

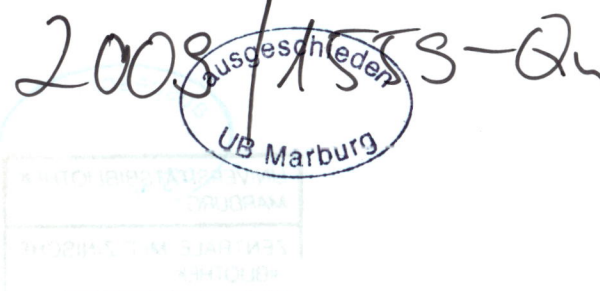
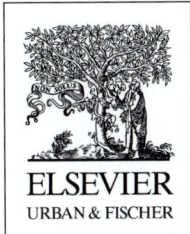

ELSEVIER
URBAN & FISCHER

URBAN & FISCHER   München

Zuschriften und Kritik an:
Elsevier GmbH, Urban & Fischer Verlag, Lektorat Medizinstudium, Karlstraße 45, 80333 München

Autoren:
Prof. Heinrich Kasper
Am Altenberg 34
97078 Würzburg Versbach

Dr. med. Walter Burghardt
Med. Universitätsklinik
Josef-Schneider-Str. 2
97080 Würzburg

Wichtiger Hinweis für den Benutzer
Die Erkenntnisse in der Medizin unterliegen laufendem Wandel durch Forschung und klinische Erfahrungen. Herausgeber und Autoren dieses Werkes haben große Sorgfalt darauf verwendet, dass die in diesem Werk gemachten therapeutischen Angaben (insbesondere hinsichtlich Indikation, Dosierung und unerwünschten Wirkungen) dem derzeitigen Wissensstand entsprechen. Das entbindet den Nutzer dieses Werkes aber nicht von der Verpflichtung, anhand weiterer schriftlicher Informationsquellen zu überprüfen, ob die dort gemachten Angaben von denen in diesem Buch abweichen und seine Verordnung in eigener Verantwortung zu treffen.
Wie allgemein üblich wurden Warenzeichen bzw. Namen (z.B. bei Pharmapräparaten) nicht besonders gekennzeichnet.

Bibliografische Information der Deutschen Nationalbibliothek
Die Deutsche Nationalbibliothek verzeichnet diese Publikation in der Deutschen Nationalbibliografie; detaillierte bibliografische Daten sind im Internet über http://dnb.d-nb.de abrufbar.

Um den Textfluss nicht zu stören, wurde bei Patienten und Berufsbezeichnungen die grammatikalisch maskuline Form gewählt. Selbstverständlich sind in diesen Fällen immer Frauen und Männer gemeint.

Planung: Christina Nußbaum
Lektorat: Alexander Gattnarzik
Redaktion: Dr. med. Anne-Kristin Schulze, Berlin
Herstellung: Renate Hausdorf, München
Satz: abavo GmbH, Buchloe; TnQ, Chennai/Indien
Druck und Bindung: MKT-Print, Ljubljana
Zeichner: Stefan Dangl, Ester Schenk-Panic
Umschlaggestaltung: SpieszDesign, Büro für Gestaltung, Neu-Ulm

ISBN 978-3-437-42012-2
Aktuelle Informationen finden Sie im Internet unter **www.elsevier.de** und **www.elsevier.com**

Vorwort zur 11. Auflage

Als Folge des zunehmenden Interesses an Fragen der Ernährungsmedizin und einer Flut an neuen, für die Praxis wichtigen Erkenntnissen, wurde eine Überarbeitung und Aktualisierung des nun schon in der 11. Auflage erscheinenden Buches nötig.

Ernährungsabhängige Erkrankungen, dies gilt in erster Linie für die Adipositas und die hieraus resultierenden Folgekrankheiten, nehmen kontinuierlich in allen Altersgruppen zu. Ernährungsaufklärung und -beratung erfordern folglich zunehmend gut ausgebildete, über den aktuellen Stand der Wissenschaft informierte Ernährungsfachkräfte. Das Gleiche gilt für Ärzte, zumal die Ausbildung in Ernährungsmedizin während des Medizinstudiums unzureichend ist. Dass für Ärzte, insbesondere Allgemeinärzte und Internisten, fundierte Kenntnisse in Ernährungsmedizin zunehmend von Wichtigkeit sind, zeigt, dass alleine die Deutsche Akademie für Ernährungsmedizin seit ihrer Gründung auf der Basis eines Curriculums der Bundesärztekammer über 3500 Ärzte in diesem Teilgebiet der Medizin weitergebildet hat.

Die Kapitelaufteilung der 10. Auflage wurde auch in dieser Auflage beibehalten. – Die Überarbeitung und Aktualisierung der Kapitel 3 und 4 (Gastroenterologie und Stoffwechselerkrankungen) erfolgte erstmals ausschließlich durch Herrn Dr. Walter Burghardt, Oberarzt an der Medizinischen Klinik Würzburg und Ärztlicher Leiter der Fachschule für Diätetik in Würzburg.

Der Umfang mancher Kapitel musste aufgrund neuer Erkenntnisse und der Ergebnisse klinischer Studien erheblich erweitert werden. Dies gilt beispielsweise für die Relation von Omega-3- zu Omega-6-Fettsäuren, die Bedeutung der Intestinalflora und die Möglichkeiten ihrer Modifikation mit Pro- und Präbiotika und die Gabe von Vitaminen in hohen, über dem Bedarf liegenden Tagesdosen.

Um den Umfang des Buches dennoch in dem vorgegebenen Rahmen halten zu können, wurde auf den bisherigen zweiten Teil: „Praxis der Ernährungstherapie und Prophylaxe" zugunsten der Einfügung aktueller Erkenntnisse verzichtet.

Erstmals finden sich weitere vertiefende Texte zu bestimmten Themen und die weiterführende Literatur zu jedem Kapitel im Internet unter www.elsevier. de. Die online zur Verfügung stehenden Materialien sind im Buch durch das Symbol ✚ und eine fortlaufende Nummer gekennzeichnet.

Wir bedanken uns für die gute Zusammenarbeit mit dem Verlag Urban & Fischer, insbesondere mit Frau Dr. med. Anne-Kristin Schulze und Herrn Gattnarzik.

Prof. Dr. med. Heinrich Kasper
Würzburg, Januar 2009

Inhaltsverzeichnis

Energiebedarf, Nährstoffe, Nahrungsbestandteile, Verdauung, Resorption und Stoffwechsel

Seit Mitte der 30er Jahre des vorigen Jahrhunderts werden von nationalen und internationalen Gremien Empfehlungen zur Nährstoff- und Energiezufuhr publiziert. Das Ziel solcher Empfehlungen war primär beim Gesunden einem Defizit an Energie und essentiellen Nährstoffen vorzubeugen und so eine optimale physische und psychische Leistungsfähigkeit zu gewährleisten. Bei zunehmender Kenntnis über die Bedeutung bestimmter Nährstoffe und Nahrungsinhaltsstoffe (z.B. Ballaststoffe, sekundäre Pflanzenstoffe usw.) für die Prophylaxe von Krankheiten (z.B. mehrfach ungesättigte Fettsäuren zum Schutz vor degenerativen Gefäßerkrankungen oder antioxidative Nährstoffe zum Schutz vor „oxidativem Stress") wurden später Aspekte der vorbeugenden Medizin mit einbezogen.

In Anlehnung an die 1941 erstmal in den USA publizierten „Recommended Dietary Allowances (RDA)" erschienen erstmals 1956 die „Empfehlungen für die Energie- und Nährstoffzufuhr" der Deutschen Gesellschaft für Ernährung. Die Vielzahl neuer Erkenntnisse der letzten Jahrzehnte erforderte mehrmals eine Neuauflage mit Adaption der Empfehlungen an den neuesten Stand der Kenntnisse. Diese Empfehlungen wurden im Jahr 2000 durch die „Referenzwerte für die Nahrungszufuhr" abgelöst. Sie beinhalten Empfehlungen, Schätzwerte und Richtwerte und wurden erstmals gemeinsam von den Gesellschaften für Ernährung in Deutschland (DGE), Österreich (ÖGE) und der Schweiz (SGE / SVE) herausgegeben. Als Kurzbezeichnung bietet sich in Anlehnung an die international üblichen Länderbezeichnungen für Deutschland (D), Österreich (A) und die Schweiz (CH) „D-A-CH-Referenzwerte" an.

Bei den Referenzwerten handelt es sich, mit Ausnahme der Richtwerte für die Energiezufuhr, um Mengen, von denen angenommen wird, dass sie nahezu alle Personen der jeweils angegebenen Bevölkerungsgruppe vor ernährungsbedingten Gesundheitsschäden schützen und bei ihnen für eine volle Leistungsfähigkeit sorgen. Darüber hinaus sind sie dazu bestimmt, eine gewisse Körperreserve zu schaffen, die bei unvermittelten Bedarfsteigerungen sofort und ohne gesundheitliche Beeinträchtigungen verfügbar ist. Die Erfahrungen zeigen, dass dies mit den gegebenen Referenzwerten für gesunde Personen in Mitteleuropa zutrifft. Die Referenzwerte beziehen sich nicht auf die Versorgung von Kranken und Rekonvaleszenten. Sie sind auch, mit Ausnahme von Jod, nicht ausreichend, um bei Personen mit einem Nährstoffmangel entleerte Speicher wieder aufzufüllen [205].

1.1 Energiezufuhr, Energiebedarf

Energiequellen sind Kohlenhydrate, Fette, Proteine und Alkohol.

Die Maßeinheit für die Energie sind Joule oder Kalorien. Eine Kilokalorie (kcal) entspricht 4,184 Kilojoule (kJ). Beide **Maßeinheiten** können wie folgt ineinander umgerechnet werden:
- 1 kJ = 0,239 kcal
- 1000 kJ = 239 kcal
- 1 MJ (Megajoule) = 239 kcal
- 1 kcal = 4,184 kJ
- 1000 kcal = 4184 kJ
- 1000 kcal = 4,184 MJ.

Berücksichtigt man die geringen Energieverluste mit dem Stuhl und den Energieverlust in Form von Harnstoff und anderen stickstoffhaltigen Endprodukten des Eiweißstoffwechsels mit dem Harn, so gelten für die dem Organismus zur Verfügung stehenden Energieträger annäherungsweise folgende **Brennwerte:**
- 17 kJ oder 4 kcal / g Kohlenhydrate
- 38 kJ oder 9 kcal / g Fett

- 17 kJ oder 4 kcal / g Protein
- 30 kJ oder 7 kcal / g Alkohol.

Die Frage, ob **Alkohol** hinsichtlich Proteinspareffekt und Bereitstellung von Energie für den Muskelstoffwechsel und die Aufrechterhaltung der Körpertemperatur den Kohlenhydraten gleichzusetzen ist, wird unterschiedlich beurteilt.

> Eine zusammenfassende Beurteilung der WHO zu dieser Frage lautet: Es konnte festgestellt werden, dass bei mäßiger Alkoholzufuhr der überwiegende Teil der Energie für Muskelarbeit und zur Aufrechterhaltung der Körpertemperatur genutzt wird. Durch den teilweisen Ersatz von Kohlenhydraten oder Fett in einer Diät durch isoenergetische Mengen an Alkohol konnte gezeigt werden, dass Alkohol auch gewichtserhaltend wirkt.

Der Organismus kann Alkohol in begrenzter Menge verbrennen. Werden einem gesunden, normal ernährten Erwachsenen weniger als 2 g Alkohol pro kg Körpergewicht in 24 Stunden zugeführt, so werden etwa 100 mg / kg / Std. oxidiert. Ein 65 kg schwerer Mann bzw. eine 55 kg schwere Frau kann somit etwa 2,9 MJ (700 kcal) bzw. 2,2 MJ (525 kcal) täglich aus Alkohol decken.

> Nach Befunden von Pirola und Lieber [197] werden etwa 25% des aufgenommenen Alkohols mit Hilfe des mikrosomalen **Äthanoloxidasesystems** abgebaut. Dieser Abbauweg erfordert, wie Tierexperimente zeigten, zusätzlich Energie. Eine Bestätigung fanden diese Befunde durch Untersuchungen am Menschen. Ein Ersatz von 50% der Gesamtnahrungsenergie durch Alkohol hatte eine Gewichtsabnahme zur Folge. Nahmen Versuchspersonen mit Körpergewichtskonstanz isoenergetische Mengen an Alkohol bzw. Schokolade zusätzlich zur Nahrung auf, so kam es in der Gruppe, die zusätzlich Schokolade verzehrte, zu einer Körpergewichtszunahme, nicht hingegen nach entsprechend hoher Energiezufuhr in Form von Alkohol (➤ Kap. 1.9).

Der **Energiebedarf** ergibt sich aus dem Grund- oder Ruheumsatz (basal metabolic rate, BMR) auf den etwa 50–70% des Energieverbrauches entfallen, aus dem Arbeitsumsatz, der nahrungsinduzierten Thermogenese (ca. 8–10% des Verbrauches unter Mischkost), der Energie für die Anpassung an bestimmte Lebensbedingungen, wie etwa emotionalem Stress, und dem Bedarf für Wachstum, Schwangerschaft und Stillen.

Da der Energieaufwand für gleiche Tätigkeiten von der Körpermasse, dem Geschlecht und dem Alter abhängig ist, hat es sich international durchgesetzt, eine Standardisierung vorzunehmen und den Energieumsatz insgesamt auf den Grundumsatz zu beziehen. Dadurch werden die Auswirkungen von Körpermasse, Geschlecht und Alter auf die Höhe des Energieumsatzes bereits berücksichtigt. Als Maß des mittleren täglichen Energiebedarfs wurde von der WHO der „physical activity level" (PAL) eingeführt. Er ist als Quotient aus dem 24-Stunden-Energieverbrauch (EU) und dem Grundumsatz (GU) definiert: PAL = EU / GU. Die Höhe des PAL-Wertes wird wesentlich durch das Ausmaß der körperlichen Aktivität bestimmt. Er ist jedoch kein Maß für die physische Aktivität in Beruf und Freizeit allein, sondern er umfasst den gesamten täglichen Energiebedarf (EU), einschließlich jenem für Ruhe und Schlaf. Der Tagesenergiebedarf ist entsprechend definiert als EU = PAL × GU.

Diese Art der Berechnung war möglich geworden, nachdem eine Methode mit doppelt stabil markiertem Wasser (DLW-Methode) für Energieumsatzmessungen ohne Behinderung von Probanden unter natürlichen Arbeits- und Lebensbedingungen zur Verfügung stand. Die D-A-CH-Referenzwerte für die Energiezufuhr basieren auf dieser neuen Möglichkeit der Berechnung (➤ Tab. 1.1).

Beispiel zur Berechnung des täglichen Energiebedarfes: Eine Hausfrau arbeitet 8 Stunden mit einem hohen durchschnittlichen Energieaufwand von 2,4 × BMR, 8 Stunden verrichtet sie weitere Tätigkeiten mit einem mittleren Energieaufwand von 1,6 × BMR und schläft 8 Stunden mit 0,95 × BMR; so ergibt sich der mittlere tägliche Energiebedarf als (2,4 × 8 + 1,6 × 8 + 0,95 × 8) ÷ 24 = 1,65 × BMR.

Unter **Grundumsatz (GU, BMR)** versteht man den Energieverbrauch eines entspannt liegenden Menschen 12 Stunden nach der letzten Nahrungsaufnahme bei konstanter Raumtemperatur von 20 °C. Diese Energiemenge ist erforderlich für die Herztätigkeit, Atemtätigkeit, Gehirnfunktion etc.

Die Höhe des **GU** ist u.a. abhängig von Geschlecht und Lebensalter. Er beträgt z.B. im Mittel bei 18-jährigen Männern 7500 kJ (1800 kcal), bei gleichalt-

Tab. 1.1 Beispiele für den durchschnittlichen täglichen Energieumsatz bei unterschiedlichen Berufs- und Freizeittätigkeiten von Erwachsenen [205].

Arbeitsschwere und Freizeitverhalten	PAL[1, 2]	Beispiele
ausschließlich sitzende oder liegende Lebensweise	1,2	alte, gebrechliche Menschen
ausschließlich sitzende Tätigkeit mit wenig oder keiner anstrengenden Freizeitaktivität	1,4–1,5	Büroangestellte, Feinmechaniker
sitzende Tätigkeit, zeitweilig auch zusätzlicher Energieaufwand für gehende und stehende Tätigkeit[2]	1,6–1,7	Laboranten, Kraftfahrer, Studenten, Fließbandarbeiter
überwiegend gehende und stehende Arbeit[2]	1,8–1,9	Hausfrauen, Verkäufer, Kellner, Mechaniker, Handwerker
körperlich anstrengende berufliche Arbeit[2]	2,0–2,4	Bauarbeiter, Landwirte, Waldarbeiter, Bergarbeiter, Leistungssportler

[1] PAL (physical activity level) = durchschnittlicher täglicher Energiebedarf für körperliche Aktivität als Mehrfaches des Grundumsatzes.
[2] Für sportliche Betätigungen oder für anstrengende Freizeitaktivitäten (30–60 Minuten, 4- bis 5-mal je Woche) können zusätzlich pro Tag 0,3 PAL-Einheiten berechnet werden.

rigen Frauen 6700 kJ (1600 kcal), bei 75-jährigen Männern 5900 kJ (1400 kcal) und 5400 kJ (1300 kcal) bei gleichaltrigen Frauen.

Weniger aufwändig sind die Voraussetzungen zur Bestimmung des **Ruhe-Nüchtern-Umsatzes (RNU).** Er liegt etwa 6–10% über dem GU. Bestimmt wird er ca. 12 Std. nach der letzten Mahlzeit, bekleidet, bei Raumtemperatur und bequemem Sitzen.

Beim Erwachsenen mit leichter körperlicher Arbeit entfallen etwa 50–60% des Gesamtenergiebedarfes pro Tag auf den GU bzw. RNU.

Energiebilanzuntersuchungen am Menschen sind schwierig. Während sich bei Versuchstieren (Ratte, Kaninchen etc.) zu jedem Zeitpunkt eine positive Korrelation zwischen Energiezufuhr und Energieabgabe findet, lässt sich eine entsprechende Korrelation beim Menschen nicht nachweisen. Wie die in ➤ Abb. 1.1 dargestellten, an zwölf gesunden Probanden ermittelten Werte zeigen, korreliert, wie dies beim Versuchtier der Fall ist, die tägliche Energiezufuhr nicht mit dem täglichen Energieverbrauch. Selbst während einer Beobachtungszeit von zwei Wochen korrelieren beide Größen nicht miteinander. Die gemessene **Energieimbalance** erreichte während der Beobachtungszeit Werte bis 3,4 MJ (800 kcal) / Tag. Nach anderen Untersuchungen muss angenommen werden, dass bei den meisten Menschen in 7-Tage-Perioden eine ausgeglichene Bilanz von Energieausgabe und -aufnahme erfolgt.

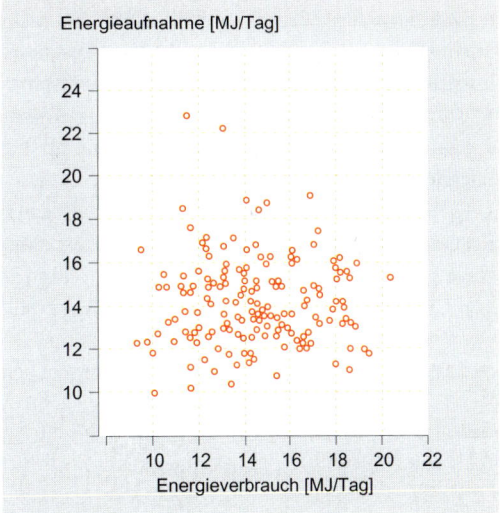

Abb. 1.1 Relation zwischen Energiezufuhr und Energieabgabe bei gesunden Versuchspersonen (nach Edholm et al. [59]).

Der **Leistungszuwachs** ist sehr variabel und beträgt im Mittel bei einem 70 kg schweren Mann etwa 420 kJ / Std. (100 kcal / Std.) im Sitzen, 840 kJ / Std. (200 kcal / Std.) beim Spazierengehen und 4600 kJ / Std. (1100 kcal / Std.) beim Treppensteigen. Erhöht sind GU bzw. RNU insbesondere bei einer Schilddrüsenüberfunktion.

Nach dem von Rubner im Jahre 1902 veröffentlichten **Isodynamiegesetz** können sich Nährstoffe gegenseitig nach ihrem Energiegehalt vertreten. (*„Die Quelle der Energie, ob Eiweiß, Fett oder Kohlenhydrate, ist gleichgültig, nur auf die Befriedigung des Energiebedarfes kommt es an."* M. Rubner, 1902)

Das Isodynamiegesetz hat durch neuere Erkenntnisse gewisse Einschränkungen erfahren.

Es ist seit vielen Jahren bekannt, dass die zur Gruppe der Ballaststoffe zählenden **unverdaulichen Kohlenhydrate** mit Hilfe der Pansenflora der Wiederkäuer in resorbierbare, kleinmolekulare Substanzen, insbesondere kurzkettige Fettsäuren, abgebaut werden können. Hierdurch wird die Energie dieser Stoffgruppe in hohem Maße genutzt.

Neuere Befunde haben gezeigt, dass auch die **Intestinalflora des Menschen** Ballaststoffe in nicht unerheblichem Ausmaß in kurzkettige Fettsäuren, insbesondere Buttersäure, Essigsäure und Propionsäure, abbaut, diese Spaltprodukte von der Kolonschleimhaut resorbiert werden und damit für die Energieproduktion zur Verfügung stehen.

Es wird angenommen, dass bei einer üblichen Kost in den westeuropäischen Ländern durch **bakterielle Fettsäuresynthese im Kolon** 155 kJ / Tag (37 kcal / Tag) aus Ballaststoffen zur Verfügung gestellt werden (Lit. bei [215]). Die genannte Energie errechnet sich nach der in ➤ Tabelle 1.2 angegebenen

Fermentationsgleichung. Sie basiert auf dem molaren Verhältnis der kurzkettigen Fettsäuren im Stuhl. Unter Anwendung dieser Gleichung kann man die Energiezufuhr durch Ballaststoffe abschätzen. Zugrunde gelegt wird die Annahme, dass 70% der oral aufgenommenen Ballaststoffe im Kolon fermentiert werden. Der Verlust von kurzkettigen Fettsäuren über den Stuhl bleibt unberücksichtigt.

Bei Zufuhr von 20 g Ballaststoffen / Tag (**„ballaststoffarme Kost"**) errechnet sich somit eine Energieaufnahme von 155 kJ / Tag (37 kcal / Tag) oder etwa 1,5–2% der täglichen Energieaufnahme. Dieser Energiebetrag ist zu vernachlässigen. Geht man dagegen von einer **Ballaststoffzufuhr von 150 g / Tag** (z.B. Afrika) aus, so beträgt die Energiezufuhr 1167 kJ / Tag (278 kcal / Tag) oder 15% der täglichen Gesamtzufuhr; in den Ländern der Dritten Welt ist also die Energieaufnahme über Ballaststoffe beträchtlich.

1.2 Kohlenhydrate

In den westlichen Industrieländern werden etwa 50% der Gesamtenergie in Form von Kohlenhydraten, hiervon im Mittel etwa 20% in Form von **Zucker** aufgenommen.

Tab. 1.2 Fermentationsgleichung (Scheppach u. Kasper [215]).

34,5 mmol Hexose* →	48 mmol	Acetat**	} kurzkettige Fettsäuren
	11 mmol	Propionat**	
	5 mmol	n-Butyrat**	
	23,75 mmol	Methan	} andere Fermentationsprodukte
	34,25 mmol	Kohlendioxid	
	10,50 mmol	Wasser	

*   180 mg Ballaststoffe (hier vereinfacht als „Hexose") = 1 mmol
** Energiegehalte von kurzkettigen Fettsäuren:
  Acetat: 3,40 kcal / g = 0,204 kcal / mmol
  Propionat: 4,96 kcal / g = 0,370 kcal / mmol
  n-Butyrat: 5,95 kcal / g = 0,519 kcal / mmol

In früheren Entwicklungsphasen des Menschen wurden Kohlenhydrate fast ausschließlich in Form von **Stärke** verzehrt. Der Anteil an der Gesamtenergiezufuhr lag bei maximal 70–75% (**➤** Abb. 2.4).

Die **Glucosemoleküle der Stärke** können linear in Form langer Ketten oder verzweigt angeordnet sein. Die linearen langkettigen Makromoleküle werden als **Amylose,** die verzweigt aufgebauten als **Amylopektine** bezeichnet.

Stärken unterschiedlicher botanischer Herkunft unterscheiden sich in ihrem Amylose-Amylopektin-Verhältnis. Weitere Unterschiede betreffen die Packungsdichte der Makromoleküle in den Stärkekörnern und das Vorhandensein natürlicher Phosphatgruppen.

Zusammen mit Wasser erhitzt, bildet Stärke eine mehr oder weniger zähe Paste, den sog. Kleister. Unverkleisterte Stärke ist nahezu unverdaulich (**➤** Kap. 1.11).

Kohlenhydrate können nur in Form der **Monosaccharide** resorbiert werden. Es müssen folglich die mit der Nahrung aufgenommenen Poly-, Oligo- und Disaccharide in diese kleinsten Bausteine der Kohlenhydrate aufgespalten werden.

Die **Kohlenhydratverdauung** erfolgt unter dem Einfluss der vorwiegend vom Pankreas und in geringer Menge von den Speicheldrüsen der Mundhöhle sezernierten α-Amylase (alte Bezeichnungen: Ptyalin und Diastase) und im Dünndarm unter dem Einfluss der im Bereich der Mikrovilli lokalisierten Disaccharidasen.

Das Enzym α-**Amylase** spaltet die aus kettenförmig aneinander gereihten Glucosemolekülen bestehenden Stärkemoleküle – ähnlich den Endopeptidasen – im Inneren der Polysaccharidketten, sodass größere Bruchstücke (Oligosaccharide) entstehen. Eine Hydrolyse erfolgt jedoch nur an den 1,4-glykosidischen Bindungen, während die 1,6-glykosidischen Bindungen an den Verzweigungen der Molekülketten nicht gespalten werden.

Entstehende Oligosaccharide werden von der α-Amylase weiter hydrolysiert bis zu der aus 2 Glucosemolekülen bestehenden Maltose (1,4-α-glykosidische Bindung) und Isomaltose (1,6-glykosidische Bindung).

Die Aufspaltung des Malzzuckers erfolgt ebenfalls wie die **Hydrolyse** der übrigen **Disaccharide** – in der Nahrung enthalten sind insbesondere Saccharose (Rohr- oder Rübenzucker) und Lactose (Milchzucker) – im Dünndarm unter dem Einfluss der **Disaccharidasen.** Erst die unter der Einwirkung von Disaccharidasen entstehenden Monosaccharide können von der Dünndarmschleimhautzelle resorbiert werden.

Wenn die Ingesta Duodenum und Jejunum passiert hat, ist die Resorption der Zucker abgeschlossen. Bei Versuchen mit Testmahlzeiten aus Glucose, Fett und Proteinen zeigte sich, dass bereits nach 100 cm des proximalen Jejunums sämtliche Glucose resorbiert war.

Nach der Aufnahme in die Blutbahn wird die Glucose in den Intermediärstoffwechsel eingeschleust.

Die im Stoffwechsel zentrale Stellung des **Glucoseabbaus,** insbesondere des anaeroben Abbaus bis zur Brenztraubensäure (Pyruvat), die sog. **Glykolyse,** ist in **➤** Abb. 1.2 dargestellt. Wie sich aus dem vereinfachten Schema ergibt, kann Glucose in Fett und Glykogen umgewandelt und in dieser Form als Energiereserve gespeichert werden.

Weiterhin kann sie zur Energieproduktion über die Glykolyse und anschließend den Zitronensäurezyklus bis zu Wasser und Kohlendioxid abgebaut werden.

Die **De-novo-Synthese von Fettsäuren** (Lipacidogenese) aus Glucose (über Acetyl-CoA und Malonyl-CoA) läuft beim Menschen wesentlich langsamer als bei vielen anderen Säugetieren ab.

Beim Verzehr einer gemischten Kost wird nach Überschreiten des Energiebedarfs das Nahrungsfett in den Fettdepots eingelagert, während der Energiebedarf aus Kohlenhydraten gedeckt wird. Da die zur Fettsäuresynthese benötigten Enzyme im Fettgewebe nur mit sehr geringer Aktivität vorhanden sind, werden unter den genannten Ernährungsbedingungen lediglich **1–2%** der täglich **zugeführten Kohlenhydrate** der Fettsäuresynthese zugeführt.

Erst dann, wenn die Gesamtkohlenhydratzufuhr pro Tag den Energiebedarf übersteigt, nehmen die Lipacidogenese und damit die Triglyceridsynthese aus Kohlenhydraten zu, sodass in Form von Kohlenhydraten aufgenommene Energie als Fett deponiert wird.

Während unter normalen Ernährungsbedingungen die De-novo-Lipogenese überwiegend in der Leber erfolgt, kann – wie am Fettgewebsbiopsien gezeigt wurde – durch eine Kohlenhydratüberernährung mit Mono- und Disacchariden die extrahepatische De-novo-Synthese im Fettgewebe gesteigert werden [302].

Ausgangssubstrat für die Fettsäureneubildung ist das durch Decarboxylierung von Brenztraubensäure bei der Glykolyse anfallende Acetyl-CoA (> Abb. 1.2).

Der unterschiedliche Einfluss von Zucker, gelöst in einem Getränk oder als Bestandteil fester Nahrung, sowie unterschiedliche metabolische Effekte

von Glucose und Fructose sind ausführlich in > Kap. 2.1.2 dargestellt.

Betrachtet man die Energiebilanz, so ist bei hyperkalorischer Ernährung die Umwandlung von Kohlenhydraten in Fett in hohem Maße ungünstig, da es hierbei zu einem Energieverlust von etwa 23% der primär eingesetzten Energie kommt (Lit. bei [245]).

Glucose ist Ausgangssubstanz für die Synthese einer Reihe wichtiger Stoffe, so z.B. Ribose aus dem Pentosephosphatzyklus für die Nukleinsäuresynthese, Glycerinphosphat für die Triglyceridsynthese und Glucuronsäure für eine Reihe von Entgiftungsmechanismen in der Leber.

Es entsteht aus Glucose weiterhin **Acetyl-CoA,** eine Schlüsselsubstanz, aus der verschiedene Stoffe,

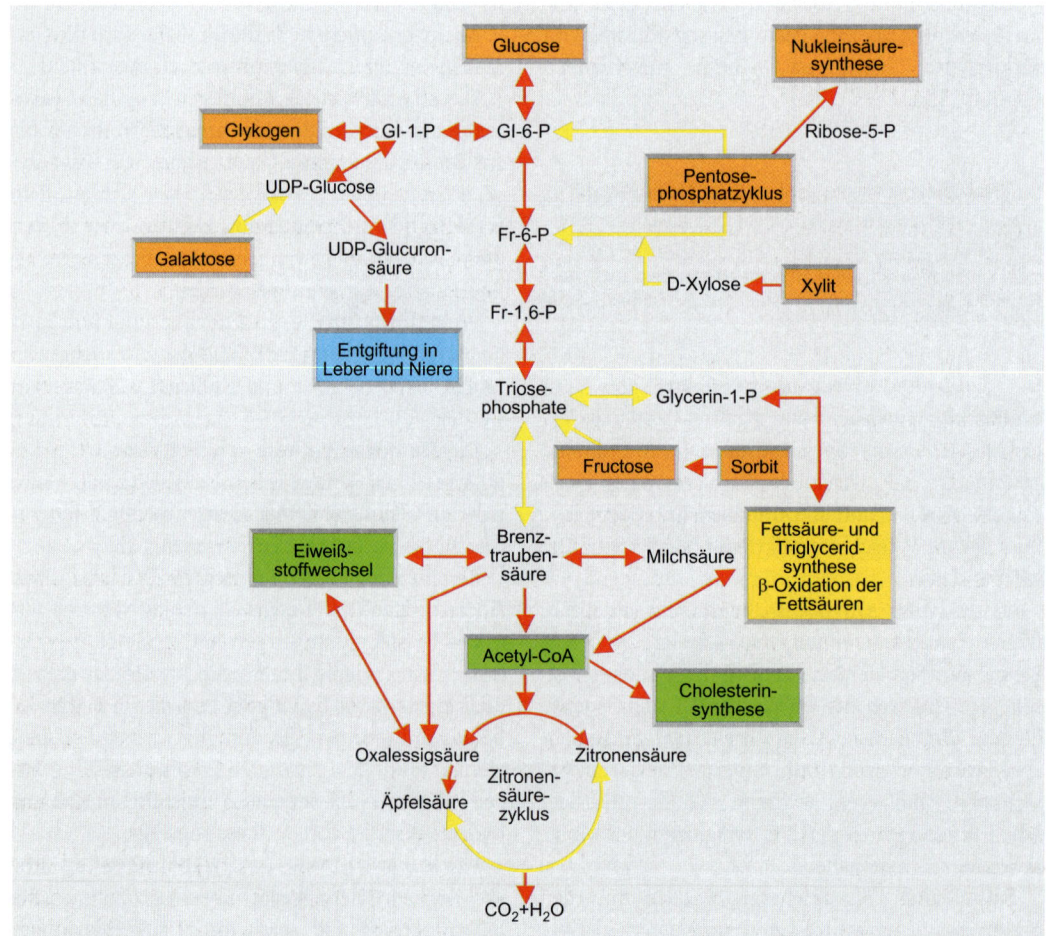

Abb. 1.2 Schematische, vereinfachte Darstellung der Glykolyse und ihrer Beziehungen zu weiteren Stoffwechselvorgängen. Umrahmt sind ernährungsphysiologisch wichtige Substanzen und Stoffwechselvorgänge.

z.B. Cholesterin, gebildet werden können, das wiederum die Ausgangssubstanz für Synthesen von Nebennieren- und Sexualhormonen, Gallensäuren etc. ist.

Die **Glykolyse ist reversibel,** d.h., von Brenztraubensäure und Milchsäure ausgehend sind die Reaktionen (zum Teil über Umgehungswege) umkehrbar. Diese Möglichkeit (**Gluconeogenese**) erlaubt auch bei kohlenhydratfreier Ernährung die Aufrechterhaltung einer ausreichenden Glucosekonzentration im Serum, die erforderlich ist, weil die Zellen des Gehirns und die Erythrozyten im Gegensatz zu allen übrigen Zellen des Organismus ihren Energiebedarf vorwiegend durch Glucose decken müssen.

> Bei Gabe des Nebennierenrindenhormons **Cortison** steigt die Aktivität einiger für die Gluconeogenese wichtiger Enzyme im Gewebe an, eine der Ursachen dafür, dass der Blutzucker bei Kranken unter Cortisonbehandlung ansteigt.

Ausgangsstoffe für die Gluconeogenese sind Kohlenhydratbruchstücke aus der Glykolyse (Milchsäure, Brenztraubensäure und Glycerin) und die sog. glucoplastischen Aminosäuren (Alanin, Serin, Glycin, Threonin, Cystein, Asparaginsäure, Glutaminsäure, Arginin, Histidin, Prolin, Valin).

Eine Glucoseneubildung aus Fettsäuren ist nicht möglich, hingegen schon aus dem bei der Lipolyse anfallenden Glycerin.

Von den den Glucosestoffwechsel beeinflussenden Hormonen ist das **blutzuckersenkende Insulin** (➤ Kap. 4.3) das wichtigste. Unter seinem Einfluss arbeitet das Glucosetransportsystem der Zellmembranen und transportiert Glucose ins Zellinnere.

Insulinunabhängig ist lediglich der Glucosetransport durch die Membranen der Nervenzellen. Weiterhin aktiviert Insulin Enzyme (Glucokinase und Glykogensynthetase) der Glykolyse und der Glykogensynthese und wirkt hierdurch ebenfalls blutzuckersenkend.

Blutzuckersteigernd wirken:
- vorwiegend über eine Glykogenolysesteigerung das in den A-Zellen der Langerhans-Inseln des Pankreas gebildete **Glucagon** und Cortisol aus der Nebennierenrinde
- das Hormon des Nebennierenmarks Adrenalin

- Thyroxin, das Hormon der Schilddrüse
- das somatotrope und das adrenocorticotrope Hormon des Hypophysenvorderlappens (STH und ACTH).

Weitere in pflanzlichen Lebensmitteln enthaltene Kohlenhydrate sind das Monosaccharid Fructose und die Zuckeralkohole Mannit, Sorbit und Xylit.

Fructose   In manchen Früchten, wie beispielsweise Äpfeln und Birnen, liegt der Gehalt an Fructose deutlich über dem an Glucose (➤ Tab. 4.9).

Fructose wird vorwiegend in der Leber unter dem Einfluss verschiedener Enzyme phosphoryliert und das entstehende Fructose-1-Phosphat in C_3-Bruchstücke (Triosen) aufgespalten, die in die Glykolyse eingeschleust werden. Der Abbau der Fructose ist insulinunabhängig. Resorption und Stoffwechsel weisen einige Besonderheiten auf, die von praktisch-klinischer Bedeutung sind. Das spezifische Transportprotein GLUT-5 kann in der Dünndarmschleimhaut vermindert sein, sodass sich bei höherer Zufuhr dieses Zuckers intestinale Beschwerden einstellen (➤ Kap. 3.4.9).

Bei der **hereditären Fructoseintoleranz** kommt es nach oraler und parenteraler Fructosezufuhr als Folge eines Mangels an dem Enzym Aldolase B zu einer Reihe schwerer Störungen (➤ Kap. 4.6.3).

Entgegen früherer Ansicht begünstigt mit großer Wahrscheinlichkeit eine hohe Fructosezufuhr, etwa in Form von Getränken, die mit dem aus Mais hergestellten High-Fructose Corn Syrup (enthält neben Glucose bis zu 55% Fructose) oder Saccharose gesüßt sind, das Risiko von Übergewicht und Adipositas (➤ Kap. 2.1.2).

Der Zuckeralkohol **Sorbit** wird in der Leber unter Einfluss des Enzyms Sorbitdehydrogenase in Fructose umgewandelt und somit wie Fructose abgebaut.

Ein weiteres Kohlenhydrat, das insulinunabhängig abgebaut wird, ist der fünfwertige Alkohol **Xylit,** der nach Umwandlung in D-Xylulose und Xylulose-5-Phosphat in den Pentosephosphatzyklus einmündet (➤ Abb. 1.2).

Die im Stoffwechsel entstehenden Umwandlungsprodukte der drei genannten Kohlenhydrate Fructose, Sorbit und Xylit, im Rahmen der diätetischen Diabetesbehandlung auch als **Zuckeraustauschstoffe** (➤ Kap. 4.3) bezeichnet, münden sämtlich in die

Glykolyse. Die Zuckeraustauschstoffe können somit über Glucose-6-Phosphat in Glucose und Glykogen bzw. durch weiteren Abbau in Brenztraubensäure (Pyruvat) und Milchsäure umgesetzt werden.

> Aus ernährungsphysiologischer Sicht ist der Verzehr **raffinierter Kohlenhydrate,** die praktisch frei von Ballaststoffen und essentiellen Nährstoffen sind und mit denen in kleinen Volumina viel Energie zugeführt wird **(hohe Energiedichte),** negativ einzustufen. Daher sollte der Verzehr raffinierter Kohlenhydrate so gering wie möglich sein.

Hiermit ist jedoch nicht belegt, dass Zucker, abgesehen von der Zahnkaries (➤ Kap. 14), negative gesundheitliche Folgen hat. Die amerikanische Gesundheitsbehörde (Food and Drug Administration) hat aufgrund umfangreicher Literaturrecherchen Zucker den GRAS-Status (generally recognized as safe) erteilt [98]. Auf die Bedeutung des Verzehrs von Zucker **für die Besiedlung des Gastrointestinaltraktes mit Candida albicans** (➤ Kap. 3.5.2) bei Stoffwechselerkrankungen (➤ Kap. 4.6) und beim Morbus Crohn (➤ Kap. 3.4.3) wird später eingegangen.

Der **Saccharose („Industriezucker")** wird eine Reihe negativer Effekte beigemessen. Exakte Belege für solche Aussagen fehlen. Zu einer denkbaren gesundheitlichen Beeinträchtigung könnte es dann kommen, wenn als Folge eines sehr hohen Zuckerkonsums – etwa bei Kindern – der **Bedarf an essentiellen Nährstoffen unzureichend gedeckt wird.**

Zur Klärung dieser Frage wurden Ergebnisse mehrerer Studien veröffentlicht [99, 163, 183, 166, 169]. Sie kommen, wie zu erwarten war, zu dem Ergebnis, dass ein negativer Effekt auf die Zufuhr von essentiellen Nährstoffen und Ballaststoffen nur dann zu erwarten ist, wenn der Verzehr von zugesetztem Zucker sehr hoch liegt. So wurde beispielsweise in einer englischen Studie die empfohlene Mindestzufuhr an Eisen und Zink nicht erreicht, wenn mehr als 24% der Energie in Form von Zucker aufgenommen wurde. Die Zufuhr der meisten Mikronährstoffe, wie Vitamin B_1, B_2, C, Folsäure, Niacin und Calcium, lag auch bei sehr hohem Verzehr deutlich oberhalb des jeweiligen Referenzwertes [99]. In Deutschland ergab die Auswertung von Daten der Nationalen Verzehrstudie bei Personen ab 4 Jahren einen negativen Einfluss der Saccharosezufuhr auf die untersuchten essentiellen Nährstoffe mit Ausnahmen von Vitamin C und E, Calcium und Ballaststoffen. In der Gruppe mit hoher Saccharosezufuhr lag die Zahl derer, die die Nährstoffzufuhr-Empfehlungen erfüllten, besonders niedrig. Dies galt insbesondere für Kinder zwischen 4 und 6 Jahren. Deshalb wird von den Autoren nach wie vor ein moderater Verzehr von Zucker empfohlen [166].

Während sich bei Kindern keine positive Beziehung zwischen Zucker und Fettkonsum fand [99], ergaben Erhebungen bei Erwachsenen – sowohl in England als auch in Japan – eine **Zunahme des Fettverzehrs mit steigendem Zuckerkonsum.** Erklärt wird dieser Zusammenhang mit einer **Vehikelfunktion des Zuckers,** da der überwiegende Teil der Saccharose in Form süßer Produkte wie Schokolade, Pralinen, Gebäck etc. mit hohem Anteil an Fett überwiegend gesättigter Fettsäuren aufgenommen wird [72].

Während von WHO- / FAO-Experten empfohlen wird, nicht mehr als 10% der Gesamtenergie in Form von Zucker aufzunehmen, findet sich in den D-A-CH-Referenzwerten nur die Empfehlung „freie Zucker", d.h. Lebensmitteln zugesetzte Mono- und Disaccharide, in moderater Menge zu verzehren.

Bienenhonig   Der in der Honigblase der Biene aus Nektar und anderen Zuckerquellen, wie dem von Blattläusen ausgeschiedenen Honigtau, gebildete Honig besteht zu etwa 38% aus Fructose und zu 31% aus Glucose. Der Anteil an Proteinen, Enzymen, Polyphenolen, Mineralstoffen etc. ist gering. Honig wird eine Reihe positiver vorbeugender und therapeutischer Effekte zugesprochen. Während exakte Beweise hierzu fehlen, gibt es einige Hinweise auf positive Wirkungen. Honig besitzt antioxidative Eigenschaften, die je nach der Nektarquelle variieren [285], und in vitro sowie tierexperimentell fand sich im Vergleich zu Saccharose eine signifikante Steigerung des Wachstums probiotischer Lactobazillen [313]. Ein oft diskutierter antiallergischer Effekt konnte in einer klinischen Studie nicht belegt werden [199].

1.3 Fette

Fette (Triglyceride) sind mit 38 kJ / g (9 kcal / g) die **wichtigste Energiereserve** des menschlichen Organismus. Sie haben darüber hinaus wichtige Funktionen als **Bestandteile der Zellmembranen** und als **Ausgangssubstanzen** für die Synthese von Eicosanoiden und anderen biologisch wirksamen Substanzen.

Triglyceride gehören zur Klasse der Lipide. Diese Gruppe chemisch unterschiedlich aufgebauter Substanzen ist von hydrophober Natur und dadurch mit wenigen Ausnahmen (Glykolipide) in polaren Lösungsmitteln wie Wasser praktisch unlöslich. Gut lösen lassen sie sich hingegen in unpolaren organischen Lösungsmitteln wie Benzol, Chloroform, Diäthyläther oder Hexan.

Wichtige zur Gruppe der Lipide zählende Substanzen sind Phospholipide, Wachse und Sterolester [283].

Alle biologischen Eigenschaften der Triglyceride, einschließlich Verdauung und Resorption, sind von der Art der Fettsäuren abhängig.

Ein wichtiges Merkmal ist die immer **geradzahlige Kettenlänge.** Man unterscheidet kurzkettige Fettsäuren mit weniger als 6 C-Atomen, mittelkettige Fettsäuren mit 6–10 und langkettige mit mehr als 12 C-Atomen.

Weiterhin können Fettsäuren aufgrund der **Zahl an Doppelbindungen** in gesättigte ohne Doppelbindung, einfach ungesättigte (monoene) Fettsäuren mit einer und mehrfach ungesättigte (polyene) Fettsäuren mit mehreren Doppelbindungen unterteilt

werden. Zu den ungesättigten Fettsäuren gehören auch die konjugierten Fettsäuren.

Ein weiteres Unterscheidungsmerkmal ungesättigter Fettsäuren ist die **Lokalisation** der ersten (vom Methylende des Moleküls) Doppelbindung und die **Gesamtzahl der Doppelbindungen** (➤ Abb 1.3).

> Die mehrfach ungesättigten Fettsäuren mit der größten biologischen Bedeutung haben die erste Doppelbindung am dritten bzw. sechsten C-Atom. Sie werden als ω-3- (oder n-3-) und ω-6- (oder n-6-) Fettsäuren bezeichnet.

1.3.1 Höhe der wünschenswerten Fettzufuhr

Die D-A-CH-Referenzwerte empfehlen für Erwachsene bei einer Fettaufnahme bis zu 30% der Gesamtnahrungsenergie einen Anteil gesättigter Fettsäuren von maximal einem Drittel der als Fett zugeführten Energie, entsprechend 10% der Gesamtenergie. Mehrfach ungesättigte Fettsäuren sollten etwa 7% der Nahrungsenergie liefern bzw. bis zu 10%, wenn die Zufuhr von gesättigten Fettsäuren 10% der Gesamtenergie überschreitet. Dabei sollte die Zufuhr von α-Linolensäure erhöht werden, um das Verhältnis von Linolsäure (ω-6) zu α-Linolensäure (ω-3) auf etwa 5 : 1 abzusenken.

Die Umwandlung von α-Linolensäure in die biologisch wirksamen langkettigen Fettsäuren EPA und DHA (➤ Abb. 1.3) ist nach neueren Erkenntnissen unter den üblichen Ernährungsbedingungen sehr

Kurzschreibweise	Name	Abkürzung	Strukturformel
n-9-Fettsäure-Familie			
C 10:1	Ölsäure	OA	H_3C ⌃⌄⌃⌄=⌃⌄⌃ COOH
n-6-Fettsäure-Familie			
C 18:2	Linolsäure	LA	H_3C ⌃⌄⌃=⌃=⌃⌄⌃ COOH
C 20:4	Arachidonsäure	AA	H_3C ⌃⌄⌃=⌃=⌃=⌃=⌃ COOH
n-3-Fettsäure-Familie			
C 18:2	Alpha-Linolensäure	ALA	H_3C ⌃=⌃=⌃⌄⌃⌄ COOH
C 20:5	Eicosapentaensäure	EPA	H_3C ⌃=⌃=⌃=⌃=⌃ COOH
C 22:6	Docosahexaensäure	DHA	H_3C ⌃=⌃=⌃=⌃=⌃=⌃ COOH

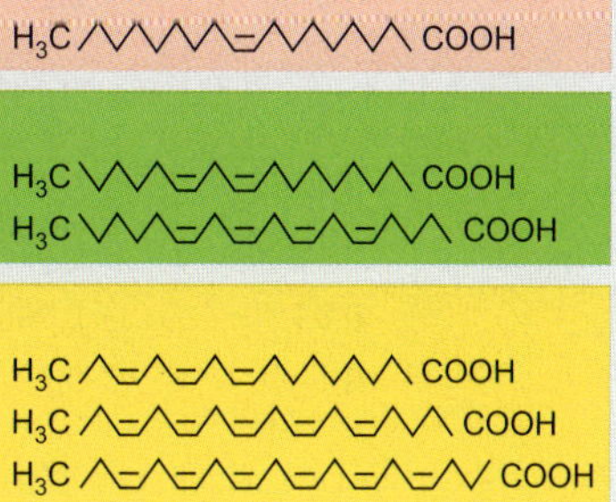

Abb. 1.3 Ungesättigte Fettsäuren mit besonderer ernährungsmedizinischer Bedeutung.

gering und deutlich unter 10% liegend ($\succ$ Kap. 1.3.2). Eine optimale Konzentration an EPA und DHA im Plasma bzw. Vollblut, die nach Ergebnissen mehrerer Studien das kardiovaskuläre Erkrankungsrisiko signifikant senkt, ist nur durch eine ausreichende Zufuhr dieser langkettigen ω-3-Fettsäuren zu erreichen [214].

Einfach ungesättigte Fettsäuren, z.B. Ölsäure, decken den Rest der Fettzufuhr ab, d.h., sie können auch in einer Menge von mehr als 10% der Gesamtenergie zugeführt werden. Werden mehr als 30% der Gesamtenergiezufuhr als Fett zugeführt, sollte das überschüssige aufgenommene Fett vor allem einfach und mehrfach ungesättigte Fettsäuren enthalten.

Es wird weiterhin darauf hingewiesen, dass normalerweise bestenfalls 10% der zugeführten essentiellen Fettsäuren Linol- und α-Linolensäure ($\succ$ Kap. 1.3.2) in die langkettigen, biologisch wirksamen Derivate AA, EPA/DHA umgesetzt werden. Angaben zur wünschenswerten Zufuhr dieser langkettigen Fettsäuren finden sich in den D-A-CH-Referenzwerten nicht. Die DGE weist auf Studien hin, nach denen 0,25–1,0 g EPA/DHA pro Tag in der Primär- und Sekundärprävention die Gesamt- und die kardiale Mortalität senken [323]. Die International Society for the Study of Fatty Acids and Lipids (ISSFAL) (1999) empfiehlt ≥ 0,5 g EPA / DHA pro Tag für Gesunde und 1,0 g für Personen mit kardiovaskulären Erkrankungen [289]. Der Arbeitskreis Omega-3 empfiehlt für Gesunde täglich mindestens 0,3 g und für Herzkranke 1,0 g EPA/DHA sowie während Schwangerschaft und Stillzeit 0,2 g DHA.

Andere Institutionen empfehlen eine tägliche Aufnahme von 0,3–0,4 g langkettiger ω-3-Fettsäuren. Diese Menge entspricht etwa dem Anteil von zwei Fischmahlzeiten (ca. 30–40 g Fisch täglich) pro Woche [284].

Die in unserer Nahrung häufigste mehrfach ungesättigte Fettsäure ist Linolsäure (18:2 ω-6). Diese Fettsäure hat eine Kettenlänge mit 18 C-Atomen, 2 Doppelbindungen, von denen sich die erste am sechsten C-Atom vom Methylende gezählt findet.

Linolsäure wird überwiegend mit Pflanzenölen, z.B. Sonnenblumen-, Soja- und Maiskeimöl, aufgenommen. Es ist, wie bereits besprochen, die Vorstufe der im tierischen Organismus synthetisierten Arachidonsäure (20:4 ω-6), einer Ausgangssubstanz der Eicosanoidsynthese. Die in manchen Pflanzenölen, z.B. Raps-, Leinsamen- und Walnussöl, reichlich vorkommende α-Linolensäure (18:3 ω-3) ist die entsprechende Vorstufe von Eicosapentaensäure, einer weiteren Ausgangssubstanz der Eicosanoidsynthese ($\succ$ Kap. 1.3.7). Eicosapentaen- sowie Docosahexaensäure (sog. „Fischölfettsäuren") finden sich in hoher Konzentration im Fett mancher Kaltwasserfische ($\succ$ Tab. 1.3).

Tab. 1.3 Mittlerer Gehalt an langkettigen ω-3-Fettsäuren und an Arachidonsäure in häufig verzehrtem Fisch. Der Gehalt an ω-3-Fettsäuren schwankt je nach Wassertemperatur des Fanggebietes (Hamm u. Neuberger [106]).

	EPA [g]	DHA [g]	Gesamtgehalt [g]	Arachidonsäure [mg]
Fettreiche Fische (100 g)				
Makrele	0,9	1,6	2,5	170
Hering	1,0	0,7	1,7	40
Thunfisch	0,4	1,2	1,6	240
Lachs	0,6	0,8	1,4	190
Fettarme Fische (100 g)				
Kabeljau (Dorsch)	0,1	0,2	0,3	20
Flunder	0,1	0,1	0,2	10
Forelle	0,15	0,44	0,6	30
Seezunge	0,03	0,16	0,19	20
Schellfisch	0,1	0,1	0,2	20

1.3.2 Essentielle Fettsäuren

Sowohl die Linol- als auch die α-Linolensäure bzw. die beiden langkettigen ω-3-Fettsäuren sind essentiell. Während die Vorstellungen über die optimale tägliche Zufuhr beider essentieller Fettsäuren nicht einheitlich sind, besteht kein Zweifel mehr daran, dass die für eine optimale Eicosanoidsynthese (> Kap. 1.3.7) wichtige Relation von ω-6- zu ω-3-Fettsäuren in der Ernährung westlicher Industrieländer derzeit mit etwa 10 : 1 bei einer wünschenswerten Relation von 5 : 1 sehr zu Gunsten der ω-6-Fettsäuren verschoben ist.

Linol- und α-Linolensäure konkurrieren um das gleiche Enzymsystem zur Umwandlung in Arachidon- bzw. Eicosapentaen- und Docosahexaensäure (> Abb. 1.12). Größere Mengen der beiden langkettigen ω-3-Fettsäuren EPA und DHA können folglich nur dann gebildet werden, wenn kein Überangebot an Linolsäure vorliegt, d.h., wenn die wünschenswerte Relation von 5 : 1 realisiert wird.

Die Frage, in welchem Maße der Bedarf an langkettigen ω-3-Fettsäuren (EPA und DHA) durch die in den genannten Pflanzenölen reichlich vorkommende α-Linolensäure gedeckt werden kann, wird kontrovers diskutiert. Zu beachten ist, dass α-Linolensäure vom Menschen im Vergleich zu anderen Spezies nur in geringem Umfang enzymatisch konvertiert werden kann.

Die Umwandlung von α-Linolensäure in Eicosapentaensäure variiert bei Männern zwischen 0,3 und 8%, die in Docosahexaensäure liegt unter 4%. Bei Frauen ist die Umwandlungsrate mit bis zu 21 bzw. 9% höher. Der in westlichen Industrieländern übliche hohe Konsum an Linolsäure reduziert die Umwandlungsrate deutlich.

Bei Veganern, die zwar reichlich ALA, aber kein EPA und DHA mit der ausschließlich pflanzlichen Nahrung aufnehmen, finden sich niedrigere, aber stabile Konzentrationen an langkettigen ω-3-Fettsäuren im Plasma. Dieser Befund spricht dafür, dass bei geringer Zufuhr an ω-6-Fettsäuren eine ausreichende Konversion von ALA in EPA und DHA stattfindet [9].

Der relativ hohe Gehalt an den beiden ω-3-Fettsäuren Eicosapentaen- und Docosahexaensäure im Fett vieler Fischarten stammt direkt aus der Nahrungskette bzw. aus der Vorstufe α-Linolensäure.

Meeresalgen synthetisieren Docosahexaen- (DHA) und Eicosapentaensäure (EPA). Sie sind die primäre Quelle für langkettige ω-3-Fettsäuren im Ökosystem Meer und somit auch mitbestimmend für das Fettsäuremuster im Fischöl. Das aus bestimmten Meeresalgen gewonnene Algenöl ist besonders reich an Docosahexaensäure (DHA).

Mit Hilfe moderner Mikroalgentechnologie ist es möglich, natürliche Algenstämme mit hohem Gehalt an langkettigen ω-3-Fettsäuren, insbesondere Docosahexaensäure, zu vermehren und hieraus Algenöl zu extrahieren. Bezogen auf den Gesamtfettgehalt hat das Öl aus der Mikroalge Ulkenia sp. einen DHA-Gehalt von etwa 45%. Algenöl hat gute Geruchs- und Geschmackseigenschaften und kann folglich Lebensmitteln problemlos zugesetzt werden. Ein weiterer Vorteil ist die Unabhängigkeit von Fisch als Rohstoff und als mögliche Quelle für eine Kontamination. Bei entsprechend hohem Angebot kann DHA in EPA retrokonvertiert werden. Mit ausreichend hoher Zufuhr an DHA kann folglich der Bedarf an beiden langkettigen ω-3-Fettsäuren gedeckt werden.

Da in **Fischfarmen** gezüchteten Fischen die natürlichen Quellen der ω-3-Fettsäuren fehlen, muss mit einem im Vergleich zu den unter natürlichen Bedingungen lebenden Tieren geänderten Fettsäuremuster gerechnet werden.

Eine vergleichende Untersuchung an Aalen, Forellen und Lachsen ergab signifikant niedrigere ω-3-Fettsäurekonzentrationen bei den in Fischfarmen gezüchteten Tieren. Diese Tatsache muss bei der Berechnung des ω-3-Fettsäuregehalts von Diäten berücksichtigt werden [253].
Der Gehalt an EPA / DHA lässt sich durch entsprechend hohes Angebot im Futter der Tiere erhöhen.

So wie beim Fisch die Anreicherung von ω-3-Fettsäuren im Körperfett mit der Menge in der aufgenommenen Nahrung korreliert, hängt auch das Fettsäuremuster im **Eidotter** des Hühnereies von der Fettsäurezusammensetzung im Futter ab.

Haben Hühner die Möglichkeit des freien Auslaufes, sodass das Futter eine relativ große Menge an frischem Gras und den verschiedensten Samen etc. enthält, so beträgt der ω-3-Fettsäuregehalt in 100 g Eidotter mehr als 1700 mg, während die Konzentration nur 175 mg / 100 g beträgt, wenn die Tiere in modernen Hühnerfarmen gehalten werden [232]. Auch durch Verfüttern von Fisch- bzw. Algenöl kann der ω-3-Fettsäuregehalt von Hühner- eiern so gesteigert werden, dass den Eiern eine besonde- re diätetische Bedeutung zukommt [242].

Neben den genannten Omega-3-Eiern gibt es auf dem Markt weitere Lebensmittel (funktionelle Lebensmittel) die mit ω-3-Fettsäuren angereichert sind; so z.B. Omega-3-Brot mit 75 mg EPA / DHA pro 100 g, Omega-3-DHA-Eier mit 180 mg DHA pro 100 g und Omega-3-Pflanzenmargarine mit 5 g α-Linolensäure + 0,24 g DHA pro 100 g (Mittelwerte nach Angaben der Hersteller).*

In der Schwangerschaft und Stillzeit liegt der Bedarf an ω-3-Fettsäuren höher. Es sollten zusätzlich 0,05 g im ersten, 0,16 g im zweiten und dritten Trimester und 0,25 g während der Stillzeit aufgenommen werden. Während des letzten Schwangerschafts- drittels speichert das Gehirn des Feten vorzugsweise langkettige Fettsäuren, insbesondere Arachidon- (AA) und Docosahexaensäure (DHA). Der DHA- Status der Schwangeren ist entscheidend für das Maß der Anreicherung. Nach der Geburt besteht ein direkter Zusammenhang zur Zufuhr mit der Milch. Untersuchungen an plötzlich verstorbenen Säuglingen ergaben höhere DHA-Konzentrationen bei gestillten als den mit Baby-Formelnahrung ernährten Kindern.

Die DHA-Zufuhr der Mutter korreliert linear mit der DHA-Konzentration in der Muttermilch. Die mittlere DHA-Konzentration der Muttermilch liegt aufgrund des unterschiedlich hohen Fischkonsums in den untersuchten Bevölkerungsgruppen in den USA am niedrigsten und in Japan am höchsten. Nur bei optimaler Zufuhr mehrfach ungesättigter Fettsäuren, insbesondere DHA, mit der Nahrung ist während der Schwangerschaft und Stillzeit der Bedarf zu decken. Das Risiko eines Defizits wird durch

Mobilisation erforderlicher Fettsäuren aus dem Depotfett gemindert.

Durch die Anreicherung von Baby-Formelnahrung mit langkettigen, mehrfach ungesättigten Fettsäuren unter besonderer Berücksichtigung von DHA und AA werden bei Flaschenkindern ähnliche Fettsäurespiegel erreicht wie bei gestillten Babys. Bessere Sehschärfe und kognitive Entwicklung fand sich unter optimaler Zufuhr der genannten Fettsäuren.

1.3.3 Trans-Fettsäuren und konjugierte Linolsäureisomere

In unseren Lebensmitteln liegen mehrfach ungesättigte Fettsäuren überwiegend in cis-Konfiguration vor.

Trans-Fettsäuren   Die **trans-Fettsäuren** entstehen in geringen Mengen unter bakteriellem Einfluss im Pansen von Wiederkäuern und bei der chemischen Härtung von Fetten. Sie finden sich folglich im Milchfett, **im Fett von Wiederkäuern** und in gehärteten Speisefetten wie etwa Margarine.

Während bei der Härtung von Pflanzenölen überwiegend die in ➤ Abb. 1.4 dargestellte Elaidinsäure (C18 trans : 1 ω 9) entsteht, wird von der Pansenflora bzw. den Milchdrüsen die trans-Fettsäure Vaccensäure (C18 trans : 1 ω 7) gebildet. Zu den im Folgen-

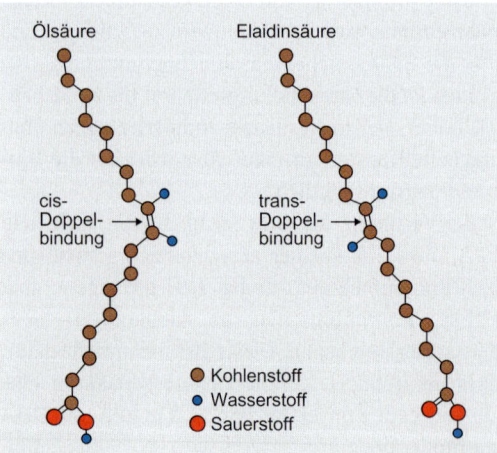

Abb. 1.4 Strukturunterschied cis-/trans-Fettsäuren. Ölsäure und Elaidinsäure als Beispiele für eine C18-cis- und eine C18-trans-Fettsäure (nach Mozaffarian et al. [304]).

---

* Weitere Informationen bei: Arbeitskreis OMEGA-3; 60558 Frankfurt, Postfach 700842; Tel.: 069-96365236.

den genannten negativen Effekten, insbesondere auf den Fettstoffwechsel, kommt es unter dem Einfluss der erstgenannten trans-Fettsäure. Vaccensäure zeigt diese ungünstigen Wirkungen offenbar nicht (Lit. bei [314]).

> Abb. 1.4 zeigt als Beispiel die C18-cis- und C18-trans-Fettsäure.

Ergebnisse von Untersuchungen in der Bundesrepublik zum **Gehalt von trans-Fettsäuren in Lebensmitteln** finden sich in > Tabelle 1.4. Die großen Unterschiede zwischen minimalem und maximalem prozentualem Anteil ergeben sich aus jahreszeitlich unterschiedlicher **Fütterung** bzw. Änderungen der Prozessbedingungen bei der **Fetthärtung.**

Bei Zugrundelegen der durchschnittlichen Verzehrgewohnheiten in der Bundesrepublik auf Basis der nationalen Verzehrsstudie liegt die **mittlere Aufnahme von trans-Fettsäuren** bei 1,9 g / Tag für Frauen und 2,3 g / Tag bei Männern. Bedingt durch einen niedrigeren Fleischkonsum und eine Änderung der Prozessbedingungen bei der Margarineherstellung, hat sich die Zufuhr an trans-Fettsäuren im Laufe der letzten Jahre reduziert (> Abb. 1.5) [86, 87].

> Der trans-Fettsäuregehalt in den von Kindern als Brotaufstrich bevorzugten Nuss-Nougat-Cremes liegt im Mittel bei 5,5% bei einer Schwankungsbreite von 0,7–11,1% [54].

Aufgrund epidemiologischer Studien erhöhen trans-Fettsäuren im Vergleich zu gesättigten Fettsäuren das Risiko einer koronaren Gefäßerkrankung um das 2,5- bis über das 10-Fache [314].

Vergleicht man den Einfluss von Kostformen mit gleichen Anteilen gesättigter, cis-ungesättigter oder trans-Fettsäuren, so kommt es unter trans-Fettsäuren zu einem Anstieg der LDL- und einer Abnahme der HDL-Cholesterinkonzentration im Serum. Weiterhin erhöhen sich im Serum die Triglyceride und Lp(a)-Lipoproteine und es verringert sich die Partikelgröße der LDL-Lipoproteine. Von allen Makronährstoffen haben bei isokalorischer Zufuhr trans-Fettsäuren den ungünstigsten Einfluss auf das kardiovaskuläre Risiko. Aufgrund der genannten negativen Effekte muss in Dänemark seit 2004 der Gehalt an trans-Fettsäuren in importierten und im Lande produzierten Lebensmitteln unter 2% liegen. Für andere Länder werden entsprechende Maßnahmen diskutiert [304].

Nicht gesichert ist der Einfluss auf die Karzinogenese im Kolon, allergische Erkrankungen und die Entstehung des Typ-2-Diabetes.

Tab. 1.4 Gehalt an trans-Fettsäuren und konjugierten Linolsäureisomeren in Lebensmitteln (nach Fritsche u. Steinhart [86]).

Lebensmittelgruppe	TFA (%)	CLA (%)
Milch, Milchprodukte	2,0–6,1	0,4–1,70
Fleisch, Fleischprodukte	0,2–8,6	0,1–1,2
Fisch	0,4–1,0	0,01–0,09
Pflanzliche Öle	< 0,01	< 0,01
Margarinen	0,4–4,1	< 0,01
Frittierte Lebensmittel	1,9–34,1	< 0,01

Konjugierte Linolsäuren Von zunehmendem Interesse sind die **konjugierten Linolsäuren.** Bei der Linolsäure finden sich die Doppelbindungen in Position 9 und 12 (beide in **cis-Konfiguration**).

Ungesättigte Fettsäuren tragen die erste Doppelbindung meist zwischen C-9 und C-10. In mehrfach ungesättigten Fettsäuren treten die anderen Doppelbindungen dann im Abstand von drei C-Atomen auf, d.h., es sind „isolierte" Doppelbindungen. Fettsäuren mit „konjugierten" Doppelbindungen, die einen Abstand von nur zwei C-Atomen haben, kommen in Nahrungsfetten selten vor.

> Konjugierte Linolsäuren („conjugated linoleic acids", CLA) sind ein Sammelbegriff für verschiedene Isomere der Linolsäure mit zwei Doppelbindungen in den Positionen 8 und 10, 9 und 11, 10 und 12 bzw. 11 und 13. Jede der Doppelbindungen kann sich in cis- und trans-Konfiguration befinden. Die größte biologische Aktivität wird den Isomeren in der cis-9,trans-11- und in der trans-10,cis-12-Konfiguration zugesprochen [283].

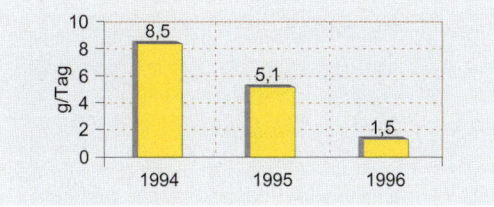

Abb. 1.5 Mittlere Gehalte an trans-Fettsäuren in Margarinen von 1994 bis 1996 (nach Fritsche u. Steinhart [87]).

Konjugierte Linolsäuren werden insbesondere von der Pansenflora synthetisiert und finden sich folglich überwiegend in Milchfett und im Fett von Wiederkäuern (> Tab. 1.4).

Den **höchsten Gehalt** hat das Fett der Schafsmilch. Unter den Ernährungsbedingungen in Deutschland nehmen im Mittel Frauen 350 mg und Männer 430 mg an konjugierten Linolsäuren pro Tag auf.

In Versuchen an verschiedenen Tierspezies konnten Effekte nachgewiesen werden, die – falls auf den Menschen übertragbar – von erheblicher ernährungsmedizinscher Relevanz wären. So konnte durch Gabe von CLA die endotoxininduzierte Katabolie reduziert werden. Weiterhin war die durch Injektion von Tumornekrosefaktor-α induzierte Gewichtsabnahme geringer als bei Kontrollen. Wiederholt konnte gezeigt werden, dass experimentelle Tumoren unter der Gabe von CLA seltener auftreten und dass das Wachstum humaner Tumorzelllinien in der Kultur gehemmt wird. Die im Tierversuch wiederholt belegte Reduktion des Körperfettes bei gleichzeitiger Zunahme der fettfreien Körpermasse konnte nicht in allen Humanstudien bestätigt werden. Experimentelle Hinweise fanden sich weiterhin auf eine antidiabetogene Wirkung und auf einen positiven Einfluss auf den Knochenstoffwechsel. Die bisher vorliegenden Ergebnisse wurden mit einem CLA-Isomerengemisch durchgeführt. Es fehlen Studien zur spezifischen Wirkung einzelner Isomere (Lit. bei [210]).

1.3.4 Verdauung und Resorption

Verdauung und Resorption der Fette werden in hohem Maße von der Kettenlänge der Fettsäuren mitbestimmt. Man unterscheidet zwei große Gruppen:
- Fette langkettiger Fettsäuren, entsprechend der englischen Bezeichnung (**„long chain triglycerides"**) auch als **LCT** bezeichnet
- Fette mittelkettiger Fettsäuren (**„middle chain triglycerides"**) kurz **MCT** genannt.

MCT werden im Vergleich zu LCT wesentlich schneller hydrolysiert und resorbiert. Sie bieten somit für die diätetische Behandlung Vorzüge (> Tab. 1.5).

Auch die Beschaffenheit der Lebensmittel, mit denen Fett verzehrt wird, hat einen Einfluss auf den Grad der intestinalen Ausnutzung. So konnte an Personen mit einer Ileostomie gezeigt werden, dass von 20 g rohen Mandeln, zerkleinert in Partikel mit 2 mm Durchmesser, nur etwa 40% der enthaltenen Lipide verdaut und resorbiert werden, d.h. ca. 60% ins Kolon gelangen [122].

Im **Darmlumen** werden die mit der Nahrung aufgenommenen Triglyceride unter dem Einfluss von Gallenflüssigkeit und Pankreassaft hydrolysiert und die Spaltprodukte von der Darmschleimhaut resorbiert. Da die Pankreaslipase von der wässrigen Phase her das wasserunlösliche Fett hydrolysiert, muss die Oberfläche des im Darmlumen zu verdauenden Fettes möglichst groß sein.

Diese **Oberflächenvergrößerung** geschieht durch Emulgierung. **Emulgatoren** sind sowohl die Gallen-

Tab. 1.5 Unterschiedliches Verhalten von Triglyceriden langkettiger (LCT) und mittelkettiger (MCT) Fettsäuren bei der Verdauung und Resorption und sich hieraus ergebende Indikationen für den therapeutischen Einsatz von MCT.

	MCT	LCT	Indikationen für MCT
Hydrolyse im Darmlumen	schnell	langsam	Zustand nach Dünndarmresektion
Hydrolyse bei Lipasemangel	gut	schlecht	exokrine Pankreasinsuffizienz
Hydrolyse bei mangelnder Galleproduktion	gut	schlecht	verminderte Gallesekretion, Cholestyraminbehandlung, chologene Diarrhö
Resorption im Dünndarm	schnell	langsam	Zustand nach Dünndarmresektion
Resorption bei verminderter Triglyceridsynthese in der Dünndarmmukosa	gut	schlecht	gluteninduzierte Enteropathie, Strahlenschädigung des Dünndarms etc.
Resorption bei fehlender oder verminderter Proteinsynthese in der Dünndarmmukosa	gut	schlecht	A-β-Lipoproteinämie
Resorption bei gestörtem Lymphabfluss	gut	schlecht	enterales Eiweißverlustsyndrom, gestörter Lymphabfluss durch Obstruktion von Lymphbahnen

salze als auch Produkte der Fettspaltung, die Mono- und Diglyceride und freien Fettsäuren. Die Pankreaslipase wirkt mit einer hohen Spezifität auf die Esterbindungen der Triglyceride in der 1- und 3-(α)-Position. Bei der Spaltung der Triglyceride entstehen folglich β-Monoglyceride, freie Fettsäuren, Glycerin und in geringem Umfang Diglyceride (Bedeutung der Magenlipase ➤ Kap. 3.3). Monoglyceride mit einer Fettsäure am mittelständigen C-Atom (sn2-Monoglyceride) werden im Vergleich zu freien Fettsäuren effizienter resorbiert.

Voraussetzung für die **Resorption der Spaltprodukte von Fetten** langkettiger Fettsäuren in die Mukosazellen – Fettsäuren sind ab einer Kettenlänge von mehr als 12 C-Atomen kaum wasserlöslich – ist die Bildung sog. **Mizellen,** während mittelkettige Fettsäuren als solche in die Mukosazelle aufgenommen werden.

Unter Mizellenbildung versteht man eine Anordnung der Lipidmoleküle in der Weise, dass die hydrophilen Molekülanteile nach außen und die hydrophoben Molekülanteile nach innen gekehrt sind (➤ Abb. 1.6). Hierdurch entsteht ein kugelförmiges Gebilde, dessen äußerer Mantel von wasserlöslichen Molekülgruppen gebildet wird, während die nicht wasserlöslichen Anteile des Moleküls zur Mitte der Kugel hin angeordnet sind.

Die Mizellen bilden sich vorwiegend aus **Gallensalzen** und **Monoglyceriden.** Überschreiten Gallensalze in Gegenwart von Monoglyceriden eine kritische Konzentration, aggregieren sie spontan und bilden Mizellen. Diese sog. „kritische mizellare

Konzentration" einer Gallensäure, jene Konzentration also, bei der die Mizellenbildung einsetzt, variiert in Abhängigkeit von pH-Wert, Temperatur, Gegenwart anderer Lipide im System etc. zwischen etwa 2 und 5 mmol.

Die **Gallensäuremizellen** sind gut wasserlöslich und inkorporieren andere fettlösliche Nahrungsbestandteile wie fettlösliche Vitamine, Cholesterin etc. Man spricht dann von **gemischten Mizellen.** ➤ Abb. 1.6 zeigt eine schematische Darstellung der möglichen räumlichen Anordnung von Molekülen in einer gemischten Mizelle. Die Größe wird auf 30–60 Å geschätzt. Bei einem Abstand der Mikrovilli von 500–1000 Å haben die Mizellen die Möglichkeit, direkt mit der Zelloberfläche Kontakt aufzunehmen.

Die **Tendenz zur Mizellenbildung** ist umso geringer, je weiter sich der pH-Wert im Darmlumen zum sauren Bereich hin verschiebt. Das hat zur Folge, dass bei Erkrankungen mit einer exzessiven Säureproduktion, z.B. dem Zollinger-Ellison-Syndrom, die Fettresorption in einem Ausmaß gestört ist, dass es zur Steatorrhö kommt.

Die Bestandteile der Mizellen werden, abgesehen von den Gallensalzen, die im Darmlumen zurückbleiben, in die Darmschleimhautzelle eingeschleust. Hier erfolgt der **Transport der wasserunlöslichen Lipide durch Koppelung an ein wasserlösliches Trägerprotein** (fatty acid binding protein = FABP) mit einem Molekulargewicht von etwa 1200. FABP hat eine größere Affinität zu ungesättigten als zu gesättigten Fettsäuren. Mittelkettige Fettsäuren werden nicht gebunden.

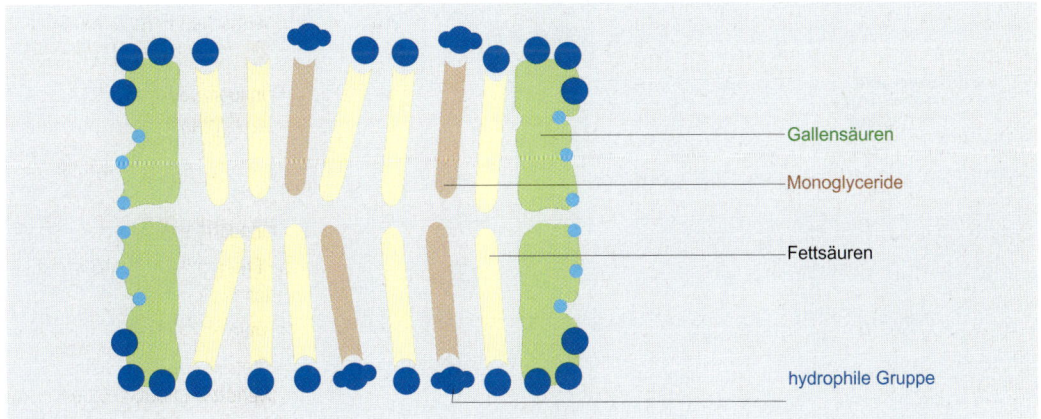

Gallensäuren

Monoglyceride

Fettsäuren

hydrophile Gruppe

Abb. 1.6 Schema einer gemischten Lipid-Mizelle. Hydrophile Gruppen in den einzelnen Molekülen sind blau symbolisiert (nach Gangl [90]).

Unter dem Einfluss intrazellulärer Lipasen werden Mono- und Diglyceride weiter bis zu freien Fettsäuren und Glycerin abgebaut.

Der Vorgang der **Zellpassage** ist abhängig von der Kettenlänge der Fettsäuren. Besteht die Kettenlänge aus mehr als 10 C-Atomen, handelt es sich also um **langkettige Fettsäuren,** so erfolgt eine Reveresterung zu Triglyceriden. Die gebildeten Triglyceride werden an der Zellbasis in Form von Chylomikronen an die Lymphe abgegeben. **Mittelkettige Fett-**

säuren hingegen durchwandern die Zellen unverändert und treten an der Zellbasis ins Pfortaderblut über (➤ Abb. 1.7).

Die **Reveresterung** der langkettigen Fettsäuren erfolgt nach Bildung des CoA-Derivates mit α-Glycerophosphat stufenweise über Mono- und Diglyceride bis zu den Triglyceriden. Ein Teil der resorbierten Monoglyceride kann offenbar ohne vorherige Hydrolyse in den Ablauf der Reveresterung eingeschleust werden.

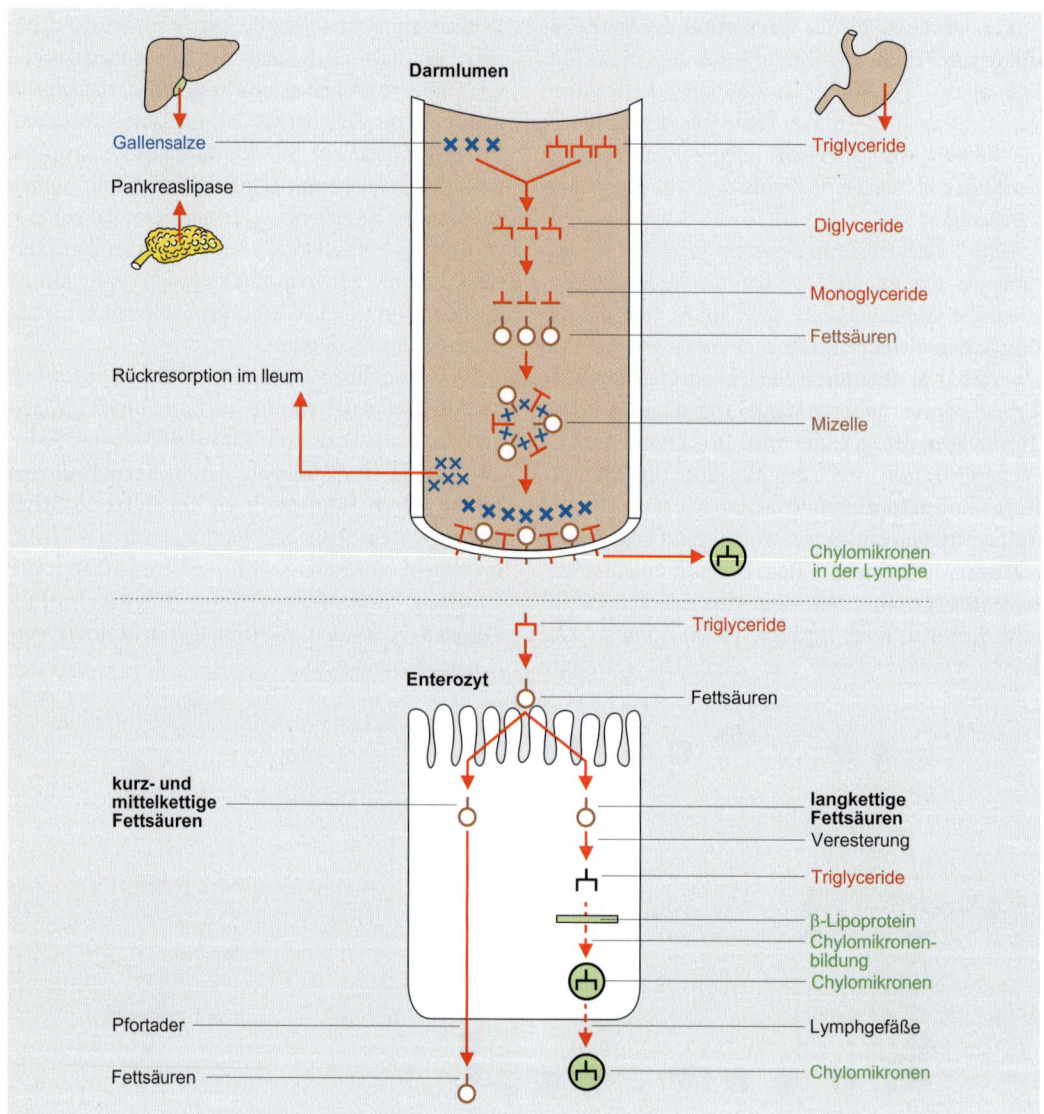

Abb. 1.7 Schematische Darstellung der Fettverdauung, Mizellenbildung, Fettresorption und Passage der Fettsäuren durch die Mukosazelle.

Da die Dünndarmwand Glycerin nicht phosphorylieren kann, muss das α-Glycerophosphat (Glycerin-1-P) dem Kohlenhydratstoffwechsel entnommen werden (> Abb. 1.2). Es gibt jedoch auch Hinweise darauf, dass bei der Triglyceridhydrolyse anfallendes Glycerin zur Reveresterung der Fettsäuren in der Mukosazelle verwendet werden kann.

Dieser Vorgang der Reveresterung – die hierzu erforderlichen Enzyme werden von den Mikrosomen der Enterozyten gebildet – kann **bei bestimmten Erkrankungen gestört** sein und folglich zu einer verminderten Ausnutzung des Nahrungsfettes und zur Steatorrhö führen.

> So ist z.B. bei adrenalektomierten Tieren und bei Kranken mit einer Nebennierenrindeninsuffizienz **(Morbus Addison)** der Vorgang der Reveresterung gestört. Das Gleiche gilt für die **gluteninduzierte Enteropathie** (> Kap. 3.4.4).

Durch Einhüllen der in den Mukosazellen resynthetisierten Triglyceride mit β-Lipoproteinen, Cholesterinestern und Phospholipiden entstehen die **Chylomikronen,** die an der Basis der Mukosazelle in die Lymphe abgegeben werden (> Abb. 1.7). Die für die Chylomikronenbildung erforderlichen Lipoproteine werden in der Dünndarmschleimhautzelle synthetisiert.

Mit bestimmten Substanzen, z.B. dem Antibiotikum **Puromycin,** kann die Eiweißsynthese in der Darmwand blockiert und somit ein Stopp der Chylomikronenbildung und damit des Fetttransportes erreicht werden.

> In seltenen Fällen findet sich beim Menschen als angeborener Defekt ein Unvermögen der Darmschleimhautzelle, β-Lipoproteine zu synthetisieren. Diese als **A-β-Lipoproteinämie** bezeichnete Erkrankung geht folglich mit dem Unvermögen einher, Fett zu resorbieren. Mikroskopisch können bei diesen Kranken ebenso wie bei Tieren, bei denen die Eiweißsynthese experimentell blockiert wurde, feine Fetttröpfchen als Ausdruck des gestörten Fetttransportes in den Mukosazellen nachgewiesen werden.

Der Proteingehalt der Chylomikronen ist mit 2–6% sehr gering. Triglyceride bilden mit 80–90% den Hauptanteil.

Die in den Darmepithelien gebildeten Chylomikronen gelangen über den Ductus thoracicus im Angulus venosus der linken Vena subclavia in die Blutbahn. Aus dem Blut werden die Chylomikronen, deren Halbwertszeit etwa 30 min beträgt, schnell eliminiert. Dieser Vorgang der **Chylomikronenelimination** erfolgt unter dem Einfluss der Lipoproteinlipase, eines Enzyms, welches die an Lipoproteine gebundenen Triglyceride in freie Fettsäuren und Glycerin spaltet.

Da die Chylomikronen mit einem Durchmesser von 1000–2000 Å das Serum trüben, bezeichnet man den Vorgang, bei dem die Chylomikronen unter dem Einfluss von Lipoproteinlipase aufgelöst werden, als **Klärreaktion.** Die hierbei entstehenden freien Fettsäuren werden im Fettgewebe und in der Leber wieder zu Triglyceriden resynthetisiert bzw. in der Muskulatur metabolisiert (> Abb. 1.8 u. > 1.9).

> Von großer praktischer Bedeutung für die diätetische Behandlung einer Reihe gastroenterologischer Erkrankungen und der A-β-Lipoproteinämie ist das bei Verdauung und Resorption unterschiedliche Verhalten von Triglyceriden lang- und mittelkettiger Fettsäuren.

Die in der Diätbehandlung eingesetzten **MCT (Triglyceride mittelkettiger Fettsäuren)** enthalten im Wesentlichen Triglyceride der Fettsäuren Kapryl- (C8) und Kaprinsäure (C10). Gelegentlich wird auch die Laurinsäure (C12) zu den mittelkettigen Fettsäuren gezählt. Die genaue Zusammensetzung von MCT ist wie folgt: 1–2% C6 : 0, 65–75% C8 : 0, 25–35% C10 : 0 und 1–2% C12 : 0.

> Die Fettsäuren der MCT werden durch Hydrolyse von Kokosnussöl und Fraktionierung der Fettsäuren gewonnen. Anschließend erfolgt wieder eine Veresterung mit Glycerin.

Der **Schmelzpunkt** von MCT liegt wesentlich niedriger als bei Fetten langkettiger Fettsäuren. Bei Zimmertemperatur haben sie eine flüssige Konsistenz.

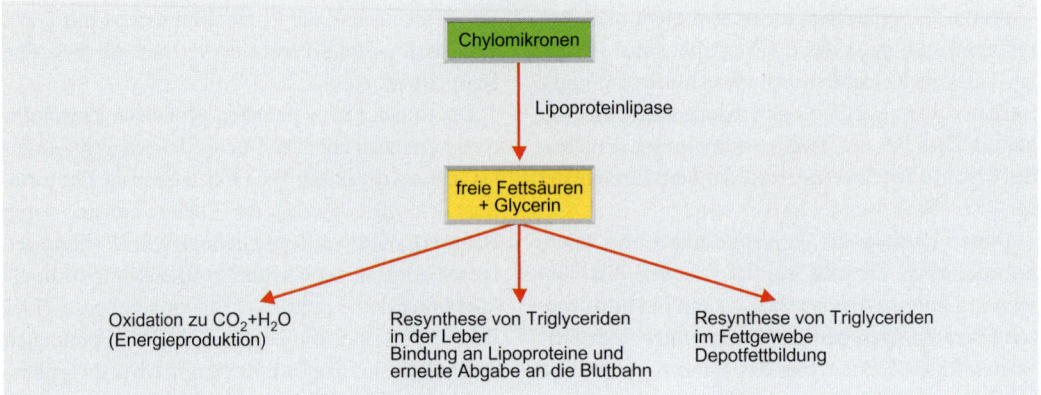

Abb. 1.8 Stoffwechselwege der Fettsäuren.

Das unterschiedliche Verhalten von MCT und LCT bei Verdauung und Resorption ist in ➤ Tabelle 1.5 zusammengefasst (Lit. bei [109, 123, 127]).

MCT sind wegen ihrer geringen Molekülgröße wasserlöslich. Sie werden im Darmlumen noch bei stark verminderter Lipaseproduktion des Pankreas und ebenso bei herabgesetzter Gallesekretion **hydrolysiert** und **resorbiert.** Da MCT jedoch auch noch bei völligem Fehlen von Lipase und Gallensalzen resorbiert werden, muss angenommen werden, dass Triglyceride mittelkettiger Fettsäuren ohne vorherige Hydrolyse in die Mukosazellen aufgenommen werden können und erst hier gespalten werden.

Die **Passage** der mittelkettigen Fettsäuren durch die Schleimhaut des Darmes erfolgt ohne Reveresterung und folglich auch ohne Chylomikronenbildung (➤ Abb. 1.7). Dies ist die Voraussetzung für eine gute Resorption von MCT bei Erkrankungen, die mit einer gestörten Reveresterung bzw. Proteinsynthese in der Dünndarmmukosazelle einhergehen. Mittelkettige Fettsäuren werden wie kurzkettige auch im Kolon resorbiert. Dies erklärt die unterschiedliche Bereitstellung von Energie aus MCT beim Kurzdarmsyndrom mit intaktem bzw. fehlendem Kolon (➤ Kap. 3.4.14).

Ein weiterer entscheidender Unterschied zwischen lang- und mittelkettigen Fettsäuren ist der **Abtransport** mittelkettiger Fettsäuren auf dem **Pfortaderweg.**

Die Tatsache, dass die Fettsäuren unterschiedlicher Kettenlänge einmal in freier Form und einmal in Form von Triglyceriden (Chylomikronen) in die Blutbahn gelangen, wobei die mittelkettigen (und kurzkettigen) Fettsäuren direkt zur Leber transportiert werden und die langkettigen in Form von Chylomikronen via Lymphe in den großen Kreislauf gelangen, ist die Voraussetzung für ihr **unterschiedliches Verhalten im Stoffwechsel.** Der Brennwert von MCT beträgt 8,25 kcal / g.

Zur diskutierten Bedeutung von MCT für die Adipositasbehandlung ➤ Kap. 4.1.5.

Der menschliche Organismus kann bei energie- und kohlenhydratreicher Ernährung maximal 600–800 g Glucose in Form von Glykogen (10–13,4 MJ bzw. 2400–3200 kcal) speichern. Dem **Depotfett** kommt deshalb die entscheidende Bedeutung als **Energiereserve** zu.

In der Leber synthetisierte Triglyceride werden an Lipoproteine gebunden und in die Blutbahn abgegeben, während die im Fettgewebe gebildeten Fette in den **Fettgewebszellen (Adipozyten)** als Depotfett gelagert werden.

Mit Hilfe einer Fettgewebslipase kann deponiertes Fett hydrolysiert und somit für die Energiegewinnung wieder bereitgestellt werden. Die im Fettgewebe unter dem Einfluss einer Lipase ablaufende **Lipolyse** wird durch eine Reihe von Hormonen angeregt, sodass man von einer **„hormonsensitiven Lipase"** spricht. Fördernd wirken Adrenalin, Noradrenalin, Glucagon und das somatotrope Hormon des Hypophysenvorderlappens. Die bei der Lipolyse freigesetzten Fettsäuren treten in die Blutbahn über, wo sie an Albumin gebunden transportiert werden (➤ Abb. 1.9).

Die in den Fettgewebszellen ablaufende **Triglyceridsynthese** erfolgt sowohl aus präformierten als

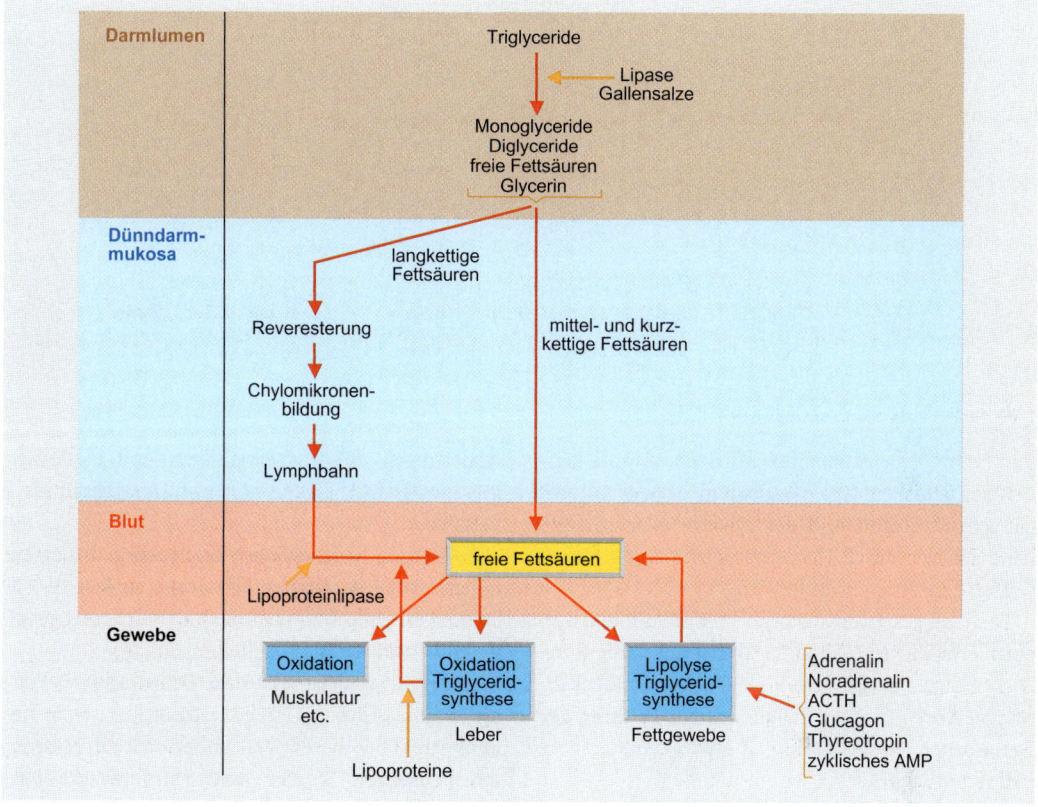

Abb. 1.9 Schematische Darstellung der Fettverdauung, Fettresorption, der Lipolyse und Lipogenese (Triglyceridsynthese) im Fettgewebe, der Triglyceridsynthese in der Leber mit Abgabe der an Lipoproteine gebundenen Triglyceride in die Blutbahn und der Fettsäureoxidation.

auch aus den in der Zelle aus Glucose synthetisierten Fettsäuren.

Die Adipozyten bilden aus Glucose Glycerin, das für die Fettveresterung benötigt wird (➤ Abb. 1.2). Daher ist eine **wichtige Voraussetzung** für die Fettneubildung im Fettgewebe, dass Glucose unter Insulineinfluss durch die Zellmembran eintritt.

Das eingelagerte Fett unterliegt einem ständigen **Auf- und Abbauprozess.** Beim Gesunden besteht bei konstanter Energiezufuhr und konstantem Energieverbrauch ein Gleichgewicht zwischen Lipolyse und Lipogenese.

Sinkt die Insulinaktivität im Serum und verringert sich somit der Glucoseeinstrom und damit die Bereitstellung von Glycerin, so wird das Gleichgewicht zuungunsten der Lipogenese gestört und zugunsten der Lipolyse verändert, was eine **Depotfettmobilisierung** zur Folge hat (gesteigerte Fettmobilisation mit Einstrom von Fettsäuren in die Blutbahn

bei unzureichend mit Insulin behandelten Diabetikern und im Hunger).

Bei der **Oxidation der Fettsäuren,** die in ➤ Abb. 1.10 vereinfacht dargestellt ist, entstehen Essigsäure in Form von **Acetyl-CoA** und eine um 2 C-Atome kürzere Fettsäure. Während die bei der β-Oxidation anfallenden kürzerkettigen Fettsäuren erneut diesem Abbaumodus unterzogen werden, wird das entstehende Acetyl-CoA in den **Zitronensäurezyklus** eingeschleust (➤ Abb. 1.2).

Da der Akzeptor für das Acetyl-CoA, die Oxalessigsäure, überwiegend aus der bei der Glykolyse anfallenden Brenztraubensäure gebildet wird, kann das Endprodukt der Fettsäureoxidation nur dann in den Zitronensäurezyklus einmünden und damit zu CO_2 und H_2O abgebaut werden, wenn eine ausreichende **Glykolyse** stattfindet.

Diese Tatsache ist wichtig zum Verständnis von **Fettstoffwechselstörungen,** die im Hungerzustand

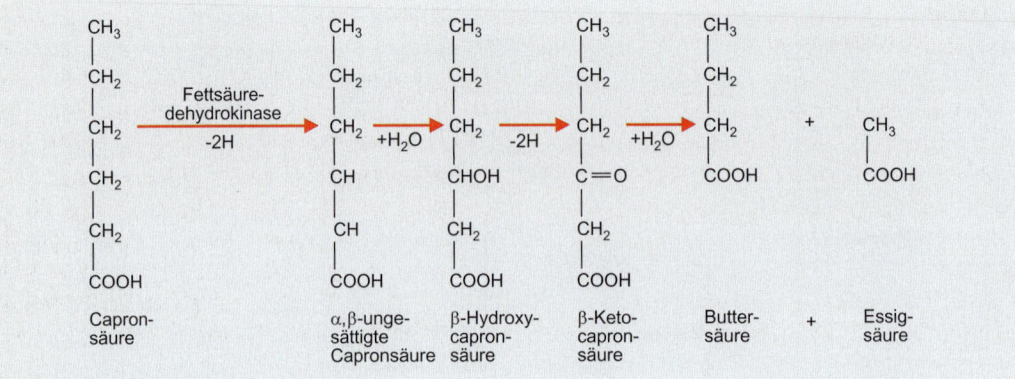

Abb. 1.10 Prinzip der β-Oxidation von Fettsäuren.

und beim Diabetes mellitus auftreten, also Zuständen, bei denen ein Glucoseabbau nicht oder nur unzureichend abläuft und der Energiebedarf weitgehend aus den durch Depotfettmobilisierung freigesetzten Fettsäuren gedeckt wird.

Bei herabgesetzter Glykolyse kommt es folglich zu einer erheblichen Zunahme aktivierter Essigsäure. Diese Konzentrationszunahme hat eine Kondensation von Acetyl-CoA zur Folge, was zur **Bildung der Ketokörper** Acetessigsäure, β-Hydroxybuttersäure und Aceton führt.

1.3.5 Strukturierte Triglyceride

Die **physikalischen, physiologischen** und **biochemischen Eigenschaften** eines Triglycerids werden bestimmt durch:
- die Kettenlänge der in ihnen enthaltenen Fettsäuren
- Anzahl und Lokalisation der Doppelbindungen
- die sterische Konfiguration
- die Position der Fettsäurereste im Triglyceridmolekül.

So finden sich in vielen **pflanzlichen Triglyceriden** die gesättigten Fettsäuren (Palmitin- und Stearinsäure) überwiegend in der primären Hydroxylgruppe des Glycerins verestert (sn-1- und sn-3-Stellungen), während mehrfach ungesättigte Fettsäuren bevorzugt an der sekundären Hydroxylgruppe (sn-2-Stellung) verestert sind.

Mit Hilfe verschiedener chemischer Verfahren sind gezielte **Umesterungen,** d.h. Umverteilungen von Fettsäureresten am Glyceringerüst und damit Änderungen der physiologischen und diätetisch-therapeutischen Eigenschaften (**„Designerlipide"**) möglich.

So werden beispielsweise Triglyceride mit einem hohen Anteil gesättigter Fettsäuren in den sn-1,3-Stellungen schlechter resorbiert als solche mit gesättigten Fettsäuren in sn-2-Stellungen [26].

Ein weiteres Beispiel für die Bedeutung der Fettsäurelokalisation im Triglyceridmolekül ist die **Kakaobutter.** Bei diesem Fett finden sich die gesättigten Fettsäuren Stearin- und Palmitinsäure ausschließlich in sn-1,3-Stellungen und die Ölsäure nur in sn-2-Stellung. Hierdurch wird das **neutrale Verhalten** dieses Fettes **auf die Plasma-Cholesterinkonzentration** erklärt [55].

Strukturierte Triglyceride mit bestimmten Anteilen an mittelkettigen, kurzkettigen und ω-3-Fettsäuren bewirken als Bestandteile von Fettemulsionen zur parenteralen Ernährung – im Vergleich zu den derzeit verwendeten Fetten:
- eine verbesserte Funktion des RES
- eine Stimulation der Zellproliferation
- positive Einflüsse auf die Eicosanoidsynthese etc. [198].

Darüber hinaus wird die Möglichkeit diskutiert, im Rahmen der **Adipositasprophylaxe** und **-therapie** herkömmliche Nahrungsfette durch strukturierte Fette mit geringerem Energiegehalt zu ersetzen; so z.B. mit **Salatrim** („short- and long-chain acyl triglyceride molecules"), einer Mischung aus Triglyceriden mit einer langkettigen (C16–C22) und zwei kurzkettigen (C2–C4) Fettsäuren.

Bedingt durch den niedrigen Brennwert der kurzkettigen und die geringere Resorption der überwiegend enthaltenen langkettigen Stearinsäure (C18 : 0) resultiert ein **Energiegehalt** von 21 kJ / g (5 kcal / g) [10].

Ein weiteres auf dem gleichen Prinzip beruhendes strukturiertes Triglycerid **(Caprenin)** enthält als langkettige Fettsäure Behensäure (C22 : 0) mit relativ schlechter Resorption und die mittelkettigen Fettsäuren Capryl- (C8 : 0) und Caprinsäure (C10 : 0). Auch hier wird der **Energiegehalt** mit 21 kJ / g (5 kcal / g) im Vergleich zu 38 kJ / g (9 kcal) beim üblichen Nahrungsfett angegeben.

1.3.6 Fettersatzstoffe

Die wünschenswerte Reduktion der Fettzufuhr ist bei dem hohen Anteil **versteckter Fette,** z.B. in Käse, Wurst, manchen Fertigprodukten etc., wegen des Festhaltens an **traditionellen Essgewohnheiten** und der Bedeutung des Fettanteils für eine optimale Geschmacksqualität schwierig. Ein Beitrag zur Lösung dieses Problems sind die Fettersatzstoffe. Sie sollten folgende Anforderungen so weit als möglich erfüllen (nach [177]):

- **Ernährungsphysiologisch:** Der Energiegehalt soll deutlich unter dem des üblichen Nahrungsfetts liegen. Die Resorption fettlöslicher Vitamine soll nicht beeinflusst werden.
- **Toxikologisch:** Ein Fettersatzstoff muss den Forderungen der GRAS-Liste (**G**enerally **R**ecognized **A**s **S**ave) genügen, d.h. keine pathologischen Reaktionen auslösen bzw. begünstigen.
- **Sensorisch:** Werden Fettersatzstoffe Lebensmitteln bzw. Speisen zugesetzt, sollen sie den Geschmack nicht verfälschen und als „Fett" empfunden werden.
- **Technologisch:** Ein Fettersatzstoff soll möglichst viele Fetteigenschaften besitzen, insbesondere hinsichtlich der Textur, mit anderen Lebensmitteln mischbar sein und sich bei Verarbeitung, Lagerung und Zubereitung stabil verhalten.
- **Ökologisch:** Der Fettersatzstoff soll biologisch abbaubar sein und die Umwelt nicht zusätzlich belasten.

Von den mittlerweile bekannten Fettersatzstoffen haben „mikropartikuläre" Proteine und Saccharosepolyester eine praktische Bedeutung.

„Mikropartikuläre" Proteine

Diese Produkte werden mit Hilfe spezieller technologischer Verfahren aus Ei- und / oder Milcheiweiß hergestellt. Die proteinhaltige Mischung wird erhitzt und hohen Scherkräften ausgesetzt, wobei Proteinpartikel von mikroskopischer Ordnung erzeugt werden. Mit Hilfe spezieller Verdickungsmittel werden diese stabilisiert. Der gewünschte Geschmack des Produktes und die Textur hängen von der **Wahl der Eiweißkomponenten** sowie der Menge an **zugesetztem Zucker, Genusssäuren** etc. ab.

Im Handel befindet sich derzeit ein von der amerikanischen NutraSweet Company hergestelltes Produkt mit dem Namen **Simplesse**®. Dieses Produkt aus Hühnereiweiß, Magermilch- oder Molkeprotein, Wasser, Pektin, Zucker und Zitronensäure dient als Nahrungsmittelgrundstoff zur **industriellen Herstellung fettreduzierter Lebensmittel.** Es verleiht ihnen den vollen Geschmack und die cremige Textur von Vollfettprodukten.

Je nach gewünschtem Geschmack und gewünschter Textur kann die Rezeptur variiert werden. Nach Angaben des Herstellers haben die Mikropartikel einen Durchmesser von 0,1–3,0 Mikron. Wegen ihrer Form und Größenverteilung sind diese Teilchen leicht gegeneinander beweglich. Deshalb vermittelt ein Zusatz zu fettreduzierten Produkten den Geschmack und die cremige Textur von Vollfettprodukten.

Wegen des hohen Eiweißanteils sind diese Produkte nur **begrenzt hitzebeständig** und folglich nicht zum Backen und Braten geeignet. Sie werden vor allem zur Herstellung von gefrorenen Desserts, Salatdressings, Brotaufstrichen, Joghurts, Käsezubereitungen etc. verwendet.

Je nachdem, wie viel Fett man in einem Lebensmittel durch „mikropartikuläres" Protein ersetzt, wird der Kaloriengehalt um 20 bis 80% reduziert. So kann beispielsweise 1 g Simplesse® (17 kJ) in einer Eiscreme 3 g Fett (113 kJ) bei gleich bleibendem Geschmack ersetzen.

> Da Fett durch Protein, also einen Nährstoff ersetzt wird, sind keinerlei toxikologische oder ernährungsphysiologisch negative Folgen zu erwarten.

Saccharosepolyester (Olestra®)

Saccharosepolyester haben eine den Triglyceriden analoge Struktur. Während beim Triglycerid die Fettsäuren an Glycerin angelagert sind, handelt es sich hier um **ein mit 6–8 Fettsäuremolekülen verestertes Saccharosemolekül.**

Die Ausgangssubstanzen zur Herstellung sind Saccharose und Triglyceride. Da jedes beliebige Fett zur Herstellung benutzt werden kann, lassen sich das Fettsäuremuster und damit die **physikalische Eigenschaft** des Esters variieren. Werden vorwiegend mehrfach ungesättigte Fettsäuren eingesetzt, so hat der Saccharoseester eine ölige Konsistenz, bei Verwendung gesättigter langkettiger Fettsäuren resultiert ein Produkt mit hohem Schmelzpunkt.

Es besteht somit die Möglichkeit, je nach Verwendungszweck, das Produkt zu **modifizieren.** Die Hitzestabilität entspricht der von konventionellen Fetten und Ölen.

> Dieser Fettersatzstoff wurde vom amerikanischen Hersteller (Procter u. Gamble) auf Verwendungsmöglichkeiten bei der Herstellung von Lebensmitteln und in sehr aufwändigen Untersuchungen hinsichtlich eventueller toxikologischer oder ernährungsmedizinischer Risiken überprüft.
> Der Saccharosepolyester (Olestra®) ist bisher **in keinem europäischen Land zugelassen.** In den USA wurde er von den Gesundheitsbehörden vorerst zur Herstellung von Chips und Salzgebäck genehmigt. Olestra® wird im Gastrointestinaltrakt weder hydrolysiert noch resorbiert. Die Substanz ist weder toxisch, noch wirkt sie karzinogen, mutagen oder teratogen. Selbst dann, wenn das Futter von Versuchstieren 10% Olestra® enthielt, wurden **keine negativen Effekte auf Gewichtsverhalten, hämatologische Parameter, Nierenfunktion etc.** beobachtet.
> Das einzige Organ, das mit Olestra® in Kontakt kommt, ist der **Gastrointestinaltrakt.** Auch hier konnte kein negativer Einfluss nachgewiesen werden. Die Darmflora baut Olestra® unter anaeroben Bedingungen nicht ab. Nach der Ausscheidung mit der Fäzes wird die Substanz unter aeroben Bedingungen bakteriell degradiert. Weder bei Tieren noch bei gesunden Versuchspersonen oder Patienten mit chronisch-entzündlichen Darmerkrankungen wurden negative Effekte auf den Darm registriert. Einige Versuchspersonen gaben lediglich nach dem Verzehr großer Mengen **geringgradige gastrointestinale Symptome** wie Flatulenz und weichen Stuhl an – Beschwerden, die nach drei bis fünf Tagen wieder verschwanden, obwohl weiterhin viel Olestra® verzehrt wurde.

> Unter den gesetzlichen Bedingungen, unter denen Olestra® derzeit in den USA eingesetzt wird, liegt die **maximale tägliche Zufuhr** bei 7–10 g, eine Menge, die, in der Form der genannten Snacks verzehrt, nicht häufiger gastrointestinale Beschwerden auslöst als mit konventionellem **Nahrungsfett hergestellte Produkte.**

> Der einzige **unerwünschte Effekt** ist die Beeinträchtigung der intestinalen Ausnutzung fettlöslicher Vitamine und von Carotinoiden.

> Unter täglicher Aufnahme von 18 g Olestra® kam es im Vergleich zu einer Kontrollgruppe während 16 Monaten bei gesunden Versuchspersonen zu einer Verringerung der α-Tocopherol-Konzentration im Plasma um 6% und der Konzentration an β-Carotin und weiterer Carotinoiden um 27% [157]. Auch bei steigender Zufuhr von 8 bis maximal 32 g Olestra® pro Tag kam es dosisabhängig bereits nach 8 Tagen zu signifikanten Senkungen der Konzentration an fettlöslichen Vitaminen und Carotinoiden im Serum [218].
> Die Bestimmung von fettlöslichen Vitaminen und Carotinoiden im Serum von über 2700 Personen, die regelmäßig bzw. nie sog. „savory snacks" hergestellt mit Olestra® verzehrten, ergab keine Beeinflussung der Konzentration fettlöslicher Vitamine, jedoch signifikant niedrigere Carotinoid-Konzentrationen in der Olestra®- im Vergleich zur Kontrollgruppe [306].

1.3.7 Eicosanoide (Prostaglandine, Prostazykline, Thromboxane, Leukotriene)

Diese **hormonähnlichen Substanzen** werden aus mehrfach ungesättigten Fettsäuren mit einer Kettenlänge von 20 C-Atomen gebildet. Man bezeichnet sie deshalb auch als Eicosanoide (20 = griech. eikos).

Als erste Wirkstoffgruppe wurden die Prostaglandine entdeckt und nach dem Organ, in dem sie primär gefunden wurden, benannt. Deshalb wird die Bezeichnung Prostaglandine oft auch für die gesamte Gruppe der Oxidationsprodukte mehrfach ungesättigter Fettsäuren benutzt.

Eicosanoide sind oxygenierte Derivate folgender Fettsäuren: Di-homo-γ-Linolensäure (C20:3ω-6), Arachidonsäure (C20:4ω-6) und Eicosapentaensäure (C20:5ω-3). Diese mehrfach ungesättigten Fettsäuren gehören zu zwei Fettsäurefamilien, die im Säugetierorganismus nicht synthetisiert werden können und folglich essentiell sind: die ω-6- und ω-3-Fettsäuren (➤ Kap. 1.3.1).

Die ω-**6-Fettsäuren** werden mit der Nahrung überwiegend als Linolsäure (C18:2ω-6) aufgenommen. Linolsäure wird unter dem Einfluss des Enzyms δ-6-Desaturase in γ-Linolensäure – eine mehrfach ungesättigte Fettsäure, die z.B. im Nachtkerzenöl enthalten ist – umgewandelt. Durch Kettenverlängerung – hierzu ist der Säugetierorganismus befähigt – entstehen die beiden ω-6-Fettsäuren Dihomo-γ-Linolen- und Arachidonsäure.

Eine Ausgangssubstanz für weitere Eicosanoide ist die Eicosapentaensäure und in gewissem Umfang deren Vorstufe, die α-Linolensäure. Während Eicosapentaensäure etwa in Fischöl in hoher Konzentration enthalten ist, wird die in manchen Pflanzenölen reichlich vorkommende α-Linolensäure vom Menschen nur in geringem Maße (meist deutlich unter 10%) in Eicosapentaensäure umgewandelt (➤ Abb. 1.11).

Die im Handel erhältlichen Fischölpräparate stammen aus natürlichen Quellen (Lachs bzw. Hochseefische). Sie enthalten in der Regel die beiden langkettigen ω-3-Fettsäuren Eicosapentaensäure (EPA) und Docosahexaensäure (DHA), die meisten von ihnen als Konzentrate (nach Eliminierung gesättigter

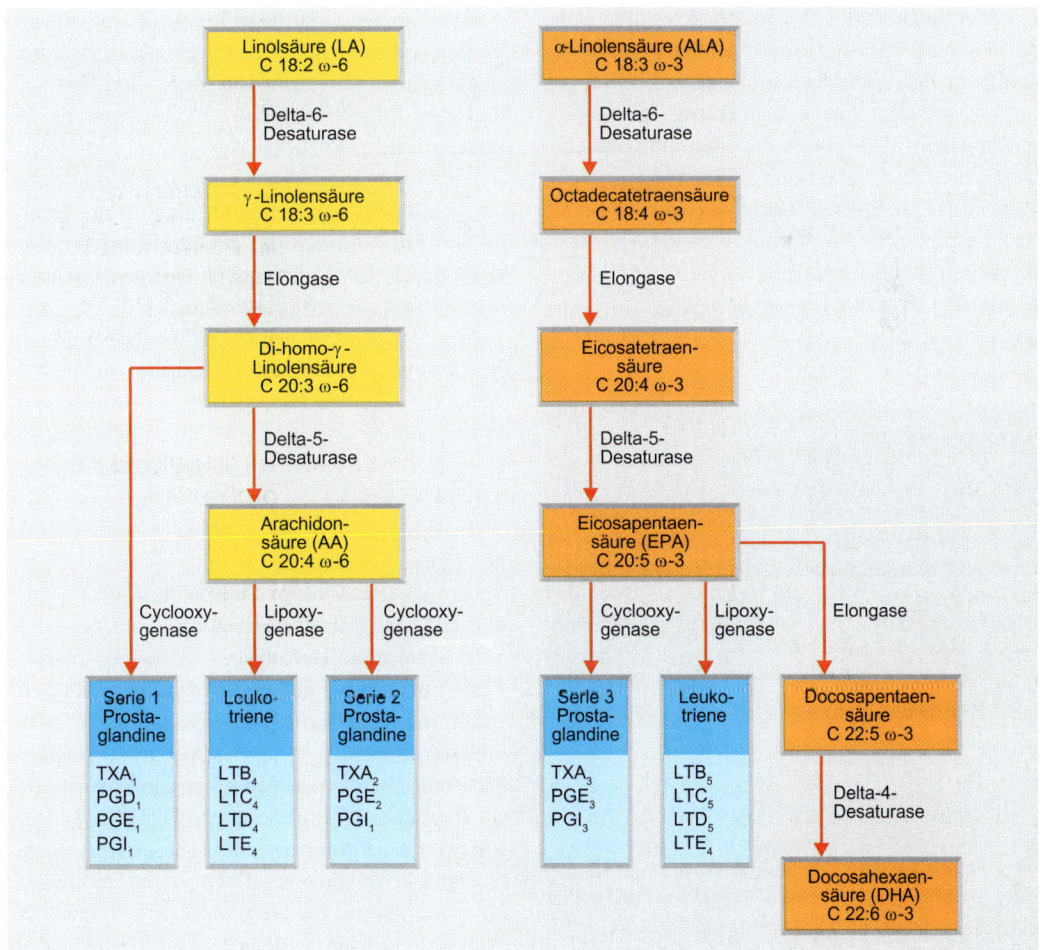

Abb. 1.11 Biosynthese der Eicosanoide aus den mit der Nahrung aufgenommenen ω-6- und ω-3-Fettsäuren Linol- und α-Linolensäure (Desaturasen erhöhen die Zahl der Doppelbindungen und Elongasen verlängern die Molekülkette um 2 C-Atome).

Fettsäuren) von über 30% mit einem Anteil von 18% EPA und 12% DHA. Beide haben unterschiedliche Wirkungen. EPA ist Ausgangssubstanz für die Eicosanoidsynthese, während DHA überwiegend Membranwirkungen im Bereich von Gehirn und Retina hat [322] (➤ Kap. 1.3.1).

Diese **drei Eicosanoidvorstufen** finden sich je nach Anteil im Nahrungsfett auch in unterschiedlicher Konzentration in den Lipiden der Zellmembranen, aus denen sie unter dem Einfluss spezieller Stimuli freigesetzt werden und für die Biosynthese von Eicosanoiden zur Verfügung stehen (➤ Abb. 1.11).

Aus den drei Vorstufen entstehen unter dem Einfluss des Enzyms **Cyclooxygenase** die Prostaglandine und Thromboxane und unter dem Einfluss der **Lipoxygenase** die Leukotriene (➤ Abb. 1.11).

Die insgesamt etwa 20 Eicosanoide werden nahezu ubiquitär im Organismus gebildet, wobei das Spektrum der synthetisierten Substanzen von der unterschiedlichen **Enzymausstattung** der Gewebe und in hohem Maße auch vom **Substratangebot** abhängig ist. Da Prostaglandine, Thromboxane und Leukotriene unter dem Einfluss von Cyclooxygenase und Lipoxygenase sowohl aus ω-6- als auch ω-3-Fettsäuren gebildet werden, wird die Menge an synthetisierten Eicosanoiden vom jeweiligen Fettsäureangebot bestimmt.

Während früher eine Cyclooxygenase (COX 1) bekannt war, fand man später die Cyclooxygenase 2 (COX 2). **COX 1** ist im gesunden Gewebe in relativ konstanter Konzentration nachweisbar, während sich **COX 2** im gesunden Gewebe nicht, hingegen im geschädigten, insbesondere in **entzündetem Gewebe** in hoher Konzentration findet. Es wird unter dem Einfluss von bakteriellen Lipopolysacchariden, Zytokinen und Wachstumsfaktoren exprimiert und findet sich folglich in hoher Konzentration in entzündetem Gewebe, wo es für die **hohe Eicosanoidkonzentration** verantwortlich ist.

Die Wirkungen der aus ω-3- bzw. ω-6-Fettsäuren synthetisierten Eicosanoide auf **Organ- und Stoffwechselfunktionen** wie Vaso- und Bronchokonstriktion, Entzündungsreaktion, die Höhe der Blutfettkonzentration etc. sind oft unterschiedlich oder entgegengesetzt, sodass über eine **Änderung des Fettsäureangebots** in der Nahrung **therapeutische Effekte** erzielt werden können.

Die **Halbwertszeit** der Prostaglandine, Prostazykline, Thromboxane und Leukotriene ist sehr kurz. Die meisten verschwinden binnen weniger Minuten nach der Bildung.

Die **physiologischen Funktionen** aller dieser Substanzen sind, wie bereits angedeutet, äußerst vielfältig. Sie wirken z.T. vasodilatatorisch, andere hingegen vasokonstriktorisch und sind somit an der Regulation des Blutdrucks beteiligt (➤ Kap. 6):

- **Thromboxane** und **Prostazykline** beeinflussen die Funktion der Thrombozyten und somit die Blutgerinnung.
- **Prostaglandine** haben Einfluss auf die Funktion der glatten Muskulatur und die Muskulatur des Uterus. Am Darm kommt es unter Prostaglandin E zu einer Relaxation, während Prostaglandin F die Kontraktion der Darmwandmuskulatur stimuliert.

Prostaglandine greifen auch regulierend in die Sekretionsabläufe, insbesondere an Magen und Darm ein und sind mitbeteiligt beim Zustandekommen der verschiedensten entzündlichen Gewebsreaktionen.

Wie bereits angedeutet, kann sowohl die Menge der synthetisierten Eicosanoide als auch die **Relation von Eicosanoiden mit entgegengesetzter Wirkung** durch das Angebot der jeweiligen Vorstufen mit der Nahrung variiert werden.

Diese Möglichkeit der Beeinflussung beruht, abgesehen vom erhöhten Substratangebot, auf der Tatsache, dass die Vorstufen der Serie-2- und Serie-3-Prostaglandine, die Arachidonsäure und Eicosapentaensäure, um das Enzym **Cyclooxygenase** konkurrieren (➤ Abb. 1.11).

Hierdurch besteht die Möglichkeit, eine Vielzahl von Funktionsabläufen, die durch Eicosanoide gesteuert werden, diätetisch zu beeinflussen. Es eröffnen sich so **Therapieansätze** bei:

- Fettstoffwechselstörungen
- arteriosklerotischen Gefäßerkrankungen
- Störungen der Thrombozytenfunktion
- Bluthochdruck
- chronisch-entzündlichen Erkrankungen
- allergischen Erkrankungen etc. [1, 235].

Um messbare antiinflammatorische, antithrombotische und lipidsenkende Effekte erzielen zu können, müssen aufgrund der jetzt vorliegenden Therapiestudien 1–10 g **langkettiger** ω-3-Fettsäuren täglich aufgenommen werden. Diese Dosen werden auch mit sehr hohem Fischverzehr nicht erreicht, sodass hier nur der Einsatz von **Fischölpräparaten** praktikabel erscheint.

1.3.8 L-Carnitin (β-OH-γ-Trimethylaminobuttersäure)

Obwohl die Substanz bereits 1905 entdeckt wurde, sind ihre **physiologischen Funktionen,** die verschiedene Bereiche des Fettstoffwechsels betreffen, nur unvollständig bekannt.

> Langkettige Fettsäuren werden an Carnitin gebunden, durch die innere Mitochondrienmembran transportiert und so der β-Oxidation zugeführt.
> Darüber hinaus ist Carnitin Bestandteil einiger in der Mitochondrienmembran lokalisierter Enzyme.
> Es gibt jedoch Hinweise darauf, dass Carnitin auch eine Bedeutung für den Stoffwechsel mittelkettiger Fettsäuren hat, und zwar für die Oxidation und nicht für den Transport in Mitochondrien [190].

Der **Bedarf** wird sowohl durch Synthese aus Lysin in der Leber als auch durch Aufnahme mit der Nahrung gedeckt.

Mit der **Nahrung** werden im Mittel täglich von Vegetariern 2 und von Gemischtköstlern etwa 32 mg Carnitin aufgenommen. **Fleisch** ist besonders reich an Carnitin. Schaffleisch enthält pro 100 g 210 mg, Rindfleisch 70 mg und Schweinefleisch 30 mg Carnitin.

Die Konzentrationen in **pflanzlichen Lebensmitteln** sind vergleichsweise gering. So finden sich in Tomaten 2,9, Birnen 2,7, Erbsen 1,2 mg / 100 g, während etwa in Kartoffeln und in Karotten kein Carnitin nachgewiesen werden kann.

Beim Kochen wird das wasserlösliche Carnitin zum Teil aus den Lebensmitteln gelöst.

Trotz der Eigensynthese fällt unter **parenteraler Ernährung,** bei der kein Carnitin zugeführt wird, etwa ab dem 15. Tag die Serum-Carnitinkonzentration ab. Insbesondere bei Neugeborenen wurde ein ausgeprägter Abfall unter totaler parenteraler Ernährung beobachtet. Eine verminderte Utilisation von Fett wird hiermit in Zusammenhang gebracht.

Eine Carnitinsubstitution mit 10 mg / Tag normalisierte die Serum-Konzentration und die β-Oxidation langkettiger Fettsäuren.

Zu einem Abfall der Carnitinkonzentration im Serum um etwa 50% kommt es auch unter der **Hämodialyse.** Eine Substitution des eliminierten Carnitins verhindert den sonst zu beobachtenden Anstieg freier Fettsäuren im Serum, wodurch die Bedeutung der Substanz für die Fettsäureoxidation bestätigt wird.

Die niedrigen Carnitinkonzentrationen bei Leberzirrhotikern werden sowohl auf gestörte Synthese als auch auf mangelnde Zufuhr mit der Nahrung zurückgeführt.

Dass auch **enge Beziehungen zwischen Carnitin- und Lipoproteinstoffwechsel** bestehen, zeigen Untersuchungen an Patienten mit Störungen des Lipidstoffwechsels, bei denen es unter Gabe von 1 g Carnitin pro Tag zu einer Verminderung der Serum-Triglyceride und zu einem Anstieg des HDL-Cholesterins kam. Bei Typ-II- und Typ-IV-Hyperlipoproteinämien verminderte sich die Triglycerid- und Cholesterinkonzentration unter täglich 3 g Carnitin [23].

In Untersuchungen an Typ-2-Diabetikern fand sich unter Gabe von 2 g Carnitin / Tag während 6 Monaten im Vergleich zu einem Placebo eine signifikante Senkung der Lp(a)-Konzentration im Serum, während die Konzentration an Triglyceriden, LDL- und HDL-Cholesterin nicht beeinflusst wurde [277].

Bei Diabetikern wurden sowohl normale als auch erniedrigte Carnitinkonzentrationen im Serum gemessen. Beziehungen zwischen Störungen des Carnitinstoffwechsels und Komplikationen des Diabetes mellitus werden diskutiert. Beim Vergleich der Konzentrationen an freiem und verestertem Carnitin bei Typ-2-Diabetikern ohne Komplikationen bzw. mit Retinopathie, Hyperlipidämie oder Neuropathie fanden sich signifikant niedrigere Konzentrationen an Carnitin bei den Patienten mit im Vergleich zu denen ohne Komplikationen [318].

Bei Typ-2-Diabetikern, die unter Muskelkrämpfen litten, kam es weiterhin in einer vergleichenden Studie mit Paracetamol unter täglicher Gabe von 20 mg Carnitin / kg Körpergewicht zu einer signifikanten Verringerung der Symptomatik [291].

Sowohl in tierexperimentellen als auch klinischen Studien konnte ein positiver Effekt von Carnitin auf den Energiestoffwechsel des Myokards nachgewiesen werden. In Langzeitstudien an Patienten mit myokardialer Insuffizienz kam es unter Gabe von 3 g Carnitin / Tag zusätzlich zur üblichen medikamentösen Therapie zu einer eindeutigen Besserung der linksventrikulären Funktion [296]. Die intravenöse Gabe von 9 g Carnitin / Tag während der ersten 5 Tage nach Herzinfarkt und die orale Weiterbehandlung mit 6 g / Tag verbesserte im Vergleich zu Placebo die kardiale Funktion und verringerte das Risiko einer linksventrikulären Dilatation [276].

Ein **ernährungsbedingter Carnitinmangel** ist am ehesten bei carnitinfrei ernährten Frühgeborenen zu erwarten, die eine verminderte Carnitineigensynthese haben [213]. Die Carnitinkonzentration in Frauenmilch beträgt 50–100 nmol / ml.

Säuglinge, die mit Sojamilch oder ausschließlich parenteral ernährt werden, haben wegen der in dieser Lebensphase noch unzureichenden Eigensynthese niedrige Plasma-Konzentrationen.

Möglicherweise kann eine **L-Carnitin-Supplementation im höheren Lebensalter** sinnvoll sein. Im Alter sind die L-Carnitinkonzentrationen in den Geweben erniedrigt. Grund hierfür sind veränderte Essgewohnheiten, insbesondere ein geringerer Fleischkonsum. Dem hieraus resultierenden negativen Einfluss auf den Energiestoffwechsel kann durch Gabe von L-Carnitin vorgebeugt werden. In einer klinischen Studie kam es bei Senioren unter Gabe von 4 g L-Carnitin/ Tag im Vergleich zu Placebo zu einer Reduktion der Fett- und einer Zunahme der Muskelmasse. Verbessert wurden weiterhin die physische und mentale Leistungsfähigkeit sowie das Befinden [310].

Bei **angeborenen Störungen der Carnitinsynthese** in der Leber finden sich hohe Konzentrationen von freien Fettsäuren im Plasma und eine nur geringe Ketoseentwicklung beim Fasten (Lit. bei [60]).

Carnitin zählt zu den **Nichtdrogen-Dopingmitteln.** Es steht nicht auf der „Roten Liste". Seit vielen Jahren wird eine Supplementation immer wieder zur Leistungssteigerung bei Sportlern empfohlen.

Eine kritische Sichtung der zu dieser Fragestellung publizierten Studien kommt zu folgendem Ergebnis: Eine Supplementation mit Carnitin während etwa eines Monats erhöht die Plasma-Carnitinkonzentration, nicht aber die Konzentration in der Muskulatur. Die klinischen Studien an Gesunden zur Frage einer Steigerung der körperlichen Leistungsfähigkeit und Minimierung der Ermüdbarkeit kamen zu keinem überzeugenden positiven Ergebnis. Auch die maximale Sauerstoffaufnahme unter Belastung konnte durch die Gabe von Carnitin nicht gesteigert werden [27].

1.4 Cholesterin (engl. „cholesterol")

Wegen seiner Beziehungen zur Entstehung der **Arteriosklerose** (➤ Kap. 4.5) kommt dem Cholesterinstoffwechsel eine große Bedeutung zu. Cholesterin findet sich nur in Lebensmitteln tierischer Herkunft. Dem Cholesterin chemisch ähnliche Substanzen im Pflanzenreich sind die Phytosterine.

Der **Cholesteringehalt tierischer Lebensmittel** ist unterschiedlich hoch, wie der mittlere Gehalt an Gesamtcholesterin pro 100 g folgender Nahrungsmittel zeigt: Hühnerei 550 mg, Rinderleber 265 mg, Butter 240 mg, Rindfleisch 120 mg, Schnittkäse (45% F. i. Tr.) 110 mg, Schweineschmalz 85 mg, Geflügel 80 mg, Schweinefleisch 70 mg, Kabeljau 50 mg, Vollmilch 10 mg.

Die **mittlere tägliche Cholesterinaufnahme** in den westlichen Industrieländern liegt zwischen 500 und 750 mg pro Kopf.

Mit der Nahrung aufgenommenes Cholesterin, das sowohl in freier als auch in veresterter Form vorliegt, kann von der Darmschleimhaut, ähnlich wie das Vitamin A, nur in freier Form resorbiert werden. Nach Hydrolyse der Ester unter dem Einfluss der Pankreas-Cholesterinesterase wird freies Cholesterin mit Hilfe der sich bei der Fettverdauung im Darmlumen bildenden Mizellen (➤ Kap. 1.3.4) in die Darmmukosa eingeschleust. Eine ausreichende Galle- und Pankreasfermentproduktion ist somit Voraussetzung für die **Cholesterinresorption.**

Die **Resorptionskapazität** des Dünndarms für Cholesterin ist jedoch begrenzt. Das Maximum liegt bei 2–3 g / Tag. Eine weitere Steigerung der oralen Zufuhr erhöht die resorbierte Gesamtmenge nicht. Im Gegensatz zum Neutralfett wird Cholesterin mit weniger als 10% der zugeführten Menge sehr schlecht resorbiert.

Nach Eintritt des freien Cholesterins in die Enterozyten erfolgen eine Reveresterung mit Fettsäuren und der **Abtransport in Chylomikronen** auf dem Lymphweg. Im Plasma ist Cholesterin an Lipoproteine gebunden (➤ Kap. 4.5).

Der **Cholesterinpool** setzt sich zusammen aus dem mit der Nahrung aufgenommenen **(exogenen)** Cholesterin und aus dem im Körper synthetisierten **(endogenen)** Cholesterin.

Orte der **Cholesterinsynthese** sind die Leber und die Darmwand, wobei der Leber – hier werden 90% des endogenen Cholesterins synthetisiert – die größte Bedeutung zukommt. Von der Leber synthetisiertes Cholesterin wird entweder mit der Galle in den Darm ausgeschieden, an die Blutbahn abgegeben oder dient als Ausgangssubstanz für die Synthese von Gallensäuren.

Mit der Galle sezerniertes Cholesterin wird zum Teil im Darm wieder rückresorbiert (**enterohepatischer Kreislauf des Cholesterins**).

Umstritten sind die Beziehungen zwischen exo- und endogenem Cholesterin, die Bedeutung des exogenen Cholesterins für die Höhe des **Serum-Cholesterinspiegels** und die Mechanismen zur Regulation der Cholesterinkonzentration im Serum.

Die Eigensynthese in der Leber wird bei Steigerung der Cholesterinzufuhr mit der Nahrung gedrosselt.

Zum Verständnis dieser Wechselwirkung ist in ➤ Abb. 1.12 die **Biosynthese** von Cholesterin schematisch dargestellt.

Drei Moleküle Acetyl-Coenzym A vereinigen sich zu einem Molekül β-Hydroxy-β-Methyl-Glutaryl-Coenzym A. Diese Substanz wird durch HMG-CoA-Reduktase (Hydroxy-Methyl-Glutaryl-Coenzym-A-Reduktase) in **Mevalonat** umgewandelt. Dieser **nicht reversible** Syntheseschritt ist durch Cholesterin hemmbar.

Je höher die Cholesterinkonzentration – auch als Folge resorbierten Nahrungscholesterins –, umso geringer ist die Syntheserate.

Ob die Menge des mit der Nahrung aufgenommenen Cholesterins einen wesentlichen Einfluss auf die Höhe des Serum-Cholesterins hat, wird unterschiedlich beurteilt. Sicher ist, dass die **Konzentration des Serum-Cholesterins durch exogenes Cholesterin erhöht** werden kann.

Das Ausmaß wird wegen der relativ **schlechten Resorption** und der bereits genannten **Drosselung der Eigensynthese** in der Leber durch exogenes Cholesterin unterschiedlich beurteilt.

Die in der Literatur mitgeteilten Ergebnisse von Untersuchungen über den Einfluss von **Nahrungscholesterin** auf die Serum-Cholesterinkonzentration

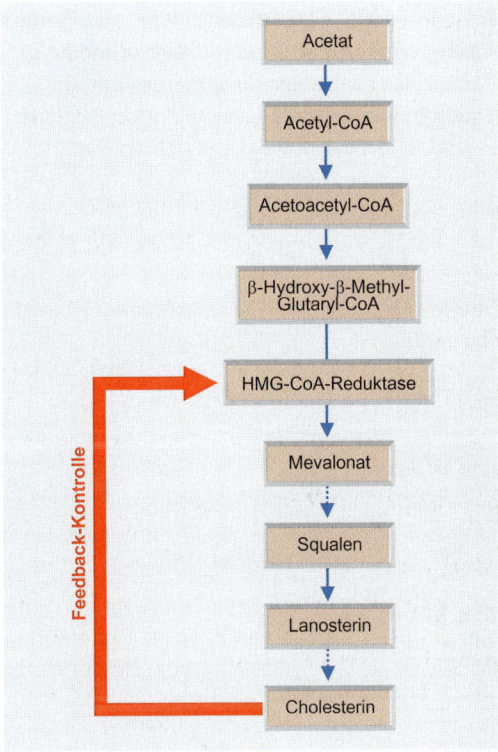

Abb. 1.12 Schematische Darstellung wesentlicher Schritte in der Biosynthese von Cholesterin.

sind zum Teil widersprüchlich. So wurde beispielsweise wiederholt gezeigt, dass ein zusätzlicher Verzehr der an Cholesterin reichen Eier, entgegen der üblichen Vorstellung, die Serum-Cholesterinkonzentration nicht erhöht.

Buzzard u. Mitarb. [37] gaben gesunden Versuchspersonen zusätzlich zur Normalkost während 6 Wochen täglich 3 Eier zu essen. Der mittlere tägliche Cholesterinverzehr erhöhte sich hierdurch von 412 auf 975 mg. Zu einer Änderung der Serum-Cholesterinkonzentration kam es trotz dieser enormen Steigerung der Cholesterinaufnahme nicht. Andere Autoren [224] fanden hingegen Anstiege der Serum-Cholesterinkonzentration, wobei diese besonders ausgeprägt waren, wenn die Kost reich an gesättigten Fettsäuren war. Bei vergleichsweise hohem Linolsäureanteil war der Einfluss des Nahrungscholesterins auf die Serum-Cholesterinkonzentration nur gering.

Es wird versucht, die Widersprüche in den Ergebnissen exakt durchgeführter Studien über die Beziehung zwischen **Cholesterinverzehr** und **Serum-Cholesterinkonzentration** wie folgt zu erklären:

1. Die Höhe der basalen Cholesterinzufuhr, die durch eine Testdosis während des Versuches erhöht wird, bestimmt das Versuchsergebnis. Je

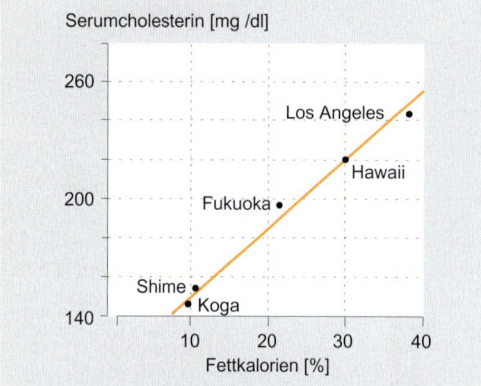

Abb. 1.13 Der Serum-Cholesteringehalt und der durchschnittliche prozentuale Anteil der durch Fett zugeführten Kalorien in der Nahrung von 284 gesunden Japanern (Männer) im Alter von 40–49 Jahren (nach Hemilä [151]).

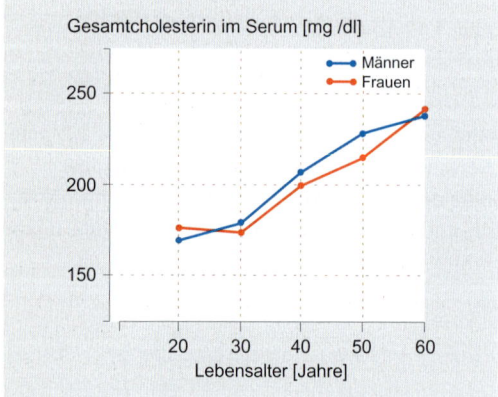

Abb. 1.14 Mittlere Gesamtcholesterinkonzentration im Serum gesunder Amerikaner (nach Frederickson [83]).

niedriger der initiale Cholesterinverzehr, umso ausgeprägter ist der Anstieg der Serum-Cholesterinkonzentration nach Steigerung der Cholesterinzufuhr.

2. Eine gemischte Kost enthält möglicherweise nicht eindeutig erfassbare Faktoren, die einem Anstieg der Serum-Cholesterinkonzentration durch Beeinflussung der Resorption entgegenwirken [193].

Bei der Beurteilung von Versuchsergebnissen muss auch berücksichtigt werden, dass es ein **individuell** sehr **unterschiedliches Ansprechen** auf die orale Cholesterinzufuhr gibt [148].

Die Höhe des Cholesterinspiegels im Serum ist, abgesehen von der Zufuhr mit der Nahrung, von einer Reihe von Faktoren, insbesondere der **Fettzufuhr** mit der Nahrung (➤ Abb. 1.13), dem Lebensalter und dem Geschlecht (➤ Abb. 1.14) abhängig. Die Korrelation, wie sie in ➤ Abb. 1.13 dargestellt ist, beweist jedoch keinen Kausalzusammenhang.

> Immer dann, wenn die Fettzufuhr steigt, ändert sich auch zwangsläufig der Verzehr von anderen, ebenfalls die Serum-Cholesterinkonzentration beeinflussenden Nahrungsbestandteilen.

So geht der vermehrte Fettkonsum in der Regel mit einem höheren Verzehr von **Zucker** und einem geringeren Verzehr von **Ballaststoffen** und sekundären Pflanzenstoffen einher.

Phytosterine (Phytosterole)

Diese in Pflanzen vorkommenden Sterine unterscheiden sich vom Cholesterin durch **zusätzliche C17-Seitenketten** (➤ Abb. 1.15).

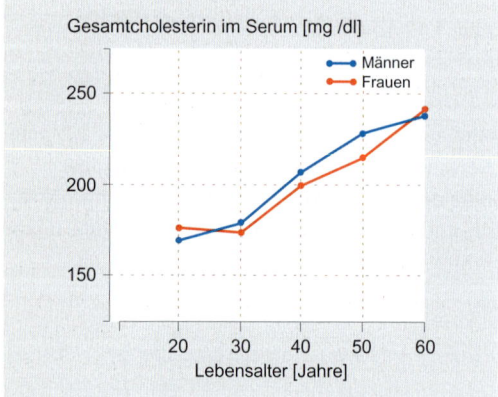

Abb. 1.15 Cholesterin und β-Sitosterin unterscheiden sich strukturchemisch nur an der C17-Seitenkette durch eine zusätzliche Äthylgruppe des β-Sitosterins.

Phytosterine (Phytosterole) finden sich in unterschiedlicher Konzentration in Pflanzenfetten. Von über 40 bekannten Sterinen entfallen etwa 50% auf β-Sitosterin (β-Sitosterol). Häufig sind weiterhin Stigmasterin (Stigmasterol) und Campesterin (Campesterol). Mit einer üblichen Mischkost werden täglich etwa 200–400 mg und unter einer vegetarischen Ernährung ca. 800 mg dieser sekundären Pflanzenstoffe aufgenommen. Hauptquellen sind Sonnenblumen-, Soja-, Maiskeim- und Rapsöl. Phytosterine hemmen kompetitiv die Cholesterinresorption im Dünndarm. Hierdurch kommt es zur Senkung der Cholesterinkonzentration im Serum.

Verschiedene Mechanismen werden diskutiert: die Verhinderung oder Verminderung des Einbaus von Cholesterin in die Mizellen, eine Interferenz mit der Veresterung von Cholesterin bei der Passage durch die Darmwand und die Bildung von unlöslichen Kristallen aus Cholesterin und Phytosterolen.

Phytosterine fallen als Nebenprodukte bei der Raffination pflanzlicher Öle und Fette an. Hierbei werden sowohl Inhaltsstoffe entfernt, welche die Haltbarkeit und Genusstauglichkeit beeinflussen, als auch Rückstände etwa von Pflanzenschutzmitteln etc.

Am längsten wird therapeutisch das β-Sitosterin (β-Sitosterol) genutzt. Es senkt den Serum-Cholesterinspiegel, wenn es Hypercholesterinämikern in einer Dosis von 5–6 g / Tag verabreicht wird, um etwa 20%. Es gilt aufgrund experimenteller Studien als gesichert, dass Pflanzenöle mit einem hohen Anteil an Linolsäure die Serum-Cholesterinkonzentration senken und Triglyceride gesättigter langkettiger Fettsäuren den Cholesterinspiegel steigern. Da der exakte Wirkmechanismus dieses Effektes nicht bekannt ist und in den Studien der unterschiedliche Gehalt an Phytosterinen in den Ölen nicht beachtet wurde, erhebt sich die Frage, welchen Anteil Phytosterine bzw. ω-6-Fettsäuren am Einfluss auf den Cholesterinstoffwechsel haben. Diese Frage stellt sich insbesondere deshalb, weil sich eine negative Beziehung zwischen dem Gehalt an gesättigten Fettsäuren und Phytosterinen findet (➤ Abb. 1.16). Zu berücksichtigen ist auch der Gehalt an Squalen in Pflanzenölen. Er ist meist gering, liegt aber z.B. beim Olivenöl mit 200 – 700 mg / 100 g sehr hoch. Squalen (➤ Abb. 1.12) ist in tierischen Zellen Vorstufe des Cholesterins und in Pflanzenzellen von Phytosterinen. Da

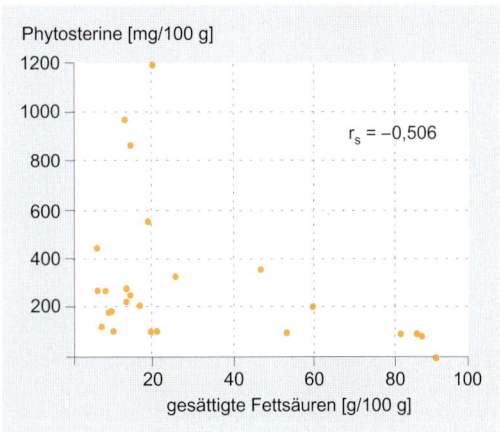

Abb. 1.16 Gehalt an gesättigten Fettsäuren und Phytosterinen in Pflanzenölen.

vom Mensch über 80% intestinal resorbiert werden, resultiert ein Einfluss auf die Cholesterinsynthese (Lit. bei [186]).

Nur etwa 5% der mit der Nahrung aufgenommenen Phytosterine werden resorbiert und mit der Gallenflüssigkeit wieder in den Darm ausgeschieden. Die Veresterung der nur schlecht fettlöslichen Sterine mit Fettsäuren des Sonnenblumenöls führt zu einem gut fettlöslichen Sterin-Ester-Gemisch, das in ausreichender Konzentration Fetten, z.B. Margarine, zugesetzt werden kann. Klinische Studien haben gezeigt, dass mit etwa 1,5–2,0 g / Tag Phytosterinester eine klinisch relevante Senkung der Cholesterin- und LDL-Konzentration erreicht wird (➤ Abb. 1.17), ohne die Plasma-Konzentration an Carotinoiden wesentlich zu senken [116]. Eine Metaanalyse von 41 Untersuchungen ergab, dass die tägliche Zufuhr von 2 g Phytosterinen die LDL-Serum-Konzentration um ca. 10% senkt [149]. Durch industrielle Hydrogenierung können Sterine in Stanole überführt werden. Der cholesterinsenkende Effekt wird nicht einheitlich beurteilt [136].

Zu Nebenwirkungen kommt es unter der zur Prophylaxe und Therapie erforderlichen Dosierung nicht. Zu beachten ist lediglich die sehr seltene **Sitosterinämie.** Bei dieser autosomal-rezessiven Störung des Lipoproteinstoffwechsels ist die Resorption von Phytosterinen erhöht und die hepatische Exkretion erniedrigt. Es resultiert bei der homozygoten Sitosterinämie ein Anstieg der Plasma-Konzentration an Phytosterinen um das 50- bis 200-Fache. Bei

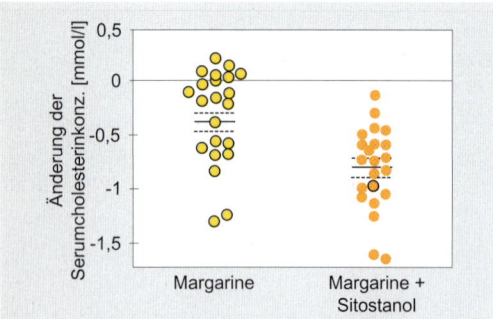

Abb. 1.17 Änderungen der Serum-Cholesterinkonzentration bei Frauen nach Herzinfarkt unter täglichem Verzehr von 21 g Margarine, reich an einfach und mehrfach ungesättigten Fettsäuren ohne und mit Zusatz von 3 g Sitostanol (nach Gylling et al. [104]).

heterozygoten Verlaufsformen liegen die Spiegel weitgehend im Normbereich. Die homozygote Sitosterinämie geht mit Xanthomen und einer bereits in der Jugend manifesten Arteriosklerose einher [316].

1.5 Eiweiß (Proteine)

Bausteine der Proteine sind die α-Aminosäuren (> Abb. 1.18), die über ihre Carboxyl-(COOH) bzw. α-Aminogruppe (NH$_2$) miteinander verbunden sind. Die verschiedenen Proteine sind durch eine unterschiedliche Reihenfolge (**Sequenz**) der Aminosäuren charakterisiert.

Der Zusammenschluss von mehr als 100 Aminosäuren wird als **Protein,** von 10–100 Aminosäuren als **Polypeptid** und von 2–9 Aminosäuren als **Oligopeptid** bezeichnet. Zusammengesetzte Proteine sind z.B. Glykoproteine mit einem Kohlenhydratanteil, Lipoproteine – Verbindungen zwischen einem Protein und einem Lipid –, Metalloproteine – Verbindungen mit einem Metall – etc.

Die Synthese von körpereigenen Proteinen wird vom Angebot an essentiellen Aminosäuren bestimmt. Als limitierende Aminosäure wird die essentielle Aminosäure bezeichnet, die in der geringsten Konzentration vorliegt. Die Aminosäuresequenz ist genetisch vorgegeben.

Durch die **Aufnahme** von Proteinen mit der Nahrung deckt der Organismus seinen Bedarf an Aminosäuren zur Synthese von körpereigenen Proteinen, Peptidhormonen etc.

Von den etwa 20 Aminosäuren, aus denen körpereigene Proteine und Nahrungsproteine zusammengesetzt sind, können neun nicht im menschlichen Organismus synthetisiert werden.

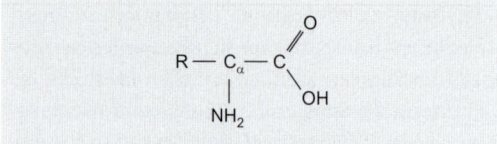

Abb. 1.18 Allgemeine Strukturformel einer α-Aminosäure.

> Diese unentbehrlichen oder **essentiellen Aminosäuren** sind: Histidin, Isoleucin, Leucin, Lysin, Methionin, Phenylalanin, Threonin, Tryptophan und Valin.

Histidin wurde lange Zeit nur als essentiell für Kinder angesehen.

Einige entbehrliche oder **nicht essentielle Aminosäuren,** die vom Organismus aus Vorstufen synthetisiert werden, sind nur unter speziellen Bedingungen wie Infektionen, Fieber, postoperative Phase etc. – dann, wenn die Eigensynthese nicht gewährleistet ist – essentiell (**conditionally essential aminoacids).** So z.B. Cystein, Tyrosin, Arginin, Glutaminsäure.

Von besonderer klinischer Bedeutung ist **Glutaminsäure** bzw. **Glutamin** (> Kap. 3.4.3).

Unter physiologischen Bedingungen sind praktisch alle Gewebe in der Lage, Glutamin zu synthetisieren und abzubauen. Bei **metabolischem Stress,** z.B. postoperativ, bei akuter Pankreatitis, Infekten etc. übersteigt der Glutaminverbrauch die Synthese und Mobilisation aus der Muskulatur, sodass niedrige Plasma- und Gewebekonzentrationen resultieren.

Glutamin ist das **Hauptsubstrat für die renale Ammoniakgenese** und somit entscheidend an der Regulation des Säure-Basen-Haushaltes beteiligt. Für die Zellen der Dünn- und Dickdarmschleimhaut ist Glutamin das wichtigste Energiesubstrat. Das Gleiche gilt für die sich schnell vermehrenden Zellen des Immunsystems.

Der Bedarf an exogenem Glutamin ist daher bei den mit einer Katabolie einhergehenden Erkrankungen erheblich gesteigert (> Kap. 17 und 18).

Glutamin hat neben seiner Bedeutung als Proteinbaustein weitere Funktionen. Es ist die Aminosäure, die in freier Form sowohl im Plasma als auch in den Geweben – hier besonders der Muskulatur – in der höchsten Konzentration vorliegt. Mehr als 50% des Pools freier Aminosäuren entfallen auf Glutaminsäure.

Folgende **Funktionen** von Glutamin sind bekannt: Glutamin ist eine wichtige Transportsubstanz für Stickstoff im Gewebe, sie dient in der Niere als Ausgangssubstanz für die Ammoniaksynthese und ist folglich wesentlich an der Regulation des Säure-Basen-Haushaltes beteiligt (> Kap. 8.1). Glutamin ist ein wichtiges Substrat für den Stoffwechsel der Darmmukosa (> Kap. 17 und 18) und anderer, sich schnell teilender Gewebe, eine ausreichende Versorgung mit Glutamin ist Voraussetzung für eine optimale Funktion des Immunsystems, besonders im Bereich des Darmes (GALT) etc. Eine ausreichende Deckung des in Stressphasen erhöhten Glutaminbedarfs – dies ist nur durch Supplementierung möglich – verbessert die Möglichkeiten, stressbedingte Organschäden und Funktionsstörungen zu verhindern.

Die **Eiweißverdauung** erfolgt unter dem Einfluss der von Magen und Pankreas sezernierten Peptidasen sowie von Peptidasen der Darmmukosa (> Tab. 1.6), wobei die Proteinmoleküle von Endopeptidasen in größere Bruchstücke (Polypeptide) und von Exopeptidasen in Aminosäuren aufgespalten werden. Die Aminosäuren werden vorwiegend im Jejunum resorbiert.

Für die physiologischen L-Aminosäuren können **drei aktive Resorptionsmechanismen** unterschieden werden. Eines dieser Transportsysteme befördert nur neutrale Aminosäuren und ein weiteres nur basische Aminosäuren in die Mukosazelle. Da im Dünndarmlumen immer Aminosäuregemische zur

Tab. 1.6 Enzyme der Proteinverdauung im Gastrointestinaltrakt (nach Gaßmann [282]).

Enzym	Vorstufe	Substrat	Spezifität
gastrale Proteasen			
Gastricin		Proteine	spezifisch für lösliches Casein
Pepsine	Pepsinogene	Proteine	Hydrolyse N-ständiger aromatischer AS
pankreatische Proteasen			
Trypsin	Trypsinogen	Poly-/Oligopeptide	Spaltung C-ständiger Lys- oder Arg-Bindungen u. anderer pankreat. Proenzyme
Chymotrypsin	Chymotrypsinogen	Poly-/Oligopeptide	Hydrolyse C-ständiger Bindungen aromatischer oder neutraler AS
Elastase	Proelastase	Oligopeptide	Abspaltung aliphat. AS (Ala, Gly, Ser)
Carboxypeptidase A	Procarboxypeptidase A	Polypeptide	Abspaltung aromat. AS vom C-terminalen Kettenende
Carboxypeptidase B	Procarboxypeptidase B	Polypeptide	Abspaltung von Arg und Lys vom C-terminalen Kettenende
Peptidasen der Bürstensaum-Membran der Darmmukosa			
Aminooligopeptidasen		Oligopeptide aus 3–5 AS	C-terminale AS-Abspaltung
Aminodipeptidasen		Dipeptide	AS-Abspaltung vom N-terminalen Ende aus Met- oder Gly-haltigen und auch aus anderen Dipeptiden
Peptidasen im Zytoplasma der Darmmukosa			
Endopeptidasen (verschiedene, einschl. Gly-Leu-Dipeptidasen)		Dipeptide	AS-Abspaltung aus den meisten Dipeptiden
Aminopeptidase		Tripeptide	AS-Abspaltung

Resorption anstehen, können sich Aminosäuren gegenseitig an dem für sie zuständigen Transportsystem kompetitiv verdrängen. Hierdurch an der Resorption gehinderte Aminosäuren können mit Hilfe eines dritten Systems, das unter anderem Prolin und Hydroxyprolin transportiert, in die Mukosa aufgenommen werden.

Entgegen der früheren Ansicht werden jedoch nicht nur Aminosäuren, sondern auch Oligopeptide, insbesondere Di- und Tripeptide, resorbiert und in der Mukosazelle von Peptidasen gespalten. Die **Peptidresorption** ist die Grundlage für die sog. **Peptiddiäten** (➤ Kap. 18.3.4).

Überempfindlichkeitsreaktionen gegen Nahrungsbestandteile (**Nahrungsmittelallergien**), insbesondere Eiweiß (➤ Kap. 3.4.10), sprechen dafür, dass auch größere, immunologisch noch aktive Bruchstücke bzw. ganze Proteinmoleküle die Darmwand passieren können. Der Säugling resorbiert intakte Proteine in Form von Immunglobulinen aus der Muttermilch.

Resorbierte Aminosäuren werden, soweit sie nicht der Eigensynthese von Proteinen dienen, abgebaut. Der **Aminosäureabbau** kann durch Decarboxylierung, Transaminierung und oxidative Desaminierung erfolgen, wobei vorwiegend α-Ketosäuren, biogene Amine, Ammoniak etc. entstehen.

α-Ketosäuren werden in den Zitronensäurezyklus eingeschleust und dienen somit vorwiegend der **Energiegewinnung** (➤ Abb. 1.2), biogene Amine dienen zum Teil als **Vorstufen** für die Synthese biologisch wichtiger Substanzen wie Enzyme, Hormone etc. und Ammoniak wird im Harnstoffzyklus in Harnstoff umgewandelt und mit dem Urin ausgeschieden. (biologische Wertigkeit der Proteine ➤ Kap. 5.9 u. ➤ Tab. 5.1.)

Die Höhe der **optimalen Proteinzufuhr** mit der Nahrung ist seit Langem in der Diskussion. Sie darf nicht mit dem Proteinbedarf oder dem **Minimalbedarf** verwechselt werden. Der Minimalbedarf an Protein ist die Menge, bei deren Verzehr die Stickstoffbilanz ausgeglichen ist, d.h., es wird die untere Grenze der Proteinzufuhr bestimmt, bei der Stickstoffzufuhr und Stickstoffausscheidung des Organismus im Gleichgewicht sind. Dieser minimale Bedarf an Stickstoff beträgt 54 mg / kg, das entspricht etwa 0,34 g Protein / kg Körpergewicht oder etwa 24 g / Tag für einen 70 kg schweren Erwachsenen.

Da jegliche Art von Stress jedoch mit einer Steigerung des Proteinumsatzes und damit auch des Proteinbedarfs einhergeht, muss zur Gewährleistung einer optimalen Ernährung die Proteinzufuhr über dem Minimalbedarf liegen.

Der hierzu erforderliche Sicherheitszuschlag wird nach der Empfehlung einer FAO / WHO-Expertenkommission mit 30% angesetzt. Hieraus ergibt sich ein Proteinbedarf von 0,44 g / kg Körpergewicht oder von etwa 31 g / Tag für einen 70 kg schweren männlichen Erwachsenen.

Da die intestinale Ausnutzung des mit der Nahrung aufgenommenen Proteins in gewissem Umfang variiert, wird dieser Proteinmenge ein weiterer Pauschalzuschlag von 30% zugegeben. Damit erhöht sich die Bedarfszahl für einen 70 kg schweren **Erwachsenen** auf etwa 40 g Protein / Tag. Dieser Wert wird, um die unterschiedlich hohe Wertigkeit der mit einer gemischten Kost verzehrten Proteine auszugleichen, nach den Recommended Dietary Allowances der USA von 1989 auf 56 g für eine 70 kg schwere Standardperson oder **0,8 g / kg Körpergewicht** erhöht.

In den D-A-CH-Referenzwerten für die Nährstoffzufuhr [205] wird darauf hingewiesen, dass der Aminosäurebedarf des Erwachsenen derzeit Gegenstand erneuter Diskussion ist. Bis ausreichend Daten für eine Neubewertung ab einem Alter von zwei Jahren vorliegen, bleibt die bisher empfohlene tägliche Proteinzufuhr von 0,8 g / kg Körpergewicht bestehen. Dies gilt auch für Personen ab 65 Jahre, deren Bedarf wahrscheinlich höher liegt als bei jüngeren Erwachsenen.

Bezieht man die wünschenswerte Proteinzufuhr einer ausgewogenen Ernährung auf die Gesamtkalorienzufuhr, so sollten vom Erwachsenen 10–15% der Energie in Form von Protein aufgenommen werden.

Der Proteinbedarf von Säuglingen und Kleinkindern setzt sich aus Erhaltungs- und Wachstumskomponente zusammen. Er reduziert sich kontinuierlich von 2,7 g / kg / Tag im ersten Lebensmonat auf 0,9 g / kg / Tag mit 15 Jahren.

In der Schwangerschaft ist der Proteinbedarf erst ab dem 4. Monat erhöht. Von diesem Zeitpunkt an wird eine tägliche Zulage von 10 g Protein erforderlich. Die empfohlene Proteinzufuhr für stillende

Frauen steht im Zusammenhang mit der Menge an sezerniertem Protein der Milch. Im Durchschnitt beträgt diese 7–9 g pro Tag [2, 24]. Dies erfordert eine tägliche Zulage von etwa 15 g Protein.

Umstritten ist, ob eine **über der** zur **Bedarfsdeckung** erforderlichen Proteinmenge liegende Zufuhr negative Auswirkungen auf die Gesunderhaltung des Organismus hat oder ob hierdurch die Leistungsfähigkeit gesteigert werden kann.

Diskutiert wird eine Beschleunigung der mit zunehmendem Lebensalter auftretenden **Glomerulosklerose** (> Kap. 5) und eine **Begünstigung der Osteoporose** bei gleichzeitig vermehrter renaler Calciumausscheidung (> Kap. 8.1).

Von großer praktischer Bedeutung, etwa bei der diätetischen Behandlung von Erkrankungen mit verminderter Eiweißtoleranz wie der chronischen Niereninsuffizienz (> Kap. 5.9) oder der fortgeschrittenen Leberzirrhose (> Kap. 3.7.3), ist der Begriff der „**biologischen Wertigkeit**" von Nahrungseiweiß.

> Die biologische Wertigkeit gibt an, wie viel Gramm Körperstickstoff durch 100 g resorbierten Nahrungsstickstoff ersetzt oder gebildet werden können. Die Höhe der biologischen Wertigkeit eines Nahrungseiweißes ist im Wesentlichen abhängig von der **Menge** und **Relation essentieller Aminosäuren.**

Als **limitierende Aminosäure** eines Proteins bezeichnet man diejenige, von der, bezogen auf ihren Bedarf, am wenigsten im Protein enthalten ist. Limitierende Aminosäuren beschränken den Wert (die biologische Wertigkeit) eines Proteins.

Da die verschiedenen Nahrungsproteine unterschiedliche limitierende Aminosäuren aufweisen, ist es möglich, verschiedene Lebensmittel so zu mischen bzw. gleichzeitig zu verzehren, dass letztlich eine **günstige Aminosäurekombination** resultiert. Dieser Effekt wird beispielsweise bei der Kartoffel-Ei-Diät (> Kap. 5.9) genutzt.

Der **Bedarf an essentiellen Aminosäuren** wurde von dem Amerikaner Rose u. Mitarb. in den 1950er Jahren ermittelt, indem die Autoren schrittweise die Zufuhr einer Aminosäure steigerten, bis eine ausgeglichene Stickstoffbilanz erreicht war. Das heißt, die Zufuhr wurde von einer deutlich unter dem Bedarf liegenden Menge aus langsam gesteigert.

Heute weiß man, dass die so ermittelten Bedarfszahlen nur für die genannten Versuchsbedingungen gültig sind, während sie unter den üblichen Ernährungsbedingungen oder bei bestimmten Erkrankungen abweichen.

Die **Verlustrate** der essentiellen Aminosäuren, die im Stoffwechsel oxidiert werden, schwankt stark. Sie wird mitbestimmt von der Energiezufuhr, aber auch von der Höhe der Proteinzufuhr und insbesondere von der Aufnahme der jeweiligen Aminosäure mit der Nahrung. Je mehr von einer essentiellen Aminosäure mit der Nahrung aufgenommen wird, umso höher ist ihre Abbaurate.

Hieraus ist bereits ersichtlich, dass der durch langsame Steigerung ermittelte Bedarf nicht für alle Bedingungen Gültigkeit haben kann.

Das ausschließliche Orientieren der Proteinzufuhr an der biologischen Wertigkeit berücksichtigt weiterhin nicht die Tatsache, dass Nahrungsprotein neben der Deckung des Aminosäurebedarfs noch **weitere ernährungsphysiologische Effekte** hat.

> So wird beispielsweise das Ausmaß der Resorption von Eisen, Zink und Kupfer in erheblichem Maße von der Art des jeweiligen Nahrungseiweißes mitbestimmt.

Bisher nur unzureichend bekannt sind **Einflüsse** der Aminosäurezusammensetzung von Nahrungseiweiß auf **Funktionen des zentralen Nervensystems** und von Nahrungsproteinen bzw. Peptidsequenzen, die resistent sind gegen intestinale Proteine (z.B. β-Casomorphine) und von denen Wirkungen auf Organfunktionen ausgehen.

Besonders gut untersucht sind die bei der Caseinverdauung im Gastrointestinaltrakt entstehenden **β-Casomorphine.** Es handelt sich um Heptapeptide, für die Tyrosin als N-terminale Aminosäure charakteristisch ist. Diese Peptide werden von Opiatrezeptoren, die sich in großer Anzahl im Intestinaltrakt finden, gebunden. In experimentellen Untersuchungen konnte gezeigt werden, dass es hierdurch zu Hemmungen der intestinalen Motilität und der toxininduzierten Wassersekretion des Darms kommt. Ein wesentlicher Übertritt von β-Casomorphinen in die systemische Zirkulation erfolgt offenbar nicht. Aufgrund des genannten Effekts am Darm kann ein möglicher Einsatz von β-Casomorphinen bei der

Behandlung von Diarrhöen diskutiert werden (Lit. bei [52]).

Taurin, ein Stoffwechselprodukt schwefelhaltiger Aminosäuren, findet sich nur in tierischen Lebensmitteln. Es wird von pyridoxinabhängigen Enzymen im Körper synthetisiert. Die Plasma-Taurinkonzentration liegt bei 35–60 µmol / l. Reich an Taurin sind Fisch, Schweine- und Hammelfleisch. Die Leber konjugiert Gallensäuren neben Glycin auch mit Taurin. Es hat weitere Funktionen bei der Thrombozytenaggregation, der Muskelkontraktion, dem Sehvorgang etc. Taurin wirkt als Antioxidans. Unter bestimmten Bedingungen wie z.B. der langfristigen parenteralen Ernährung sinkt die Plasma-Konzentration, sodass Taurin unter besonderen Bedingungen als essentiell angesehen wird (conditionally essential nutrient). Ein leistungssteigernder Effekt wird diskutiert.

Homocystein ➤ Kap. 1.7.2 und ➤ 4.5.3.

Proteinschädigung durch Hitzebehandlung

Werden Proteine zusammen mit Kohlenhydraten erhitzt, so kommt es durch Reaktionen zwischen Aminosäuren und Kohlehydraten zu einer Braunverfärbung (Bräunungsreaktion). Die sich hierbei bildenden sog. **Maillard-Produkte** sind unverdaulich, d.h., die Verfügbarkeit von Aminosäuren wird verringert. Maillard-Produkte entstehen in Abhängigkeit von Temperatur und Dauer der Erhitzung. Es reagiert besonders die essentielle Aminosäure Lysin. Für die immer wieder diskutierte toxische Wirkung gibt es keine Beweise.

Auch die in gewissem Umfang erfolgende Umwandlung von trans- in cis-Aminosäuren durch Erhitzen mit **Mikrowelle** hat keine negativen Auswirkungen [208].

Werden kohlenhydratreiche Lebensmittel zusammen mit Fett und Protein hoch erhitzt, so entsteht weiterhin **Acrylamid** (Acrylsäureamid $CH_2 = CH - CO - NH_2$). Die Substanz ist im Tierversuch karzinogen. Je nach Zusammensetzung eines Lebensmittels und der Intensität der Hitzeeinwirkung, insbesondere beim Grillen, Frittieren, Rösten etc., werden Konzentrationen zwischen 30 und 1200 µg / kg gemessen. Hohe Konzentrationen finden sich in Kartoffelchips, Pommes frites, Kräckern etc. Bundesbürger nehmen

täglich schätzungsweise im Durchschnitt 0,15 µg / kg Körpergewicht auf. Durch Verringerung der Herstellungstemperatur und mäßigen Konsum der genannten Lebensmittel ist nach derzeitiger Kenntnis das Verbraucherrisiko gering [286] (➤ Kap. 22).

1.6 Nukleinsäuren

Unter dem Einfluss der **Peptidasen** im Gastrointestinaltrakt wird die Eiweißkomponente von den mit der Nahrung aufgenommenen Nukleoproteiden abgespalten. Die verbleibenden **Polynukleotide** bestehen aus **Nukleinsäuren** (Mononukleotide), die sich wiederum aus folgenden drei Komponenten zusammensetzen:

- einer Pentose und zwar der D-Ribose oder D-2-Desoxyribose
- einer stickstoffhaltigen, sich vom Pyrimidin oder Purin ableitenden Base
- Orthophosphorsäure.

Ribonukleinsäuren (**RNS**) enthalten D-Ribose und Desoxyribonukleinsäuren (**DNS**) D-2-Desoxyribose. Unter dem Einfluss der vom Pankreas sezernierten Desoxyribonuklease und Ribonuklease werden die Nukleotide in Nukleinsäuren aufgespalten, die ihrerseits von Enzymen der Darmschleimhaut (Phosphodiesterasen, Nukleotidasen etc.) vor der Resorption in die Einzelbausteine bzw. in Nukleoside gespalten werden.

Die **Purinbasen** werden im Stoffwechsel in Xanthin überführt, das unter dem Einfluss der Xanthinoxidase zu Harnsäure oxidiert wird (➤ Abb. 1.19).

Harnsäure, deren Ausscheidung zu 80–85% mit dem Harn erfolgt, wird im Glomerulum der Niere mit Primärharn sezerniert und zum Teil vom Tubulussystem **rückresorbiert**. Daneben haben die Tubulusepithelien auch die Fähigkeit zur **Harnsäuresekretion**. Beim Gesunden steigt die renale Harnsäureausscheidung bei Steigerung der Harnsäuresynthese.

In experimentellen Studien am Menschen (➤ Abb. 4.42) konnte gezeigt werden, dass sich die **Harnsäurebildung** bei Zufuhr gleicher Mengen an Purinen in Form von DNS und RNS unterscheidet.

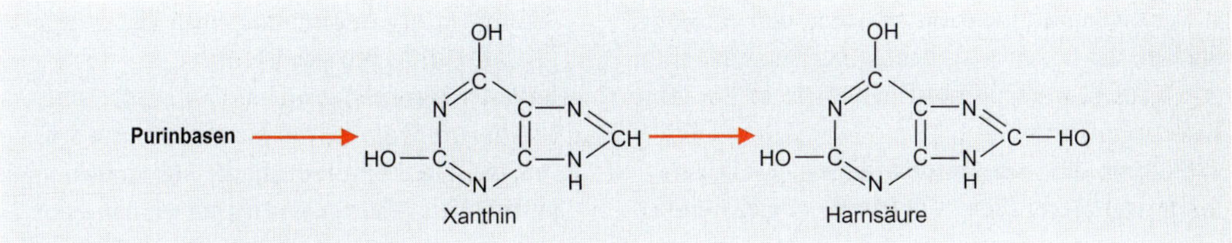

Abb. 1.19 Abbau der Purinbasen.

Eine **„purinreiche Kost"**, die vorwiegend DNS enthält, hat eine geringere Harnsäureausscheidung und einen weniger starken Effekt auf die Harnsäurekonzentration im Serum zur Folge als eine identische Kost mit einem hohen RNS-Anteil [267].

Diese Unterschiede sind auf **verschiedene Resorptionsraten von RNS und DNS** zurückzuführen.

So finden sich beispielsweise in 100 g Schweineleber 285 mg DNS und 519 mg RNS, in Schweinefleisch 36 mg DNS und 125 mg RNS und in Erbsen 42 mg DNS und 122 mg RNS.

Für die Beurteilung des Puringehalts in Lebensmitteln als Ausgangssubstrat für die Harnsäuresynthese ist es weiterhin wichtig zu wissen, dass Lagerung, Temperatur, Art der Zubereitung etc. die **Zusammensetzung der Purine** verändert [263].

Etwa 20% der Harnsäure werden ins Darmlumen sezerniert und mit der Fäzes ausgeschieden.

Nur beim Menschen, den übrigen Primaten und einer Hunderasse (Dalmatiner) ist die Harnsäure das Endprodukt des Purinstoffwechsels. Bei allen übrigen Tierspezies wird die Harnsäure in das Ausscheidungsprodukt **Allantoin** umgewandelt.

Die ebenfalls bei Nukleinsäureabbau anfallenden **Pyrimidinbasen** werden in β-Aminoisobuttersäure umgewandelt.

Nukleinsäuren sind keine essentiellen Nahrungsbestandteile und können folglich im Organismus synthetisiert werden. Die Gegenwart von **Folsäure** ist für die **Synthese der Purine** erforderlich.

1.7 Vitamine und sekundäre Pflanzenstoffe

Vitamine sind **essentielle organische Substanzen.** Sie können dem Organismus auch in Form von Vorstufen, sog. Provitaminen, zugeführt werden. Die benötigten Vitaminmengen sind klein – Vitamine werden zusammen mit den Spurenelementen im Englischen auch als **Micronutrients** bezeichnet.

Sie werden eingeteilt in wasserlösliche (Thiamin, Riboflavin, Nikotinsäure, Folsäure, Pantothensäure, Biotin, Pyridoxin, Vitamin B_{12}, Ascorbinsäure) und fettlösliche (A, D, E, K) Vitamine.

Die **wasserlöslichen Vitamine** sind – bis auf Ascorbinsäure – **Coenzyme** bzw. Coenzymvorstufen. Sie führen bei hoher Dosierung nicht zu Hypervitaminosen.

Fettlösliche Vitamine sind hingegen keine Coenzyme und einige von ihnen verursachen bei einer **Überdosierung** Vergiftungserscheinungen.

Eine Unterversorgung mit diesen essentiellen Nährstoffen führt zu **Mangelerscheinungen,** die je nach Ausmaß und Dauer des Mangels sehr unterschiedlich sind. Beim Durchlaufen der verschiedenen Stadien – marginale Bedarfsdeckung, subklinischer Mangel und klinischer Mangel – kommt es erst im letzten Stadium zu den für das jeweilige Vitamin charakteristischen Mangelsymptomen, während die Phase des subklinischen Mangels in aller Regel mit uncharakteristischen Beschwerden, die nicht gedeutet und eingeordnet werden können, einhergeht.

So finden sich beispielsweise bei **subklinischem Thiaminmangel** (➤ Abb. 1.20) leichte Depressionen, erhöhte Reizbarkeit und eine verminderte Leistungsfähigkeit, d.h. **uncharakteristische Symptome** wie bei einer Vielzahl anderer Erkrankungen.

Der fließende Übergang zwischen den einzelnen Stadien, die bei einer Abnahme der Vitaminzufuhr durchlaufen werden, ist schematisch in ➤ Abb. 1.21 dargestellt:

- **Stadium des prälatenten Mangels:** Die Depots der in größerer Menge im Körper gespeicherten

Vitamine, wie etwa Vitamin A oder B_{12}, verringern und entleeren sich letztlich.

- **Latenter Mangel:** (marginale Bedarfsdeckung): Verringerte Synthese von Metaboliten, ein Stadium, das durch Bestimmung der Metaboliten unter bestimmten Belastungen erkannt werden kann.

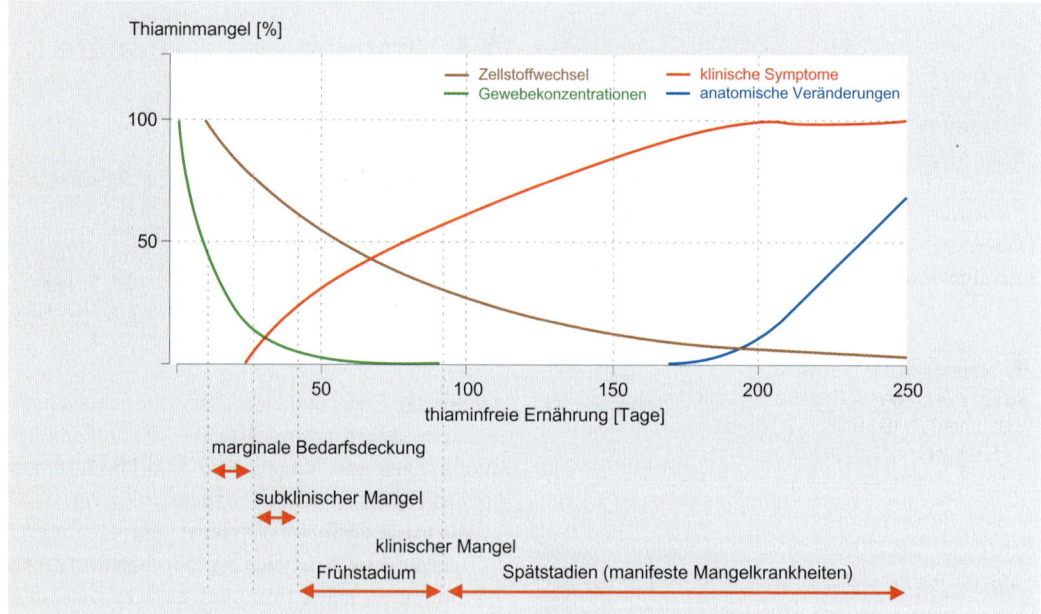

Abb. 1.20 Stadien des Thiaminmangels beim Menschen.

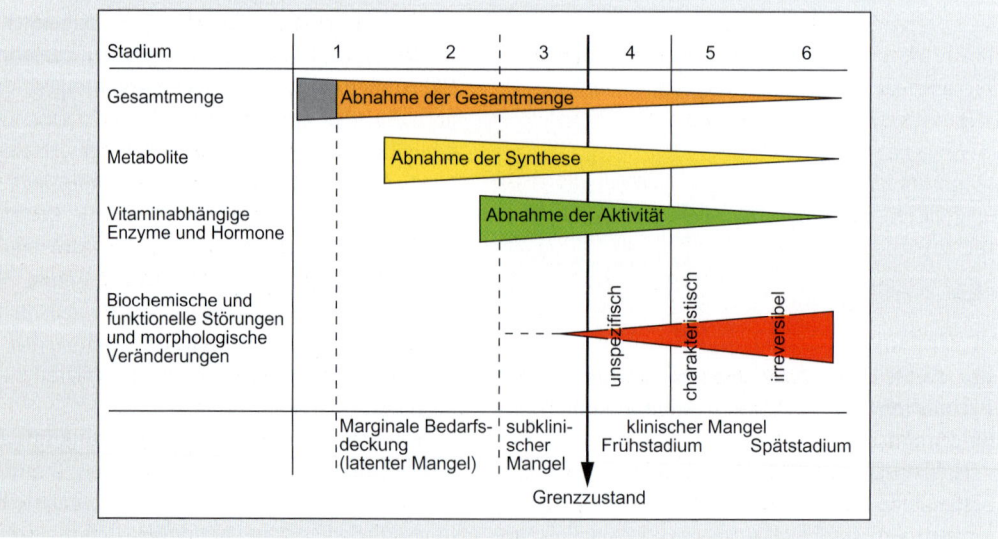

Abb. 1.21 Stadien der Vitaminverarmung (nach Brubacher [33]).

- **Subklinischer Mangel:** Ein Stadium, das nur erkannt wird, wenn man gezielt nach Indikatoren fahndet. Klinische Symptome sind im subklinischen Mangel uncharakteristisch und können auch andere Ursachen als ein Vitamindefizit haben. Laborchemische Kriterien sind Plasma-Konzentration, Enzymaktivitäten etc.
- **Klinischer Mangel:** Mit einem Früh- und Spätstadium.

Die für die einzelnen Vitaminmangelzustände typischen klinischen Zeichen können in jedem Lehrbuch der Inneren Medizin nachgelesen werden.

Die Referenzwerte für die Zufuhr der verschiedenen Vitamine in den unterschiedlichen Lebensphasen finden sich dem derzeitigen Wissensstand entsprechend in den 2000 publizierten D-A-CH-Referenzwerten [205].

Alle nationalen und internationalen Gesellschaften adaptieren die Empfehlungen im Abstand von einigen Jahren an den jeweilig neuesten Wissensstand. Es kann davon ausgegangen werden, dass beispielsweise Empfehlungen für die Zufuhr an antioxidativen Vitaminen und an Folsäure in Zukunft erhöht werden.

1.7.1 Fettlösliche Vitamine

Vitamin A

Unter Vitamin A (Synonym: Retinoide) versteht man die in der Natur vorkommenden bzw. synthetisierten Substanzen, die über alle Wirkungen des Vitamins verfügen. Die drei in der Natur vorkommenden Grundformen sind ein Alkohol (Retinol), Aldehyd (Retinal) und die Retinsäure (> Abb. 1.22). In den Industrieländern werden bis zu 75% des Vitamin A mit tierischen Lebensmitteln – überwiegend Retinol und Retinylester – aufgenommen, während in Entwicklungsländern etwa 70 bis 90% aus den Provitaminen β-, α-, γ-Carotin pflanzlicher Lebensmittel stammen. Das als Fettsäureester mit der Nahrung aufgenommene Vitamin A wird im Darmlumen unter dem Einfluss von Esterasen des Pankreas hydrolysiert und als Vitamin-A-Alkohol resorbiert.

Folglich ist bei Krankheiten, die mit einer Malabsorption und Maldigestion einhergehen, die **Ausnutzung des Vitamins** gestört.

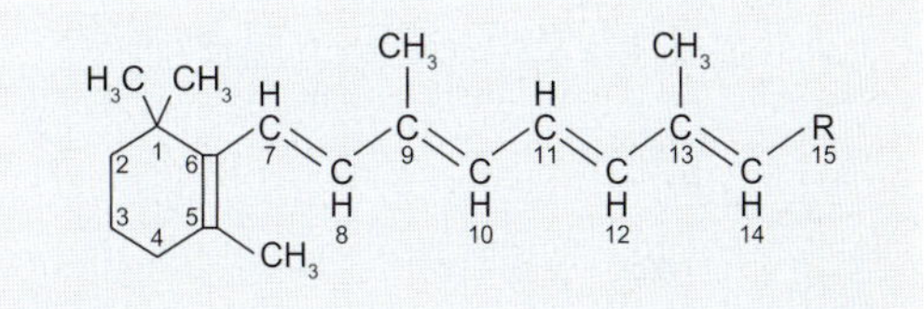

Abb. 1.22 Strukturformel von Retinol, Retinal und Retinsäure (R = —CH$_2$OH Retinol, R = —CHO Retinal, R = —COOH Retinsäure).

Je nach Ausmaß der **Digestionsstörung** – hierbei handelt es sich fast ausschließlich um die exokrine Pankreasinsuffizienz bei fortgeschrittener chronischer Pankreatitis (> Kap. 3.6.2) – oder der **Resorptionsstörung**, etwa bei einheimischer Sprue (> Kap. 3.4.4), ist die Konzentration von Vitamin A und seinem Provitamin β-Carotin im Serum verringert (> Abb. 1.23). Die Störung der Ausnutzung des mit der Nahrung aufgenommenen Vitamin A lässt sich mit dem **Vitamin-A-Resorptionstest** demonstrieren.

In der Dünndarmschleimhaut wird **Vitamin-A-Alkohol** vorwiegend mit Palmitinsäure reverestert und daran anschließend mit Chylomikronen an die Lymphe abgegeben. Die auf dem Blutweg in die Leber gelangenden **Vitamin-A-Ester** werden dort **gespeichert.** Bestimmungen des Vitamin-A-Gehalts von Lebergewebe gesunder, normal ernährter Erwachsener ergaben im Mittel 126 μg Vitamin A / g Lebergewebe. Bei einer Umrechnung auf die Gesamtleber würde dies einer **Reserve** entsprechen, mit der der Vitamin-A-Bedarf des Erwachsenen während etwa 50–70 Tagen gedeckt werden könnte [250].

Von der Leber wird Vitamin-A-Alkohol (Retinol) – die biologisch aktive Form des Vitamins – an die Blutbahn abgegeben. Als **Transportprotein** dienen das spezifische, von der Leber synthetisierte retinolbindende Protein (RBP) und das ebenfalls von der Leber synthetisierte Eiweiß Präalbumin. Retinol, RBP und Präalbumin bilden einen Komplex im Verhältnis 1 : 1 : 1. Bei Erkrankungen der Leber ist die Synthese der Transportproteine und folglich die Vitamin-A-Konzentration im Serum erniedrigt.

Der Vitamin-A-Bedarf wird wie bereits besprochen durch das präformierte Vitamin aus tierischen Lebensmitteln und zusätzlich durch β-Carotin und einige weitere Carotinoide aus pflanzlichen Lebensmitteln gedeckt. Die wünschenswerte tägliche Zu-

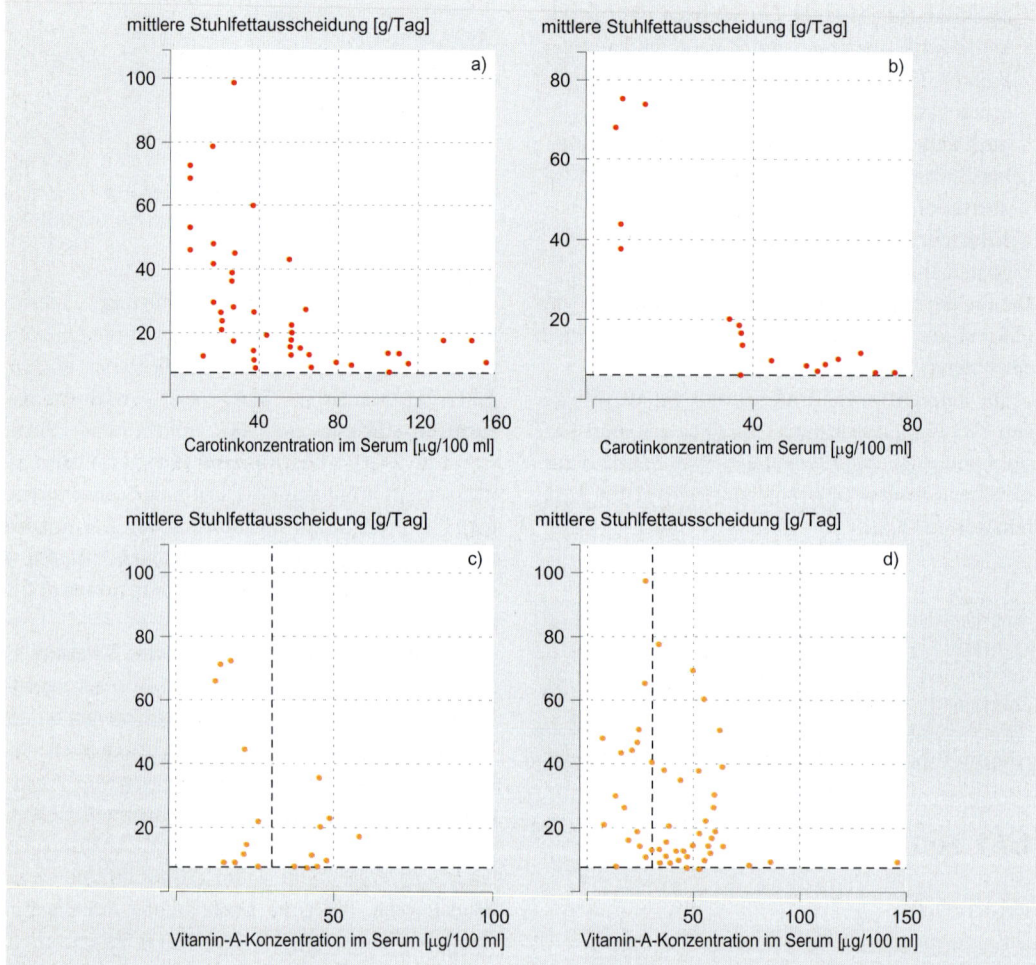

Abb. 1.23 Beziehung zwischen mittlerer täglicher Stuhlfettausscheidung und a) Carotinkonzentration im Serum bei 44 Kranken mit Maldigestion. b) Carotinkonzentration im Serum bei 18 Kranken mit Malabsorption. c) Vitamin-A-Konzentration im Serum bei 19 Kranken mit Malabsorption. d) Vitamin-A-Konzentration im Serum bei 53 Kranken mit Maldigestion (nach Kasper u. Hosbach [143, 144]).

fuhr liegt für Frauen bei 0,8 mg und für Männer bei 1,0 mg Retinol bzw. Retinoläquivalenten. In den Industrieländern werden mit Supplementen und mit Vitaminen angereicherte Lebensmittel z.T. deutlich über der empfohlenen Zufuhr liegende Mengen an Vitamin A aufgenommen [3].

In der Schwangerschaft ist der Vitamin-A-Bedarf erhöht. Die Zufuhr sollte im Durchschnitt ein Drittel höher sein als bei Nichtschwangeren. Wegen der großen Bedeutung des Vitamins für die Lungenentwicklung und -reifung sollte besonders im 2. und 3. Schwangerschaftsdrittel auf eine ausreichende Zufuhr geachtet werden. Die beste Vitamin-A-Quelle

ist Leber (ca. 125 g / Woche). Da Leber jedoch in Abhängigkeit von der Fütterung sehr hohe Retinolmengen enthalten kann, sollten Frauen im 1. Schwangerschaftsdrittel auf den Verzehr von Leber verzichten.

Im 2. und 3. Trimenon kann Leber ohne Einschränkung verzehrt werden. Die im Seniorenalter häufig beobachteten erniedrigten Vitamin-A-Plasma-Konzentrationen sind meist die Folge einer einseitigen Ernährung.

Die Umwandlung des **Provitamins** in Vitamin A erfolgt in der Darmwand und nicht, wie früher angenommen, in der Leber.

β-Carotin und Carotinoide werden relativ schlecht resorbiert. Ein hoher Fettgehalt der Nahrung begünstigt die Carotinausnutzung.

Da die Gleichsetzung von Vitamin A (Retinol) und seinen Provitaminen wegen der unterschiedlichen Resorbierbarkeit der Provitamine nicht möglich ist, wurde der Begriff „**Retinoläquivalent**" eingeführt. Hiernach sind mit 1 mg Vitamin A (Retinol) wirkungsgleich 2 mg β-Carotin in Milch, 4 mg β-Carotin in gekochtem Grüngemüse, homogenisierten Möhren, sofern die Gemüse mit Fett zubereitet werden, und 12 mg β-Carotin in gekochten, passierten Möhren. Carotin aus rohen, grob zerkleinerten Möhren wird praktisch nicht resorbiert.

Eine früher übliche und heute noch häufig in der klinischen Praxis benutzte Mengenangabe ist die **internationale Einheit** (IE): 1 IE = 0,3 µg Retinol = 0,344 µg Retinylacetat.

Seitdem die Bedeutung von β-Carotin und weiteren Carotinoiden als **Antioxidans** bei der Entstehung verschiedener Erkrankungen erkannt wurde, besteht ein besonderes praktisches Interesse am **Problem der Bioverfügbarkeit** der mit der Nahrung aufgenommenen Carotinoide und von β-Carotin. ➤ Abb. 1.24 demonstriert die schlechte Resorption aus pflanzlichen Lebensmitteln.

Bei Einhalten einer carotinarmen Basisernährung kam es bei gesunden Versuchspersonen nach einmaliger Gabe von 29 mg β-Carotin in Form gekochter Karotten nur zu einem mäßigen Anstieg der β-Carotinkonzentration im Serum im Vergleich zu dem Anstieg nach oraler Gabe von 12 mg bzw. 30 mg reinem β-Carotin als Kapsel. Eine einmalige Gabe von Brokkoli (6 mg β-Carotin) und Tomatensaft hatte fast keinen bzw. keinen Effekt auf die Carotinkonzentration im Serum [30].

Die Carotinoide, die sich beim Menschen in nennenswerten Konzentrationen im Plasma und Gewebe finden, sind Lutein, Zeaxanthin, β-Cryptoxanthin und Lycopin (➤ Kap. 1.7.5).

Neben der **Bedeutung** des Vitamin A beim **Sehvorgang** – Vitamin-A-Aldehyd ist die prosthetische Gruppe des Sehpigments – ist seine Funktion im **Stoffwechsel** (Synthese von Mukopolysacchariden, Cortison, Beziehungen zur Schilddrüsenfunktion etc.) noch weitgehend unbekannt.

Die Vitamin-A-Konzentration wird im Plasma durch **weibliche Sexualhormone** beeinflusst. Während der Menstruation liegt die Konzentration vergleichsweise niedrig und erreicht während des Zyklus eine maximale Konzentration am 15. Tag und etwa am 26. Tag. Von hier an fällt die Konzentration bis zur Menstruation hin ab. Frauen, die orale Kontrazeptiva nehmen, haben einen um etwa 50% höheren mittleren Vitamin-A-Spiegel als Frauen ohne entsprechen-

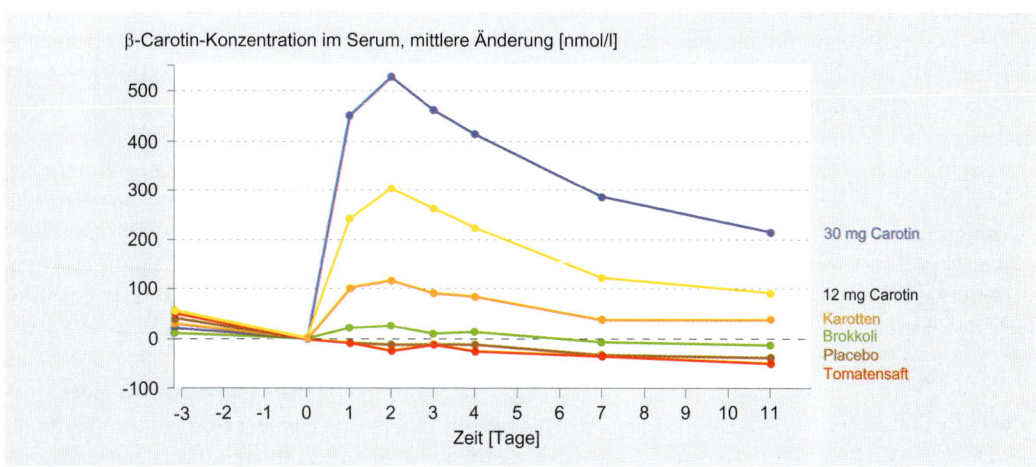

Abb. 1.24 Mittlere β-Carotin-Konzentration im Serum von 30 gesunden Versuchspersonen nach einmaligem Verzehr carotinreicher Lebensmittel bzw. von reinem β-Carotin zusätzlich zu einer carotinarmen Basisernährung (nach Brown et al. [30]).

de Hormoneinnahme. Ob dieser Konzentrationsänderung eine Bedeutung zukommt, ist unbekannt.

Es gibt Hinweise darauf, dass Vitamin A den **Effekt von Karzinogenen** abschwächt.

> Versorgt man Ratten suboptimal mit Vitamin A, sodass es zu einer Reduktion der Vitamin-A-Speicherung in der Leber um 50% kommt, das Wachstum der Tiere bei der gewählten Vitamin-A-Zufuhr jedoch nicht beeinträchtigt wird, so produzieren die Tiere höhere Raten an Bronchialtumoren. Entsprechende tierexperimentelle Befunde konnten bei der Induktion von Kolontumoren durch Aflatoxin erhoben werden (➤ Kap. 16). Hohe pharmakodynamische Dosen von Vitamin A reduzieren im Tierversuch drastisch die Entstehung von Karzinomen.

Ein **Vitamin-A-Mangel** kommt bei der in westlichen Industrieländern üblichen Ernährung praktisch nicht vor, ist jedoch in vielen Entwicklungsländern häufig.

Wegen der **Toxizität hoher Vitamin-A-Dosen** wurden verschiedene Derivate mit erhaltener Vitamin-A-Aktivität, aber geringerer Toxizität untersucht. Auch diese Substanzen zeigten den genannten protektiven **Effekt** (Bedeutung der Carotinoide und von β-Carotin für die Karzinogenese ➤ Kap. 16).

Eine optimale Versorgung des Organismus mit Vitamin A verbessert die **Infektabwehr.** Mit einer Reihe von randomisierten kontrollierten Studien konnte der protektive Effekt besonders bei Kindern in Entwicklungsländern mit einer oft unzureichenden Bedarfsdeckung bewiesen werden [97].

Weitere **Folgen einer unzureichenden Bedarfsdeckung** sind:
- Störungen der Dunkeladaption (Nachtblindheit)
- Schäden der Hornhaut am Auge mit Hornhauttrübung und letztlich Erblindung
- hypochrome Anämie
- Störungen der Zahnentwicklung und des Knochenwachstums.

Vitamin D

Die D-A-CH-Referenzwerte [205] empfehlen eine tägliche Zufuhr von 5 µg Vitamin D vom 1. bis zum 65. Lebensjahr, ab dem 65. Lebensjahr 10 µg.

Bei normaler Galle- und Pankreasfermentproduktion und intakter Dünndarmfunktion wird das mit der Nahrung aufgenommene Vitamin D zu etwa 80% **resorbiert.**

Vitamin D ist ein **Sammelbegriff** für **verschiedene Substanzen mit einer Vitamin-D-Aktivität.** Die wichtigsten sind Vitamin D_2 und Vitamin D_3. **Vitamin D_2 (= Ergocalciferol)** entsteht unter UV-Bestrahlung in der Haut aus dem mit pflanzlichen Lebensmitteln aufgenommenen Ergosterin. **Vitamin D_3 (= Cholecalciferol)** findet sich ausschließlich in Lebensmitteln tierischen Ursprungs (Milch, Eigelb, Leber etc.).

Der genaue Ort der Vitamin-D-Resorption im Darm ist unbekannt. Aus der Darmwand wird das Vitamin mit den Chylomikronen abtransportiert. Im Plasma findet es sich an α_2-Globuline gebunden. Bei Malabsorption und Maldigestion ist die Ausnutzung von Vitamin D herabgesetzt.

> Vitamin D ist zusammen mit dem Parathormon das wichtigste Regulans für den **Calciumstoffwechsel.**

Es steigert die Calciumresorption im Darm und fördert die Einlagerung von Calciumsalzen in die organische Matrix des Knochens. Vitamin D ist der Schlüssel, der dem Calcium die Tür zum Knochen öffnet.

Das intestinal resorbierte Vitamin D_3 gelangt in die Leber und wird dort zu 25-Hydroxycholecalciferol (25-OH-D_3) hydroxyliert. Das nicht umgewandelte D_3 wird in der Muskulatur und im Fettgewebe gespeichert. 25-OH-D_3 ist die **wichtigste Transportform** des Vitamin D und macht den größten Teil der im Blut nachweisbaren biologischen Vitamin-D-Aktivität aus. Seine Konzentration im Serum ist der zuverlässigste Indikator zur Beurteilung der Vitamin-D-Versorgung. In der Niere wird diese Verbindung nochmals hydroxyliert zu 1,25-Dihydroxycholecalciferol (1,25-[OH]$_2$-D_3), auch als Calcitriol bezeichnet. Erst dieser Metabolit ist das am Endorgan angreifende aktive Produkt.

1,25-(OH)$_2$-D_3 hat alle **Eigenschaften eines Hormons.** Es wird in einem einzigen Organ, der Niere, gebildet, wobei bestimmte Regulationsmechanismen die Syntheserate dem Bedarf anpassen. Es wird in das Blut sezerniert und gelangt auf diese Weise zu den entfernten Erfolgsorganen, vor allem Darm und Knochen. Es gleicht damit anderen Hormonen.

In der Mukosazelle aktiviert es die Synthese des Vitamin-D-abhängigen, calciumbindenden Proteins. Dieses Protein spielt eine wichtige Rolle für den intestinalen Calciumtransport.

Die Bildung von 1,25-$(OH)_2$-D_3 in der Niere wird eingestellt, wenn die Serum-Calciumkonzentration im Normbereich liegt.

1,25-$(OH)_2$-D_3 wirkt jedoch nicht nur regulierend auf die Calciumhomöostase, sondern generell auf **zelluläre Transportschritte.** So hat es Einfluss auf zahlreiche endokrine Regelsysteme, auf Immunantworten und Makrophagenfunktionen, auf Muskel- und Myokardstoffwechsel sowie zahlreiche proliferierende Zellsysteme (Spermatogenese, Epidermis, Intestinalmukosa etc.).

Dass eine Vitamin-D-Supplementierung in der frühen Kindheit das Diabetes-mellitus-Typ-1-Risiko verringert, wurde durch eine prospektive finnische Studie bestätigt. Kinder mit Supplementierung hatten ein 80% geringeres Erkrankungsrisiko als Kinder ohne Gabe von Vitamin D [126]. Eine optimale Zufuhr an Vitamin D reduziert das Risiko für verschiedene Organtumore, Autoimmunerkrankungen, psychische Erkrankungen und Muskelschwäche im Alter. Aufgrund neuer Daten sollte die tägliche Zufuhr mit 20–25 µg deutlich über dem D-A-CH-Referenzwert liegen [324, 325].

Parathormon, das Hormon der Nebenschilddrüse, dessen Blutspiegel bei Hypocalcämie steigt, fördert die Umwandlung von 25-Hydroxycholecalciferol in 1,25-Dihydroxycholecalciferol. Hohe Phosphat- und Calciumkonzentrationen im Serum hemmen die Synthese in der Niere.

Der **Vitamin-D-Gehalt der Milch** ist niedrig und deckt den Bedarf des Säuglings nicht. Es tritt jedoch, bei optimaler Ernährung der Mutter, während der Schwangerschaft transplazentar so viel Vitamin D auf den Embryo über, dass ausreichend Vitamin D Depots vor einer Mangelversorgung schützen [82].

> Bei einer Reihe gastroenterologischer Erkrankungen kommt es zu einer **Mangelversorgung** des Organismus mit Vitamin D.

So wurden z.B. bei Patienten mit **Morbus Crohn** signifikant niedrige Serum-Spiegel an Vitamin D gemessen. Eine Erhöhung der alkalischen Serum-Phosphatase, röntgenologische Skelettveränderungen, Knochenschmerzen und gelegentliche Spontanfrakturen sind auf diese Mangelversorgung zurückzuführen (Lit. bei [81]).

Vitamin-D-Defizite sind **im Alter** häufig. Das bereits durch verminderte Aufnahme mit der Nahrung entstandene Defizit wird noch durch eine Abnahme der Vitamin-D-Synthese unter Einfluss von UV-Licht in der Haut verstärkt. Darüber hinaus entwickelt sich mit zunehmendem Lebensalter eine **Resistenz der Enterozyten gegen 1,25-$[OH]_2$-D_3.** Auch die Synthese des für die Bildung von 1,25-$[OH]_2$-D_3 erforderlichen Enzyms 1-α-Hydroxylase in der Niere nimmt ab.

Während die meisten Empfehlungen für die Nährstoffzufuhr davon ausgehen, dass auch im höheren Lebensalter der Bedarf an Vitamin D mit 15 µg / Tag gedeckt wird, gibt es Hinweise darauf, dass oft wesentlich höhere Dosen bis zu 100 µg / Tag erforderlich sind, um optimale Serum-Konzentrationen an 25(OH)D_3 zu garantieren [321].

Bei den **in Europa,** insbesondere in England, in großer Zahl lebenden **Asiaten** findet sich überdurchschnittlich häufig ein Vitamin-D-Mangel. Grund hierfür ist die überwiegend vegetarische Ernährung in Kombination mit einer geringen Eigensynthese in der Haut bei geringer Sonnenlichtexposition und intensiv pigmentierter Haut.

In den USA liegt das Rachitisrisiko bei afroamerikanischen Kleinkindern deutlich über dem euroamerikanischer Kinder. Signifikant niedriger liegen die Serum-Konzentrationen an 25(OH)D_3 bei afroamerikanischen Frauen im gebärfähigen Alter als Folge der intensiveren Hautpigmentierung, möglicherweise in Kombination mit einem geringeren Milchkonsum. Die Folge ist eine geringere transplazentare Versorgung der Feten mit Vitamin D [305].

Toxizität   Wegen zunehmender Hinweise auf Vitamin-D-Defizite bei Teilen der Bevölkerung werden in manchen Ländern Lebensmittel mit Vitamin D angereichert. Dies hat zur Folge, dass u.U. der Vitamin-D-Bedarf ausschließlich aus präformiertem Vitamin D gedeckt wird.

Da kein auf dem Land lebendes Wirbeltier seinen Vitamin-D-Bedarf ausschließlich auf diesem Wege deckt, ohne dass die Eigensynthese in der Haut mit in die Bedarfsdeckung einbezogen wird, besteht die

Gefahr einer permanenten Überdosierung mit hieraus resultierenden negativen Folgen, wie etwa der Begünstigung chronischer Gefäßerkrankungen [82].

Allerdings wird auch bei intensiver UV-Bestrahlung der Haut die Vitamin-D-Synthese dem Bedarf angepasst, sodass eine Überversorgung weniger wahrscheinlich ist.

Vitamin E

Unter dem Begriff Vitamin E oder **Tocopherole** werden eine Reihe von Substanzen zusammengefasst, die sich in ihrem molekularen Aufbau gering unterscheiden. Die Aktivität der einzelnen Substanzen, die mit verschiedenen Tests bestimmt wird, variiert sehr. Die wichtigsten natürlichen Vitamin-E-Verbindungen sind α-, β-, γ-, δ-Tocopherol, die sich chemisch nach Anzahl und Stellung von Methylgruppen am Chromanring unterscheiden, sowie die Gruppe der Tocotrienole.

Sie werden ausschließlich in **Pflanzen** synthetisiert, wobei sich das Verhältnis der einzelnen Tocopherole zueinander im Laufe des Wachstums der Pflanze ändert.

Es bestehen Unterschiede zwischen natürlichem und synthetischem Vitamin E.

Die **natürliche Form** ist RRR-α-Tocopherol (alte Bezeichnung D-α-Tocopherol). Sie ist stereochemisch einheitlich. Die biologische Aktivität von synthetischem Tocopherol beträgt etwa zwei Drittel der Aktivität von RRR-α-Tocopherol.

Synthetisches Vitamin E ist ein racemisches Gemisch aus acht Stereoisomeren. Bezeichnet wird es als all-rac-α-Tocopherol (alte Bezeichnung D,L-α-Tocopherol). Die höchste biologische Wirkung besitzt RRR-α-Tocopherol.

Da außer α-**Tocopherol** alle anderen Tocopherole biologisch wenig aktiv sind, ist der Wert eines Öls für die Vitamin-E-Bedarfsdeckung am α-Tocopherol und nicht am Gesamt-Tocopherolgehalt zu messen.

Reich an α-Tocopherol sind beispielsweise Weizenkeim-, Maiskeim- und Sonnenblumenöl. Sojaöl mit einem Gehalt von 700–1200 mg Gesamttocopherol / kg ist eine schlechte Vitamin-E-Quelle, da nur etwa 3–11% des Gesamttocopherols auf α-Tocopherol entfallen.

In manchen Regionen, etwa den USA, ist der Verzehr von Sojaöl sehr hoch. Dies hat zur Folge, dass trotz der irreführend hohen Zufuhr von Gesamt-Tocopherol hierdurch die Vitamin-E-Versorgung der Bevölkerung ungünstig beeinflusst wird.

Relativ reich an Vitamin E sind weiterhin Eier, Vollgetreideprodukte, Nüsse und verschiedene Gemüsesorten [71].

Vitamin E wirkt in Pflanzen als **Antioxidans.** Es schützt insbesondere mehrfach ungesättigte Fettsäuren vor der Peroxidation.

Der **Vitamin-E-Bedarf** des Menschen steht in engem Zusammenhang mit der Zufuhr von ungesättigten Fettsäuren. Da das Vitamin beim Schutz vor Peroxidation selbst verbraucht wird, steigt der Bedarf mit zunehmendem Verzehr von ungesättigten Fettsäuren. Darüber hinaus hemmen Polyensäuren die Resorption von Vitamin E (> Kap. 4.5.3).

Obwohl die meisten Pflanzenöle mit hohem Anteil an mehrfach ungesättigten Fettsäuren auch reich an Vitamin E sind, entscheidet der **Nettogehalt an Vitamin E** (nach Abzug der für den Schutz der Polyensäure benötigten Menge) darüber, ob ein solches Öl ein Vitamin-E-Lieferant ist bzw. ein **Defizit** induziert [14].

Die D-A-CH-Referenzwerte empfehlen Jugendlichen und Erwachsenen eine tägliche Zufuhr zwischen 11 und 15 mg Äquivalent Vitamin E.
1 mg RRR-α-Tocopherol-Äquivalent = 2 mg RRR-β-Tocopherol = 4 mg RRR-γ-Tocopherol = 100 mg RRR-δ-Tocopherol. Früher wurde der Vitamin-E-Gehalt in Internationalen Einheiten (IE) angegeben: 1 mg α-Tocopherol-Äquivalent = 1,5 IE.

Tocopherol wird wie die übrigen fettlöslichen Vitamine bei normaler Gallen-, Pankreas- und Dünndarmfunktion **resorbiert** und in der Leber und im Fettgewebe **gespeichert.**

Verestertes Tocopherol wird im Darmlumen hydrolysiert, in Form gemischter Mizellen resorbiert und dann in Chylomikronen über die Lymphe **abtransportiert.** Hieran schließt sich eine Umverlagerung des Tocopherols auf Lipoproteine an. Etwa 65%

werden mit der LDL-Fraktion, 24% mit der HDL-Fraktion und 8% mit der VLDL-Fraktion transportiert.

Es gibt im Plasma kein spezifisches Trägerprotein für Tocopherol, so wie es beispielsweise für Vitamin A bekannt ist.

Im Mittel werden etwa 30% des oral aufgenommenen Vitamins resorbiert. Die Resorption ist dosisabhängig und beträgt bei pharmakologischer Dosierung von 200 mg pro Tag nur ca. 10%.

> Bei Erkrankungen, die mit einer Maldigestion bzw. Malabsorption einhergehen, ist die Tocopherolresorption vermindert.

Niedrige Konzentrationen dieses Vitamins lassen sich je nach Schwere des Krankheitsbildes bei den Patienten nachweisen (Lit. bei [18]).

Die noch nicht völlig aufgeklärte **Funktion** des Vitamins im Stoffwechsel beruht im Wesentlichen auf seiner antioxidativen Eigenschaft, wodurch z.B. mehrfach ungesättigte Fettsäuren und Vitamin A vor der Oxidation geschützt werden. Wie bereits erwähnt, steigt der Vitamin-E-Bedarf mit zunehmendem Gehalt der Nahrung an mehrfach ungesättigten Fettsäuren. Pro Gramm aufgenommener Linolsäure steigt der Bedarf um 0,5–1,0 mg.

Während früher ausschließlich dem α-Tocopherol eine ernährungsphysiologische Bedeutung beigemessen wurde, wird zunehmend auch die Bedeutung von γ-Tocopherol – hohe Konzentrationen finden sich in Soja-, Maiskeim-, Leinsamen- und Rapsöl – erkannt [319]. Die Plasma-Konzentrationen von γ-Tocopherol liegen als Folge hohen Verzehrs von Sojaöl bei der US-Bevölkerung höher als bei der Bevölkerung europäischer Länder. Eine hohe Zufuhr an α-Tocopherol senkt sowohl im Blut als auch im Gewebe die Konzentration von γ-Tocopherol. Es konnte gezeigt werden, dass γ-Tocopherol im Vergleich zu α-Tocopherol in Lebensmitteln einen günstigeren antioxidativen Effekt hat. Das Gleiche gilt für biologische Systeme. Während entgegen früherer Ansicht eine langfristige Supplementierung mit α-Tocopherol das Karzinomrisiko nicht reduziert, sprechen Ergebnisse von In-vitro- und In-vivo-Untersuchungen für eine antikarzinogene Wirkung von γ-Tocopherol. Auch bei kardiovaskulären Erkrankungen wirkt nicht das in Vitamin-E-Präparaten enthaltene α-Tocopherol, sondern γ-Tocopherol protektiv [319].

Die Ergebnisse mehrerer Studien und Metaanalysen zeigen, dass die bis vor wenigen Jahren empfohlenen relativ hohen Dosen an Vitamin E zur Prophylaxe und Therapie mit einer Zunahme der Gesamtmortalität, insbesondere bei vorbestehenden kardiovaskulären Erkrankungen, einhergehen. Es wird deshalb von einer Zufuhr ≥ 400 IE / Tag abgeraten [300, 297].

Vitamin K

- **Phyllochinon** = **Vitamin K$_1$**
- **Menachinon** = **Vitamin K$_2$**
- **Menadion** = **Vitamin K$_3$.**

Nach den D-A-CH-Referenzwerten für die Nährstoffzufuhr [205] gelten als Schätzwert für eine angemessene tägliche Vitamin-K-Zufuhr 60–80 µg für Erwachsene und für Kinder zwischen 1 und 4 Jahren 15 µg. Die Zufuhr soll steigen bis auf 50 µg bei 13- bis 15-Jährigen.

Vitamin K$_1$ findet sich in Pflanzen, Vitamin K$_2$ in Bakterien. Das synthetisch hergestellte Vitamin K$_3$ sollte wegen toxischer Nebenwirkungen nicht mehr verwendet werden.

Das von Pflanzen und Bakterien synthetisierte Vitamin K bedarf insbesondere einer normalen Gallesekretion, um **optimal resorbiert** zu werden.

Nur unzureichend untersucht ist die Bioverfügbarkeit von Vitamin K$_1$ aus den verschiedenen Lebensmitteln. Beim Vergleich der Plasma-Konzentrationen von Phyllochinon (Vitamin K$_1$) nach oraler Zufuhr eines Präparates bzw. von gekochtem Spinat ergab sich aus dem Gemüse nur eine Ausnutzung von 4% im Vergleich zu der aus dem Präparat. Aus Spinat wurde die dreifache Menge des Vitamins resorbiert, wenn Butter zugesetzt wurde [95]. Andere Autoren fanden die Bioverfügbarkeit aus Spinat, Brokkoli und anderem Gemüse in einer 400-kcal-Mahlzeit mit 27 Energieprozent Fett um das 5- bis 6-Fache niedriger als aus einem Präparat [93].

Ob das von der **Darmflora** in großer Menge synthetisierte Vitamin vom Menschen genutzt werden kann, wird unterschiedlich beurteilt. Die Tatsache, dass sich ein Vitamin-K-Mangel häufiger bei Patienten nach antibiotischer Therapie findet, stützt die Annahme, dass im Kolon synthetisiertes Vitamin K zur Bedarfsdeckung beiträgt.

In einem Versuch konnten unter fünfwöchigem Fasten keine Vitamin-K-Mangelerscheinungen nachgewiesen werden, während sich ein Mangel bereits nach 3–4 Wochen einstellte, wenn die Versuchspersonen gleichzeitig **Antibiotika** erhielten.

> Affen, die über 9 Monate Vitamin-K-frei ernährt wurden, zeigten nur eine sehr geringe Abnahme der Prothrombinzeit, woraus zu schließen ist, dass der Bedarf weitgehend durch das im Kolon synthetisierte Vitamin K gedeckt werden kann. Hierfür spricht auch die Tatsache, dass eine Behandlung mit Tetrazyklin bzw. Neomycin sehr schnell Vitamin-K-Mangelzeichen bei den Tieren induzierte (Lit. bei [191]).
> Vitamin-K-Bestimmungen in der Fäzes gesunder Versuchspersonen ergaben hohe Konzentrationen. Selbst dann, wenn wesentliche Anteile in Darmbakterien fixiert sind, muss angenommen werden, dass freies Vitamin K vorliegt und resorbiert wird [44].

Blutungsneigung als Folge eines **Vitamin-K-Mangels** wurde insbesondere in der postoperativen Phase und bei chronisch Niereninsuffizienten beobachtet, wenn gleichzeitig die Ernährung unzureichend war.

Mit Hilfe **radioimmunologischer Methoden** zum Nachweis von Vitamin K kann eine unzureichende Versorgung mit diesem Vitamin bereits nachgewiesen werden, bevor Parameter der Blutgerinnung von der Norm abweichen. Bei Anwendung dieser Methoden finden sich bei den verschiedensten Erkrankungen der Gastrointestinalorgane, wie Morbus Crohn, Colitis ulcerosa, einheimische Sprue, Kurzdarmsyndrom etc., in etwa 30% der Fälle Hinweise auf eine suboptimale Versorgung mit Vitamin K (Lit. bei [65]).

Die **Gerinnungsfaktoren** Prothrombin und die Faktoren VII, IX und X können nur beim Vorhandensein von Vitamin K in der Leber synthetisiert werden. Wird die Ausnutzung des mit der Nahrung aufgenommenen Vitamin K beeinträchtigt, z.B. durch einen Mangel an Gallenflüssigkeit bei Gallengangsverschluss, so stellt sich nach wenigen Tagen eine Blutungsneigung als Folge einer verminderten Synthese von Gerinnungsfaktoren ein **(sog. cholämische Blutungen).**

> Sowohl die Konzentration von Vitamin K als auch die von Vitamin-K-abhängigen Gerinnungsfaktoren ist beim **Neugeborenen** sehr niedrig („physiologischer Vitamin-K-Mangel des Neugeborenen").

Zur Vermeidung von Vitamin-K-Mangelblutungen – häufig als Gehirnblutung – empfahl die Ernährungskommission der Deutschen Gesellschaft für Kinderheilkunde eine **orale Vitamin-K-Prophylaxe.**

Eine für die Praxis wichtige Frage ist die nach dem Einfluss von Vitamin-K-reichen Nahrungsmitteln auf die **Blutgerinnung** bei Patienten mit **Antikoagulanzienbehandlung.**

Insbesondere Spinat, Blumenkohl und Weißkohl sind reich an Vitamin K.

> In Untersuchungen an Personen, die unter Antikoagulanzienbehandlung standen, konnte gezeigt werden, dass selbst große Mengen, etwa 500 g Spinat, den Quickwert nicht bzw. nur unwesentlich beeinflussen (Lit. bei [84, 156]). Andere Autoren weisen darauf hin, dass nur dann, wenn der Verzehr von Blattgemüse, dem wesentlichen Vitamin-K-Lieferanten unserer Nahrung, weitgehend konstant bleibt, ein Einfluss auf den Bedarf an Antikoagulanzien nicht zu erwarten ist.
> So wird beispielsweise von amerikanischen Autoren darauf hingewiesen, dass eine regelmäßige Erhöhung der täglichen Vitamin-K-Zufuhr um 250 μg bei den meisten Patienten auch eine Steigerung der Antikoagulanziendosis erfordert. Die tägliche Variation in der Vitamin-K-Zufuhr sollte möglichst 200–500 μg nicht übersteigen [107].

Deutliche Änderungen der Ernährungsweise, wie etwa der Übergang von einer „normalen" Ernährung auf eine sehr fettarme Kost oder die plötzliche Umstellung auf eine Kost die sehr reich an Blattgemüse ist, sollten zu einer besonderen **Überwachung der Gerinnungsparameter** veranlassen.

Das Gleiche gilt für den gelegentlich hohen Verzehr von Leber [39].

Auch unter den sehr proteinreichen und kohlenhydratarmen Atkins- und South-Beach-Diäten kam es zu Veränderungen der Gerinnungsparameter

(INR-Werte) bei Patienten, die mit dem Cumarinpräparat Warfarin eingestellt waren. Die Warfarindosis musste unter der Diät erhöht werden. Nach Beendigung der Diät stieg der INR-Wert wieder an [271].

Die Mehrzahl der auf dem deutschen Markt erhältlichen Multivitaminpräparate enthalten kein Vitamin K. Die in solchen Präparaten etwa in den USA enthaltene Menge an Vitamin K liegt unterhalb der Dosis, die eine Antikoagulanzienbehandlung beeinträchtigt. Lediglich in den seltenen Fällen, in denen die Versorgung mit dem Vitamin unzureichend war (niedrige Plasma-Spiegel), wurde durch Zufuhr geringer Mengen an Vitamin K mit einem Polyvitamin-Präparat der Gerinnungsstatus beeinflusst [294].

> Berücksichtigt werden muss auch die Tatsache, dass die bakterielle Synthese von Vitamin K im Kolon sowohl durch Umstellungen der Ernährung als auch vor allem durch Gabe von Antibiotika geändert werden kann [77, 139, 159, 192].

Trotzdem gibt es entgegen der häufig geäußerten Meinung keine Begründung für eine spezielle Diät bei Behandlung mit Cumarinen („**Marcumardiät**"). Auf die Bedeutung hoch dosierter Vitamin-E-Zufuhr wurde bereits hingewiesen (➤ Vitamin E).

Vitamin K ist auch **essentiell für die Synthese** weiterer Proteine. Dies gilt besonders für **Osteocalcin**, ein Protein der extrazellulären Matrix des Knochens. Eine ausreichende Vitamin-K-Versorgung ist sowohl für die Skelettentwicklung während der Wachstumsphase als auch für den Erhalt der Knochenmasse im Erwachsenenalter erforderlich. Die Entwicklung einer Osteoporose (➤ Kap. 8.1) wird wahrscheinlich durch eine unzureichende Bedarfsdeckung begünstigt.

Die **besten Quellen** für Vitamin K sind grünes Blattgemüse, einige Hülsenfrüchte und Raps- bzw. Sojaöl (Lit. bei [231]).

1.7.2 Wasserlösliche Vitamine

Alle wasserlöslichen Vitamine, abgesehen vom Vitamin B_{12}, werden **im oberen Dünndarm resorbiert.** Aktive Resorptionsmechanismen konnten bisher nicht mit Sicherheit nachgewiesen werden.

Voraussetzung für eine optimale Ausnutzung der mit der Nahrung aufgenommenen Vitamine ist eine **intakte Dünndarmmukosa,** während die Bedingungen einer optimalen Fettresorption wie bei der Resorption der fettlöslichen Vitamine nicht erforderlich sind.

Im Stoffwechsel kommt den wasserlöslichen Vitaminen eine Reihe wichtiger Funktionen zu.

Vitamin B_1

Die D-A-CH-Referenzwerte [205] empfehlen als tägliche Zufuhr zwischen 1,0 und 1,3 mg Thiamin ab dem 16. Lebensjahr und für Kinder vom 1. bis 15. Lebensjahr je nach Alter 0,6–1,4 mg.

Der vom Energieverbrauch abhängige **Thiaminbedarf** wird mit 0,5 mg / 1000 kcal angegeben. Eine Zufuhr von 1 mg / Tag sollte von Erwachsenen nicht unterschritten werden.

Die Versorgung mit Thiamin ist bei großen Teilen der Bevölkerung westlicher Industrieländer nicht optimal. **Mangelversorgung** wird insbesondere bei Alkoholikern häufig beobachtet. Diuretika steigern die renale **Thiaminausscheidung** [229, 141], sodass unter Langzeitbehandlung, etwa bei Patienten mit Herzinsuffizienz, die Thiaminversorgung beeinträchtigt werden kann.

Pyrophosphat des Vitamin B_1 (**Thiamin**), die Cocarboxylase, ist Coenzym verschiedener Enzyme des Kohlenhydratstoffwechsels und wichtig für den Ablauf einer normalen Erregungsfunktion in den Nervenzellen.

> Thiamin ist eines der Vitamine mit dem höchsten thermischen Abbau. Je nach Garbedingung und Art des Nahrungsmittels kommt es zu Verlusten zwischen 9 und 70%.

In Entwicklungsländern werden immer wieder hochgradige Vitamin-B_1-Mangelzustände (**Beriberi**) beobachtet. Als Ursache wird das Zusammenwirken verschiedener Faktoren wie schwere körperliche Arbeit, hohe Verluste bei der Zubereitung der Nahrung und möglicherweise das Vorhandensein von Substanzen mit Antivitaminwirkung in der Nahrung diskutiert [244].

Vitamin B_2

Die empfohlene tägliche Zufuhr liegt ab dem 4. Lebensjahr zwischen 0,7 und 1,5 mg [205]. Der Bedarf wird mit einer Mischkost ausreichend gedeckt. Gute Riboflavinlieferanten sind Milch und Milchprodukte, Muskelfleisch, Fisch, Eier und Vollgetreideprodukte.

Vitamin B_2 (**Riboflavin**) bildet die Wirkgruppe in den Flavoproteinen, Enzymen, die biologische Oxidationsvorgänge steuern.

Vitamin B_6

Vitamin B_6 ist ein **Sammelbegriff** für Pyridoxin, Pyridoxamin, Pyridoxal und deren Phosphosäureester.

Es ist Coenzym einer Reihe wichtiger Enzyme des Aminosäurestoffwechsels, insbesondere der sog. Transaminasen in der Leber, und von Enzymen beim Abbau der Aminosäuren Tryptophan und Methionin. Wegen der zentralen Bedeutung von Vitamin B_6 beim Aminosäurestoffwechsel steigt der Bedarf dann an, wenn die Eiweißzufuhr über dem Bedarf liegt. Darüber hinaus ist Vitamin B_6 an der Synthese von Vorstufen des Hämoglobins, von Myelin, Phospholipiden, Taurin etc. beteiligt sowie Coenzym verschiedener Reaktionen bei der Gluconeogenese, dem Fettstoffwechsel, bei Immunfunktionen etc.

Die empfohlene tägliche Zufuhr liegt ab dem 13. Lebensjahr zwischen 1,4 und 1,6 mg, bei Kindern zwischen 0,6 und 1,0 mg.

Schwangere und Frauen, die orale Kontrazeptiva einnehmen, müssen höhere B_6-Mengen aufnehmen, damit die Serum-Konzentration im Normbereich liegt [61]. Es gibt Hinweise darauf, dass während der Schwangerschaft B_6-Mangelerscheinungen auftreten können. Um einem Defizit vorzubeugen, sollte während der Schwangerschaft und Stillzeit die Zufuhr um 0,7 mg/Tag erhöht werden.

Vitamin B_6 findet sich weit verbreitet in unseren Lebensmitteln. Gute Lieferanten sind Schweinefleisch, Leber, Fisch, Spinat, Bohnen, Walnüsse etc.

> Mangel- bzw. suboptimale Versorgung mit Vitamin B_6 hat negative Folgen für die Regulation immunologischer Funktionen.

Dies gilt insbesondere für das **höhere Lebensalter.** Es wird diskutiert, dass im Alter erst mit einer deutlich über den üblichen Empfehlungen liegenden Zufuhr von Vitamin B_6 normale immunologische Funktionen gewährleistet sind [194].

Nicht eindeutig geklärt ist der offenbar höhere Bedarf an Vitamin B_6 bei **HIV-Infizierten.** Auch hier lassen sich möglicherweise mit einer über der üblichen empfohlenen Zufuhr liegenden Vitamin-B_6-Dosis positive Effekte auf das Immunsystem erzielen [194].

Die Bedeutung von Vitamin B_6 für die Entstehung der **Hyperhomocysteinämie** siehe bei Folsäure und ➤ Abb. 1.25.

Bei langfristiger Aufnahme von 50–500 mg Pyridoxin / Tag wurden periphere sensible Neuropathien beschrieben. Eine Zufuhr von bis zu 100 mg / Tag gilt heute als unbedenklich.

Niacin

Mit der Bezeichnung Niacin werden **Nikotinsäure** und **Nikotinsäureamid,** die beide als Vitamine wirken, zusammengefasst. Nikotinsäure ist Coenzym der Enzyme NAD und NADP.

Niacin wird bei der in Mitteleuropa üblichen Ernährung in ausreichender Menge mit der Nahrung aufgenommen. Zusätzlich kann aus der Aminosäure **Tryptophan** Nikotinsäure gebildet werden. Das Ausmaß der Umwandlung ist von einer Reihe von Faktoren abhängig. Aus 60 mg Tryptophan wird etwa 1 mg Nikotinsäureamid gebildet.

Die empfohlene Zufuhr für Kinder und Erwachsene liegt zwischen 13 und 18 mg Äquivalent [205] (1 mg Niacin-Äquivalent = 60 mg Tryptophan).

> Im Getreide, insbesondere im Mais, liegt ein großer Teil der Nikotinsäure in einer Bindung vor, die im Verdauungstrakt nur teilweise aufgeschlossen werden kann.

Niacinmangel mit Hautveränderungen wird gelegentlich **nach Einnahme von Medikamenten** wie Tuberkulostatika, Analgetika, Psychopharmaka etc., welche den Niacinstoffwechsel antagonisieren, beobachtet, ohne dass die Wirkmechanismen im Detail bekannt sind.

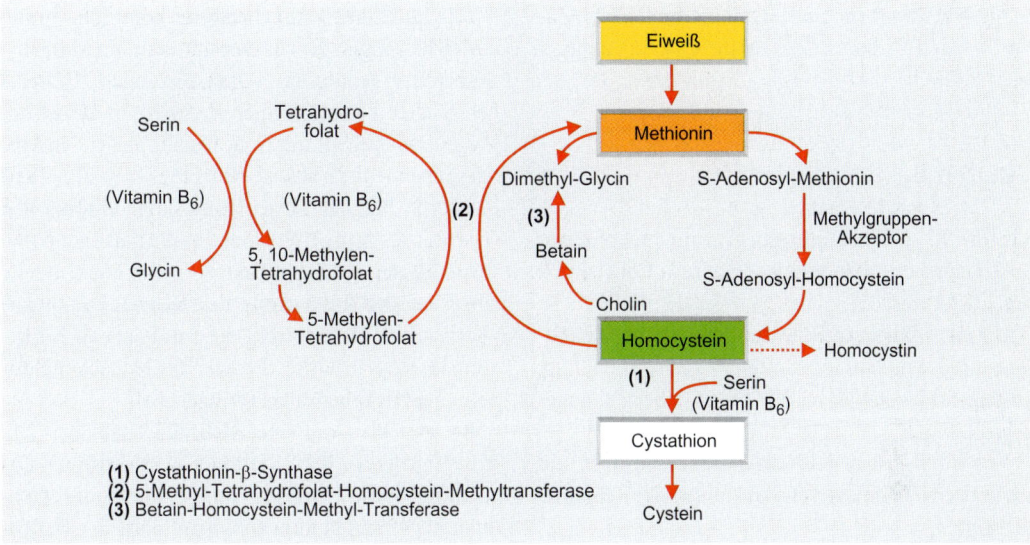

Abb. 1.25 Methionin-Homocystein-Stoffwechsel.

Pellagra ist die klassische Niacinmangelerkrankung. Sie fand sich früher häufig in Ländern, deren Bevölkerung sich überwiegend von **Mais** ernährte. An der Entstehung dieser Erkrankung ist wahrscheinlich neben einem Mangel an Niacin auch eine Unterversorgung mit anderen Vitaminen beteiligt.

Eine Rolle beim Zustandekommen dieser mit Hautpigmentierungen, Durchfällen, Erbrechen, Verwirrtheitszuständen etc. einhergehenden Erkrankung spielt wahrscheinlich auch zusätzlich eine **Imbalance zwischen** den Aminosäuren Leucin und **Tryptophan.**

Biotin

Biotin wirkt als **Coenzym bei Carboxylierungen.**

Avidin, ein im Eiklar enthaltenes Nukleoprotein, bindet Biotin und macht es biologisch unwirksam. Dieser **Antivitamineffekt** des Avidins geht beim Erhitzen verloren.

Bei Versuchstieren führte **Biotinmangel** zu Hautveränderungen und neuromuskulären Störungen.

Beim Menschen führt Biotinmangel – hierfür sprechen Beobachtungen **bei langfristiger parenteraler Ernährung** – zu Haarausfall, Dermatitis, niedrigem Blutdruck und zentralnervösen Störungen [179].

Bei Säuglingen und Kleinkindern lassen sich seborrhoische Hautveränderungen und die Leiner'sche Krankheit durch **hohe Dosen Biotin** positiv beeinflussen.

Das Vitamin findet sich in einer Vielzahl von Lebensmitteln, sodass keine Gefahr der Mangelversorgung besteht. Darüber hinaus scheint enteral synthetisiertes Biotin z.T. resorbiert zu werden.

> Wichtige **Biotinquellen** sind Innereien, Eigelb, Haferflocken, Möhren und Erdnüsse.

Der Schätzwert für eine angemessene tägliche Zufuhr liegt bei Kindern zwischen 10 und 35 µg und bei Erwachsenen zwischen 30 und 60 µg [205].

Niedrige Serum-Konzentrationen wurden bei alkoholischen Leberschäden gemessen. Wahrscheinlich ist die Ausnutzung des mit der Nahrung aufgenommenen Vitamins bei Achlorhydrie und Zustand nach Magenoperation vermindert [24].

Pantothensäure

Pantothensäure ist Bestandteil des im Stoffwechsel eine zentrale Stellung einnehmenden Coenzyms A, das die Übertragung von Acetylgruppen ermöglicht (➤ Abb. 1.2).

Als Schätzwert für eine angemessene tägliche Zufuhr werden ab dem 1. Lebensjahr 4 – 6 mg angegeben [205].

Vitamin B$_{12}$

Vitamin B$_{12}$ ist ein Sammelbegriff für mehrere unterschiedliche Corrinoide, die auch als Cobalamine bezeichnet werden.

Die empfohlene tägliche Zufuhr wird für Erwachsene mit 3,0 µg und für Kinder ab 1 Jahr mit 1,0 µg, ansteigend bis 3,0 µg bei 13- bis 15-Jährigen, angegeben [205].

Vitamin B$_{12}$ ist an der **Nukleinsäuresynthese** und somit der Neubildung von Bausteinen der Zellkerne beteiligt.

Das bekannteste Vitamin dieser Gruppe ist das Cyanocobalamin.

Bei einem Mangel kommt es zu einer Verringerung der Zellteilung im Knochenmark und damit zu der als **perniziöse Anämie** bezeichneten Blutarmut.

Das mit der Nahrung aufgenommene Vitamin B$_{12}$, auch Extrinsic-Faktor genannt, liegt in freier Form und an Protein gebunden vor. Im Magen wird das Vitamin unter dem Einfluss von Salzsäure und Pepsin aus der Proteinbindung freigesetzt. Bei saurem pH-Wert bindet Cobalamin überwiegend an das Protein Haptocorrin (R-Protein) und nur zu einem geringen Teil an den von der Magenschleimhaut sezernierten Intrinsic-Faktor (Castle-Ferment). Im oberen Dünndarm wird Vitamin B$_{12}$ unter dem Einfluss von Pankreastrypsin aus seiner Bindung an Haptocorrin gelöst und anschließend an Intrinsic-Faktor gebunden. Der Intrinsic-Extrinsic-Faktor-Komplex bindet an spezifische Rezeptoren in der Schleimhaut des terminalen Ileums. Anschließend folgt die Resorption in die Blutbahn. Die bei Sub- und Anazidität regelmäßig nachweisbare bakterielle Besiedlung des Magens geht sowohl mit einem Verbrauch an Vitamin B$_{12}$ als auch der bakteriellen Synthese von Substanzen einher, die in der Ileumschleimhaut mit dem Vitamin um Rezeptoren konkurrieren. Dies gilt auch für die Senkung der Magensaftresektion durch H$_2$-Antagonisten bzw. Protonenpumpenhemmer. Es kommt dosisabhängig zur Reduktion der Vitamin-B$_{12}$-Resorption [173, 174].

Mit zunehmendem Lebensalter kommt es zu Beeinträchtigungen der für eine optimale Vitamin-B$_{12}$-Resorption genannten Voraussetzungen. Höheres Lebensalter bedeutet einen vermehrten Befall der Magenschleimhaut mit Helicobacter pylori – in Mitteleuropa mehr als 50% ab dem 50. Lebensjahr – und hierdurch bedingt Entwicklung einer chronischen Gastritis (Gastritis B) mit Sub- und Anazidität sowie verminderter Intrinsic-Faktor-Produktion. Bereits lange vor der Entdeckung des Helicobacter pylori war bekannt, dass sowohl die basale als auch histaminstimulierte Säuresekretion des Magens mit zunehmendem Lebensalter geringer wird.

Bei Patienten mit einer Helicobacter-pylori-Gastritis (mittleres Alter 71 Jahre) und erniedrigten Cobalamin- sowie erhöhten Homocysteinkonzentrationen im Serum kam es 6 Monate nach der Helicobacter-Eradikation zu einem signifikanten Anstieg der Cobalamin- und Abfall der Homocysteinkonzentration im Serum. Das mittlere korpuskuläre Volumen der Erythrozyten nahm ab [299].

Die operative Entfernung des Magens (bzw. des terminalen Ileums) führt folglich ebenso wie eine Atrophie der Magenschleimhaut mit dem Unvermögen, Intrinsic-Faktor zu bilden, und ausgedehnten krankhaften Veränderungen der Ileumwand zu einem Mangel an Vitamin B$_{12}$ infolge fehlender Ausnutzung des mit der Nahrung aufgenommenen Vitamins.

Vitamin B$_{12}$ ist das einzige wasserlösliche Vitamin, das in nennenswerten Mengen und zwar in der Leber, gespeichert wird. Dies ist der Grund dafür, dass sich nach einer Unterbrechung der Vitamin-B$_{12}$-Zufuhr, z.B. nach totaler Gastrektomie (➤ Kap. 3.3.5), und damit dem völligen Wegfall der Intrinsic-Faktor-Produktion, oder nach operativer Entfernung des terminalen Ileums, Vitamin-B$_{12}$-Mangelerscheinungen (insbesondere eine makrozytäre Anämie) erst nach 1 bis 2 Jahren entwickeln.

Die **Vitamin-B$_{12}$-Depots** der menschlichen Leber entsprechen etwa dem tausendfachen täglichen Bedarf.

Eine streng vegetarische Kost (➤ Kap. 20) ohne Milch- und Eierprodukte müsste, wenn sie über Jahre eingehalten wird, einen Vitamin-B$_{12}$-Mangel zur Folge haben. Trotz dieses rein rechnerisch zu erwartenden Mangels konnte nachgewiesen werden, dass bei **Vegetariern** zwar die Vitamin-B$_{12}$-Spiegel im

Plasma während der ersten 2–3 Jahre auf sehr niedrige Werte abfallen, sich dann aber nur wenig verändern. Hierbei liegt der Gehalt an Vitamin B_{12} in den Erythrozyten im gleichen Bereich wie bei sich normal ernährenden Kontrollpersonen.

> Ein echter **Mangel** an Vitamin B_{12} entwickelt sich nur sehr selten bei Vegetariern.

Deshalb wird angenommen, dass bei den wenigen, bei denen sich ein solcher Mangelzustand einstellt, zusätzliche Faktoren, möglicherweise eine **verminderte Produktion von Intrinsic-Faktor** bei Magenschleimhautatrophie, mitwirken.

Es gibt Hinweise darauf, dass bei fehlender oraler Zufuhr des Vitamins eine Bedarfsdeckung durch die **Synthese** der Bakterienflora **im unteren Dünndarm** erfolgt. Intrinsic-Faktor gelangt in aktiver Form in diesen Darmbereich und gewährleistet die Resorption.

Kann der Cobalaminbedarf aus den genannten Gründen nicht gedeckt werden, so wird das Vitamin in der Regel durch intramuskuläre Injektion im Abstand von 1–3 Monaten substituiert. Da Vitamin B_{12} bei extrem hoher Dosierung auch durch passive Diffusion zu etwa 1% in die Blutbahn übertritt, kann auch durch tägliche orale Gabe von etwa 1000 µg eine ausreichende Bedarfsdeckung erreicht werden [69].

Für die Bedeutung von Vitamin B_{12} bei der Entstehung der Hyperhomocysteinämie ➤ Folsäure und ➤ Abb. 1.25. Vitamin B_{12} ist ein Cofaktor des Enzyms 5-Methyl-Tetrahydrofolat und somit von zentraler Bedeutung für die Methylierung von Homocystein.

Folsäure

Die empfohlene tägliche Zufuhr für Erwachsene und Kinder ab 10 Jahren beträgt 400 µg Folatäquivalent. In den 1998 publizierten Dietary Reference Intakes der USA [57] wird erstmals diese neue Definition verwendet; sie besagt: 1 µg Nahrungsfolat = 0,5 µg synthetische Folsäure (Pteroylmonoglutamat). Für Schwangere wurden 600 µg empfohlen. Frauen, die schwanger werden wollen oder könnten, sollten zusätzlich 400 µg synthetische Folsäure (Pteroylmono-

glutaminsäure, PGA) in Form von Supplementen aufnehmen, um Neuralrohrdefekten vorzubeugen. Diese erhöhte Folsäurezufuhr sollte spätestens 4 Wochen vor Beginn der Schwangerschaft erfolgen und während des ersten Drittels der Schwangerschaft beibehalten werden [153, 205].

Der Referenzwert für die Folsäurezufuhr (400 µg Folatäquivalent / Tag) wird von großen Teilen der Bevölkerung in Deutschland nicht erreicht. Nach Ergebnissen des Ernährungssurveys 1998 nehmen etwa 60% der Frauen und 75% der Männer unter Berücksichtigung folsäurehaltiger Supplemente die empfohlene Menge nicht auf [272]. Bei Kindern im Alter von 2 bis 14 Jahren liegt der entsprechende Anteil bei 60–70% [142].

In unseren Lebensmitteln liegt Folsäure sowohl in freier (Pteroyl-mono-glutamat) als auch gebundener Form (Pteroyl-poly-glutamat) vor. Gute Folatquellen sind Blattgemüse, insbesondere Spinat, Kohlgemüse, Tomaten, Kartoffeln, Orangen, Vollgetreide, Eier und Leber. Die mittlere tägliche Zufuhr liegt in Deutschland, aber auch in anderen westlichen Ländern sowohl bei Erwachsenen, als auch bei Kindern deutlich unter den Referenzwerten.

Die Bioverfügbarkeit beträgt bei der freien über 90% und bei der gebundenen Form nur etwa 20%. Bei der Relation beider Formen in unserer Nahrung kann von einer **Gesamtbioverfügbarkeit** von etwa 40% ausgegangen werden. Erhebliche Teile des Nahrungsfolates gehen bei der **Zubereitung** und **Lagerung** durch Hitzeeinwirkung, Oxidation und Lösen im Kochwasser verloren.

Eine **unzureichende Bedarfsdeckung** findet sich häufig – abgesehen von bestimmten Erkrankungen wie z.B. Morbus Crohn (➤ Kap. 3.4.3) und bei Alkoholikern (➤ Kap. 1.9) – **in der Schwangerschaft.** Ein signifikanter Anstieg der Folsäurestoffwechselprodukte im Harn im zweiten Trimenon und ein Rückgang zu den Ausgangswerten nach der Geburt belegen einen erhöhten Katabolismus des Vitamins [176]. **Hyperchrome Anämien** in der Schwangerschaft können die Folge eines Folsäuredefizits sein.

> Das Risiko kongenitaler Fehlbildungen, insbesondere des **Neuralrohrdefektes,** steigt bei nicht ausreichender Deckung des Folsäurebedarfs während der Schwangerschaft (➤ Kap. 15).

Dem erhöhten Bedarf muss, wie Untersuchungen der letzten Jahre gezeigt haben, mehr Aufmerksamkeit gewidmet werden (> Kap. 15). In England, den USA, Ungarn und einigen weiteren Ländern wird durch Anreicherung von Brot- und Backwaren mit Folsäure versucht, eine optimale Versorgung der Bevölkerung zu sichern.

Folsäure ist wie das Vitamin B_{12} erforderlich für die Nukleinsäuresynthese.

Unter totaler **parenteraler Ernährung,** insbesondere dann, wenn Aminosäurelösungen infundiert werden, besteht die Gefahr einer Verminderung der Serum-Folsäurekonzentration bis hin zur Entwicklung von megaloblastischen Anämien [192]. Der genaue Mechanismus des Abfalls der Folsäurekonzentration ist nicht bekannt.

Es muss darauf geachtet werden, dass unter totaler parenteraler Ernährung möglichst mehr als die dem täglichen Bedarf entsprechende Folsäuremenge infundiert wird.

Wesentliche **Folgeschäden** einer unzureichenden Deckung des Bedarfs an Folsäure, aber auch an Vitamin B_{12} und B_6 beruhen auf einer vermehrten Bildung von Homocystein, einem Intermediärprodukt des Methioninstoffwechsels (> Abb. 1.25).

Bei gesunden, optimal Ernährten wird das Intermediärprodukt Homocystein entweder zu Methionin remethyliert oder über Cystathionin zu Cystein umgewandelt. Die Homocysteinkonzentration in Gewebe und Plasma ist folglich sehr gering.

Die **Hauptspeicher-** und **Transportform** der Folsäure ist 5-CH_3-Tetrahydrofolsäure (5-CH_3-THF). Mit Hilfe des Enzyms 5-Methyltetrahydrofolat-Homocystein-Methyltransferase (Methylentetrahydrofolat-Reduktase) mit dem **Cofaktor Vitamin B_{12}** wird eine Methylgruppe auf Homocystein übertragen.

Der zweite Stoffwechselweg, die Umwandlung in Cystathionin, wird durch das Enzym Cystathionin-β-Synthetase, das als **Cofaktor Vitamin B_6** benötigt, katalysiert.

Erhöhte **Plasma-Homocysteinkonzentrationen** können sowohl Folge angeborener Enzymdefekte als auch Folge eines Mangels der Cofaktoren Vitamin B_6, B_{12} oder Folsäure sein.

Bei dem angeborenen Enzymdefekt handelt es sich um die **Homocysteinurie,** eine autosomal-rezessiv vererbte Stoffwechselerkrankung. Zugrunde liegt ihr ein Enzymdefekt, der Cystathionin-Synthetase, die Homocystein in Cystathionin umsetzt. Es ist die nach der Phenylketonurie häufigste angeborene Stoffwechselkrankheit (> Kap. 4.6.8).

Als obere Normgrenze der **Homocysteinkonzentration im Plasma** werden 10–17 μmol / l angegeben. Die Hyperhomocysteinämie wird in eine moderate, mit Plasma-Konzentration zwischen 16 und 30 μmol / l, eine mittlere mit 31–100 μmol / l und eine hochgradige mit mehr als 100 μmol / l eingeteilt [140]. Die **Ursachen** einer Hyperhomocysteinämie, unabhängig von einer homozygoten angeborenen Stoffwechselerkrankung, können heterozygote Verlaufsformen dieser Erkrankung bzw. Folgen einer Mangelversorgung mit Folsäure, Vitamin B_{12} und Vitamin B_6 sein.

Hoher Konsum von gefiltertem oder ungefiltertem Kaffee geht mit einer Erhöhung der Plasma-Homocysteinkonzentration einher. Die Plasma-Spiegel der Vitamine Folsäure, B_6 und B_{12} werden nicht beeinflusst. Die dem Anstieg zugrunde liegenden Mechanismen sind unbekannt [252].

Begünstigt werden durch die hohen Plasma-Konzentrationen insbesondere die **arteriosklerotische Gefäßerkrankung** (> Kap. 4.4) und der **Neuralrohrdefekt** (> Kap. 15). Eine Reihe von Untersuchungen hat auch gezeigt, dass durch eine perikonzeptionelle Supplementierung von Folsäure die Wahrscheinlichkeit von Lippen-, Kiefer- und Gaumenspalten sowie angeborenen Herzfehlern sinkt.

Vitamin C

Die empfohlene tägliche Zufuhr beträgt bei Personen ab 13 Jahren 100 mg und für Raucher 150 mg. Für Kinder zwischen 1 und 13 Jahren werden 60–90 mg empfohlen.

Die bei der Mehrzahl der Säugetiere vorhandene Fähigkeit zur Ascorbinsäuresynthese ging beim Menschen während der Evolution verloren, sodass er auf die regelmäßige Zufuhr mit der Nahrung angewiesen ist.

Vitamin C **(Ascorbinsäure)** bildet mit Dehydroascorbinsäure ein Redoxsystem.

Eine ausreichende Vitamin-C-Konzentration ist für eine Reihe **wichtiger Stoffwechselvorgänge** wie die Synthese des im Bindegewebe enthaltenen Kollagens, die Synthese von Nebennierenrinden- und Nebennierenmarkhormonen, die Resorption von Nicht-Häm-Eisen, Wundheilungsvorgänge, eine optimale Immunfunktion, Hemmung der Nitrosaminsynthese im Magen etc. erforderlich.

Vitamin C gehört mit Vitamin E und Carotinoiden zu den **antioxidativen Nährstoffen,** die vor Schäden durch freie Sauerstoffradikale ("oxidativer Stress") schützen. Eine optimale Blut- und Gewebekonzentration schützt vor der Entstehung einer Reihe heute häufiger Erkrankungen wie Karzinomen (➤ Kap. 16), arteriosklerotischen Gefäßveränderungen (➤ Kap. 4.4), grauem Star (➤ Kap. 13.1) etc.

Ascorbinsäure wird dosisabhängig im oberen Dünndarm resorbiert, d.h., mit steigender Einzeldosis sinkt die **Resorptionsquote.** Während nach oraler Gabe von etwa 180 mg / Tag zwischen 80 und 90% resorbiert werden, beträgt der resorbierte Anteil bei Gabe von 3 g nur etwa 40%.

Die **Bioverfügbarkeit** von Vitamin C aus unterschiedlichen Quellen wie Orangen, Orangensaft, gekochtem Brokkoli und Vitamintabletten unterscheidet sich nicht [170].

Die früher insbesondere in den Wintermonaten häufigen Vitamin-C-Mangelkrankheiten – Skorbut beim Erwachsenen und Moeller-Barlow-Krankheit bei Säuglingen – werden heute in den westlichen Industrieländern nicht mehr beobachtet. Eine nicht optimale Versorgung mit Vitamin C geht mit uncharakteristischen Beschwerden wie Leistungsminderung, Müdigkeit, Antriebslosigkeit und u.U. verzögerter Wundheilung und gesteigerter Infektanfälligkeit einher.

> Isoascorbinsäure (Erythrobinsäure), ein Stereoisomer von Vitamin C, ist in den USA als Lebensmittelzusatz mit antioxidativer Eigenschaft erlaubt. Die Substanz ist biologisch nicht aktiv. Vergleichende Untersuchungen an gesunden Versuchspersonen ergaben keinen antagonistischen Effekt zum Vitamin C [213].

Vitamin C und Erkältungskrankheiten ➤ Kap. 1.7.4, Hyperlipoproteinämie ➤ Kap. 4.4, Morbus Alzheimer ➤ Kap. 11.4, Tumorentstehung ➤ Kap. 16.3, alternative Tumortherapie ➤ Kap. 21.7.2.

1.7.3 Risiken und Nutzen einer hoch dosierten oralen Vitaminzufuhr, Megavitamindosen

Eine deutlich über den Empfehlungen liegende tägliche Zufuhr von Vitaminen kann dann erforderlich sein, wenn es gilt, **Defizite auszugleichen** oder einem durch Erkrankungen, Einnahme von Medikamenten etc. erzeugten **Mehrbedarf** Rechnung zu tragen.

Neben diesen klaren Indikationen werden z.T. sehr hohe Dosen verschiedener Vitamine für Gesunde mit optimaler Deckung des Vitaminbedarfs unter der Vorstellung einer Verbesserung der körperlichen Abwehrlage, der Leistungsfähigkeit, der Beseitigung von Allergien, Ekzemen, Haarausfall, Krampfadern, Lernschwierigkeiten bei Kindern etc. empfohlen.

Ärzte, Ernährungswissenschaftler und Ernährungsberater werden immer wieder mit diesen meist auf **Spekulationen** beruhenden Aussagen konfrontiert. Ihre Aufgabe ist es, die Frage eventueller Schädigungen (**Hypervitaminosen**) und der wissenschaftlichen Seriosität gemachter Versprechen zu beurteilen.

Nebenwirkungen hoch dosierter Vitaminzufuhr

Sieben von zehn US-Amerikanern nehmen zumindest gelegentlich Supplemente (Vitamine, Mineralstoffe, Spurenelemente). Diese Personengruppe war grundsätzlich gesundheitsbewusster. Sie verzehrte mehr Obst und Gemüse, rauchte seltener, trank weniger Alkohol etc.

Nach einem Statement der American Dietetic Association soll eine optimale Nährstoffzufuhr durch eine abwechslungsreiche Ernährung erfolgen. Supplemente sind nur dann angezeigt, wenn durch wissenschaftliche Untersuchungen ihre **Wirksamkeit** und **Unbedenklichkeit** bewiesen sind [125].

Es gibt in der Literatur wenig Hinweise darauf, dass eine Zufuhr bis zum Fünffachen der von nationalen Ernährungsgesellschaften empfohlenen Tagesdosis negative Folgen hätte.

Nur bei den Vitaminen A und D sollten aus Gründen absoluter Sicherheit Obergrenzen von 10 µg **Vitamin D** bzw. 3 Retinoläquivalent **(Vitamin A)**   pro Tag nicht überschritten werden.

Da Vitamin A ein **teratogenes Potential** besitzt, weist das Bundesgesundheitsamt darauf hin, dass Schwangere und Frauen, die schwanger werden könnten, auf einen häufigen Verzehr von Leber verzichten sollen.

Akute und chronische Hypervitaminosen

Vitamin A

Zur **akuten Intoxikation** kommt es dann, wenn mehr als 1 Mio. Einheiten etwa in Form von Seehund- oder Polarbärleber aufgenommen werden. Die **klinischen Symptome** sind Kopfschmerzen, Erbrechen, Schwindel und bei längerfristig hoher Zufuhr Hepatosplenomegalie, Alopezie, Hypocalcämie etc.

Zur **chronischen Intoxikation** kommt es dann, wenn über längere Zeit täglich etwa 100 000 Einheiten Vitamin A aufgenommen werden. Die klinischen Symptome sind trockene Haut, Haarausfall, Appetitlosigkeit, Hirndrucksymptomatik (Pseudotumor cerebri), Hepatomegalie, Knochenschmerzen und **bei Kindern** Wachstumsstörungen. Es gibt Hinweise darauf, dass die Entstehung der Osteoporose durch eine langfristig über dem Bedarf liegende Zufuhr begünstigt wird. Die chronische Toxizität entwickelt sich offenbar individuell sehr unterschiedlich und nimmt mit steigendem Lebensalter zu (Lit. bei [309]).

Die Anreicherung von Lebensmitteln mit Vitaminen und der oft kritiklose Konsum von Multivitaminpräparaten führt dazu, dass große Teile der Bevölkerung – er wird für die USA mit 75% angegeben – deutlich mehr Vitamin A aufnehmen, als den Empfehlungen entspricht [3] (Vitamin-A-Zufuhr während der Schwangerschaft ➤ Kap. 15).

1 g **Eisbärleber** enthält rund 20 000 IE Vitamin A, die vierfache optimale Tagesdosis eines Erwachsenen. Im Vergleich dazu enthält 1 g **Rinder**- bzw. **Schweineleber** nur 100 bis 150 IE Vitamin A (Gefahr der Vitamin-A-Hypervitaminose bei chronischer Niereninsuffizienz ➤ Kap. 5).

Auch bei häufigem Verzehr von Rinder- und Schweineleber über lange Zeiträume kann es zu chronischer Vitamin-A-Intoxikation kommen.

Die Symptome einer Vitamin-A-Intoxikation bilden sich nach Unterbrechung der Zufuhr in aller Regel schnell zurück.

Vitamin D

Symptome der Vitamin-D-Intoxikation sind Übelkeit, Durst, Erbrechen, Nausea, Appetitlosigkeit, tonisch-klonische Krämpfe, Blutdrucksteigerung etc.

Die unter extrem hoher Vitamin-D-Zufuhr **gesteigerte Calciumresorption** führt zu einer Mehrausscheidung von Calcium mit dem Harn. Zu einer Hypercalcämie kommt es erst dann, wenn die Ausscheidungskapazität der Niere überfordert ist. Kalkeinlagerungen in die Nieren können zu Niereninsuffizienz und somit zur Urämie führen [79].

Die Spanne zwischen der empfohlenen täglichen Vitamin-D-Aufnahme mit der Nahrung und der Menge, ab der mit Intoxikationen gerechnet werden muss, ist relativ gering. Sie wird mit etwa dem Zehnfachen der empfohlenen Tagesdosis angegeben [175].

Vitamin E

Bis vor wenigen Jahren wurden zur Prophylaxe und Therapie relativ hohe tägliche Vitamin-E-Dosen empfohlen. Eine Zufuhr bis zu 1000 mg / Tag galt als weitgehend nebenwirkungsfrei, obwohl bereits früh auf folgende mögliche Nebenwirkungen hingewiesen wurde [70]:

- Übelkeit
- Erbrechen
- Kopfschmerzen
- Muskelschwäche
- Erschöpfungszustände
- Schwindelgefühl
- Stomatitis
- Thrombophlebitis
- Vaginalblutungen
- Zunahme der Beschwerden bei Angina pectoris

- Verschlechterung der Stoffwechsellage bei Diabetes mellitus
- Steigerung des Blutdrucks etc.

Laborchemisch wurden Steigerungen der Cholesterinkonzentration im Serum, Erhöhungen der Kreatinkinaseaktivität im Blut, Neigungen zu Hypoglykämien, Abnahme der Thyroxinkonzentration im Blut etc. beobachtet.

> Bei experimentellen Untersuchungen an gesunden Versuchspersonen wurden nach Verabreichung von 800 mg α-Tocopherol pro Tag Ermüdungs- und Schwächezeichen, Anämie und **Zeichen der Hypothyreose** beobachtet. Eine Doppelblindstudie an gesunden Männern musste wegen der auftretenden Zeichen von Muskelschwäche und Erschöpfung abgebrochen werden.

Grundsätzlich ist jedoch die Spanne zwischen der empfohlenen täglichen Tocopherolaufnahme und dem Bereich, ab dem mit Nebenwirkungen zu rechnen ist, wesentlich größer als bei den beiden fettlöslichen Vitaminen A und D [175].

Metaanalysen, die zu dem Ergebnis kamen, dass eine Zufuhr von mehr als 400 IU (1 IU = 0,67 mg RRR-α-Tocopherol) pro Tag die Gesamtmortalität und besonders die Mortalität bei kardiovaskulären Erkrankungen negativ beeinflusst, wurden bereits in > Kap. 1.7.1 besprochen.

Vitamin B$_6$

Erhöht ist der Bedarf bei Alkoholikern und der Langzeitanwendung östrogenhaltiger Kontrazeptiva.

Mit dem Vielfachen des täglichen Bedarfes (Megadosen) können **Wirkungen** bei folgenden Erkrankungen erzielt werden: Homocystinurie, Cystathioninurie, Pyridoxine-dependency und der primären Oxalose Typ I.

Nebenwirkungen in Form peripherer sensorischer Neuropathien mit ataktischen Gangstörungen, Reflexstörungen, Beeinträchtigungen von Tast- und Temperatursinn etc. wurden nach mehrmonatiger Einnahme von täglich 2–6 g Pyridoxin beobachtet [15]. Von anderen Autoren werden ähnliche Nebenwirkungen bereits bei Dosen zwischen 500 mg und mehreren Gramm pro Tag beschrieben (Lit. bei [13]).

Vitamin C

Bei hoher, deutlich über dem Bedarf liegender Zufuhr wird Ascorbinsäure schnell über die Niere ausgeschieden. Zeichen einer Hypervitaminose sind nicht bekannt. Unter hoher oraler Zufuhr kann es zu gastrointestinalen Beschwerden, insbesondere einer osmotischen Diarrhö kommen. Die Gefahr einer Hyperoxalurie mit Begünstigung der Nierensteinbildung wird unterschiedlich bewertet (> Kap. 5.10). Zur Vermeidung von Nebenwirkungen wurde ein LOAEL (Lowest Observed Adverse Effekt Level) von 3000 mg / Tag und ein UL (Tolerable Upper Intake Level) von 2000 mg, von einem anderen Gremium von 1000 mg / Tag, vorgeschlagen (Lit. bei [281]).

1.7.4 Prophylaktische und therapeutische Effekte hoch dosierter Vitaminzufuhr

Die Frage, ob es empfehlenswert ist, zusätzlich zu einer optimal zusammengestellten Nahrung Vitamine oder Spurenelemente unter der Vorstellung einzunehmen, hiermit die körperliche und geistige Leistungsfähigkeit zu steigern, dem Alterungsprozess entgegenzuwirken, das Erkrankungsrisiko zu verringern usw., wird seit Jahren kontrovers diskutiert. Ergebnisse von Studien zu diesen Fragestellungen helfen aus folgenden Gründen nur bedingt, offene Fragen zu klären. Die verwendeten Supplemente sind nicht einheitlich zusammengesetzt und werden unterschiedlich dosiert. In manchen Studien wurde nur ein, in anderen mehrere Vitamine, zum Teil zusammen mit Spurenelementen über unterschiedlich lange Zeit an kleine Kollektive verabreicht. Weiterhin sind in unterschiedlichen Regionen mit nicht identischen Ernährungsgewohnheiten gewonnene Ergebnisse schlecht vergleichbar.

Trotz fehlender exakter Beweise sprechen sich Autoren [259] dafür aus, dass gesunde Erwachsene aus folgenden Gründen Multivitaminpräparate einnehmen:

- Personen deren Bedarfsdeckung durch Blutuntersuchung aus Kostengründen nicht gesichert werden kann. Ein Supplement zu nehmen ist preisgünstiger und ungefährlich, wenn die tägliche Zufuhr in Form eines Supplementes den Tagesbedarf nicht übersteigt.

- In der Bevölkerung gibt es Subgruppen mit unzureichender Zufuhr etwa an Folsäure, z.B. Frauen im gebärfähigen Alter (> Kap. 15.1).
- Bei Teilen der Bevölkerung kann über eine Senkung erhöhter Homocysteinkonzentrationen im Plasma durch zusätzliche Gabe von Folsäure, Vitamin B_6 und B_{12} das Risiko kardiovaskulärer Erkrankungen wahrscheinlich gesenkt werden.
- Bei Senioren findet sich häufig eine nicht ausreichende Deckung des Vitaminbedarfs (> Kap. 2.3.2).

All diese und einige andere Argumente rechtfertigen nach Ansicht der Befürworter eine breite, niedrig dosierte Einnahme von Multivitaminpräparaten [259].

Eine weitere nicht endgültig geklärte Frage betrifft die Prophylaxe und Therapie von Erkältungskrankheiten mit hohen Dosen Vitamin C.

Ausgehend von der Vorstellung, dass die optimale Vitamin-C-Zufuhr bei 3–4 g / Tag liegt, empfahl der amerikanische Nobelpreisträger L. Pauling hohe Ascorbinsäuredosen zur **Therapie** und **Prophylaxe** von **Erkältungskrankheiten.** Die große Zahl der zu diesem Thema durchgeführten Studien kommt zu unterschiedlichen Ergebnissen.

In mehreren Studien fand sich unter Gabe von 1 g Ascorbinsäure pro Tag zwar keine Verringerung der Inzidenz von Erkältungskrankheiten, die Krankheitsdauer und die Intensität der Symptomatik wurden jedoch signifikant reduziert [114]. In einer Doppelblindstudie wurden unter prophylaktischer Gabe von 1 g Ascorbinsäure pro Tag während der Wintermonate im Vergleich zu einer Placebogruppe signifikant weniger Erkrankungen registriert. Weiterhin waren bei Erkrankung die Krankheitsdauer und Intensität der Symptomatik geringer. Es wird darauf hingewiesen, dass Vitamin C präventiv und nicht erst bei Ausbruch des Infektes gegeben werden darf [240].
In weiteren Studien fand sich unter Gabe von 0,6–1,0 g Ascorbinsäure pro Tag dann eine Reduktion der Inzidenz von Erkältungskrankheiten um etwa 50%, wenn die Versuchspersonen unter hoher physischer Belastung (Marathonlauf, Soldaten bei körperlichem Training etc.) untersucht wurden [115].

Weitere Beispiele für einen unter bestimmten Bedingungen sinnvollen Einsatz von Vitaminsupplementen finden sich in den folgenden Kapiteln.

Antioxidative Wirkung von Vitaminen

Die bisherigen Empfehlungen für die optimale Vitaminzufuhr orientierten sich an dem Ziel, Mangelerscheinungen mit Sicherheit zu verhüten.

Darüber hinaus gibt es Hinweise darauf, dass die sog. „antioxidativen Vitamine" C und E und eine Reihe von Carotinoiden synergistisch als **„Radikalfänger"** wirken und aufgrund dieser Funktion im Stoffwechsel der Entstehung einer Reihe von Erkrankungen entgegenwirken.

Um diese Funktion optimal zu erfüllen, müssen höhere Dosen, als bisher zur Vermeidung von Mangelerscheinungen empfohlen, aufgenommen werden.

Unter dem Begriff **„freie Radikale"** werden hochgradig reaktionsfähige Substanzen (Atome, Moleküle oder Ionen mit einem oder mehreren ungepaarten Elektronen) zusammengefasst, die in der Lage sind, **Kettenreaktionen** auszulösen, wobei die Reaktion eines freien Radikals mit einer Substanz zur Bildung neuer freier Radikale führen kann.
Sie können:

- mit zahlreichen Stoffklassen reagieren
- biologische Membranen schädigen
- die Struktur von Nukleinsäuren, die für eine geordnete Zellteilung und Weitergabe von Erbinformationen verantwortlich sind, verändern etc.

Freie Radikale können im Stoffwechsel etwa in Makrophagen, im Gewebe unter dem Einfluss bestimmter Enzyme, in der Atmungskette, aber auch unter dem Einfluss von exogenen Faktoren wie Nahrungsbestandteilen, Zigarettenrauch, bestimmten Medikamenten, UV-Bestrahlung etc. entstehen (> Abb. 16.5).

Eine Vielzahl von Befunden spricht dafür, dass freie Radikale **pathophysiologische Abläufe** initiieren, die letztlich zu sehr unterschiedlichen Erkrankungen und Organschädigungen wie malignen Tumoren (> Kap. 16), Arteriosklerose (> Kap. 4.4), Katarakt (> Kap. 13.1), seniler Demenz (> Kap. 11) etc. führen.

Da der Organismus unter physiologischen Bedingungen ständig sowohl endogenen als auch exogenen Radikalen ausgesetzt ist, verfügt er auch über **Abwehrmechanismen.**

Hierzu zählen neben Superoxiddismutase, Katalase, Glutathion, Glutathionperoxidase und Harnsäure auch die Vitamine C, E und β-Carotin. Das β-Carotin erfüllt diese Funktion unabhängig von seiner Bedeutung als Provitamin A. Zusätzlich wirken auch andere in der pflanzlichen Nahrung enthaltenen Carotinoide, die nicht in Vitamin A umgewandelt werden können, ebenso wie Flavonoide, Polyphenole und möglicherweise andere Nahrungskomponenten (sog. sekundäre Pflanzenstoffe) im menschlichen Organismus als **Antioxidanzien.**

Es gibt eine Vielzahl von Hinweisen darauf, dass sich, wenn Carotinoide und die Vitamine C und E nicht in ausreichender Konzentration zur Verfügung stehen, die genannten Erkrankungen mit höherer Wahrscheinlichkeit entwickeln. Von großer praktischer Bedeutung ist hier vor allem die Bedeutung freier Radikale für die **Entstehung maligner Tumoren** und der **Arteriosklerose.**

Nach derzeitigem Wissensstand werden bei gesunden Erwachsenen, die keinem speziellen oxidativen Stress ausgesetzt sind, **„präventive" Plasma-Spiegel** mit folgender täglicher Zufuhr erreicht: Vitamin C ca. 75–150 mg, Vitamin E ca. 15–30 mg und β-Carotin ca. 2–4 mg [20].

Zigarettenraucher haben einen Mehrbedarf an Vitamin C (ca. 50–100 mg) und β-Carotin, möglicherweise auch an anderen Antioxidanzien wie Vitamin E.

Die **Zufuhr** von Vitaminen und an β-Carotin soll, wenn eben möglich, **in Form von Obst und Gemüse** erfolgen. Nur so ist eine ausreichende Aufnahme an sekundären Pflanzenstoffen, Carotinoiden und Ballaststoffen gewährleistet.

Supplemente sind dann indiziert, wenn sich diese Forderung nicht realisieren lässt.

Immer dann, wenn der sinnvolle Weg einer optimalen Ernährung nicht gewählt wird, ist zu berücksichtigen, dass ein optimaler Schutz vor „oxidativem Stress" nur dann gewährleistet ist, wenn eine sich ergänzende Kombination antioxidativer Inhaltsstoffe der Nahrung zusammenwirkt. Diese Forderung ist mit Supplementen schwer bzw. nicht zu realisieren. Weiterhin darf die Zufuhr einzelner Antioxidanzien nicht unphysiologisch hoch sein, da bei Überdosierung die antioxidative in eine prooxidative Wirkung umschlagen kann. Etwa 150% der D-A-CH-Referenzwerte [205] sollten nicht überschritten werden. Ergebnisse verschiedener Studien [187, 2] demonstrieren die Gefahr einer Überdosierung von Antioxidanzien. In diesen Langzeitstudien an Zigarettenrauchern mit hohem Bronchialkarzinomrisiko sollte der protektive Effekt von β-Carotin im Vergleich zu Placebo belegt werde. Nach wenigen Jahren musste die Studie abgebrochen werden, da unter extrem hoher oraler β-Carotingabe (20–30 mg / Tag) vermehrt Bronchialkarzinome auftraten. Das negative Ergebnis zeigt, das unphysiologisch hohe Dosen von Antioxidanzien zumindest bei Risikogruppen schädigend wirken. Auf negative Effekte sehr hoher Vitamin-E-Dosen wurde bereits in ➤ Kap. 1.7.1 hingewiesen.

In zunehmendem Maße wird vor dem durch einen hohen Werbeaufwand seit Jahren geförderten kritiklosen Konsum von Vitaminsupplementen gewarnt. Es fehlen gesicherte Beweise für die gemachten Wirkversprechen. Metaanalysen von bisher veröffentlichen Studien mit Antioxidanzien ergaben im Vergleich zu Placebo keine Verringerung der Gesamtsterblichkeit, der Sterblichkeit an kardiovaskulären Erkrankungen und an Malignomen. Nationale Institutionen verschiedener westlicher Länder warnen vor Gesundheitsschäden durch eine zu hohe Zufuhr von Vitaminsupplementen (Lit. bei [120a]).

Von Bedeutung ist die Frage, in welchem Umfang unter hoher physischer Aktivität vermehrt freie Sauerstoffradikale entstehen und ob bei deren Bildung eine Supplementierung mit Antioxidanzien, insbesondere den Vitaminen C und E, indiziert ist. Bis auf 4–5% wird der aufgenommene Sauerstoff im Stoffwechsel zu Wasser reduziert. Der nicht reduzierte Anteil bildet freie Sauerstoffradikale. Mit verschiedenen Methoden wurde folglich unter körperlicher Belastung ein Anstieg reaktiver Sauerstoffspezies gemessen. Das Ausmaß der Bildung freier Radikale ist bei untrainierten Personen unter körperlicher Belastung besonders hoch. Möglicherweise kommt es mit zunehmendem Training zu einer vermehrten Bildung endogener Antioxidanzien wie z.B. Glutathion, wodurch der positive Effekt zu erklären wäre.

Die Frage, ob zur Verringerung von oxidativem Stress bei vermehrter körperlicher Aktivität Antioxidanzien im Form von Supplementen indiziert sind und wenn ja, in welcher Dosierung, wird kontrovers diskutiert. Gewarnt wird vor der negativen Wirkung von Megadosen antioxidativer Vitamine. Die sicherste Möglichkeit der Bedarfsdeckung ist eine Kost reich an antioxidativen Inhaltsstoffen [275]. (Bei der z.T. empfohlenen hoch dosierten Gabe von Vitaminen und β-Carotin müssen die in ➤ Kap. 16 abgehandelten Nebenwirkungen einer hohen Dosierung beachtet werden).

Analgetische Wirkung hoher B-Vitamin-Dosen

Seit langer Zeit wird die Frage eines schmerzstillenden Effekts der sog. **„neurotropen Vitamine"** B_1, B_6, B_{12} kontrovers diskutiert.

> Es ist nicht bewiesen, dass oral aufgenommene Mengen dieser B-Vitamine, die den Bedarf um das 100- bis 1000-Fache überschreiten, schmerzstillend wirken bzw. den Effekt von Analgetika bzw. Antirheumatika verbessern.

Kontrollierte, randomisierte Doppelblindstudien haben belegt, dass z.B. Schmerzen, ausgelöst durch degenerative Wirbelsäulenerkrankungen, schneller und stärker reduziert werden, wenn analgetisch bzw. antiphlogistisch wirkende Substanzen **in Kombination** mit den genannten B-Vitaminen verabreicht werden.

Der Wirkort der Vitamine ist unbekannt. Es wird angenommen, dass der Wirkung Effekte am Zentralnervensystem zugrunde liegen [34].

Effekte hoher Vitamin-B_6-Dosen bei neurologischen, psychiatrischen und anderen Erkrankungen

Mit Dosen von 100 mg bis einigen Gramm pro Tag wurden positive Effekte bei den verschiedensten Erkrankungen wie Karpaltunnelsyndrom, prämenstruellem Syndrom, Schizophrenie, Depressionen, Autismus, Lernschwierigkeiten, Schwindel unklarer Genese, Hyperemesis gravidarum etc. berichtet. In keinem Fall sind die positiven Therapieerfolge ausreichend wissenschaftlich belegt (Lit. bei [13]).

Effekt hoher Nikotinsäuredosen auf den Lipidstoffwechsel

Der den Cholesterinspiegel senkende Effekt von Nikotinsäure in einer Dosis zwischen 3 und 6 g / Tag gilt als gesichert [269].

1.7.5 Fälschlich als Vitamine bezeichnete Substanzen, sekundäre Pflanzenstoffe (Phytochemicals)

> Vitamine sind lebensnotwendige organische Substanzen, die im menschlichen Organismus nicht bzw. nicht ausreichend synthetisiert werden können und nicht, wie etwa essentielle Fettsäuren oder essentielle Aminosäuren, als Energielieferanten oder Körperbausteine dienen können.

Trotz eindeutiger Definition werden immer wieder – z.T. aus kommerziellen Gründen – Substanzen als Vitamine bezeichnet, deren Wirkung nicht der genannten Definition entspricht.

Coenzym Q_{10}, Ubichinon 10 („Vitamin Q_{10}")

Das Coenzym Q_{10} ist ein Ubichinon, das 10 Isopreneinheiten enthält. Es bestehen **strukturelle Ähnlichkeiten** zu Vitamin E und Vitamin K.

Die Substanz kommt in unseren Lebensmitteln **weit verbreitet** vor. Besonders reich an Coenzym Q_{10} sind Muskelfleisch, Leber, Fisch und Eier. Aber auch pflanzliche Lebensmittel enthalten dieses und andere Coenzyme Q mit weniger Isopreneinheiten, die im Organismus in Coenzym Q_{10} umgewandelt werden.

Das genannte Ubichinon wird weiterhin im menschlichen Organismus aus den Aminosäuren Tyrosin und Phenylalanin synthetisiert.

Coenzym Q_{10} hat wichtige **Funktionen** beim Energiestoffwechsel (essentielles Glied beim Elektronentransport in der Atmungskette) und antioxidative Eigenschaften.

Die **Konzentration** in den verschiedenen Geweben nimmt mit zunehmendem Lebensalter ab. Insbesondere im Herzmuskel liegt die Konzentration im höheren Alter um 50–60% unter der im mittleren Lebensalter. Auch bei verschiedenen Herzmuskelerkrankungen wurden niedrige Konzentrationen gefunden.

Die heute häufig zur Therapie der Hypercholesterinämie eingesetzten HMG-CoA-Reduktaseinhibitoren können die Ubichinonsynthese im Körper deutlich hemmen [78].

> Ausgehend von der Tatsache, dass im Alter und bei Herzmuskelerkrankungen vergleichsweise niedrige Konzentrationen der für den Energiestoffwechsel wichtigen Substanz gefunden werden, wurden Therapieversuche bei verschiedenen Herzerkrankungen durchgeführt. Die Ergebnisse dieser Studien sind uneinheitlich und können derzeit noch nicht als ausreichende Basis für die Supplementierung von Coenzym Q_{10} angesehen werden.

In der Laienpresse wird derzeit „Vitamin Q_{10}" als Herzwunder, Energievitamin etc. empfohlen. Ob eine **Ergänzung der Nahrung** mit Coenzym Q_{10} bei bestimmten Erkrankungen und im höheren Lebensalter Vorteile bietet, bedarf der weiteren kritischen und exakten Untersuchung [161, 181, 196].

Orotsäure („Vitamin B_{13}")

Im menschlichen Organismus ausreichend synthetisierte Substanz mit Wirkung auf den Pyrimidinstoffwechsel. Positive Wirkungen auf verschiedene Erkrankungen, z.B. chronische Lebererkrankungen, wurden diskutiert.

Pangamsäure („Vitamin B_{15}")

Ein in den USA bis zum Verbot durch die FDA zur Förderung der Sauerstoffversorgung des Organismus und zur Krebstherapie in den Handel gebrachtes Präparat mit nicht konstanter Zusammensetzung verschiedener organischer Substanzen, hergestellt aus Hafer, Reis, Hefe, Leber etc. Nach Untersuchungen mit dem Ames-Test **mutagene Wirkung** [230].

Amygdalin („Vitamin B_{17}")

Dieses aus Kernen von Aprikosen und anderem Steinobst isolierte cyanogene Glykosid befindet sich in den USA unter der Bezeichnung Laetrile® im Handel.

Durch die Salzsäure des Magens, aber auch durch enzymatische Spaltung, kann **Blausäure** aus Amygdalin freigesetzt werden. Befürworter des therapeutischen Einsatzes von Amygdalin glauben, dass freigesetzte Blausäure durch Bildung von Thiocyanat entgiftet wird. Tödliche Zwischenfälle sind jedoch der Beweis dafür, dass die Substanz ab einer gewissen Dosis **hochtoxisch** wirkt.

Das bereits im Altertum therapeutisch genutzte Amygdalin wird seit Anfang der 50er Jahre des vorigen Jahrhunderts in den USA zur Therapie verschiedener Erkrankungen, insbesondere von Malignomen empfohlen. Bei exakter klinischer Prüfung konnte **keinerlei positiver Effekt** auf den Krankheitsverlauf nachgewiesen werden [230].

Essentielle Fettsäuren („Vitamin F")

Obwohl essentiell, sind diese Fettsäuren aufgrund der eingangs genannten Definition keine Vitamine.

Bioflavonoide („Vitamin P")

Zur Substanzgruppe der in vielen Pflanzen enthaltenen Flavonoide gehörend, mit angeblich positivem Effekt auf die Gefäßpermeabilität (**Permeabilitätsvitamin**). Zu dieser Substanzgruppe gehört das Rutin, von dem normalisierende Effekte auf die Gefäßpermeabilität angenommen werden.

Nicht nutritive Wirkstoffe (sekundäre Pflanzenstoffe, Plant-chemicals, Phytochemicals)

Aus der Gruppe der nicht nutritiven Wirkstoffe interessierten lange Zeit lediglich die Ballaststoffe (➤ Kap. 1.11). Neuere Erkenntnisse haben ergeben, dass unsere pflanzlichen Lebensmittel eine Vielzahl weiterer bisher wenig beachteter **Substanzen mit hoher biologischer Aktivität** enthalten, die heute meist als sekundäre Pflanzenstoffe bezeichnet werden.

Schätzungen gehen derzeit von 60 000–100 000 verschiedenen sekundären Pflanzenstoffen aus. Sie werden in folgende Gruppen eingeteilt: Carotinoide, Polyphenole, Phenolsäuren, Glucosinolate, Phytoestrogene, Sulfide, Saponine, Phytosterine, Monoterpene, Proteaseninhibitoren und Phytinsäure.

Die Lebensmittelindustrie wird in Zukunft vermehrt Produkte mit hohem Gehalt an solchen **präventiv wirkenden Inhaltsstoffen** zur Vorbeugung von Erkrankungen herstellen. Gentechnologische Verfahren bieten sich an, um den Gehalt an diesen Wirkstoffen in Pflanzen zu erhöhen. Diese mit gesundheitsfördernden Substanzen angereicherten Lebensmittel werden auch als **Designer Food, Nutraceuticals** oder **Functional Food** bezeichnet.

Wesentliche zu den sekundären Pflanzenstoffen zählende Substanzgruppen

Carotinoide

Carotinoide sind gelbrote, fettlösliche Pigmente, von denen etwa 500–600 verschiedene Varianten in Pflanzen und Tieren vorkommen. Sie geben vielen Pflanzen und Früchten ihre charakteristische Farbe. Auch grüne Pflanzen sind oft reich an Carotinoiden. Ihre Farbe wird vom Grün des Chlorophylls überdeckt. Pflanzen dienen Carotinoide als **Schutz vor photooxidativen Schäden.** Auch nach der Resorption aus pflanzlichen Lebensmitteln schützen sie den tierischen Organismus vor reaktiven Sauerstoffspezies (**„oxidativem Stress"**).

Im Plasma des Menschen lassen sich unter den bei uns üblichen Ernährungsbedingungen etwa 40 verschiedene Carotinoide nachweisen. Die große Gruppe der unter dem Sammelbegriff Carotinoide zusammengefassten Substanzen wird in zwei Gruppen unterteilt:
- die nur aus Wasserstoff und Kohlenstoff zusammengesetzten **Carotene**
- die sog. Oxycarotinoide (**Xanthophylle**), die auch Sauerstoff enthalten.

Die wichtigsten Vertreter der ersten Gruppe sind α-Carotin, β-Carotin und Lycopin, der zweiten Zeaxanthin, Lutein und β-Cryptoxanthin.

Abgesehen von der bereits genannten antioxidativen Wirkung fördern die Carotinoide die Kommunikation über sog. **Gap Junctions** zwischen Körperzellen. Gap Junctions sind Proteinbrücken zwischen benachbarten Zellen, die aus spezifischen Proteinen (**Connexinen**) bestehen. Diesen Proteinbrücken kommt bei der Karzinogenese (➤ Kap. 16) eine entscheidende Bedeutung zu.

Die vermehrte Bildung von Connexinen und die damit einhergehende Verbesserung der Kommunikation zwischen Zellen ist ein Grund für den **karzinoprotektiven Effekt** der Carotinoide.

Ein Teil der Carotinoide (etwa 10%) hat **Provitamin-A-Eigenschaften.** Spezielle strukturelle Eigenschaften sind die Voraussetzungen für den Grad der Umwandlung in Vitamin A. β-**Carotin** besitzt die höchste Vitamin-A-Aktivität (➤ Kap. 1.7.1).

Vitamin A findet sich nicht in Pflanzen. Nur im tierischen Organismus kann es aus β-Carotin und z.T. weiteren Carotinoiden gebildet werden.

> Auch bei hoher Aufnahme mit der Nahrung richtet sich das Ausmaß der **Vitamin-A-Synthese** immer **nach dem Bedarf,** sodass es auch bei sehr hoher Carotinoidzufuhr nicht zu Vitamin-A-Intoxikationen kommen kann (➤ Kap. 1.7.3).

> Da bis vor wenigen Jahren fast ausschließlich das β-Carotin als entscheidendes Provitamin A interessierte, während die Bedeutung der antioxidativen Eigenschaften der übrigen Carotinoide für die Prophylaxe vieler Erkrankungen noch nicht erkannt war, finden sich in vielen Nährwerttabellen nur Angaben über den Gehalt an β-Carotin.

Die verschiedenen Carotinoide finden sich in den einzelnen Gemüse- und Obstsorten in sehr unterschiedlicher Menge. In ➤ Tabelle 1.7 sind die **Kon-**

Tab. 1.7 Carotinoidgehalt von Früchten und Gemüse. Medianwerte für sechs Carotinoide in Mikrogramm (µg) je 100 g. Die mit (*) markierten Carotinoide haben Provitamin-A-Aktivität (nach Mangels et al. [171]).

Frucht, Gemüse oder Zubereitung	β-Carotin (*)	α-Carotin (*)	Lutein und Zeaxanthin	Lycopin	β-Cryptoxanthin (*)
	µg / 100 g	µg / 100 g	µg / 100 g	µg / 100 g	µg / 100 g
Brokkoli, gekocht	1300		1800		
Rosenkohl	480		1300		
Karotten, roh	7900	3600	260		
Karotten, gekocht	9800	3700			
Bohnen, grün	630	44	740		
Erbsen, grün	350	16	1700		
Grünkohl	4700		21900		
Salate	1200		1800		
Paprika, rot	2200	60			
Spinat, gekocht	5500		12600		
Pampelmuse	1310			3362	
Tomatensaft	900			8500	
Tomaten, roh	520		100	3100	
Mandarinen	38	20	20		214

zentrationen der wichtigsten Carotinoide in einigen Gemüse- und Obstsorten aufgelistet. Die Werte zeigen, dass β-Carotin das verbreitetste Carotinoid ist, dass aber der Gehalt an anderen Carotinoiden häufig wesentlich höher liegt. Dies gilt beispielsweise für **Lutein** in Spinat und verschiedenen Kohlsorten oder den Gehalt an **Lycopin** in Tomaten. Cryptoxanthin findet sich reichlich in Zitrusfrüchten und Zeaxanthin in Mais.

Die im Handel befindlichen **Polyvitaminpräparate** enthalten ausschließlich β-Carotin sowie Lycopin und sind folglich nicht in der Lage, die gesamte Palette der in Obst und Gemüse enthaltenen antioxidativen Wirkstoffe zu substituieren. Dies ist ein wesentliches Argument für den regelmäßigen Verzehr dieser Lebensmittel.

> Es wird derzeit versucht, aus natürlichen Quellen, die reich an den verschiedenen Carotinoiden (z.B. die Alge Dunaliella salina) sind, diese zu extrahieren, um Präparate mit breitem Spektrum an Carotinoiden herstellen zu können.

Carotinoide werden schlecht, zwischen etwa 2 und 50% schwankend, resorbiert. Das Ausmaß der Re-sorption ist wesentlich vom jeweiligen Lebensmittel, von der Art der Verarbeitung (mechanische Zerkleinerung, Hitzebehandlung), der Kombination mit anderen Lebensmitteln, insbesondere mit Fett etc. abhängig (> Abb. 1.24). Die gastrointestinalen Voraussetzungen für die Resorption entsprechen im Wesentlichen denen von Fett und fettlöslichen Vitaminen.

Nach der Freisetzung aus dem Lebensmittel erfolgt die Einschleusung zusammen mit anderen fettlöslichen Nährstoffen in Form von **Mizellen** in die Dünndarmmukosa. Hier wird ein Teil der Carotinoide mit Hilfe spezieller Enzyme in Vitamin A umgewandelt.

Carotinoide werden eingelagert in **Chylomikronen** auf dem Lymphwege abtransportiert, gelangen in die Blutbahn und von hier zur Leber bzw. in die übrigen Gewebe, wo eine gewisse **Speicherung** im Fettgewebe stattfindet. In der Leber erfolgt eine Umverteilung der Carotinoide auf alle Fraktionen der Lipoproteine, wobei die LDL-Fraktion mehr als die Hälfte der Gesamt-Carotinoidkonzentration aufweist.

Epidemiologische Studien haben gezeigt, dass die erhöhte Aufnahme von Carotinoiden mit einem verminderten Risiko für bestimmte Krankheiten einhergeht. Dazu gehören:

- altersbedingte Degeneration der Macula lutea
  (➤ Kap. 13)
- kardiovaskuläre Erkrankungen (➤ Kap. 4.4.4)
- verschiedene Krebsarten (➤ Kap. 16).

Polyphenole

Unter diesem Sammelbegriff wird eine Vielzahl von Pflanzeninhaltsstoffen zusammengefasst, deren Struktur auf der des Phenols basiert. Die Polyphenole werden in folgende Hauptgruppen unterteilt:
- Flavonoide
- Phenolsäuren
- Phytoöstrogene.

Flavonoide

Es sind die in der Natur am häufigsten vorkommenden Polyphenole. Sie bestehen aus zwei aromatischen und einem O-heterozyklischen Kohlenstoffring. Durch Modifikationen an diesem Grundgerüst entsteht eine Vielzahl verschiedener Flavonoide. Eines der häufigsten, vorwiegend in den Randschichten von Obst und Gemüse vorkommenden Flavonoide ist das **Quercetin** (➤ Abb. 1.26). Reich an Quercetin sind gelbe Zwiebeln mit etwa 340 mg / kg, Grünkohl mit 110 mg / kg, Äpfel und Kirschen mit je 36 bzw. 32 mg / kg. Reich an dem Flavonoid **Kaempferol** sind mit 210–470 mg / kg Grünkohl und mit 60–70 mg / kg Brokkoli.

Weitere Flavonoide wie z.B. **Catechin** und **Epicatechin** finden sich in hoher Konzentration in Kakao und daraus hergestellten Produkten. **Anthocyane** – wasserlösliche Pflanzenpigmente – sind weit verbreitet in Pflanzen und Früchten, so z.B. in Heidelbeeren, Holunderbeeren, Süßkirschen und roten Weintrauben. Die Konzentrationen liegen maximal bei 300–750 mg / 100 g Frischgewicht.

> Die meisten Obst und Gemüsesorten enthalten mehrere verschiedene Polyphenole. So sind z.B. **Rotweine,** insbesondere Chianti- und Bordeauxwein, reich an Quercetin und Myricetin. Hierauf beruht die Spekulation um das sog. **French Paradox** (➤ Kap. 4.4, Ernährungsprophylaxe und Ernährungstherapie, nicht-nutritive Wirkstoffe).

Rotwein enthält eine Vielzahl weiterer sekundärer Pflanzenstoffe, die wahrscheinlich am Zustande-

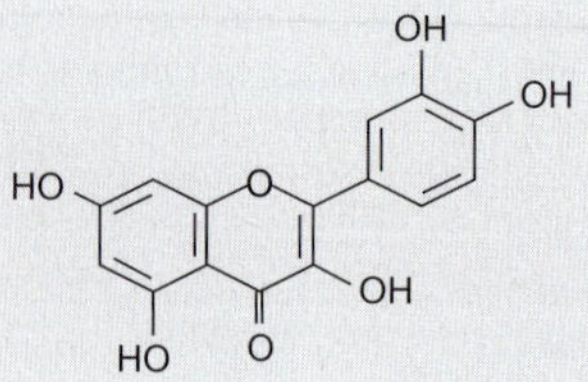

Abb. 1.26 Strukturformel des Quercetins.

kommen des French Paradoxes beteiligt sind. Dies sind Hydroxyzimtsäure, Hydroxybenzoesäure, Kaempherol, verschiedene Anthocyane und Catechine. Weiterhin Resveratrol, ein nicht zu den Flavonoiden zählendes Stilben. All diese Substanzen besitzen antioxidative Eigenschaften [25].

Weißweine enthalten nur geringe Konzentrationen an Polyphenolen. Eine hohe antioxidative Potenz besitzt nicht nur Rotwein, sondern auch roter Traubensaft [53].

Grüner und schwarzer **Tee** enthalten hohe Konzentrationen an Kaempherol und Myricetin. Am höchsten ist die Polyphenolkonzentration im grünen Tee, während bei der Herstellung von schwarzem Tee ein Teil dieser Substanzen zerstört wird [209].

Auf den hohen Gehalt an Flavonoiden in Kakao wurde bereits hingewiesen. Nach Verzehr von Schokolade konnte bei Versuchspersonen dosisabhängig eine Steigerung der antioxidativen Kapazität im Plasma nachgewiesen werden [254]. In vergleichenden Versuchen an Gesunden konnte Stunden nach dem Verzehr eines Kakaogetränkes mit einem Gehalt von ca. 900 mg an Flavonoiden eine im Vergleich zu Kontrollpersonen signifikant geringere Aktivierung von Thrombozyten nachgewiesen werden. Thrombozyten sind wesentlich an der Genese degenerativer Gefäßerkrankungen beteiligt [204].

Nach dem Verzehr von Kakao kommt es dosisabhängig zu einer Gefäßerweiterung und folglich einer Steigerung der Durchblutung. Dieser Effekt beruht auf einer vermehrten Bildung von Stickoxid (NO) durch das Enzym NO-Synthase in den Endothelzellen. Die im Plasma zirkulierende Speicherform von NO, im Wesentlichen an Eiweiß gebundenes NO, ist nach Verzehr von Kakao reich an Flavanol erhöht, während dies nach Verzehr von Kakao mit niedrigem Flavanolgehalt nicht der Fall ist [223].

Das Initialstadium der Arteriosklerose, die sog. endotheliale Dysfunktion, geht mit einer verminderten NO-Synthese einher. Dafür, dass eine Steigerung der NO-Synthese hemmend auf das Fortschreiten des arteriosklerotischen Prozesses wirkt, sprechen epidemiologische Studien, in denen sich eine inverse Assoziation zwischen der Höhe des Kakaoverzehrs und der Sterblichkeit an kardiovaskulären Erkrankungen fand [279] (Einfluss von Kakao auf die zerebrale Durchblutung ➤ Kap. 11.11).

Je nach Ernährungsgewohnheiten werden Flavonoide in den verschiedenen Ländern in sehr unterschiedlichen Mengen aufgenommen. Basierend auf der Analyse der fünf häufigsten in der Nahrung vorkommenden Flavonoide ist die Zufuhr sehr unterschiedlich (➤ Tab. 1.8 [117]).

Die vergleichsweise geringe Zahl an kardiovaskulären Erkrankungen unter einer traditionellen mediterranen Kost (hoher Anteil an Obst, Gemüse und Rotwein) wird u.a. auf die hohe Zufuhr an Polyphenolen zurückgeführt. Bestimmungen der Plasma-Catechinkonzentrationen ergaben in Vergleichsuntersuchungen hohe Konzentrationen dieser antioxidativen Substanzgruppe [211].

Phytoöstrogene

Sie lassen sich in drei Substanzgruppen, die **Isoflavone** (syn. Isoflavonoide), die **Lignane** und die **Coumestane**, unterteilen.

Von den verschiedenen **Isoflavonen** ist das Genistein das häufigste. Isoflavone, und in geringer Konzentration das Coumestan, sind in pflanzlichen Lebensmitteln wenig verbreitet. Sie finden sich fast ausschließlich in Sojabohnen und hieraus hergestellten Produkten.

Tab. 1.8 Flavonoidaufnahmen in verschiedenen Ländern (nach Hertog et al. [117]).

Land	Aufnahme (mg / d)	Hauptquellen
Japan	70	Tee, Zwiebel, Äpfel
Finnland	3	Äpfel, Zwiebel
Niederlande	23	Zwiebel
Italien	34	Rotwein
Kroatien	58	Zwiebel
Griechenland	17	Zwiebel, Äpfel, Wein
USA	12	Zwiebel, Äpfel

Wegen der dem Östrogen ähnlichen molekularen Struktur binden sie an Östrogenrezeptoren. Die **hormonelle Aktivität** ist jedoch im Vergleich zu dem im Säugetierorganismus gebildeten Östrogen um den Faktor 100 bis 1000 geringer. Andererseits kann die Phytoöstrogenkonzentration im Körper um ein Vielfaches über der des endogenen Hormons liegen. Da die nur gering biologisch aktiven Phytoöstrogene an Östrogenrezeptoren binden und diese für endogenes Östrogen blockieren, können die mit der Nahrung aufgenommenen Polyphenole sowohl eine östrogene als auch durch Blockade der Östrogenrezeptoren eine antiöstrogene Wirkung entfalten.

Lignane sind Bestandteile von Pflanzenzellen. Sie dienen der Pflanze als Ausgangssubstanz für die Synthese von Lignin. Von der Darmflora werden sie in sog. Säugetierlignane wie etwa das Enterolacton umgewandelt, von der Darmwand resorbiert und nach Konjugation mit Glucuronsäure in der Leber im Harn ausgeschieden. Die Lignankonzentration ist mit etwa 800 mg / kg in **Leinsamen** besonders hoch. Andere pflanzliche Lebensmittel enthalten wesentlich geringere Konzentrationen, so z.B. Weizenkleie 8, Roggenmehl etwa 6, Weizenmehl 0,4 und Sojamehl 2–3 mg / kg.

Sowohl aufgrund tierexperimenteller als auch epidemiologischer Befunde wird ein karzinoprotektiver Effekt, insbesondere für das Mamma- und Prostatakarzinom, diskutiert. Die protektive Wirkung ist jedoch beim Menschen nicht sicher belegt. Das Gleiche gilt für den therapeutischen Effekt bei klimakterischen Beschwerden. Auch hier fehlen Ergebnisse eindeutig positiver Therapiestudien.

Phenolsäuren

Unter diesem Oberbegriff werden eine große Zahl an Hydroxyzimt- und Hydroxybenzoesäuren zusammengefasst, die in pflanzlichen Lebensmitteln weit verbreitet vorkommen. Beispiele sind Kaffee-, Cumar-, Gallus-, Vanillinsäure. Hohe Konzentrationen an Phenolsäuren finden sich in Grünkohl, Getreidekleie, Himbeeren, Brombeeren etc. Sie sind überwiegend in den Außenschichten lokalisiert. Phenolsäuren sowie Flavonoide besitzen eine Reihe biologischer Eigenschaften von ernährungsmedizinischer Bedeutung, die in den ➤ Kap. 4.4 und ➤ 16.2 besprochen werden.

Weitere zu den sekundären Pflanzenstoffen zählende Substanzgruppen sind: Phytosterine, Glucosinolate, Saponine, Sulfide, Monoterpene, Proteaseinhibitoren und Phytinsäure.

Phytosterine

> Kap. 1.4

Glucosinolate

Glucosinolate kommen in Kreuzblütlern (Kruziferen) wie Kohlgewächsen, Senf, Meerrettich, Kresse etc. vor und werden nach mechanischer Zerkleinerung durch ein in diesen Pflanzen vorkommendes Enzym in Isothiocyanate, Thiocyanate und Indole abgebaut. Dies sind Substanzen, denen ein **protektiver Effekt bei der Karzinogenese** zukommt (> Kap. 16).

Da Isothiocyanate und Thiocyanate hemmend auf den Jodeinbau in der Schilddrüse wirken, fördern sie die Kropfbildung. Hoher Verzehr an Kohlgemüse kann bei gleichzeitig geringer Jodversorgung die Entstehung einer Struma (**„Kohlkropf"**) begünstigen.

Terpene

Bekannte Aromastoffe wie Menthol im Pfefferminzöl, das Limonen im Zitronenöl und das Carvon im Kümmelöl gehören zur Gruppe der Terpene. Auch diese Substanzgruppe besitzt antikarzinogene Eigenschaften (> Kap. 16).

Saponine

Diese heterogene in pflanzlichen Lebensmitteln weit verbreitete Substanzgruppe wirkt in Wasser schaumbildend. Hinweise gibt es auf eine antikarzinogene, antimikrobielle und immunmodulierende Wirkung.

Sulfide

Die in Knoblauch, Lauch und Zwiebeln vorkommende schwefelhaltige Verbindung Alliin wird bei der Verarbeitung durch das im Gewebe der Pflanzen enthaltene Enzym Allinase in Allicin umgewandelt. Allicin ist instabil und zerfällt in verschiedene Sulfide. Von den, dem regelmäßigen Verzehr von Knoblauch und Zwiebel zugesprochenen, gesund-

heitsfördernden Effekten wurde insbesondere der Einfluss auf den Lipoproteinstoffwechsel und die Entstehung kardiovaskulärer Erkrankungen untersucht (> Kap. 4.4).

Zusammenfassende und weiterführende Literatur zu sekundären Pflanzenstoffen bei: [320, 287, 4].

1.8 Wasser, Mineralstoffe und Spurenelemente

1.8.1 Wasser

Bei einer bedarfsgerechten Energiezufuhr sowie bei durchschnittlichen mitteleuropäischen Klima- und Lebensbedingungen gelten für die verschiedenen Altersgruppen die in der > Tabelle 1.9 genannten Richtwerte der DGE.

In verschiedenen Verzehrsstudien wurde gezeigt, dass die empfohlene tägliche Wasserzufuhr bei Erwachsenen derzeit oft nicht erreicht wird. Gründe hierfür sind u.a. der geringe Wasseranteil bzw. die

Tab. 1.9 Richtwerte der DGE für die Zufuhr von Wasser.

Alter	Wasserzufuhr durch	
	Getränke (ml / Tag)	feste Nahrung (ml / Tag)
Säuglinge		
0–3 Monate	620	
4–12 Monate	400	500
Kinder		
1–3 Jahre	820	350
4–6 Jahre	940	480
7–9 Jahre	970	600
10–12 Jahre	1170	710
13–14 Jahre	1330	810
Jugendliche und Erwachsene		
16–18 Jahre	1530	920
19–24 Jahre	1470	800
25–50 Jahre	1410	860
51–64 Jahre	1230	740
65 Jahr und älter	1310	680
Schwangere	1470	890
Stillende	1710	1000

hohe Energiedichte heute häufig verzehrter Lebensmittel und das Nachlassen des Durstgefühls mit zunehmendem Lebensalter.

Beim Erwachsenen entfallen etwa 60 % des Körpergewichts auf das Körperwasser. Diese 60 % verteilen sich zu rund 33 % auf das Zellinnere und zu 27 % auf den Extrazellulärraum, den man wiederum in interstitiellen und intravaskulären Raum unterteilen kann.

Der fortwährende **Wasserverlust** wird durch Getränke, das in Lebensmitteln enthaltene Wasser und durch das bei der Oxidation Energie liefernder Nährstoffe frei werdende Wasser ersetzt.

Der tägliche Wasserverlust über die Lungen liegt bei geringer körperlicher Aktivität bei etwa 400 ml, über die Haut bei körperlicher Ruhe und Zimmertemperatur etwa bei 600 ml / Tag. Insbesondere der letztgenannte Wert kann in Abhängigkeit von Körper- und Umgebungstemperatur, Art der Bekleidung etc. in großen Bereichen variieren.

Der Wasserverlust mit der Fäzes ist mit 100–200 ml / Tag beim Gesunden vergleichsweise gering.

Bei einem Wasserverlust von 10 % können bereits Verwirrtheitszustände und bei einem Verlust von mehr als 20 % der Tod eintreten.

Mit Hilfe verschiedener **Regulationsmechanismen** versucht der Organismus den für einen optimalen Ablauf vieler Körperfunktionen wichtigen Wasserbestand konstant zu halten (➤ Abb. 1.27).

Das entscheidende Organ zur Regulation des Wasserhaushaltes ist die **Niere.** Sie scheidet bei ho-

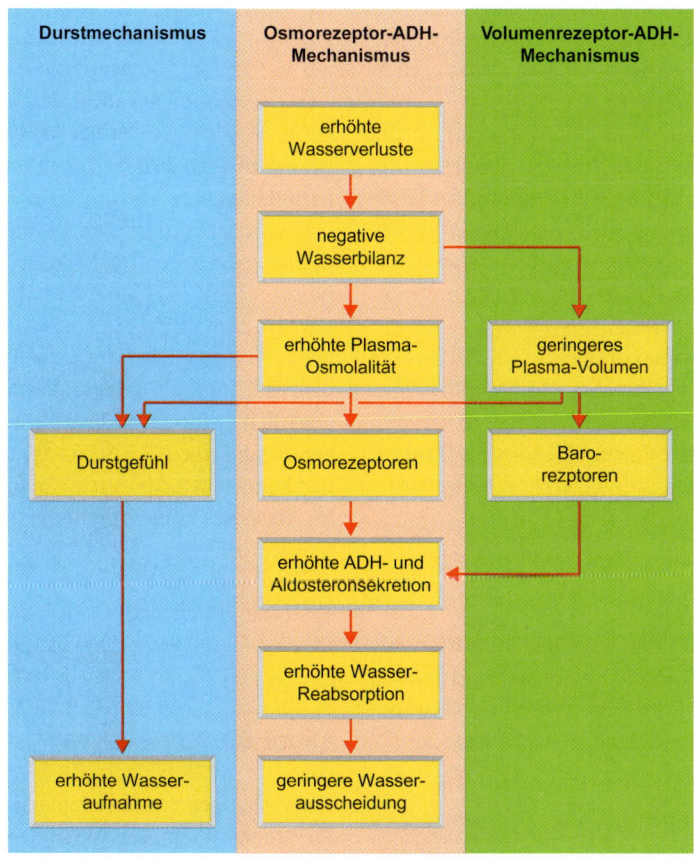

Abb. 1.27 Regulation des Wasserhaushaltes (modifiziert nach Stahl u. Heseker [238]).

hem Wasserangebot einen hypoosmolalen und bei Wassermangel einen hyperosmolalen Harn aus. Die Wasseraufnahme wird durch das Durstempfinden gesteuert.

Wasserausscheidung über die Niere und Durstempfinden werden über die gleichen Regulationssysteme gesteuert. Dies sind im Wesentlichen das **antidiuretische Hormon Adiuretin (Vasopressin)** und das **Angiotensin II.** Das im Hypothalamus gebildete antidiuretische Hormon hemmt die Diurese. Es wird bei einem Anstieg der Plasma-Osmolalität vermehrt freigesetzt. In der Niere hemmt es die Wasserrückresorption und vermindert so den Wasserverlust mit dem Harn.

Zwei weitere, an der Regulation des Wasser- und Natriumhaushaltes mitbeteiligte Hormonsysteme sind der für die Freisetzung von Aldosteron verantwortliche **Renin-Angiotensin-Mechanismus** und das **atriale natriuretische Peptid.**

Das in der Nebennierenrinde gebildete Aldosteron steigert die Natriumrückresorption in der Niere und wirkt so hemmend auf die Wasserausscheidung.

Das atriale natriuretische Peptid wird im Herzen dann freigesetzt, wenn es zu einer Zunahme des Blutvolumens und damit einer Dehnung der Herzvorhöfe kommt. Dieses Peptidhormon fördert in der Niere die Natrium- und damit auch die Wasserausscheidung und wirkt so senkend auf das Blutvolumen.

Eine erhöhte Kochsalzzufuhr (➤ Kap. 6) und ein hoher Proteinverzehr (Zunahme der harnpflichtigen Substanzen, insbesondere von Harnstoff) steigern den **Wasserbedarf.** Folgende Mengen an **Oxidationswasser** entstehen im Stoffwechsel beim Abbau von je 100 g:

- Fett: 107 ml
- Eiweiß: 41 ml
- Kohlenhydrate: 55 ml.

Gelöst sind im Körperwasser **nicht ionisierende Substanzen** wie Glucose, Harnstoff, Harnsäure, Aminosäuren etc. und ionisierende wie Natrium, Kalium, Magnesium, Chlorid, Phosphat etc.

> Als **Osmolalität** bezeichnet man die Menge an gelösten Substanzen in einer Flüssigkeit, bezogen auf ein Kilogramm des Lösungsmittels, in diesem Fall Wasser.

Die Osmolalität wird angegeben in **mosmol / kg H_2O.**

> Der Begriff **Osmolarität** bezieht sich auf das Flüssigkeitsvolumen von einem Liter.

Angegeben wird die Osmolarität in **mosmol / l.**

Das **Blutplasma** hat eine Osmolalität von ca. 290 mosmol / kg, was einer Osmolarität von etwa 270 mosmol / l entspricht. Diese Differenz beruht auf der Tatsache, dass 1 Liter Blutplasma aufgrund des hohen Gehaltes an Protein nur 0,93 kg Wasser enthält.

> Ausgehend von der Osmolalität des Blutplasmas werden Lösungen als isoton, hyperton oder hypoton bezeichnet. Der osmotische Druck einer isotonen Lösung entspricht dem des Blutplasmas.

Psychiatrische Patienten nehmen gelegentlich extreme Mengen an Trinkwasser auf. Hierdurch können – trotz intakter Nierenfunktion – die normalen Regulationsmechanismen überfordert werden, sodass es zu dem Krankheitsbild der akuten **Wasserintoxikation** kommt.

Die Vermehrung des Körperwassers hat eine Verdünnung der gelösten Substanzen zur Folge, die sich in erster Linie in einer **Hyponatriämie** äußert. Damit das osmotische Gleichgewicht erhalten bleibt, kommt es zu einer Verschiebung von Wasser aus dem Extra- in den Intrazellulärraum und damit zu einer **Schwellung der Hirnzellen.** Da sich diese wegen der Starrheit der Schädelkalotte nicht ausdehnen können, hat das durch Wassereinstrom bedingte Hirnödem eine Erhöhung des intrakraniellen Drucks zur Folge.

Neurologische Symptome wie Kopfschmerzen, Erbrechen, Bewusstseinsstörungen bis hin zum Koma sind für die Wasserintoxikation typisch [22].

Säure-Basen-Haushalt

Eng verbunden mit den Problemen des Wasser- und Elektrolytstoffwechsels ist die Regulation des Säure-Basen-Haushaltes. Die Wasserstoffionenkonzentrationen im Plasma und in der Extrazellulärflüssigkeit werden unter physiologischen Bedingungen mit Hilfe verschiedener Regulationssysteme in engen Grenzen (**pH 7,36 – 7,44**) konstant gehalten.

Die im Stoffwechsel anfallenden Säuren stammen aus dem bei der Fett- und Kohlenhydratverbrennung anfallenden **Kohlendioxid** und aus nicht flüchtigen Säuren des Aminosäurestoffwechsels.

Kohlendioxid steht mit seiner hydratierten Form, der Kohlensäure (H_2CO_3), im Gleichgewicht und beeinflusst daher den pH-Wert und die Bikarbonatkonzentration im Extrazellulärraum.

Für die Protonenbilanzen wichtiger sind die beim Abbau schwefelhaltiger Aminosäuren anfallenden **Sulfationen.** Die Schwefelatome der Aminosäuren Methionin und Cystein werden in der Leber zu Schwefelsäure oxidiert und liefern durch Dissoziation zu Sulfat Protonen.

> Im Wesentlichen werden der pH-Wert des Plasmas und der Extrazellulärflüssigkeit durch Puffersysteme im Extrazellulärraum (Bikarbonat-, Phosphat- und Proteinpuffer), die Lunge als Organ der Kohlendioxidausscheidung, die Leber als Stoffwechselorgan und die renale Säureexkretion reguliert.

Als Organ der H^+- bzw. Bikarbonatausscheidung kommt der Niere eine zentrale Bedeutung bei der Regulation des Säure-Basen-Haushaltes zu. Sie eliminiert H^+-Ionen in freier und gebundener Form, überwiegend als H_2PO_4 (titrierbare Säure) und als NH_4^+. Je nach zugrunde liegendem Pathomechanismus werden als Folge einer eingeschränkten Lungenfunktion respiratorische und bei bestimmten Stoffwechselerkrankungen, wie z.B. Diabetes mellitus (> Kap. 4.3.3), metabolische Formen unterschieden.

Bei Störungen des Säure-Basen-Gleichgewichtes spricht man bei einem pH-Wert > 7,44 von einer Alkalose und einem pH-Wert < 7,36 von einer Azidose. Lebensbedrohlich sind pH-Werte unter 7,1 oder über 7,6 [292].

Die Höhe der renalen Säureausscheidung ist von der Zusammensetzung der Nahrung abhängig. Nur ein Teil der Säureausscheidungskapazität der Niere wird vom Gesunden genutzt.

Mit einem speziellen Berechnungsmodell ist es möglich, die Säurebildung nach dem Verzehr von Lebensmitteln zu berechnen (PRAL = potential renal acid load) [206]. Eine vermehrte Bildung von Basen findet sich ausschließlich nach dem Verzehr von Obst und Gemüse, die höchste Säurebelastung hingegen nach dem Verzehr von Käse, Fleisch, Fisch und Vollgetreideprodukten (> Tab. 1.10).

Alkalisierend wirken auch Zitrussäfte und Mineralwässer mit hohem Bikarbonatgehalt, während sulfatreiche Mineralwässer und phosphathaltige Getränke pH-senkend wirken [228]. In welchem Maße der Harn-pH-Wert von der Zusammensetzung der Kost abhängt, zeigt > Abb. 1.28.

Sind die genannten Regelsysteme intakt, so liegt der pH-Wert des Plasmas in dem genannten Normbereich. Eine Azidose entwickelt sich entgegen der Vorstellung mancher Anhänger von Außenseiterdiäten beim Gesunden unabhängig von der Art der Ernährung nicht.

Tab. 1.10 Durchschnittliche potentielle renale Säurebelastung (PRAL) verschiedener Lebensmittelgruppen (Remer u. Manz [206]).

Lebensmittelgruppe	PRAL (mEq / 100 g)
Kartoffeln	−4,0
Früchte und Fruchtsäfte	−3,1
Gemüse	−2,8
Fette und Öle	0
Milch und Molkeprodukte	1,0
Brot	3,5
Nudeln, Spaghetti	6,7
Fisch	7,9
Käse (< 15 g Protein / 100 g)	8,0
Käse (> 15 g Protein / 100 g)	23,6
Fleisch und Fleischprodukte	9,5

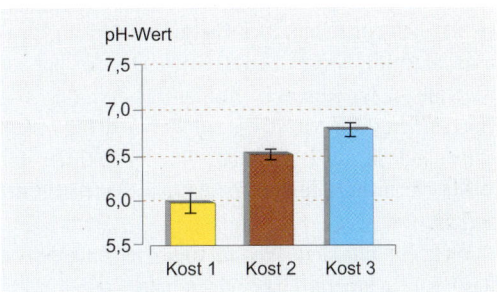

Abb. 1.28 Einfluss verschiedener Kostformen auf den pH-Wert im 24-h-Harn. Kost 1: übliche proteinreiche Mischkost; Kost 2: ausgewogene Mischkost nach den Empfehlungen der DGE; Kost 3: ovolactovegetabile Kost (nach [228]).

Kontrovers diskutiert wird die Bedeutung der sog. **„latenten Azidose"** bzw. **„chronischen metabolischen Azidose".** Hierbei ist der Blut-pH-Wert innerhalb des Normbereichs zum Sauren hin verschoben bzw. die Pufferkapazität des Blutes ist vermindert. Es gibt Hinweise darauf, dass eine Verminderung der Pufferkapazität des Blutes während längerer Zeit negative Einflüsse auf Regenerations- und bestimmte Stoffwechselvorgänge hat. Begünstigt wird die „latente Azidose" durch einen hohen Konsum schwefelhaltiger Aminosäuren und eine Beeinträchtigung der Nierenfunktion etwa im hohen Alter (mögliche Bedeutung für die Entstehung der Osteoporose ➤ Kap. 8.1).

Trinkwasser

In der Trinkwasserverordnung (Verordnung über Trinkwasser und über Lebensmittelbetriebe und Verordnung über natürliches Mineralwasser, Quellwasser und Tafelwasser – Mineral- und Tafelwasserverordnung) sind die mikrobiologische und chemische Beschaffenheit sowie die sensorischen Anforderungen an das Trinkwasser festgelegt.

> Trinkwasser muss regelmäßig auf das Vorkommen von toxischen Schwermetallen und anderen gesundheitsgefährdenden Substanzen untersucht werden, die zum Teil über aufbereitetes Oberflächenwasser in das Trinkwasser gelangen.

Die vom Gesetzgeber festgelegten **Grenzwerte** beziehen sich auf Arsen, Blei, Cadmium, Chrom, Cyanide, Fluoride, Nickel, Nitrat, Nitrit, Quecksilber sowie die polyzyklischen Kohlenwasserstoffe. Die Höchstmenge für Nitrat, die früher bei 90 mg / l lag, wurde auf 50 mg / l gesenkt, einen Wert, der der WHO-Norm und dem europäischen Standard entspricht.

Welche Stoffe dem Wasser zugesetzt und welche Reste nach Aufbereitung noch enthalten sein dürfen, ist in Abschnitt 2 der Trinkwasseraufbereitungsverordnung festgelegt.

Natürliche Mineralwässer

Sie haben ihren Ursprung in **unterirdischen Wasservorkommen,** die **vor Verunreinigungen geschützt** sind. Ihre Gewinnung erfolgt aus natürlichen oder aus künstlich erschlossenen Quellen.

Zusammensetzung, Temperatur und sonstige Merkmale sind im Rahmen natürlicher Schwankungen konstant. Mineralwässer bedürfen einer **amtlichen Anerkennung,** die nur dann erteilt wird, wenn vorgeschriebene mikrobiologische, hygienische, physikalische und chemische Anforderungen gewährleistet sind.

Weitere Anforderungen beziehen sich auf die **Kennzeichnung,** z.B. darf Wasser mit einem Fluoridgehalt von mehr als 5 mg / l nur in den Verkehr gebracht werden, wenn auf der Fertigpackung deutlich sichtbar der Warnhinweis angebracht ist, dass dieses Wasser wegen des erhöhten Fluoridgehaltes nur in begrenzten Mengen verzehrt werden darf.

Grenzwerte sind für eine Reihe von Stoffen wie Arsen, Cadmium, Quecksilber, Nickel, Blei etc. vorgeschrieben.

> Aufgrund ihres Gehaltes an Mineralstoffen, Spurenelementen oder sonstigen Bestandteilen besitzen Mineralwässer bestimmte **ernährungsphysiologische Wirkungen.**

Mineralwässer enthalten mehr als 1000 mg gelöste Mineralstoffe und mehr als 250 mg freie Kohlensäure in einem Liter. Ein Wasser kann jedoch auch bei einem geringen Gehalt an Mineralstoffen als Mineralwasser anerkannt werden, wenn den gelösten Substanzen eine ernährungsphysiologische Wirkung zugesprochen und den Kennzeichnungsvorschriften entsprechend kenntlich gemacht wird.

Quellwässer

Sie haben ihren Ursprung in einem unterirdischen Wasservorkommen und werden über natürliche oder künstlich erschlossene Quellen gewonnen. Quellwässer werden bei der Herstellung – wenn erforderlich – **enteisent, entschwefelt** oder **von Koh-**

lendioxid befreit. Es gelten bei allen Inhaltsstoffen dieselben Anforderungen wie bei Trinkwasser.

Bezeichnungen, die zu Verwechslungen mit natürlichem Mineralwasser führen können, sowie geographische Bezeichnungen und Hinweise auf die chemische Zusammensetzung sind unzulässig.

Tafelwässer

Es handelt sich um Wässer, denen eine oder mehrere **Zutaten** wie Sole, Meerwasser, Natriumchlorid, Calciumchlorid etc. **zugesetzt** wurden.

Neue Getränketypen

Seit einigen Jahren werden neue Getränketypen („**functional drinks**") mit anregenden, leistungssteigernden und gesundheitsfördernden Eigenschaften von der Lebensmittelindustrie in den Handel gebracht. Folgende vier Kategorien mit unterschiedlichen Aussagen zur Wirkung, aber z.T. identischen Inhaltsstoffen werden unterschieden:

- **Sportgetränke:** Sie ersetzen Verluste an Wasser und Nährstoffen bei hoher körperlicher Belastung (Leistungs- und Hochleistungssport). Dies gilt insbesondere für den Mineralstoffverlust über den Schweiß (enthält pro Liter ca. 1200 mg Natrium, 1000 mg Chlorid, 300 mg Kalium, 160 mg Calcium und 36 mg Magnesium). Ein Zusatz von Mono- und Oligosacchariden dient der schnellen Bereitstellung von Energie. Die Kohlenhydratkonzentration soll 5–8% nicht übersteigen, da sich unter höheren Konzentrationen die Magenentleerung verzögert.
- **Energy-Drinks:** Die Werbung für diese Produkte verspricht Wohlbefinden, Glücksgefühl, Gesunderhaltung, Leistungssteigerung etc. Inhaltsstoffe sind Kohlenhydrate, Coffein, Taurin, verschiedene wasserlösliche Vitamine, Glucuronolacton, Inosit und z.T. Pflanzenextrakte etwa aus Guaranà, einer coffeinhaltigen Frucht aus Südamerika.
  - Der **Coffeingehalt** liegt bei der Mehrzahl der Produkte bei 320 mg / l (Kaffee enthält je nach Art der Herstellung 350–1100 mg / l und schwarzer Tee 150–350 mg / l).
  - Ein leistungssteigernder Effekt von **Taurin** ist nicht belegt. Die nicht essentielle Substanz wird sowohl im Organismus synthetisiert als auch mit tierischen Lebensmitteln aufgenommen.
- **Wellness-Drinks:** Sie sollen das Wohlbefinden steigern. Inhaltsstoffe sind Coffein, Vitamine etc.
- **Nährstoffangereicherte Getränke:** In zunehmendem Maße werden Erfrischungsgetränke, Fruchtsäfte und Milchprodukte mit Nährstoffen, meist Vitaminen, β-Carotin und Mineralstoffen, angereichert.

  In Einzelfällen kann eine solche Anreicherung sinnvoll genutzt werden. So können z.B. mit Calcium angereicherte Fruchtsäfte das Defizit an Calcium dann vermeiden, wenn Kinder Milch und Käse ablehnen (➤ Kap. 8). Abzulehnen ist jedoch der Zusatz von verschiedenen Vitaminen und β-Carotin. Bei dem z.T. hohen Konsum verschiedener angereicherter Produkte kommt es zu einer unkontrollierten Aufnahme von Vitaminen und β-Carotin.
- Sogenannte **ACE-Getränke** enthalten Zusätze von β-Carotin, Vitamin C und E, z.T. auch von Eicosahexaensäure, einer ω-3-Fettsäure. Solche Getränke werden auch als **Performance-Drinks** bezeichnet.

1.8.2 Mineralstoffe

Die Mineralstoffe als anorganische Nahrungsbestandteile werden aufgrund ihrer Konzentration im Körper wie auch der Mengenverhältnisse im täglichen Bedarf in **Mengen-** und **Spurenelemente** unterteilt.

> Die willkürliche Unterteilung besagt, dass anorganische nicht energieliefernde Nahrungsbestandteile ab einer Konzentration von mehr als 50 mg / kg Körpergewicht als Mengen- und unterhalb dieser Grenze als Spurenelemente bezeichnet werden.

Lediglich Eisen zählt, obwohl seine Konzentration bei etwa 60 mg / kg Körpergewicht liegt, zu den Spurenelementen.

Im **Zellinneren** findet sich eine relativ hohe Kalium- und Phosphatkonzentration, während in der **extrazellulären Flüssigkeit** die Natrium- und Chloridionen überwiegen.

Durch aktive Stoffwechselprozesse (**Natriumpumpe**) an der Zellmembran wird ein Einstrom von Natrium in die Zelle verhindert und damit die unterschiedliche Natrium- und Kaliumkonzentration zwischen intra- und extrazellulärem Raum aufrechterhalten.

Neben den genannten Ionen finden sich in geringerer Konzentration sowohl in der intrazellulären als auch in der extrazellulären Flüssigkeit vorwiegend Calcium-, Magnesium-, Bikarbonat - und Sulfationen neben Proteinen und organischen Säuren.

> Der gesunde Organismus hat die Fähigkeit, trotz Zufuhr von Wasser und Elektrolyten mit der Nahrung die Konzentration der Elektrolyte in engem Bereich konstant zu halten.

Die zur Gewährleistung einer optimalen Versorgung mit Mineralstoffen und Spurenelementen erforderliche **tägliche Zufuhr** findet sich in den D-A-CH-Referenzwerten [205].

Eine Reihe industrieller und auch küchentechnischer Verfahren kann den Gehalt der Nahrung an Mineralstoffen und Spurenelementen erheblich reduzieren. Hierdurch ist die **Bedarfsdeckung** insbesondere an einigen Spurenelementen in den westlichen Industrieländern **gefährdet.**

Kalium

Von besonderer Wichtigkeit und praktischer klinischer Bedeutung ist das Kalium, von dem mit der Nahrung täglich etwa 100 mmol / l aufgenommen werden. Dieser Elektrolyt findet sich in der extrazellulären Flüssigkeit in einer mittleren Konzentration von 4,5 mmol / l, während der intrazelluläre Kaliumgehalt 120–150 mmol / l beträgt.

Kalium nimmt eine **zentrale Stellung im Zellstoffwechsel** ein, insbesondere beim Aufbau energiereicher Phosphatverbindungen und den für die Erregung der Muskel- und Nervenzellen erforderlichen biochemischen Vorgängen.

> Diese zentrale Stellung im Stoffwechsel der Muskel- und Nervenzellen hat zur Folge, dass sich bei **Kaliummangel** in erster Linie eine neuromuskuläre Symptomatik mit Adynamie der Muskulatur bis hin zu Lähmungen einstellt.

Da nicht nur die **Funktion der Skelettmuskulatur,** sondern auch die **der inneren Organe** beeinträchtigt wird, stellen sich zusätzlich Störungen der Darmfunktion mit einer Verringerung der Peristaltik bis zum paralytischen Ileus und Funktionsstörungen am Herzen in Form von Rhythmusstörungen, Herzerweiterung und typischen EKG-Veränderungen ein.

80–90% des mit der Nahrung aufgenommenen Kaliums werden über die Niere ausgeschieden. Die **Kaliumausscheidung** mit dem Stuhl liegt im Mittel bei etwa 10 mmol / Tag (3,3–19,3 mmol / Tag). Bei einer durch Laxanzien induzierten Diarrhö steigt die Kaliumausscheidung mit dem Stuhl, sodass der Laxanzienabusus eine häufige Ursache des Kaliummangels ist.

Weitere **Ursachen der Hypokaliämie** sind wiederholtes Erbrechen, Fisteldrainagen (Galle, Darm, Pankreas), Diarrhöen jeder Genese, niedrige Zufuhr von Kalium in Kombination mit Erbrechen bei der Anorexia nervosa, kaliumarme Sondenkost und parenterale Ernährung.

Von einer **Hyperkaliämie** spricht man ab einer Serum-Kaliumkonzentration von über 5,5 mmol / l. Vital gefährdend sind Konzentrationen von mehr als 6,5 mmol / l. Die Prävalenz der Hyperkaliämie steigt mit zunehmendem Lebensalter. Häufige Ursachen sind eine eingeschränkte Nierenfunktion, Diabetes mellitus, Hypertonie, die Einnahme bestimmter Medikamente etc. Die Symptomatik reicht von Missempfindungen in der Skelettmuskulatur bis hin zu Lähmungen, Herzrhythmusstörungen und kardiogenem Schock. Die Akuttherapie besteht in der intravenösen Gabe von Calciumgluconat, Alt-Insulin in Kombination mit Glucose etc. [76].

Natrium

Wie bereits erwähnt, verhält sich die Verteilung des Natriums im Körper umgekehrt zu der des Kaliums. Die Konzentration in der extrazellulären Flüssigkeit beträgt etwa 140 mmol / l und die in der intrazellulären nur 10 mmol / l.

Mit der Nahrung werden je nach Ernährungsgewohnheit sehr unterschiedliche Natriummengen aufgenommen, die zwischen 75 und mehr als 300 mmol / Tag schwanken (➤ Kap. 6).

Die Aufgabe des Natriums besteht im Wesentlichen darin, den **osmotischen Druck** der extrazellulären Flüssigkeit zu gewährleisten.

Die Bedeutung der in westlichen Industrieländern weit über dem Bedarf liegenden Natriumzufuhr für die Genese der Hypertonie und möglicherweise auch des Magenkarzinoms wird in den entsprechenden Kapiteln behandelt.

Eine der häufigsten Störungen des Elektrolytstoffwechsels ist die **Hyponatriämie,** bei der die Plasma-Natriumkonzentration unter 135 mmol / l liegt. Die schwere Hyponatriämie mit Werten unter 115 mmol / l geht, wenn sie sich in kurzer Zeit entwickelt, mit einer hohen Mortalität einher. Ursache dieser Elektrolytstörung ist ein Wasserüberschuss als Folge einer Störung der Osmoregulation, die mit einer vermehrten ADH-Sekretion einhergeht. Eine solche gesteigerte Sekretion kann Folge von Störungen der Barorezeptorfunktion bei fortgeschrittener Herzinsuffizienz und Leberzirrhose sein [308]. Hyponatriämien werden auch unabhängig von schweren Grunderkrankungen bei älteren Personen, möglicherweise als Folge einer erhöhten Wasseraufnahme bei geringer Natriumzufuhr, beobachtet [301].

Je nach Schwere der Hyponatriämie reichen die Symptome von Konzentrationsschwierigkeiten bis zur Desorientiertheit und Koma. Die Akuttherapie besteht in erster Linie in der intravenösen Gabe einer hypertonen Kochsalzlösung.

Magnesium

Ähnlich wie das Kalium findet sich auch das Magnesium vorwiegend im intrazellulären Raum und nur etwa zu 1% in der extrazellulären Flüssigkeit.

Magnesium findet sich weit verbreitet sowohl in pflanzlichen als auch tierischen Lebensmitteln. Pro 100 g finden sich im Mittel in Haferflocken 140, in Spinat (roh) 60, in Bananen 35, in Milch (3,5% Fett) 12 und in Schweinefleisch 25 mg. Die empfohlene tägliche Zufuhr liegt bei 350 mg für Männer und 300 mg für Frauen. Die **Resorptionsrate** ist von der Höhe der Zufuhr abhängig. Im Mittel werden 35–55% der oral zugeführten Menge resorbiert.

Magnesiummangel geht mit erniedrigten Plasma-Konzentrationen einher, wobei berücksichtigt werden muss, dass niedrige, für die klinische Symptomatik der Mangelversorgung verantwortliche Gewebekonzentrationen nicht unbedingt mit niedrigen Plasma-Konzentrationen korrelieren müssen.

Magnesiumionen aktivieren verschiedene Enzymsysteme. Bei einem Mangel stellen sich Rhythmusstörungen des Herzens, eine neuromuskuläre Übererregbarkeit mit Neigung zu Muskelkrämpfen etc. ein.

Bei chronischem Alkoholkonsum findet sich häufig ein **Magnesiumdefizit.** Der Grund hierfür ist eine Hemmung der tubulären Rückresorption von Magnesium durch Äthylalkohol, oft in Verbindung mit einer inadäquaten Ernährung. Bei routinemäßigen Untersuchungen stationärer Patienten fand sich in 6–11% der Fälle eine Hypomagnesiämie, wobei Schwerstkranke häufig betroffen waren.

Als **Ursachen** für die Erniedrigung der Serum-Magnesiumkonzentration, die häufig in Kombination mit anderen Elektrolytstörungen vorkommt, sind einseitige Ernährung, parenterale Ernährung, chronische Durchfälle und erhöhte Ausscheidung mit dem Harn als Folge einer Behandlung mit Diuretika und verschiedenen anderen Medikamenten zu diskutieren.

Insbesondere die Kombination der Hypomagnesiämie mit anderen Elektrolytstörungen begünstigt die Entstehung von **Arrhythmien** (Lit. bei [172]).

Aufgrund tierexperimenteller Untersuchungen laufen **Stressreaktionen** bei bestehendem Magnesiummangel verstärkt ab, bzw. können durch die Gabe von Magnesium reduziert werden. Es gibt Hinweise dafür, dass die Empfindlichkeit des Menschen gegenüber Lärmstress mit fallender Serum-Magnesiumkonzentration ansteigt [40]. Es konnte darüber hinaus gezeigt werden, dass **funktionelle Beschwerden im Kindesalter,** wie Schlafstörungen, unklare abdominelle Beschwerden, rasche Ermüdbarkeit, Muskelkrämpfe, Kopfschmerzen etc., Folge eines Magnesiummangels sein können und in 50–60% der Fälle unter Substitution schwinden [41].

Eine Mangelversorgung an Magnesium begünstigt möglicherweise die Entstehung der **Arteriosklerose.** Hierfür spricht eine Reihe tierexperimenteller Befunde. Auch die **Blutdruckregulation** ist bis zu einem gewissen Grad von der Magnesiumversorgung abhängig. Magnesium ist zusammen mit Kalium an der Regulation des Gefäßtonus und damit an der Druckregulierung im Gefäßsystem beteiligt (Lit. bei [201]).

Calcium

Die D-A-CH-Referenzwerte [205] empfehlen für Kinder zwischen 1 und 4 Jahren 600 mg Calcium ansteigend bis zu 1200 mg zwischen dem 13. und 19. Lebensjahr. Ab 19 Jahren werden bis ins hohe Alter 1000 mg Calcium / Tag empfohlen.

Bisher wurde in der Bundesrepublik und anderen westlichen Ländern für Jugendliche zwischen 13 und 25 Jahren eine Zufuhr von 1000 bis 1200 mg und für Erwachsene von 800 bis 900 mg Calcium pro Tag empfohlen.

Die an neueste Erkenntnisse angepassten 1997 veröffentlichten Empfehlungen der USA raten zu einer **täglichen Zufuhr** von 1300 mg für Jugendliche von 9 bis 18 Jahren und 1000 mg für Männer und Frauen zwischen 31 und 50 Jahren. Ab dem 50. Lebensjahr soll wegen der im Alter geringeren Resorption die Zufuhr bei 1200 mg / Tag liegen [57].

Diese Empfehlung basiert wesentlich auf der Bedeutung einer optimalen Calciumzufuhr für die **Osteoporoseprophylaxe** (➤ Kap. 8.1).

Da 100 g Milch bereits 120 mg Calcium enthalten, lässt sich die Empfehlung der Calciumzufuhr dann, wenn **Milch** und **Milchprodukte** verzehrt werden, leicht realisieren. Wird auf Milch und Milchprodukte völlig verzichtet, so werden im Mittel nur 300 bis 400 mg Calcium pro Tag aufgenommen. **Calcium-** und **phosphatreiche Mineralwässer** können erheblich zur Bedarfsdeckung beitragen.

In einer vergleichenden Studie fand sich kein signifikanter Unterschied bezüglich der Calciumresorption und Harnausscheidung von Calcium zwischen Calcium in Form von Milch und einem calciumreichen Mineralwasser (467 mg / l) und Phosphat [47].

Nach Ergebnissen der VERA-Studie liegt die tägliche Calciumaufnahme bei etwa 65% der Erwachsenen unter 800 mg / Tag.

Das Calcium liegt zu 99,9% **im Skelettsystem** fest. Nur 0,1% sind mobil. Im Plasma findet es sich in ionisierter Form, komplexgebunden hauptsächlich als anionischer Citratkomplex und eiweißgebunden.

Die Gegenwart von Calcium, insbesondere in der **ionisierten Form,** ist für den normalen Ablauf verschiedener lebenswichtiger Funktionen erforderlich für:

- eine normale Membranfunktion
- den physiologischen Ablauf der Muskelkontraktion
- eine Reihe enzymatischer Vorgänge
- die normale Gerinnung.

Die Konzentration des Calciums im Serum, die etwa 2 mmol / l beträgt, ist von verschiedenen Faktoren und **Regulationsmechanismen** abhängig:

- Calciumaufnahme mit der Nahrung
- intestinale, unter dem Einfluss von Vitamin D (➤ Kap. 1.7.1) stattfindende Resorption (in geringem Umfang steigert auch Parathormon die Calciumresorption im Darm)
- Mobilisation aus dem Skelett bzw. die Einlagerung in das Skelett unter dem Einfluss von Parathormon und Vitamin D
- Ausscheidung über die Niere.

Zwischen dem in den Knochen eingelagerten und dem gelösten Calcium besteht ein ständiger Austausch.

Dieser Auf- und Abbauprozess wird in erster Linie vom Hormon der Nebenschilddrüse, dem **Parathormon,** reguliert. Eine Erhöhung des Parathormonspiegels hat eine Aktivierung von Osteoklasten mit der Fähigkeit, Calcium im Knochen zu mobilisieren – und folglich eine Calciumerhöhung im Serum – zur Folge. Durch einen **Rückkoppelungsmechanismus** des Serum-Calciums mit der Parathormonsekretion wird ein relativ **konstanter Serum-Calciumspiegel** gewährleistet. Sinkt das Calcium im Serum, so steigt die Parathormonsekretion und umgekehrt.

Ein weiteres, die Calciumkonzentration im Serum regulierendes Hormon ist das in den sog. C-Zellen der Schilddrüse gebildete **Calcitonin** (Thyreocalcitonin). Calcitonin senkt die Serum-Calciumkonzentration durch Verminderung der Calciummobilisation im Knochen und wirkt somit dem Parathormon entgegen.

Vitamin D fördert die intestinale Resorption und die Einlagerung von Calciumsalzen in die organische Matrix des Knochens, das Osteoid.

> Der Anteil des resorbierten, mit der Nahrung aufgenommenen Calciums steigt bei erhöhtem Bedarf, wie z.B. bei Wachstum, Gravidität und Laktation.

Während der **Schwangerschaft** erfolgt überwiegend im 3. Trimenon ein Transfer von etwa 25 bis 30 g Calcium auf den Fetus. Der hierdurch bedingte **erhöhte Bedarf** geht mit einer **Steigerung der intestinalen Calciumresorption** einher.

Während des **Stillens** verliert die Mutter ca. 210 mg / Tag Calcium mit der Milch. Diese Menge wird wesentlich durch **Mobilisation aus dem Skelett** bereitgestellt, ohne dass eine vermehrte orale Zufuhr diese Mobilisation wesentlich beeinflussen könnte (Lit. bei [57]).

Die **Ausnutzung des Nahrungscalciums** ist nicht abhängig von der Löslichkeit des Calciumsalzes.

Eine Ausnahme macht das **Calciumoxalat.** Nach dem Genuss oxalsäurereicher Nahrungsmittel wie Spinat, Rhabarber, schwarzer Tee etc. ist die Calciumausnutzung reduziert. Im Vergleich zu Milch wird aus Spinat nur ein Zehntel des Calciums resorbiert.

Einen ähnlichen Effekt hat das im Getreide (nur in der Kleie) vorkommende **Phytin,** das ebenfalls einen schwer löslichen, nicht resorbierbaren Komplex mit Calcium bildet. Getreidearten mit hohem Phytingehalt haben mit Ausnahme von Hafer und Mais eine Phytaseaktivität. Kleiehaltige Produkte dieser beiden Getreide können folglich Calcium binden und der Resorption entziehen. Nur langfristiger Verzehr großer Phytinmengen beeinträchtigt die Calciumversorgung. In gleicher Weise wie Calcium wird auch Eisen von Phytin gebunden.

Auch **Ballaststoffe** mit hohem **Uronsäureanteil** (> Abb. 1.48) vermindern die Ausnutzung des Nahrungscalciums. Eine während langer Zeit durchgeführte ballaststoffreiche Ernährung kann u.U. die Bedarfsdeckung von Calcium beeinträchtigen (> Kap. 1.11.5).

Calcium wird auf zwei Wegen im Gastrointestinaltrakt resorbiert: erstens unter dem Einfluss von Vitamin D im proximalen Dünndarm und weiterhin über einen von der luminalen Calciumkonzentration abhängigen passiven Transport, der im gesamten Darmtrakt einschließlich dem Kolon stattfindet. Die relative Resorption nimmt mit steigender Calciumkonzentration im Darmlumen ab. Weiterhin reduziert sich die Calciumresorption mit steigendem Lebensalter.

Die Fermentation unverdaulicher Kohlenhydrate und der hierdurch bedingte Abfall des pH-Wertes im Darmlumen als Folge anfallender kurzkettiger Fettsäuren reduziert das gebundene Calcium, sodass mehr freies Calcium für die passive Resorption zu Verfügung steht. Das Gleiche gilt für Magnesium, Eisen und Zink. Dies bedeutet, dass bakteriell fermentierbare, im Dünndarm nicht resorbierbare Kohlenhydrate (Präbiotika) wie Inulin, Oligofructose, Lactulose usw. die Calciumresorption sowohl im bereits stärker bakteriell besiedelten unteren Ileum als auch im Kolon steigern [119, 120].

Das Ausmaß der Calciumresorption aus verschiedenen Lebensmitteln – untersucht wurden Vollmilch, Kakao, Joghurt, Käse – und Calciumcarbonat schwankt zwischen 21 und 26% und unterscheidet sich somit kaum [202].

> Während Calcium wegen des hohen Oxalsäuregehalts aus Spinat schlecht resorbiert wird, ist die Resorption aus Grünkohl wider Erwarten hoch. Vergleichsuntersuchungen mit Milch – beide Lebensmittel waren mit ^{45}Ca markiert – ergaben für Milch eine Resorption von 31% und für Grünkohl eine von 41% [110].

Die **Calciumausscheidung** mit dem Harn und folglich die **Calciumbilanz** wird durch Natrium und sowohl tierisches als auch pflanzliches Protein gesteigert. 500 mg Natrium steigern bei Frauen in der Menopause die Calciumausscheidung um 10 mg, und 1 g Protein steigert die Ausscheidung um 0,5–1,5 mg (Lit. bei [57]).

Als ein entscheidender Grund für **höhere Knochendichte** und geringere Rate an Frakturen bei Afrikanern im Vergleich zu Europäern gilt die bei gleicher Resorptionsrate geringere Calciumausscheidung mit dem Harn.

Die **Eisenresorption** wird durch Calcium gehemmt. Werden Milch und Käse, die Lebensmittel mit dem höchsten Calciumgehalt, zusammen mit Fleisch verzehrt, so verringert sich die Eisenresorption um 50–60% [105].

Eine enge Beziehung besteht zwischen dem Calcium- und dem **Phosphatstoffwechsel.** Das bereits genannte Parathormon der Nebenschilddrüse reguliert neben der Einlagerung und Mobilisierung von Calcium im Skelett auch die Phosphatausscheidung über die Niere.

Parathormon fördert die Phosphatausscheidung, indem es seine Rückresorption im Tubulussystem hemmt. Da Phosphationen als Kation Calcium mitführen, hat das Hormon der Nebenschilddrüse auch indirekt einen Einfluss auf die Calciumausscheidung. Wird unter der Wirkung von Parathormon Calcium im Knochen mobilisiert, so kommt es gleichzeitig zu einer Freisetzung von PO_4-Ionen, da Calcium in Form von Phosphatsalzen eingelagert ist.

Es besteht eine feste Beziehung zwischen Calcium- und Phosphatbedarf. Ein **Calcium-Phosphat-Verhältnis** in der Nahrung von **1 : 1,0–1,2** wird als optimal angesehen.

Phosphat

Die empfohlene Zufuhr mit der Nahrung liegt zwischen 500 und 800 mg / Tag zwischen dem 1. und 10., bei 1250 mg / Tag zwischen dem 10. und 19. und bei 700 mg / Tag ab dem 19. Lebensjahr [205].

Phosphat ist in unseren Lebensmitteln **weit verbreitet.** Wesentliche Mengen werden mit Fleisch und Fleischwaren (24%), Brot (14%) und Käse (9%) aufgenommen. Ein nutritiver Phosphatmangel ist bei dem verbreiteten Vorkommen in Lebensmitteln nicht bekannt.

Ein **längerfristiger Phosphatüberschuss** in der Nahrung kann die Nebenschilddrüse zu einer vermehrten Parathormonsekretion stimulieren, was wiederum eine vermehrte Calciumfreisetzung aus dem Skelett zur Folge hat.

Ein **Missverhältnis** zwischen Phosphat- und Calciumaufnahme mit der Nahrung könnte auf diesem Wege die Entstehung einer Osteoporose begünstigen. Auch der hohe Phosphatgehalt einiger Colagetränke könnte diese Wirkung haben [220].

Die **Resorption** von Phosphat erfolgt in erster Linie im oberen Dünndarm. Aufgrund von Bilanzuntersuchungen muss angenommen werden, dass die **biologische Verfügbarkeit** des mit der Nahrung aufgenommenen Phosphors je nach Quelle unterschiedlich ist. So wurden aus Roggen-Vollkornbrot im Mittel 29%, aus Milch 64%, aus Fleisch 69%, aus Käse 62% und aus Mischbrot 72% des Phosphors resorbiert. Die schlechte Ausnutzung des Phosphors aus Roggen-Vollkornbrot wird mit der Tatsache erklärt, dass Phosphor in diesem Lebensmittel in erster Linie als Phytatphosphor vorliegt, eine Bindungsform, die schlecht utilisiert wird (Lit. bei [75, 241]).

Eine mögliche Beziehung zwischen dem hyperkinetischen Syndrom und der Höhe der Phosphatzufuhr mit der Nahrung wird in > Kap. 11.8 diskutiert.

Hypophosphatämien können sich bei chronischem Alkoholismus, Malabsorption, Mangelernährung, bei Tumorkranken und unter ausschließlicher parenteraler Ernährung entwickeln. Weiterhin finden sie sich bei der diabetischen Ketoazidose und bei der gramnegativen Sepsis.

Die **Folgen** einer hochgradigen Erniedrigung der Serum-Phosphatkonzentration sind Beeinträchtigung der Erythrozyten- und Leukozytenfunktion, metabolische Azidose, Osteomalazie, periphere Neuropathie, Störungen des zentralen Nervensystems usw. (Lit. bei [124]).

Zu einer ausgeprägten **Hypophosphatämie** mit einer Reihe schwerwiegender Funktionsstörungen kommt es darüber hinaus beim sog. **Refeeding-Syndrom.** Hierbei handelt es sich um Stoffwechselstörungen, die bei plötzlicher optimaler Nährstoffzufuhr im Anschluss an eine Phase der Mangelernährung auftreten können. Bei unzureichender Energieaufnahme wird der Energiebedarf überwiegend aus Fettsäuren gedeckt. Zusätzlich kommt es zum Abbau von Muskeleiweiß. Wird die Katabolie durch orale bzw. parenterale Energiezufuhr, insbesondere in Form von Glucose, beendet, so kommt es zu einem Einstrom von Phosphat, Glucose, Elektrolyten etc. in Körperzellen, sodass ein Abfall der Phosphatkonzentration im Extrazellulärraum resultieren kann (Lit. bei [237]).

Die häufigste Ursache der **Hyperphosphatämie** ist die chronische Niereninsuffizienz.

Nach der Zusatzstoff-Zulassungsverordnung können Phosphate als Lebensmittelzusatzstoffe zugelassen werden. Je nach Kettenlänge (Mono-, Di-, Tri-, Polyphosphate) besitzen sie ein unterschiedliches Puffervermögen. Durch Zusatz von Phosphaten können bestimmte Eigenschaften von Lebensmitteln wie das Quellvermögen von Proteinen, die Rieselfähigkeit von pulverförmigen Produkten, die Stabilität von Dispersionen etc. verbessert werden.

1.8.3 Spurenelemente

Die Gesamtmenge aller Spurenelemente im menschlichen Körper ergibt nur etwa 10 g bzw. etwa 0,01 bis 0,02% des Gesamtorganismus. Daraus prägte sich der Sammelbegriff „Elemente, die nur in Spuren in Lebewesen vorkommen".

> Heute gehören definitionsgemäß all jene Mineralstoffe, deren Konzentration bei Mensch und Tier in der Regel 50 mg / kg Körpermasse nicht übersteigt, zu den Spurenelementen.

Eine Sonderstellung nimmt das Eisen ein, das mit rund 60 mg / kg Körpergewicht im Organismus enthalten ist, aber aufgrund seiner Funktion den Spurenelementen zugerechnet wird.

Spurenelemente sind entweder **Bestandteile von Enzymen** und **Hormonen** oder ihre Gegenwart ist für den normalen Ablauf biochemischer Vorgänge notwendig. Es ist jedoch noch nicht von allen in geringen Mengen im tierischen und menschlichen Gewebe nachweisbaren Elementen bewiesen, dass sie essentiell sind. Wegen der extrem niedrigen Konzentration und der dadurch bedingten Nachweisschwierigkeiten ist die Kenntnis über die **physiologische Funktion** der meisten Spurenelemente noch gering.

Nach einer zusammenfassenden Darstellung von Jeejeebhoy [132] sind aufgrund von tierexperimentellen Untersuchungen folgende **15 Elemente essentiell:**

> Eisen, Zink, Kupfer, Jod, Kobalt, Selen, Chrom, Mangan, Nickel, Molybdän, Fluor, Zinn, Silicium, Vanadium und Arsen.

Als **Ultra-Spurenelemente** (ultratrace elements) werden solche bezeichnet, die sich in Konzentrationen von weniger als 1 µg / g, z.T. sogar weniger als 50 ng / g Trockengewicht finden. Zu dieser Gruppe zählen Arsen, Bor, Brom, Cadmium, Fluor, Blei, Lithium, Nickel, Silicium, Zinn und Vanadium. Für die Essentialität dieser Elemente gibt es tierexperimentelle Hinweise. Ein Bedarf ist nicht für all diese Elemente beim Menschen belegt [183]. Eine aktualisierte Liste der Ultra-Spurenelemente findet sich in den D-A-CH-Referenzwerten [205].

Dass die **Zufuhr** von Mineralstoffen, bedingt durch die seit einigen Jahrzehnten anhaltende Umstellung auf den Verzehr industriell bearbeiteter Lebensmittel, **rückläufig** ist – hierauf wurde bereits einleitend hingewiesen –, steht außer Zweifel.

Die Energie in den westlichen Industrieländern wird im Mittel zu etwa 40% aus Fett und Öl, zu 20% aus Saccharose und zu 10% aus Alkohol gedeckt. Weitere 15% entfallen auf Weißmehl. Es verbleiben also noch 15% der Energie, die aus **Nahrungsmitteln** in weitgehend **„unveränderter"** Form gedeckt werden. Sie weisen somit noch einen ursprünglichen Mineralstoff- und Spurenelementgehalt auf. Dies sind Früchte, Gemüse, Milchprodukte und Fleisch.

Ob bei manchen ätiologisch noch nicht abgeklärten Krankheiten einem **Spurenelementmangel** eine kausale Bedeutung zukommt (z.B. Selenmangel – Tumorentstehung, Chrommangel – Altersdiabetes), lässt sich noch nicht absehen. Genauso wenig ist bekannt, ob zunehmende Änderungen der **Essgewohnheiten** und Fortschritte bei der **Nahrungsmittelherstellung** und -technologie in Zukunft auch beim Menschen zu vermehrten Spurenelementmangelzuständen führen.

Intensive landwirtschaftliche Nutzung des Bodens kann einen Mangel des Weidefutters an Spurenelementen und somit den Mangel an essentiellen Spurenelementen bei Nutztieren zur Folge haben. Mangelerkrankungen wurden beobachtet bei einer verminderten Zufuhr von Kupfer, Zink und Chrom.

Eisen

Die empfohlene Eisenzufuhr unterscheidet sich dem physiologischen Bedarf entsprechend bei beiden Geschlechtern und in den verschiedenen Lebensaltern erheblich. Der physiologische Bedarf beträgt ab dem 4. Lebensmonat bis zum 7. Lebensjahr 8 mg / Tag und zwischen dem 7. und 10. Lebensjahr 10 mg / Tag. Ab dem 10. Lebensjahr bis zur Menopause (51 Jahre) gelten unterschiedliche Empfehlungen für beide Geschlechter, wobei der Bedarf beim weiblichen Geschlecht höher liegt. Empfohlen werden zwischen dem 10. und 51. Jahr für das weibliche Geschlecht 15 mg / Tag, ab dem 51. Lebensjahr 10 mg / Tag. Die Empfehlung für Männer lautet 12 mg / Tag vom 10. bis 19. Lebensjahr und ab 19 Jahren 10 mg / Tag [205].

Eisenmangel ist einer der am weitesten verbreiteten Mangelzustände beim Menschen überhaupt. Besonders betroffen ist das weibliche Geschlecht, da es während jeder menstruellen Blutung zu einem **Eisenverlust** von etwa 20 mg, bei Hypermenorrhö allerdings zu Verlusten von 40–60 mg kommt. Die Zahl geschlechtsreifer, nicht gravider Frauen, die als Zeichen eines Eisendefizits auf zusätzliche Eisengaben hämatologisch positiv reagieren, liegt in den westlichen Industrieländern bei etwa 20%, in anderen Teilen der Welt jedoch 3- bis 5-mal höher (Lit. bei [92]).

> Durch **Eisenmangel** kann die körperliche und geistige Leistungsfähigkeit zum Teil irreversibel beeinträchtigt werden.

Kinder, Jugendliche und junge Frauen gehören zu der Gruppe mit dem häufigsten Defizit.

Methoden zur **biochemischen Erfassung der Eisenversorgung** werden unterschiedlich beurteilt.

> Dies gilt insbesondere für Hämoglobin, Serum-Eisen, Eisenbindungskapazität etc. Auch die Ferritinkonzentration im Serum als Maß zur Beurteilung der Höhe der Gesamtkörpereisenspeicher wird derzeit widersprüchlich beurteilt. Neue Möglichkeiten bietet u.U. der sog. lösliche Transferrinrezeptor [46].

Ursachen einer negativen Eisenbilanz und damit eines Eisenmangels sind die verminderte Zufuhr mit der Nahrung, ein gesteigerter **Eisenverlust durch Blutungen** oder eine **gestörte Eisenresorption** bei Malabsorptionssyndrom.

Man unterscheidet je nach Schweregrad verschiedene **Stufen des Eisenmangels:**

1. **Prälatenter Eisenmangel (Speichereisenmangel).** Hierbei ist die im Körper gespeicherte Menge an Eisen von normalerweise ca. 800 mg (bei Männern) auf weniger als 200 mg gesunken. Die Eisenkonzentration im Serum und die Hämoglobinkonzentration liegen noch im Normbereich.

2. **Latenter Eisenmangel (Transporteisenmangel).** Zur Verminderung der Eisendepots kommt ein Abfall der Serum-Eisenkonzentration auf Werte unter 60 µg / 100 ml hinzu.

3. **Manifester Eisenmangel** liegt vor, wenn neben einer Verminderung des Depoteisens und der Serum-Eisenkonzentration die Hämoglobinkonzentration auf Werte unter 12 g% erniedrigt ist.

Frühsymptome vor Ausbildung einer Eisenmangelanämie sind Rhagaden der Mundwinkel, Störungen von Haar- und Nagelwachstum, Hautatrophie und atrophische Veränderungen von Mund- und Ösophagusschleimhaut.

Nach neueren, groß angelegten Studien wird jedoch bezweifelt, dass der latente und geringgradig manifeste Eisenmangel bereits zu klinischen Erscheinungen, insbesondere zu den oft mit diesem Mangelzustand in Zusammenhang gebrachten Beschwerden wie Kopfschmerzen, Atemnot, Schwindel, Ermüdbarkeit etc. führt.

Achlorhydrien sind bei Patienten mit Eisenmangel doppelt so häufig wie bei Vergleichspersonen, bei Kranken mit Eisenmangel über 50 Jahren viermal so häufig.

Gesunde Männer resorbieren etwa 19 ± 8%, Frauen mit latentem Eisenmangel 83 ± 14% und mit manifestem Eisenmangel 82 ± 13% der täglich aufgenommenen Eisenmenge. Das bedeutet unter Eisenmangelbedingungen eine **Steigerung der Eisenresorption** auf das Fünffache.

> Das Ausmaß der Eisenresorption kann dem Bedarf angepasst werden.

Verantwortlich hierfür ist ein **Transfersystem der Dünndarmmukosa.**

Details über dieses an ein bestimmtes Protein (Transferrin) gebundene Transportsystem, das sich insbesondere im Duodenum und oberen Jejunum findet, sind nicht bekannt.

Während mit seiner Hilfe bei Eisenmangel das Ausmaß der Resorption gesteigert werden kann, gewährt es **keinen Schutz vor einer Eisenüberladung,** wenn exzessiv hohe Eisenmengen mit der Nahrung aufgenommen werden. Der früher postulierte sog. Mukosablock als Schutz vor einer Eisenintoxikation existiert nach neueren Untersuchungen nicht [91, 92].

Liegt die **orale Eisenzufuhr** während längerer Zeit deutlich über dem Bedarf, so kommt es, da der Körper über keine Möglichkeit zur Elimination von überschüssigem Eisen verfügt, zu Ablagerungen des Schwermetalls im Gewebe, speziell in der Leber. Hierdurch kommt es, wie bei der Hämochromatose (➤ Kap. 3.7.7), zu einer Schädigung des Organs und letztlich zur Entwicklung einer Leberzirrhose. Ein Beispiel für eine durch Eisenspeicherung ausgelöste Leberschädigung ist die bei Bantus im Süden Afrikas häufig zu beobachtende Leberzirrhose. Es handelt sich um die Folge des Konsums eines in Metallgefäßen hergestellten Bieres. Das saure Getränk löst bei der Herstellung große Mengen Eisen.

Damit die Eisenbilanz nicht negativ wird, müssen täglich etwa 10–15 mg Eisen mit der Nahrung aufgenommen werden.
Hierbei ist die Form, in der Eisen zugeführt wird, wichtig. Eisen aus pflanzlicher Nahrung wird grundsätzlich schlechter als solches aus tierischer Nahrung resorbiert.

In der Nahrung liegt Eisen vorwiegend in Form von **Ferrihydroxidkomplexen** (dreiwertiges Eisen) vor, gebunden an Protein und organische Säuren, oder in Form von **Eisen-Protoporphyrin** (Häm).

Voraussetzung für die Resorption ist die **Freisetzung in eine lösliche Form,** die überwiegend im Magen erfolgt.

Nach In-vitro-Versuchen werden bei optimaler Säure- und Pepsinkonzentration im Magen 30–50% des angebotenen Eisens gelöst, während sich in Wasser allein weniger als 10% lösen. Patienten mit Eisenmangelanämie

resorbieren Ferrieisen signifikant besser, wenn Salzsäure produziert wird.
Bei der Eisenmangelanämie korrelieren maximale Säureproduktion und Ferrieisenresorption. Eisen in zweiwertiger Form (Ferroeisen) wird besser resorbiert als das dreiwertige Ferrieisen.

Ist Eisen in Lösung, so werden offenbar beide Formen unabhängig von der Wertigkeit gleich gut resorbiert. Limitierend wirkt die unterschiedliche Löslichkeit von Ferri- und Ferroeisen. Ferroeisen präzipitiert bei pH 8 vollständig, Ferrieisen bereits bei pH 5. Eine Helicobacter-pylori-Infektion vermindert die enterale Eisenresorption. Nach erfolgreicher Eradikation kommt es zu einer Normalisierung. Der zugrunde liegende Mechanismus ist nicht bekannt [274].

Die **Resorptionsquote** aus Weizen, Mais, Salat, Spinat beträgt etwa 7–9% und aus Fisch, Kalbfleisch und Hämoglobin 16–20%. Phytin bindet Eisen in gleicher Weise wie Calcium zu einem nicht resorbierbaren Komplex (➤ Kap. 1.11.5).

Der alimentäre Eisenmangel ist folglich in vielen unterentwickelten tropischen Gebieten mit überwiegend **pflanzlicher Ernährung** häufig (➤ Abb. 20.1). Gefährdet sind darüber hinaus Vegetarier und Ovolactovegetarier [112]. Bei Letzteren konnten, wenn aufgefüllte Eisendepots angestrebt werden, täglich Eisendefizite von ca. 0,5 mg für Männer und 1,2 mg für menstruierende Frauen ermittelt werden.

Das Meiden tierischer Lebensmittel wird aus weltanschaulichen und religiösen Gründen sowie wegen angeblich negativer gesundheitlicher Folgen zunehmend von Teilen der Bevölkerung praktiziert. In den Dietary Guidelines for Americans aus dem Jahr 2000 [251] findet sich hierzu folgende Formulierung:

„Wählen Sie pflanzliche Lebensmittel als Basis Ihrer Ernährung. Versichern Sie sich dann, wenn Sie alle oder die meisten tierischen Produkte meiden, ob der Bedarf an Eisen, Vitamin B_{12}, Calcium und Zink aus anderen Quellen ausreichend gedeckt wird."

Bei der Diskussion um die **Bioverfügbarkeit** von Eisen aus pflanzlichen Lebensmitteln muss auch berücksichtigt werden, dass die in diesen Lebensmitteln oft in relativ hohen Konzentrationen vorhandene Ascorbinsäure die Eisenresorption fördert.

Vitamin C bildet mit Eisen gut lösliche Komplexe und reduziert dreiwertiges zu dem besser resorbierbaren zweiwertigen Eisen. Aus diesem Grunde können Obst und Gemüse mit ihrem Gehalt an Vitamin C einen sehr wertvollen Beitrag zur Verbesserung der Eisenbioverfügbarkeit leisten.

Auch **andere organische Säuren** wie Zitronensäure und möglicherweise auch Milchsäure verbessern die Eisenresorption (Lit. bei [261]; Einfluss von Phytat und Vitamin C auf die Eisenresorption ➤ Kap. 1.11.5).

Auch durch die Ernährung in hoch industrialisierten Ländern mit hohem Verzehr von **Fett, Zucker und Weißmehlprodukten** wird der Eisenbedarf je nach Ernährungsgewohnheit nicht optimal gedeckt. Neben dem zunehmenden Verzehr eisenarmer Nahrungsmittel ist auch die dem zunehmend geringer werdenden Energiebedarf angepasste geringere Nahrungszufuhr (Mit-)Ursache des häufig zu findenden Eisendefizits. Die Nahrungseisenzufuhr korreliert grob mit der Höhe der Energiezufuhr. In westlichen Ländern werden etwa 6 mg Eisen / 4200 kJ bzw. 1000 kcal verzehrt.

In den USA wird deshalb auf Empfehlung der Food and Drug Administration (FDA) Mehl und Mehlprodukten Eisen in einer Menge von 40 mg / Pfund (1 lb = 453,6 g) zugesetzt. Hierdurch wird in den USA die mittlere tägliche Eisenzufuhr bei Frauen von ca. 10 auf 17 mg und bei Männern von ca. 17 auf 35 mg erhöht [63].

In gleicher Weise wird in Schweden verfahren, wo im Mittel 42% des täglich aufgenommenen Eisens der Nahrung zugesetzt werden.

Gegner dieser **Fortifikation** befürchten insbesondere, dass hierdurch latent an Hämochromatose Erkrankte (➤ Kap. 3.7.7) – sie wurde bei systematischen Untersuchungen in den USA bei 2% der männlichen Bevölkerung gefunden – geschädigt werden.

Aufgrund neuerer Erkenntnisse über die Bedeutung **freier Radikale** für die Entstehung einer Reihe von Erkrankungen wie Arteriosklerose (➤ Kap. 4.4), maligne Tumoren (➤ Kap. 16), grauer Star (➤ Kap. 13) etc. müssen unsere Bemühungen um eine Optimierung der Eisenversorgung des Organismus kritisch betrachtet werden.

> Die bei einer Eisenübersättigung vorhandenen freien Eisenionen fördern die Bildung freier Hydroxylradikale und erhöhen somit den **„oxidativen Stress"**.

Epidemiologische Studien, die eine positive Beziehung zwischen der Höhe des Verzehrs von rotem Fleisch und der Tumorhäufigkeit sowie der Rate an koronaren Herzerkrankungen zeigen, stützen die Annahme, dass eine hohe Eisenzufuhr **pathophysiologische Mechanismen** begünstigen kann.

Während das Ziel von Zufuhrempfehlungen die optimale Bedarfsdeckung ist, wird zunehmend für bestimmte Nährstoffe ein „Upper Level" (UL) definiert, der die Obergrenze angibt, ab der unter regelmäßiger Zufuhr über längere Zeit keine toxischen Wirkungen zu befürchten sind. Für Eisen wurde ein UL von 45 mg / Tag ermittelt [225].

Fluorid

Fluor findet sich in der Natur nur in gebundener Form als Fluorid. Die Richtwerte für die Fluoridgesamtzufuhr (Nahrung, Trinkwasser, Supplemente) lauten wie folgt: Säuglinge bis 4 Monate 0,2 mg und von 4 bis 12 Monaten 0,5 mg / Tag. Kinder von 1 bis 4 Jahren 0,7 mg ansteigend bis 2,0 mg zwischen 10 und 13 Jahren. Ab 13 Jahren sind die Richtwerte für beide Geschlechter unterschiedlich. Sie liegen für Männer ab dem 13. bis 19. Lebensjahr bei 3,2 mg / Tag und ab dem 19. Lebensjahr bei 3,8 mg / Tag. Für Frauen werden in den beiden Altersphasen 2,9 bzw. 3,1 mg / Tag empfohlen [205].

> Bei der **Kariesprophylaxe** kommt neben einer ausreichenden Mundhygiene und dem Meiden von Kohlenhydraten, insbesondere Zucker in klebriger, leicht am Zahn haftender Form, der Aufnahme von Fluorid eine entscheidende Bedeutung zu.

Feste Lebensmittel sind relativ arm an Fluorid. Der Gehalt in Fleisch, Fisch und Geflügel wird mit etwa 0,05–0,07 mg / kg, der von Getreide mit 0,30–0,40 mg / kg, von Kartoffeln mit 0,08–0,14 mg / kg, von Blattgemüse mit 0,10–0,15 mg / kg und von Früchten mit 0,06–0,13 mg / kg angegeben.

Der Fluoridgehalt des **Trinkwassers** unterliegt großen regionalen Schwankungen. Als optimal wird eine Fluoridkonzentration im Trinkwasser von etwa 1 mg / l (1 ppm) angesehen.

Besonders hoch ist der Fluoridgehalt in **schwarzem Tee**, sodass Teetrinker ausschließlich mit diesem Getränk, je nach Trinkmenge und Zubereitung, etwa 1 mg und mehr an Fluorid pro Tag aufnehmen.

Wasserlösliche Fluorsalze werden gut (zu über 90%) resorbiert, während die Bioverfügbarkeit aus Knochen nur 4% und aus Fischgräten nur mit 15% angegeben wird.

Aufgrund vergleichender Untersuchungen ist es möglich, die Karieshäufigkeit um etwa 50–60% zu reduzieren, wenn durch Zusatz von Fluorsalzen zum Trinkwasser die genannte Konzentration erreicht wird.

Die Gegner der **Trinkwasserfluoridierung** führen u.a. an: Die Spanne zwischen der täglichen Fluoriddosis, die einen ausreichenden kariesprophylaktischen Effekt habe (1–2 mg) und der zu einer chronischen Fluoridintoxikation führenden (etwa 4–5 mg täglich) sei so gering, dass im Einzelfall Überdosierungen bei einer allgemeinen Fluoridierung des Trinkwassers nicht verhindert werden können.

Weiterhin wird angeführt, dass Fluorid nur während der Zahnbildung, die etwa bis zum 15. Lebensjahr abgeschlossen ist, wirke und bei einer Fluoridierung des Trinkwassers große Teile der Bevölkerung, ohne einen Nutzen davon zu haben, Fluorid in nicht immer unbedenklicher Dosis aufnehmen würden.

Als Alternative wird eine Fluoridverabreichung in Form von Tabletten während der Zeit der Zahnentwicklung vorgeschlagen. Nationale und internationale Gesellschaften haben in Abhängigkeit von der Fluoridkonzentration des Trinkwassers Dosierungen für die **Fluoridprophylaxe** in den einzelnen Entwicklungsphasen zwischen dem 1. und 16. Lebensjahr festgelegt [96].

Eine weitere Möglichkeit, die Fluoridzufuhr zu optimieren, ist die Verwendung von fluoridiertem Speisesalz. Es enthält in Deutschland 250 mg Fluorid pro Kilogramm Kochsalz. Wird in einer Familie ein solches Salz benutzt, so dürfen, um einer Überdosierung vorzubeugen, nicht zusätzlich noch Fluoridtabletten verabreicht werden.

Fluoridintoxikationen führen u.a. zu einer vermehrten Calciumretention, einer Erhöhung der alkalischen Serum-Phosphatase und Störungen der Skelettbildung. Eine chronische Fluoridintoxikation (Fluorose) findet sich in manchen Gegenden mit hohem Fluoridgehalt des Trinkwassers endemisch.

Jod

Jod dient als essentieller Nährstoff der Synthese der Schilddrüsenhormone Trijodthyronin (T_3) dem stoffwechselaktiven Hormon und seiner Vorstufe (Prohormon) dem Thyroxin (T_4). T_3 hat vielfältige Wirkungen auf Stoffwechselfunktionen, den Grundumsatz, es fördert Wachstums- und Entwicklungsprozesse etc. Ein Mangel an Jod geht folglich – je nach Ausmaß des Defizits – mit einer Vielzahl an Funktionsstörungen und einer Beeinträchtigung der körperlichen und geistigen Entwicklung einher (➤ Tab. 1.11).

Die Empfehlungen für eine **optimale Jodzufuhr** betragen 100 µg / Tag für einjährige Kinder. Sie steigen bis zum 15. Lebensjahr auf 200 µg / Tag. Die gleiche Empfehlung gilt für Jugendliche und Erwachsene bis zum 50. Lebensjahr. Im höheren Lebensalter werden 180 µg / Tag und für Schwangere und Stillende 230 bzw. 260 µg / Tag empfohlen [205].

Tab. 1.11 Jodmangelkrankheiten.

Fetus	Aborte, Fehlgeburten, angeborene Anomalien, erhöhte perinatale Sterblichkeit **neurologischer Kretinismus:** mentale Defekte, Taubheit, spastische Diplegie, Schielen **myxödematöser Kretinismus:** disproportionaler Kleinwuchs, mentale Defekte
Neugeborene	Hypothyreose unterschiedlicher Ausprägung: psychomotorische Störungen, Taubheit im unteren Frequenzbereich, Entwicklungsverzögerung, Struma
Kinder und Jugendliche	Struma, juvenile Hypothyreose, verminderte mentale Leistungsfähigkeit, retardierte körperliche Entwicklung
Erwachsene	Struma mit oder ohne Adenombildung bzw. Komplikationen, Hypothyreose, Infertilität, eingeschränkte geistige Leistungsfähigkeit

Weltweit gehören **Jodmangelkrankheiten** zu den häufigsten Nährstoffmangelkrankheiten. Die Bundesrepublik Deutschland gilt als **Jodmangelgebiet.**

Ist der Jodbedarf während längerer Zeit nicht gedeckt, so kann es in allen Altersgruppen zu Mangelkrankheiten kommen (➤ Tab. 1.11). Eine der häufigsten Folgen des Jodmangels ist die Schilddrüsenvergrößerung, die Struma. Von einer **Struma** (Kropf) spricht man beim Erwachsenen dann, wenn aufgrund der sonographischen Bestimmung das Volumen des Organs 20 ml übersteigt. Nach Richtlinien der WHO wird die Größe der Struma in drei Stadien – von I = tastbare Struma bis Stadium III = sehr große Struma mit lokalen Stauungs- und Kompressionszeichen – eingeteilt. Während man früher glaubte, die Ursache der Organvergrößerung sei eine vermehrte TSH-Sekretion als Folge niedriger T_3- und T_4-Spiegel, d.h. eine Adaptation an das Hormondefizit, weiß man heute, dass die Proliferation Folge einer vermehrten Bildung mehrerer Wachstumsfaktoren ist.

Obwohl sich die Jodzufuhr mit Lebensmitteln und jodiertem Speisesalz im Laufe der letzten Jahre in der Bundesrepublik verbessert hat – sie beträgt im Mittel 120 µg / Tag – besteht im Vergleich zu den Zufuhrempfehlungen noch ein erhebliches Defizit. Hierfür sprechen auch die Ergebnisse einer Querschnittsuntersuchung an 18- bis 65-jährigen Personen, bei denen sich in 33% sonographisch eine Vergrößerung der Schilddrüse fand [311].

Der „Arbeitskreis Jodversorgung" weist darauf hin, dass sich, gemessen an der Urinjodausscheidung und in regionalen Studien auch aufgrund sonovolumetrischer Untersuchungen der Schilddrüse, in den letzten Jahren die Jodversorgung von Neugeborenen und Schulkindern verbessert hat.

Die zwar sinkende, aber immer noch relativ hohe Strumaprävalenz wäre durch eine optimale Versorgung der Bevölkerung mit Jod (Jodierung des Speisesalzes, Verwendung jodierten Salzes zur Lebensmittelherstellung, Jodierung des Tierfutters) auf etwa 3% zu reduzieren. Dass dieses Optimum zu erreichen ist, zeigen Ergebnisse in Ländern mit langjährig effizienter Jodversorgung der Bevölkerung.

Aufgrund der derzeit gültigen **gesetzlichen Bestimmungen** wird der Jodgehalt des jodierten Speisesalzes auf 15–25 mg / kg, das sind im Mittel 20 mg / kg Kochsalz (in Form von 32 mg Kaliumjodat), festgesetzt.

Nach den derzeit gültigen Bestimmungen in der Bundesrepublik reicht es aus, wenn in der **Zutatenliste** der mit jodiertem Speisesalz hergestellten verpackten Lebensmittel Jodsalz genannt wird. Lebensmittel, die lose verkauft werden, wie Brot, Brötchen oder Wurst, müssen nicht mehr extra gekennzeichnet werden, wenn sie mit Jodsalz hergestellt sind. Auch bei der Herstellung von Käse ist nun der Einsatz von jodiertem Speisesalz erlaubt.

Meersalz ist aufgrund des nur geringen Jodgehalts nicht zur Kropfprophylaxe geeignet. Geeignet sind hingegen aufgrund ihres Jodgehalts Bad Reichenhaller Jodsalz, Bayerisches Vollsalz und Düra Vollsalz.

Das mit der Nahrung aufgenommene Jodid und Jodat wird nahezu vollständig **resorbiert.** Bei einer täglichen Jodzufuhr von 50–200 µg werden 40–70% binnen 24 Stunden in die Schilddrüse aufgenommen.

Ohne Verwendung von jodiertem Speisesalz werden mit Lebensmitteln etwa 60 µg Jod pro Tag aufgenommen. Würde zum Salzen sowohl zu Hause als auch in der Gemeinschaftsverpflegung jodiertes Speisesalz verwendet, würden zusätzlich 20 µg pro Tag und bei Verwendung von Jodsalz bei der Herstellung von Brot und Backwaren zusätzlich etwa 50 µg Jod pro Tag aufgenommen. Etwa 30 µg würden im Mittel zusätzlich aufgenommen, wenn Wurst und Käse mit jodiertem Kochsalz hergestellt würden. Die restlichen 40 µg Jod würden auf alle anderen verarbeiteten, ebenfalls mit Jodsalz zubereiteten Lebensmittel entfallen (➤ Abb. 1.29).

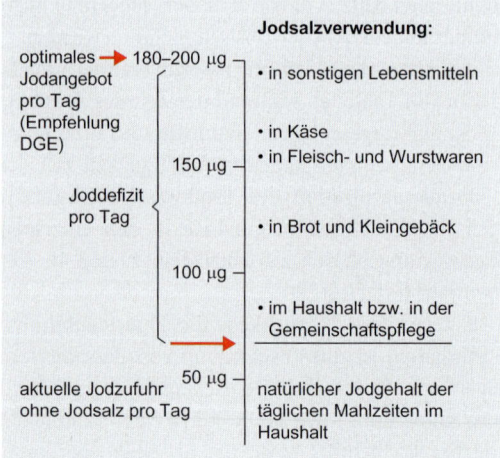

Abb. 1.29 Jodzufuhr durch Lebensmittel. Tägliches Jodangebot in Deutschland, wenn Jodsalz verwendet würde (nach Manz [298]).

Hieraus ergibt sich, dass bei den in Deutschland üblichen Ernährungsgewohnheiten die wünschenswerte Jodzufuhr nur erreicht werden kann, wenn ausschließlich **jodiertes Speisesalz** sowohl im Haushalt als auch bei der Herstellung von Lebensmitteln (Backwaren, Wurst, Käse, Fertigprodukten etc.) verwendet wird. Weiterhin müssen dem Futter von Nutztieren Jodsalze zugesetzt werden, da nur so der Jodgehalt in Milch, Milchprodukten, Eiern und Fleisch so hoch ist, dass diese tierischen Lebensmittel einen sicheren Beitrag zur Versorgung gewährleisten. Seefisch als gute Quelle für Jod (100 g Schellfisch enthalten ca. 240 µg, 100 g Kabeljau ca. 120 µg Jod) wird nur von einem geringen Teil der Bevölkerung regelmäßig verzehrt.

Der Jodbedarf in der Schwangerschaft und Stillzeit kann auch bei Realisierung der genannten Maßnahmen mit Lebensmitteln nicht optimal gedeckt werden. Da bei suboptimaler Versorgung der Mutter mit Jod die fetale Entwicklung sowie die späteren motorischen und manuellen Fähigkeiten des Kindes beeinträchtigt werden können, wird eine Supplementierung mit 100 bis 150 µg Jodid pro Tag empfohlen.

Nach Angaben des „Arbeitskreises Jodmangel" steigt seit Jahren der Marktanteil an jodiertem Jodsalz mit und ohne Zusatz von Fluorid (> Abb. 1.30).

Die Befürchtung, dass es durch diese Maßnahme zu vermehrtem Auftreten eines sog. Jod-Basedows, einer Jodallergie oder Jodakne, komme, ist unbegründet. Durch generelle Verwendung von jodiertem Speisesalz wird lediglich versucht, die Zufuhr der physiologischen Bedarfsmenge zu realisieren. Eine **Überdosierung** ist hiermit nicht möglich.

Zu den immer wieder vorgetragenen Bedenken zu **gesundheitlichen Risiken** durch Jodsalz äußert sich der genannte Arbeitskreis wie folgt:

„Durch Jodsalz und Lebensmittel, die mit Jodsalz hergestellt sind, wird Jod in physiologischen Mengen zugeführt. Damit wird lediglich das Joddefizit ausgeglichen, das in der Nahrung naturbedingt entstanden ist. Derartige winzige Mengen sind somit kein gesundheitliches Risiko. Die gelegentlich geäußerten Bedenken, der Verzehr von Jodsalz oder damit hergestellter Lebensmittel könne eine Überversorgung zur Folge haben und entsprechende Krankheiten auslösen oder verschlimmern, sind unbegründet."

Diese Auffassung teilt auch das Bundesinstitut für Risikobewertung (BfR), Berlin, das den gesundheitlichen Nutzen einer Jodprophylaxe bzw. das gesundheitliche Risiko auf der Basis neuester wissenschaftlicher Erkenntnisse erneut bewertet hat. Das Institut kommt zu folgendem Ergebnis:

„Durch die Verwendung von Jodsalz im Haushalt, in Gaststätten, Einrichtungen der Gemeinschaftsverpflegung und bei der Herstellung von Lebensmitteln werden weder Schilddrüsenerkrankungen ausgelöst oder verschlimmert, noch kommt es zu Folgeerkrankungen. Vielmehr hat die Verwendung von

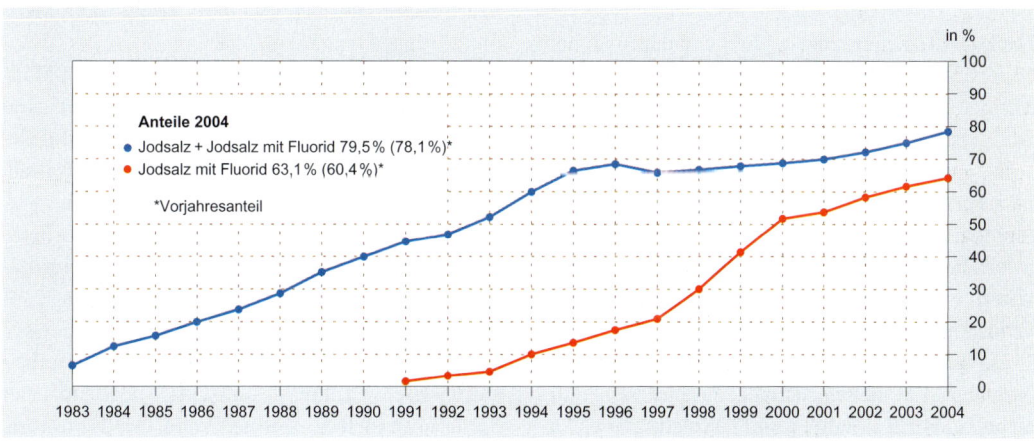

Abb. 1.30 Entwicklung der Marktanteile von Jodsalz und Jodsalz mit Fluorid am gesamten Speisesalzabsatz in Haushaltsgebinden.

jodiertem Speisesalz dazu geführt, dass sich die gesundheitliche Situation der Bevölkerung in Gebieten mit besonders hohem Risiko für die Bildung einer vergrößerten Schilddrüse (Kropf) deutlich verbessert hat. Das Institut sieht auch kein Risiko für eine Überversorgung der Bevölkerung mit Jod. Die für Deutschland als sicher erachtete maximale Aufnahme von 500 µg Jod / Tag aus verschiedenen Quellen wird aufgrund der geltenden Höchstmengen nicht überschritten."

Aus Gründen des gesundheitlichen Verbraucherschutzes wurden **Algenprodukte** mit einem Jodgehalt von mehr als 20 µg / kg Trockenmasse, die als Nahrungsergänzungsmittel angeboten werden, als nicht verkehrsfähig erklärt. Diese Produkte werden aus Makroalgen hergestellt, die in ostasiatischen Ländern als Gemüse oder Würzmittel verzehrt werden. Der z.T. extrem hohe Jodgehalt der Algen wird von der Bevölkerung asiatischer Länder, die an eine hohe Jodzufuhr adaptiert sind, toleriert. Werden diese Produkte von Personen mit einer Fehlanpassung an einen chronischen Jodmangel verzehrt, so kann die hohe Jodzufuhr, insbesondere bei älteren Menschen mit kleinen autonomen Adenomen, zu einer plötzlichen Schilddrüsenüberfunktion führen. Aus Vorsorgegründen sollten in dem Jodmangelgebiet Deutschland 500 µg Jod pro Tag nicht überschritten werden [307].

Zink

Die D-A-CH-Referenzwerte [205] empfehlen ab dem 15. Lebensjahr täglich eine Zufuhr von 10 mg für Männer und 7 mg für Frauen. Nur etwa 30% des oral aufgenommenen Spurenelementes werden resorbiert.

Bei parenteral ernährten Patienten wurde, um eine ausgeglichene Zinkbilanz zu erreichen, eine Zufuhr von 2,5 mg / Tag ermittelt. Der Zinkbedarf stieg jedoch bei gesteigertem Katabolismus und bei intestinalen Erkrankungen mit einem vermehrten Zinkverlust mit dem Stuhl.

Ein hoher **Zinkgehalt** findet sich in tierischer Nahrung: Rindfleisch enthält beispielsweise 20–60 µg / g, Milch 3–5 µg / g und Fisch etwa 15 µg / g.

Kleiereiches Brot mit hohem Phytingehalt hemmt die **Zinkresorption** (> Kap. 1.11.5). Dies hat zur Folge, dass in Ländern (z.B. Ägypten, Türkei) mit geringem Verzehr von tierischen Nahrungsmitteln und hohem Verzehr von kleiereichem, nicht mit Sauerteig hergestelltem Brot (Tanok) – durch die Gärung mit Sauerteig wird das Metallionen bindende Phytin (> Kap. 1.11.5) weitgehend abgebaut – der Zinkmangel häufig ist.

In Untersuchungen an gesunden Versuchspersonen, denen eine Zinksulfatlösung entweder zusammen mit Weizenkleie bzw. Reiscrisps, die besonders wenig Ballaststoffe enthalten, oder ohne Testmahlzeit oral gegeben wurde, konnte eindeutig gezeigt werden, dass **Weizenkleie** die Zinkresorption vermindert [74]. Die Mechanismen der Zinkresorption sind nicht genau bekannt. Bei der Ratte konnten zwei zinkbindende Proteine in der Darmschleimhaut nachgewiesen werden, die sehr wahrscheinlich am Transport von Zink durch die Darmwand beteiligt sind.
Zink und Kupfer hemmen sich offenbar gegenseitig bei der Resorption.

Die Zinkkonzentration im Serum beträgt 95 ± 12 µg / 100 ml. Wegen der Freisetzung von Zink aus Thrombozyten liegt die Konzentration um 5–15 µg / 100 ml höher als im Plasma.

Zink ist **Bestandteil** einer Vielzahl von **Metalloenzymen** (DNS- und RNS-Polymerase, Carboanhydrase, alkalische Phosphatase, Phospholipasen etc.) und für die Aktivierung vieler Enzyme erforderlich. Hieraus erklärt sich seine Bedeutung z.B. für den Eiweiß-, Fett- und Kohlenhydratstoffwechsel, für den Säure-Basen-Haushalt und die Vielzahl von Funktionsstörungen bei Zinkmangel.

Die bekanntesten **klinischen Zeichen** einer **Mangelversorgung** mit diesem Spurenelement sind Minderwuchs, Störungen des Geschmacks- und Geruchssinnes, gestörte Wundheilung, Haarausfall, Hautveränderungen, psychische Störungen etc.

Zink ist Bestandteil des Insulins und wahrscheinlich auch für dessen Wirkung an der Zelle erforderlich [269].

Zu einem **Zinkmangel** kann es bei den mit einer Steatorrhö einhergehenden Erkrankungen wie beispielsweise Pankreasinsuffizienz, einheimischer Sprue, aber auch bei Morbus Crohn, Colitis ulcerosa, Leberzirrhose, chronischer Niereninsuffizienz etc. kommen.

Infektabwehr Aufgrund experimenteller Befunde hemmen Zinksalze die Replikation von Rhinoviren, schützen Zellbestandteile vor Schädigungen durch bakterielle Toxine und wirken immunmodulatorisch (Lit. bei [128]). Von solchen Befunden ausgehend wurde die Bedeutung von Zinksalzen für **Prophylaxe** und Therapie von viralen Erkältungskrankheiten wiederholt untersucht. Bei unterschiedlichem Studiendesign sind die Ergebnisse widersprüchlich [128]. Dass eine weit über der mit Lebensmitteln erreichbaren Zufuhr an Zink liegende Dosierung vor Erkältungserkrankungen schützt, konnte nicht belegt werden. Gut kontrollierte Studien sprechen jedoch dafür, dass Zinksalze, in einer Dosis von 13,3 mg in Form einer Lutschtablette alle 2 Stunden verabreicht, die **Intensität** der **Symptomatik** und die Dauer der Erkrankung signifikant **reduzieren** [181].

Von großer Bedeutung ist der Zinkmangel für Kinder in vielen Entwicklungsländern. In einer Reihe von Studien konnte gezeigt werden, dass es unter einer Zinksupplementation zu einer signifikanten Steigerung von Körpergewicht und -länge, zu einer Appetitzunahme und einem Rückgang verschiedener Infektionskrankheiten kommt [100].

Toxische Wirkungen Zink ist relativ untoxisch. Zu akuten Intoxikationen mit einer gastrointestinalen Symptomatik (Übelkeit, Erbrechen, Durchfall etc.) kommt es bei einer Aufnahme von etwa 2 g Zink. Das Aufbewahren von Lebensmitteln mit saurem pH in verzinkten Gefäßen kann Ursache einer solch hohen Zufuhr sein.

Eine chronisch erhöhte, weit über dem Bedarf liegende Zufuhr von mehr als 70–100 mg pro Tag beeinträchtigt den **Eisen-** und **Kupferstoffwechsel.** Bei einer Supplementierung mit Zink muss diese Gefahr berücksichtigt werden.

Chrom

Nach Angaben der WHO wird dreiwertiges Chrom in sehr unterschiedlichem Ausmaß (1–25%) aus der Nahrung **resorbiert,** wobei die Art der Nahrung ausschlaggebend ist. Während Chrom in anorganischer Form nur zu maximal 3% einer verabreichten Dosis resorbiert wird, wird es etwa aus Hefe zu 10–15% in die Blutbahn aufgenommen.

Pflanzliche Lebensmittel sind im Vergleich zu Lebensmitteln aus tierischer Herkunft arm an Chrom. Größere Mengen dieses Spurenelements können im Trinkwasser enthalten sein. Der exakte **Bedarf** ist nicht bekannt.

Chrom und möglicherweise eine chromhaltige, in der Nahrung vorkommende, als Glucosetoleranzfaktor bezeichnete Substanz haben eine Beziehung zum **Glucosestoffwechsel.**

Im Tierversuch finden sich eine verminderte Glucosetoleranz und ein um 50% reduzierter Einbau von Glucose in Muskel- und Leberglykogen bei **Chrommangel.**

Es gibt Hinweise darauf, dass bei Diabetikern der Bedarf an Chrom mit zunehmendem Ausmaß der Glucosestoffwechselstörung steigt [6].

Chrom muss offenbar zugegen sein, damit **Insulin** seine Wirkung an der Zelle entfalten kann. Bei erwachsenen Diabetikern konnte die Diabeteseinstellung durch tägliche Gabe von 180–1000 μg Chrom verbessert werden [6]. Das Gleiche gilt für die bei Kleinkindern mit Proteinmangelernährung nachweisbare Störung des Glucosestoffwechsels.

Es gibt weiterhin Hinweise auf den bereits genannten chromhaltigen **Glucosetoleranzfaktor,** der sich in zuckerreichen Pflanzen (Zuckerrohr, Zuckerrüben etc.) findet und bei der Herstellung von raffiniertem Zucker verloren geht.

Welche Bedeutung diesem Faktor bei der Verwertung von Zucker im Stoffwechsel zukommt und ob sein Fehlen im raffinierten Zucker negative Effekte hat, bedarf einer Abklärung.

Viele Befunde sprechen dafür, dass Chrom Beziehungen zum Kohlenhydrat- und Fettstoffwechsel hat, ohne dass die Wirkmechanismen bekannt sind [7]. Nicht ausreichend geklärt ist auch die Bedeutung des Chroms für die körperliche Leistungsfähigkeit [8].

Molybdän

Ein **Bedarf** von 50–100 μg / Tag wird diskutiert. Molybdän ist Bestandteil verschiedener Enzyme, so beispielsweise der **Xanthinoxidase** (➤ Kap. 4.5).

Weiterhin ist es Bestandteil der **Aldehydoxidase,** die in der Leber den Katecholaminabbau steuert, sowie der **Sulfitoxidase,** einem Enzym zur Steuerung der Transformation von Sulfit zu Sulfat, dem letzten Schritt des Abbaus schwefelhaltiger Aminosäuren.

Molybdän findet sich weit verbreitet in pflanzlichen und tierischen Lebensmitteln. Es besteht eine deutliche Abhängigkeit vom Molybdängehalt des Bodens. Besonders reich an diesem Spurenelement sind Getreide und Hülsenfrüchte (Lit. bei [118]).

Bei einem **Mangel** an Molybdän fällt die Harnsäurekonzentration im Serum ab. Beim Morbus Crohn kann es, bedingt durch eine vermehrte Ausscheidung mit dem Stuhl, zu einer Mangelversorgung mit diesem Spurenelement kommen. Auch bei lang andauernder parenteraler Ernährung fanden sich Hinweise auf einen Molybdänmangel.

Eine exzessiv **hohe Molybdänzufuhr** von 10–15 mg pro Tag führt zu toxischen Erscheinungen mit Harnsäureanstieg im Serum, vermehrtem Kupferverlust mit dem Harn etc.

Kupfer

Nach neueren Angaben werden mit einer in westlichen Industrieländern üblichen Mischkost entgegen früheren Angaben von 2–4 mg nur 0,9–1,2 mg Kupfer **aufgenommen.**

Besonders reich an Kupfer sind Leber, Fleisch, Fisch, Kakao und Nüsse.

Exakte Angaben über den **Kupferbedarf** des Menschen können nicht gemacht werden. Bei ausschließlich parenteraler Ernährung wurden 0,3 mg Kupfer / Tag als ausreichend angesehen. Der Bedarf stieg auf 0,5 mg täglich bei Kranken mit Diarrhö an. Für Kinder wurden in Bilanzstudien 10–15 µg / kg / Tag Kupfer als ausreichend für die Bedarfsdeckung ermittelt.

Die Kupferkonzentration im Plasma ist kein guter Parameter zur Beurteilung der Versorgung mit diesem Spurenelement [290].

Nach der Resorption im Dünndarm gelangt Kupfer mit Hilfe eines Transportproteins zur Leber, wo es an **Caeruloplasmin,** einem spezifischen Transportprotein für dieses Metall, gebunden wird. Das an Caeruloplasmin gebundene Kupfer wird in der Leber gespeichert und von hier an die Blutbahn abgegeben. Kupfer ist essentieller Bestandteil mehrerer Enzyme des Bindegewebsstoffwechsels, der Hämatopoese, der Melaninsynthese etc. Ein autosomal-

rezessiv vererbter Defekt des Kupferstoffwechsels ist der **Morbus Wilson** (> Kap. 3.7.8). Charakteristisch für diese seltene Erkrankung sind niedrige Spiegel an Kupfer und Caeruloplasmin im Serum sowie eine hohe Kupferausscheidung mit dem Harn. Hoch ist auch die Kupferkonzentration im Lebergewebe.

Silicium

Obwohl Silicium zu den Ultra-Spurenelementen gezählt wird [205], hat es nach Ansicht mancher Autoren [38] eine essentielle Funktion im Stoffwechsel von Bindegewebe, Knorpel und Knochen.

Silicium wird überwiegend als monomere Kieselsäure (Orthokieselsäure) resorbiert. Die resorbierte Menge korreliert mit der Höhe der Zufuhr. In Bilanzuntersuchungen fand sich eine schnelle renale Elimination.

Der von verschiedenen Autoren ermittelte **Bedarf** wird mit etwa 30–45 mg / Tag angegeben. Die Zufuhr mit der Nahrung liegt bei vegetarisch orientierter Kost eindeutig höher als bei Bevorzugung tierischer Lebensmittel.

Unter britischen Ernährungsgewohnheiten werden 20–50 mg Siliciumdioxid pro Tag aufgenommen. Hiervon entfallen 20% auf Trinkwasser und andere Getränke und 60% auf Getreideprodukte. Bier ist reich an Silicium mit einer guten **Bioverfügbarkeit** [17].

Das in der Nahrung und im Trinkwasser gelöste Silicium hemmt die Resorption von Aluminium.

> Therapeutische und prophylaktische Indikationen für verschiedene Hauterkrankungen bis hin zur Tumorprophylaxe und Verbesserung immunologischer Abwehrmechanismen wurden für die hoch dosierte orale Siliciumzufuhr diskutiert. Beweise für diese Indikationen fehlen (Lit. bei [38, 219]).

Selen

Selen ist **Bestandteil** der Wirkgruppe der **Glutathionperoxidase,** eines an der Entgiftung von Wasserstoffperoxid beteiligten Enzyms (reduziert H_2O_2 zu H_2O unter Oxidation von Glutathion). Wenn im

Gewebe Wasserstoffperoxid und organische Hydroperoxide nicht abgebaut werden, setzen sich die hoch reaktionsfähigen OH-Radikale frei und führen zu einer Zell- und Gewebeschädigung. **Antioxidanzien** wie Glutathionperoxidase, Vitamin E, Katalase etc. schützen Zellen und Zellbestandteile vor dieser Gefahr.

Ob Selen unabhängig von seiner Bedeutung für die Bildung von Glutathionperoxidase an antioxidativen Schutzmechanismen beteiligt ist, ist unklar.

Selen hat weiterhin **eine Funktion beim Schilddrüsenhormonstoffwechsel.** Dejodasen, Hormone, die die Aktivierung des Prohormons Thyroxin (T_4) zum aktiven Schilddrüsenhormon Trijodthyronin (T_3) katalysieren und für die enzymatische Inaktivierung von Schilddrüsenhormonen verantwortlich sind, enthalten im aktiven Zentrum einen Selencysteylrest.

Der **Selenbedarf** ist nicht exakt bekannt. Als Schätzwerte für eine angemessene Zufuhr werden für Jugendliche und Erwachsene 30–70 µg / Tag und für Kinder je nach Alter 10–60 µg / Tag angegeben [205]. Auf der Grundlage des Selengehaltes der in der Bundesrepublik verzehrten Lebensmittel wurde für Männer eine mittlere tägliche Selenaufnahme von 46 und für Frauen von 39 µg / Tag errechnet.

Etwa 28% der **Selenaufnahme** entfallen auf Fleisch, insbesondere Schweinefleisch, und etwa 16% auf Eier. Der Anteil pflanzlicher Lebensmittel an der Gesamtselenaufnahme ist vergleichsweise gering.

Der **Selengehalt** von Lebensmitteln ist erheblich vom Selengehalt des Bodens bzw. des Tierfutters abhängig. In Mittel- und Nordeuropa sind die Böden und folglich auch die hier produzierten pflanzlichen Lebensmittel relativ arm an Selen.

Da aufgrund gesetzlicher Bestimmungen dem Tierfutter bis zu 500 mg Selen / kg zugesetzt werden dürfen, liegt der Gehalt dieses Spurenelements bei Schweinefleisch, Hühnerfleisch und Eiern besonders hoch, bei Rindfleisch hingegen relativ niedrig, da der Selengehalt des Weidegrases niedrig ist [189]. Die Daten wurden bereits vor etwa 20 Jahren erhoben, dürften aber auch derzeit noch gültig sein.

Prozesstechnische Eingriffe können den Selengehalt von Lebensmitteln erheblich reduzieren. So enthält z.B. brauner Reis 15-mal mehr Selen als polierter Reis und weißes Mehl durchschnittlich 50% weniger Selen als Vollkornmehl.

Obwohl der Selengehalt in Lebensmitteln tierischen Ursprungs besonders hoch ist, scheint sich die Selenversorgung bei Vegetariern und Nichtvegetariern nicht zu unterscheiden.
Möglicherweise sind hierfür unterschiedliche **Resorptionsraten** verantwortlich (Lit. bei [103]).

Im Tierexperiment kommt es unter **Selenmangel** zu schweren Schäden an Leber, Herzmuskel, Keimdrüsen etc. Selenmangel ist beim Menschen selten.

Beobachtet wurden Selenmangelzustände bei langer ausschließlich parenteraler Ernährung, weiterhin in bestimmten Regionen Chinas mit sehr selenarmem Boden und Trinkwasser. Hier kommt es zu zwei durch Selenmangel bedingten bzw. mitbedingten **Erkrankungen:**
- Kardiomyopathie (Keshan-Disease)
- Osteoarthropathie mit Zwergwuchs (Cashing-Beck-Krankheit).

Experimentelle Befunde an selendefizienten Mäusen unterstützen die Annahme, dass die genannte Kardiomyopathie durch ein Zusammenwirken von Selenmangel und einem viralen Infekt entsteht.

Es konnte darüber hinaus gezeigt werden, dass sich das virale Genom in Selenmangel-Tieren derart ändert, dass sich avirulente Coxsackie-Viren in virulente Viren verwandeln. Diesem bisher nur wenig untersuchten Phänomen kommt möglicherweise eine entscheidende Bedeutung bei der Entstehung virulenter Viren zu [16].

Nicht endgültig gesichert sind Befunde zur Bedeutung einer optimalen Selenzufuhr für das Immunsystem, das Fortschreiten einer HIV-Infektion, die Motilität der Spermien, die Entstehung bestimmter Organtumoren und für das psychische Wohlbefinden [200].

Dafür, dass sich eine marginale Selenversorgung negativ auf die immunologische Abwehr auswirkt, sprechen Untersuchungen ohne und mit Selensupplementation (100 µg / Tag) vor einer Polioschutzimpfung [273]. Wegen der eingangs genannten Bedeutung von Selen für die Synthese von antioxidativen Enzymen war es naheliegend anzunehmen, dass eine optimale Versorgung mit Selen präventiv bei Erkrankungen wirkt, bei deren Entstehung der oxidative Stress von Bedeutung ist. Dies gilt insbesondere für kardiovaskuläre Erkrankungen. Während die Ergebnisse einer Reihe klinischer Beobachtungs- und relativ kleiner Interventionsstudien mit einer Selensupplementation uneinheitlich waren, konnte in einer großen Interventionsstudie mit über 1000 Teilnehmern unter Gabe von 200 µg Selen pro Tag im Vergleich zu Placebo kein positiver Effekt auf die Häufigkeit von Herzinfarkten, Insulten etc. gezeigt werden [315].

Besonders **selenarm** sind aufgrund der geologischen Gegebenheiten die Böden und das Trinkwasser in Finnland. Die hierdurch bedingte geringe Selenaufnahme veranlasste dazu, dem **Kunstdünger** Natriumselenat zuzusetzen. Diese Maßnahme hatte in den folgenden Jahren einen signifikanten Anstieg der Serum-Selenkonzentration bei der finnischen Durchschnittsbevölkerung zur Folge (Lit. bei [189]).

> Als besonders **selenreich** gilt die traditionelle japanische Ernährung mit einem hohen Anteil an Reis und Fisch.

Die Serum-Selenkonzentrationen gesunder Japaner liegen doppelt so hoch wie die der meisten Amerikaner und Westeuropäer. Die Umstellung auf eine westliche Ernährung geht in Japan mit einer Verringerung der Serum-Selenkonzentration einher.

In den USA beträgt die tägliche Selenaufnahme mit der Nahrung zwischen 60 und 200 µg, während in Regionen mit niedrigem Selengehalt des Bodens die tägliche Aufnahme unter 30 µg liegt (Lit. bei [62]).

Auskunft über die Versorgung des Organismus mit diesem Spurenelement gibt der Selengehalt des Serums bzw. des Vollblutes. **Blutselenwerte** von Erwachsenen aus der Region Mainz-Rheinhessen ergaben für Männer und Frauen eine mittlere Konzentration von 73,2 ± 12,7 µg / l. Diese Messwerte stimmen mit denen aus anderen Regionen der Bundesrepublik weitgehend überein.

Aussagekräftiger ist wahrscheinlich die Selenmenge, die erforderlich ist, um die Synthese der plasmatischen Glutathionperoxidase-Aktivität zu maximieren.

Aufgrund der derzeit vorliegenden Daten ist anzunehmen, dass die Selenaufnahme in der Bundesrepublik bei der Mehrzahl der Bevölkerung die Minimalanforderungen erfüllt. Teile der Bevölkerung sind jedoch wahrscheinlich nicht optimal mit Selen versorgt. Hierfür sprechen auch niedrige Aktivitäten

der Glutathionperoxidase im Serum bei gleichzeitig niedriger Selenkonzentration [189].

Gruppen mit hohem Risiko einer Selenmangelversorgung sind nach Ergebnissen einer Konsensuskonferenz [19] in **>** Tabelle 1.12 zusammengefasst.

In höheren Konzentrationen wirkt Selen **toxisch.** Teratogene, mutagene und karzinogene Effekte werden diskutiert.

> Selensupplemente, die 1 µg / kg KG und Tag übersteigen, sind unter ernährungsmedizinischen Aspekten nicht zu empfehlen.

Wegen der Möglichkeiten der **Überdosierung** sollten darüber hinausgehende Dosierungen der ärztlichen Kontrolle unterliegen.

Tab. 1.12 Gruppen mit Selenmangelrisiko.

- reine Vegetarier (Veganer)
- bei extrem einseitiger Ernährung, z.B. Alkoholiker
- mit Sondennahrung ernährte Patienten
- parenteral ernährte Patienten
- Dialysepatienten
- Hungernde
- Anorexia-nervosa-Patienten
- Bulimie-Patienten

Gruppen mit dem Risiko eines Selenmangels aufgrund von erhöhten Verlusten:

1. Verluste über den Stuhl
   - bei schweren lang anhaltenden Diarrhöen
   - bei Maldigestion
   - bei Malabsorption (Malabsorptionssyndromen)
   - bei Laxanzienabusus
2. Verluste über den Urin
   - bei glomerulärem und tubulärem Nierenschaden mit Proteinurie
   - bei nephrotischem Syndrom
   - bei negativer Stickstoffbilanz
   - bei Diabetes insipidus
   - bei Diuretikatherapie
3. durch Blutverluste
   - bei starken hämorrhoidalen Blutungen
   - Hypermenorrhöen
4. Verluste während der Stillzeit
   - bei lange währender Stillzeit
5. Verluste durch Wunden und Drainagen
   - Schwerverbrennungen
   - Traumapatienten

Ab 8 μg / kg KG ist bei länger dauernder Anwendung mit **Nebenwirkungen** zu rechnen [19].

Aluminium

Aluminium findet sich in geringen Mengen in praktisch allen Lebensmitteln, insbesondere jedoch in Getreide und in Gemüse. Besonders hoch ist die Konzentration in manchen Gewürzen und in Tee. Auch mit dem Trinkwasser und mit Mineralwässern werden wechselnde Mengen dieses Metalls aufgenommen.

Nach Berechnungen nehmen in der Bundesrepublik Männer etwa 11 mg und Frauen 8 mg Aluminium pro Tag auf.

> Nach einer Untersuchung von Treier und Kluthe [138] werden mit einer gemischten Vollkost im Mittel 2,6 ± 0,7 mg Aluminium pro Tag aufgenommen. Die Verfasser glauben, dass die durchschnittliche tägliche Aluminiumaufnahme mit der Nahrung in der Regel unter 5 mg liegt.

> Der Aluminiumgehalt von Lebensmitteln kann durch Zubereiten und Lagern in **Aluminiumbehältern** gesteigert werden.

Das **Ausmaß des Übertritts** von Aluminium ist vom pH-Wert des Lebensmittels, von der Koch- bzw. Lagerdauer und von der Art der Aluminiumbeschichtung des jeweiligen Behälters abhängig. Während neutrale Lebensmittel relativ wenig Aluminium lösen, ist die Menge bei sauren Lebensmitteln vergleichsweise hoch.

Von **Tomatenprodukten** ist bekannt, dass sie beim Kochen in Aluminiumtöpfen besonders viel Aluminium lösen. Die Menge kann zwischen 3 und mehr als 5 mg pro 100 g Lebensmittel betragen [219, 247].

Aus Bilanzstudien am Menschen wurde geschlossen, dass bis zu einer täglichen Aufnahme von 225 mg Aluminium keine messbare Resorption stattfindet. Die **Resorption** von Aluminium im Dünndarm wird auf 1% der mit der Nahrung aufgenommenen Menge geschätzt.

Ein wesentlicher Anteil des Aluminiums wird in unlösliches Aluminiumphosphat umgewandelt.

Auf die **Hemmung** der Aluminiumresorption durch Silicium wurde bereits hingewiesen.

Früher wurde durch hohe Aluminiumkonzentrationen in der Dialyseflüssigkeit und zusätzlich hohe orale Gabe von Aluminiumpräparaten (zur Fixierung von Phosphat im Gastrointestinaltrakt) eine aluminiuminduzierte Enzephalopathie ausgelöst. Daher wird diskutiert, ob Aluminium für die Entstehung der **Alzheimer-Krankheit** (präsenile Demenz) mitverantwortlich ist (**>** Kap. 11).

In diesem Zusammenhang ergibt sich die Frage, ob dem Aluminiumgehalt der Nahrung und möglicherweise dem bei der Herstellung und Lagerung in bestimmte Lebensmittel übertretenden Aluminium eine Bedeutung zukommt.

Die übrigen Spurenelemente haben beim derzeitigen Stand der Kenntnis nur eine geringe praktische Bedeutung. Einzelheiten sind den im Literaturverzeichnis aufgeführten zusammenfassenden Darstellungen zu entnehmen.

Ultra-Spurenelemente

Als Ultra-Spurenelemente werden alle anderen Elemente bezeichnet, deren Essentialität mit Hilfe semisynthetischer Futtermischungen über mehrere Generationen tierexperimentell geprüft und für die unter diesen extremen Bedingungen Mangelerscheinungen gefunden wurden, ohne dass ihre speziellen Funktionen bekannt sind. Auflistung der Ultra-Spurenelemente siehe unter Literatur [205].

1.9 Alkohol

1.9.1 Herstellung, Resorption, Elimination, toxische Wirkungen

Äthylalkohol (Äthanol, Weingeist) entsteht bei der Vergärung von Mono-, Di- und Polysacchariden durch Hefepilze. Da Alkohol ab einer bestimmten Konzentration das Hefewachstum und damit die Gärung hemmt und die Menge an vergärbaren Kohlenhydraten im Ausgangssubstrat unterschiedlich hoch ist, resultieren wechselnde Alkoholkonzentrationen in den verschiedenen Getränken. Durch Destillation können die Konzentrationen an Alkohol in den Getränken wesentlich gesteigert werden (➤ Tab. 1.13). Das spezifische Gewicht von Alkohol liegt bei etwa 0,8 g / cm^3.

Der Alkoholgehalt in Gramm errechnet sich daher nach der Formel:

Alkoholgehalt in Vol.-% × Volumen in cm^3 × 0,8 g/cm^3

Ein Alkoholgehalt von mehr als 0,5 Vol.-% ist nach dem Lebensmittelgesetz kennzeichnungspflichtig. Das heißt umgekehrt, dass auch alkoholfreie Getränke geringe Mengen Alkohol enthalten dürfen. Beim sog. alkoholfreien Bier und Malzbier können das bis zu 5 g pro Liter sein.

Die **Resorption** von Alkohol erfolgt schnell und beginnt im Magen, wo bereits etwa 20% in die Blutbahn übertreten. Die maximale Blutkonzentration ist deshalb schon 1–2 Stunden nach dem Verzehr erreicht (➤ Abb. 1.31).

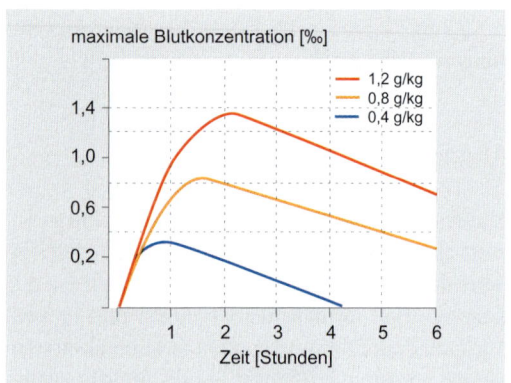

Abb. 1.31 Resorptionsgeschwindigkeit, maximale Blutkonzentration und Elimination von Äthylalkohol nach einmaliger Einnahme verschiedener Dosen.

Näherungsweise Berechnung der Alkoholkonzentration des Blutes:
- Männer: getrunkener Alkohol in Gramm / Körpergewicht in kg × 0,7
- Frauen: getrunkener Alkohol in Gramm/Körpergewicht in kg × 0,6

Bei gleicher getrunkener Menge ist der Blutalkohol von Frauen um etwa ein Fünftel höher. Der Grund hierfür ist der höhere Fettgehalt und der geringere Wasserverteilungsraum des weiblichen Körpers.

> Kohlensäure z.B. in Sekt beschleunigt durch eine Steigerung der Mukosadurchblutung den Resorptionsvorgang.

Die **Alkoholelimination** erfolgt, abgesehen von einer geringen Ausscheidung über den Urin bzw. mit der Ausatmungsluft (ca. 2–10%), durch Abbau im Stoffwechsel. Der Abbau ist im mittleren Konzentrationsbereich konstant und beträgt bei Männern 0,1 g / kg KG / Std. und bei Frauen 0,085 g / kg KG / Std.

Zwei enzymatische Systeme, die **Alkoholdehydrogenase** (ADH) und das **mikrosomale, alkoholoxidierende System** (MEOS = „microsomal ethanol oxidizing system") stehen für den Alkoholabbau zur Verfügung. Unter normalen Bedingungen kommt dem erstgenannten System die größte Bedeutung zu, während über MEOS insbesondere bei höheren Alkoholkonzentrationen und bei chronischem Abusus abgebaut wird.

Beide Enzyme oxidieren Äthanol zu Acetaldehyd, der dann unter der Wirkung von Acetaldehyddehy-

Tab. 1.13 Alkoholgehalt (Vol.-%).

Biere	
Leichtbier	2%
Weißbier	3%
Export	4%
Märzen, Bock	4,5–5,5%
Weine	
Apfelwein	5–6%
Deutsche Tafelweine (Mosel, Rhein, Pfalz, Franken)	7–10%
Spätlesen	9–12%
Burgunder, Bordeaux	8–10%
Schaumweine	7–10%
Liköre und Branntweine	
Liköre	24–42%
Kognak	38%
Steinhäger, Obstwasser	35–45%
Whisky	40–45%
Wodka	40–50%
Rum	40–70%

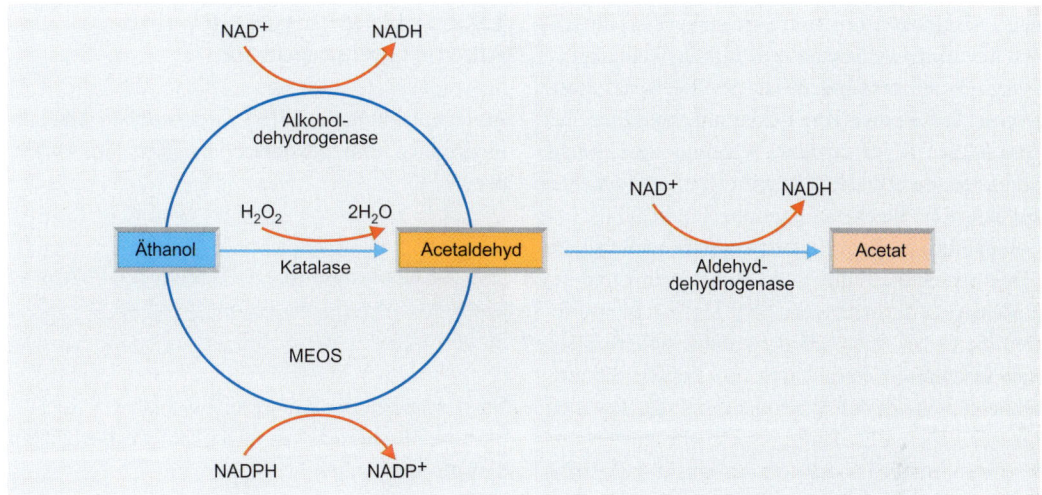

Abb. 1.32 Schematische Darstellung der enzymatischen Abbauwege von Äthylalkohol (Äthanol) in der Leber.

drogenase (ALDH) zu Acetat oxidiert wird (> Abb. 1.32). Acetat wird in der üblichen Weise (> Abb. 1.2) im Zitronensäurezyklus weiter abgebaut.

Während die im Plasma der Leberzelle lokalisierte ADH nicht durch Äthanol induzierbar ist, gilt die Induzierbarkeit von MEOS als gesichert. Der bei **chronischem Alkoholkonsum** gesteigerte Alkoholabbau dürfte Folge dieser Induktion von MEOS sein. Die gesteigerte Abbaurate hat eine höhere Konzentration des hepatotoxisch, insbesondere auf die Lebermitochondrien wirkenden **Acetaldehyds** zur Folge. Da die ALDH wiederum in den Mitochondrien der Hepatozyten gebildet wird, kommt es bei chronischem Alkoholmissbrauch, bedingt durch eine Mehrproduktion von Acetaldehyd und gleichzeitige Verminderung der ALDH, zu einer Anhäufung dieses **lebertoxischen Alkoholabbauprodukts.**

Die beiden Enzyme ADH und ALDH liegen in verschiedenen molekularen Formen (Isoenzymen) vor. Bei Europäern ist das wesentliche Enzym für den ersten Schritt des Alkoholabbaues ADH 3. Auch für dieses Enzym gibt es einen Polymorphismus. Es lassen sich drei verschiedene Typen der ADH 3 nachweisen, die in unterschiedlicher Häufigkeit in der Bevölkerung vorkommen, den Alkohol unterschiedlich schnell zu dem toxischen Acetaldehyd abbauen und folglich für die individuell unterschiedliche Toxizität von Alkohol mitverantwortlich sind. Eine atypische ADH besitzt eine 3- bis 5-fach höhere spezifische Aktivität. Dies hat zur Folge, dass beim Vorhandensein dieser Enzymvariante nach Alkoholaufnahme sehr schnell große Mengen Acetaldehyd anfallen, die eine Rötung des Gesichtes (Flush), Herzrasen, Kopfschmerzen, Schwindel, Müdigkeit etc. auslösen können. Genotypen wie z.B. die schnell metabolisierende ADH 3 / 1, die hohe zelltoxische Acetaldehydkonzentrationen bedingt, begünstigen offenbar die Karzinogenese im oberen Aerodigestivtrakt und im Ösophagus. Sie findet sich vermehrt bei diesen Karzinomen und könnte die individuell unterschiedliche Häufigkeit dieser Neoplasien bei Alkoholmissbrauch erklären [164] (> Kap. 16.2).

Eine sehr **schnell einsetzende überschießende Bildung von Acetaldehyd** als Folge einer atypischen ADH und auch von bestimmten Isoenzymen findet sich besonders häufig bei Angehörigen der mongolischen Rasse und bei Japanern. Intoleranzerscheinungen stellen sich deshalb nach Alkoholgenuss sehr schnell ein.

Auch die nach Alkoholaufnahme in der Schwangerschaft und bei Einnahme von Ovulationshemmern nicht selten zu beobachtenden **Unverträglichkeitserscheinungen** sind Folge einer schnell einsetzenden, gesteigerten Acetaldehydbildung.

In der Magenmukosa findet sich eine relativ hohe Aktivität der ADH. Dies hat zur Folge, dass der von der Magenschleimhaut resorbierte Alkohol einem **First-pass-Stoffwechsel** unterliegt. Das Ausmaß des Alkoholabbaues in der Magenschleimhaut und damit der Einfluss auf die Blutalkoholkonzentration nach Alkoholkonsum sind von einer Vielzahl z.T. erst unvollständig bekannter Faktoren abhängig.

Signifikant vermindert ist der First-pass-Stoffwechsel bei Frauen, im höheren Lebensalter, bei chronischer Alkoholzufuhr, während des Fastens und unter dem Einfluss bestimmter Medikamente, so z.B. des H_2-Blockers Cimetidin (Lit. bei [67]).

Weiterhin ist die Aktivität der ADH bei Befall der Magenschleimhaut mit Helicobacter pylori und bei atrophischer Gastritis reduziert. Unklar ist, inwieweit die in ➤ Abb. 1.33 dargestellte höhere Alkoholkonzentration im höheren Lebensalter [89] ausschließlich durch das Alter oder durch den mit steigendem Lebensalter häufigeren Helicobacter-pylori-Nachweis und die häufigere atrophische Gastritis bedingt ist. Berücksichtigt werden muss weiterhin, dass sich mit zunehmendem Lebensalter sowohl die Magenentleerung verzögert, und folglich die Kontaktzeit des Alkohols mit der Magenschleimhaut verlängert ist, als auch die Mikroorganismen bei der bakteriellen Besiedlung des anaziden Magens Alkohol abbauen [226, 188].

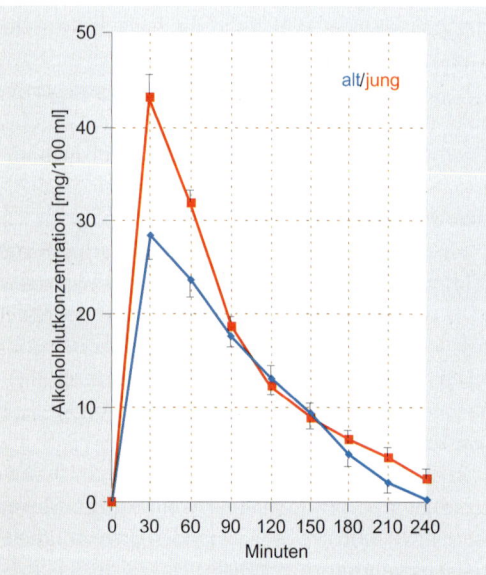

Abb. 1.33 Blutalkoholkonzentration bei zwölf Eltern (sechs Mütter / sechs Väter; R × ± SEM) und ihren Kindern (sechs Töchter / sechs Söhne; L) nach oraler Gabe von 0,3 g Äthanol / kg Körpergewicht. 30 und 60 Minuten nach Alkoholtrunk bestehen signifikante Konzentrationsunterschiede (p < 0,01) (nach Gärtner et al. [89]).

1.9.2 Alkoholmissbrauch und Alkoholabhängigkeit

Auf Empfehlung der WHO wird zwischen Alkoholmissbrauch und Alkoholabhängigkeit unterschieden.

> **Alkoholmissbrauch** wird als Konsummuster definiert, das mit körperlichen und psychischen Gesundheitsschäden einhergeht.

Nach Angaben der American Psychiatric Association geht Missbrauch mit folgenden **psychosozialen Symptomen** einher:
- Vernachlässigung beruflicher und häuslicher Verpflichtungen
- Alkoholkonsum in Situationen, die negative psychische Veränderungen zur Folge haben
- Fortsetzen des Alkoholkonsums trotz Auftretens von sozialen und interpersonellen Problemen.

Es gibt verschiedene Definitionen des **Alkoholismus (Alkoholabhängigkeit).** Die der WHO aus dem Jahre 1952 lautet wie folgt:

> Alkoholiker sind exzessive Trinker, deren Abhängigkeit vom Alkohol einen solchen Grad erreicht hat, dass sie deutliche Störungen und Konflikte in ihrer körperlichen und seelischen Gesundheit, ihren mitmenschlichen Beziehungen, ihren sozialen und wirtschaftlichen Funktionen aufweisen oder Prodrome einer solchen Entwicklung zeigen.

Spätere Ergänzungen dieser Definition zur psychischen und physischen Abhängigkeit vom Alkohol besagen, dass die **physische Abhängigkeit** durch die bei Alkoholentzug auftretenden Entzugssymptome wie Zittern, Brechreiz, Schwitzen etc. charakterisiert ist, während sich die **psychische Abhängigkeit** in einem psychischen Druck bis hin zum zwanghaften Impuls, wegen psychischer Spannungen und Konflikte sowie wegen psychosomatischer Stresszustände Alkohol zu trinken, äußert.

Nach einer Definition von Jellinek [133] versteht man unter Alkoholismus jeglichen Gebrauch von alkoholischen Getränken, der einem Individuum einer Gesellschaft oder beiden Schaden zufügt, gleichgültig, ob eine Alkoholabhängigkeit bzw. bestimmte Suchtformen des Alkoholkonsums vorliegen oder nicht.

Nach der 10. Revision der WHO-Klassifikation der Krankheiten (ICD-10) wird das komplexe Phänomen der Abhängigkeit als Syndrom (unabhängig von der konsumierten Substanz) und damit als **typisches Verhaltensmuster** wie folgt definiert:
- starker Wunsch oder eine Art Zwang zum Substanzkonsum
- verminderte Kontrollfähigkeit des Konsums
- ein körperliches Entzugssyndrom oder die Aufnahme der gleichen oder einer nahe verwandten Substanz, um Entzugssymptome zu mindern oder zu vermeiden
- Nachweis einer Toleranz mit zunehmend höherer Dosierung der Substanz
- fortschreitende Vernachlässigung anderer Vergnügen oder Interessen zugunsten des Substanzkonsums; erhöhter Zeitaufwand, um die Substanz zu beschaffen, zu konsumieren oder sich von den Folgen zu erholen
- anhaltender Substanzkonsum trotz des Nachweises eindeutiger schädlicher Folgen.

Je nach Häufigkeit der Alkoholaufnahme und Beweggrund für den Alkoholverzehr teilt man die Alkoholkonsumenten in folgende Typen ein:
- **Alpha-Typ** = „Erleichterungstrinker", Alkohol hilft bei der Konfliktbewältigung
- **Beta-Typ** = „Gelegenheits- oder Wochenendtrinker"
- **Gamma-Typ** = „Süchtiges Trinken" mit psychischer und physischer Abhängigkeit; es besteht ein Kontrollverlust; der Konsum kleiner Alkoholmengen löst in der Regel ein unkontrolliertes Trinken aus
- **Delta-Typ** = „Gewohnheitstrinker" mit kontinuierlichem Alkoholkonsum und Unfähigkeit zur Abstinenz (rauscharme Dauerimprägnierung mit Alkohol)
- **Epsilon-Typ** = periodische Trinkexzesse („Quartalssäufer").

Dass es sich bei dem heute so häufigen und in Zunahme begriffenen Alkoholmissbrauch um kein neues Problem handelt, zeigt folgendes Zitat aus dem Buch von **Johann Wilhelm Petersen** aus dem Jahre 1782 mit dem Titel „Geschichte der Deutschen Nationalneigung zum Trunke":
„Man kann an allen rohen Völkern die Bemerkung machen, dass sie dem starken Getränk äußerst ergeben sind. Indem es das Blut erwärme, die Nerven kitzelt und die Einbildungskraft befeuert, entflammt es die Seele und hält sie einigermaßen vor dem Mangel anderer Tätigkeiten schadlos …"

Alkoholabhängigkeit (Alkoholismus) erfüllt alle Kriterien einer Erkrankung. Das Bundessozialgericht hat den Alkoholismus 1968 als Krankheit anerkannt.

In die **multifaktorielle Genese** sind genetische, psychosoziale, neuro- und molekularbiologische Faktoren involviert. Es gibt mittlerweile Belege für die Existenz bestimmter auf verschiedenen Chromosomen lokalisierter Gene (**„alcoholism-vulnerability genes"**), die für die individuell unterschiedliche Gefahr, alkoholabhängig zu werden, verantwortlich sind (Lit. bei [196]).

Für eine genetische Prädisposition sprechen auch Ergebnisse von Familienuntersuchungen. Kinder von Alkoholikern haben ein fünfmal höheres Risiko alkoholkrank zu werden. Auch Befunde an eineiigen Zwillingen bestätigen die Bedeutung der Genetik.

Es gibt keine allgemein anerkannte Definition dessen, was bezogen auf die Höhe des täglichen Alkoholkonsums als „moderat" oder „exzessiv" zu bezeichnen ist. Das Gleiche gilt für die in epidemiologischen Studien häufig benutzte Mengenangabe als „drink". In den USA versteht man unter **„drink"** 12 g, in Australien 10 g und in England 8 g Äthanol (ILSI, Europe Concise Monograph Series, Alkohol. M. Gurr).

Als **riskant** gilt nach derzeitigem Kenntnisstand bei Frauen ein regelmäßiger Konsum von > 20 g Alkohol / Tag und bei Männern von > 30 g Alkohol / Tag. Diese Grenzwerte, die vor einigen Jahren noch höher angesetzt wurden, dienen der Orientierung. Auch bei Unterschreiten besteht keine Garantie für das Ausbleiben von schädlichen Folgen und der Entwicklung einer Abhängigkeit [278].

Die täglich aufgenommene Menge an reinem Alkohol, die eine Alkoholabhängigkeit induziert, ist von einer Vielzahl individuell unterschiedlich vorhandener Faktoren abhängig. Lang dauernde, regelmäßige Alkoholaufnahme führt zu einer **Anpassung neurophysiologischer Regulationsmechanismen** und letztlich zur Entwicklung von Toleranz und Abhängigkeit. Je früher Kinder bzw. Jugendliche beginnen Alkohol zu trinken, desto größer ist die Gefahr, dass sie zu abhängigen Alkoholkonsumenten / -innen werden.

Nach Absetzen der Alkoholzufuhr entwickelt sich ein **akutes Entzugssyndrom.**

Nach Überwinden der Entzugssymptome bleibt auch bei langfristiger totaler Abstinenz über Jahre ein Verlangen nach Alkohol **(craving)** bestehen, wodurch die erreichte Abstinenz gefährdet wird.

Nach Angaben der Deutschen Hauptstelle gegen Suchtgefahren gibt es in Deutschland ca. 2,5 Millionen Alkoholkranke. Veranschlagt wird in Deutschland für etwa 10 Millionen ein Behandlungsbedarf oder zumindest ein Bedarf für ein Beratungsgespräch über alkoholbezogene Störungen und Risiken [278].

Eine Reihe von Testverfahren hilft bei der **Früherkennung** der Alkoholabhängigkeit. So z.B. der CAGE-Test:
- **Cut down:** Hatten Sie jemals das Gefühl, dass Sie weniger trinken sollten?
- **Annoyed:** Hat es Sie belästigt oder gekränkt, wenn jemand Ihr Trinken kritisiert hat?
- **Guilty:** Hatten Sie jemals Schuldgefühle wegen Ihres Trinkens?
- **Eye Opener:** Mussten Sie jemals morgens trinken, um sich zu beruhigen oder in Gang zu kommen?

Zweimal ja: Verdacht auf Alkoholismus.
Dreimal ja: Alkoholismus wahrscheinlich.
Viermal ja: Alkoholismus sehr wahrscheinlich.

Da Patienten häufig falsche Angaben zur Höhe des Alkoholismus machen, besteht ein großes Interesse an eindeutigen **laborchemisch fassbaren Markern.**

Relativ **unspezifisch** sind das Enzym γ-Glutamyl-Transferase (γGT) und das mittlere korpuskuläre Erythrozytenvolumen (MCV).

Ein zeitaufwändiger, aber intensiver Test ist AUDIT („alcohol use disorder identification test")

bzw. eine verkürzte Variante der AUDIT-C. Diese Tests beruhen auf Selbstaussagen der Patienten, die nach einem Punktesystem bewertet werden.

Als relativ **spezifisch** gilt nach Ansicht mancher Autoren das kohlenhydratdefiziente Transferrin (CDT). Von dem in Hepatozyten synthetisierten Glykoprotein Transferrin ist eine Reihe von Isoformen bekannt, die sich weder immunologisch, noch in ihrer Funktion unterscheiden. CDT wird unter Alkoholeinwirkung vermehrt synthetisiert.

Trotzdem korreliert, wie vergleichende Studien gezeigt haben, die Konzentration dieser Isoform nicht so eindeutig mit der aufgenommenen Menge an Alkohol, dass aus seiner Plasma-Konzentration Schlüsse gezogen werden können.

1.9.3 Einfluss des Alkoholkonsums auf die Energie- und Nährstoffbedarfsdeckung, die Entstehung von Organerkrankungen und die Lebenserwartung

Während vieler Jahre zeigte der Alkoholkonsum steigende Tendenz. Seit der zweiten Hälfte der 80er Jahre des vorigen Jahrhunderts blieb der Verbrauch auf etwa gleichem Niveau bzw. zeigte fallende Tendenz (➤ Abb. 1.34). Aufgrund statistischer Erhebungen kann man davon ausgehen, dass etwa 50% des von einer Bevölkerungsgruppe konsumierten Alkohols von 10% dieser Gruppe verzehrt werden.

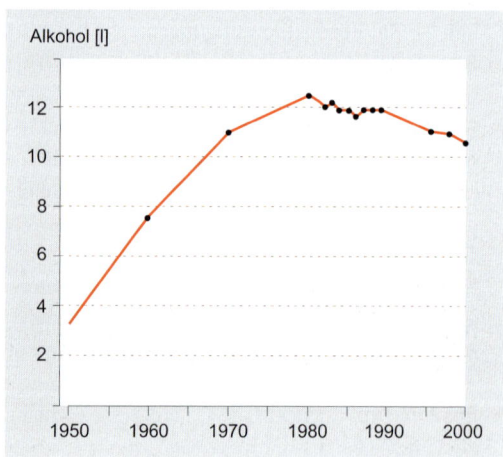

Abb. 1.34 Jährlicher Pro-Kopf-Verbrauch an Alkohol in der Bundesrepublik Deutschland.

Alkoholmissbrauch und Alkoholabhängigkeit sind bei uns ähnlich wie in anderen Industrieländern, etwa den USA, zu einem der größten sozialen Probleme geworden.

Der für die Bundesrepublik Deutschland geschätzte **volkswirtschaftliche Schaden** des Alkoholismus bewegt sich in einer Größenordnung von über 15 Milliarden Euro pro Jahr und beinhaltet unter anderem 2,5 Millionen Alkoholabhängige, 40 000 Alkoholtote pro Jahr, ca. 1100 Verkehrstote pro Jahr durch Alkohol, 2200 Kinder pro Jahr mit einer Alkoholembryopathie und einen Anteil von 20–25% alkoholkranker Patienten in psychiatrischer Behandlung.

Bei hoher, regelmäßiger Alkoholaufnahme wird der **Energiebedarf** zu einem hohen Anteil durch alkoholische Getränke gedeckt. So können beispielsweise mit 2 l Wein (160 g Alkohol) ca. 70% des basalen Energiebedarfs gedeckt werden.

Die Bedeutung des Alkohols für die Entstehung der Adipositas wird nachfolgend separat besprochen.

Wenn alkoholische Getränke, die in der Regel frei von bzw. arm an essentiellen Nährstoffen sind **(leere Energieträger),** wesentlich zur Deckung des Energiebedarfes dienen, werden nur 20–30% des Bedarfs an Protein, Eisen, Calcium und Kalium gedeckt. Hierbei muss berücksichtigt werden, dass der hohe finanzielle Aufwand für alkoholische Getränke oft dazu führt, dass die meist teuren Lebensmittel mit hohem Anteil an essentiellen Nährstoffen nicht mehr verzehrt werden.

So konnte gezeigt werden, dass 30–50% aller Alkoholiker ohne und 80–100% mit nachweisbarer Leberschädigung Zeichen des **Vitamin-B_6-Mangels** aufweisen. Darüber hinaus findet sich häufig eine Unterversorgung mit den Vitaminen B_1 und B_2 (Lit. bei [113]).

> Abgesehen von der unzureichenden Aufnahme mit der Nahrung kann auch eine **durch Alkohol induzierte Stoffwechselstörung** Ursache einer Mangelsymptomatik an essentiellen Nährstoffen sein.

Dies trifft zu für die Vitamine B_1, B_2, B_6, Folsäure, A, D und E, deren Umwandlung in stoffwechselaktive Substanzen gestört ist.

Am Beispiel der **Folsäure** lässt sich besonders deutlich demonstrieren, in welch erheblichem Maße Alkohol auch bei ausreichender Zufuhr des Vitamins mit der Nahrung die **Entstehung von Mangelsymptomen** begünstigt.

Chronische Alkoholzufuhr vermindert die intestinale Resorption und die tubuläre Reabsorption von Folat. Weiterhin gibt es Hinweise darauf, dass der Transport von Folat an der Leberzellmembran unter Alkoholeinfluss gestört ist, sodass es zu Beeinträchtigungen des folatabhängigen Intermedialstoffwechsels von C1-Körpern kommt.

Ein Indikator für die unzureichende Versorgung mit den Vitaminen Folsäure, B_6 und B_{12} ist die Homocysteinkonzentration im Serum (> Kap. 1.7.2), eine toxische Aminosäure, die als Risikofaktor für die Arteriosklerose gilt (> Kap. 4.4.4). Die Homocysteinkonzentration im Serum ist bei einem Teil der Personen mit einem chronischen Alkoholabusus erhöht [51].

Nicht selten findet sich bei Alkoholikern ein **Magnesium-** und / oder **Zinkmangel,** wobei nicht eindeutig geklärt ist, ob es sich hierbei um eine Folge des hohen Alkoholkonsums oder der meist gleichzeitig bestehenden chronischen Lebererkrankung handelt [165].

Es wird angenommen, dass die verschiedenen **Organschäden** bei Alkoholmissbrauch in erster Linie eine Folge der toxischen Wirkung von Acetaldehyd sind. Acetaldehyd schädigt die Struktur und Funktion von Mitochondrien, so etwa die Oxidation von Fettsäuren zu Kohlendioxid oder, wie bereits beschrieben, seinen eigenen Abbau durch Acetaldehyddehydrogenase, wodurch die Konzentration dieser toxischen Substanz weiter ansteigt und die Gefahr einer Schädigung etwa von Leber, Herzmuskel etc. noch verstärkt wird.

Bei der alkoholischen Gärung entstehen in geringen Mengen **weitere Alkohole.** So finden sich z.B. in Apfel- oder Birnenmost bis zu 64 ppm Methanol, 232 ppm Propanol, 0,2 ppm n-Butanol, 25 ppm iso-Butanol und 169 ppm 2,3-Methyl-Butanol.

Toxische Organschäden sind bei diesen geringen Konzentrationen nicht zu erwarten. Eine toxische Wirkung bei bereits durch Äthanol geschädigter Leber ist jedoch nicht auszuschließen [227]. Nachfolgend werden die Organe beschrieben, die bei Alkoholmissbrauch am häufigsten geschädigt werden.

Adipositas

Die Bedeutung des Alkoholkonsums für die Entstehung der Adipositas wird kontrovers diskutiert. Es besteht ein **biphasischer Effekt des Alkohols** auf das Verhalten des Körpergewichtes. Eine geringe Alkoholzufuhr begünstigt die Gewichtszunahme, eine hohe Zufuhr geht mit einer Konstanz bzw. einer Abnahme des Körpergewichtes einher. Dieser Unterschied in Abhängigkeit von der Höhe der Zufuhr wird wie folgt erklärt: Geringe Mengen an Alkohol werden in der Regel mit den Mahlzeiten aufgenommen, d.h. der Energiegehalt der Mahlzeiten wird erhöht (sog. **Alkoholaddition**). Eine hohe Alkoholzufuhr erfolgt meist unabhängig von der Nahrungsaufnahme, ersetzt aber einen Teil anderer Nährstoffe (sog. **Alkoholsubstitution**).

Hierbei ist weiterhin zu beachten, dass das energieliefernde Substrat Alkohol nicht wie Fett, Kohlenhydrate und Eiweiß direkt bzw. die beiden letztgenannten nach Umwandlung in Fett gespeichert werden kann, sondern sofort verstoffwechselt wird. Weiterhin fanden einige Autoren, dass bei hoher Energiezufuhr in Form von Alkohol das Körpergewicht nicht entsprechend ansteigt. Für dieses Phänomen bieten sich die folgenden beiden Erklärungen an: entweder eine Stoffwechselsteigerung oder eine gestörte intestinale Ausnutzung. In einigen Studien fand sich als Erklärung eine Stoffwechselsteigerung ([197], Lit. bei [317, 312]). (Eine verminderte intestinale Ausnutzung, insbesondere von Fett, käme lediglich als Folge einer exkretorischen Pankreasinsuffizienz bei Vorliegen einer chronischen Alkoholpankreatitis in Frage).

Durch Untersuchungen mit der Ganzkörperkalorimetrie konnte an gesunden freiwilligen Versuchspersonen bei mäßigem Alkoholkonsum gezeigt werden, dass dann, wenn 5% der Kohlenhydrate isokalorisch gegen Alkohol ausgetauscht werden, die zugeführte Energie identisch genutzt wird [312].

Ein Befund, der dafür spricht, dass ein moderater Alkoholkonsum so in die Energiebilanz eingeht wie Kohlenhydrate, folglich auch die Entstehung einer Adipositas begünstigt (weitere Hinweise ➤ Kap. 4.1.2).

Ösophagus

Alkohol begünstigt den **Reflux von Magensaft** in den Ösophagus. Ursache hierfür ist eine Herabsetzung des Tonus in der unteren Speiseröhre (Ösophagussphinkter) und eine Verminderung der propulsiven Ösophaguskontraktionen. Der hierdurch bedingte Rückfluss von Mageninhalt und die verminderte Selbstreinigung des Organs begünstigen die Entstehung einer **Ösophagitis.** Weiterhin schädigt Alkohol in hoher Konzentration die Mukosabarriere und begünstigt so die Penetration von H^+-Ionen in tiefere Gewebeschichten (Lit. bei [236]; ➤ Kap. 3.2.1).

Zur Bedeutung von Alkohol für die Entstehung des Ösophaguskarzinoms ➤ Kap. 16.2 und ➤ 16.3.1.

Magen

Das Risiko der Helicobacter-pylori-Besiedlung wird durch moderaten Alkoholkonsum reduziert.

Über 6500 Personen wurden in Deutschland durch Bestimmung von Immunglobulin-G-Antikörper im Serum auf das Vorliegen einer Infektion untersucht. Die Seroprävalenz der Helicobacter-Infektion betrug bei Alkoholabstinenz 49,3% und war mit 35,2% bei einem Alkoholkonsum zwischen 25 und 50 g / Tag unabhängig von der Art der alkoholischen Getränke am geringsten [293].

Alkohol begünstigt entgegen früherer Annahmen nicht die Entstehung einer chronisch-atrophischen Gastritis. Magenulzera und -karzinome finden sich bei chronischem Alkoholkonsum nicht vermehrt. Beim Ulcus duodeni sind die Befunde nicht einheitlich (Lit. bei [236]).

Dünndarm

Bei chronisch hoher Alkoholzufuhr kommt es über eine Schädigung der Mukosabarriere zu Läsionen der Schleimhaut, die mit Resorptionsstörungen und einer gesteigerten Translokation von Endotoxinen und anderen toxischen Substanzen einhergehen. Die hieraus resultierende Endotoxinämie ist wahrscheinlich an der Entstehung alkoholinduzierter Erkrankungen wie Polyneuropathie, Leberzirrhose, chronischer Pankreatitis etc. beteiligt (Lit. bei [236]).

Alkohol und Rektumkarzinom ➤ Kap. 16.2 und ➤ 16.3.4.

Leber

Da Alkohol und Acetaldehyd nur in der Leber in nennenswerten Mengen metabolisiert werden, finden sich bei **chronischem Missbrauch** Schäden in aller Regel zuerst an diesem Organ.

> Bei regelmäßigem Verzehr von mehr als 30 g Alkohol pro Tag bei Männern und mehr als 20 g pro Tag bei Frauen muss mit Schädigungen in Form der Fettleber, der alkoholischen Hepatitis bzw. einer Leberzirrhose (➤ Kap. 3.7.3) gerechnet werden. Dabei ist die Zeitspanne bis zur Entwicklung von Schäden umso kürzer, je höher die täglich verzehrte Alkoholmenge ist.

> Rein rechnerisch ist davon auszugehen, dass, wenn 20 Jahre regelmäßig 60–80 g Alkohol von Männern und Frauen konsumiert werden, die Zirrhosemorbidität für Männer 15-mal und für Frauen sogar 550-mal höher als im Vergleichskollektiv mit nur gelegentlichem Alkoholkonsum liegt.

Die **Empfindlichkeit der Leber** gegenüber Alkohol ist individuell sehr unterschiedlich, eine Tatsache, die bei der Risikobeurteilung berücksichtigt werden muss. Verantwortlich hierfür sind wahrscheinlich die bereits besprochenen Unterschiede im Alkoholmetabolismus (atypische Alkoholdehydrogenase etc.) und eine bestimmte genetische Determinante, die an die Histokompatibilitätsantigene HLA-B 8, DR 3, B 13, B 4 gekoppelt ist.

Alkohol beschleunigt den Verlauf der chronischen Virushepatitis. Dies gilt in besonderem Maße für die Hepatitis-C-Infektion.

Die **Mortalitätsrate** für Leberzirrhose ist ein guter Indikator für das Ausmaß des Alkoholmiss-

brauchs in einer Population. (Weiteren potentiellen Ursachen, wie z.B. der Hepatitis C, kommt nur eine untergeordnete Bedeutung zu). Ein aktuelles Beispiel hierfür ist der kontinuierliche Anstieg der Sterblichkeit an Leberzirrhose in Großbritannien. Besonders ausgeprägt ist der Anstieg mit 101% zwischen 1990 und 2001 in Schottland. In den übrigen europäischen Ländern zeigt sich eine fallende Tendenz (➤ Abb. 1.35). In den letzten 40 Jahren hat sich in Großbritannien der Alkoholkonsum pro Kopf der Bevölkerung verdoppelt. Speziell in Schottland hat zusätzlich das exzessive Trinken (**„binge drinking"**) zugenommen [295].

Pankreas

In den westlichen Industrieländern ist der Alkohol mit 60–80% die häufigste Ursache der chronischen Pankreatitis (➤ Kap. 3.6.2). Die Dauer des Alkoholmissbrauchs bis zum Auftreten klinischer Zeichen einer Pankreatitis wird mit 3–10 Jahren angegeben.

In gleicher Weise wie bei den Alkoholhepatopathien findet sich auch hier eine höhere Organempfindlichkeit bei Frauen als bei Männern.

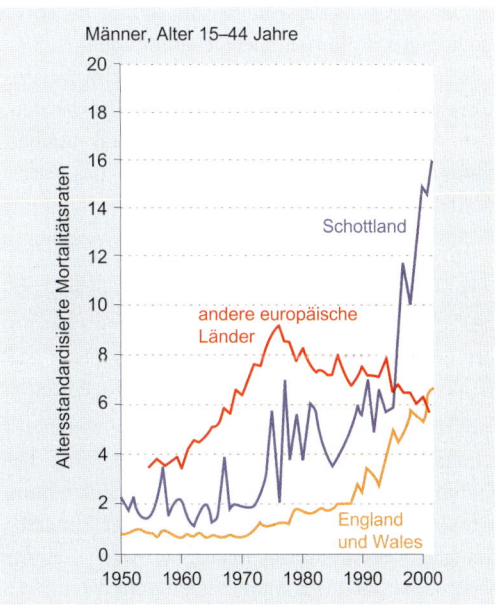

Abb. 1.35 Altersstandardisierte Mortalitätsraten pro 100 000 für die Leberzirrhose bei Männern der Altersgruppe 15–44 Jahre (nach Leon u. McCambridge [295]).

Etwa 80 g Äthanol pro Tag regelmäßig über Jahre aufgenommen gelten bei Männern und 50 g bei Frauen als ausreichend, um eine chronische Pankreatitis auszulösen.

Ernährungsgewohnheiten und **genetische Prädispositionen** sind dafür verantwortlich, dass die Dauer des Abusus und die Alkoholmenge bei den Kranken mit Alkoholpankreatitis variieren. Eine Reihe epidemiologischer Studien spricht dafür, dass Alkohol insbesondere in Verbindung mit einer fett- und proteinreichen Kost das Pankreas schädigt.

Ausgelöst bzw. in Gang gesetzt wird der Prozess offenbar durch eine unter Alkoholeinwirkung gesteigerte Proteinsekretion mit einer **Bildung von Eiweißpräzipitaten** in den kleinen und mittleren Gängen des Pankreas. Hierdurch kommt es zu einem **Sekretstau** mit Atrophie der Azinuszellen, entzündlichen Reaktionen und nachfolgend bindegewebigem Umbau.

Karzinomrisiko

(➤ Kap. 16).

Epidemiologische Studien zeigen, dass sich Krebserkrankungen der verschiedensten Organe bei chronischem Alkoholmissbrauch gehäuft finden.

Bei der Interpretation statistisch nachweisbarer Korrelationen muss jedoch berücksichtigt werden, dass Alkoholmissbrauch oft **mit Tabakrauchen kombiniert** ist, wodurch sich ebenfalls das Karzinomrisiko erhöht.

Es gilt als gesichert, dass Alkohol die Krebsentstehung in Mund, Larynx und Ösophagus steigert.

Auch das seit Jahren an Häufigkeit zunehmende Pankreaskarzinom wird möglicherweise durch regelmäßigen Alkoholkonsum begünstigt. Eine Bedeutung des Alkohols für die Karzinomentstehung wird aufgrund einiger epidemiologischer Untersuchungen weiterhin beim Rektum-, Nieren-, Harnblasen-, Prostata- und Mammakarzinom diskutiert.

Stoffwechsel

Da die Stoffwechselerkrankungen Diabetes mellitus, Hyperlipoproteinämie und Gicht durch Übergewicht begünstigt werden, kann sich die Energiezufuhr mit Alkohol negativ auswirken. Darüber hinaus hat Alkohol spezifische Wirkungen bei den verschiedenen Erkrankungen.

Beim **Diabetes mellitus** können bereits geringe Dosen, die eine Blutalkoholkonzentration von weniger als 1‰ zur Folge haben, auf dem Wege über eine Hemmung der Gluconeogenese eine Hypoglykämie auslösen.

Die Erniedrigung der Blutzuckerkonzentration unter den Normbereich entwickelt sich in typischer Weise 6–36 Stunden nach Alkoholaufnahme.

Da Alkohol die renale Harnsäureausscheidung reduziert, kann durch den Verzehr einer größeren Alkoholmenge ein plötzlicher Anstieg der Harnsäurekonzentration im Serum und hierdurch bedingt der akute Schub einer **Gicht** ausgelöst werden.

Bei den **Hyperlipoproteinämien** steht dem positiven Effekt eines mäßigen Alkoholkonsums auf die LDL-HDL-Relation (➤ Kap. 4.4) ein negativer, d.h. steigernder Einfluss auf die Triglyceridkonzentration im Serum (➤ Kap. 4.4) gegenüber.

Koronare Herzkrankheit

Epidemiologische Studien zeigen eindeutig eine geringere Häufigkeit koronarer Herzerkrankungen bei moderatem Alkoholkonsum.

Als **moderater Alkoholkonsum** werden ein bis drei Drinks pro Tag (1 Drink entspricht ca. 10 g Alkohol) bezeichnet. Die Alkoholmenge von 10–30 g entspricht 0,1–0,3 l Wein oder 0,3–0,8 l Bier.

Voraussetzung für den **protektiven Effekt** des Alkohols ist die tägliche, regelmäßige Aufnahme. Der Schutzeffekt lässt sich dann nicht nachweisen, wenn zwar im Mittel pro Tag bis zu 30 g Alkohol aufgenommen werden, die Zufuhr aber in Form eines Exzesses („binge drinking") an einem Tag, etwa am Wochenende, erfolgt.

Erklärt wird der protektive Effekt mit einer Reihe positiver Wirkungen von Alkohol auf Risikofaktoren, wie:

- das Verhältnis zwischen LDL- und HDL-Cholesterin
- die Fibrinogenkonzentration im Plasma
- die Thrombozytenaggregation.

Kontrovers wird die Bedeutung weiterer Inhaltsstoffe in alkoholischen Getränken diskutiert. Dies gilt insbesondere für die im Rotwein enthaltenen **Polyphenole**. Zusammenfassende Auswertungen von ökologischen, Fall-Kontroll- und prospektiven Studien bestätigen fast übereinstimmend den koronarprotektiven Effekt eines moderaten Alkoholkonsums, überwiegend unabhängig von der Art des Getränkes.

Der nach manchen Studien ausgeprägtere **Schutzeffekt von Wein** könnte abgesehen von den genannten Inhaltsstoffen auch Folge eines bei Weintrinkern **insgesamt gesünderen Lebensstils** sein.

> Auch in einer während 8 Jahren in Deutschland durchgeführten prospektiven Studie an insgesamt über 2000 Männern und Frauen wurde der koronarprotektive Effekt bestätigt (➤ Abb. 1.36). Die Zahl tödlicher und nicht tödlicher Herzinfarkte war bei Alkoholkonsum im Vergleich zur Gruppe der Abstinenzler um bis zu 50% niedriger.
> Eine protektive Wirkung findet sich bereits bei einem Alkoholkonsum von weniger als 20 g pro Tag und ändert sich nur wenig bei höherer Zufuhr.

> Bei dieser anerkannt protektiven Wirkung moderater Alkoholmengen stellt sich die Frage, ob bei der bekannten Suchtgefahr moderater Alkoholkonsum zur Minderung des Infarktrisikos empfohlen werden kann.

In einer Konsensuskonferenz der Deutschen Akademie für Ernährungsmedizin (1997) wird die Frage nach der Menge unterhalb der keine Alkoholabhängigkeit induziert werden kann, wie folgt beantwortet:

> Das Risiko einer Alkoholsucht korreliert nach derzeitigem Kenntnisstand mit der konsumierten Menge.

Es gibt Subgruppen, die bereits bei kleinen Alkoholmengen ein bis zu dreifach höheres Suchtrisiko tragen (z.B. bei genetischer Disposition).

Es gibt **keinen definierten „No-effect-level".** Andererseits gelten „nur" 2–5% der regelmäßig Alkohol trinkenden Erwachsenenbevölkerung als suchtgefährdet. Es stehen jedoch keine Methoden zur Identifizierung dieser speziell suchtgefährdeten Subgruppe zur Verfügung.

Der in einer Vielzahl von Untersuchungen immer wieder belegte Effekt auf das Infarktrisiko beeinflusst wesentlich die Gesamtmortalitätsrate.

Gesamtmortalität

Alkohol senkt das Infarktrisiko, begünstigt aber dosisabhängig die Entstehung einer Reihe z.T. schwerwiegender Erkrankungen. Die Gesamtmortalität in Abhängigkeit von der Höhe des täglichen Alkoholkonsums ist der beste Parameter zur Beurteilung der Frage nach Vor- und Nachteilen des Alkoholkonsums.

Eine Vielzahl von Studien kommt, wie die in ➤ Abb. 1.36 dargestellten Befunde, zu dem Ergebnis einer eindeutig höheren Mortalität bei Alkoholabstinenz im Vergleich zu Personen mit moderatem Alkoholkonsum, während die Mortalität bei einem den moderaten Bereich übersteigenden Konsum eindeutig höher liegt.

Trotz der übereinstimmend positiven Beurteilung finden sich bei fast allen Autoren Bedenken und Hinweise auf das **Risiko,** Alkohol in Empfehlungen zur Ernährungsprophylaxe einzubeziehen.

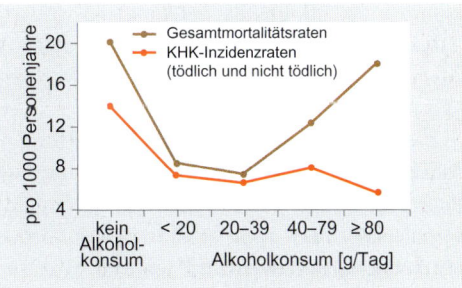

Abb. 1.36 Alkoholkonsum in g / Tag – Inzidenzraten der koronaren Herzkrankheiten (KHK) und Gesamtmortalitätsraten (pro 1000 Personenjahre), adjustiert für Alter und Rauchen, in Abhängigkeit vom Alkoholkonsum (nach Kluthe u. Kasper [155]).

Neben der **Suchtgefahr** wird auf folgende, noch offene Fragen hingewiesen:

- Epidemiologische Daten basieren auf der mit erheblicher Unsicherheit behafteten persönlichen Angabe zur Höhe des täglichen Alkoholkonsums.
- Das Risiko für Organerkrankungen liegt bei Frauen im Vergleich zu Männern deutlich höher.
- In vielen Studien finden sich keine Angaben über die zeitliche Verteilung des pro Woche konsumierten Alkohols.
- Nicht erfasst wurde die Menge alkoholischer Getränke, die zu Mahlzeiten getrunken wurde (der zur Mahlzeit konsumierte Alkohol geht mit geringeren Konzentrationen im Blut einher) etc. (Lit. bei [155]).

Deshalb lautet überwiegend die Empfehlung: If you don't drink, don't start!

Herzmuskel

Chronischer Alkoholmissbrauch kann bei disponierten Personen eine kongestive Kardiomyopathie (**Alkoholkardiomyopathie**) auslösen.

> An diese mit den klinischen Zeichen einer Herzinsuffizienz einhergehende toxische Myokardschädigung muss dann gedacht werden, wenn sich bei Kenntnis des Alkoholabusus eine idiopathische Herzhypertrophie, -dilatation und kardiale Insuffizienz finden, die sich nicht durch einen Hochdruck, eine Koronarinsuffizienz etc. erklären lassen.

Dass neben Alkohol weitere Faktoren am Zustandekommen der Erkrankung beteiligt sind, erklärt die Tatsache, dass nur etwa 1% derer, die regelmäßig 80–100 g Äthanol pro Tag aufnehmen, an einer Alkoholkardiomyopathie erkrankt.

Die vermehrte **Katecholaminausschüttung** nach Alkoholgenuss wird für die Auslösung von Vorhofflimmern, Extrasystolen und Kammertachykardien verantwortlich gemacht. Sie ist wahrscheinlich auch für das sog. „**Holiday-Heart-Syndrom**" verantwortlich.

> Der Symptomenkomplex bezeichnet das Auftreten von Herzrhythmusstörungen ohne erkennbare Kardiomyopathie nach akuter Alkoholeinwirkung.

Die häufigste Rhythmusstörung ist hierbei das Vorhofflimmern.

Embryofetales Alkoholsyndrom

Damit keine fehlgebildeten Kinder geboren werden, wurde im antiken Karthago Eheleuten am Hochzeitstag das Trinken von Wein verboten. Heute weiß man, dass es bei 30–45% der Kinder von Alkoholikerinnen zu **Schädigungen während der Embryonalentwicklung** kommt, die nach der Geburt weiter bestehen. Es handelt sich um:

- Verminderung der Körperlänge und des Kopfumfangs
- Veränderungen des knöchernen Schädels mit Mikrozephalie
- Mikrognathie und Mikrophthalmie
- Gliedmaßendefekte
- Gelenkanomalien
- Fehlbildungen im Bereich der Nieren, der ableitenden Harnwege, herznaher Blutgefäße etc.

Das Risiko für ein Kind, mit einem **Geburtsgewicht** auf oder unterhalb der 10. Perzentile geboren zu werden, ist bei einem Alkoholkonsum der Mutter von mindestens 100 g / Woche mehr als doppelt so hoch wie bei einer Alkoholmenge unter 50 g / Woche. Ob diese Schäden durch Alkohol, Acetaldehyd oder die bei Alkoholmissbrauch häufigen Defizite an essentiellen Nährstoffen ausgelöst werden, ist unbekannt.

Nicht nur der regelmäßige Konsum relativ großer Alkoholmengen, sondern auch **geringe Dosen,** wie sie beim Gelegenheitstrinken oder sozialen Trinken aufgenommen werden (bereits Mengen unter 50 g), können das Zentralnervensystem schädigen.

Die **Folgen** sind nicht bereits bei der Geburt und in den ersten Lebensjahren erkennbar, sondern manifestieren sich erst im Vorschul- und Schulalter in Form von Lern- und Verhaltensstörungen, motorischen Bewegungs- und sozialen Reifungsstörungen etc.

Auch kleine Alkoholmengen sollten deshalb während der Schwangerschaft möglichst gemieden werden [167].

Alkohol tritt auch in die **Muttermilch** über und verändert sowohl Geschmack und Geruch der Muttermilch als auch das Verhalten der Säuglinge [178].

Weitere Erkrankungen und Funktionsstörungen durch Alkoholmissbrauch

Arterielle Hypertonie Ab einem regelmäßigen Konsum von 30–40 g Alkohol / Tag erhöht sich dosisabhängig das Risiko einer essentiellen Hypertonie. Bei Hypertonikern unterstützt die Alkoholabstinenz den Effekt einer medikamentösen Therapie (➤ Kap. 6).

Endokrine Organe Chronischer Alkoholmissbrauch kann Ursache einer Störung des Hypothalamus-Hypophysen-Gonaden-Systems sein. Folgen sind bei Männern, besonders bei gleichzeitiger Schädigung der Leberfunktion, ein Hypogonadismus mit Abfall der Testosteronkonzentration im Serum, Impotenz, Reduktion der sekundären Geschlechtsmerkmale, Libidoverlust etc. Bei Frauen kommt es zu Oligo- / Amenorrhö, Unfruchtbarkeit etc.

Osteoporose Ein langfristiger Alkoholabusus geht mit einer Schädigung der Osteoklasten-, Osteoblasten- und Osteozytenfunktion sowie Störungen des Vitamin-D-Calcium-Stoffwechsels etc. einher und begünstigt so die Entstehung der Osteoporose.

Neurologische Störungen Bei chronischem Missbrauch kommt es zu einer Vielzahl alkoholassoziierter, neurologischer Erkrankungen. Die wichtigsten sind die Polyneuropathie, die Wernicke-Enzephalopathie, das Korsakow-Syndrom und das Alkoholdelir.

(Zusammenfassende Darstellung der alkoholabhängigen Erkrankungen bei [317].)

Informationen zur Therapie der Alkoholabhängigkeit bei:

Deutsche Hauptstelle gegen die Suchtgefahr e.V.; Postfach 1369; 59003 Hamm; Tel.: 02381 / 9015-0, Fax: 02381 / 9015-30, E-Mail: info@dhs.de, Internet: www.dhs.de.

1.10 Mikroflora des Magen-Darm-Traktes

Von der Mundhöhle bis zum Anus ist der Gastrointestinaltrakt sowohl im Lumen als auch im Bereich der Schleimhautoberfläche mikrobiell besiedelt. Quantitativ und qualitativ unterscheidet sich die Flora in den verschiedenen Abschnitten erheblich. Kenntnisse über die gastrointestinale Mikroflora und ihre Beeinflussbarkeit durch Ernährung sind zum Verständnis vieler ernährungsabhängiger Erkrankungen der Verdauungsorgane wichtig.

Die bereits seit Anfang des 20. Jahrhunderts z.T. sehr kontrovers diskutierte Bedeutung der Intestinalflora für den Gesamtorganismus und für die Entstehung bzw. Therapie bestimmter Erkrankungen, wird seit den letzten drei Jahrzehnten mit moderner Methodik erforscht. Hierbei wurden sowohl lang gehegte Vermutungen weitgehend bestätigt als auch wichtige neue Erkenntnisse gewonnen.

Die Relation der Keimzahl einzelner Spezies zueinander, dies gilt insbesondere für das Kolon, ist wesentlich von der **Zusammensetzung der Nahrung** abhängig. Dies gilt beispielsweise für die wasserlöslichen Ballaststoffe, deren Degradationsprodukte eine Reihe prophylaktischer Eigenschaften besitzen (➤ Kap. 1.11.4). Einfluss auf die Zusammensetzung der Darmflora haben auch lebende, mit der Nahrung aufgenommene Mikroorganismen, etwa Lactobazillen (➤ Kap. 2, Probiotika / Präbiotika). Insgesamt hat die Ernährung einen großen Einfluss auf die Mikrobiologie des Verdauungstraktes.

Der Darm des Neugeborenen ist bei der Geburt keimfrei. Die primäre Besiedlung beginnt bereits während der Geburt durch Keime des Geburtskanals und in den ersten Lebenstagen weiterhin nach dem Zufallsprinzip mit Keimen aus der Umgebung. Etwa ab dem 7. bis 10. Lebenstag stellt sich unter ausschließlicher Ernährung mit Muttermilch eine Besiedlung überwiegend mit Bifidobakterien (bis zu 99% der Gesamtflora) ein. Muttermilch enthält eine Reihe sog. bifidogener Substanzen als Voraussetzung für die überwiegende Besiedlung mit dieser Keimgruppe. Hierbei handelt es sich um bestimmte Oligosaccharide, Glykoproteine etc. Unter einer auf Kuhmilchbasis hergestellten Säuglingsnahrung entwickelt sich eine Mischflora, die im Wesentlichen aus Bifidobakterien, Bacteroides, Enterobacteriaceae und Streptokokken besteht.

Die unter Muttermilchernährung obligate Bifidusflora geht mit einer Absenkung des pH-Wertes in den sauren Bereich und mit einer starken Reduktion der Begleitflora einher. Während Lactobazillen ausschließlich Milchsäure synthetisieren, bilden Bifidobakterien zusätzlich Essigsäure. Bei der im Säuglingsalter noch nicht optimalen Säurebarriere des Magens besteht die Gefahr, dass pathogene Keime passieren, sich im Darm vermehren und durch Translokation zu Allgemeininfektionen führen. Die Bifidusflora und der saure pH-Wert des Darminhaltes bilden einen wesentlichen Schutz vor dieser Infektionsgefahr. Die Darmflora von Kindern, die adaptierte Säuglingsnahrung erhalten, zeigt – wie bereits erwähnt – eine abweichende Zusammensetzung von der Darmflora der Kinder, die mit Muttermilch ernährt werden. Die Zahl an Bifidobakterien ist ebenfalls hoch, liegt jedoch weitaus niedriger als bei den gestillten Kindern; Enterobacteriaceae, wie E. coli, aber auch Klebsiellen, Bacteroides und Clostridien sind ebenfalls wichtiger Bestandteil der Flora. Dieser Unterschied im Spektrum

der Darmbakterien gleicht sich dann aus, wenn etwa ab dem 3. Lebensmonat zusätzlich Breikost gegeben wird.

In zunehmendem Maße stellt sich beim Übergang zu einer Mischkost die für den Erwachsenen typische mikrobielle Besiedlung des Gastrointestinaltraktes ein. In diesen frühen Lebensmonaten sind die Gesamtkeimzahl und das Keimspektrum im Darm jedoch noch relativ instabil. Im ersten Lebensjahr ist das Risiko intestinaler Infekte und Diarrhöen aus verschiedenen Gründen erhöht. Durch die zunächst geringe Säuresekretion des Magens wird der Übertritt von mit der Nahrung aufgenommenen Mikroorganismen in den Darm begünstigt. Im Laufe des ersten Lebensjahres stabilisiert sich die intestinale Mikroflora und erreicht allmählich die Zusammensetzung der Erwachsenenflora. Mit zunehmendem Alter können sich das Keimspektrum und die metabolischen Aktivitäten der Darmbakterien verändern. So wird bei älteren Menschen ein reduzierter Gehalt an Bifidobakterien gefunden, während die Keimzahlen von Clostridium perfringens deutlich ansteigen. Dies wird u.a. auf veränderte Ernährungsgewohnheiten zurückgeführt (> Abb. 1.37).

1.10.1 Oberer Verdauungtrakt

In der **Nüchternphase** ist die Keimzahl mit 10^2 bis 10^3 / ml im Magen- und Duodenalsaft gering. Die überwiegenden Spezies sind in > Abb. 1.38 aufgeführt. Sie zeigt große Übereinstimmung mit dem Keimspektrum der Mundhöhle und des Ösophagus.

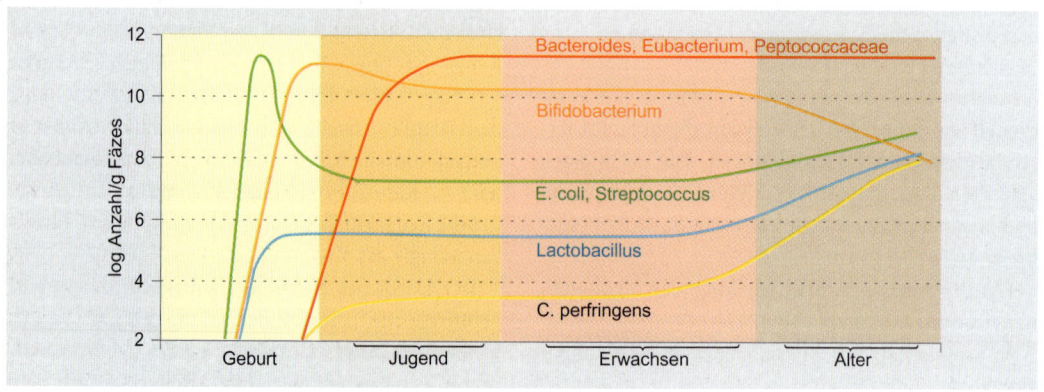

Abb. 1.37 Die Fäkalflora des Menschen in den verschiedenen Altersgruppen (nach Mitsuoka [303]).

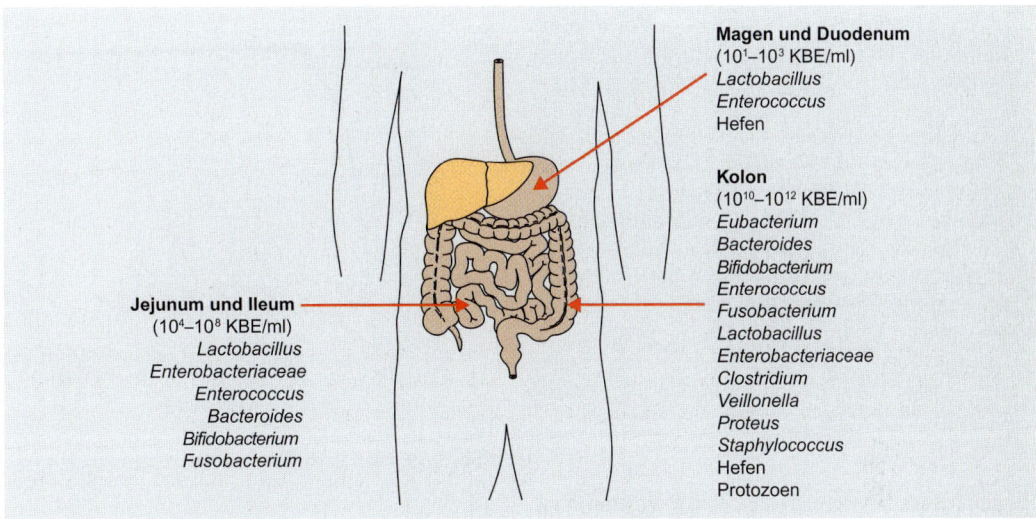

Magen und Duodenum
(10^1–10^3 KBE/ml)
Lactobacillus
Enterococcus
Hefen

Kolon
(10^{10}–10^{12} KBE/ml)
Eubacterium
Bacteroides
Bifidobacterium
Enterococcus
Fusobacterium
Lactobacillus
Enterobacteriaceae
Clostridium
Veillonella
Proteus
Staphylococcus
Hefen
Protozoen

Jejunum und Ileum
(10^4–10^8 KBE/ml)
Lactobacillus
Enterobacteriaceae
Enterococcus
Bacteroides
Bifidobacterium
Fusobacterium

Abb. 1.38 Die wesentlichen Mikroorganismen in Magen, Dünndarm und Kolon (KBE = koloniebildende Einheiten, engl: cfu = colony forming units) (nach Holzapfel [288]).

Nach der Nahrungsaufnahme steigt die Keimzahl (Bakterien und Hefen) während 1–2 Stunden auf das Hundert- bis Tausendfache an.

Sub- und Anazidität gehen mit einer erheblichen Zunahme der Keimzahl bis auf 10^6–10^7 / ml einher. Das Keimspektrum ändert sich mit steigendem **pH-Wert** und wird letztlich dem im Kolon ähnlich. Unter diesen pathologischen Bedingungen werden vermehrt **N-Nitrosoverbindungen** (> Abb. 16.14) gebildet, denen wahrscheinlich eine Bedeutung bei der Entstehung des Magenkarzinoms zukommt.

Sub- und **Anazidität** sind überwiegend Folge einer chronischen Schleimhautschädigung durch den Keim Helicobacter pylori.

Helicobacter pylori

Die Bedeutung der H.-pylori-Infektion der Magenschleimhaut für die Ernährungsmedizin ist vielfältig und reicht von der Übertragung des Keimes durch Trinkwasser und Lebensmittel bis hin zur Entstehung des Magenkarzinoms (> Kap. 16.2 und > 16.3.2).

Helicobacter pylori ist ein grampositives, leicht spiralförmiges Bakterium mit 2–6 unipolaren Geißeln zur Fortbewegung. Durch die hohe Konzentration an dem Enzym **Urease** kann H. pylori den in der Magenschleimhaut immer vorhandenen Harn-

stoff in Ammoniak und Kohlendioxid spalten. So wird trotz des sauren pH-Wertes im Magenlumen ein **neutrales Milieu** in der unmittelbaren Umgebung geschaffen. Mit Hilfe sog. Adhäsine lagert es sich an der Oberfläche von Magenschleimhautzellen an.

Sowohl das von dem Bakterium gebildete **Ammoniak** als auch spezifische **Zytotoxine** schädigen die Mukosazellen. Diese Schädigung kann letztlich zur **chronischen B-Gastritis** mit einer Sub- bzw. Anazidität des Magensaftes, Magen- und Zwölffingerdarmgeschwüren, dem MALT-Lymphom und dem Magenkarzinom vom intestinalen Typ führen.

Unterschieden werden der Typ-I- und Typ-II-Stamm. Nur Typ I, der Vacuolating cytotoxin A (Vac A) und Cytotoxin-associated antigen A (Cag A) exprimiert, induziert die genannten Erkrankungen.

Es wird überwiegend die Ansicht vertreten, dass H. pylori nur beim Menschen vorkommt und er das natürliche Reservoir darstellt. H. pylori konnte in der Fäzes, im Speichel und im Zahnbelag nachgewiesen werden. Die Mehrzahl der Befunde sprechen für eine **fäkal-orale** und eine **oral-orale Übertragung.** Außer in Wasser kann H. pylori in der Umwelt nicht überleben. Da der Mensch, abgesehen von Trinkwasser, die einzige Infektionsquelle darstellt, kommt der allgemeinen Hygiene und **Trinkwasserhygiene** eine entscheidende Bedeutung zu.

Für die genannten Möglichkeiten einer Übertragung sprechen z.B. Untersuchungen in Peru, wo Kinder mit niedrigem sozialen Status und bei schlechten sanitären Verhältnissen signifikant häufiger erkranken. Erfolgte die Trinkwasserversorgung durch einen Dorfbrunnen, so war die Infektionsrate bei Kleinkindern höher als bei einer Versorgung über ein öffentliches Wassernetz.

In manchen afrikanischen Ländern, wo die Nahrung für Kleinkinder von den Müttern vorgekaut wird, ist eine Kontamination mit H. pylori besonders groß und die Infektionsrate der Kinder entsprechend hoch.

Auch die höhere Inzidenz von Helicobacter-Infektionen bei Gastroenterologen und Krankenschwestern, die häufig mit Speichel und Magensaft in Kontakt kommen, spricht für eine direkte Übertragung von Mensch zu Mensch.

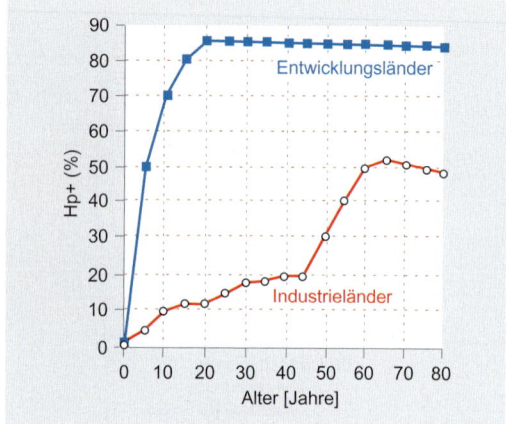

Abb. 1.39 Altersabhängigkeit der Helicobacter-pylori-Infektion in Industrie- und Entwicklungsländern (nach Bartram [12]).

Es gibt jedoch Hinweise darauf, dass möglicherweise das Schaf ein natürliches Reservoir darstellt und für die Infektion des Menschen von Bedeutung ist. Schäfer sind in manchen Regionen in bis zu 98% der Fälle mit H. pylori infiziert. In frischer Milch von Schafen und in der Magenschleimhaut der Tiere konnte in hohem Prozentsatz H. pylori nachgewiesen werden [58].

Nur wenig untersucht ist die Frage, ob der **Konsum bestimmter Lebensmittel und Getränke** das Risiko einer H.-pylori-Infektion beeinflusst. Eine Abhängigkeit vom Alkohol- und Kaffeekonsum konnte nachgewiesen werden. Es fand sich ein signifikanter Unterschied zwischen Personen, die regelmäßig bzw. nie Alkohol oder Kaffee tranken.

Alkohol wirkte protektiv. Die Häufigkeit einer Infektion war bei einem Konsum von mehr als 75 g Alkohol pro Woche signifikant erniedrigt. Unterschiede zwischen den einzelnen alkoholischen Getränken fanden sich nicht.

Kaffeetrinker zeigten eine höhere Infektionsprävalenz. Personen, die mehr als drei Tassen **Kaffee** pro Tag tranken, hatten eine um den Faktor 2,5 höhere H.-pylori-Prävalenz [28].

Eine Ernährung reich an ω-3-Fettsäuren erhöht möglicherweise über eine Anreicherung in den Zellmembranen die Vulnerabilität von H. pylori und begünstigt die Eradikation mit Antibiotika [85].

Die unterschiedliche Häufigkeit der H.-pylori-Infektionen in Industrie- und Entwicklungsländern (> Abb. 1.39) ist Folge der differenten Lebensmittel-, Trinkwasser- und Wohnhygiene.

In **Entwicklungsländern** wird die Infektion in frühester Kindheit erworben und ist bei bis zu 90% der Erwachsenen nachweisbar. In **Industrieländern** beträgt bei deutlichen Unterschieden in der Prävalenz die durchschnittliche Infektionsrate Erwachsener 40–50%.

Die Unterschiede zwischen jungen und älteren Menschen in den Industrieländern werden auf ein **Kohortenphänomen** zurückgeführt, das besagt, dass Personen, die heute im fortgeschrittenen Alter sind, die Infektion meist bereits in der Kindheit und nicht erst mit zunehmendem Lebensalter erworben haben.

Insgesamt gibt es deutliche Hinweise darauf, dass die Häufigkeit der H.-pylori-Infektion mit zunehmender **Verbesserung der Hygienebedingungen** in den Industrieländern rückläufig ist [12].

1.10.2 Dünndarm

Duodenum und **Jejunum** sind mit 10^4 oder weniger Keimen / ml vergleichsweise gering besiedelt. Dies gilt besonders für das Duodenum, wo das bakterizide Galle- und Pankreassekret die Keimzahl reduziert. Im proximalen Dünndarm wirkt weiterhin die relativ kurze Passagezeit hemmend auf eine intensive Besiedlung.

Im **Ileum** steigt die Keimzahl auf 10^6 / ml, wobei Anaerobier zunehmen. Die Mikroflora des Dünn-

als auch Dickdarmes ist relativ stabil. Gewisse Einflüsse haben die Ernährung, Stress, Lebensalter, Medikamente etc.

Mit der Nahrung aufgenommene Keime, wie beispielsweise Lactobazillen und Bifidobakterien mit fermentierten Lebensmitteln, können sich nur kurzzeitig im Intestinum ansiedeln und das Spektrum verändern (**transiente Mikroflora).**

1.10.3 Dickdarm

Wie bereits eingangs dargestellt, beginnt unmittelbar nach der Geburt die Besiedelung des beim Neugeborenen keimfreien Darmes.

Bei 400 bis 500 verschiedenen Spezies liegt die Keimzahl im Stuhl Erwachsener mit ca. 10^{10}–10^{11} Keimen / g Stuhl wesentlich höher als in den proximalen Bereichen des Verdauungstraktes. 96–99% sind **Anaerobier.** Die Relation der Keime zueinander ändert sich in den einzelnen Lebensphasen (➤ Abb. 1.37).

> Von besonderer ernährungsmedizinischer Bedeutung sind Lactobazillen und Bifidobakterien. Sie werden als **probiotische Keime** zur Prophylaxe und Therapie, insbesondere in Form fermentierter Milchprodukte, oral aufgenommen bzw. deren Vermehrung wird durch Verzehr von Präbiotika begünstigt (➤ Kap. 2).

Das bakterielle Ökosystem des Verdauungstraktes wird durch das **Zusammenwirken verschiedener Faktoren** weitgehend stabil gehalten.

Die Grundlage für diese Stabilität bildet die bakterielle Besiedelung der die Mukosa bedeckenden Schleimschicht (**Oberflächenflora),** von der ausgehend der Darminhalt besiedelt wird. Mit der Nahrung aufgenommene Keime haben wenig Möglichkeit, in dem stabilen Gefüge der Oberflächenflora eine Nische zu finden.

Ein weiterer Schutz sind die **kurzkettigen Fettsäuren,** die beim bakteriellen Abbau von Kohlenhydraten anfallen (➤ Kap. 1.11.4). Die hierdurch bedingte Senkung des pH-Wertes verhindert insbesondere die Ansiedlung pathogener Keime. Darüber hinaus sind für die Stabilisierung der bakteriellen Besiedelung sowohl die von den Mikroorganismen synthetisierten **bakteriziden** bzw. **bakteriostatischen Substanzen**

als auch deren Stimulation immunologischer Abwehrmechanismen in der Darmwand verantwortlich.

Die potentiell pathogenen Keime durchwandern die Darmwand bei herabgesetzter Mukosabarriere und gelangen über die Blut- bzw. Lymphbahn in die periphere Zirkulation. Zu einer solchen **Translokation** (➤ Kap. 3.5.9) mit nachfolgender **Infektion** kann es nach langfristiger ausschließlicher parenteraler Ernährung, nach Antibiotikatherapie, Behandlung mit Immunsuppressiva etc. kommen.

Die Darmflora wirkt auf die **Karzinogenese** im Kolon:

* durch **Aktivierung von Prokarzinogenen** zu aktiven Karzinogenen und der Umwandlung primärer in sekundäre Gallensäure
* **hemmend** durch Inaktivierung von Karzinogenen, wie etwa N-Nitrosoverbindungen, von sog. Pyrolyseprodukten, die beim Erhitzen proteinreicher Lebensmittel entstehen, etc. (➤ Kap. 2 und ➤ 16.2.8).

Von Bedeutung für die **Colitis ulcerosa** sind möglicherweise **sulfatreduzierende Mikroorganismen,** die Sulfationen als Sauerstoffquelle nutzen. Ihr Stoffwechselendprodukt ist Schwefelwasserstoff (H_2S), eine für die Darmschleimhaut hoch toxische Substanz (➤ Kap. 3.5).

Als **Eubiose** (Eubakterie) wird eine ausgewogene Besiedelung des Darmtraktes mit einem günstigen Verhältnis zwischen den unbelebten Anteilen und den Mikroorganismen bezeichnet; **Dysbiose** (Dysbakterie) ist das Gegenteil der Eubiose.

1.11 Ballaststoffe (Pflanzenfasern, Nahrungsfasern, Faserstoffe, engl. „dietary fiber")

1.11.1 Definition, Zusammensetzung, Eigenschaften

In der Literatur finden sich verschiedene Definitionen des Begriffs Ballaststoffe. Kliniker und Ernährungswissenschaftler wählen eine an den Effekten im Organismus orientierte und Chemiker eine auf die Zusammensetzung der Einzelkomponenten bezogene Definition.

Eine **„biologische" Definition** lautet:
Es handelt sich um Kohlenhydrate, die im Dünndarm nicht enzymatisch abgebaut werden und folglich den Dickdarm erreichen.

Bei dieser Definition ist auch die im Dünndarm **nicht enzymatisch abgebaute Stärke (resistant starch)** miteinbezogen.

Eine **„chemische" Definition** lautet:
Ballaststoffe sind Nicht-Stärke-Polysaccharide („non-starch-polysaccharides") + Lignin.

Die letztgenannte Definition bezieht die **resistente Stärke** nicht mit ein.

Früher ging man davon aus, dass Stärke unter dem Einfluss von α-Amylase quantitativ im Dünndarm hydrolysiert und letztlich als Glucose genutzt wird. Später wurde erkannt, dass es eine sog. **„physiologische Stärkemalabsorption"** gibt, d.h. etwa 10% der mit einer Mischkost aufgenommenen Stärke sind resistent gegenüber α-Amylase und gelangen ins Kolon, wo sie wie Ballaststoffe bakteriell abgebaut (fermentiert) werden.

Die Resistenz der Stärke gegenüber α-**Amylase** beruht auf bestimmten Konformationen der Stärke. Von Englyst werden drei Formen der resistenten Stärke (RS$_1$, RS$_2$, RS$_3$) unterschieden [73].

- **RS$_1$:** Der Kontakt mit α-Amylase ist bei großer Partikelgröße erschwert. Dieser Anteil wird wesentlich von der Art der Lebensmittelverarbeitung, insbesondere der mechanischen Zerkleinerung, auch von der Intensität des Kauens, bestimmt.
- **RS$_2$:** Die kristalline Struktur von Stärkegranula erschwert den enzymatischen Abbau. So wird beispielsweise nicht hitzebehandelte Stärke aus Kartoffeln und grünen Bananen kaum abgebaut. Unter Hitzeeinwirkung kommt es zu einer Gelatinisierung, die einen Abbruch durch die Amylase möglich macht.
- **RS$_3$:** Die beiden Stärkekomponenten Amylose und Amylopektin können, wenn sie im Anschluss an Erhitzen abgekühlt werden, rekristallisieren (retrogradieren) und so wieder in eine von α-Amylase nicht angreifbare Form übergehen.

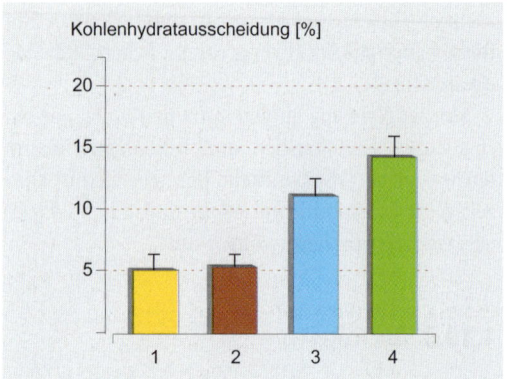

Abb. 1.40 Mittlerer prozentualer Anteil der im Dünndarm nicht utilisierten Kohlenhydrate, gemessen bei einem Total-Kolektomierten mit Ileostoma nach mehrmaligem Verzehr stärkereicher Lebensmittel. **1** = Weißbrot, **2** = Brot aus Vollgetreidemehl, Pumpernickel, Spaghetti, Reis etc., **3** = Hafer- und Gerstenkleie, **4** = Hülsenfrüchte (Bohnen, Erbsen, Linsen) (nach Jenkins et al. [135]).

Der prozentuale Anteil der im Dünndarm nicht abbaubaren Stärke kann folglich – je nach Lebensmittel und küchentechnischer Behandlung – sehr unterschiedlich sein (➤ Abb. 1.40).

So konnte gezeigt werden, dass die Stärke von frisch gekochten Kartoffeln sehr gut verdaut wird, sodass lediglich 3% unverändert den Dünndarm passieren und ins Kolon übertreten. Werden gekochte Kartoffeln jedoch abgekühlt, so verändern sich die physikalischen Eigenschaften der Stärke, was eine Beeinträchtigung der enzymatischen Abbaufähigkeit zur Folge hat, sodass etwa 12% der Stärke (RS$_1$) den Dünndarm unverändert passieren. Diese Resistenz gegenüber α-Amylase kann durch wiederholtes Erwärmen und anschließende Abkühlung der Kartoffeln noch gesteigert werden.

Ballaststoffe bestehen aus vielen Substanzen, die sich in ihrer chemischen und morphologischen Struktur und in ihren physiologischen Effekten unterscheiden. Die unter dem Sammelbegriff Ballaststoffe zusammengefassten Substanzen finden sich in einer Vielzahl verschiedener anatomischer und funktioneller Einheiten von Pflanzen.

Ballaststoffe setzen sich aus einer großen Zahl unterschiedlicher Kohlenhydrate und aus Lignin zusammen. Die quantitativ wichtigsten sind **Zellulose, Hemizellulose** und **Pektin.**

Von Bedeutung sind auch die bereits besprochene **resistente Stärke** und **Oligosaccharide,** zu denen die in Hülsenfrüchten reichlich vorkommende Raffinose und Stachyose und die in Zwiebeln, Knoblauch, Artischocken etc. vorkommende **Oligofructose** zählen.

Oligofructose fördert die Bifidusflora im Kolon (s. Präbiotika, > Kap. 2).

Je nach Herkunft des Ballaststoffes ist die **Relation der Einzelbestandteile** zueinander unterschiedlich. So bestehen z.B. Ballaststoffe aus Weizenkleie zu über 60% aus Hemizellulose und solche aus Blattgemüse oft zu über 70% aus Zellulose. Diese Variation in der Zusammensetzung ist der Grund für die **unterschiedlichen Effekte** von Ballaststoffen auf Funktionen des Stoffwechsels (> Kap. 4.3 u. 4.4) und der Intestinalorgane (> Kap. 3.5.1 u. > 3.5.3).

Unter westlicher Ernährungsweise erreichen täglich etwa 12–20 g Nicht-Stärke-Polysaccharide, 5–40 g resistente Stärke und 4–5 g Oligosaccharide das Kolon [48].

Während eine **Gruppeneinteilung** nach chemischen Gesichtspunkten kaum möglich ist, kann man die Ballaststoffe nach biologischen Kriterien und ihrer Funktion in Pflanzen in drei Gruppen einteilen:
1. Fasern zur Aufrechterhaltung der Pflanzenstruktur
2. Pflanzengummis und -schleimstoffe
3. Speicherpolysaccharide.

Die Tatsache, dass Ballaststoffe zum Teil faserige Struktur haben, hat zu den ebenfalls für diese Stoffgruppe benutzten Bezeichnungen Pflanzenfasern, Faserstoffe und Nahrungsfasern sowie der englischen Bezeichnung **„dietary fiber"** geführt. Da aber, wie aus der genannten Gruppeneinteilung hervorgeht, Ballaststoffe nicht nur faserige Struktur besitzen, sollten die letztgenannten Bezeichnungen, um falschen Vorstellungen vorzubeugen, möglichst nicht benutzt werden.

Zur Gruppe der Ballaststoffe zählt auch eine Reihe pflanzlicher **Hydrokolloide,** die z.B. Lebensmitteln zur Verbesserung und Stabilisierung der Konsistenz zugesetzt werden. Sie besitzen die Fähigkeit, freies Wasser zu binden, wodurch es zu einer **Quellung mit Viskositätserhöhung** kommt. So können bei-

spielsweise Gele aus Carrageen bis zu 99% Wasser enthalten.

Die bekanntesten pflanzlichen Hydrokolloide auf Polysaccharidbasis sind Gummi arabicum, Tragant, Johannisbrotkernmehl (Carubin), Guarkernmehl (Guaran), Pektinstoffe, Alginsäuren (Alginate), Agar und Carrageenan [239].

Je nach Wasserbindungsvermögen, Ausmaß des bakteriellen Abbaus etc. im Kolon kann man Ballaststoffe in folgende zwei Gruppen unterteilen:
1. **Wasserunlösliche Ballaststoffe,** die überwiegend aus Zellulose und Hemizellulose bestehen und vergleichsweise viel Lignin enthalten, wie etwa die Weizenkleie. Sie werden bakteriell nur relativ wenig abgebaut und folglich zum größten Teil mit dem Stuhl ausgeschieden. Aufgrund eines **hohen Wasserbindungsvermögens** erhöhen sie das Stuhlvolumen, wodurch die Peristaltik angeregt und die Transitzeit im Dickdarm verkürzt wird.
2. Die **wasserlöslichen Ballaststoffe** sind reich an Arabinoxylanen (z.B. Ispaghula) oder an Uronsäure (z.B. Pektine). Diese Ballaststoffe werden schnell und weitgehend komplett von der anaeroben Darmflora abgebaut.

Zellulose

Verbreitetster Bestandteil von **Pflanzenzellwänden.** Es ist ein in Wasser unlösliches, unverzweigtes Glucosepolymer mit etwa 3000 Glucoseeinheiten. Das Wasserbindungsvermögen – 1 g Zellulose bindet 0,4 g Wasser – ist groß.

Hemizellulose

Ein aus Pentosen und Hexosen bestehendes Polysaccharid. Es sind über 250 verschiedene Polymere bekannt. Sie findet sich, zusammen mit Zellulose, in Pflanzenzellwänden. Die Zahl der Zuckermoleküle pro Hemizellulosemolekül liegt meist zwischen 150 und 200.

Folgende Zucker finden sich am häufigsten: Xylose, Arabinose, Mannose, Galaktose und Glucose, weiterhin Uronsäure.

Hemizellulose bindet Wasser und Kationen. Für die Eigenschaft, Kationen zu binden, ist der **Uronsäureanteil** verantwortlich.

Pektin

Die Grundstruktur ist ein in unterschiedlichem Ausmaß mit Methyl- und Acetylgruppen verestertes Polymer aus Galakturonsäure. In den meisten Pflanzen finden sich Pektine mit Seitenketten aus Galaktose, Arabinose, Xylose, Rhamnose und Fructose. Das Molekulargewicht liegt zwischen 60 000 und 90 000. So hat z.B. Apfelpektin ein höheres Molekulargewicht als Citruspektin.

Pektine **bilden Gele** und haben die Fähigkeit, Wasser, Kationen und organische Substanzen, z.B. Gallensäuren, zu binden.

Lignin

Es handelt sich um ein Polymer von Phenylpropan, folglich ist es kein Polysaccharid. Das Molekulargewicht schwankt zwischen 1000 und 4500. Lignin hat die Fähigkeit, organische Substanzen wie z.B. **Gallensäuren zu binden.**

Gummis, Schleimstoffe und Speicherpolysaccharide

Diese Substanzen sind keine Bestandteile von Zellwänden.

Gummis sind komplexe, mehrfach verzweigte Polysaccharide, die Glucuron- und Galakturonsäure, Xylose, Arabinose und Mannose enthalten. **Gummi arabicum,** die bekannteste Substanz dieser Gruppe, ist ein Galakturonsäurepolymer mit Arabinose und Rhamnose als Seitenketten.

Schleimstoffe und **Speicherpolysaccharide** finden sich vermischt mit den verdaulichen Polysacchariden, wie z.B. Stärke, im **Endosperm von Samen.** Die bekannteste Substanz dieser Gruppe ist Guarmehl (Guaran), ein Polygalaktomannan aus dem Samen der in Indien heimischen Cyamopsis tetragonoloba.

Andere Zellwandbestandteile

Neben den genannten Ballaststoffkomponenten finden sich insbesondere in der Zellwand weitere Substanzen, z.T. in geringen Mengen, die unverdaulich sind und folglich zu den Ballaststoffen zählen. Über Einflüsse dieser Substanzen auf die Intestinal- und Stoffwechselfunktion ist wenig bekannt. Es handelt sich insbesondere um Wachse, Stearine, Saponine, Tannine etc.

Unverdauliche Anteile tierischer Nahrung entfalten möglicherweise die gleichen physiologischen Effekte wie Ballaststoffe. Diese Stoffgruppe ist jedoch bisher kaum untersucht.

> Dem Begriff **Rohfaser** (englisch: „crude fiber") kommt im Bereich der Humanmedizin nur noch historische Bedeutung zu. Der Rohfaseranteil eines Nahrungsmittels liegt immer, zum Teil erheblich, unter dem Ballaststoffanteil. Einen festen Umrechnungsfaktor beider Stoffgruppen gibt es nicht. Nur veraltete Lebensmitteltabellen enthalten noch Angaben über den Rohfasergehalt.

1.11.2 Höhe der Zufuhr, Zufuhrempfehlungen

Die **Ballaststoffzufuhr** hat in den westlichen Industrieländern seit Beginn des vorigen Jahrhunderts **kontinuierlich abgenommen.**

Ursachen sind die technischen Möglichkeiten der **Lebensmittelverarbeitung,** wie neue mühlentechnische Verfahren zur Herstellung von Weißmehl, die Produktion von Rohr- und Rübenzucker, weiterhin die Fortschritte in der Tierhaltung als Grundlage für einen steigenden Fett-, Fleisch-, Milch- und Eierverzehr.

Der Verzehr von ballaststoffreichen Nahrungsmitteln wie Vollkornerzeugnissen, grobem Gemüse, Hülsenfrüchten und Kartoffeln ist seit dieser Zeit rückläufig, während der Konsum an ballaststofffreien bzw. -armen Nahrungsmitteln wie Zucker, Fett und Weißmehl zunahm.

In den meisten sog. **Entwicklungsländern** mit einer noch „ursprünglichen" Ernährung liegt die Ballaststoffzufuhr im Vergleich zu den westlichen Industrieländern hoch. Nach Angaben der FAO aus dem Jahre 1973 werden in Entwicklungsländern im Durchschnitt 70% der Energie in Form von Stärke, nur 15% in Form von Fett und 5% als Zucker verzehrt, während in den westlichen **Industrieländern** rund 18% der Energie in Form von Zucker, 40% in Form von Fett und 30% in Form von Stärke aufgenommen werden (➤ Abb. 2.4).

Der Rückgang des Stärkeverzehrs hat zur Folge, dass der Anteil an Ballaststoffen in der sog. westlichen Kost vergleichsweise niedrig liegt. Hierbei muss berücksichtigt werden, dass die wichtigste Stärkequelle, das Getreide, in den westlichen Ländern – überwiegend nach Entfernung der ballaststoffreichen Kleie – in Form von **Weißmehlprodukten** verzehrt wird.

Nach Angaben von Trowell werden in den sog. Entwicklungsländern im Mittel nur 8% der Energie durch ballaststofffreie Nahrungsmittel gedeckt, während es in den Industrieländern rund 58% sind.

Nach Angaben des Ernährungsberichtes der Deutschen Gesellschaft für Ernährung 2004 liegt die mittlere tägliche Ballaststoffaufnahme Erwachsener ab dem 15. Lebensjahr in der Bundesrepublik bei Männern je nach Altersgruppe zwischen 21 und 32 g / Tag (im Mittel 7–8 g wasserlöslich, 15 g wasserunlöslich) und bei Frauen gleichen Alters zwischen 21 und 25 g (im Mittel 7 g wasserlöslich, 16 g wasserunlöslich) [280]. Dass die mittlere tägliche Ballaststoffzufuhr in den verschiedenen Berufsgruppen, aber auch innerhalb der Gruppen sehr unterschiedlich ist, zeigen die anhand von Ernährungsprotokollen ermittelten Werte in ➤ Abb. 1.41 [145].
Im Raum Würzburg / Schweinfurt wurde bei verschiedenen Berufsgruppen anhand von Ernährungsprotokollen eine etwas niedrigere mittlere tägliche Zufuhr bei großen individuellen Schwankungen (➤ Abb. 1.41) ermittelt [145].

Die mittlere tägliche Ballaststoffzufuhr korreliert, wie zu erwarten, positiv mit der Höhe der Energiezufuhr (➤ Abb. 1.42). Die **individuellen Unterschiede** sind, wie bereits erwähnt, sehr groß. Bei 17% aller Untersuchten war die mittlere tägliche Ballaststoffzufuhr < 15 g.

Eine Erhebung in England ergab bei **Vegetariern** mit im Durchschnitt 41,5 g / Tag einen signifikant höheren Ballaststoffverzehr als bei einem Vergleichskollektiv von Nichtvegetariern mit 21,4 g / Tag.

Die D-A-C-H-Referenzwerte [205] empfehlen als Richtwert für die Zufuhr von Ballaststoffen bei Erwachsenen eine Menge von mindestens 30 g am Tag, das sind rund 3 g / MJ bzw. 12,5 g / 1000 kcal bei der Frau und 2,4 g / MJ bzw. 10 g / 1000 kcal beim Mann. Liegt die Energiezufuhr unter den alters- und geschlechtsspezifischen Richtwerten, muss die Ballaststoffdichte größer sein als 3 g bzw. 2,4 g / MJ (12,5 bzw. 10 g / 1000 kcal).

Zur Vorbeugung von Obstipation, aber auch aller weiteren durch geringe Ballaststoffzufuhr begünstigten Funktionsstörungen und Erkrankungen, muss auch bei **Kindern** auf eine optimale Ballaststoffzufuhr geachtet werden. Die „American Health Foundation" empfiehlt für Kinder ab 3 Jahren und für Heranwachsende bis 20 Jahre als Mindestzufuhr eine Menge in Gramm, die sich aus dem Lebensalter + 5 errechnet (z.B. Zufuhr bei Kindern von 5 Jahren = 10 g pro Tag) [260].

Mögliche Beziehungen zwischen der Höhe des Ballaststoffverzehrs und der Entstehung von Funktionsstörungen und Erkrankungen

Bereits Anfang der 60er Jahre des vorigen Jahrhunderts machten in Afrika und Indien tätige englische Ärzte darauf aufmerksam, dass viele der in den westlichen Industrieländern häufigen, zum Teil noch in ständiger Zunahme begriffenen Erkrankungen auf den genannten Kontinenten extrem selten sind.

In neuerer Zeit wurde auf diese Tatsache insbesondere von den Engländern Burkitt, Painter und Trowell, Ärzten, die viele Jahre in Ostafrika tätig waren, hingewiesen.

Als Erklärung für diesen Häufigkeitsunterschied stellten sie die sog. **Fiber-Hypothese** auf, die besagt, dass der in wirtschaftlich und industriell wenig entwickelten Ländern hohe Verzehr von Ballaststoffen vor der Entstehung einer großen Zahl von in westlichen Ländern häufigen Erkrankungen schützt. Nach

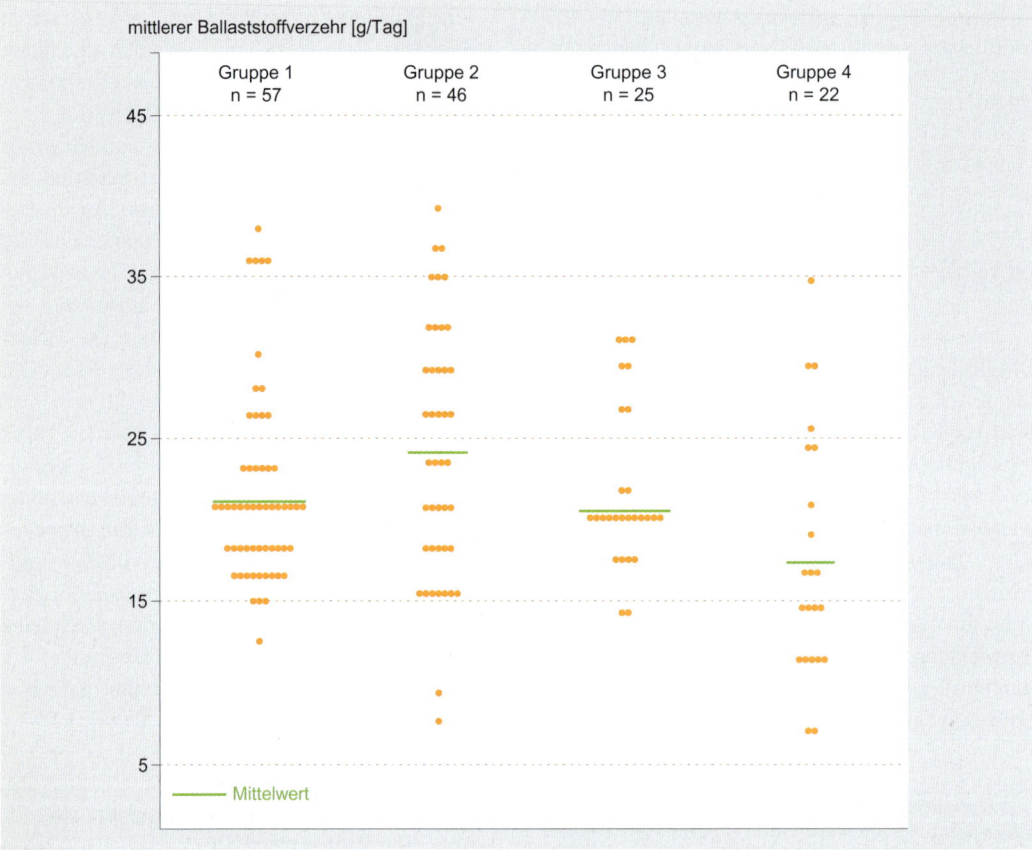

Abb. 1.41 Mittlere tägliche Ballaststoffzufuhr bei Gruppen mit unterschiedlichem sozioökonomischem Status und Lebensalter. Gruppe 1: Arbeiter und Handwerker; Gruppe 2: Schüler eines Gymnasiums; Gruppe 3: Lehrer eines Gymnasiums; Gruppe 4: Verwaltungsangestellte (nach Kasper et al. [145]).

einer Zusammenstellung von Trowell [248] handelt es sich um:

- **Erkrankungen des Verdauungstrakts:** Obstipation, Appendizitis, Divertikulose, irritables Kolon, Hämorrhoiden, Colitis ulcerosa, Morbus Crohn, Dickdarmpolypen und -karzinom, Hiatushernie, Cholesteringallensteine und Zahnkaries
- **Erkrankungen des Stoffwechsels und des Gefäßsystems:** Fettsucht, essentielle Hypertonie, Diabetes mellitus, Herzinfarkt, periphere und zerebrale Durchblutungsstörungen, Varikosis, Venenthrombose, Eklampsie, Nierensteine, senile Osteoporose etc.
- **Erkrankungen endokriner Drüsen:** Thyreotoxikose, Myxödem
- **Autoimmunerkrankungen:** rheumatische Erkrankungen, multiple Sklerose, perniziöse Anämie etc.

Die Tatsache, dass nach Umstellung auf eine sog. westliche Ernährung auch bei Afrikanern, Indern etc. die Inzidenz der genannten Erkrankungen derjenigen der Industrieländer gleichkommt bzw. sie zum Teil noch übertrifft, beweist, dass die Häufigkeitsunterschiede nicht rassisch bedingt sind, und stützt weiterhin den diskutierten **Kausalzusammenhang zwischen Ballaststoffverzehr und der Entstehung von Erkrankungen.**

Es muss jedoch bei der Interpretation der in epidemiologischen Studien gefundenen Beziehungen zwischen der Höhe des Ballaststoffverzehrs und der Häufigkeit von Erkrankungen berücksichtigt werden, dass eine ballaststoffarme Ernährung, wie sie in den westlichen Industrieländern üblich ist, in aller Regel auch reich an raffinierten Lebensmitteln, insbesondere Zucker und Weißmehl, und weiterhin reich an Fett und tierischem Eiweiß ist.

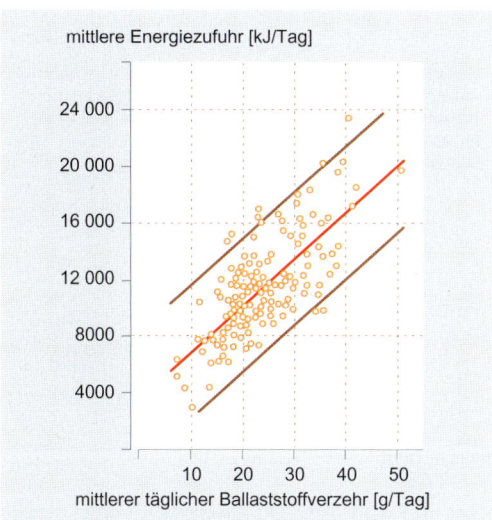

Abb. 1.42 Beziehungen zwischen mittlerer täglicher Energiezufuhr und mittlerem Ballaststoffverzehr (nach Kasper et al. [145]).

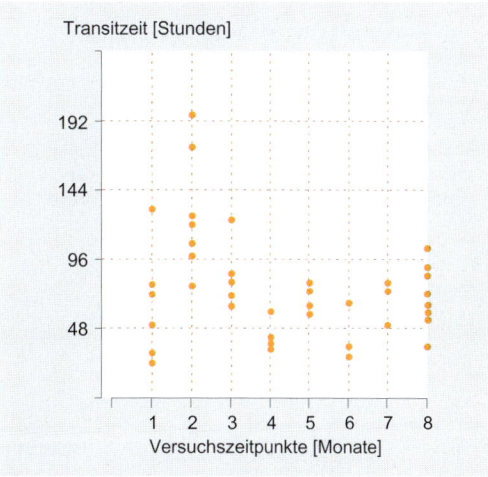

Abb. 1.43 Bei acht gesunden Versuchspersonen während mehrerer Monate wiederholt gemessene intestinale Transitzeiten unter normaler Ernährung.

Es konnte inzwischen in einer Reihe von Untersuchungen, die durch die Fiber-Hypothese angeregt wurden, gezeigt werden, dass Ballaststoffe Organ- und Stoffwechselfunktionen beeinflussen und hierdurch in der Lage sind, die Entstehung von Erkrankungen mitzubestimmen. Nachfolgend werden die wichtigsten durch Ballaststoffe beeinflussbaren Organ- und Stoffwechselfunktionen beschrieben.

1.11.3 Einfluss auf die intestinale Transitzeit, Stuhlgewicht und Kolonmotilität

Unter intestinaler Transitzeit versteht man die Zeit, die zwischen der Aufnahme der Nahrung und der Ausscheidung der in ihr enthaltenen unverdaulichen Bestandteile mit der Fäzes verstreicht. Bei den meisten Erwachsenen schwankt diese Zeit unter der in westlichen Ländern üblichen Ernährung zwischen 1 und 4 Tagen, wie ➤ Abb. 1.43 demonstriert.

Schwankungen in der Transitzeit sind fast ausschließlich durch Änderung der Passagezeit im Kolon bedingt. Es besteht eine direkte Beziehung zwischen der durch Ballaststoffe erzielten Zunahme des Stuhlgewichtes bzw. des Stuhlvolumens und der Transitzeit.

> Je höher das Stuhlgewicht, umso kürzer ist die Transitzeit.

➤ Abb. 1.44 demonstriert diesen Zusammenhang.

Der Vergleich von Ballaststoffen aus unterschiedlichen Lebensmitteln wie Weizenkleie, Karotten, Kohlgemüse etc. hat ergeben, dass **Weizenkleie** das Stuhlgewicht am intensivsten erhöht und die intestinale Transitzeit mehr als andere Ballaststoffe beschleunigt [50].

Beeinflusst wird die Wirkung der Kleie durch **Partikelgröße** und vorausgegangene **Hitzebehandlung.** Der Effekt grober Kleie mit einer Teilchengröße von mehr als 1 mm Durchmesser ist ausgeprägter [29]. Das Wasserbindungsvermögen von grober ist deutlich höher als das von fein gemahlener Kleie. Gekochte Kleie hat einen geringeren Effekt auf die Kolonfunktion als unbehandelte [266].

Auch die in ➤ Abb. 1.45 dargestellten Befunde veranschaulichen den **je nach Herkunft unterschiedlichen Effekt** von Ballaststoffen auf das Stuhlgewicht.

An insgesamt 20 gesunden Versuchspersonen wurde der Einfluss von verschiedenen Brottypen, Obst oder Gemüse als Ballaststoffquelle auf die Höhe des täglichen Stuhlgewichts untersucht. Die im Ballaststoffgehalt sich

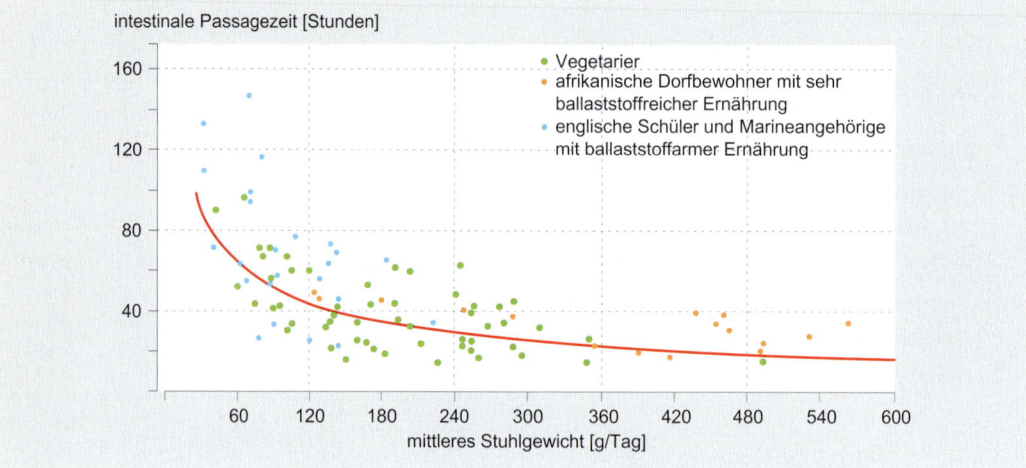

Abb. 1.44 Die Beziehung zwischen mittlerem täglichen Stuhlgewicht und der Passagezeit im Intestinaltrakt bei Gruppen mit unterschiedlich hohem Ballaststoffverzehr (nach Burkitt et al. [36]).

quantitativ und qualitativ unterscheidenden Lebensmittel wurden einer konstanten Grundkost zugesetzt. Rechnerisch wurde das resultierende Stuhlgewicht auf 14 g Ballaststoffe in Form von Getreide-, Obst- oder Gemüseballaststoffen ermittelt. Die Ergebnisse zeigen, dass trotz der durchschnittlichen zusätzlichen Zufuhr von 14 g Ballaststoffen pro Tag die Zunahme des Stuhlgewichts erheblich variiert.

Insgesamt haben **Vollkorngetreideprodukte** den ausgeprägtesten Effekt, während der Einfluss von Ballaststoffen aus Obst und Gemüse vergleichsweise gering ist.

Jenkins u. Mitarb. [134] steigerten bei einer Gruppe gesunder Versuchspersonen im Abstand von 14 Tagen den Verzehr von Ballaststoffen in Form von Weizenkleie. Verabreicht wurden bei sonst konstanter Ernährung mit dem ersten Frühstück 0,3; 5,6; 9,5; 11,2; 19,0 bzw. 28,4 g Ballaststoffe in Form von zwei handelsüblichen Kleiepräparaten mit einer mittleren Partikelgröße von 0,59 bzw. 0,73 mm Durchmesser. Es fand sich eine lineare Beziehung zwischen der Menge an verzehrtem Ballaststoff und dem täglichen Stuhlgewicht. Die Steigerung um 1 g Weizenballaststoffe führte zu einer mittleren Steigerung des Stuhlgewichtes von 2,7 g. Der Effekt war bei Männern und Frauen gleich ausgeprägt.

Die Autoren schließen aus diesem Ergebnis, dass bei der Obstipation bei unzureichendem Effekt einer

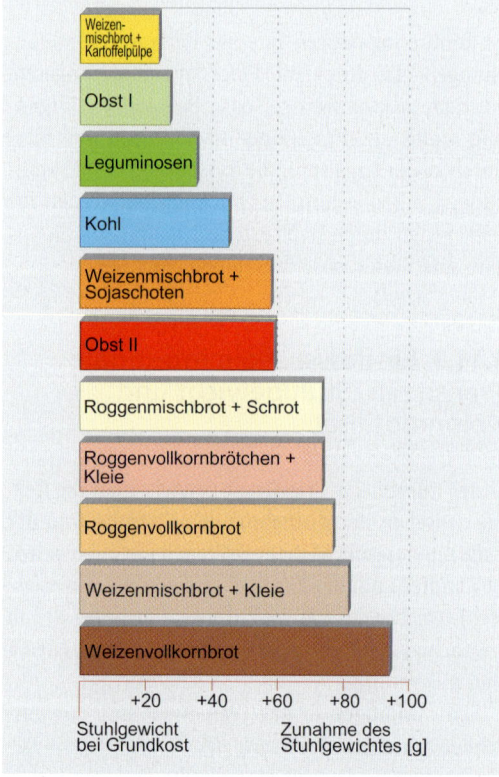

Abb. 1.45 Vergleich berechneter Stuhlgewichte, bezogen auf eine durchschnittliche Zufuhr von 14 g Ballaststoffen pro Tag mit der Versuchskost (nach Wisker et al. [262]).

ballaststoffreichen Ernährung die pro Tag verzehrte Menge an Ballaststoffen gesteigert werden muss [108].

> Cummings u. Mitarb. [49] untersuchten den Effekt von 20 g Ballaststoff pro Tag unterschiedlicher Herkunft (Karotten, Kohlgemüse, Weizenkleie, Äpfel, Guarmehl) als Zulage zur normalen Ernährung auf die Höhe des Stuhlgewichtes bei gesunden Versuchspersonen. Hierbei kam es zu einer Erhöhung des Stuhlgewichtes um 127% nach Kleie-, 69% nach Kohl-, 59% nach Karotten-, 40% nach Apfel- und nur 20% nach Gabe von Guarballaststoffen.

Der **intraluminäre Druck des Kolons** ist unter ballaststoffarmer Ernährung höher als unter einer ballaststoffreichen, wie insbesondere Messungen bei Patienten mit Divertikulose (> Kap. 3.5.3) gezeigt haben.

> Der auf den Darminhalt ausgeübte Druck ist umso geringer, je größer der von dem Füllungszustand abhängige Durchmesser des Darmlumens ist.

Der unter ballaststoffreicher Ernährung insbesondere als Folge des hohen Wasserbindungsvermögens voluminöse Stuhl bewirkt einen geringen intraluminären Druck. Diese günstige Wirkung der Volumenvermehrung kommt nach dem LaPlace-Gesetz zustande:

$$P = \frac{2 \times T}{r}$$

(P = Druck, T = Wandspannung, r = Radius)

Dieses Gesetz besagt, dass eine Vermehrung des Inhalts über eine Zunahme des Durchmessers der Darmlichtung bei gleicher Muskelspannung zu einer Verminderung des auf die Wand wirkenden Drucks führt.

1.11.4 Bakterieller Abbau von Ballaststoffen (Fermentation), kurzkettige Fettsäuren, intestinale Flora

Wie bereits angeführt, verfügt die Kolonflora über Enzyme, um die im Dünndarm nicht abbaubaren Kohlenhydrate zu degradieren.

> Dieser als **Fermentation** bezeichnete Abbau dient den Mikroorganismen zur Energiegewinnung.

Wasserlösliche Ballaststoffe wie etwa Pektin werden bis zu 100%, die nicht wasserlöslichen in wesentlich geringerem Ausmaß abgebaut. Es kann davon ausgegangen werden, dass
- Pektin, Gummis und Schleimstoffe zu 90–100%,
- Hemizellulose zu 50–80% und
- Zellulose zu 30–50%

bakteriell im Kolon abgebaut werden. Bakteriell nicht abbaubar ist Lignin [264].

Die wesentlichen **Produkte** der Kohlenhydratfermentation sind kurzkettige Fettsäuren. Acetat, Propionat und n-Butyrat bilden zusammen 90% aller Fettsäuren, während i-Butyrat, n-Valerat und i-Valerat nur in geringen Konzentrationen vorkommen. Essig-, Propion- und Buttersäure werden etwa im Verhältnis 60 : 25 : 10 gebildet und von der Kolonschleimhaut zu 95–99% resorbiert [212].

Wegen des hohen Substratangebotes laufen die Fermentationsvorgänge überwiegend im **proximalen Kolon** ab. Die hier besonders hohe Konzentration kurzkettiger Fettsäuren erzeugt ein leicht saures Milieu (pH-Wert 5,5–6,5).

Die **Relation der Fettsäuren** zueinander ist von der Art der ins Kolon übertretenden unverdaulichen Kohlenhydrate abhängig. Bei der Fermentation resistenter Stärke entsteht in besonders großem Umfang Buttersäure. Weitere Endprodukte der Fermentation sind die Gase Kohlendioxid, Wasserstoff und Methan (> Kap. 3.5).

Untersuchungen zur Frage einer Beeinflussung der Darmflora durch Ballaststoffe **sind uneinheitlich.** Die Zunahme der Bifidobakterien bei vermehrtem Übertritt von Inulin und Oligofructose ins Kolon wird an anderer Stelle besprochen.

> Nach Hill [121] geben Untersuchungen zur Zusammensetzung der Stuhlflora keine Auskunft über den Einfluss von Ernährungsfaktoren, insbesondere von Ballaststoffen, auf die Kolonflora.
> Der bakterielle Abbau mit Bildung kurzkettiger Fettsäuren und der hierdurch bedingten Änderung des intraluminären pH-Wertes erfolgt im Zäkum und Colon ascendens, Darmabschnitten, die dem Untersucher nicht zugänglich sind.

> In diesen Bereichen des Kolons muss mit erheblichen Verschiebungen im Keimspektrum gerechnet werden. Nach Resorption der bakteriellen Spaltprodukte stellt sich im Endabschnitt des Kolons und damit auch im Stuhl wieder eine Flora ein wie vor Gabe der Ballaststoffe.

Ein Beweis dafür, dass sich nach dem Verzehr ballaststoffreicher Lebensmittel wie Weizenkleie, Haferkleie, Gemüse etc. die Intestinalflora in höher gelegenen Kolonabschnitten erheblich verändert, ohne dass sich dies im letztlich abgesetzten Stuhl noch nachweisen lässt, ist die **Aktivität bakterieller Enzyme** im Stuhl, die je nach Art und Menge der verzehrten Ballaststoffe erheblich variiert [203].

Funktionsabläufe im Kolon und der Stoffwechsel der Kolonmukosa werden wesentlich durch Art und Menge der im Kolonlumen synthetisierten kurzkettigen Fettsäuren bestimmt. Die Resorption kurzkettiger Fettsäuren ist mit der Natrium- und somit der Wasserresorption im Kolon gekoppelt.

> Bakteriell fermentierbare Kohlenhydrate besitzen folglich einen antidiarrhöischen Effekt.

Während **Acetat** und **Propionat** nach der Resorption mit dem Pfortaderblut abtransportiert werden, dient **Butyrat** der Kolonschleimhaut als Energie lieferndes Substrat. Etwa 70% des Energiebedarfs der Kolonschleimhaut wird aus dieser kurzkettigen Fettsäure gedeckt.

Ein unzureichendes Angebot an Butyrat von der Lumenseite reduziert die Natrium- und Wasserresorption und hat negative Effekte auf die Zellproliferation der Dickdarmschleimhaut. Hierdurch wird die **Barrierefunktion** verringert und die **Translokation** (➤ Kap. 3.5.9) gefördert.

Eine geringe Butyratsynthese als Folge eines unzureichenden Verzehrs von Ballaststoffen und Stärke begünstigt mit großer Wahrscheinlichkeit eine gestörte Zellproliferation der Kolonschleimhaut und damit die Karzinogenese (➤ Kap. 3.5.8) [216, 217].

Geht man davon aus, dass im Mittel 70% der mit einer gemischten Kost aufgenommenen Ballaststoffe im Kolon bakteriell zu kurzkettigen Fettsäuren abgebaut werden, so kann man mit Hilfe der sog. **Fermentationsgleichung** die hieraus resultierende **Energiezufuhr** errechnen. Sie beträgt bei der in westlichen Ländern üblichen Ballaststoffzufuhr von im Mittel 20 g täglich nur etwa 155 kJ / Tag (37 kcal / Tag), während sie in manchen Entwicklungsländern mit einer Ballaststoffzufuhr von bis zu 150 g / Tag mit 747 kJ / Tag (178 kcal / Tag) erheblich in die Energiebilanz eingeht (Lit. bei [215]).

Von praktisch-klinischer Bedeutung ist die energetische Nutzung fermentierter, ins Kolon übertretender Kohlenhydrate bei ausgedehnter Dünndarmresektion (➤ Kap. 3.4.14).

> Für die praktische Diätetik ist die Tatsache von Bedeutung, dass die Zunahme der Bakterienmasse im Kolon unter ballaststoffreicher Ernährung mit einer vermehrten Stickstoffausscheidung mit der Fäzes einhergeht.

Ballaststoffe und resistente Stärke dienen der Intestinalflora als Energielieferanten, während als **Stickstoffquelle** für die bakterielle Proteinsynthese das beim Harnstoffabbau im Kolonlumen anfallende **Ammoniak** genutzt wird.

Zusätzlich werden als Folge der Säureproduktion Ammoniumionen an der Rückdiffusion in die Blutbahn gehindert, verbleiben im Lumen und werden letztlich mit der Fäzes ausgeschieden.

Von Nutzen ist diese vermehrte Stickstoffausscheidung sowohl bei der Leberzirrhose (➤ Kap. 3.7.3) als auch bei der chronischen Niereninsuffizienz (➤ Kap. 5.9).

1.11.5 Einfluss auf Stoffwechselfunktionen

Cholesterin- und Gallensäurestoffwechsel

Niedrige Serum-Cholesterinkonzentrationen bei Bevölkerungsgruppen mit hohem Ballaststoffverzehr veranlassten zu der Annahme, Ballaststoffe hätten einen den Serum-Cholesterinspiegel senkenden Effekt.

Hierbei muss jedoch berücksichtigt werden – und dies gilt in gleicher Weise für alle übrigen möglichen Effekte von Ballaststoffen auf Organ- und Stoffwechselfunktionen –, dass ein hoher Ballaststoffanteil der Nahrung zwangsläufig mit einer **geringeren Ener-**

giedichte, einem meist geringeren Verzehr von Zucker, Fett und auch tierischem Eiweiß und einem höheren Verzehr von Stärke einhergeht.

➤ Tabelle 1.14 veranschaulicht die Tatsache, dass die Änderung von zwei Parametern in einer Diät automatisch eine Änderung weiterer Parameter zur Folge hat. Will man, wie an diesem Beispiel demonstriert, bei Patienten mit Hyperlipoproteinämie die unter A angegebene Gesamtenergiezufuhr bei einer Anhebung des p / s-Quotienten auf 1,0 und Senkung der Cholesterinzufuhr unter 300 mg / Tag beibehalten, so kommt es zu weiteren wesentlichen **Verschiebungen in der Nährstoffrelation** wie Senkung des Zuckeranteils und Erhöhung des Gehalts an Ballaststoffen. Der Ballaststoffgehalt in beiden Kostformen von im Mittel 18 bzw. 47 g / Tag ist nicht nur quantitativ, sondern, wie die nähere Betrachtung zeigt, auch qualitativ sehr unterschiedlich.
Während unter Kost A die Ballaststoffe zu 60% aus Getreideprodukten, 26% aus Gemüse und Kartoffeln und 14% aus Obst stammen, werden sie mit der Kost B zu 50% mit Getreideprodukten, 31% mit Gemüse und Kartoffeln und 19% mit Obst aufgenommen. Es ist folglich schwierig, den Ballaststoffeffekt allein, unabhängig von allen übrigen Ernährungsfaktoren, zu beurteilen.

Gezielte Untersuchungen zur Frage der Beziehung zwischen Ballaststoffverzehr und Serum-Cholesterinkonzentration haben jedoch ergeben, dass einige Ballaststoffe einen den Cholesterinspiegel senkenden Effekt haben.

Bereits 1954 wurde von Keys u. Mitarb. [150] in der Arbeit „Studies on serum cholesterol and other characteristics of clinically healthy men in Naples" darauf hingewiesen, dass Populationen, die einen hohen Verzehr von Äpfeln und anderen Früchten aufweisen, relativ selten arteriosklerotische Gefäßprozesse entwickeln. Die Autoren diskutierten in dieser Studie einen möglichen Einfluss von Pektin auf die Serum-Cholesterinkonzentration. Von der gleichen Arbeitsgruppe [152] wurde wenige Jahre später

in einer experimentellen Studie an freiwilligen Versuchspersonen der den Cholesterinspiegel senkende Effekt von Pektin bewiesen, während mit Zellulose keine Beeinflussung der Serum-Cholesterinkonzentration zu erzielen war. Da zu jener Zeit das Hauptaugenmerk auf die Beziehung zwischen Menge und Art des Nahrungsfettes und der Serum-Cholesterinkonzentration gerichtet war, fanden diese Untersuchungen wenig Beachtung. Erst nach Bekanntwerden der **Fiber-Hypothese** konzentrierte sich weltweit das Interesse auf die mögliche Beziehung zwischen Ballaststoffzufuhr und Serum-Cholesterinkonzentration.

Ein den Cholesterinspiegel senkender Effekt wurde weiterhin bei regelmäßigem Verzehr von **Guar** beobachtet (➤ Kap. 4.4.4).

Weizenkleie hat nach den meisten Untersuchungen keinen Einfluss auf die Cholesterinkonzentration im Serum. Das Gleiche gilt für Bargasse (Ballaststoffe aus Zuckerrohr) und reine Zellulose.

Von praktischer Bedeutung ist auch der hohe Anteil an wasserlöslichen Ballaststoffen in **Hafer** und **Bohnen.** In einer Reihe von tierexperimentellen und klinischen Studien konnte ihr cholesterinsenkender Effekt belegt werden.

Haferflocken in einer Dosis von 120–140 g / Tag von Gesunden – im Rahmen einer üblichen Ernährung – verzehrt, senkten in etwa drei Wochen die Serum-Cholesterinkonzentration um 8 bzw. 12% des Ausgangswertes, wobei es ausschließlich zu einer **Abnahme des LDL-Cholesterins** kam, während die HDL-Konzentration anstieg [56, 137]. Bei Patienten mit Hypercholesterinämie kam es unter dem Verzehr von 100 g Haferkleie täglich nach drei Wochen zu einer Senkung des Gesamtcholesterins um 19%, bei einer Senkung des LDL-Anteils um 23%.
Entsprechend positive Ergebnisse konnten auch mit Bohnen erzielt werden. 115 g Bohnen (Trockengewicht) in gekochter Form verzehrt – das entspricht 47 g Gesamtballaststoffen – senkten die **Gesamt-Cholesterinkonzentration** im Serum nach drei Wochen um 19% [5].

Tab. 1.14 Verschiebung der Nährstoffrelation bei verschiedenen Kostformen.

	Energie [kJ]	Gesamteiweiß [g]	Fett [g]	Stärke [g]	Zucker [g]	p / s-Quotient	Cholesterin [mg]	Ballaststoffe [g]
A	12293 ± 4544	82 ± 30	128 ± 50	187 ± 84	90 ± 49	0,4 ± 0,2	473 ± 269	18 ± 8
B	11327 ± 3020	101 ± 26	103 ± 25	252 ± 77	60 ± 18	1,0 ± 0,1	190 ± 30	47 ± 14

Eine Metaanalyse bestätigte aufgrund der Daten von 67 kontrollierten Studien, die mit Pektin, Haferkleie, Guar bzw. Psyllium durchgeführt wurden, die senkende Wirkung auf die Serum-Gesamtcholesterin- und -LDL-Konzentration. Der Effekt innerhalb des in der Praxis realisierbaren Dosierungsbereiches wird jedoch als gering bezeichnet [31].

Die naheliegendste Erklärung für einen den Cholesterinspiegel senkenden Effekt mancher Ballaststoffe ist die **gesteigerte Gallensäuresynthese** als Folge einer vermehrten Gallensalzausscheidung mit dem Stuhl, wie sie in ➤ Abb. 1.46 dargestellt ist.

Vergleichende Studien mit Colestyramin, einem gallensäurebindenden Austauscherharz, machen es jedoch wahrscheinlich, dass die durch die Ballaststoffe induzierte Gallensäureausscheidung mit dem Stuhl den Effekt nur teilweise erklärt.

Vergleicht man Mengen von Guar, Pektin und Colestyramin mit gleichem cholesterinspiegelsenkenden Effekt hinsichtlich ihrer Wirkung auf die Gallensäureausscheidung mit dem Stuhl, so sieht man, dass Guar im Vergleich zu Colestyramin die Gallensäureausscheidung mit der Fäzes um nur 20% steigert. Die Mehrausscheidung an Gallensäuren liegt nach Gabe von Pektin noch niedriger, etwa in dem Bereich wie er nach dem Verzehr von Weizenkleie gemessen wird, obwohl diese, wie bereits erwähnt, keinen den Cholesterinspiegel senkenden Effekt hat.

Es müssen demnach neben der Mehrausscheidung von Gallensalzen noch weitere Mechanismen diskutiert werden.

Von Bedeutung sind offenbar die beim bakteriellen Abbau wasserlöslicher Ballaststoffe in großer Menge anfallenden **kurzkettigen Fettsäuren** Acetat, Propionat und Butyrat, die im Kolon resorbiert und mit dem Pfortaderblut zur Leber transportiert werden.

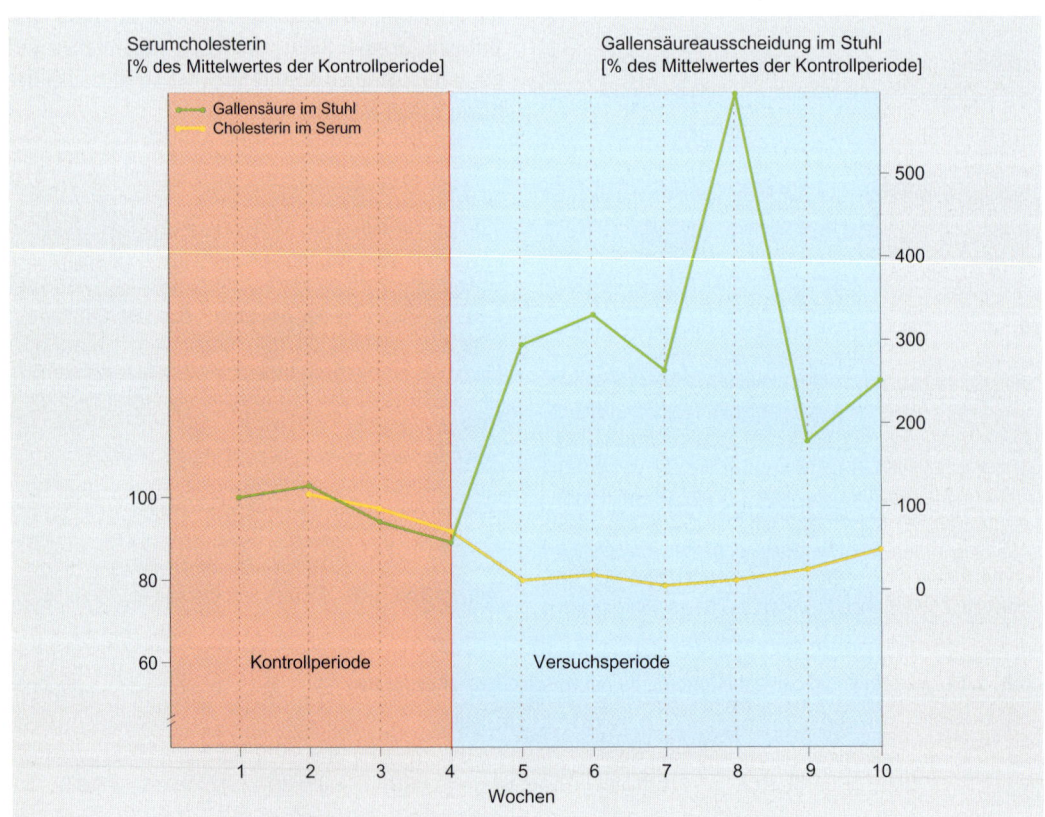

Abb. 1.46   Der Einfluss eines Ballaststoffes (10 g / Tag) auf Serum-Cholesterinkonzentration und Gallensäureausscheidung mit dem Stuhl bei gesunden Versuchspersonen (nach Forman et al. [80]).

Hier hemmen sie offenbar die Cholesterinsynthese [147].

Ausnutzung von Nährstoffen und Nebenwirkungen

Mögliche Ursachen einer durch Ballaststoffe induzierten Ausnutzungsstörung sind in ➤ Tabelle 1.15 zusammengefasst.

Die größte praktische Bedeutung kommt der Beeinflussung der **Glucoseresorption** zu, wie Untersuchungen zum gezielten Einsatz von Ballaststoffen bei der diätetischen Behandlung des Diabetes mellitus gezeigt haben (➤ Kap. 4.3).

> Ballaststoffe, insbesondere Guarmehl und Pektin, verringern die postprandiale Glucose- und Galaktosekonzentration bei gesunden Versuchspersonen (➤ Abb. 1.47).

Während es sich bei den Zuckern nur um eine **Resorptionsverzögerung** ohne Verminderung der Gesamtresorption handelt, wird die Ausnutzung von Fett durch Ballaststoffe in geringem Umfang reduziert. Entsprechende Ergebnisse von Bilanzuntersuchungen zeigen Steigerungen der mittleren täglichen **Fettausscheidung** unter Weizenkleie von 4,2 auf 6,9 g, unter Bargasse von 4,3 auf 6,7 g und unter Citruspektin von 3,8 auf 8,6 g. Unter extremer Steigerung der Ballaststoffzufuhr kann es jedoch offenbar zu einer erheblichen **Steatorrhö** kommen.

> **Tab. 1.15** Mögliche Ursachen einer Beeinflussung von Verdauungs- und Resorptionsvorgängen durch Ballaststoffe im Gastrointestinaltrakt.
>
> - Änderungen der Magenentleerungszeit
> - Änderungen der Dünndarm-Transitzeit
> - Verminderung der Kontaktmöglichkeit mit der resorbierenden Darmoberfläche – Beeinflussung der „unstirred water layer"
> - physikochemische Interaktionen mit Nährstoffen
> - physikochemische Interaktionen mit Gallensalzen
> - Beeinflussung von Enzymaktivitäten
> - Beeinflussung der Freisetzung intestinaler Hormone

> Levine und Silvis [162] konnten bei gesunden Versuchspersonen durch tägliche Gabe von 100 g Ballaststoffen aus Gemüse, Früchten, Getreide, Nüssen etc. die mittlere tägliche Fettausscheidung von 2–6 g auf 20–28 g steigern. Die **Resorption des fettlöslichen Vitamins A** wird offenbar nicht messbar beeinflusst [146].

Als Maß für eine Beeinträchtigung der **Eiweißausnutzung** durch Ballaststoffe kann die meist angeführte Stickstoffausscheidung mit der Fäzes unzureichend sein. Sie kann aus folgenden Gründen zu einer Fehlinterpretation führen:
- unzureichende Proteinverdauung bzw. -resorption
- gesteigerte Eiweißsekretion ins Darmlumen
- vermehrte Desquamation von Darmepithelien

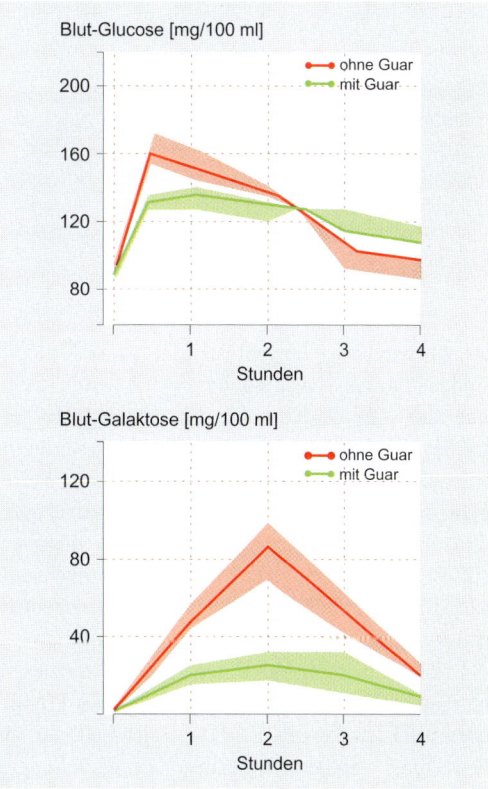

Abb. 1.47 Das Verhalten der mittleren Glucose- und Galaktosekonzentration im Serum von Versuchspersonen nach oraler Gabe von Glucose bzw. Galaktose mit und ohne Zusatz von 12 g Guar (nach Tunali et al. [249]).

• vermehrte Inkorporation von Stickstoff in Darmbakterien bei gleichzeitiger Verringerung des
Stickstoffverlustes mit dem Harn.

Beim Menschen konnten unter Gabe von Kleie, Gemüse, Vollkornprodukten, hohen Dosen von Hemizellulose etc. Mehrausscheidungen von Stickstoff
mit dem Stuhl als Hinweis auf eine mögliche Beeinträchtigung der Eiweißausnutzung gemessen werden. Wie diese Wirkung zustande kommt, ist unbekannt.

Kleie besitzt hitzestabile **Proteinaseinhibitoren,**
und hydrophile Polysaccharide, wie z.B. Carrageen,
hemmen die Proteinhydrolyse durch **Proteasen.**

> Bei Nutztieren konnte eine geringere Eiweißausnut-
> zung unter Gabe großer Ballaststoffmengen gemessen
> werden.

> Eine praktische Bedeutung kommt der Ausnutzung von
> **Mineralstoffen** und **Spurenelementen** zu, da es
> bei langfristiger Gabe ballaststoffreicher Lebensmittel,
> wie etwa Weizenkleie bei der Obstipation oder zur Pro-
> phylaxe einer Divertikulose, möglicherweise zu einer
> Mangelversorgung mit diesen Nährstoffen kommen
> kann.

Da, wie bereits seit langem bekannt ist, die Mineral-
stoffausnutzung – insbesondere von Calcium, Eisen
und Zink – durch den hohen **Phytingehalt des Getreides** herabgesetzt wird (> Kap. 1.8.2), ist die Interpretation von Ergebnissen zur Frage der Beziehung zwischen der Höhe des Ballaststoffverzehrs
und der Resorption von Mineralstoffen dann erschwert, wenn entsprechende Untersuchungen mit
Kleie bzw. hoch ausgemahlenem Mehl durchgeführt
wurden.

Es lässt sich in solchen Fällen nicht differenzieren,
ob eine verminderte Resorption Folge des Phytin-
oder Ballaststoffanteils ist. Das Gleiche gilt für die
Bewertung epidemiologischer Untersuchungen
dann, wenn hoch ausgemahlene Mehle in großer
Menge verzehrt werden.

Unterschiedlich beurteilt wird weiterhin die Frage, ob der negative Effekt des Phytins auf die Mine-
ralstoffausnutzung nur während kurzer Zeit wirksam ist und sich nach längerfristiger Aufnahme eine

„**Phytintoleranz**" entwickelt. Für die Entwicklung
einer solchen Toleranz sprechen Ergebnisse von Untersuchungen, bei denen sich trotz konstanter
Phytinzufuhr bei primär negativer Bilanz, insbesondere von Calcium, nach einigen Wochen unter konstanten Versuchsbedingungen wieder eine positive
Bilanz einstellte.

Es konnte eine direkte Beziehung zwischen dem
Ausmaß der **Eisenresorption** und der pro Tag auf-
genommenen Menge an Weizenkleie belegt werden.
Der Verzehr von 36 g Weizenkleie täglich während 3
Wochen hatte bei gesunden Versuchspersonen eine
Senkung der Serum-Eisenkonzentration um 21 µg%
zur Folge.

In Bevölkerungsgruppen mit einem hohen Verzehr von hoch ausgemahlenem Mehl entwickeln sich
häufig **Eisenmangelanämien,** trotz ausreichend hoher Eisenzufuhr mit der Nahrung. All diese Befunde
sind nach Ansicht der Untersucher Folge des hohen
Phytinanteils.

Ob Ballaststoffe auch direkt die Eisenresorption
beeinflussen, ist nicht sicher belegt.

> Für die Bedeutung von **Phytin** sprechen auch Untersu-
> chungen, in denen demonstriert wurde, dass Weizen-
> kleie dann, wenn der Phytinanteil entfernt ist, keinen
> bzw. einen nur sehr geringen Hemmeffekt auf die Ei-
> senresorption hat [234].
> Nach Befunden von Cook u. Mitarb. [45] wird Eisen
> aus einer gemischten Kost weitgehend unabhängig
> vom Ballaststoffanteil resorbiert, soweit der Kleieanteil
> der Kost gering ist.

Bei der Beurteilung von z.T. widersprüchlichen Ergebnissen zur Frage der Beeinflussung der Eisenresorption durch Ballaststoffe, Phytinsäure etc. muss
immer bedacht werden, dass **viele Faktoren hemmend bzw. fördernd** auf die Eisenresorption einwirken.

> Autoren, die alle drei Faktoren berücksichtigten, fan-
> den, dass der Austausch von 25 g Mehl gegen eine
> entsprechende Menge an Weizenkleie sowohl bei Ve-
> getariern als auch bei einer Kontrollgruppe die Eisen-
> resorption signifikant, und zwar um 93 bzw. 92%,
> senkte [35].

Dieser Befund spricht dafür, dass die gewohnheitsmäßig hohe Phytinsäureaufnahme bei Vegetariern keinerlei Einfluss auf die resorptionshemmende Wirkung der Phytinsäure hat. Der Befund spricht gegen eine Adaptation an einen hohen Phytinanteil in der Nahrung. Von diesem Befund ausgehend sollte angenommen werden, dass es unter vegetarischer Ernährung zu einer mangelhaften Eisenversorgung kommt. Da Vegetarier jedoch eine zufriedenstellende Eisenversorgung aufweisen, müssen **andere Faktoren den resorptionshemmenden Effekt von Phytin kompensieren.** Aufgrund der genannten Untersuchung wird dies durch die durchschnittlich mehr als doppelt so hohe Aufnahme an Ascorbinsäure mit der Nahrung erreicht.

Vitamin C kann den hemmenden Effekt von Phytin auf die Eisenresorption weitgehend aufheben.

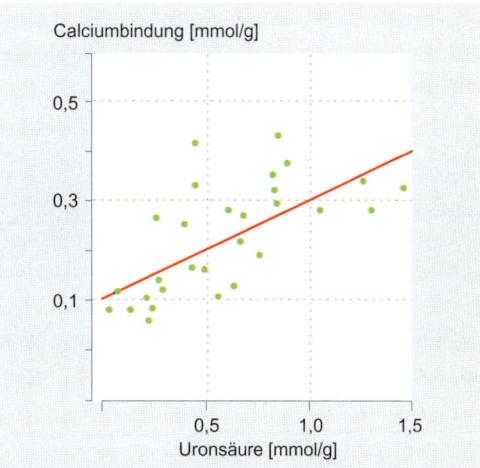

Abb. 1.48 Beziehung zwischen Calciumbindung und Uronsäuregehalt verschiedener Ballaststoffe (nach James et al. [131]).

Die für das Eisen noch offene Frage einer direkten Resorptionsbeeinflussung durch Ballaststoffe konnte für Calcium geklärt werden. James u. Mitarb. [131] fanden, dass – unabhängig vom Phytingehalt – Ballaststoffe in der Lage sind, Calcium zu binden. Die Fähigkeit der **Calciumbindung** ist vom Uronsäuregehalt der Ballaststoffe abhängig (> Abb. 1.48).

Phytinreiches Brot aus hoch ausgemahlenem Mehl vermindert die **Resorption von Zink** und hat niedrige Zinkkonzentrationen im Serum zur Folge. Entsprechende Befunde wurden in der Türkei und in Ägypten erhoben, wo große Mengen phytinreichen Brots verzehrt werden. Es kann folglich bei langfristigem Verzehr von Kleie und Vollkornprodukten auch bei uns eine unzureichende Deckung des Bedarfs an Zink und möglicherweise auch anderen Spurenelementen nicht ausgeschlossen werden.

Hierbei muss jedoch berücksichtigt werden, dass die Bevölkerungsgruppen mit gesichertem Mangel an Mineralstoffen als Folge eines hohen Verzehrs von Vollkornprodukten bis zu 80% ihres Energiebedarfs durch Getreideprodukte decken, während der Verzehr von tierischen Proteinen sehr gering ist. Da beispielsweise die Zinkresorption durch tierische Proteine gesteigert wird, könnte die ungenügende Versorgung mit Zink, wie sie in der Türkei häufig beobachtet wird, auch durch einen **Mangel an tierischem Protein** oder an Fleisch, einer wichtigen Quelle für Zink, in der Nahrung mitbedingt sein.

Dass Weizenkleie grundsätzlich die Zinkresorption beim Menschen signifikant senkt, konnte durch Untersuchungen mit radioaktivem Zink an gesunden Versuchspersonen eindeutig belegt werden [74]. Es spricht vieles dafür, dass ein hoher Ballaststoffanteil der Nahrung auch dann, wenn phytinreiche Vollkornprodukte verzehrt werden, zu keiner Beeinträchtigung der Bedarfsdeckung mit Mineralstoffen führt, wenn dies im Rahmen einer optimal zusammengesetzten Mischkost geschieht [88].

Dass nicht die Höhe der mittleren täglichen Ballaststoffaufnahme, sondern die **Gesamtzusammensetzung der Kost** für eine eventuelle Mangelversorgung mit essentiellen Nährstoffen verantwortlich ist, zeigen auch die Ergebnisse einer in Israel durchgeführten Studie.

Nach einer Untersuchung von Heaton u. Mitarb. [111] enthält eine Kost **frei von raffinierten Kohlenhydraten** im Vergleich zu einer in England üblichen Kost sowohl mehr Mineralstoffe und Spurenelemente als auch Vitamine. Eine möglicherweise stattfindende Resorptionsbeeinflussung würde wahrscheinlich hierdurch wieder kompensiert.

So beträgt die **mittlere tägliche Zufuhr** mit einer Kost ohne Verwendung raffinierter Kohlenhydrate bei einem Gesamtballaststoffanteil von 27 g / Tag 15,8 mg Zink, 15,4 mg Eisen, 2,8 mg Kupfer, 425 mg Magnesium und 3722 mg Kalium. Eine Kost unter Verwendung raffinierter Kohlenhydrate mit nur 13 g

Ballaststoffen / Tag enthält hingegen nur 14,0 mg Zink, 12,4 mg Eisen, 1,5 mg Kupfer, 263 mg Magnesium und 3047 mg Kalium.

> Da sich **Schadstoffe** – insbesondere Schwermetalle – auf Getreidekörnern ablagern, muss die Gefahr einer Gesundheitsschädigung bei regelmäßigem Verzehr von Kleie diskutiert werden.

Bei einer Untersuchung von 32 Speisekleieartikeln des deutschen Marktes wurden folgende **Durch-**

schnittsgehalte bestimmt: Quecksilber 3,5 µg, Blei 63 µg und Cadmium 80 µg / kg Speisekleie. Legt man einen täglichen Verzehr von 20 g Kleie zugrunde, so ergibt sich hieraus kein unmittelbares gesundheitliches Risiko. Es wird jedoch von den Untersuchern gefordert, zur Herstellung von Speisekleie Weizen mit möglichst niedrigem Schwermetallanteil, insbesondere einem geringen Cadmiumgehalt, zu verwenden [168].

✚ 001 Literatur

Die Ernährung des Gesunden – ein Beitrag zur Verringerung des Erkrankungsrisikos

Dieses Kapitel erhebt keinen Anspruch auf Vollständigkeit. Wesentliche Aspekte der „gesunden Ernährung" sind Teil der Ernährungsempfehlungen zur Vorbeugung von Erkrankungen, wie z.B. Bluthochdruck, Hyperlipoproteinämie, Diabetes mellitus etc., und finden sich in dem jeweiligen Kapitel.

Bis vor wenigen Generationen waren Infektionskrankheiten die häufigste Todesursache und wesentlich für frühen Tod und Invalidität verantwortlich. Die Fortschritte auf dem Gebiet der Infektionsprophylaxe und die Entdeckung hoch potenter Antibiotika haben – wenn man von einigen Viruserkrankungen absieht – dieses Risiko weitgehend ausgeschaltet.

An ihre Stelle sind heute arteriosklerotische **Gefäßerkrankungen,** Bluthochdruck mit seinen Folgekrankheiten, maligne **Tumoren** und **Stoffwechselerkrankungen,** insbesondere der Diabetes mellitus Typ 2 getreten.

Für die Entstehung all dieser Krankheiten ist neben einer genetischen Prädisposition ganz wesentlich die in den westlichen Industrieländern übliche Ernährung mitverantwortlich.

Die **ursächlichen Zusammenhänge** zwischen der extrem komplex zusammengesetzten Nahrung und der Entstehung der genannten Erkrankungen wissenschaftlich exakt zu belegen, ist aus folgenden Gründen schwierig:

- Die Erkrankungen entstehen während langer Zeitspannen oft auf dem Boden ernährungsabhängiger, asymptomatischer Vorstufen, z.B. der Hyperlipoproteinämie bei der Arteriosklerose oder den Polypen (Adenomen) beim kolorektalen Karzinom. Bedingt durch die Zunahme der mittleren Lebenserwartung erreichen mehr Menschen die Lebensphase, in der sich ausgehend von solchen ernährungsabhängigen Vorstufen manifeste Erkrankungen entwickeln.
- Bestandteile unserer Nahrung können pathophysiologische Prozesse sowohl begünstigen als auch hemmen.

- Die Zusammensetzung der Nahrung und damit die Relation zwischen protektiven und akzelerierenden Inhaltsstoffen unterliegt großen Schwankungen, da sich die Ernährungsgewohnheiten bedingt durch Änderungen im Angebot und durch Werbung für bestimmte Lebensmittel etc. während des Lebens häufig ändern.
- Auswirkungen von Fehlernährung können in Abhängigkeit von genetischen Faktoren individuell sehr unterschiedlich sein.
- Erkenntnisse aus tierexperimentellen Untersuchungen geben Hinweise auf mögliche ursächliche Zusammenhänge, lassen sich aber oft nicht auf den Menschen übertragen.

Trotz der genannten Schwierigkeiten sind die Beziehungen zwischen Ernährung und Entstehung heute häufiger Erkrankungen, wie sie in den folgenden Kapiteln dargestellt sind, so weit aufgeklärt, dass Empfehlungen zu ihrer Vorbeugung gemacht werden können.

Diese **Empfehlungen** müssen jedoch in bestimmten Zeitabständen an neue wissenschaftliche Erkenntnisse angepasst werden, eine Notwendigkeit, die leider immer wieder Anlass für Skepsis und Verunsicherung in der Bevölkerung ist. Ein Beispiel sind die Empfehlungen zur Arterioskleroseprophylaxe, Fette mit einem hohen Anteil an ω-6-Fettsäuren in Form von Linolsäure zu bevorzugen. Dies war der Kenntnisstand zu einer Zeit, als die Bedeutung von ω-3-Fettsäuren bzw. einer optimalen Relation ω-3- zu ω-6-Fettsäuren noch unbekannt war. Ein weiteres Beispiel ist die Empfehlung, Antioxidanzien wie Vitamin E, β-Carotin etc. in einer weit über dem täglichen Bedarf liegenden Dosis in Form von Supplementen zur Vorbeugung von Arteriosklerose bzw. malignen Tumoren aufzunehmen, bevor der Wirkeffekt unphysiologisch hoher Dosen belegt und Nebenwirkungen ausgeschlossen waren.

Unsere Kenntnisse über die **Bedeutung der Fehlernährung** als wesentliche Ursache heute häufiger Erkrankungen beruht im Wesentlichen auf epidemiologischen Daten. Sie zeigen, dass diese Erkrankungen dann an Häufigkeit zunehmen, wenn Bevölkerungsgruppen ihre **traditionelle Ernährungsweise** aufgeben und eine westliche Ernährung annehmen, ein Wandel, der in aller Regel auch mit einem Rückgang der körperlichen Aktivität einhergeht.

Die derzeitige **Ernährung in industrialisierten Ländern** unterscheidet sich in vielen Punkten von der traditionellen Ernährung, wie sie etwa bis Ende des 19. Jahrhunderts in Mitteleuropa üblich war.

> Die **wesentlichen Unterschiede,** deren Bedeutung für die Entstehung von Erkrankungen und folglich auch für die Prophylaxe in den einzelnen Kapiteln besprochen wird, sind:
> • die hohe, häufig den Bedarf überschreitende Energiezufuhr
> • die hohe Energiedichte der meisten heute häufig verzehrten Lebensmittel

> • der hohe Gehalt an Fetten gesättigter Fettsäuren, an raffinierten Kohlenhydraten und möglicherweise tierischem Protein
> • der geringe Gehalt an Ballast- und sekundären Pflanzenstoffen.

Bei der Bevölkerung Japans und Chinas lassen sich die Folgen einer Umstellung auf westliche Lebensweise und Ernährung besonders gut demonstrieren. In Japan begann dieser Wandel, der bei einem großen Teil der Bevölkerung mit einem Wechsel von der traditionellen sehr fettarmen Ernährung mit einem hohen Anteil an pflanzlichen Lebensmitteln auf eine westliche Ernährung einherging, Mitte der 40er Jahre des vorigen Jahrhunderts. Die Folge war eine dramatische Änderung der Häufigkeit ernährungsabhängiger Erkrankungen und folglich, wie in ➤ Abb. 2.1 dargestellt, auch der krankheitsbezogenen Mortalität.

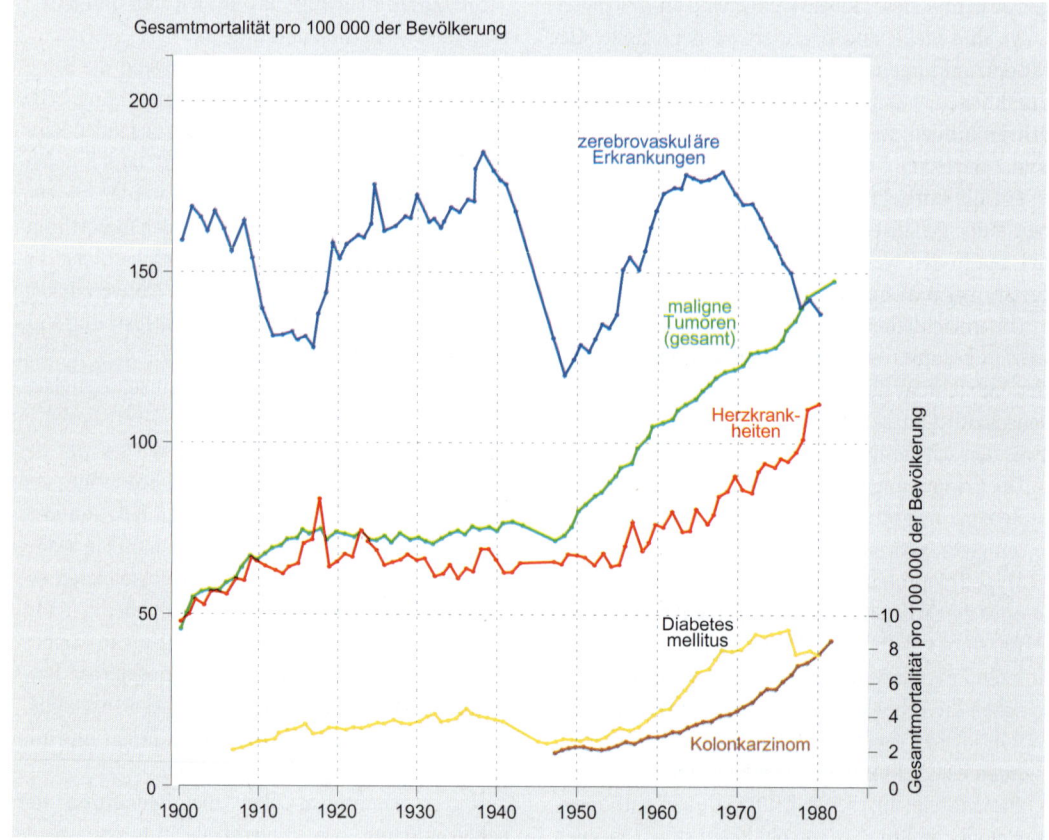

Abb. 2.1 Änderungen der Todesursachen in Japan (nach Wynder u. Reddy [65]).

Derzeit vollzieht sich ein entsprechender Wandel in China, wo die Häufigkeit von Übergewicht und Adipositas während weniger Jahre in allen Altersgruppen, aber besonders bei Kindern und Jugendlichen, rapide anstieg. Ein chinesischer Epidemiologe überschreibt einen Bericht über dieses Problem mit dem Titel: „The once lean gigant has a weight problem that is increasing rapidly" [87]. So stieg beispielsweise bei Jugendlichen zwischen 7 und 18 Jahren in der Zeit von 1985 bis 2000 die mittlere Häufigkeit von Übergewicht und Adipositas um den Faktor 28. Es wird darauf hingewiesen, dass sich die von der WHO definierten BMI-Bereiche auf europäische Populationen beziehen und für Asiaten die Grenzwerte zu hoch angesetzt sind. Das Problem von Übergewicht und Adipositas ist folglich für Chinesen noch höher anzusetzen als die derzeit erhobenen Daten zeigen.

Es muss davon ausgegangen werden, dass sich Stoffwechselfunktionen und Funktionen der Gastrointestinalorgane während extrem **langer Entwicklungsphasen** entwickelt und an die zu dieser Zeit gegebene Ernährung adaptiert haben. In früheren Entwicklungsphasen war die Deckung des Energiebedarfs das entscheidende Ernährungsproblem. Das Verlangen, süß schmeckende Lebensmittel und solche mit hohem Fettgehalt zu bevorzugen, war eine entscheidende Voraussetzung für die richtige Selektion von Lebensmitteln und damit für die Deckung des Energiebedarfs und die Erhöhung der **Überlebenschancen.**

Dieser während der Evolution bedeutsame Mechanismus verlor in den heute hoch industrialisierten Ländern mit praktisch unbegrenzter und kaum noch überschaubarer Vielfalt an Lebensmitteln seine Bedeutung.

> Die primär sinnvolle Bevorzugung von Lebensmitteln mit hohem Fett- und Zuckergehalt hat heute bei vergleichsweise geringem Energiebedarf ihre **biologische Bedeutung** verloren.

Sie ist zur wesentlichen Ursache für die in westlichen Industrieländern häufige **Adipositas** geworden, die wiederum entscheidender Schrittmacher für Stoffwechselerkrankungen, Arteriosklerose, Bluthochdruck, degenerative Gelenkerkrankungen etc. ist.

Ergebnisse epidemiologischer Studien zeigen, dass nicht nur der meist genannte hohe Fett-, sondern auch der hohe Zuckerkonsum mit der steigenden Prävalenz von Übergewicht und Adipositas sowie der wichtigsten Folgekrankheit, dem Diabetes mellitus Typ 2, korreliert (> Abb. 2.2 und > 2.3) [73]. Auf die mögliche Bedeutung der in den Industrieländern hohen Fructosezufuhr wurde bereits hingewiesen (> Kap. 1.2). Insbesondere in den USA werden Erfrischungsgetränke und Speiseeis überwiegend mit HFCS (high-fructose corn syrup) mit einem Fructoseanteil von z.T. über 55% gesüßt.

Früher waren die Menschen immer wieder **Phasen des Hungers** und der Mangelernährung ausgesetzt, während Überfluss an Nahrung während längerer Zeitspannen die Ausnahme war. Der Stoff-

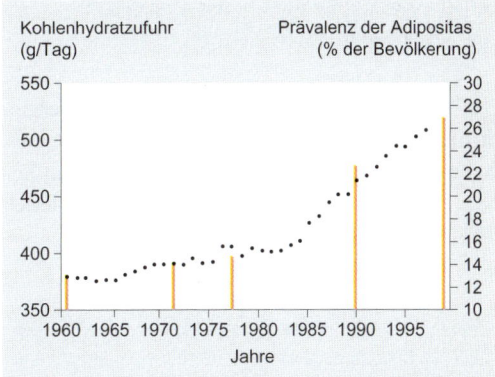

Abb. 2.2 Prävalenz der Adipositas (BMI > 30) (Säulen) und des Kohlenhydratverzehrs zwischen 1960 und 1997 in den USA (nach Gross et al. [73]).

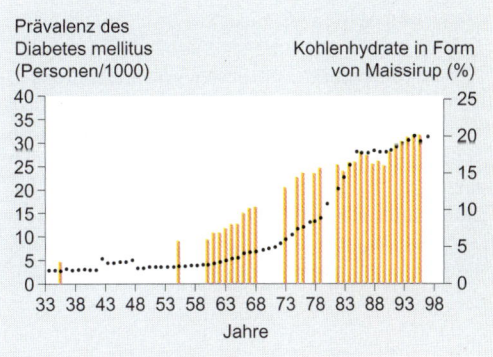

Abb. 2.3 Steigende Prävalenz des Diabetes mellitus Typ 2 (Säulen) und des prozentualen Anstiegs des Pro-Kopf-Konsums an Kohlenhydraten in Form von Maissirup (Punkte) in den USA von 1933 bis 1997 (nach Gross et al. [73]).

wechsel hatte folglich die Möglichkeit, sich an begrenzte Phasen einer unzureichenden Zufuhr an Energie und essentiellen Nährstoffen, nicht hingegen an eine permanente, den Bedarf übersteigende Zufuhr zu adaptieren. Missernten als Folge ungünstiger Witterungsbedingungen hatten bis Ende des 19. Jahrhunderts auch in Mitteleuropa Hungerkrankheiten zur Folge.

So wurde beispielsweise der in Würzburg und später in Berlin tätige Pathologe Rudolph Virchow im Winter 1851 / 52 von der Bayerischen Abgeordnetenkammer beauftragt, eine Reise in den Spessart zu unternehmen, um „die Nahrungsverhältnisse und -beschaffenheit der dort im Augenblick gebräuchlichen und vorhandenen Nahrungsmittel zu erkunden und geeignete Maßnahmen gegen die diätischen Mängel und gegen die Krankheitserscheinungen, welche in mangelhafter Nahrung ihre Ursache haben", zu untersuchen.

Das **Verlangen nach Nahrung mit hoher Energiedichte** hat, wie ➤ Abb. 2.4 zeigt, dazu geführt, dass voluminöse, ballaststoffreiche Lebensmittel mit hohem Stärkeanteil zunehmend durch Fett, Fleisch und raffinierte Kohlenhydrate ersetzt wurden.

Der Engländer **D.P. Burkitt,** der aufgrund seiner Studien über die Bedeutung der Ballaststoffe für die Entstehung sog. Zivilisationskrankheiten in Ostafrika zu den Forschern gehörte, die wesentliche Impulse für die moderne Ernährungswissenschaft gaben, fand folgende einfache Beschreibung für das derzeitige Problem **Fehlernährung in westlichen Industrieländern:**
„Wir haben unseren Lebensstil und ganz speziell unsere Ernährung während der letzten Jahrzehnte in einem höheren Maße geändert, als unsere Vorfahren es jemals während der letzten zwanzigtausend Jahre getan haben. Wir haben alle „steinalte Körper", die wir mit modernem „Fast Food" füttern, so als würde man Superbenzin in einen Motor gießen, der üblicherweise mit Dieselöl fährt. Um voranzukommen bei der Verringerung von „Western diseases" müssen wir zurückgreifen auf die Ernährung, für die wir von unserer Genetik geschaffen sind."

Neben den genannten, etwa Anfang des vorigen Jahrhunderts einsetzenden negativen Entwicklungen dürfen die **positiven Auswirkungen** nicht verkannt werden:

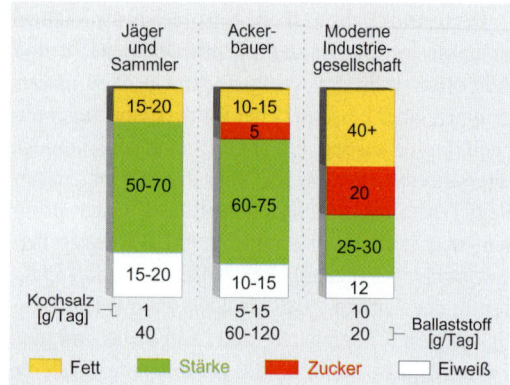

Abb. 2.4 Mittlerer prozentualer Anteil von Nährstoffen an der Energiezufuhr und mittlere Kochsalz- und Ballaststoffzufuhr in verschiedenen Entwicklungsphasen (nach Boyden [9]).

- die **optimale Deckung des Energie- und Proteinbedarfs,** die vor diesem Zeitpunkt nicht immer gewährleistet war
- die wesentliche Verbesserung der **Bedarfsdeckung an vielen Nährstoffen,** wie etwa Vitamin C als Folge eines heute während des ganzen Jahres optimalen Angebotes an Obst, Obstsäften und Gemüse und die gute Versorgung der Bevölkerung mit Eisen als Folge des hohen Fleischverzehrs.

Dem jeweiligen Stand der wissenschaftlichen Erkenntnisse entsprechend werden **Empfehlungen für die Nährstoffzufuhr des Gesunden** von wissenschaftlichen Gesellschaften und Gremien, so z.B. der Deutschen Gesellschaft für Ernährung zusammen mit Ernährungsgesellschaften Österreichs und der Schweiz (D-A-CH-Referenzwerte 2000, ➤ Kap. 1) oder dem National Research Council der USA und weiteren Instituten, festgelegt und publiziert.

Bei aller Bedeutung von Ernährungsfaktoren für die Genese von Erkrankungen muss berücksichtigt werden, dass sich seit Jahrzehnten nicht nur die Ernährung, sondern die **gesamte Lebensweise** entscheidend geändert hat.

Dies trifft insbesondere für den als Folge der Industrialisierung und Automatisierung **geringeren Energiebedarf** zu, der im Mittel bei der heute überwiegend sitzenden Tätigkeit nur zwischen 8375 und 10050 kJ / Tag (2000–2400 kcal) beträgt. Schwer- und Schwerstarbeiter – dies war der überwiegende Teil der Bevölkerung bis Anfang des vorigen Jahrhunderts – hatten einen mittleren täglichen Energiebedarf von bis zu 16 750 kJ / Tag (4000 kcal / Tag).

Permanente Verfügbarkeit von Lebensmitteln mit hoher Energiedichte und geringer Energiebedarf sind die Ursache des in Industrieländern zunehmend häufigeren Übergewichtes bzw. der Adipositas. In den USA kommt es trotz umfangreicher Aufklärung über die Risiken der Adipositas und eines großen Angebotes an energiereduzierten Lebensmitteln zu einer Zunahme der Adipositas von ca. 1% pro Jahr.

> Geringe körperliche Aktivität und sich ändernde Ernährungsgewohnheiten haben auch bei Kindern eine Zunahme der Adipositas zur Folge. Eine Erhebung in München ergab bei 7- bis 10-Jährigen ein ausgeprägtes Übergewicht in 10% der Fälle [43].

Die sich in Form des **metabolischen Syndroms** manifestierenden Folgekrankheiten der Überernährung werden in ➤ Kap. 4.2 besprochen.

Der **Risikofaktor Übergewicht** stellt sich, wie Daten aus sog. Schwellenländern zeigen, immer dann bei genetisch prädisponierten Personen ein, wenn die wirtschaftlichen Voraussetzungen für eine freie, unbegrenzte Wahl an energiereichen Lebensmitteln gegeben sind.

In den USA werden 3–7% aller Kosten im Gesundheitswesen durch das Übergewicht und seine Folgekrankheiten verursacht. Eine Vielzahl von Studien belegt die **Korrelation** zwischen dem Ausmaß des Übergewichtes und Risikofaktoren für **Herz-Kreislauf-Erkrankungen** (➤ Abb. 2.5) [10].

Die Bedeutung von hyperkalorischer Ernährung bei geringer körperlicher Aktivität für die zunehmend häufiger werdende Adipositas ist leicht ersichtlich. Daneben hat die Kombination ungünstiger Ernährungsfaktoren und Abnahme körperlicher Belastung auch Bedeutung für **weitere heute häufige Erkrankungen,** wie:
- die durch unzureichende Calciumzufuhr begünstigte **Osteoporose** (➤ Kap. 8.1)
- die von Art und Menge des Nahrungsfettes abhängige Relation zwischen LDL- und HDL-Cholesterin als Teilfaktor der **Arterioskleroseentstehung** (➤ Kap. 4.4)
- die durch zunehmend geringeren Verzehr ballaststoffreicher Lebensmittel begünstigte Obstipation (➤ Kap. 3.5.1) etc.

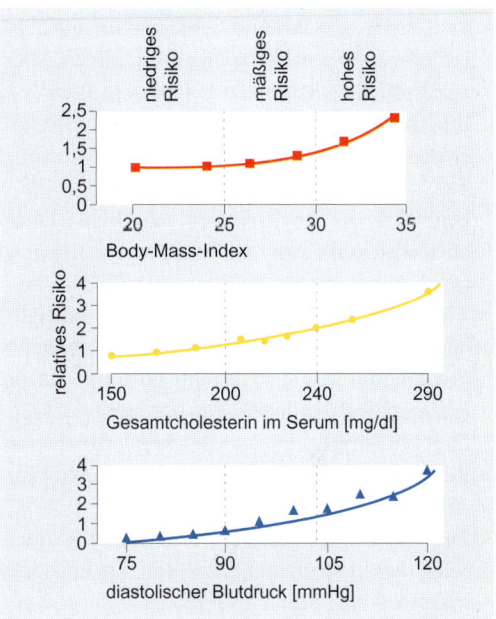

Abb. 2.5 Beziehung zwischen Körpergewicht und kardiovaskulärem Risiko (nach Bray [10]).

Während die Bedeutung von Makronährstoffen und Ballaststoffen – das Gleiche gilt für die in ➤ Kap. 1 besprochenen Vitamine, Mineralstoffe und Spurenelemente – für die Entstehung von Erkrankungen relativ gut bekannt ist und in modernen Ernährungsempfehlungen berücksichtigt wird, gilt dies nicht für die Gruppe der **sekundären Pflanzenstoffe** und **Carotinoide.** Sie werden beim derzeit vergleichsweise geringen Verzehr an pflanzlichen Lebensmitteln nur in relativ geringen Mengen zugeführt. Den **chemopräventiven Eigenschaften** sekundärer Pflanzenstoffe – das Gleiche gilt für die Carotinoide (➤ Kap. 1.7) – kommt nach derzeitigem Kenntnisstand eine entscheidende Bedeutung insbesondere bei der Entstehung mancher Tumoren (➤ Kap. 16) und arteriosklerotischer Gefäßerkrankungen (➤ Kap. 4.4) zu.

Unter der Devise „vollwertig essen hält gesund, fördert Leistung und Wohlbefinden" hat die Deutsche Gesellschaft für Ernährung auf der Basis aktueller wissenschaftlicher Erkenntnisse **10 Regeln für eine sinnvolle Ernährung** formuliert. Die wichtigsten Aussagen lauten:
- Vielseitig essen.
- Energiearme Lebensmittel bevorzugen.

- Fünf Portionen Obst und Gemüse – sie sind bei geringer Energiedichte reich an Vitaminen, Mineralstoffen und sekundären Pflanzenstoffen – pro Tag verzehren. (Basierend auf Ergebnissen epidemiologischer Studien empfiehlt die „5 am Tag"-Kampagne der DGE in Anlehnung an US-amerikanische Empfehlungen, möglichst 5 Portionen Obst und Gemüse (3-mal Gemüse, 2-mal Obst), insgesamt 650 g / Tag zu verzehren. 1 bis 2 Portionen / Tag können durch reinen Obstsaft oder sog. Smoothies (Fruchtpüree) ersetzt werden. Hiermit wird dem derzeitigen Wissensstand entsprechend der Entstehung bestimmter Organtumoren vorgebeugt. Das Gleiche gilt für eine Reihe weiterer Erkrankungen, wie in den folgenden Kapiteln besprochen wird).
- Zur Deckung des Bedarfes an Calcium, Jod und Selen täglich Milch und Milchprodukte und zweimal pro Woche Seefisch verzehren.
- Fettarme Lebensmittel bevorzugen, insbesondere Fette reich an gesättigten Fettsäuren meiden und pflanzliche Öle, z.B. Raps- und Sojaöl, sowie hieraus hergestellte Streichfette bevorzugen.
- Zucker und Kochsalz in Maßen verzehren, jodiertes Speisesalz bevorzugen.
- Speisen schonend zubereiten, niedrige Temperaturen schonen hitzelabile Nährstoffe und verhindern die Bildung gesundheitsschädlicher, bei Hitzeeinwirkung entstehender Substanzen.

Eine weitere Hilfe für die Praxis sind Ernährungskreise und -pyramiden, mit denen die empfohlene Menge an bestimmten Lebensmitteln und Lebensmittelgruppen sichtbar demonstriert wird. Ernährungskreise sind in unterschiedlich große Segmente eingeteilt, deren Größe mit der empfohlenen Menge an Lebensmitteln korreliert. Die beiden größten Segmente wären beispielsweise Gemüse und Obst, gefolgt von Vollgetreideprodukten. Besonders zahlreich sind die in der Literatur empfohlenen Lebensmittelpyramiden. Je nachdem, welche Lebensmittelgruppe als die für die Gesunderhaltung wichtigste angesehen wird, verhalten sich die einzelnen Stufen der Pyramiden zueinander unterschiedlich. Arbeitsgruppen, die beispielsweise zur Vermeidung von Übergewicht eine kohlenhydratreiche und fettarme Ernährung propagieren, wählen diese als Basis der Pyramide, die Vertreter einer relativ fett- und prote-

inreichen, aber kohlenhydratarmen Variante treffen eine entsprechend ungekehrte Anordnung [31].

2.1 Bedeutung einzelner Nährstoffe und Lebensmittel

Die Bedeutung einiger Nährstoffe bzw. Lebensmittel wird derzeit besonders häufig kontrovers und nicht immer frei von z.T. weltanschaulich geprägten Vorurteilen und wirtschaftlichen Interessen diskutiert. Dies sind die bereits besprochenen Vitamine (➤ Kap. 1.7), das Fett, der Zucker (Saccharose) und tierische Lebensmittel, speziell Fleisch.

2.1.1 Nahrungsfett

Wie bereits angedeutet, ist der hohe Fettanteil der ganz im Vordergrund stehende Risikofaktor der z.Z. in Industrieländern üblichen Ernährung (**„western diet"**).

Eine Reduktion der Fettzufuhr auf weniger als 30% der Gesamtenergie hätte eine wesentliche Optimierung der Ernährung zur Folge.

Der resultierende **Mehrverzehr von pflanzlichen Lebensmitteln** würde die Energiedichte reduzieren und die Zufuhr von Ballaststoffen, einigen Vitaminen und von sekundären Pflanzenstoffen erhöhen und die Realisierung der Empfehlung, fünfmal täglich eine Portion Gemüse oder Obst zu verzehren, erleichtern.

Die Reduktion der Gesamtfettzufuhr soll überwiegend Fette gesättigter Fettsäuren betreffen, wobei eine **Optimierung der Relation** zwischen mehrfach ungesättigten ω-3- und ω-6-Fettsäuren, wie in ➤ Kap. 1.3 besprochen, anzustreben ist.

Betrachtet man die mit der Häufigkeit der koronaren Herzerkrankung (➤ Abb. 2.6), aber auch der Kolonkarzinomhäufigkeit (➤ Abb. 16.16) korrelierende Gesamtfettzufuhr, so sieht man, dass nicht nur der Anteil von Fett an der Energiezufuhr gestie-

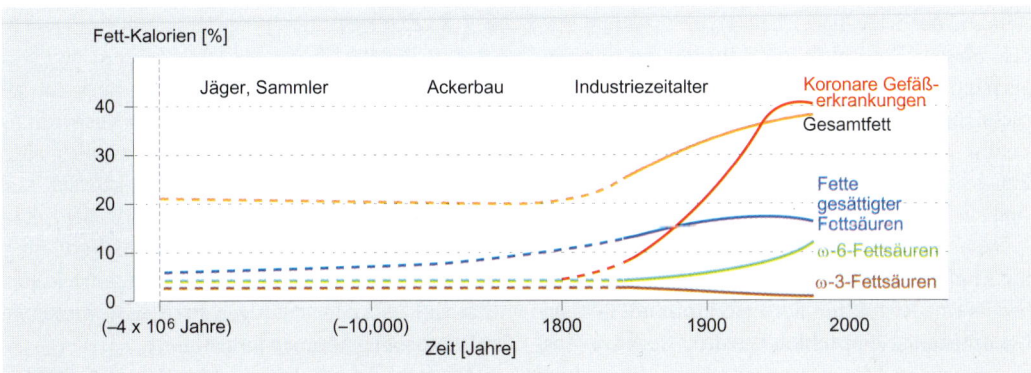

Abb. 2.6 Prozentualer Anteil von Fett an der Gesamtenergiezufuhr in Bezug zur Häufigkeit koronarer Herzkrankheiten (nach Leaf u. Weber [44]).

gen ist, sondern sich auch die **Relation von Fetten** gesättigter und mehrfach ungesättigter Fettsäuren der ω-6- und ω-3-Reihe geändert hat [44].

Zu der seit Jahren z.T. sehr kontrovers diskutierten Frage der optimalen Fettzufuhr gehört nicht nur das Problem des Anteils von Fett an der Gesamtenergiezufuhr, sondern auch die Frage nach der optimalen Relation zwischen Fetten gesättigter, einfach ungesättigter und mehrfach ungesättigter ω-3- und ω-6-Fettsäuren.

Die Fettsäurerelation in der Nahrung unterschied sich in den vielen Jahrtausenden, in denen der Stoffwechsel des Menschen geprägt wurde, wesentlich von der heutigen. Es bestand etwa ein gleiches Verhältnis zwischen gesättigten, mehrfach ungesättigten ω-6- und mehrfach ungesättigten ω-3-Fettsäuren. Der regelmäßige Verzehr wild lebender Tiere garantierte früher eine relativ hohe Zufuhr von langkettigen ω-3-Fettsäuren. Der Anteil des Fettes an der Gesamtenergiezufuhr betrug nur etwa 20%, während er heute im Mittel bei 40% liegt, wobei etwa 10–15% auf ω-6-Fettsäuren, 1–2% auf ω-3-Fettsäuren und der Rest auf gesättigte und einfach ungesättigte Fettsäuren entfallen [44].

Für die ernährungsphysiologische Bedeutung bestimmter Fettsäuren spricht beispielsweise die in **mediterranen Ländern** vergleichsweise niedrige Rate an koronaren Herzkrankheiten. Mitverantwortlich hierfür ist mit großer Wahrscheinlichkeit der hohe Anteil an Ölsäure (einfach ungesättigte Fettsäure im **Olivenöl)** an der insgesamt relativ hohen Gesamtfettzufuhr. Die Kombination mit hoher Zufuhr von Carotinoiden, sekundären Pflanzenstoffen und wasserlöslichen Ballaststoffen bei reichem Verzehr von Obst und Gemüse ist bei der mediterranen Ernährung zusätzlich von Bedeutung.

Ein hoher Verzehr von **mehrfach ungesättigten Fettsäuren** der ω-6-Reihe senkt die **Serum-Cholesterinkonzentration** und wirkt folglich der Entstehung arteriosklerotischer Gefäßerkrankungen entgegen. Ein hoher Anteil an langkettigen ω-3-Fettsäuren an der Gesamtfettzufuhr vermindert die Thrombozytenaggregation (➤ Kap. 4.4.4) und schützt wahrscheinlich vor dem **kolorektalen Karzinom** (➤ Kap. 16). Im Gegensatz dazu begünstigen Fette der übrigen Fettsäuren die Entstehung dieses heute häufigen Karzinoms.

Bei allen Argumenten für eine Fettreduktion, insbesondere von Fetten gesättigter Fettsäuren, wird auch auf hiermit verbundene **Risiken** hingewiesen [45]. Es besteht die Gefahr, dass bei der Verfolgung dieses Zieles andere Forderungen an eine gesunde Ernährung nicht ausreichend berücksichtigt werden. Eine fettarme Ernährung ist nicht zwangsläufig auch energiereduziert, wie die Zunahme der Adipositas bei deutlichem Rückgang des Fettkonsums in den USA zeigt.

Zu bedenken ist, dass **fettlösliche Vitamine** und andere fettlösliche Bestandteile der Nahrung nur zusammen mit Fett in Chylomikronen inkorporiert intestinal resorbiert werden.

Da es zunehmend Belege dafür gibt, dass ein niedriges Geburtsgewicht das Risiko, im Erwachsenenalter an Hypertonie, Hyperlipoproteinämie etc. zu erkranken, steigert und ein niedriges Geburtsgewicht wiederum häufig die Folge eines Energiedefizits während der Schwangerschaft ist, muss gefragt werden, ob eine **Fettreduktion während der Schwangerschaft** angezeigt ist. Hierbei ist weiterhin zu berücksichtigen, dass eine Fettreduktion u.U. auch die Zufuhr an ω-3-Fettsäuren verringert, die für die Entwicklung des Fetus von essentieller Bedeutung sind (➤ Kap. 1.3).

Nach allen derzeit vorliegenden Befunden kann für Kinder und Jugendliche ab dem 2. Lebensjahr bereits eine **Reduktion der Fettzufuhr auf 30%** der Gesamtenergie **empfohlen** werden. Negative Auswirkungen auf die körperliche Entwicklung sind nicht zu erwarten.

Die allgemein anerkannten Empfehlungen zur Reduktion des Infarktrisikos, den **Verzehr von gesättigten und trans-Fettsäuren zu reduzieren** und den von einfach- und mehrfach ungesättigten Fettsäuren zu erhöhen, wurde durch die Ergebnisse der Nurses' Health Study erneut bestätigt. Die Höhe der Gesamtfettzufuhr hatte hingegen keinen Einfluss auf das Koronarrisiko.

> Das Infarktrisiko wird jedoch mit großer Wahrscheinlichkeit gesteigert, wenn die in Ernährungsempfehlungen geforderte Reduktion der Gesamtfettzufuhr eine wesentliche **Erhöhung** der Kohlenhydratzufuhr in Form von **raffinierten Kohlenhydraten** zur Folge hat.

Ein Ersatz von Fetten gesättigter Fettsäuren durch Fette ungesättigter Fettsäuren geht zwar mit einer Erniedrigung von LDL-Cholesterin und damit einer Verringerung des Infarktrisikos einher. Eine Reduktion des Fettanteils an der Gesamtenergiezufuhr bei gleichzeitiger Erhöhung der Kohlenhydratzufuhr hat hingegen neben einer Reduktion von LDL-Cholesterin auch eine **signifikante Abnahme der koronarprotektiven HDL-Cholesterinfraktion** zur Folge [35].

Diese kurzen Hinweise veranschaulichen die komplexen Zusammenhänge zwischen Ernährung und Prophylaxe und zeigen, wie schwierig es ist, kurze praktikable und leicht verständliche Regeln für eine „gesunde Ernährung" zu geben.

2.1.2 Zucker

Zucker (Saccharose), auch je nach Herkunft als Rohrzucker, Rübenzucker und je nach Verwendung als Haushaltszucker, Verbrauchszucker, aber auch als Weißzucker, Kristallzucker, Fabrikzucker und Industriezucker bezeichnet, steht erst seit etwa 100–150 Jahren als Massenprodukt zur Verfügung. Wegen der hohen Attraktivität der Geschmacksqualität süß und dem niedrigen Preis wird Zucker **in relativ großen Mengen konsumiert.**

Deutschland hat, wie ➤ Abb. 2.7 zeigt, im Vergleich zu einigen anderen Ländern mit im Mittel 33,3 kg / Kopf bezogen auf das Jahr 2000 einen vergleichsweise niedrigen Zuckerverbrauch.

Zucker und hiermit hergestellte Lebensmittel gelten bei einer in allen Altersgruppen hohen Attraktivität als „nicht gesund". Hieraus resultieren **Konflikte im Umgang mit diesem Lebensmittel.**

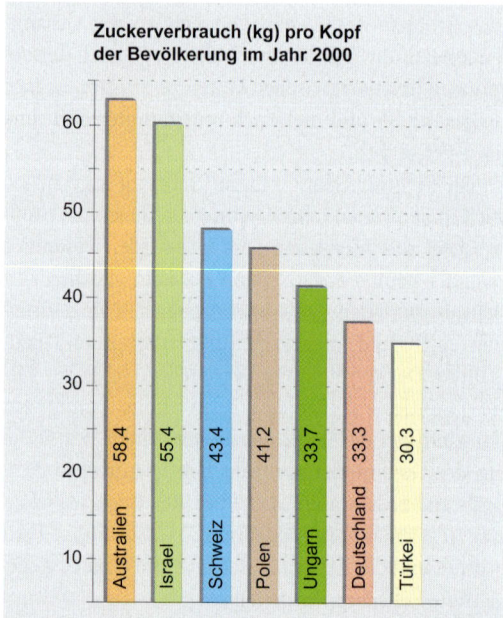

Abb. 2.7 Die als Verbrauch deklarierten Werte sind Angaben zum Zuckerabsatz, die mit dem Verzehr orientierend gleichgesetzt werden können. Angaben aus den USA und Kanada fehlen, da hier zur Herstellung vieler Produkte nicht Saccharose sondern sog. High-Fructose Corn Syrup benutzt wird.

Der Ernährungspsychologe V. Pudel weist darauf hin, dass es in 16% aller deutschen Familien mit Kindern wegen der Süßigkeiten zu Konflikten zwischen Mutter und Kind kommt und dass Kultusminister verschiedener Bundesländer durch Verordnung versuchen, den süßen Geschmack z.T. vollständig aus Schulen zu verbannen. Nach einer repräsentativen Befragung der erwachsenen Bevölkerung (West) rangierte das Essproblem **„Süßhunger"** bei 33,7% der Frauen und 22,1% der Männer an erster Stelle aller Essprobleme (Pudel, zit. nach [38]). – Es stellt sich die Frage, ob diese Befürchtungen auf ernährungsmedizinischen Erkenntnissen oder ausschließlich auf Vorurteilen und Fehlinformation beruhen.

Zucker ist ein **reiner Energielieferant**, frei von essentiellen Nährstoffen, ein Lieferant **„leerer Kalorien"**. Auf Zucker kann völlig verzichtet werden.

Er wird jedoch ähnlich wie Weißmehl und Fett immer dann, wenn er zur Verfügung steht, in mehr oder weniger großer Menge verzehrt (> Abb. 2.7).

Bereits die im 19. Jahrhundert einsetzende Massenproduktion von Fleisch, Weißmehl und Zucker in den USA und die hiermit einhergehende Änderung der Ernährungsgewohnheiten veranlasste den Presbyterianerprediger **Sylvester Graham** (um 1830) und in der letzten Hälfte des Jahrhunderts den Arzt **D. J. H. Kellog** zu der Annahme, dass viele der damals häufigen Erkrankungen, insbesondere Beschwerden im Bereich der Abdominalorgane, Folge der durch den aufkommenden Wohlstand bedingten Änderung der Ernährungsgewohnheiten sei. Empfohlen wurde eine **Rückbesinnung auf die traditionelle Ernährung** mit einem hohen Anteil an Vollgetreideprodukten. Von solchen die Ballaststoffe in den Vordergrund stellenden Überlegungen ausgehend, wurde später von **T. L. Cleave** in England („The Saccharine Disease") der seit Jahrzehnten steigende Zuckerkonsum als Ursache vieler Erkrankungen angeschuldigt.

Da der in westlichen Industrieländern seit Ende des 19. Jahrhunderts kontinuierlich steigende Zuckerverbrauch positiv mit der Zunahme vieler sog. Zivilisationskrankheiten korrelierte, wurde – **ohne** dass **entsprechende Beweise** vorlagen – eine **kausale Beziehung** angenommen.

Im Ernährungsbericht der Deutschen Gesellschaft für Ernährung 2004 [19] wird festgestellt, dass derzeit Mono- und Disaccharide einen erheblichen Anteil an der Kohlenhydrat- und Energiezufuhr haben und dass bei allen Altersgruppen der WHO-Richtwert überschritten wird. Die WHO empfiehlt, die Zufuhr von verschiedenen Zuckerarten auf höchstens 10% der Energiezufuhr zu beschränken, um eine hohe Nährstoffdichte zu gewährleisten, um der Entstehung von Übergewicht, insbesondere durch den erhöhten Konsum von gesüßten Getränken, vorzubeugen, und mit polysaccharidhaltigen Lebensmitteln wie Vollkornprodukten und Gemüse auch die Zufuhr von Ballaststoffen und sekundären Pflanzenstoffen zu verbessern. Bereits 1988 wurde von der amerikanischen Gesundheitsbehörde Zucker der GRAS-Status zuerkannt (> Kap. 21.1).

Hiermit wird betont, dass Zucker, abgesehen von einer Begünstigung der Zahnkaries und als Energielieferant, der die Entstehung von Übergewicht und Adipositas begünstigt, keine pathogenen Eigenschaften besitzt. Aufgrund der z.Z. vorliegenden Befunde sind weniger der vergleichsweise hohe Zuckerkonsum als der rückläufige Verzehr von Lebensmitteln reich an komplexen Kohlenhydraten, Ballaststoffen und sekundären Pflanzenstoffen sowie der hohe Fettverzehr die entscheidenden Risikofaktoren unserer derzeitigen Ernährung. Im Mittel werden heute in der Bundesrepublik Deutschland von Erwachsenen 23 g Ballaststoffe pro Tag aufgenommen [19]. Die D-A-CH-Referenzwerte empfehlen eine Zufuhr von mehr als 30 g pro Tag.

Da auch derzeit, von völlig unwissenschaftlich argumentierenden Außenseitern, immer noch der sog. **„Industriezucker"** als wesentlicher **pathogenetischer Faktor** herausgestellt wird, diskutierten Ernährungswissenschaftler und Kliniker das Problem „Zucker in der Ernährungsmedizin" nach derzeitigem Wissensstand und kamen zu folgender zusammenfassender Beurteilung:

Aufgrund von Verzehrstudien hat der derzeitige Zuckerkonsum keine Lücken in der Bedarfsdeckung bzw. bei der wünschenswerten Zufuhr einzelner Nährstoffe zur Folge [38].

Die Studien zeigen, dass Süßigkeiten und mit Haushaltszucker hergestellte Speisen andere nährstofffreiche Lebensmittel nicht nennenswert verdrängen. Dies gilt für eine tägliche Gesamtenergiezufuhr von über 10 050 kJ (2400 kcal).

Bei Reduktionskostformen ist die geringe Nährstoffdichte des Haushaltszuckers weitaus relevanter. Die Angaben zum maximal vertretbaren Zuckerkonsum variieren. Wie bereits erwähnt, empfiehlt die WHO 10% der Gesamtenergiezufuhr als Obergrenze.

In den D-A-CH-Referenzwerten (> Kap. 1) wird ein moderater Umgang mit Zucker bei Bevorzugung komplexer Kohlenhydrate empfohlen.

Eine bedeutsame Umwandlung von Kohlenhydraten in Fettsäuren findet im menschlichen Organismus nicht statt (> Kap. 1.2 und > 4.1). Zu einer **Lipacidogenese** kommt es erst oberhalb einer maximalen Glucoseoxidationsrate von ca. 500 g pro Tag.

Eine hohe Kohlenhydrat- bzw. Zuckerzufuhr wirkt jedoch **hemmend auf die Lipolyse** und induziert hierdurch einen sog. **Fettspareffekt.** Außerdem findet unter einer hyperkalorischen Ernährung eine verstärkte Einlagerung der Nahrungsfette ins Fettgewebe statt.

Bei der Umwandlung von Kohlenhydraten in Fettsäuren geht etwa ein Drittel der Energie verloren. Aus 100 g Glucose werden etwa 30 g Fettsäuren gebildet.

Die dargestellten Vorstellungen über die Bedeutung des Zuckerverzehrs für die Energiebilanz und damit die Entstehung von **Übergewicht** und **Adipositas** sowie deren Folgekrankheiten bedarf aufgrund neuer Befunde einer gewissen Korrektur. Epidemiologische und experimentelle Studien sprechen dafür, dass Zucker gelöst, etwa in einem Erfrischungsgetränk, in höherem Maße das Körpergewicht steigert als der Zucker, der als Bestandteil fester Nahrung verzehrt wird. Es konnte gezeigt werden, dass in fester Form verzehrter Zucker kompensatorisch eine Reduktion anderer Lebensmittel zur Folge hat, sodass es durch den verzehrten Zucker zu keiner gesteigerten Energieaufnahme kommt. Wird die gleiche Menge an Zucker gelöst in einem Getränk verzehrt, so erfolgt diese Kompensation nicht. Die mit einem Kauvorgang verbundene Nahrungsaufnahme löst Sättigungssignale aus, die bei der schnellen Passage durch Mundhöhle und Rachen bei Aufnahme eines Getränkes nicht entstehen (Lit. bei [69]).

Der Konsum von mit Zucker gesüßten Getränken hat sowohl bei Jugendlichen als auch Erwachsenen im Laufe der letzten Jahre in allen Ländern mit westlichem Lebensstil zugenommen und muss als ein Grund für die Zunahme des Körpergewichtes und

Diabetes mellitus Typ 2 angesehen werden. Während in Europa Getränken überwiegend **Saccharose** zugesetzt wird, wurde in den USA seit Jahren zunehmend Saccharose durch **Maissirup (High-Fructose Corn Syrup, HFCS)** ersetzt.

Hierbei handelt es sich um ein Maisstärkehydrolysat, bei dem die Glucose durch enzymatische Isomerisation partiell in Fructose umgewandelt wurde. Es gibt HFCS-42 bzw. HFCS-55 mit einem Anteil von 42 bzw. 55% Fructose, aber auch ein Produkt mit 90% Fructose [73].

In den USA, weniger in Europa, wird Saccharose durch HFCS ersetzt, weil es preiswerter ist und die Süßkraft höher ist als bei Saccharose. Setzt man die Süßkraft von Küchenzucker = 100, dann ist die von Fructose = 173 und von Glucose = 74. Das Gemisch der beiden Monosaccharide in HFCS-55 hat im Vergleich zu Saccharose eine Süßkraft von 128 [72].

Die Entstehung von Übergewicht und Adipositas wird neben dem stark reduzierten orosensorischen Sättigungssignal der mit Zucker gesüßten Getränke zusätzlich bei Verwendung der HFCS mit einem Fructoseanteil von über 50% auch aufgrund besonderer Stoffwechseleigenschaften der Fructose begünstigt.

Fructose stimuliert im Gegensatz zu Glucose die Insulinsekretion nicht, ein Fakt, von dem früher angenommen wurde, dass es als Folge der glucoseinduzierten Insulinausschüttung zu einer Appetitsteigerung und folglich Begünstigung der Gewichtszunahme käme. Neuere Befunde zeigen, dass Insulin durch Einfluss auf das ZNS und weiterhin durch eine Stimulation der Leptinfreisetzung hemmend auf die Nahrungsaufnahme wirkt. Diese und weitere metabolische Unterschiede zwischen Glucose und Fructose sowie eine Humanstudie stützen die Annahme, dass der seit Jahren steigende Konsum der mit Zucker gesüßten Getränke und in den USA zusätzlich die zunehmende Verwendung von HFCS, wesentlich für den kontinuierlichen Anstieg der Adipositas und ihrer Folgekrankheiten mitverantwortlich sind (> Abb. 2.2 und > 2.3) [72, 73, 69].

In Zusammenhang mit der Bedeutung des steigenden Konsums süßer Erfrischungsgetränke für die Entstehung des Übergewichtes interessiert die kontroverse Diskussion um die Bedeutung eines Austausches von Zucker gegen künstliche Süßstoffe (Lit. bei [77]).

In einer 10-wöchigen Studie verzehrten Übergewichtige ad libitum mit Saccharose (28% der Gesamtenergiezufuhr) oder einem künstlichen Süßstoff gesüßte Getränke und Speisen. Die Saccharose wurde überwiegend in Form von Getränken aufgenommen. Am Versuchsende lagen in der Saccharosegruppe im Mittel die Gesamtenergiezufuhr, das Körpergewicht, die Körperfettmasse und der Blutdruck signifikant höher als in der Süßstoffgruppe [77].

Die Frage, in welchem Maße ein hoher Zuckerverzehr die Fettzufuhr begünstigt (viele Süßwaren und süßes Gebäck sind reich an Fett), konnte nicht eindeutig beantwortet werden. Viele Daten sprechen eher dafür, dass **Fett ein Vehikel für Zucker** ist. Adipöse verzehren vermehrt mit Zucker gesüßte fettreiche Lebensmittel. Schlanke bevorzugen fettarme Süßwaren. Beachtet werden muss die Tatsache, dass ein Großteil der fettreichen Süß- und Backwaren ein **ungünstiges Fettsäuremuster** aufweist.

Entgegen der früher vertretenen und auch heute noch häufig praktizierten Ansicht, können Typ-1- und Typ-2-**Diabetiker** Haushaltszucker zum Süßen verwenden, wenn er entsprechend den Empfehlungen für die Allgemeinbevölkerung (< 10% der Energieaufnahme) eingesetzt wird. Zuckeraustauschstoffe werden folglich nicht mehr für notwendig angesehen.

Beachtet werden muss jedoch insbesondere bei Typ-2-Diabetikern die Tatsache, dass:
- sowohl Zuckeraustauschstoffe als auch Saccharose leere Energieträger sind
- Saccharose, Fructose und Sorbit ungünstige Wirkungen auf den Fettstoffwechsel ausüben.

Langfristig führt der Verzehr von Zuckeraustauschstoffen zu einer Erhöhung der Nüchtern-VLDL- und Insulinspiegel.

Ihre Zugabe zu Fett bewirkt deutlich höhere postprandiale Triglyceridanstiege, so wie sie für das metabolische Syndrom charakteristisch sind.

Trotz eines Zuckerkonsums von 40–60 kg pro Kopf der Bevölkerung in westlichen Industrieländern ist der **Kariesbefall** in den letzten Jahrzehnten im Durchschnitt um über 50% gesunken.

Entgegen früherer Meinung stellt bei Kindern der Verzehr von Zucker keine Gefahr für die Zähne dar, wenn durch ausreichende **Mundhygiene** die Plaquebildung unter Kontrolle gehalten wird und die **Versorgung mit Fluoriden** optimal ist. Nur bei unzureichender Mundhygiene und einem Defizit an Fluorid erhöhen Zucker und andere Kohlenhydrate das Kariesrisiko (➤ Kap. 14.1).

Vertreter **alternativer Kostformen** beurteilen den Verzehr von Zucker (Saccharose) sehr unterschiedlich.

Bei unwissenschaftlich argumentierenden Außenseitern gilt Zucker als toxischer Faktor, der für eine Vielzahl von Erkrankungen mitverantwortlich ist. Moderate Vertreter, wie etwa die Anhänger der Vollwertkost, halten Zucker in Form des isolierten Haushaltszuckers für überflüssig, postulieren jedoch keinen dogmatischen Verzicht, sondern verwenden Zucker sparsam im Sinne eines Gewürzes [38].

2.1.3 Fleisch

Fleisch und Fleischwaren sind aus ernährungsmedizinischer Sicht dann problematisch, wenn sie reich an Fett und Kochsalz sind.

Insbesondere **Schweinefleisch** wird oft noch generell als fett angesehen, obwohl heute ausschließlich Schweinerassen mit vergleichsweise geringem Fettanteil gezüchtet werden. Magere Teilstücke enthalten unter 5% Fett und liegen somit im gleichen Bereich wie mageres Geflügel.

Der Fett- und auch Kochsalzgehalt von **Wurst** liegt z.T. sehr hoch und kann bis zu 2,5 g / 100 g erreichen.

Fleisch ist aufgrund seines Gehaltes an biologisch hochwertigem Eiweiß und Eisen mit guter Bioverfügbarkeit (➤ Kap. 1.8.3), Zink, Vitamin B_1, B_6 und B_{12} von hoher ernährungsphysiologischer Qualität.

Schweinefleisch enthält von dem essentiellen Spurenelement **Selen** im Mittel etwa doppelt soviel wie Rindfleisch (Schweinefleisch 118 µg / kg, Rindfleisch 58 µg / kg). Sowohl Rind- als auch Schweinefleisch sind mit 20–30 bzw. 10–30 mg / kg reich an **Eisen.** Eisen, **Zink** und Selen aus Fleisch und Wurstwaren tragen etwa zwischen 30 und 35% zur Gesamtaufnahme dieser Spurenelemente in der Bundesrepublik bei.

Es ist kein anderes Hauptnahrungsmittel bekannt, das einen entsprechend hohen Anteil an der Spurenelementaufnahme leistet (Lit. bei [37]).

> Trotz der genannten Vorteile kann der Bedarf an essentiellen Nährstoffen auch ohne Fleisch mit einer ovolactovegetabilen Kost ausreichend gedeckt werden.

Dies gilt auch für die Eisenversorgung.

Neuere Befunde machen es zudem wahrscheinlich, dass ein hoher Verzehr von rotem Muskelfleisch reich an Eisen mit hoher Bioverfügbarkeit die **Bildung freier Radikale** und damit den **„oxidativen Stress"** fördert.

Seit Jahren sind Teile der Bevölkerung gegenüber dem Lebensmittel Fleisch kritisch eingestellt. Dies beruht z.T. auf Berichten über verwerfliche Praktiken bei der **Tierhaltung,** auf der illegalen Verwendung von **Hormonen** und **Antibiotika,** dem unsachgemäßen Tiertransport etc., aber auch auf **Angst vor BSE** (bovine spongiforme Enzephalopathie) oder unerwünschten chemischen Substanzen (Rückständen und Verunreinigungen).

> Rückstände sind Reste von Futterzusatzstoffen oder Tierarzneimitteln. Sie sind vermeidbar, wenn die Anwendungsvorschriften beachtet werden. In rund 1% des untersuchten Fleisches wurden Rückstände an antimikrobiell wirksamen Substanzen beanstandet.

Verunreinigungen erfolgen durch **Umweltchemikalien.** Sie befinden sich in der Luft, im Wasser und im Boden und gelangen mit dem Futter bzw. Trinkwasser in den tierischen Organismus. Von Bedeutung sind die **Schwermetalle** Blei und Cadmium, die sich in Leber und Niere, weniger in der Muskulatur anreichern können, **Organochlorverbindungen** und polychlorierte Biphenyle, die sich in Fett anreichern.

Diese Stoffe kumulieren wegen ihrer Persistenz in der Nahrungskette und erreichen so auch die Schlachttiere.

Die Gefahr durch Fremdstoffe wird vom Laien, gestützt durch wenig sachliche Berichte in den Medien, überschätzt.

Zu vereinzelten stärkeren Kontaminationen von Fleisch und anderen tierischen Produkten kam es dann, wenn verseuchte Futtermittel in den Handel gelangten. Beispiele aus den letzten Jahren sind Kontaminationen mit PCB, Dioxin und Nitrofen [19].

Nach Angaben des Ernährungsberichtes der Deutschen Gesellschaft für Ernährung 1992 bezeichneten sich 5–7% der deutschstämmigen Bevölkerung der alten Bundesländer als Anhänger der Vollwerternährung, einem Ernährungskonzept, das überwiegend auf dem Verzehr von Lebensmitteln pflanzlicher Herkunft beruht.

> Bei einer Befragung von 195 Medizinstudent(inn)en, Krankenschwestern und Schüler/-innen von Schulen medizinischer Assistenzberufe in Würzburg bezeichneten sich 9% als Vegetarier, und 22% derer, die regelmäßig Fleisch und Fleischwaren verzehrten, glaubten, ein Verzicht auf diese Lebensmittel wäre für ihre Gesundheit günstiger.

Diese Zahlen zeigen, dass Fleisch und hieraus hergestellte Lebensmittel von einem relativ großen Teil der Bevölkerung negativ beurteilt werden. Unter Hinweis auf den Gehalt an Mikronährstoffen, insbesondere an Vitamin B_1 im Schweinefleisch, wird von Ernährungsphysiologen empfohlen, **„gelegentlich mageres Fleisch** zu verzehren, 2–4-mal pro Woche ca. 150 g".

Die überwiegend **lactovegetabile Gießener Vollwerternährung,** die eine hohe Lebensqualität – insbesondere Gesundheit –, Schonung der Umwelt und soziale Gerechtigkeit weltweit zum Ziel hat, verwendet hauptsächlich die Lebensmittel Milch und Milchprodukte, Gemüse, Obst, Kartoffeln und Hülsenfrüchte. Fleisch, Fisch und Eier können jedoch in geringer Menge in dieser Kostform enthalten sein [40]. Wird auf Lebensmittel tierischer Herkunft weitgehend verzichtet, so stellt sich die Frage nach möglichen Risiken durch eine unzureichende Bedarfsdeckung, insbesondere an Eisen und Zink, aber auch an Calcium und Vitamin B_{12}. Dies gilt weniger für Ovolactovegetarier als für Veganer, d.h. diejenigen, die sämtliche tierische Produkte meiden. In den

Dietary Guidelines for Americans (US Departments of Agriculture and Health 2000) findet sich hierzu folgende Formulierung: „Wählen Sie pflanzliche Lebensmittel als Basis Ihrer Ernährung. Versichern Sie sich dann, wenn Sie alle oder die meisten tierischen Produkte meiden, ob der Bedarf an Eisen, Vitamin B_{12}, Calcium und Zink aus anderen Quellen ausreichend gedeckt wird." In den USA wird z.Z. im Mittel der Bedarf an Calcium zu 77%, an Zink zu 56%, an Kupfer zu 16%, an Magnesium zu 29% und der an Eisen zu 19% (hierbei muss die Fortifikation von Mehl mit Eisen berücksichtigt werden) durch tierische Lebensmittel gedeckt. Bei der Beurteilung dieser Angaben über die Zufuhr muss berücksichtigt werden, dass die Bioverfügbarkeit von Mineralstoffen und Spurenelementen aus tierischen Lebensmitteln z.T. deutlich höher ist als aus pflanzlichen. So kann beispielsweise die Bioverfügbarkeit von Eisen aus unterschiedlich zusammengesetzten Mahlzeiten trotz eines identischen Gehaltes an Gesamteisen um den Faktor 10 schwanken. Gründe hierfür sind die bessere Resorption von sog. Häm-Eisen (aus Fleisch und Fisch) im Vergleich zu Nicht-Häm-Eisen. Weiterhin enthalten pflanzliche Lebensmittel Substanzen wie Phytinsäure in Vollgetreideprodukten, Hülsenfrüchten etc. und bestimmte Polyphenole in Tee, Rotwein, einigen Gemüsesorten etc., die Nicht-Häm-Eisen binden und die Resorption verhindern [32].

Im Ernährungsbericht der Deutschen Gesellschaft für Ernährung 2004 [19] wird die Bedeutung der Ernährung für die Entstehung maligner Tumoren von Boeing und Mitarbeitern dem derzeitigen Wissensstand entsprechend dargestellt. Aufgrund der Ergebnisse von Metaanalysen wird die Evidenz für einen risikosteigernden Effekt für den Verzehr von rotem Fleisch (Schwein, Rind, Schaf) beim **Kolonkarzinom** für möglich und für den Verzehr von verarbeitetem Fleisch (Wurst, Schinken etc.) für wahrscheinlich eingestuft.

Als biologische Plausibilität für einen das Kolonkarzinomrisiko steigernden Effekt von rotem Fleisch werden folgende Fakten angeführt: Beim Erhitzen, insbesondere Braten und Grillen, entstehen karzinogene polyzyklische aromatische Kohlenwasserstoffe und heterozyklische Amine (Pyrolyseprodukte). Als weitere Inhaltsstoffe mit karzinogenem Risiko werden N-Nitrosoverbindungen und das Häm-Eisen diskutiert.

Auch beim **Mammakarzinom** wird von den Autoren die Evidenz für einen risikoerhöhenden Effekt des hohen Fleischkonsums als möglich eingestuft (> Kap. 16).

2.2 Möglichkeiten zur Prophylaxe mit Nährstoffen und Lebensmitteln

Seit Jahren finden sich im Handel in zunehmendem Maße **für eine „Verbesserung der Gesundheit" angebotene Produkte** z.T. mit Hilfe neuer Methoden, etwa gentechnologischen Verfahren (> Kap. 23), probiotischen Mikroorganismen etc. hergestellt. Die hierfür verwendeten Bezeichnungen sind nicht klar und einheitlich definiert. Darüber hinaus gibt es zwischen den einzelnen Produktgruppen fließende Übergänge.

Sowohl Verbraucher als auch Ärzte, Ernährungswissenschaftler und Ernährungsfachkräfte werden zunehmend mit folgenden überwiegend aus den USA übernommenen Begriffen konfrontiert:

- Designer Food
- Functional Food (funktionelle Lebensmittel)
- Nutraceuticals
- Agromedical Food
- Novel Food etc.

Wegen des hohen Stellenwertes von Fitness, Wohlbefinden und Leistungssteigerung in der Bevölkerung finden die genannten Lebensmittel eine **hohe Akzeptanz.**

Das Gleiche gilt auch für Nahrungsergänzungsmittel (Supplemente) und für mit Nährstoffen angereicherte Lebensmittel.

Aufgrund neuer ernährungsmedizinischer Erkenntnisse kann eine Optimierung der Zufuhr bestimmter Nährstoffe der Mehrzahl heute häufiger Erkrankungen z.T. in erheblichem Maße **vorbeugen.** Die von der Bevölkerung derzeit praktizierte Ernährung – im Mittel werden 60% der Gesamtenergie aus Fett und Zucker gedeckt (> Abb. 2.4) – ist relativ arm an wesentlichen, für die Prophylaxe wichtigen Nährstoffen und Nahrungsbestandteilen wie etwa Calcium, Ballaststoffen, antioxidativen Wirkstoffen, Jod etc.

Selbst mit der nach den derzeitigen Regeln für eine gesunde Ernährung zusammengesetzten Kost, lassen sich manche Forderungen nicht mehr bzw. nur noch mit erheblichen Schwierigkeiten realisieren. Dies gilt beispielsweise für die Zufuhr von Calcium, Vitamin E, Folsäure, Jod, ω-3-Fettsäuren etc.

In diesem Zusammenhang muss darauf hingewiesen werden, dass sich die Basis für die Nährstoffempfehlungen aufgrund neuer Erkenntnisse insofern geändert hat, als **frühere Empfehlungen** auf eine sichere **Verhütung von Mangelerkrankungen,** wie etwa Rachitis, Eisenmangelanämie etc. ausgerichtet waren, während sie **heute zusätzlich** der **Vorbeugung chronischer Erkrankungen,** die mit zunehmender Verlängerung der mittleren Lebenserwartung an Bedeutung gewinnen, dienen sollen. Hierdurch wurden bzw. werden in Zukunft die Empfehlungen z.T. erheblich erhöht und damit eine Umsetzung in der Praxis erschwert.

Da große Teile der gesundheitsbewussten Bevölkerung diese Möglichkeiten der Ernährungsprophylaxe nutzen will, andererseits aber nicht in der Lage bzw. nicht bereit ist, ihre Ernährungsgewohnheiten entsprechend zu ändern, wird in zunehmendem Maße versucht, das Ziel durch Einnahme von Supplementen, den Verzehr angereicherter Lebensmittel oder sog. funktioneller Lebensmittel (Functional Food) zu erreichen.

2.2.1 Anreicherung

Gemäß Codex Alimentarius versteht man unter Anreicherung von Lebensmitteln den Zusatz essentieller Nährstoffe, der zur Behebung eines nachgewiesenen Mangels in der Bevölkerung oder in Bevölkerungsgruppen dient.

Hierbei ist es unerheblich, ob dieser Nährstoff in einem Lebensmittel ursprünglich enthalten ist oder nicht.

Ein Beispiel ist die in der Bundesrepublik praktizierte Anreicherung von Speisesalz mit **Jodid** (> Kap. 1.8.3) zur Optimierung der Jodversorgung.

Die Anreicherung von regelmäßig verzehrten Lebensmitteln hat im Vergleich zu Supplementen den Vorteil, dass hiermit die **Versorgung der Gesamt-** **bevölkerung** verbessert wird, während Supplemente überwiegend von besonders gesundheitsbewussten Personen mit einem bereits günstigen Ernährungsverhalten verwendet werden.

2.2.2 Nahrungsergänzungsmittel (Supplemente)

Nahrungsergänzungsmittel sind Lebensmittel des allgemeinen Verzehrs. Sie unterliegen dem Lebensmittel- und Bedarfsgegenständegesetz. Ihre Einzelkomponenten sind **Bestandteile der Nahrung** und sollen diese ergänzen, wenn sie aus bestimmten Gründen (z.B. einseitige Ernährung oder zeitweise erhöhter Bedarf) nicht ausreichend vorhanden sind.

Nach der derzeitigen Rechtslage bedürfen sie, im Gegensatz zu Arzneimitteln und diätischen Lebensmitteln, **keiner Zulassung** oder **Registrierung.** Da Arzneimittel dazu bestimmt sind, Krankheiten, Leiden, Körperschäden oder krankhafte Beschwerden zu heilen, zu lindern oder zu verhüten, ergeben sich Übergangsbereiche zwischen Nahrungsergänzungsmitteln und Medikamenten [67].

Der **Verbrauch** von Nahrungsergänzungsmitteln – sie enthalten überwiegend Vitamine, Mineralstoffe, Spurenelemente, z.T. auch Ballaststoffe, bestimmte Fettsäuren etc. – ist seit Jahren steigend.

Nutzen und eventuelle **Risiken** werden kontrovers eingeschätzt. Nach einer Erhebung aus den USA nahmen 33% aller Erwachsenen ein Supplement. Diese waren besonders gesundheitsbewusst, ernährten sich weitgehend optimal und hatten ein über dem Durchschnitt liegendes Bildungsniveau. Nichtraucher und Personen mit geringem Alkoholkonsum waren in dieser Gruppe überrepräsentiert.

Als anerkannte **Indikation** für eine Supplementation gelten:
- das Vitamin-B_{12}-Defizit bei strengen Vegetariern (Veganern)
- Folsäure bei Frauen im gebärfähigen Alter mit geringem Verzehr von Früchten, Blattgemüse und Hülsenfrüchten
- hypoenergetische Kostformen zur Reduktion des Körpergewichtes
- Calcium für Personen mit geringem Milchkonsum, bei Lactoseintoleranz bzw. Milcheiweißallergie.

Spezielle Indikationen für eine Vitamin-, Mineralstoff- oder Spurenelementsupplementation können sich in der Schwangerschaft und bei bestimmten Erkrankungen ergeben.

Es besteht bei der Vielzahl angebotener Präparate mit sehr unterschiedlicher Zusammensetzung und den z.T. unseriösen Werbemethoden der Hersteller die **Gefahr einer unkontrollierten Zufuhr** [24]. Nach Angaben aus den USA, wo der Konsum bereits seit Jahren sehr hoch ist, entstehen hierdurch jedoch **keine Gesundheitsrisiken.** In den „Dietary reference intakes" der USA finden sich „tolerable upper levels" (Angaben zur höchsten Zufuhrmenge, die nach derzeitigem Kenntnisstand nicht mit Gesundheitsschäden verbunden sind), mit deren Hilfe die Gefahr einer Überdosierung beurteilt werden kann.

> Die Deutsche Gesellschaft für Ernährung empfiehlt, wann immer möglich auf Supplemente zu verzichten und eine optimale Ernährung zu praktizieren.

Supplemente beinhalten, abgesehen von der möglichen Überdosierung eines Nährstoffes auch die Gefahr, ein **Gefühl der Sicherheit** zu schaffen und folglich auf eine optimale Ernährung zu verzichten. Darüber hinaus ist es unter Einbeziehung der neuen Erkenntnisse über sekundäre Pflanzenstoffe nicht annähernd möglich, alle zur Prophylaxe wichtigen Inhaltsstoffe der Nahrung in einem Präparat zu konzentrieren.

Fragen zur Supplementation von Vitaminen, insbesondere antioxidativer Vitamine, ➤ Kap. 1.7.3 und ➤ 1.7.4.

2.2.3 Funktionelle Lebensmittel (Functional Food)

> Der nicht einheitlich definierte Begriff wird für Lebensmittel verwendet, deren natürliche, mit speziellen Herstellungsverfahren erzeugte oder zugesetzte Inhaltsstoffe die Gesundheit fördern.

Eine Definition des Institute of Life Sciences (ILSI 1999) lautet: Ein Lebensmittel wird als „funktionell" bezeichnet, wenn es über einen adäquaten ernährungsphysiologischen Effekt hinaus einen positiven Einfluss auf die Gesundheit oder das Wohlbefinden ausübt und / oder an der Reduktion von Krankheitsrisiken beteiligt ist.

Funktionelle Lebensmittel sollen helfen, ein Optimum an Gesundheit, Leistungsfähigkeit und Wohlbefinden zu erreichen. Während der Sinn der Ernährung bisher darin bestand, den Nährstoffbedarf zu decken, sodass die physiologischen Funktionen gesichert sind, geht man davon aus, dass funktionelle Lebensmittel physiologische Funktionen noch zusätzlich optimieren, um etwa das Erkrankungsrisiko, z.B. an Arteriosklerose, Osteoporose etc., zu minimieren, die immunologischen Abwehrmechanismen zu optimieren oder den Alterungsprozess zu verzögern.

Nach derzeitiger Rechtslage ist in der EU eine nährwert- und gesundheitsbezogene Werbung für funktionelle Lebensmittel nicht erlaubt.

Funktionelle Lebensmittel sind Lebensmittel des allgemeinen Verzehrs. Die nährwert- und gesundheitsbezogenen Angaben zu Lebensmitteln werden ab dem 01.07.2007 in der Europäischen Gemeinschaft durch eine **Health-Claims-Verordnung** (Verordnung EG Nr. 1924 / 2006 des Europäischen Parlaments [84]) geregelt. Ziel der Verordnung ist, Verbraucher vor Irreführung und Täuschung zu schützen. So gelten beispielsweise für die Angabe energiereduziert, fettfrei oder light folgende Vorschriften:

- Produkte mit dem Hinweis *energiereduziert* müssen mindestens 30% weniger Energie enthalten als vergleichbare Lebensmittel.
- Der Angabe *light* bzw. *leicht* kommt dieselbe Bedeutung zu wie reduziert, d.h. mindestens 30% weniger Energie- oder Nährstoffgehalt.
- Die Angabe *fettfrei / ohne Fett* ist nur zulässig, wenn das Produkt nicht mehr als 0,5% Fett pro 100 g oder 100 ml enthält. Angaben wie *X% fettfrei* sind verboten.

Aussagen zur Gesundheitsförderung oder Krankheitsprävention sind künftig möglich und erlaubt, wenn sie wissenschaftlich nachgewiesen und in sogenannten Positivlisten aufgeführt sind bzw. zugelassen wurden.

In Japan befinden sich solche Produkte bereits länger als in europäischen Ländern im Handel. Sie werden als „Foods for Specified Health Use" (FOSHU) bezeichnet und unterliegen einem speziellen Zulassungsverfahren.

> Unter Novel Food versteht man Lebensmittel, die durch den Einsatz neuer Technologien oder unter Verwendung neuer Rohstoffe hergestellt werden.

Hierzu zählen auch Lebensmittel, die aus **gentechnisch veränderten Organismen** hergestellt werden oder diese enthalten.

Nach der Verordnung über neuartige Lebensmittel und neuartige Lebensmittelzutaten (**Novel-Food-Verordnung**) dürfen nur Produkte in den Verkehr gebracht werden, die keine Gefahr für den Verbraucher darstellen, keine Irreführung bewirken und sich von konventionellen Produkten nicht so unterscheiden, dass sie bei normalem Verzehr Ernährungsmängel verursachen.

Aus toxikologischer und ernährungsmedizinischer Sicht bestehen dann keine Bedenken gegen ein solches Produkt, wenn seine Inhaltsstoffe denen von konventionell erzeugten Produkten gleichwertig sind, d.h. eine vollständige **substantielle Äquivalenz** vorliegt.

Besteht diese Äquivalenz zu einem konventionell erzeugten Lebensmittel nicht, so muss eine toxikologische und ernährungsmedizinische **Bewertung** vorgenommen werden.

Dies ist z.B. dann der Fall, wenn von einem neu eingebrachten Gen ein Eiweiß synthetisiert wird, das im herkömmlichen Lebensmittel nicht enthalten war. Die **allergene Potenz** eines Lebensmittels könnte hierdurch sowohl im positiven als auch negativen Sinne verändert werden.

> Ein positives **Beispiel** ist der in Japan im Handel erhältliche gentechnologisch veränderte Reis für Patienten mit Reisallergie. Weitere Produkte, wie etwa Milch mit niedrigem Phosphatgehalt für Kranke mit Niereninsuffizienz, Pflanzen mit hohem Anteil an Oligosacchariden zur positiven Beeinflussung der Darmflora, Reis, der infolge eines gentechnischen Eingriffs β-Carotin synthetisiert, sodass es hiermit möglich ist, dem in manchen Regionen häufigen Vitamin-A-Mangel vorzubeugen etc., stehen bereit bzw. sind in Vorbereitung.

Die Bedeutung solcher Lebensmittel liegt bereits im Grenzbereich zwischen Prophylaxe und Therapie. Bezeichnet werden sie auch als **„physiologically functional food"** [62].

In den USA wird der Begriff **„Medical Food"**, d.h. Lebensmittel, mit denen spezielle therapeutische Effekte erzielt werden können, wie folgt definiert: Lebensmittel, die verzehrt oder enteral zugeführt werden und so zusammengesetzt sind, dass hiermit spezielle Erkrankungen behandelt werden können oder dass sie aufgrund wissenschaftlicher Erkenntnisse für einen speziellen Bedarf geeignet sind [7].

Aus der Gruppe funktioneller Lebensmittel kommt z.Z. den Probiotika und Präbiotika sowohl aus praktischer als auch aus wissenschaftlicher Sicht die größte Bedeutung zu. Nach derzeitigem Kenntnisstand haben sie eine Reihe vorbeugender Effekte. Therapeutische Indikationen sind in der Diskussion bzw. werden in Langzeitstudien überprüft.

Probiotika

> Unter Probiotika versteht man lebende definierte Mikroorganismen, die nach oraler Zufuhr gesundheitsfördernd im menschlichen (oder tierischen) Organismus wirken.

Eine zunehmende Zahl wissenschaftlicher Befunde bestätigt die seit Jahrzehnten diskutierten positiven prophylaktischen und therapeutischen Wirkungen selektionierter, zur Herstellung fermentierter Lebensmittel verwendeter **Lactobazillen** und **Bifidobakterien.**

> Aufgrund der allgemeinen Erfahrung war bereits Anfang des vorigen Jahrhunderts bekannt, dass fermentierte Milchprodukte den Verlauf von Durchfallerkrankungen, insbesondere im Kindesalter, positiv beeinflussen.
> Der in Paris arbeitende **Bakteriologe Metschnikoff** erkannte, dass Milchsäurebakterien für diesen Effekt und andere positive Effekte fermentierter Milchprodukte verantwortlich sind, und untersuchte mit den Methoden der damaligen Zeit die Wirkung dieser Mikroorganismen auf den menschlichen Organismus. Er diskutierte eine Vielzahl positiver Effekte bis hin zur Beeinflussung des Alterungsprozesses. 1908 wurden seine Untersuchungen über Milchsäurebakterien durch die Verleihung des **Nobelpreises** gewürdigt. Die Ergebnisse seiner Untersuchungen fasste er 1908 in dem in den USA erschienenen Buch „Prolongation of Life" und dem in Deutschland erschienenen Buch „Beiträge zu einer optimistischen Weltauffassung" zusammen.

Er konnte zeigen, dass mit fermentierter Milch aufgenommene Milchsäurebakterien lebend den Verdauungstrakt passieren und im Stuhl ausgeschieden werden. Er nahm an, dass ein hoher Anteil an Milchsäurebakterien in der Darmflora eine der Voraussetzungen für ein gesundes und langes Leben sei.

Die physiologische Besiedlung mit Mikroorganismen wurde in ➤ Kap. 1.10 besprochen.

Aus der großen Gruppe der Lactobazillen und Bifidobakterien sind einige Stämme zur Herstellung fermentierter Milchprodukte bzw. probiotischer Produkte geeignet. Bakterienspezies, von denen Stämme zur Herstellung probiotischer Lebensmittel eingesetzt werden, sind in ➤ Tabelle 2.1 zusammengefasst.

Das bei uns am häufigsten verzehrte fermentierte Milchprodukt **Joghurt** wird aufgrund gesetzlicher Bestimmungen durch Fermentation mit **Lactobacillus bulgaricus** und **Streptococcus thermophilus** hergestellt. Beide Keime begünstigen ihr Wachstum gegenseitig.

Passage des Gastrointestinaltraktes

Grundvoraussetzung für einen prophylaktischen bzw. therapeutischen Effekt von oral aufgenommenen Mikroorganismen ist die **Passage der Keime** durch den:

- Magen (saurer pH-Wert und Pepsin als proteolytisches Enzym)
- oberen Dünndarm (hohe Gallensalzkonzentration und hohe Konzentration an Pankreasenzymen).

Die als Probiotika anerkannten Stämme erfüllen diese Forderung.

Tab. 2.1 Probiotische Lactobacillus- und Bifidobacterium-Spezies, die zur Herstellung von Lebensmitteln eingesetzt werden (nach Schrezenmeir [79]).

Lactobacillus-Spezies	Bifidobacterium-Spezies
L. acidophilus	B. adolescentis
L. casei	B. animalis
L. gasseri	B. bifidum
L. johnsonii	B. breve
L. paracasei	
L. plantarum	
L. reuteri	
L. rhamnosus	

Die **prophylaktischen und therapeutischen Eigenschaften** probiotischer Mikroorganismen beruhen auf folgenden drei **Wirkmechanismen:**

1. Sie beeinflussen das **Spektrum der Intestinalflora,** damit das Milieu des Darmlumens und folglich das Wachstum der übrigen Keime.
2. Sie optimieren die **Zusammensetzung der Mucusschicht,** die Funktion des Darmepithels und damit die Barrierefunktion der Mukosa.
3. Sie modulieren die **Funktion des darmassoziierten Immunsystems** („gut associated lymphoid tissues", GALT) (➤ Abb. 2.8).

Zu 1: Unterschieden wird die residente, d.h. ständig vorhandene, und die transiente, nur vorübergehend, anzutreffende Flora. Die residente, überwiegend anaerobe Flora ist unter konstanten Lebensbedingungen in ihrer Zusammensetzung weitgehend konstant. Sie ändert sich jedoch in den einzelnen Lebensphasen (➤ Abb. 1.37). Weiterhin besteht eine Abhängigkeit von der zu den Lebensbedingungen zählenden Ernährung. Sie ändert sich in Abhängigkeit vom Substratangebot, insbesondere von dem unverdaulicher Kohlenhydrate (Ballaststoffen). Hierauf beruht das Wirkprinzip der Präbiotika. Befristet kann das intestinale Keimspektrum durch die orale Aufnahme probiotischer Mikroorganismen verändert werden.

Dies geschieht durch **Bildung organischer Säuren,** insbesondere von Milchsäure und von **Bakteriozinen** (Proteine und niedermolekulare Peptide, die Mikroorganismen befähigen, sich für ihr Wachstum erforderliche ökologische Nischen zu schaffen).

➤ Abb. 2.9 zeigt das Ergebnis eines Versuches mit Bifidobacterium longum. Drei Wochen nach regelmäßiger oraler Zufuhr finden sich signifikante Änderungen der Keimzahlen in den Fäzes mit einem Anstieg der Bifidobakterien und einer Abnahme typischer Keime der Kolonflora.

Bifidobakterien besitzen, da sie neben Milchsäure auch Essigsäure synthetisieren, wahrscheinlich eine besondere Fähigkeit, das Wachstum anderer Bakterien zu hemmen.

Eine weitere Voraussetzung dafür, dass sich probiotische Bakterien für eine gewisse Zeit im Darm ansiedeln, ist das Exprimieren spezieller Proteine, mit

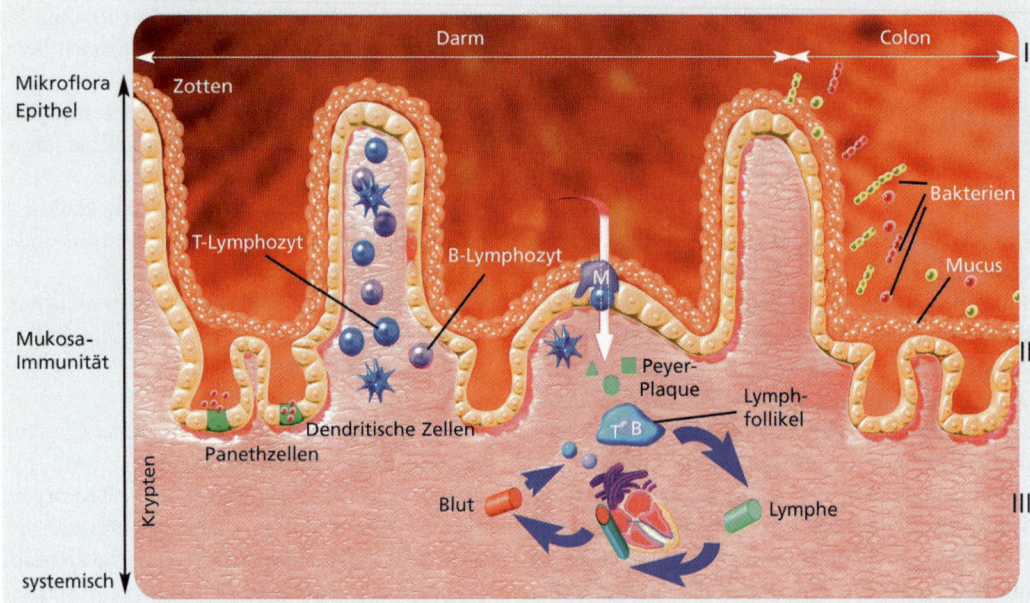

Abb. 2.8 Die positiven Effekte probiotischer Mikroorganismen beruhen auf einer Modifikation des Keimspektrums im Darmlumen (I), einer Stabilisierung der Barrierefunktion der Darmmukosa (II) und einer gezielten Stimulation des darmassoziierten Immunsystems (GALT) (III) (Freundlicherweise zur Verfügung gestellt von: Danone Research – Centre Daniel Carasso, Palaiseau Cedex, Frankreich).

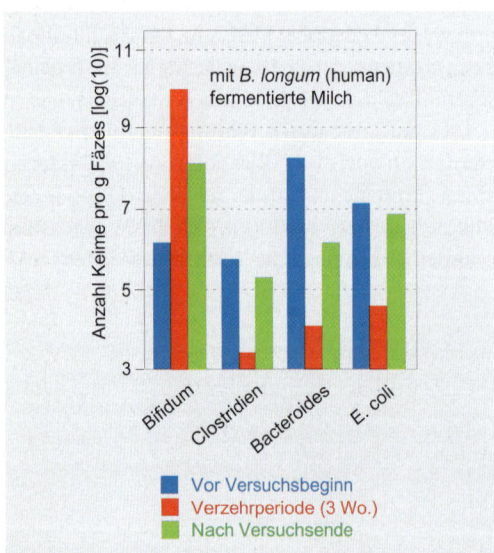

Abb. 2.9 Die Anzahl an Keimen vor, während und nach oraler Zufuhr an Bifidobakterien (Ballongue [5]).

deren Hilfe sie auf der Oberfläche von Mukosazellen anhaften. Diese **Adhäsivfaktoren** werden von Keimen mit langer Verweildauer im Darm in besonderem Maße gebildet.

Probiotischen Lactobazillen und Bifidobakterien fehlt die Fähigkeit, den Darm dauernd zu besiedeln. Wird die orale Zufuhr unterbrochen, so werden die eingebrachten Keime nach kurzer Zeit wieder verdrängt.

Probiotische Bakterienstämme hemmen die Besiedlung des Darmes mit pathogenen Bakterien und Viren und wirken zusammen mit der Barrierefunktion der Mukosa und dem GALT einer Translokation von Krankheitserregern in die Blut- und Lymphbahn entgegen. Mechanismen zur Verringerung des Risikos einer Ansiedlung pathogener Erreger sind die Konkurrenz um Bindungsstellen an der Darmmukosa, die Bildung von Bakteriozinen und die Absenkung des pH-Wertes im Lumen durch Bildung organischer Säuren, wodurch die Wachstumsbedingungen vieler Erreger verschlechtert werden.

Zu 2 und 3: Probiotische Mikroorganismen optimieren die **Barrierefunktion der Darmmukosa,** d.h. die Mechanismen und Strukturen, welche die Passage von Bakterien, Antigenen und toxischen Substanzen verhindern bzw. steuern. Hierzu zählen die Mucusschicht als mechanische Barriere, die Tight

Junctions – makromolekulare Proteine, welche die Verbindung zwischen den Epithelzellen darstellen und die Passage aus dem Darmlumen durch den Interzellularspalt regulieren – sowie die Sekretion verschiedener antimikrobieller Peptide (Defensine).

Probiotische Mikroorganismen regulieren und verstärken weiterhin die **immunologische Barriere.** Der Darm ist das größte Immunorgan des menschlichen Körpers. Gebunden sind die immunologischen Funktionen an das bereits genannte darmassoziierte lymphatische Gewebe (gut-associated lymphoid tissue, GALT) wie z.B. die Peyer-Plaques und das lymphatische Gewebe in der Appendix.

Um eine spezifische Immunantwort zu ermöglichen, bedarf es trotz intakter epithelialer Barriere eines direkten Kontaktes des lymphatischen Gewebes mit den potentiell pathogenen Makromolekülen und Mikroorganismen im Darmlumen. Dies geschieht über die sog. M-Zellen. Diese hoch spezialisierten Epithelzellen ermöglichen einen ständigen Kontakt des lymphatischen Gewebes mit dem Darminhalt und so das Zustandekommen humoraler und zellvermittelter Immunantworten. Nach der Antigenaufnahme über die M-Zellen erfolgt die Entwicklung antigenspezifischer B- und T-Zellen. Sie gelangen aus dem GALT über die mesenterialen Lymphknoten in den Blutkreislauf.

Die Interaktionen zwischen Antigenen bzw. Mikroorganismen und der Membran der M-Zellen sowie die sehr komplexen Mechanismen, die letztlich zu einer lokalen und auch systemischen Immunantwort führen, sind nur unvollständig bekannt. Auch für das Verständnis immunmodulatorischer Wirkungen probiotischer Mikroorganismen sind weitere Detailkenntnisse wichtig.

Die Funktion der Zellen des Immunsystems wird weitgehend durch Zytokine (Interferone, Tumornekrosefaktor, Wachstumsfaktoren etc.) reguliert. Probiotische Mikroorganismen beeinflussen die Freisetzung dieser lokalen Botenstoffe und wirken so auf die Antikörperbildung, die Aktivierung von Makrophagen etc. Von besonderer Bedeutung sind die sekretorischen IgA-Antikörper (sIgA).

Das in Plasmazellen gebildete sIgA wird in das Darmlumen abgegeben. Es ist gegen pathogene Bakterien und Viren gerichtet. Über die Lymphbahnen und den Blutkreislauf gelangt sIgA auch in Schleimhäute des Respirations- und Urogenitaltraktes, wo es ebenfalls vor Infektionen schützt. Das GALT ist Teil des allgemeinen Mukosaimmunsystems.

Beteiligt ist sIgA weiterhin an der sog. oralen Toleranz, die vor Überreaktionen gegen Nahrungsbestandteile und damit vor Lebensmittelallergien schützt.

Neben den genannten M-Zellen präsentieren auch die in der Mukosa lokalisierten dendritischen Zellen den Immunzellen Antigene aus dem Darmlumen. Sie bilden Zytokine, die eine Differenzierung von T-Zellen induzieren.

> Probiotika verbessern sowohl die humorale als auch die zellvermittelte immunologische Abwehr.

> Bei gesunden Versuchspersonen konnte nach oraler Gabe eines abgeschwächten Stammes von **Salmonella typhi** ein signifikant, um mehr als das Vielfache höherer Titer an spezifischem Serum IgA gegen diesen Keim dann gemessen werden, wenn gleichzeitig fermentierte Milch mit Bifidobakterien und Lactobacillus acidophilus verabreicht worden war (Lit. bei [34]).

Auch die Immunantwort auf eine Poliomyelitisschluckimpfung kann durch Probiotika verbessert werden. Eine fünfwöchige Vorbehandlung mit Lactobazillen erhöht sowohl die Aktivität virusneutralisierender Antikörper als auch die Serum-Konzentration an poliospezifischem IgG sowie die lokale Immunität der Darmmukosa (IgA) [64].

In engem Zusammenhang mit der Beeinflussung immunologischer Abwehrmechanismen stehen Befunde, die dafür sprechen, dass **intestinale Infekte** durch den Verzehr fermentierter Milchprodukte verhindert bzw. therapiert werden können. Dies trifft sowohl auf virale, bakterielle als auch Pilzinfektionen zu.

Am größten ist die Erfahrung bei der überwiegend durch **Rotaviren** ausgelösten Gastroenteritis im Kindesalter.

> In prospektiven Studien fand sich unter Gabe von fermentierter Milch sowohl eine geringere Häufigkeit der durch Rotaviren ausgelösten Enteritis als auch bei erfolgter Infektion eine geringere Häufigkeit an Stuhlentleerungen und im Stuhl eine geringere Virusausscheidung [33].
> In einer Multicenter-Studie an Kindern mit wässriger Diarrhö wurde gezeigt, dass Rehydrationslösungen mit einem Zusatz von Lactobacillus GG schneller zu einer Erholung führen. Dies gilt sowohl für die Rotavirusenteritis als auch für Diarrhöen anderer Ätiologie [27].

Neben viralen Infekten werden **Pilz- und bakterielle Infekte** durch die orale Aufnahme von probiotischen Milchsäurebakterien positiv beeinflusst.

> Basierend auf anekdotischen Berichten über den positiven Einfluss des Joghurtverzehrs bei der **rezidivierenden Candidavulvovaginitis** verzehrten Frauen mit dieser Pilzerkrankung während 6 Monaten unter kontrollierten Versuchsbedingungen täglich einen Lactobacillus-acidophilus-haltigen Joghurt. Hierunter kam es zu einer signifikanten Abnahme der klinischen Symptomatik und einer Reduktion der Besiedelung mit Candida albicans (Lit. bei [34]).

Von praktisch-klinischem Interesse sind Berichte über den positiven Effekt von Lactobazillen bei der antibiotikaassoziierten Diarrhö [17] als auch bei der durch Clostridium difficile ausgelösten Diarrhö als Folge einer Behandlung mit Breitbandantibiotika.

> Dies gilt insbesondere für Fälle, in denen es trotz Behandlung mit Metronidazol, Vancomycin etc. zu wiederholten Rezidiven kam. Beobachtet wurde sowohl eine Abnahme des Clostridium-difficile-Toxintiters im Stuhl als auch ein Sistieren der **Diarrhö** (Lit. bei [34]).

Es gibt Hinweise darauf, dass die Darmflora in die noch weitgehend unklare Ätiologie **chronisch-entzündlicher Darmerkrankungen (Morbus Crohn und Colitis ulcerosa)** involviert ist. Gesunde tolerieren ihre Darmflora. Bei chronisch-entzündlichen Darmerkrankungen ist diese Toleranz offenbar als Folge einer Fehlzusammensetzung der Flora gestört. Es gibt auch Befunde, die für eine solche Toleranzstörung bei extraintestinalen Erkrankungen wie rheumatischer Arthritis und allergischen Erkrankungen sprechen. Dysregulationen der Immunantwort auf die Antigenstruktur dieser Mikroorganismen gelten als Ursache entzündlicher und allergischer Reaktionen. Der Versuch einer Normalisierung der Darmflora durch Gabe von probiotischen Mikroorganismen war folglich naheliegend. Die derzeit vorliegenden Befunde sprechen dafür, dass Probiotika die entzündlichen Gewebereaktionen hemmen und den Krankheitsverlauf positiv beeinflussen (➤ Kap. 3.4) [36] (Lit. bei [79]).

Kolonkarzinom

Es gibt Hinweise darauf, dass die Intestinalflora in die sehr komplexe Genese des Kolonkarzinoms involviert ist (➤ Kap. 16). Obwohl die exakte Beweisführung schwierig ist, sprechen Ergebnisse tierexperimenteller und klinischer Studien dafür, dass probiotische Milchsäurebakterien über eine unspezifische Stimulation des Immunsystems, eine Verbesserung der zellulären Immunität und eine reduzierte Bildung karzinogener Substanzen im Darm protektiv wirken.

Manche Stämme von Lactobazillen **binden mutagene heterozyklische Amine,** die beim Erhitzen proteinreicher Lebensmittel entstehen, andere sind in der Lage, karzinogene N-Nitrosoverbindungen abzubauen.

Die orale Aufnahme bestimmter Stämme von Lactobacillus acidophilus und casei führt zu einer Änderung des Keimspektrums im Darm. Damit nimmt die Aktivität folgender bakteriell synthetisierter Enzyme ab, denen eine Bedeutung bei der Karzinogenese zukommt:

- β-Glucuronidase
- Nitroreduktase
- Azoreduktase.

Diese Enzyme aktivieren Vorstufen bzw. inaktivierte Formen von Karzinogenen.

➤ Abb. 2.10 zeigt das Verhalten der β-Glucuronidaseaktivität im Stuhl vor und während der oralen Aufnahme von Lactobacillus acidophilus [26].

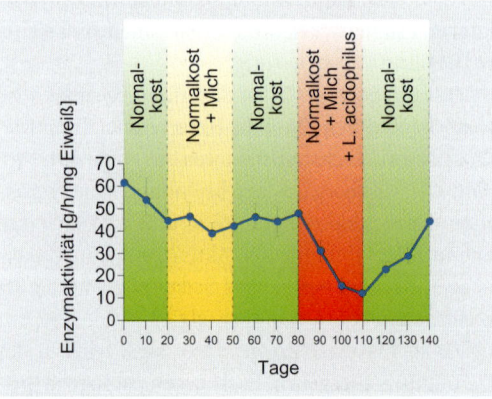

Abb. 2.10 Der Einfluss oral aufgenommener Milchsäurebakterien (L. acidophilus) auf die β-Glucuronidaseaktivität im Stuhl gesunder Versuchspersonen (nach Goldin u. Gorbach [26]).

Reduziert wird auch das bakteriell synthetisierte Enzym 7-α-Dehydroxylase, das primäre in die kokarzinogenen sekundären Gallensäuren umwandelt.

Gestützt wird die Annahme einer karzinoprotektiven Wirkung weiterhin durch Ergebnisse tierexperimenteller Untersuchungen. So senkt beispielsweise die Verfütterung von Bifidobacterium longum bei Ratten in hohem Maße die Tumorrate nach Gabe des bei der Hitzebehandlung von Fleisch und Fisch entstehenden **karzinogenen Pyrolyseproduktes** 2-Amino-3-Methylimidazol[4,5-f]quinolin [57].

Auch das Risiko einer extraintestinalen Karzinogenese wird wahrscheinlich durch probiotische Lactobazillen reduziert. So sank die Mutagenität des Harns gesunder Versuchspersonen, die gebratenes Rindfleisch verzehrten, wenn zusätzlich mit Lactobacillus casei fermentierte Milch verabreicht wurde und in klinischen Studien konnte die Rezidivrate nach operativer Entfernung oberflächlicher Harnblasenkarzinome gesenkt werden [4] (➤ Kap. 16).

Funktionsstörungen des Darmes

Es wird zunehmend bestätigt, dass bei einer Subgruppe der Patienten mit einem **Reizdarmsyndrom (irritablem Kolon)** eine latente Entzündung bzw. eine bakterielle Fehlbesiedlung des Darmes am Zustandekommen der Symptomatik beteiligt sind. Hiervon ausgehende Therapiestudien an großen Kollektiven mit probiotischen Lactobazillen und / oder Bifidobakterien verliefen positiv [52, 86, 75].

Auch bei der im höheren Lebensalter häufig verlängerten intestinalen Transitzeit kam es unter Gabe einer mit einem probiotischen Bifidobacterium fermentierten Milch zu einer signifikanten Steigerung der Transitzeit [51].

Die Mehrzahl der mit unterschiedlicher Versuchsanordnung veröffentlichten Studien zur Beeinflussung der **Obstipation** verliefen überwiegend positiv [39].

Serum-Cholesterinspiegelsenkender Effekt

Ausgehend von der Tatsache, dass Männer vom Stamme der Massai in Afrika pro Tag 4–5 l fermentierte Milch trinken und ihre Serum-Cholesterinspiegel trotzdem in sehr niedrigem Bereich liegen, wurde ein cholesterinspiegelsenkender Effekt von Milchsäurebakterien diskutiert.

Eine Reihe gezielter Untersuchungen mit Joghurt, überwiegend unter Verwendung von Lactobacillus acidophilus hergestellt, kamen zu uneinheitlichen Ergebnissen [2, 48].

Als **möglicher Wirkmechanismus** wird ein hemmender Effekt auf das Enzym HMG-CoA-Reduktase, das für die Cholesterinsynthese limitierend ist, diskutiert [48].

Weiterhin besitzen einige Stämme von Lactobacillus acidophilus, aber auch Bifidobakterienstämme die Fähigkeit, Gallensalze zu dekonjugieren oder Cholesterin zu binden. Hierdurch wird die Gallensäureausscheidung mit der Fäzes gesteigert bzw. Cholesterin dem enterohepatischen Kreislauf entzogen. Beide Effekte wirken senkend auf den Cholesterinpool und erklären die von manchen Autoren beschriebene Senkung der Gesamt- und LDL-Cholesterinkonzentration im Plasma (Lit. bei [79]).

Lactasemangelsyndrom

(➤ Kap. 3.4.6)

Fermentierte Milchprodukte werden bei einem Defizit oder Fehlen der Lactase vergleichsweise gut toleriert, sodass Milch in dieser Form verzehrt werden kann.

Die bessere Toleranz beruht nicht auf der nur unbedeutend geringeren Konzentration an Milchzucker, sondern auf dem **Lactasegehalt der Milchsäurebakterien.**

Es konnte gezeigt werden, dass die bakterielle β-**Galaktosidase** in intakter Form in den Dünndarm gelangt. Eingeschlossen in die Mikroorganismen und unterstützt durch die hohe Pufferkapazität der Milch passiert das Enzym – es wird bei einem pH-Wert von < 3 schnell inaktiviert – unbeschadet den Magen. Die hohe Gallensalzkonzentration im oberen Dünndarm erhöht wahrscheinlich die Permeabilität der Bakterienmembranen und fördert den **Austritt der Lactase.**

Dieser positive Effekt von Lactobazillen bei der Milchzuckerunverträglichkeit (Lactasemangel) ist nicht vom Überleben der Bakterien im Darm und somit nicht von der probiotischen Wirkung abhängig.

Die Wirkung der Milchsäurebakterien bei einem Lactasedefizit lässt sich mit Hilfe des **Wasserstoffexhalationstests** belegen (➤ Abb. 2.11).

Die verschiedenen Milchsäurebakterienstämme, die sich in fermentierten Milchprodukten finden, setzen β-Galaktosidase im Darmlumen in unterschiedlichem Maße frei. Da die Produzenten **unterschiedliche Starterkulturen** verwenden, variiert die Lactosetoleranz in Abhängigkeit vom verzehrten Produkt. Diese Tatsache ist wichtig für die praktische Diätberatung.

In Untersuchungen an Patienten mit Lactasemangel fanden sich beim Vergleich verschiedener im Handel erhältlicher Produkte erhebliche Unterschiede. Als **Bewertungskriterien** dienten sowohl die Wasserstoffexhalation als auch die klinischen Symptome des Lactasemangels [66]. Entscheidend für die Freisetzung von Lactase aus den Bakterienzellen ist die **Zellwandstruktur**. Beim Vergleich eines Stammes von Lactobacillus acidophilus und Lactobacillus bulgaricus mit gleicher Lactaseaktivität im Zellinneren hatte Lactobacillus bulgaricus einen wesentlich günstigeren Effekt bei Personen mit Milchzuckerunverträglichkeit. Als Ursache fanden sich Unterschiede in der Wandstruktur.

Die Untersuchung bestätigt, dass mit **Lactobacillus bulgaricus** hergestellte Produkte besser als solche mit Lactobacillus acidophilus toleriert werden [46].

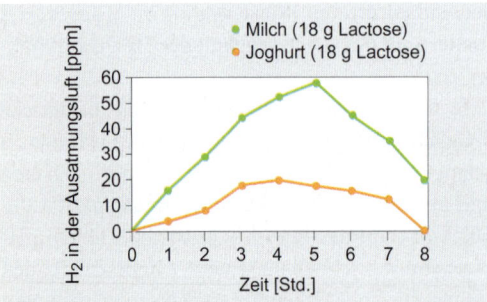

Abb. 2.11 Verhalten der H_2-Konzentration in der Ausatmungsluft bei Personen mit einem Lactasemangel nach Verzehr von Lactose mit Milch bzw. Joghurt (nach Kolars et al. [42]).

Hitzebehandelte fermentierte Milchprodukte haben einen weniger ausgeprägten Effekt. Empfohlen werden sollten daher nur Produkte mit **Lebendkeimen.**

Wenig untersucht ist der Einfluss **fermentierter Fleischprodukte,** z.B. Rohwurst und Gemüse (Sauerkraut und Kimchi), auf den menschlichen Organismus.

Die bei der Fermentation gebildeten Säuren und weitere mikrobielle Hemmstoffe wirken wachstumshemmend auf unerwünschte Keime und garantieren so die **Haltbarkeit.**

Nach längerem regelmäßigem Verzehr von Sauerkraut und Kimchi (in Korea regelmäßig verzehrte milchsauervergorene Gemüse, überwiegend Chinakohl) reduzierten sich wie nach dem Verzehr fermentierter Milch die Aktivitäten von β-Glucuronidase, Azoreduktase, Nitroreduktase und 7-α-Dehydroxylase. Dies sind **bakteriell synthetisierte Enzyme** im Stuhl, unter deren Einfluss Prokarzinogene in Karzinogene umgewandelt werden [53].

Weitere Indikationen für den Einsatz von Probiotika finden sich in den ➤ Kapiteln 3, 5, 8 und 12.

Nebenwirkungen

Fermentierte Lebensmittel, dies gilt insbesondere für Milch und Gemüse, werden seit Jahrhunderten weltweit in fast allen Populationen ohne erkennbare Nebenwirkungen verzehrt. Auch speziell aus der Darmflora des Menschen selektierte probiotische Milchsäure- und Bifidobakterien werden in manchen Ländern, wie z.B. Japan, bereits seit vielen Jahrzehnten ohne erkennbare negative Effekte von der Bevölkerung verzehrt. Auch bei immunkompromittierten Personen konnten keine negativen, jedoch positive Wirkungen, wie beispielsweise ein geringerer Candidabefall der Schleimhäute, beobachtet werden.

Bei dem extrem seltenen Nachweis von Lactobazillen bei schweren Infektionskrankheiten, wie z.B. der Endokarditis, dürfte es sich um eine sekundäre und nicht um eine die Krankheit auslösende Besiedlung handeln.

Eine europäische Expertenkommission nahm basierend auf den derzeitigen Mitteilungen in der Literatur zu der Frage Stellung, ob die orale Zufuhr von Lactobazillen und Bifidobakterien mit probiotischen

Lebensmitteln das Risiko opportunistischer Infektionen, insbesondere bei immunsupprimierten Patienten einschließlich HIV-Infizierten, Kindern und Kleinkindern, erhöht. Die Autoren kamen zu dem eindeutigen Ergebnis, dass kein Risiko besteht [8]. Warum es unter der Gabe einer Mischung von 6 Stämmen probiotischer Lactobazillen und Bifidobakterien an Patienten mit schwerer nekrotisierender akuter Pankreatitis im Vergleich zu Placebo zu einer signifikanten Steigerung der Mortalität kam, bedarf der weiteren Klärung. Ziel der Studie war es, das Infektionsrisiko der Schwerkranken zu reduzieren [88].

> **Kefir** ist ein weiteres fermentiertes Milchprodukt, dem gesundheitsfördernde Effekte insbesondere bei gastrointestinalen Erkrankungen zugesprochen werden, obwohl Ergebnisse exakter Studien fehlen. Hergestellt wird das aus dem Kaukasus stammende Produkt aus Kuh-, Stuten- oder Ziegenmilch. Als Ausgangssubstanz für die Fermentation dienen sog. Kefirkörner, bestehend aus verschiedenen Lactobazillen, Bifidobakterien, Hefen, Casein etc. Diese Körner setzen sich am Boden ab. Bei der Fermentation entstehen Milchsäure, Alkohol, Kohlendioxid und weitere den Geschmack bestimmende Substanzen.

Präbiotika

> Ein Präbiotikum ist ein nicht verdaulicher Nahrungsbestandteil, der durch Stimulation des Wachstums bzw. der Stoffwechselaktivität bestimmter intestinaler Mikroorganismen positiv auf die Gesundheit wirkt.

Das heißt, ein **von den Verdauungsenzymen nicht hydrolisierbares Substrat** muss einer bestimmten Spezies bzw. einer definierten Gruppe von Mikroorganismen mit probiotischen Eigenschaften als Substrat dienen und deren Wachstum bzw. Stoffwechselaktivität gezielt steigern.

Sämtliche resistente Stärke und Nicht-Stärke-Polysaccharide (**Ballaststoffe,** ➤ Kap. 1.11) dienen der Flora des distalen Gastrointestinaltraktes als Substrat. Sie **begünstigen** aber das **Wachstum vieler Keimgruppen,** sowohl solcher mit als auch solcher ohne positive Wirkung auf den Gesamtorganismus.

Wünschenswert ist nach derzeitigem Kenntnisstand lediglich die **Vermehrung von Lactobazillen und Bifidobakterien.** Dieses Kriterium erfüllen nur

Fructooligosaccharide. Diskutiert werden auch Galaktooligosaccharide und Sojaoligosaccharide.

Entsprechend der Kettenlänge werden Fructooligosaccharide unterteilt in **Oligofructose** und das längerkettige **Inulin** (ein Fructan). Oligofructose entsteht durch partielle Hydrolyse aus Inulin.

Fructooligosaccharide finden sich in unterschiedlichen Konzentrationen in vielen **pflanzlichen Lebensmitteln** (➤ Tab. 2.2). Besonders hoch ist die Konzentration in Topinambur (Jerusalem-Artischocke) mit 18–35% und in Chicorée mit etwa 16%. Die mittlere tägliche Aufnahme von Fructooligosacchariden wird für Europa mit 2–12 g / Tag und für die USA mit 2–8 g / Tag angegeben.

(Als **Neosugar** wird ein als Zuckerersatz dienendes Gemisch aus verschiedenen Oligosacchariden bezeichnet.) Auch das synthetische Disaccharid Lactulose dient den Bifidobakterien als Substrat und hat folglich präbiotische Effekte.

Fructooligosaccharide werden **selektiv** von Bifidobakterien **fermentiert.** Die hierbei entstehenden Säuren und Bakteriozine hemmen das Wachstum von Clostridien, Kolibakterien, Bacteroides und wahrscheinlich auch von verschiedenen pathogenen Bakterien wie Listerien, Salmonellen etc.

Sowohl bei Versuchstieren als auch beim Menschen konnte unter Gabe von Präbiotika, insbesondere dem synthetisch hergestellten Transgalactooligosaccharid und der Lactulose, eine Steigerung der intestinalen Calciumresorption um etwa 16% nachgewiesen werden [30].

Dieser positive Effekt beruht auf einer höheren Löslichkeit von Calcium im Darmlumen als Folge der Bildung organischer Säuren und der hieraus resultierenden pH-Absenkung. Als Folge des quantitativen Abbaus der Präbiotika zu kurzkettigen Fettsäuren und Gasen kann es, wenn die tägliche Zufuhr

Tab. 2.2 Gehalt an Inulin und Oligofructose.

	Inulin [%]	Oligofructose [%]
Banane	0,3–0,7	0,3–0,7
Roggen	0,5–1,0	0,5–1,0
Weizen	1,0–4,0	1,0–4,0
Knoblauch	6–10	6–16
Zwiebel	1,1–7,5	1,1–7,5
Spargel	2,0–3,0	2,0–3,0

über 10 bis maximal 40 g liegt, zu intestinalen Unverträglichkeitserscheinungen kommen.

Der Verzehr von 3-mal 5 g Fructooligosaccharid pro Tag während 2 Wochen vermehrte die Zahl der Bifidobakterien im Stuhl von 6 auf 22% [25].

Die Lebensmittelindustrie bringt probiotische fermentierte Milchprodukte mit dem Zusatz von Präbiotika in den Handel. Diese als **Symbiotika** bezeichneten Lebensmittel sollen die positiven Wirkungen von Pro- und Präbiotika vereinigen.

Der Bifidusflora gestillter Säuglinge dient der **„Bifidusfaktor"**, ein Glykoprotein der Muttermilch, bestehend aus Glucose, Galaktose, Fructose und N-Acetyl-Glucosamin als Substrat.

Es wird zunehmend versucht, durch Zusatz von probiotischen Bifidobakterien und Lactobazillen oder von präbiotischen (bifidogenen) Fructo- und Galaktooligosacchariden zu Säuglingsnahrung auf Kuhmilchbasis auch bei Flaschenkindern weichere und sauere (pH 5–6) „Säuglingsstühle" zu fördern und eine bifidusbetonte Darmflora zu induzieren, die derjenigen gestillter Babys in den ersten 2 bis 3 Lebensmonaten ähnlich ist (nach [79]).

2.3 Ernährung und Alter

Folgende beide Fragen verbindet die Ernährungsmedizin mit dem Vorgang des Alterns bzw. mit dem Alter:

1. Ist der Prozess des Alterns durch eine besondere Zusammensetzung der Nahrung beeinflussbar bzw. gibt es Inhaltsstoffe der Nahrung, die den Prozess des Alterns verzögern?
2. Welche Ernährungsprobleme sind spezifisch für das Alter und bedürfen einer besonderen Beachtung, um einen optimalen Ernährungszustand zu gewährleisten?

2.3.1 Ernährung und Altern

Dem Alter vorzubeugen und das Leben zu verlängern, ist seit dem Altertum ein Wunsch der Menschen.

Als Folge von Fortschritten auf den Gebieten der Hygiene und der Medizin, unterstützt durch die Sicherstellung einer ausreichenden Ernährung, hat die **Lebenserwartung** in den Industrieländern in den letzten Jahrzehnten kontinuierlich zugenommen (> Abb. 2.12).

Die bisher nie erreichte mittlere Lebenserwartung in den hoch industrialisierten Ländern ist Folge

- eines Rückganges der Kindersterblichkeit
- der Möglichkeit, bakterielle Infektionskrankheiten zu heilen
- der Verbesserung der Widerstandsfähigkeit der Menschen durch optimale Ernährung etc.

Viele Menschen entgehen so einer Vielzahl von Risiken und erreichen zunehmend häufiger ein Alter, das frühere Generationen nur extrem selten erreichten. Todesursache ist folglich zunehmend der **„biologische Tod an Altersschwäche"**.

Die **mittlere Lebenserwartung** für Neugeborene erhöhte sich im letzten Jahrhundert von ca. 45 Jahren um 1900 auf etwa 74 Jahre bei Jungen und über 80 Jahre bei Mädchen. Der Anteil an über 60-Jährigen stieg von 5% um 1900 auf über 22% um das Jahr 2000. Zugenommen hat weltweit in den hoch industrialisierten Ländern auch die Zahl der Hochbetagten oder Langlebigen. Dies ist die Gruppe der über 100-Jährigen und Personen im Alter von über 110 Jahren (engl.: „supercentenarians") [78].

Es erhebt sich die Frage, ob mit speziellen Kostformen oder hoch dosierter Zufuhr bestimmter Nährstoffe wie etwa Vitaminen, Spurenelementen etc. der eigentliche für den genetisch vorgegebenen „biologischen Tod an Altersschwäche" verantwortliche **Alterungsprozess verzögert** werden kann Grundvoraussetzung für die Beantwortung dieser Frage ist es, die derzeit nur lückenhaft bekannten, dem Alterungsprozess **zugrunde liegenden Mechanismen** aufzuklären.

Derzeit existieren verschiedene **Theorien:**

- Die bereits 1934 beschriebene **„Abnützungstheorie"** geht davon aus, dass das bei Oxidationsprozessen entstehende Alterspigment Lipofuscin – es findet sich mit zunehmendem Lebensalter vor allem in Zellen von Gehirn, Herz und Leber – für die fortschreitende Abnahme von Organfunktionen verantwortlich ist.
- Die **„Kollagentheorie"** besagt, dass bestimmte Substanzen (u.a. auch freie Radikale) im Laufe des Lebens eine zunehmende Quervernetzung

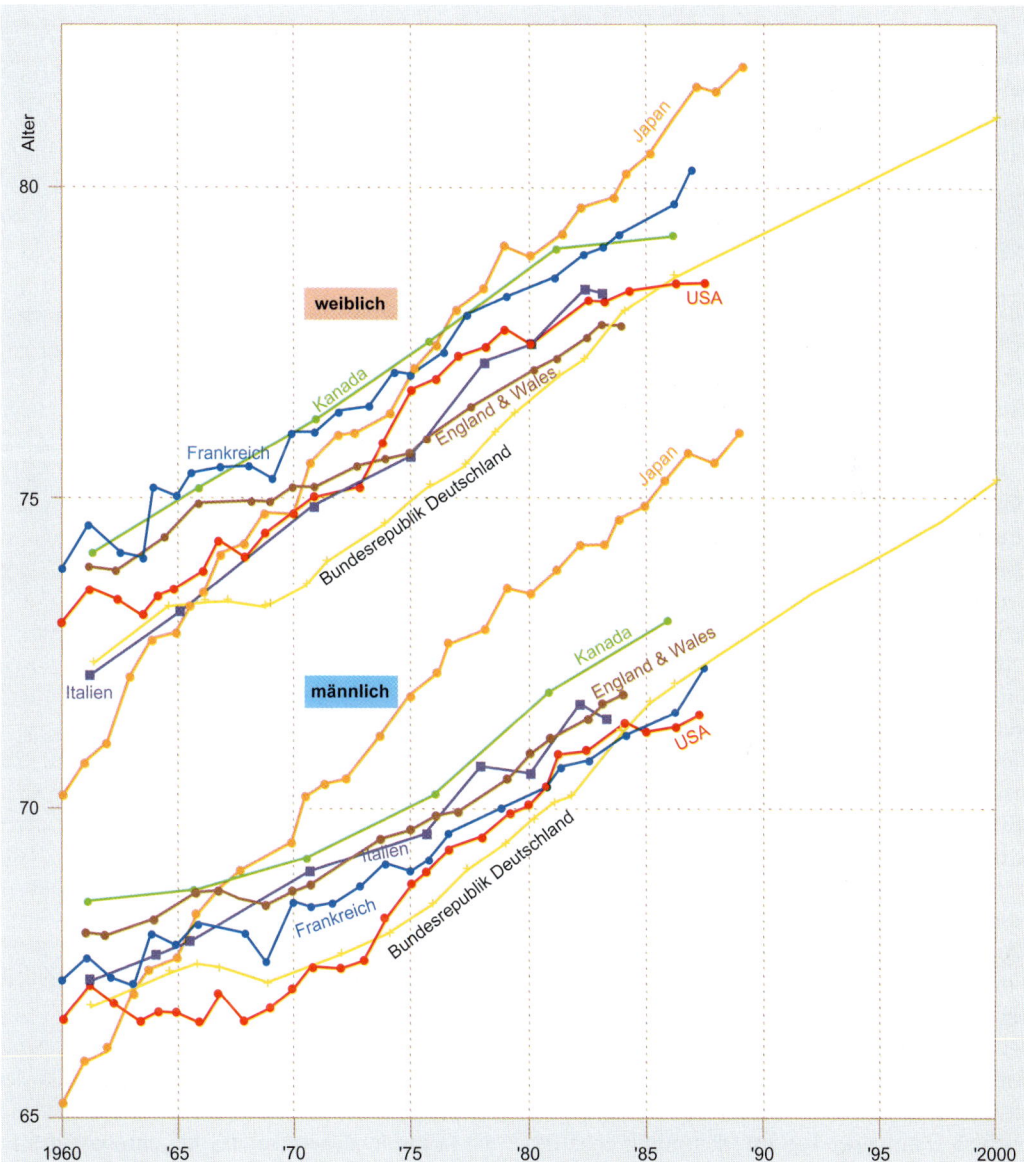

Abb. 2.12 Entwicklung der Lebenserwartung bei Geburt in sieben führenden industrialisierten Ländern (aus Ministry of Health and Welfare, Tokio 1990, ergänzt).

bestimmter Makromoleküle induzieren, die Permeabilitätsstörungen zur Folge haben.

- Die **„Mutationstheorie"** führt das Altern auf eine Summation von DNA-Schäden durch Viren, Strahlen, freie Radikale etc. zurück.

Die Alterungstheorie, der nach derzeitigem Kenntnisstand die größte Bedeutung zukommt, ist die **„Theorie der freien Radikale".**

Freie Radikale oxidieren (➤ Kap. 1.7.4) Lipide in biologischen Membranen und verändern die Struktur von Nukleinsäuren, die für eine geordnete Zellteilung und Weitergabe von Erbinformationen verantwortlich sind.

Der Organismus ist permanent den unter physiologischen Bedingungen entstehenden bzw. den durch exogene Faktoren induzierten freien Radikalen ausgesetzt.

Die genannte Theorie geht davon aus, dass die **Schutz-** und **Repair-Mechanismen** bei der üblichen Lebensweise nie ausreichend sind, um sämtliche, durch Oxidation gesetzte Schäden wieder auszugleichen.

> Eine Summation der verbleibenden Restschäden wird als wesentliche Ursache des Alterungsprozesses angesehen.

Die unterschiedliche mittlere Lebensdauer bei den verschiedenen Spezies wird in erster Linie auf unterschiedlich effektive Schutzmechanismen gegenüber den Schädigungen durch freie Radikale angesehen [13].

Eine Reihe tierexperimenteller Befunde stützt die „Theorie der freien Radikale". So wirkt beispielsweise eine **reduzierte Energiezufuhr** bei ausreichender Deckung des Bedarfs an essentiellen Nährstoffen im Vergleich zur Ad-libitum-Fütterung bei kleinen Nagetieren signifikant lebensverlängernd (➤ Abb. 2.13). Erklärt wird der Befund, der in jüngster Zeit durch weitere tierexperimentelle Studien bestätigt wurde (Lit. bei [21]), mit der Tatsache, dass die Bildung freier Radikale positiv mit der **Höhe des Sauerstoffverbrauchs** pro Gramm Körpergewicht korreliert.

In **Mitochondrien,** den „Kraftwerken" der Zellen, werden mehr als 90% der reaktiven Oxidanzien, insbesondere durch Stoffwechsel und Verbrennung von Glucose gebildet.

In Mitochondrien aus Hirn, Herz und Nieren lassen sich diese hoch reaktionsfähigen Verbindungen bei reduzierter Energiezufuhr in signifikant geringerem Umfang nachweisen. Dieser Befund könnte wesentlich dafür mitverantwortlich sein, dass Energierestriktion mit einer Lebensverlängerung bei Versuchstieren einhergeht.

Weiterhin finden sich bei Versuchstieren unter reduzierter Energiezufuhr neben der Verringerung von oxidativem Stress eine höhere Insulinsensitivität, Veränderungen neuroendokriner Parameter, eine Abnahme altersbedingter Erkrankungen etc. (Lit. bei [21]).

Freie Radikale begünstigen in besonderem Maße **altersbedingte Schäden am Zentralnervensystem.** Als Folge des hohen Sauerstoffumsatzes in Hirngewebe ist die Bildung freier Radikale im Vergleich zu

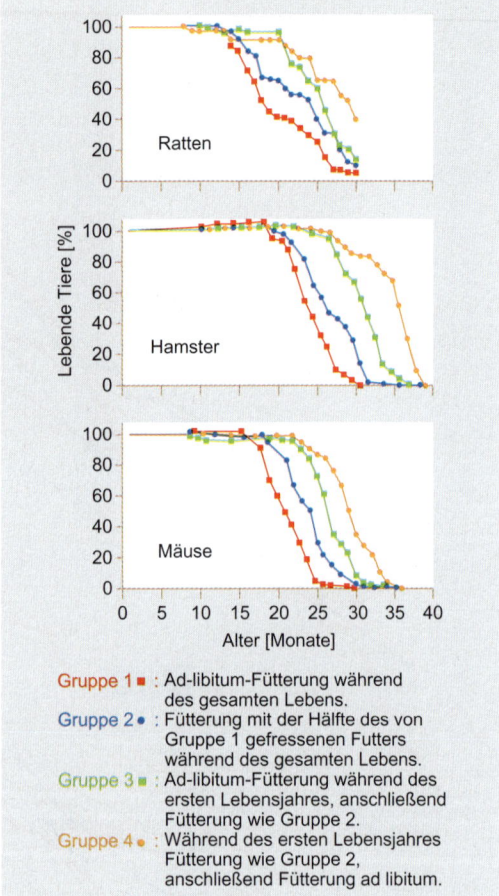

Abb. 2.13 Einfluss verschiedener Ernährungsregime auf die Lebensdauer von Ratten, Hamstern und Mäusen (nach Pal [54]).

anderen Organen hier am höchsten. Nur etwa 2% des Körpergewichtes entfallen auf das Gehirn, während das Organ in Ruhe etwa 20% des aufgenommenen Sauerstoffs umsetzt. Dem im Hirngewebe bei hoher Konzentration nachweisbaren Melatonin kommt offenbar zusammen mit den Vitaminen C, E und der Glutathionperoxidase eine entscheidende Bedeutung beim Schutz vor freien Radikalen zu [58].

Die Entstehung einiger degenerativer, mit zunehmendem Lebensalter auftretender Hirnerkrankungen – wie Morbus **Alzheimer,** Morbus **Parkinson** etc. – wird mit einer Schädigung durch freie Radikale erklärt, und es wird versucht, mit antioxidativen Vitaminen zu therapieren (➤ Kap. 11).

Die **maximale Lebenserwartung** („maximum life span potential", MLSP) liegt **beim Menschen** im Vergleich zu anderen Säugetieren am höchsten. Eine Ursache hierfür könnte die vergleichsweise hohe Konzentration von Antioxidanzien wie Vitamin C, E, Carotinoiden und auch von antioxidativen Enzymen wie etwa der Superoxiddismutase in Plasma und Gewebe sein.

Dass hierdurch ein vergleichsweise guter Schutz vor oxidativer DNA-Schädigung gewährleistet ist, zeigt die beim Menschen im Vergleich zu anderen Säugetieren niedrige Konzentration an 8-Hydroxy-deoxyguanosin, einem DNA-Oxidationsprodukt in Geweben [13].

Werden DNA-Schäden nicht durch sog. Repair-Mechanismen korrigiert, so kommt es zu **Mutationen,** die sich bei der Zellteilung auf Nachfolgezellen übertragen. Eine Akkumulation solcher DNA-Schäden gilt als eine mögliche Ursache des Alterungsprozesses [3].

Die **Aktivität von Repair-Mechanismen** ist in der Jugend sehr hoch und lässt mit zunehmendem Lebensalter nach. Die für den natürlichen Tod verantwortlichen DNA-Schäden werden folglich wegen nachlassender Effizienz der Reparaturprozesse zunehmend weniger korrigiert.

Im Zusammenhang mit der „Theorie der freien Radikale" sind die Telomeren-Hypothese und das sog. **Hayflick-Limit** von Interesse. Hayflick stellte fest, dass humane Zellen in der Kultur eine limitierte Fähigkeit zur Teilung besitzen. Aufgrund genetischer und verschiedener Umweltfaktoren kommt es nach einer bestimmten Zahl von Zellteilungen zu einem irreversiblen Verlust der Teilungsfähigkeit. Diese vorgegebene Begrenzung wird als Hayflick-Limit bezeichnet. Verantwortlich hierfür sind die Telomeren, abschließende DNA-Strukturen an den Enden der Chromosomen mit charakteristischen Wiederholungssequenzen. Sie schützen die Chromosomenenden vor Degeneration, Fusion mit anderen Chromosomen etc. Mit jeder Zellteilung geht ein Abschnitt der DNA-Struktur des Telomers verloren, das heißt, die Chromosomenenden (Telomeren) verkürzen sich. Erreicht die Verkürzung einen kritischen Punkt, so ist die Seneszenzphase und damit das Ende für weitere Zellteilungen erreicht. Die Zelle hat das Ende der durch die primäre Telomerenlänge und deren Verkürzungen vorgegebenen Lebensspanne erreicht. Es gibt deutliche Hinweise darauf, dass durch oxidativen Stress die Verkürzungsrate der Telomeren erhöht und folglich das Hayflick-Limit früher erreicht wird [60].

Vereinfacht bezeichnet man die **Telomeren** auch als die „innere biologische Uhr" lebender Organismen, da sie sich bei jeder Zellteilung verkürzen, bis eine kritische Länge erreicht ist. Ab diesem Zeitpunkt setzt, da keine weitere Teilung mehr erfolgt, die Seneszenz der Zelle ein. Es konnte gezeigt werden, dass eine kritische Verkürzung der Telomeren das Risiko der kardiovaskulären Mortalität und von entzündlichen Komplikationen steigert. Die Telmorenverkürzung, gemessen an Leukozyten, wiederum wird begünstigt durch Rauchen und Adipositas, bekannten Risikofaktoren kardiovaskulärer Erkrankungen [81].

Während die „Theorie der freien Radikale" zunehmend durch neue Befunde gestützt wird, gibt es auch tierexperimentelle Befunde über den **Einfluss weiterer Ernährungsfaktoren** auf den Alterungsprozess.

So konnte im Tiermodell gezeigt werden, dass sich die mit zunehmendem Lebensalter **abnehmende T-Zell-vermittelte Immunfunktion** durch eine Verringerung der Energiezufuhr verzögern lässt. Dieser Effekt wird auf eine verminderte Freisetzung proinflammatorischer Zytokine und bestimmter Wachstumsfaktoren unter hypokalorischer Ernährung erklärt.

Darüber hinaus konnte unter einer energiereduzierten Ernährung im Vergleich zur Ad-libitum-Fütterung bei älteren Tieren eine **Änderung der Lipidzusammensetzung in der Zellmembran** verhindert werden. Die mit zunehmendem Lebensalter nachweisbare Zunahme an Arachidonsäure und Cholesterin in der Zellmembran geht mit einer Abnahme der **Membranfluidität** einher, eine Änderung, die wiederum die Funktion insbesondere von Zellen des Immunsystems beeinträchtigt. Zusätzlich dient **Arachidonsäure** als Substrat für die Synthese von Prostaglandin E_2, einem Eicosanoid mit einer immunsuppressiven Wirkung.

Die Tatsache, dass sich die Lebensdauer von Mäusen unter hypokalorischer Ernährung durch Ersatz von Maiskeimöl durch Fischöl signifikant verlängern lässt, stützt die Bedeutung der Lipidkomponente in Zellmembranen [22].

Aufgrund tierexperimenteller Untersuchungen gibt es Hinweise darauf, dass der Alterungsprozess auch durch Optimierung der **Zufuhr weiterer Nährstoffe,** wie beispielsweise von Zink, verzögert werden kann. Nachdem wissenschaftliche Befunde zunehmend die Bedeutung intestinaler Mikroorganismen für Funktionen des menschlichen Organismus belegen und mit **Probiotika** und **Präbiotika** eine Modifikation der Intestinalflora möglich ist (➤ Kap. 1.10.3 und ➤ 2.2.3), wird auch ein Einfluss der Darmflora auf den Alterungsprozess diskutiert. Dies betrifft insbesondere die mit zunehmendem Lebensalter abnehmende Zahl an Bifidobakterien und Zunahme an Clostridium perfringens (➤ Abb. 1.37). Hierdurch wird die Putreszenz (bakterieller Proteinabbau) im Kolon und damit die Bildung toxischer Abbauprodukte begünstigt. Diesen toxischen Substanzen kommt möglicherweise eine Bedeutung bei der Alterung zu. Durch orale Gabe verschiedener präbiotisch wirkender Oligosaccharide lässt sich das Keimspektrum wieder zugunsten der Bifidobakterien verschieben und so die Putreszenz reduzieren [49].

Die genannten, überwiegend tierexperimentellen Befunde, geben wertvolle Hinweise auf mögliche dem Alterungsprozess zugrunde liegende Mechanismen. Da sich entsprechende Langzeitversuche am Menschen nicht realisieren lassen, interessieren sog. Surrogat-Biomarker für die Langlebigkeit, wie sie im Biosphere-2-Experiment und weiteren Studien, bei denen Versuchspersonen über 2 bis 6 Jahre die Energiezufuhr deutlich reduzierten, gemessen wurden. Unter diesen Bedingungen kam es zu einer signifikanten Verringerung kardiovaskulärer Risikofaktoren, des Blutdrucks, von Entzündungsmarkern, Nüchtern-Glucose- und Insulinkonzentrationen im Plasma, der Körpertemperatur, der Schilddrüsenfunktion etc. Weiterhin kam es zu Verbesserungen der kardialen Funktion (Lit. bei [21]).

Gegen eine Bedeutung dieser unter Bedingungen einer reduzierten Energiezufuhr gemessenen Surrogat-Parameter für die maximale Lebenserwartung des Menschen sprechen Studien, die zeigen, dass ein geringes Übergewicht (BMI 24–27) bei Männern über 50 Jahre und ab dem 70. Lebensjahr von 30–35 BMI das Mortalitätsrisiko nicht erhöht (Lit. bei [76]).

Da viele Befunde für die eingangs genannte „Theorie der freien Radikale" als Ursache des Alterungsvorgangs sprechen, lag es nahe, anzunehmen, eine **Supplementierung mit Antioxidanzien** würde die Lebenserwartung positiv beeinflussen. Gegen einen solchen positiven Einfluss spricht das Ergebnis einer umfangreichen Metaanalyse von 68 randomisierten

Studien, einschließlich solchen zur Primär- und Sekundärprävention. Es ergab sich sogar ein Hinweis darauf, dass die Gabe von β-Carotin sowie der Vitamine A und E die Mortalität steigern, während sich dieser negative Effekt bei Gabe von Vitamin C und Selen nicht fand [71].

Während Einflüsse der Ernährung auf den sehr komplexen Vorgang des Alterns in erster Linie von wissenschaftlichem Interesse sind, kommt es in der Praxis darauf an, den im Alter häufigen **ernährungsabhängigen Erkrankungen** Diabetes mellitus, arteriosklerotische Gefäßerkrankungen, Hypertonie etc. **vorzubeugen** und durch Vermeidung von Ernährungsdefiziten die körperliche und geistige Leistungsfähigkeit zu erhalten.

> „The goal in life is to die young … as late as possible."
> (Ashley Montagu)
> (Das Ziel im Leben ist es, jung zu sterben … aber so spät wie möglich.)

2.3.2 Mangelernährung im Alter

Häufigkeit

Mit zunehmendem Lebensalter steigt das Risiko einer Mangelernährung. **Ursache** einer Mangelernährung kann sowohl eine defizitäre Energiezufuhr, gefolgt von einer Reduktion der Fettdepots und folglich Abnahme des Körpergewichtes als auch ein Defizit an essentiellen Nährstoffen bei adäquater Energiezufuhr und damit im Normbereich liegendem Körpergewicht sein.

Zur Häufigkeit der Mangelernährung bei Senioren stellt ein internationales Experten-Meeting fest [70]: „Bedingt durch unterschiedliche Definitionen, finden sich in der Literatur divergierende Angaben zur Prävalenz der Mangelernährung im Alter. Es besteht Konsens, dass die Größenordnung bei unabhängig lebenden, gesunden Senioren 0–10% und bei Senioren im Krankenhaus oder Altenheim 40–60% beträgt. Die Prävalenz und das Risiko für eine Mangelernährung im Alter sind dabei proportional zum Ausmaß der Multimorbidität, der Immobilität und der Abhängigkeit von unterstützenden Personen."

Der Begriff **Mangelernährung** beschreibt in der Geriatrie die Tatsache einer defizitären Energie- und Nährstoffversorgung im Hinblick auf ungünstige klinische Konsequenzen. Die Prävalenz der Mangelernährung im Alter steigt mit dem Schweregrad der Erkrankung und der Immobilität.

Im **Ernährungsbericht der DGE 2000** wird über Ergebnisse einer bundesweiten Erhebung zum Ernährungszustand bei Senioren /-innen berichtet [82]. Erfasst wurden insgesamt 1550 Personen der Durchschnittsbevölkerung. Mittleres Lebensalter der Männer 72,2 ± 6,1 Jahre, der Frauen 74,2 ± 6,9 Jahre. Wesentliche Ergebnisse der Studie sind: Bei Männern fand sich eine mittlere tägliche Proteinzufuhr von ca. 90 g und bei Frauen von ca. 80 g. Das entspricht, bezogen auf das Körpergewicht ohne Geschlechtsunterschied, einer täglichen Proteinzufuhr (Median) von 1,2 g pro kg Körpergewicht. Hoch war weiterhin die mittlere tägliche Fettzufuhr. Der Median lag für Männer bei 85 und für Frauen bei 79 g pro Tag. Der Richtwert von 30 g Ballaststoffen pro Tag wurde nur von etwa drei Viertel der Senioren erreicht. Aus der Gruppe der Mikronährstoffe lag die mediane Zufuhrmenge, insbesondere von Vitamin D, Folsäure und Calcium, häufig unterhalb der empfohlenen Zufuhrmenge. Abschließend weisen die Autoren darauf hin, dass die erhobenen Daten nur für noch weitgehend selbstständig lebende, mobile Senioren/-innen gelten und nicht auf die Ernährungssituation von pflegebedürftigen alten Menschen zutreffen.

Eine Mangelernährung findet sich mit zunehmendem Lebensalter häufiger.

Seiler [80] weist aufgrund von Daten aus der Literatur und eigenen Untersuchungen darauf hin, dass sich im Vergleich mit zu Hause lebenden „gesunden" Betagten bei geriatrischen Patienten in **Akut-Krankenhäusern und Pflegeheimen** eine Mangelernährung in bis zu 60% der Fälle wesentlich häufiger findet. (Es wird darauf hingewiesen, dass solche zusammenfassenden Aussagen wegen fehlender einheitlicher Standardisierung der Malnutritionsdiagnostik schwierig sind). Festgestellt wird, dass das Unterschreiten einer Mindestkalorienzufuhr bei typischerweise geringer Nährstoffdichte der Mahlzeiten Betagter der Hauptgrund für ein Defizit an essentiellen Nährstoffen ist. Die geringe Energiezufuhr wiederum ist Folge des im Alter niedrigen Bedarfs, der verminderten Mobilität, von Schwierigkeiten beim Essen, Kauen, Einkaufen und Zubereiten, weiterhin mitbedingt durch Armut, Vereinsamung, Depressionen etc.

In einer Querschnittsuntersuchung von 300 über 75-jährigen Patienten bei Aufnahme ins Krankenhaus in Heidelberg wurde aufgrund des Body-Mass-Index als Parameter des Ernährungszustandes festgestellt, dass 57% der Frauen und 60% der Männer untergewichtig waren. Die **Serum-Konzentrationen von Gesamtprotein, Albumin, retinolbildendem Protein und Transferrin** waren jeweils bei über 20% der Patienten erniedrigt. Bei zwei Dritteln lag mindestens einer von fünf untersuchten **Vitamin-Blutwerten** unterhalb des Bereiches für eine befriedigende Versorgung. Besonders häufig waren die Serum-Konzentrationen von Vitamin A und C erniedrigt [61].

Ursachen und Diagnostik der Mangelernährung

Die **Ursachen der Mangelernährung** bei Senioren sind vielfältig und individuell unterschiedlich. Unterschieden werden muss zwischen einer Beeinträchtigung des Ernährungszustandes als Folge der physiologischen Alterungsvorgänge und als Folge der mit zunehmendem Lebensalter an Häufigkeit zunehmenden Erkrankungen. Zwischen beiden Faktoren bestehen fließende Übergänge und gegenseitige Abhängigkeiten.

Die Vielzahl der Faktoren, die bei Senioren mit zunehmendem Lebensalter einzeln oder in Kombination eine Mangelernährung begünstigen, ist in ➤ Abb. 2.14 dargestellt. Ursachen sind in erster Linie Folgen physiologischer Altersveränderungen und sozialer sowie finanzieller Probleme.

Physiologische Altersveränderungen, die eine Mangelernährung begünstigen sind:

1. Die **Altersanorexie (idiopathische Anorexie)**, die mit einer hochgradigen Einschränkung der Nahrungsaufnahme ohne ersichtliche organische oder psychische Ursache einhergeht. Eine wesentliche Ursache der sich entwickelnden Kachexie ist, wie bei der Kachexie als Folge maligner Tumoren oder AIDS, eine erhöhte Konzentration an proinflammatorischen Zytokinen wie Tumornekrosefaktor α, Interleukin 1 und 6 etc. Erhöht ist weiterhin die Konzentration des appetithem-

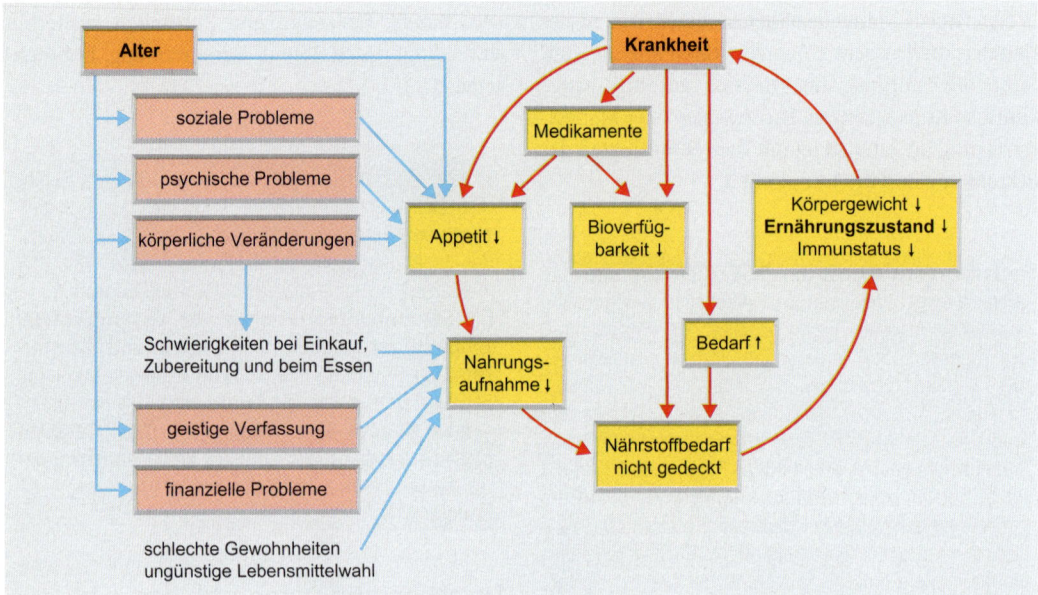

Abb. 2.14 Zusammenwirken einer Vielzahl von Faktoren beim Zustandekommen der Mangelernährung im Alter (nach Volkert et al. [85]).

menden intestinalen Hormons Cholecystokinin als Folge einer im Alter verminderten Clearance dieses Hormons.

2. **Reduziertes Durstempfinden** findet sich mit zunehmendem Lebensalter häufiger. Es resultiert eine unzureichende Wasseraufnahme. Ursache ist möglicherweise ein Sensitivitätsverlust der Osmorezeptoren. Die Gefahr einer Dehydratation wird zusätzlich erhöht durch eine im Alter häufig verringerte Nierenfunktion, gefolgt von einer gesteigerten Wasserdiurese (hypotoner Harn). Eine Erhebung an Senioren in der Bundesrepublik, die sich zu Hause versorgen, ergab bei 28% der jüngeren und 41% der älteren Senioren (75 bis 84 Jahre) eine unterhalb der Empfehlung liegende tägliche Wasserzufuhr [85]. Als Faustregel gilt eine Wasserzufuhr von mindestens 1,5 l / Tag. Ein Referenzwert von > 30 ml / kg Körpergewicht gilt für Senioren mit Appetitlosigkeit, deren Verzehr von Lebensmitteln, die normalerweise wesentlich zur Flüssigkeitsversorgung beitragen, wie Obst und Gemüse, gering ist.

3. **Chemosensorische Funktionen (Riechen und Schmecken)** können im Alter verringert sein. Riechstörungen nehmen mit zunehmendem Alter zu. Sie lassen sich bei etwa 60% der 65- bis 80-Jährigen und etwa 75% der über 80-Jährigen nachweisen. Ursachen der im Alter häufig reduzierten olfaktorischen und auch gustatorischen Sinnesleistungen sind insbesondere physiologische Alterungsprozesse an den sensorischen Organen bzw. den nervalen zum Gehirn ziehenden Bahnen. Die Sensitivität zur Wahrnehmung der vier Geschmacksqualitäten kann in unterschiedlichem Ausmaß verringert sein. Die Wahrnehmung süßer Stimuli bleibt bis ins hohe Alter am ehesten erhalten. Die genannten Störungen der Chemosensorik können das Ernährungsverhalten und somit das Risiko einer Mangelernährung im Alter mit beeinflussen.

4. **Nährstoffbedarf im Alter:** Der Bedarf an essentiellen Nährstoffen ist im mittleren und höheren bzw. hohen Lebensalter gleich. Da sich jedoch der Grundumsatz und damit der Energiebedarf etwa ab dem 25. Lebensjahr kontinuierlich verringert (> Kap. 1.1), sind im Alter, um einem Defizit vorzubeugen, Lebensmittel mit relativ hoher Nährstoffdichte zu bevorzugen.

Zu einer immer wieder diskutierten klinisch relevanten, altersbedingten Funktionseinbuße von Pankreas und Dünndarm, gefolgt von einer verminderten Nährstoffausnutzung, kommt es nicht. Sowohl die **Digestions**- als auch die **Resorptionsorgane** verfügen, wie Untersuchungen an Patienten mit ausgedehnten Dünndarm- und Pankreasresektionen zeigen, über eine **sehr hohe Reservekapazität.**

Obwohl das Pankreas ab dem 60. Lebensjahr deutliche degenerative Veränderungen aufweist und sowohl die Bikarbonat- als auch die Enzymsekretion nachlassen, ist die Ausnutzung von Fett, Eiweiß und Kohlenhydraten nicht reduziert. Das Gleiche gilt für die fettlöslichen Vitamine und die Carotinoide. Niedrige Plasma-Konzentrationen sind folglich nach Ausschluss einer organischen Erkrankung der Verdauungsorgane durch unzureichende Aufnahme mit der Nahrung bedingt.

Eine Ausnahme macht das **Vitamin D**, dessen Bedarf häufig nicht optimal gedeckt ist. Zwar kommt auch hier der im Alter oft geringen Zufuhr mit der Nahrung die entscheidende Bedeutung zu. Das Defizit resultiert jedoch auch aus der mit zunehmendem Lebensalter **geringer werdenden Vitamin-D-Synthese** aus pflanzlichen Vorstufen in der Haut und einer **geringeren Resorption** (➤ Kap. 1.7).

Die **Ursache** der verminderten Resorption ist unbekannt [6]. Eine im Alter vergleichsweise geringe Vitamin-D-Synthese in der Haut und damit größere Abhängigkeit von der oralen Zufuhr von Vitamin D_3 wird noch durch die oft **geringe Sonnenlichtexposition** alter Menschen verstärkt (➤ Kap. 1.7).

Dass die zur optimalen **Osteoporoseprophylaxe** erforderliche Versorgung mit Vitamin D und Calcium bei großen Teilen der Bevölkerung nicht gegeben ist, zeigt das Ergebnis einer prospektiven placebokontrollierten Studie an 176 Männern und 213 Frauen, sämtlich über 65 Jahre alt. Unter Supplementation mit 500 mg Calcium und 700 IU Vitamin D_3 kam es während einer Beobachtungszeit von drei Jahren im Vergleich zur Placebogruppe sowohl zu einer signifikanten Verbesserung der Knochendichte als auch zu einer Abnahme der nicht vertebralen Frakturen. Bei der gewählten Versuchsanordnung lässt sich nicht entscheiden, ob der Ausgleich eines Defizits an Calcium, an Vitamin D oder an beiden Nährstoffen für den positiven Effekt verantwortlich ist [14].

Ein **Vitamin-B_{12}-Mangel** findet sich in etwa 40% bei betagten Kranken. Die Folge können neurologische und psychiatrische Erkrankungen und Störungen sein [80]. Neben einem nutritiven Mangel ist eine im Alter häufige atrophische Gastritis die Ursache. Die atrophische Gastritis ist entweder autoimmunologisch oder durch Helicobacter-pylori-Infektion bedingt.

Höheres Lebensalter bedeutet vermehrten Befall der Magenschleimhaut mit Helicobacter pylori – in Mitteleuropa mehr als 50% ab dem 50. Lebensjahr – und hierdurch bedingt Entwicklung einer chronischen Gastritis (Gastritis B) mit Sub- und Anazidität sowie verminderter Intrinsic-Faktor-Produktion (➤ Kap. 1.7.2). Sub- und Anazidität des Magens gehen mit einer verminderten Ausnutzung des proteingebundenen Vitamins B_{12} einher.

Der **Proteinbedarf** Erwachsener wird unabhängig vom Lebensalter mit 0,8 g / kg Körpergewicht angegeben. In den D-A-CH-Referenzwerten 2000 wird bereits darauf hingewiesen, dass der Bedarf nach dem 65. Lebensjahr möglicherweise höher liegt, eine Annahme, die durch neuere Untersuchungen gestützt wird. Eine relativ kurzfristige inadäquate Proteinzufuhr im höheren Lebensalter führt bereits zu morphologischen und funktionellen Veränderungen an der Skelettmuskulatur. Dieser Verlust fördert die mit der Sarkopenie einhergehenden Folgen.

Bei Männern und Frauen, die während 12 Wochen die empfohlene Eiweißmenge von 0,8 g / kg Körpergewicht aufnahmen, kam es bereits zu einer Abnahme der fettfreien Körpermasse. Bei alten Frauen wurde bei einer Zufuhr von 0,45 g Protein / kg Körpergewicht während 10 Wochen die fettfreie Körpermasse verringert, die Skelettmuskulatur atrophierte, die zelluläre Immunantwort unter Stress war reduziert etc. (Lit. bei [83]).

Diagnostik der Mangelernährung im Alter

Die Mangelernährung, d.h. eine defizitäre Energie- und/oder Nährstoffversorgung, im Alter früh zu erkennen und eine entsprechende Therapie einzuleiten, ist, da in dieser Lebensphase als Folge sehr früh wichtige Körperfunktionen beeinträchtigt werden können, von großer praktisch-klinischer Bedeutung.

Leicht zugängliche Informationen und Parameter sind das **Körpergewicht** und die **Ernährungsanamnese.** Nach einer Definition der WHO gilt ein BMI von < 18,5 kg / m^2 als Untergewicht. Bei älteren Personen sollte bereits ein unbeabsichtigter Gewichtsverlust auf einen BMI-Wert unter 20 kg / m^2 beachtet werden. Die Ernährungsanamnese, u.U. ergänzt durch ein Ernährungsprotokoll, muss oft durch Angaben von Angehörigen ergänzt oder bestätigt werden. Bei Hinweisen auf Intoleranzen als Ursache einer reduzierten Nahrungsaufnahme, sind Angaben zur Einnahme von Medikamenten zu berücksichtigen.

Internistische und neurologisch-psychiatrische Erkrankungen, wie z.B. Malignome, eine diabetische Gastroparese, Depressionen etc., sind auszuschließen.

Während die genannten Daten und Befunde in der Mehrzahl der Fälle zur Abklärung bei ambulanter Betreuung ausreichen, können aufwändigere Verfahren unter stationären Bedingungen ergänzt werden.

Der Schweregrad einer Mangelernährung äußert sich in einer Reihe von der Norm abweichender laborchemischer Parameter. Die wichtigsten sind in ➤ Tabelle 2.3 zusammengestellt.

Als derzeit wichtigstes Screening-/Assessmentverfahren für die Mangelernährung in der Geriatrie ist das **Mini Nutritional Assessment (MNA)** (➤ Tab. 2.4) anzusehen [70]. Es gliedert sich in zwei Teile: In eine Kurzfassung, bestehend aus 6 Fragen, sowie eine Langfassung, ergänzt durch weitere 12 Fragen. Diese erfassen Aspekte der Ernährung, der Selbsteinschätzung, der allgemeinen Lebensumstände sowie anthropometrische Größen. Jede Antwort erhält einen Punktwert. Die Summe aller Antworten ergibt den Gesamtscore.

Die Durchführung der Kurzfassung empfiehlt sich für den ambulanten Bereich. Wird ein Score von 12 unterschritten, schließt sich die Langfassung an. Im Pflegeheim- und Krankenhausbereich sollte aufgrund der hohen Prävalenz der Mangelernährung grundsätzlich das komplette Assessment verwendet

werden. Dessen Ergebnis unterscheidet Personen mit normalem Ernährungszustand (≥ 24 Punkte), solche mit einer Gefährdung für eine Mangelernährung (17–23,5 Punkte) und solche mit manifester Mangelernährung (< 17 Punkte).

Angaben zu weiteren Möglichkeiten und Methoden zur Erfassung einer Mangelernährung finden sich in den „DGEM-Leitlinien Enterale Ernährung: Ernährungsstatus" [74].

Prophylaxe und Therapie der Mangelernährung im Alter

Soweit möglich, sind die genannten Ursachen einer Mangelernährung im Alter – die sich, wie in ➤ Abb. 2.14 dargestellt, gegenseitig negativ beeinflussen können – bei der Auswahl der Lebensmittel und der Zusammenstellung der Mahlzeiten zu berücksichtigen.

Da, wie bereits besprochen, abgesehen von Vitamin D, der Bedarf an essentiellen Nährstoffen im höheren und mittleren Lebensalter identisch ist, sich die verzehrte Nahrungsmenge aus den verschiedensten Gründen jedoch mit zunehmendem Lebensalter quantitativ und meist auch qualitativ ändert, muss auf eine **höhere Nährstoffdichte** geachtet werden. Nur so ist eine optimale Deckung des Bedarfes an Protein, Vitaminen, Mineralstoffen und Spurenelementen zu gewährleisten.

Gelingt es nicht, mit herkömmlichen Lebensmitteln den Bedarf an Energie und essentiellen Nährstoffen zu decken, so sind Zwischenmahlzeiten in Form **energie- und nährstoffreicher Mixgetränke** oder industriell hergestellter **Formuladiäten** (Trinknahrungen) hilfreich.

Klinische Studien belegen, dass eine Vielzahl der im höheren Lebensalter häufigen Erkrankungen und

Tab. 2.3 Laborparameter in Abhängigkeit vom Grad der Mangelernährung (nach Seiler [80]).

	Malnutritionsgrade			
	Norm	Mild	Mäßig	Schwer
Albumin g / l	45–35	35–32	31–28	< 28
Transferrin g / l	3,0–2,5	2,5–1,5	1,8–1,5	< 1,5
Präalbumin mg / l	300–150	150–120	120–100	< 100
Lymphozyten / mm^3	5000–1500	1800–1500	1500–900	< 900
Serum-Zink mmol / l	10,7–22,9	9,0–10,6	8,9–7,0	< 7,0

Tab. 2.4 Mini Nutritional Assessment (MNA).

	Teil 1 (Screening)	Punkte
1	Hat der Patient einen verminderten Appetit? Hat er während der letzten 3 Monate wegen Appetitverlust, Verdauungsproblemen, Schwierigkeiten beim Kauen oder Schlucken weniger gegessen (Anorexie)?	0 = schwere Anorexie 1 = leichte Anorexie 2 = keine Anorexie
2	Gewichtsverlust in den letzten 3 Monaten?	0 = Gewichtsverlust > 3 kg 1 = weiß es nicht 2 = Gewichtsverlust zwischen 1 und 3 kg 3 = kein Gewichtsverlust
3	Mobilität / Beweglichkeit	0 = vom Bett zum Stuhl 1 = in der Wohnung mobil 2 = verlässt Wohnung
4	Akute Krankheit oder psychischer Stress während der letzten 3 Monate?	0 = ja 2 = nein
5	Psychische Stadien	0 = schwere Demenz oder Depression 1 = leichte Demenz oder Depression 2 = keine Probleme
6	Körpermassenindex (Body-Mass-Index, BMI: Körpergewicht $\div$ (Körpergröße)^2, in kg / m^2)	0 = BMI < 19 1 = BMI > 19 < 21 2 = BMI > 21 < 23 3 = BMI $\geq$ 23
	Teil 1: Ergebnis Screening (max. 14 Punkte)	12–14 Punkte: normaler Ernährungszustand (nicht notwendig Teil 2 auszufüllen) bis 11 Punkte: Risiko einer Mangelernährung (mit Teil 2 fortfahren)
	Teil 2 (Assessment)	Punkte
7	Wohnsituation: Lebt der Patient unabhängig zu Hause?	0 = nein 1 = ja
8	Medikamentenkonsum: Nimmt der Patient mehr als 3 Medikamente (pro Tag)?	0 = nein 1 = ja
9	Hautprobleme: Schorf oder Druckgeschwüre?	0 = nein 1 = ja
10	Mahlzeiten: Wie viele Hauptmahlzeiten isst der Patient pro Tag? (Frühstück, Mittag- und Abendessen)	0 = 1 Mahlzeit 1 = 2 Mahlzeiten 2 = 3 Mahlzeiten
11	Lebensmittelauswahl: Isst der Patient: • mindestens einmal pro Tag Milchprodukte? ja / nein • mindestens ein- bis zweimal pro Woche Hülsenfrüchte oder Eier? ja / nein • jeden Tag Fleisch, Fisch oder Geflügel? ja / nein	0,0 = wenn 0- oder 1-mal „ja" 0,5 = wenn 2-mal „ja" 1,0 = wenn 3-mal „ja"
12	Isst der Patient mindestens zweimal pro Tag Obst oder Gemüse?	0 = nein 1 = ja
13	Wie viel trinkt der Patient pro Tag? (Wasser, Saft, Kaffee, Tee, Wein, Bier etc.)	0,0 = < 3 Gläser / Tassen 0,5 = 3–5 Gläser / Tassen 1,0 = > 5 Gläser / Tassen
14	Essensaufnahme mit / ohne Hilfe	0 = braucht Hilfe beim Essen 1 = isst ohne Hilfe, aber mit Schwierigkeiten 2 = isst ohne Hilfe, keine Schwierigkeiten

Tab. 2.4 Mini Nutritional Assessment (MNA). (Forts.)

	Teil 2 (Assessment)	Punkte
15	Glaubt der Patient, dass er gut ernährt ist?	0 = schwerwiegende Unter- / Mangelernährung 1 = weiß es nicht oder leichte Unter- / Mangelernährung 2 = gut ernährt
16	Im Vergleich mit gleichaltrigen Personen schätzt der Patient seinen Gesundheitszustand folgendermaßen ein:	0,0 = schlechter 0,5 = weiß es nicht 1,0 = gleich gut 2,0 = besser
17	Oberarmumfang (OAU in cm)	0,0 = OAU < 21 0,5 = OAU > 21 < 22 1,0 = OAU > 22
18	Wadenumfang (WU in cm)	0 = WU < 31 1 = WU ≥ 31
	Teil 2: Ergebnis Assessment (max. 16 Punkte	
	Teil 1: Ergebnis Screening	
	Gesamt-Assessment-Index (max. 30 Punkte)	24–30 Punkte: kein erhöhtes Risiko 17–23,5 Punkte: Risiko einer Mangelernährung < 17 Punkte: schlechter Ernährungszustand / Mangelernährung

Komplikationen durch eine Optimierung des Ernährungszustandes vermieden oder geheilt werden können. Dies gilt beispielsweise für **Durchliegegeschwüre (Dekubitus)**. Eine ausreichende Versorgung mit Protein, Vitaminen und Spurenelementen, insbesondere Zink, unterstützen die Abheilung [11].

Da ein ungünstiges Lipoproteinprofil auch im hohen Alter bei beiden Geschlechtern die kardiovaskuläre Morbidität und Mortalität erhöht, sind die entsprechenden diätetischen und – falls erforderlich – medikamentösen Maßnahmen auch in dieser Lebensphase fortzusetzen. Mögliche Verbesserungen der physischen und mentalen Leistung durch Supplementation von L-Carnitin ➤ Kap. 1.3.8.

Folgen der Mangelernährung

Die physiologischen Reserven zur Regulation nehmen mit zunehmendem Alter ab. Dies bedeutet, wenn Menschen im höheren Alter erkranken oder ein Trauma erleiden, besteht die Gefahr, dass das Ausgangsniveau an körperlicher und geistiger Leistungsfähigkeit nicht wieder erreicht wird. Es entwickelt sich ein Zustand der Gebrechlichkeit. Aufgabe der Altersmedizin ist es, die physiologischen Reserven mit Hilfe regelmäßiger körperlicher Aktivität und optimaler Ernährung möglichst lange zu erhalten.

Mangelernährung und körperliche Inaktivität begünstigen mit zunehmendem Lebensalter die physiologische, altersbedingte **Abnahme der fettfreien Körpermasse,** v.a. der Skelettmuskulatur und des Knochengewebes.

Hieraus resultieren Schwäche, Gebrechlichkeit (engl.: „frailty") Beeinträchtigung der Mobilität, Erhöhung des Sturzrisikos, Beschleunigung der Osteoporoseentwicklung mit Steigerung des Frakturrisikos etc., Folgen, die wiederum die Voraussetzung für eine optimale Ernährung mindern.

Alternde Männer verlieren schneller als Frauen fettfreie Körpermasse, das heißt überwiegend Muskulatur. Folge dieser sog. Sarkopenie sind Gangunsicherheit und die bereits genannte erhöhte Sturzgefahr. Bevorzugt nimmt ein bestimmter Fasertyp im Muskel, die sog. Typ-II-Fasern, ab, die für schnelle Kontraktionen verantwortlich sind. In gewissem

Umfang lässt sich die Sarkopenie, deren Ursache nur unvollständig bekannt ist, durch Training und optimale Ernährung verzögern.

An Bewohnern eines Altenheimes konnte durch **regelmäßiges Krafttraining** in Verbindung mit Ernährungsintervention bereits nach 10 Wochen eine Vergrößerung der Muskelmasse und -kraft, gefolgt von einer höheren Gangsicherheit, höherer Spontanaktivität etc. gezeigt werden [23]. Charakteristisch für das höhere Lebensalter ist insbesondere der Muskelschwund an den Extremitäten bei vermehrter Depotfettbildung am Stamm. Im Gesicht kommt es im Bereich der Schläfen und Wangen zum Abbau von Fett. Die Folge ist eine für das Alter typische Veränderung des Gesichtsausdruckes, die einen schlechten Ernährungszustand vortäuschen kann.

Bei Hochbetagten wird wie besprochen eine optimale Energie- und Nährstoffversorgung zunehmend durch Vereinsamung, begleitende Erkrankungen, die Einnahme von Medikamenten, Depressionen, kognitive Defizite, Kau- und Schluckstörungen, Beeinträchtigung des Geschmacks- und Geruchssinnes etc. beeinträchtigt. Das Durstgefühl als Regulator des Wasserbedarfes ist vermindert, sodass die erforderliche Trinkmenge von 1,5 bis 2 Liter pro Tag nicht erreicht wird.

Wie bereits erwähnt, begünstigt Mangelernährung bei bettlägerigen betagten Personen die Entstehung eines **Dekubitus.** Diese Durchliegegeschwüre (Druckgeschwüre) entwickeln sich bei unsachgemäßer Lagerung überwiegend in der Sakralregion und an den Fersen. Fördernd wirken eine unzureichende Energiezufuhr, ein Proteindefizit, ein Mangel an Vitamin A, C, bestimmten B-Vitaminen, Eisen und Zink. In einer Studie lag die Dekubitushäufigkeit unter einer täglichen Energiezufuhr von 1500 kcal bei 4,5%, unter 1000 kcal jedoch bei rund 58%.

Von großer Bedeutung ist weiterhin das häufige Defizit an Zink. Ein Mangel an dem als Cofaktor vieler Enzymsysteme wichtigen Spurenelement wirkt negativ auf den Bindegewebsstoffwechsel, die Wundheilung, Zellteilung etc. [63].

➕ 002 Literatur

3

Erkrankungen der Gastrointestinalorgane*

3.1 Nahrungsmittelintoleranz

Der **gesunde Organismus** hat die Fähigkeit:
- Nahrung zu verdauen
- Nährstoffe zu resorbieren
- Nährstoffe auf dem Blut- und Lymphwege abzu-transportieren
- Nährstoffe dem Bedarf entsprechend auf verschiedenen Stoffwechselwegen in körpereigene Substanzen umzuwandeln oder für die Energiegewinnung abzubauen
- anfallende Stoffwechselendprodukte zu entgiften und auszuscheiden.

Hierbei werden mit Hilfe verschiedener Regulationsmechanismen Körpergewicht und Zusammensetzung der Blut- und Gewebsflüssigkeit weitgehend konstant gehalten.

All diese Vorgänge sind, solange der Bedarf an essentiellen Nährstoffen gedeckt ist, in einem relativ weiten Bereich durch unterschiedlich hohe Nährstoffaufnahme und wechselnde Nährstoffrelation **belastbar,** ohne dass schädigende Nebenwirkungen auftreten.

Beispiele hierfür sind extreme Ernährungsgewohnheiten bei verschiedenen Völkern, wie:
- die sehr eiweiß- und fettreiche Kost der Eskimos
- die kohlenhydratreiche und fettarme Ernährung der Ostasiaten
- die ballaststoffreiche Ernährung vieler afrikanischer Bevölkerungsgruppen etc.

Sie führen weder zu Störungen des Stoffwechsels noch zu Erkrankungen.

Diese weite Spanne, die dem Gesunden zur Verfügung steht und die es ihm ermöglicht, die Menge und Relation der Nährstoffe in einem großen Bereich zu variieren, ohne Schaden zu nehmen, ist bei vielen **Erkrankungen** eingeengt, z.B.:

- die Proteinzufuhr bei Nieren- und Leberinsuffizienz
- die Kohlenhydratzufuhr bei Diabetes mellitus
- die Fettzufuhr bei der exkretorischen Pankreasinsuffizienz.

Durch ein **Anpassen der Nährstoffzufuhr** an die Restfunktion der erkrankten Organe oder an das Ausmaß einer Stoffwechselstörung können zusätzliche Schädigungen, so etwa eine Urämie oder ein Leberkoma bei der Nieren- und Leberinsuffizienz, eine Entgleisung des Diabetes mellitus oder eine Diarrhö, abdominelle Beschwerden etc. bei der exkretorischen Pankreasinsuffizienz vermieden werden.

Während bei den genannten Erkrankungen durch gezielte Dosierung von Nährstoffen therapeutische Effekte erzielt werden, werden andere Erkrankungen nur durch **einen einzigen Nahrungsbestandteil** ausgelöst und entsprechend auch durch Elimination bzw. Reduktion der auslösenden Substanz aus der Nahrung therapeutisch beeinflusst. Beispiele sind:
- die Milchzuckerunverträglichkeit (Lactasemangel)
- die gluteninduzierte Enteropathie.

Bei diesen Erkrankungen des Darms verschwinden die Symptome durch **Meiden einer bestimmten Substanz** völlig.

Bei Erkrankungen, die durch einen bestimmten Nahrungsbestandteil ausgelöst werden, spricht man von einer **spezifischen Nahrungsmittelintoleranz.**

Dieser spezifischen Form der Intoleranz muss die **unspezifische Nahrungsmittelintoleranz** gegenübergestellt werden. Darunter versteht man unbestimmte, bei verschiedenen Krankheiten nach Art und Ausmaß wechselnde Beschwerden, deren Kausalzusammenhang mit bestimmten Nahrungsbestandteilen schlecht zu objektivieren ist.

Nahrungsmittelintoleranzen sind Teil der großen Gruppe der Nahrungsmittelunverträglichkeiten (➤ Abb. 3.1). Unterschieden werden zunächst toxische Nahrungsmittelunverträglichkeiten, z.B. bei Verzehr von durch Bakterien- und Pilztoxine ver-

---

* Überarbeitet und aktualisiert von Dr. Walter Burghardt.

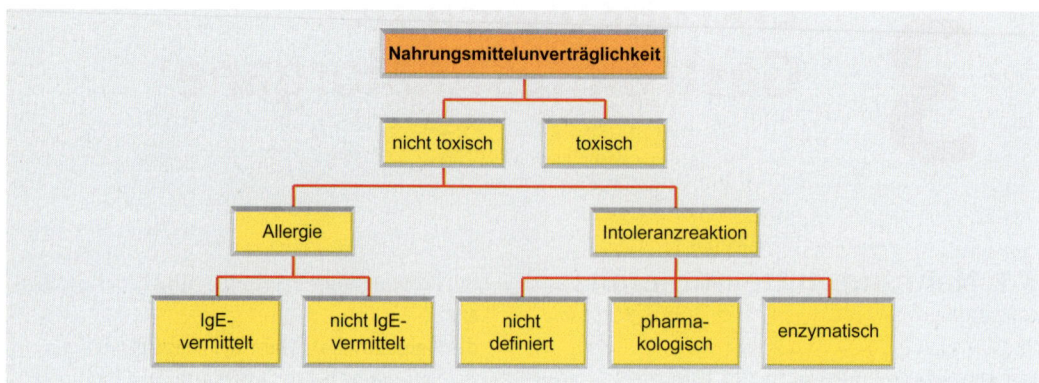

Abb. 3.1 Einteilung der Nahrungsmittelunverträglichkeit (nach European Academy of Allergology and Clinical Immunology 1995).

dorbenen Lebensmitteln, von nicht toxischen Nahrungsmittelunverträglichkeiten. Letztere wiederum unterteilen sich in immunologisch vermittelte Unverträglichkeiten (Allergien, IgE- und nicht IgE-vermittelt) und solche, die nicht immunologisch vermittelt sind. Für diese wird der Begriff Nahrungsmittelintoleranz verwendet, ursprünglich differenziert nach enzymatischen, pharmakologischen, pseudoallergischen und nicht definierten Ursachen.

Bei der **Beurteilung** solcher unspezifischer Intoleranzen, die sich meist als Völle- und Druckgefühl im Abdomen, Übelkeit, allgemeines Unbehagen, Durchfälle etc. äußern, ist es oft schwer zu entscheiden, inwieweit die angegebenen Beschwerden bedingt sind durch:

- Vorurteile gegenüber bestimmten Lebensmitteln und Speisen
- eine ängstliche Selbstbeobachtung oder schwer zu diagnostizierende Erkrankungen wie etwa die Nahrungsmittelallergie
- erzieherische, kulturelle und nationale Prägung.

Dass **Vorurteile gegen manche Lebensmittel,** Emotionen und psychische Faktoren zumindest in vielen Fällen am Zustandekommen unspezifischer Nahrungsmittelintoleranzerscheinungen beteiligt sind, gilt als erwiesen.

Die sich oft widersprechenden Ansichten über die Verträglichkeit von Lebensmitteln und Speisen und die hieraus resultierende Unsicherheit bei diätetischen Empfehlungen veranlassten die American Dietetic Association und die American Medical Association, ein Komitee, bestehend aus sechs führenden Gastroenterologen, zu berufen, um zu klären, welche Nahrungsmittel bei gastrointestinalen Erkrankungen Intoleranzerscheinungen hervorrufen und folglich in entsprechenden Diäten zu meiden sind.

Die genannten Mitglieder sichteten 18 Diätlehrbücher aus 18 verschiedenen Ländern und fanden, dass folgende Lebensmittel im Allgemeinen bei gastrointestinalen Erkrankungen wegen der **Gefahr von Unverträglichkeitserscheinungen** als ungeeignet deklariert sind: stark gewürzter Käse, Speck, Schinken, gewürztes Fleisch, Hülsenfrüchte, Rüben, Kohl, rohes Obst, warmes Brot, Kaffee, Tee, alkoholische Getränke, Gewürze und Soßen. In einigen Ländern wurden hingegen eine Reihe der genannten Lebensmittel nicht als „schwer verträglich" angesehen oder gar für eine leichte Kost empfohlen.

Wie **subjektiv** das ist, was wir schlechthin unter einer **leicht oder schwer verdaulichen Nahrung** verstehen, und wie wenig die unklaren, meist im Abdomen lokalisierten Beschwerden nach dem Genuss sog. schwerer Kost mit wirklich nachweisbaren gastrointestinalen Erkrankungen korrelieren, zeigte eine Reihe kritisch angelegter Untersuchungen.

So konnte an über 500 Personen mit abdominellen Beschwerden nach dem Genuss von ballaststoff- und fettreichen Speisen nachgewiesen werden, dass häufiger als im Allgemeinen angenommen, **Unverträglichkeitserscheinungen unabhängig von gastrointestinalen Erkrankungen** vorkommen. Unverträglichkeitserscheinungen fanden sich im vorliegenden Fall bei Gesunden gleich häufig wie bei Personen mit einer nachweisbaren Erkrankung im Gastrointestinaltrakt.

Aufgrund dieses und ähnlicher Befunde kann man nicht, wie es häufig geschieht, von Beschwerden nach dem Genuss bestimmter Speisen auf eine Erkrankung der Verdauungsorgane schließen.

Auch die große Bedeutung **psychischer Faktoren** beim Zustandekommen von Intoleranzerscheinungen konnte im exakten Versuch belegt werden.

Personen, die abdominelle Beschwerden nach dem Genuss von mit Fett zubereiteten Speisen angaben, erhielten eine Nahrungszubereitung mit einem Zusatz von hoch erhitztem Rinderfett oder Butter, ohne dass Art und Menge des Fettes durch Aussehen oder Geschmack hätten festgestellt werden können. Von der Gesamtgruppe (100%) wurden Unverträglichkeitserscheinungen nach dem Verzehr der fetthaltigen Speise nur in 8% angegeben, wobei die Zahl der Unverträglichkeitserscheinungen nach Gabe des als besonders schlecht verträglich geltenden erhitzten Rinderfettes gleich groß war wie nach dem Verzehr von Butter, einem wegen seiner Bekömmlichkeit bei Diätzubereitung bevorzugten Fett.

Dass sich die **üblichen Vorstellungen** über die **Beziehung zwischen Organerkrankung und Nahrungsmittelunverträglichkeit** bei exakten Nachuntersuchungen nicht bestätigen lassen, gilt auch für die Intoleranzerscheinungen nach dem Genuss von Fett, gebratenen Speisen etc. bei Gallensteinträgern.

Es gilt allgemein als gesichert und steht in den meisten Lehrbüchern der Inneren Medizin, dass die Fettunverträglichkeit ein sicherer Hinweis auf Gallenwegserkrankungen ist. Wiederholte Versuche, diese als gesichert geltende Beziehung zu beweisen, schlugen jedoch fehl.

Die ➤ Abbildungen 3.2 und ➤ 3.3 demonstrieren die Ergebnisse von Untersuchungen an 360 Patienten der Medizinischen Klinik Chemnitz. Die in ➤ Abb. 3.2 dargestellten Werte zeigen bei Personen mit und ohne Cholelithiasis an erster Stelle der beschwerdenauslösenden Nahrungsmittel Weißkraut, weiße Bohnen, gebratene Zwiebeln, tierisches Fett, gebratene Speisen, Steinobst und Kaffee. Bei Gallensteinträgern werden Beschwerden nicht häufiger angegeben als bei den Kontrollpersonen. Gebratene Speisen werden aufgrund dieser Befragung von Gallensteinträgern sogar signifikant besser toleriert (➤ Abb. 3.2).

Wurde ein Kollektiv von Gallensteinträgern mit einer Gruppe organisch Gesunder, bei denen die Diagnose funktionelle abdominelle Beschwerden gestellt worden war, verglichen, so ergab sich, wie ➤ Abb. 3.3 zeigt, bei der letztgenannten Gruppe eine signifikant höhere Rate an Intoleranzerscheinungen nach gebratenen Speisen, Steinobst und Kaffee.

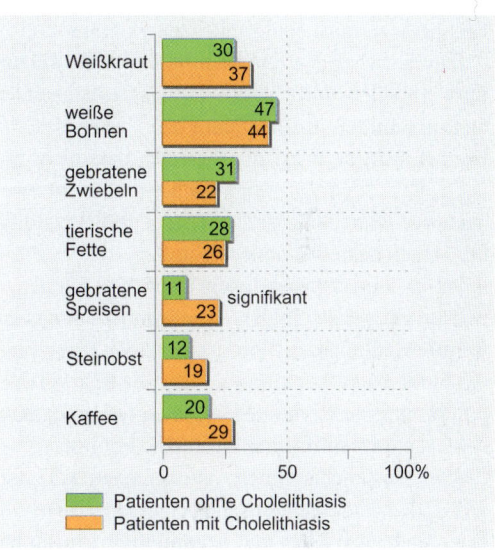

Abb. 3.2 Häufigkeit der Lebensmittelintoleranz bei Patienten mit und ohne Cholelithiasis in Prozent (nach Kurata [175]).

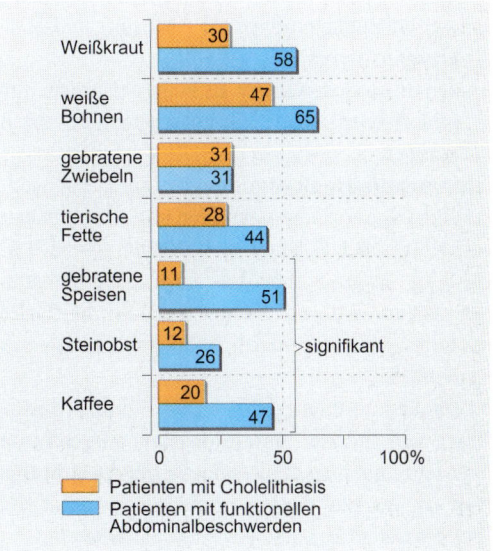

Abb. 3.3 Häufigkeit der Lebensmittelintoleranz bei Patienten mit Cholelithiasis und Patienten mit funktionellen Abdominalbeschwerden (nach Kurata [175]).

Es konnte durch Eliminations-, Reexpositions- und Place-boversuche gezeigt werden, dass psychische Ursachen beim Zustandekommen von Nahrungsintoleranzen wesentlich häufiger sind als echte objektivierbare Intoleranzen [79].

Welche Möglichkeiten gibt es, die **Entstehung unspezifischer Intoleranzerscheinungen** sowohl bei Gesunden als auch bei Kranken zu erklären?

Eine große Bedeutung kommt sicher der **Darmflora** und den unter ihrem Einfluss entstehenden **Spaltprodukten,** insbesondere den Darmgasen, zu. Hierbei muss berücksichtigt werden, dass nicht nur das Kolon, sondern, wenn auch weniger intensiv, auch der Dünndarm und bei Sub- und Anazidität der Magen bakteriell besiedelt sind.

Welch schwerwiegende, die Nährstoffausnutzung beeinträchtigende Folgen eine **unphysiologische Keimbesiedlung** des Dünndarms haben kann, zeigt das Blind-Loop-Syndrom (➤ Kap. 3.4.12), wobei es infolge einer bakteriell verursachten Dekonjugation der Gallensäuren zu einer Steatorrhö kommt.

Am Zustandekommen gastrointestinaler Beschwerden sind besonders die beim bakteriellen Abbau anfallenden **Gase** und **organischen Säuren** beteiligt. Sie lösen offenbar Missempfinden dadurch aus, indem sie:
- die Darmwand dehnen
- die Schleimhaut infolge pH-Änderung im Darmlumen irritieren
- den osmotischen Druck als Folge der Aufspaltung großmolekularer in kleinmolekulare Substanzen erhöhen.

Die **quantitative Bestimmung** der im Darm produzierten Gase ergab bei Gesunden unter nicht blähender Kost 17,6 ± 12,6 und bei blähender Kost 171,5 ± 92,0 ml Gas pro Stunde. Das Ausmaß der intestinalen Gasproduktion ist sowohl großen **individuellen** als auch großen **tageszeitlichen Schwankungen** unterworfen.

Da die intestinal gebildeten Gase zum Teil resorbiert und mit der Ausatmungsluft ausgeschieden werden, kann man durch **Analyse der Ausatmungsluft** das Ausmaß der Gasproduktion etwa mit Hilfe des Wasserstoffexhalationstestes quantifizieren.

Hierbei zeigte sich, dass z.B. nach dem Genuss von Bohnen die Höhe der **Wasserstoffkonzentration** in der Ausatmungsluft zeitlich mit dem Ausmaß der abdominellen Beschwerden – meist 3–4 Stunden nach dem Verzehr einsetzend – korreliert.

Entscheidend für das Ausmaß der intestinalen Gasproduktion ist weiterhin der Übertritt unzureichend genutzter Ingesta aus dem Dünn- in den Dickdarm und damit die Bereitstellung von Substrat für das Bakterienwachstum.

An Patienten mit einem Anus praeter naturalis konnte gezeigt werden, dass manche **Lebensmittel** einen so stark **laxierenden Effekt** haben, dass nach ihrem Genuss ein vermehrter Übertritt ungenügend ausgenutzter Nahrung vom Dünndarm in den Dickdarm angenommen werden muss. Dies konnte durch Analyse des aus dem Ileostoma austretenden Darminhalts, insbesondere nach dem Genuss mancher **Obst-** und **Gemüsearten** wie Pflaumen, Datteln, Rosinen, Aprikosen, Erdbeeren, Pfirsiche, Kohlgemüse und Bohnen gezeigt werden.

Ursache der vermehrten Gasproduktion nach dem Verzehr pflanzlicher Lebensmittel ist der z.T. hohe Gehalt an bis zu 100% bakteriell abbaubaren hochmolekularen Kohlenhydraten wie Pektin, resistenter Stärke etc. Bei ausgeprägter Gasproduktion muss auch eine Fructose-Sorbit-Malabsorption ausgeschlossen werden (➤ Kap. 3.4.9).

Jain u. Mitarb. [133] weisen auf eine Reihe in den USA erhältlicher Lebensmittel mit einem relativ hohen Sorbitgehalt hin (Orangenmarmelade 58 g / 100 g, Schokolade 33 g / 100 g, Erdbeermarmelade 60 g / 100 g etc.).

Für kohlenhydrathaltige Lebensmittel besteht eine unterschiedliche physiologische Malabsorption (➤ Tab. 3.1).

Mit der bereits erwähnten **gaschromatographischen Bestimmung** von Wasserstoff und Methan in der Ausatmungsluft ist es möglich, einen Einblick in das Ausmaß der intestinalen Gasproduktion zu bekommen. Aus experimentellen Untersuchungen ist bekannt, dass während 30 Minuten von dem im Kolon vorhandenen Wasserstoff bzw. Methan etwa 2% in die Blutbahn diffundieren und mit der Ausatmungsluft über die Lunge ausgeschieden werden [27].

➤ Abb. 3.4 demonstriert den Anstieg der Wasserstoffausscheidung mit der Ausatmungsluft nach Nahrungsaufnahme bei gesunden Versuchspersonen.

Tab. 3.1 Physiologische KH-Malabsorption (modifiziert nach Leiß [378]).

Kohlenhydrat	Menge (g)	Malabsorption (%)
Lactulose	10	100,0
Weißbrot	100	13,0
Weißbrot	50	3,4
Graubrot	50	13,2
Gerstenbrot	100	11,0
Gerstenbrot	50	9,6
Maisbrot	100	6,9
Kartoffeln	100	10,2
Kartoffeln	50	8,4
Reis	100	0,8
Bohnen	100	23,0
Hamburger	100	0,0

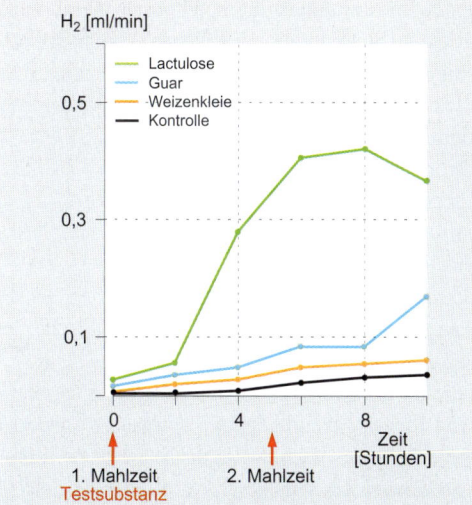

Abb. 3.4 Mittlere Wasserstoffausscheidung mit der Ausatmungsluft bei 11 gesunden Versuchspersonen. 1. Mahlzeit: ballaststofffreie Formeldiät (55 g Kohlenhydrate, 14 g Fett, 15 g Eiweiß) mit Zusätzen von: 10 g Lactulose, 10 g Guar bzw. 10 g Weizenkleie. 2. Mahlzeit: 33 g Kohlenhydrate, 45 g Fett, 22 g Eiweiß, 1 g Ballaststoffe (eigene, nicht veröffentlichte Befunde; Fritz u. Kasper 1984).

Abdominelle Unverträglichkeitserscheinungen nach dem **Verzehr von Pilzen** können in seltenen Fällen auch durch einen **Mangel an Trehalase** – einer Disaccharidase der Darmschleimhaut – bedingt sein. Der Zweifachzucker Trehalose findet sich, abgesehen von Pilzen, in keinem sonstigen Lebensmittel

(Bedeutung der intestinalen Gasbildung für abdominelle Beschwerden > Kap. 3.5.1.)

> Bei der **Beurteilung** der häufig geklagten **Flatulenz** muss berücksichtigt werden:
> • Bei verschiedenen Erkrankungen ist die intestinale Gasproduktion erhöht, und es treten vermehrt fermentierbare Substanzen in das Kolon über.
> • Lebensmittel mit hohem Gehalt an Sorbit und wasserlöslichen Ballaststoffen erhöhen die Gasbildung.
> Darüber hinaus gibt es auch eine Personengruppe, die bereits kleine Gasvolumina wahrnimmt (sog. **intestinale Hyperalgesie**).

Treten bei einer Erkrankung Lebensmittelintoleranzerscheinungen auf, so werden daraus häufig zwei **Fehlschlüsse** gezogen:
- Intoleranzerscheinungen stehen mit Sicherheit in einem Kausalzusammenhang zur Grundkrankheit. Dass dies nicht der Fall sein muss, demonstrieren die in den > Abbildungen 3.2 und > 3.3 dargestellten Befunde.
- Lebensmittel und Speisen, die Intoleranzerscheinungen in Form von abdominellen Missempfindungen, Blähungen, Übelkeit, Diarrhö etc. auslösen, beeinflussen auch die Grundkrankheit negativ.

Die Folge sind pauschale Verbotslisten.

Obwohl unspezifische Intoleranzerscheinungen nach den verschiedenen Erhebungen bei Erkrankungen der Gastrointestinalorgane nicht häufiger vorkommen als bei Gesunden, sollten Lebensmittel und Speisen, die erfahrungsgemäß oft abdominelle Missempfindungen verursachen, bei Erkrankungen des Gastrointestinaltraktes, die keiner gezielten diätetischen Behandlung zugänglich sind, gemieden werden. Diese Forderung erfüllt die sog. leichte Vollkost.

Fehlbeurteilungen von abdominellen Beschwerden nach der Nahrungsaufnahme waren zusammen mit mangelhafter Kenntnis über die gastroenterologischen Erkrankungen zugrunde liegenden pathophysiologischen und pathobiochemischen Mechanismen der Grund für viele Fehleinschätzungen beim diätisch-therapeutischen Vorgehen. Hieraus resultierten die bis Mitte der 70er Jahre des vorigen Jahrhunderts, aber zum Teil auch heute noch praktizierten **Schonkostformen** für Magen-, Darm-, Gallenwegs- und Lebererkrankungen. Ähnliche Fehlentwicklungen und Fehleinschätzungen gab es bei Stoffwechsel-, Nieren- und Herz-Kreislauf-Erkrankungen.

Neue wissenschaftliche Erkenntnisse veranlassten die „Deutsche Arbeitsgemeinschaft für Klinische Ernährung und Diätetik", heute „Deutsche Gesellschaft für Ernährungsmedizin", dazu, auf der Basis anerkannter exakter Fakten Vorschläge zur Rationalisierung der Diätetik in Form eines „Rationalisierungsschemas" zu formulieren und für die Ernährungstherapie und -prophylaxe in Klinik und Praxis vorzuschlagen. Das **Rationalisierungsschema** wurde in überarbeiteter Form 2004 letztmalig publiziert. Es gliedert sich in folgende Gruppen:

- **Vollkost** und **leichte Vollkost**
- **energiedefinierte Kostformen:** indiziert bei Adipositas sowie Stoffwechselstörungen (Diabetes mellitus Typ 2, Hyperlipoproteinämien, arterielle Hypertonie und Gicht), bei denen Übergewicht die Manifestation fördert, den Verlauf ungünstig beeinflusst und die in Kombination als metabolisches Syndrom imponieren
- **proteindefinierte Kostformen:** indiziert bei der Prävention oder Therapie urämischer Symptome und Verzögerung des Fortschreitens akuter oder chronischer Niereninsuffizienzen sowie Therapie chronischer Lebererkrankungen (bei diesen Erkrankungen sowie bei Bluthochdruck und Ödemen sind zudem elektrolytdefinierte Kostformen angezeigt)
- **Sonderdiäten:** gastroenterologische Diäten, Diäten bei speziellen Systemerkrankungen (Ernährungstherapie bei Rheumaerkrankungen, Ernährungstherapie bei Multipler Sklerose, ketogene Diät bei Epilepsie), seltene Diätformen (z.B. galaktosefrei, keimreduziert, kupferarm), diagnostische Diäten (z.B. Allergensuchdiät).

Die energie- und proteindefinierten Kostformen sowie die Sonderdiäten werden in den jeweiligen Kapiteln besprochen.

Ernährungstherapie

Leichte Vollkost

In keinem Teilgebiet der inneren Medizin ist es sowohl für den Patienten als auch für den Arzt so naheliegend, einen positiven Therapieerfolg mit speziellen Kostformen zu erwarten, wie in der Gastroenterologie.

Die Tatsache, dass die Gastrointestinalorgane direkt mit der aufgenommenen Nahrung in Kontakt kommen, ihre Funktion in der Verdauung und Resorption besteht und abdominelle Beschwerden häufig nach dem Verzehr spezieller Lebensmittel und Speisen auftreten, hat früher zu der kritiklosen Annahme geführt, der Verlauf jeder gastroenterologischen Erkrankung könne **mit einer** Diät positiv beeinflusst werden.

Auf der Basis dieser Vorstellung wurde die **Vielzahl der bereits genannten Schonkostformen** zur Behandlung von Magen- und Duodenalulzera, Gallenwegserkrankungen, Lebererkrankungen etc. empfohlen.

Kritische Überprüfungen haben ergeben, dass folgende Erkrankungen durch diätetisch-therapeutische Maßnahmen in herkömmlicher Form nicht beeinflusst werden können:

- Ulcus ventriculi et duodeni
- akute Hepatitis
- chronische Hepatitis
- Leberzirrhose
- Fettleber
- Morbus Crohn
- Colitis ulcerosa
- Erkrankungen der Gallenwege und chronische Pankreatitis.

Bei diesen Erkrankungen ist es lediglich angezeigt, durch Lebensmittel und Speisen auslösbare unspezifische **Intoleranzerscheinungen** so weit wie möglich **zu vermeiden.** Dies geschieht mit der sog. leichten Vollkost (andere Bezeichnungen: allgemeine Schonkost, gastroenterologische Basisdiät).

In dem Rationalisierungsschema wurde die **leichte Vollkost** wie folgt definiert:

> Leichte Vollkost:
> - unterscheidet sich von der Vollkost nur durch Nichtverwenden von Lebensmitteln und Speisen, die erfahrungsgemäß häufig, z.B. bei mehr als 5% der Patienten, Unverträglichkeiten auslösen
> - ist in erster Linie indiziert bei unspezifischen Lebensmittelintoleranzen
> - hat keinen therapeutischen Effekt.

Unverträglichkeitserscheinungen finden sich mit unterschiedlicher Häufigkeit (> Tab. 3.2).

Eine leichte Vollkost vermeidet daher (Rationalisierungsschema 2004):

- stark oder mit Speck angebratene, geröstete und frittierte Lebensmittel
- fette und geräucherte Fleisch-, Wurst- und Fischwaren
- hart gekochte Eier und fette Eierspeisen, Mayonnaisen
- vollfette Milchprodukte (z.B. Sahneprodukte, vollfetter Käse etc.)
- fette Brühen, Suppen und Soßen
- große Mengen Streich- oder Kochfett

- frisches Brot und frische oder sehr fette Backwaren, sehr grobe Vollkornbrote
- fette oder frittierte Kartoffelzubereitungen
- schwer verdauliche oder blähende Gemüse, sehr fettreiche Zubereitungen
- unreifes Obst, Steinobst, Nüsse, Mandeln, Pistazien, Avocados
- fette Süßigkeiten
- Alkohol in jeder Form, kohlensäurehaltige Mineralwässer oder Limonaden, eisgekühlte Getränke
- große Mengen an scharfen Gewürzen, Zwiebel- oder Knoblauchpulver.

Eine **Vollkost** ist nach dem Rationalisierungsschema wie folgt definiert:

Tab. 3.2 Häufigkeit von Lebensmittelintoleranzen bei unausgelesenen Krankenhauspatienten (n = 1918) in verschiedenen Regionen der Bundesrepublik Deutschland (nach einer Erhebung der Deutschen Arbeitsgemeinschaft für Ernährung und Diätetik).

Intoleranzen	%	Intoleranzen	%
1. Hülsenfrüchte	30,1	27. rohes Stein- und Kernobst	7,3
2. Gurkensalat	28,6	28. Nüsse	7,1
3. frittierte Speisen	22,4	29. Sahne	6,8
4. Weißkohl	20,2	30. paniert Gebratenes	6,8
5. CO$_2$-haltige Getränke	20,1	31. Pilze	6,1
6. Grünkohl	18,1	32. Rotwein	6,1
7. fette Speisen	17,2	33. Lauch	5,9
8. Paprikagemüse	16,8	34. Spirituosen	5,8
9. Sauerkraut	15,8	35. Birnen	5,6
10. Rotkraut	15,8	36. Vollkornbrot	4,8
11. süße und fette Backwaren	15,8	37. Buttermilch	4,5
12. Zwiebeln	15,8	38. Orangensaft	4,5
13. Wirsing	15,6	39. Vollmilch	4,4
14. Pommes frites	15,3	40. Kartoffelklöße	4,4
15. hart gekochte Eier	14,7	41. Bier	4,4
16. frisches Brot	13,6	42. schwarzer Tee	3,5
17. Bohnenkaffee	12,5	43. Apfelsinen	3,4
18. Kohlsalat	12,1	44. Honig	3,1
19. Mayonnaise	11,8	45. Speiseeis	2,4
20. Kartoffelsalat	11,4	46. Schimmelkäse	2,2
21. Geräuchertes	10,7	47. Trockenfrüchte	2,2
22. Eisbein	9,0	48. Marmelade	2,2
23. zu stark gewürzte Speisen	7,7	49. Tomaten	1,9
24. zu heiße und zu kalte Speisen	7,6	50. Schnittkäse	1,6
25. Süßigkeiten	7,6	51. Camembert	1,3
26. Weißwein	7,6	52. Butter	1,2

„Eine Vollkost ist eine Kost, die
• den Bedarf an essentiellen Nährstoffen deckt,
• in ihrem Energiegehalt den Energiebedarf berücksichtigt,
• Erkenntnisse der Ernährungsmedizin zur Prävention und auch zur Therapie berücksichtigt
• in ihrer Zusammensetzung den üblichen Ernährungsgewohnheiten angepasst ist, soweit die vorgenannten Punkte nicht tangiert werden."

In ➤ Tabelle 3.3 sind die Sonderdiäten tabellarisch zusammengestellt. Die Besprechung erfolgt zusammen mit den jeweiligen Krankheitsbildern an anderer Stelle.

Tab. 3.3 Sonderdiäten (gastroenterologische Diäten, Diäten bei speziellen Systemerkrankungen, seltene Diätformen und diagnostische Diäten) (aus Kluthe et al. [371]).

Definition	Indikation
A. Gastroenterologische Diäten	
1. Diät bei Malassimilation	• exokrine Pankreasinsuffizienz • Gastrektomie
a) leicht aufschließbar • ballaststoffarm • Fettmenge der Ausnutzung angepasst	• Kurzdarmsyndrom • chologene Diarrhö • Stenosen • gluteninduzierte Enteropathie (Initialstadium) • Morbus Whipple etc.
b) Zusatzmaßnahmen: • Austausch von LCT durch MCT • Erhöhung der Energiedichte, z.B. durch Zugabe von Oligosacchariden, oder des Gehaltes an ess. Nährstoffen • glutenfrei • lactosefrei bzw. -reduziert • oxalsäurereduziert	
2. Kostaufbau bei gastroenterologischen Erkrankungen	• akute Pankreatitis • postoperative Zustände • akute Gastroenteritis • nach parenteraler Ernährung
3. glutenfrei	• gluteninduzierte Enteropathie (Dauerbehandlung) • Dermatitis herpetiformis Duhring
4. ballaststoffreich, unter Bevorzugung von Getreideballaststoffen	• Obstipation • Kolondivertikulose
5. ballaststoffreduziert	• Stenosen im Intestinaltrakt
6. zuckerreduziert, mehrere kleine Mahlzeiten	• postalimentäres Syndrom (Dumpingsyndrom)
7. lactosefrei bzw. -reduziert	• Milchzuckerunverträglichkeit
8. weitgehender Ersatz von LCT durch MCT	• intestinales Eiweißverlustsyndrom • A-β-Lipoproteinämie • Hyperchylomikronämie
9. nährstoffdefinierte Formeldiäten	• chronisch-entzündliche Darmerkrankungen • Frühphase nach ausgedehnten Darmresektionen • intestinale Fisteln etc.
10. konsistenzdefinierte Kostformen • flüssige, fein pürierte und weiche Kost • Breikost, pürierte Kost	• bei Chemo- oder Strahlentherapie • bei Kau- und Schluckstörungen • postoperative Phase • bei Kaustörungen, Gebissproblemen

Tab. 3.3 Sonderdiäten (gastroenterologische Diäten, Diäten bei speziellen Systemerkrankungen, seltene Diätformen und diagnostische Diäten) (aus Kluthe et al. [371]). (Forts.)

Definition	Indikation
B. Diäten bei speziellen Systemerkrankungen	
1. Ernährungstherapie bei Rheumaerkrankungen	
2. Ernährungstherapie bei Multipler Sklerose	
3. ketogene Diät	
C. Seltene Diätformen	
1. kohlenhydratreich, fettreduziert	• Porphyrie
2. definierter Gehalt an Aminosäuren	• angeborene Störungen des Aminosäurestoffwechsels (Phenylketonurie, Ahornsirupkrankheit, Homocysteinurie, Histidinämie u.a.)
3. galaktose-, fructosereduziert, stärkereich, viele kleine Mahlzeiten	• Glykogenosen
4. galaktosefrei	• Galaktosämie • Galaktokinasemangel
5. fructosereduziert	• Fructoseintoleranz • Fructosemalabsorption
6. sorbitfrei	• Sorbitintoleranz • Polykolintoleranz • Fructosemalabsorption • hereditäre Fructoseintoleranz
7. allergenfrei bzw. -reduziert	• Lebensmittelallergie
8. keimreduziert	• Immunsuppression bei HIV-Erkrankung oder nach Organtransplantation
9. eisenarm	• Hämosiderose • Hämochromatose
10. kupferarm	• Morbus Wilson
11. calciumarm	• primärer Hyperparathyreoidismus • Hyperkalzämie bei paraneoplastischem Syndrom • Hyperkalziurie
12. serotoninarme Diät	• Karzinoidsyndrom • 5-Hydroxyindolessigsäurebestimmung
D. Diagnostische Diäten	
1. Allergensuchdiät	Verdacht auf Nahrungsmittelallergie
2. calciumarm	Calciumbilanzanalyse
3. kollagenfrei, hydroxyprolinarm	• Hydroxyprolinbestimmung • Diagnostik des Knochenstoffwechsels

3.2 Ösophagus

Physiologie und Pathophysiologie

Der Ösophagus ist ein reines **Transportorgan.** Der unterste Abschnitt ist als Folge eines erhöhten Muskeltonus zum Magen hin verschlossen. Dadurch wird ein Rückfluss von Mageninhalt verhindert. Der Tonus dieses unteren Ösophagussphinkters (**funktionelles Verschlusssegment**) löst sich nach einem Schluck, um die Passage freizugeben.

024 Text: Schluckakt

Unabhängig vom Schluckakt kommt es unter physiologischen Bedingungen zu kurzfristigen Relaxationen dieses Sphinkters, was einen **physiologischen Reflux** zur Folge hat. Häufigkeit und Intensität des Rückflusses von Mageninhalt in die Speiseröhre werden durch eine Reihe von Faktoren wie intragastraler Druck, Art der aufgenommenen Nahrung, Körperlage etc. mitbestimmt. Dieser physiologische gastroösophageale Reflux tritt insbesondere in der Wachphase auf. Ein **pathologisch vermehrter Reflux** wirkt sich während der Nacht besonders ungünstig aus, da die ösophageale Clearance durch das Liegen, die verminderte nächtliche Speichelsekretion sowie eine reduzierte schluckaktbedingte Peristaltik verlängert ist. Der Reflux ist während des Tages eng an die Nahrungsaufnahme gebunden und findet sich zu etwa 70% in den ersten beiden Stunden postprandial. Lediglich beim pathologischen Refluxverhalten ist der Reflux in der Nüchternphase vermehrt.

Sowohl **Menge** als auch **Zusammensetzung der verzehrten Nahrung** beeinflussen über Änderung der Ösophagusmotilität, insbesondere im Bereich des unteren Ösophagussphinkters, sowie über Änderungen der Magenentleerung das gastroösophageale Refluxverhalten bei Gesunden und bei Refluxkranken.

Darüber hinaus wird die Motilität des Organs durch **pH-Wert** und **Temperatur** der Nahrung mitbeeinflusst. Die pH-Erniedrigungen führen selbst nur bei geringer Dehnung des Ösophagus zu einer Verstärkung der Peristaltik, während kalte Speisen und Getränke die Ösophagusmotilität reduzieren und somit die ösophageale Clearance verlängern.

> Hoher **Fettgehalt** der Nahrung begünstigt den gastroösophagealen Reflux.

Nach dem Verzehr fettreicher Testmahlzeiten kommt es zu einem signifikanten Druckabfall des unteren Ösophagussphinkters um etwa 30%.

Kohlenhydrate ändern den Tonus des unteren Ösophagussphinkters nur unwesentlich, während **proteinreiche Mahlzeiten** den Tonus des unteren Ösophagus steigern. Bei Gesunden kann nach Gabe einer proteinreichen Mahlzeit eine Drucksteigerung

um etwa 50% beobachtet werden [11, 193, 216, 313].

Es ist bekannt, dass **Schokolade** refluxbedingte Beschwerden begünstigt. In entsprechenden Untersuchungen konnte nach Gabe von 120 ml Schokoladensirup während einer Dauer von 60 min eine Minderung des Druckes im unteren Ösophagus um etwa 45% nachgewiesen werden. Dieser Effekt ist nicht ausschließlich Folge des hohen Fettgehaltes der Schokolade, sondern in erheblichem Maße durch den hohen Gehalt an **Methylxanthin** bedingt.

Die nicht selten bei Gesunden nach Verzehr hochprozentiger **alkoholischer Getränke** zu beobachtenden Refluxbeschwerden erklären sich durch eine in Abhängigkeit von der Alkoholkonzentration im Blut nachweisbare Störung der Ösophagusmotilität mit deutlichem Druckabfall im unteren Ösophagussphinkterbereich [127, 152, 199].

Obwohl **Kaffee** nach der allgemeinen Erfahrung die Refluxbeschwerden verstärken kann, sind die Ergebnisse experimenteller Untersuchungen zum Effekt von Kaffee auf den unteren Ösophagussphinkter widersprüchlich. Es ist jedoch naheliegend, dass auch die im Kaffee enthaltene Substanz **Methylxanthin** einen Abfall des Sphinkterdruckes zur Folge hat [259, 291].

3.2.1 Schluckstörungen und funktionelle Störungen am Ösophagus

Dysphagie

Die Dysphagie entspricht einer empfundenen Schluckstörung. Die gestörte Passage von Nahrung (oder auch Speichel) kann auf verschiedenen Ebenen lokalisiert sein und sehr unterschiedliche Ursachen haben. Differenziert werden:

- die oropharyngeale Dysphagie: ursächlich sind lokale Entzündungen, Tumorwachstum und vor allem neurogene Ausfälle bei zerebrovaskulären, neurodegenerativen und neuromuskulären Erkrankungen (Multiple Sklerose, Morbus Parkinson) sowie Schädel-Hirn-Traumata
- die ösophageale Dysphagie: ursächlich sind Refluxkrankheit, Tumoren, Divertikel, Motilitätsstörungen (z.B. Achalasie, spastischer Ösopha-

gus, Sklerodermie) und benigne Stenosen (Narbenstriktur nach Verbrennung oder Verätzung, Schatzki-Ring, Fremdkörper).

Wegen des Unvermögens, sich ausreichend oral zu ernähren, und der Gefahr der Aspiration, müssen viele Patienten über nasogastrale Sonde bzw. perkutante Gastrostomie (PEG) ernährt werden. Bei konsequenter funktioneller Schlucktherapie kann bei zwei Drittel der über Sonde ernährten Patienten wieder eine orale Ernährung erreicht werden [236].

Die Laryngektomie (Totalexstirpation des Kehlkopfes) kann mit erheblichen Schluckstörungen einhergehen. Da der Eingriff meist wegen eines Karzinoms erforderlich wird, bestehen oft zusätzlich Folgen einer postoperativen Bestrahlung. Eine gezielte Beratung und ein Training sind erforderlich (praktische Anwendungen bei [65]).

In seltenen Fällen wird das Schlucken durch einen trockenen Mund (Xerostomie) als Folge einer reduzierten Speichelproduktion erschwert. Ursachen können bestimmte Medikamente oder das Sjögren-Syndrom – eine systematische rheumatoide Erkrankung – sein. Verminderte Speichelproduktion erschwert die Nahrungsaufnahme, verringert die Selbstreinigung der Mundhöhle und begünstigt so orale Infekte und Karies. Verbessert wird die Symptomatik durch Lutschen von sauren Bonbons zur Stimulation der Speichelsekretion, Verwendung von künstlichem Speichel und häufiges Trinken zur Mahlzeit.

Achalasie

Die häufigste Funktionsstörung des Ösophagus ist die **Achalasie.** Es handelt sich um eine Dysfunktion des unteren Ösophagussphinkters (UÖS) mit erhöhtem Ruhetonus und fehlender Erschlaffung im Rahmen des Schluckvorgangs, meist sekundär kommt es zu Motilitätsstörungen im tubulären Ösophagus mit eingeschränkter oder fehlender propulsiver Peristaltik (hyper- und hypomotile Form).

Die **Ursache** der primären Achalasie ist unklar, es handelt sich um degenerative Veränderungen im Plexus myentericus (Auerbach). Sekundäre Formen kommen vor bei der tropischen Chagas-Krankheit und bei Malignomen. Bei meist mehrjähriger Anamnese klagen die Patienten über langsam progrediente Schluckstörungen, retrosternales, mitunter krampfartiges Druckgefühl und Regurgitation von Speisen (häufig unbemerkt auch nachts).

Die **Diagnose** erfolgt endoskopisch (Megaösophagus, Ausschluss eines Karzinoms), radiologisch (sektglasförmige Stenose im distalen Ösophagus) und manometrisch (fehlende Erschlaffung des unteren Ösophagussphinkters bei Probeschluck mit definierter kleiner Flüssigkeitsmenge).

Therapeutisch kann eine medikamentöse Besserung versucht werden (Nitrate, Calciumantagonisten), meist ist eine Ballondilatation im Bereich des UÖS erforderlich (pneumatische Kardiasprengung), gelegentlich auch ein chirurgisches Vorgehen (Myotomie). Die endoskopische Botulinumtoxin-Injektion ist bei älteren Patienten mit erhöhtem Risiko für invasive Behandlungsverfahren eine Alternative.

Akuter Ösophagusspasmus (hyperkontraktiler Ösophagus, Nussknackerösophagus)

Unbekannt ist ebenfalls der Entstehungsmechanismus des **akuten Ösophagusspasmus** (Nussknackerösophagus, Korkenzieherösophagus), der mit akuten Thoraxschmerzen und seltener Schluckstörungen einhergeht. Da der meist plötzlich einsetzende Thoraxschmerz an eine koronare Mangeldurchblutung (Angina pectoris, Herzinfarkt) denken lässt, ist die exakte Information des Patienten über die relativ harmlose Schmerzursache wichtig.

Neben typischen röntgenologischen Zeichen wird die **Diagnose** durch manometrische Untersuchungen gesichert (diffuse, heftige, nicht propulsive Kontraktionen). Hierbei zeigen sich pathologische Druckwerte im Ösophaguslumen wesentlich häufiger während des Verzehrs von Testmahlzeiten als nach dem Trinken von Wasser. Diese Befunde zeigen, dass die Passage von Speisebrei bei den Patienten pathologische Kontraktionen provoziert [244].

Therapeutisch kann wiederum der pharmakologische Effekt von Nitraten und Calciumantagonisten geprüft werden, bei häufiger Symptomatik ist auch eine Botulinumtoxin-Injektion in den tubulären Ösophagus möglich. Stets sollte jedoch eine medikamentöse Säurehemmung versucht werden, da nicht selten eine Refluxerkrankung auslösend ist.

Die Ursache des sog. **Steakhouse-** oder **Barbecue-Syndroms,** bei dem größere Bissen – meist Fleischstücke – das Ösophaguslumen verlegen, kann sowohl eine organische Engstelle als auch ein Spasmus des Ösophagus sein.

Gastroösophageale Refluxkrankheit (gastroesophageal reflux disease, GERD)

Zur gastroösophagealen Refluxkrankheit liegen Ergebnisse aktueller evidenzbasierter nationaler und internationaler Konsensuskonferenzen vor [373, 410, 411].

> **Definition:** Die gastroösophageale Refluxkrankheit ist ein Leiden, das entsteht, wenn der Rückfluss von Mageninhalt belästigende Symptome und/oder Komplikationen verursacht [411]. Die zeitliche Häufigkeit der Symptomatik wird heute weniger gewichtet.

Ätiologie und Klinik

Bei einer Insuffizienz des Verschlussmechanismus im terminalen Ösophagus (unterer Ösophagussphinkter, UÖS) kann es zu einem Rückfluss von Magensaft in die Speiseröhre kommen. Ursächlich sind eine Schwäche des UÖS (vornehmlich bei nächtlichem Reflux), vor allem aber transiente schluckunabhängige Erschlaffungen des UÖS (vornehmlich bei Reflux im Tagesverlauf und in aufrechter Körperposition). Bei vielen Patienten liegt zudem eine axiale Hiatushernie vor (allerdings leidet nur ein kleiner Teil der Personen mit axialer Hiatushernie unter einer Refluxkrankheit). Als refluxbegünstigend gelten auch Übergewicht (mit erhöhtem abdominellen Druck) sowie der Genuss von Alkohol und Kaffee.

Eine Refluxkrankheit kann auch durch einen **duodenogastroösophagealen Reflux,** d.h. einen Übertritt von Gallenflüssigkeit in den Magen und von hier in den unteren Ösophagus, ausgelöst werden. Zu einem Gallereflux kommt es häufig nach totaler Gastrektomie (➢ Kap. 3.3.5).

Alkohol verstärkt die Symptomatik der Refluxkrankheit. Es konnte gezeigt werden, dass der gastroösophageale Verschluss nach Alkoholaufnahme nicht optimal, ferner die Säureclearance vermindert ist. Zudem werden direkt toxische Effekte des Alkohols angenommen. Eine Korrelation des Ausmaßes der Refluxsymptomatik zu Alkoholgehalt oder pH des alkoholischen Getränkes wird vermisst. So wird Weißwein schlechter vertragen als Rotwein und Bier.

Bei bestehender Ösophagitis wird die Symptomatik durch das Trinken **hyperosmolarer Lösungen** verstärkt [188]. Es konnte gezeigt werden, dass entgegen der bisherigen Annahme brennende Schmerzen hinter dem Brustbein weniger nach dem Verzehr saurer Lösungen als nach Aufnahme hyperosmolarer Lösungen auftreten. Süßigkeiten und insbesondere Schokolade sollen ebenfalls wegen ihrer hohen Osmolarität, daneben wegen ihres hohen Fettgehaltes Reflux begünstigen.

Fruchtsäfte, insbesondere aus Zitrusfrüchten, verstärken wegen ihres niedrigen pH-Wertes die Refluxsymptomatik. So gaben nach entsprechendem Saftverzehr in einer Studie mit annähernd 400 Refluxpatienten ein Drittel der Teilnehmer eine Aggravation der Beschwerden an. Kohlensäurehaltige Getränke führen zu einer Zunahme der transienten UÖS-Relaxation und begünstigen damit ebenfalls Refluxbeschwerden.

Vergleichende Untersuchungen an Patienten mit einer Ösophagitis und gesunden Versuchspersonen ergaben, dass der Druck im Bereich des gastroösophagealen Übergangs bei Ösophagitis nach Nahrungsaufnahme besonders niedrig liegt. Dieser **nahrungsinduzierte Druckabfall** war insbesondere im Liegen ausgeprägt – in dieser Position klagen Kranke mit einer Refluxösophagitis über besonders intensive Beschwerden [95].

Rauchen reduziert den Druck des UÖS und behindert durch verringerte Bikarbonatsekretion im Speichel dessen neutralisierenden Effekt auf saure Valenzen im Ösophaguslumen. Gleichwohl wird der Einfluss des Rauchens auf die Refluxkrankheit in Studien kontrovers beurteilt.

Das **Schlafen** mit erhöhter Oberkörper- bzw. Kopfposition führt ebenfalls nicht einheitlich zu einer Verbesserung der Refluxbeschwerden, eine Linksseitenlage im Schlaf soll günstiger sein als ein Ruhen in Rechtsseitenposition. **Körperliche Anstrengung** hingegen wird allgemein als begünstigender Faktor für gastroösophagealen Reflux angesehen.

➕ 025 Text: Reflux (Epidemiologie, Klinik, Komplikationen, Verlauf, Diagnostik)

Ernährungstherapie

> Alle therapeutischen Bemühungen müssen zum Ziel haben, das Druckgefälle zwischen Magen und unterem Ösophagus zu steigern.

Die Ernährung kann in verschiedener Weise den Reflux von Mageninhalt in den unteren Ösophagus begünstigen. So fördern große Mahlzeiten, das starke Pressen Obstipierter bei der Defäkation und die Adipositas, bedingt durch den hohen intraabdominellen Druck, den Reflux. Nach manchen Untersuchungen findet sich bei 80% aller Patienten mit einer Refluxkrankheit ein Übergewicht.

> Eine skandinavische Studie ergab bei Männern mit einem BMI > 35 im Vergleich zu denen mit einem BMI < 25 ein 3-fach höheres Risiko einer Refluxsymptomatik. Bei Frauen lag der Faktor sogar bei 6 [216a].

Die allgemeine Erfahrung zeigt, dass oft die **Normalisierung des Körpergewichts** ausreicht, um die Symptomatik zu beseitigen oder erheblich zu vermindern.

Darüber hinaus haben die **Zusammensetzung der Nahrung** und **verschiedene Genussmittel** einen Einfluss auf den Tonus des unteren Ösophagus. Es ist bekannt, dass der Muskeltonus bereits durch relativ geringe, die Säuresekretion nicht oder nur unwesentlich steigernde Gastrinmengen erhöht wird.

Die Gastrinkonzentration im Serum steigt nach **eiweißreichen Mahlzeiten** um das Mehrfache des Ausgangswertes an, während sie nach dem Verzehr von fett- bzw. kohlenhydratreichen Speisen weitgehend unverändert bleibt. Hieraus ergibt sich – Therapieerfolge bestätigen dieses Vorgehen – die Behandlung der Refluxkrankheit mit kleinen, über den Tag verteilten eiweißreichen Mahlzeiten.

> Vier bis sechs kleine Mahlzeiten sind wenigen großen Mahlzeiten vorzuziehen.
> Um besonders dem durch horizontale Körperlage nachts begünstigten Reflux vorzubeugen, sollte die Abendmahlzeit wenig voluminös sein. Bereits diese einfache Maßnahme in Kombination mit einem Hochstellen des Kopfendes des Bettes reduziert in aller Regel Häufigkeit und Intensität nächtlicher Refluxepisoden.

> Nach einer Untersuchung von Funch-Jensen und Oster [93] kommt es bei Patienten mit einer Refluxösophagitis im Vergleich zu gesunden Kontrollpersonen nach der Aufnahme einer Mahlzeit zu einer signifikanten Senkung des Verschlussdrucks im unteren Ösophagus. Diese nach Nahrungsaufnahme unzureichende Drucksteigerung, die einen Rückfluss des Mageninhalts in den Ösophagus begünstigt, war insbesondere in horizontaler Lage ausgeprägt. Hierdurch wird die allgemeine Erfahrung bestätigt, dass der Reflux in aufrechter Körperposition am wenigsten ausgeprägt ist.

Wie schon erwähnt, kommt der **Kohlenhydrat-Eiweiß-Fett-Relation** der Kost bei der Regulierung des Tonus im unteren Ösophagus eine Bedeutung zu. Fett reduziert den Tonus wahrscheinlich über eine vermehrte Freisetzung von Cholezystokinin.

Vergleicht man den Druck des unteren Ösophagussphinkters nach Gabe von Vollmilch und Magermilch, so ist der Druck unter Vollmilch am geringsten. Auch Kohlenhydrate vermindern den Tonus. Die Tatsache, dass fett- und zuckerhaltige Speisen bei Patienten mit Refluxösophagitis oft vermehrt Beschwerden auslösen (z.B. der Verzehr von Schokolade), findet hier ihre Erklärung.

Möglicherweise begünstigt **Schokolade** jedoch unabhängig vom Gehalt an Fett, Zucker, von der Osmolarität etc. einen Reflux. In gezielten vergleichenden Untersuchungen konnte trotz Ausschluss all dieser Faktoren unter Schokolade eine Verringerung des Drucks im unteren Ösophagus gemessen werden. Dieser Befund stützt die in der Praxis gemachte Erfahrung, wonach Refluxbeschwerden überdurchschnittlich häufig nach dem Verzehr von Schokolade angegeben werden [213].

Die in der Literatur mitgeteilten Untersuchungen über den Einfluss von **Kaffee** auf den Sphinktertonus sind z.T. widersprüchlich [57]. Sicher scheint zu sein, dass Effekte des Kaffees nicht ausschließlich

Folge des Coffeinanteils sind, da sowohl Drucksteigerungen als auch -senkungen nach Verzehr von coffeinfreiem Kaffee nachweisbar sind.

Aus den widersprüchlichen Versuchsergebnissen kann kein sicherer Schluss für die Praxis gezogen werden. Möglicherweise gibt es Patienten, bei denen Kaffee positiv, und solche, bei denen er negativ auf den Verschlussmechanismus im unteren Ösophagus wirkt. Hierbei muss berücksichtigt werden, dass Kaffee, je nachdem, ob nüchtern oder zusammen mit einer Mahlzeit getrunken, wahrscheinlich **unterschiedlich wirkt.**

> Bei 17 Patienten mit einer gesicherten Refluxkrankheit ergaben Messungen des pH-Wertes im Ösophagus signifikant häufiger Refluxphasen nach Gabe von 300 ml regulärem Kaffee zusammen mit einer Testmahlzeit im Vergleich zu entcoffeiniertem Kaffee [224].

> Da **Alkohol** den Tonus des unteren Ösophagus verringert, sollten alkoholische Getränke gemieden werden.

Auch **stark gewürzte Speisen,** insbesondere rohe Zwiebeln, sollen den Tonus des unteren Ösophagussphinkters herabsetzen und so Reflux begünstigen [336].

Neuere Studien bei gesunden Probanden legen einen protektiven Effekt **ballaststoffreicher Nahrung** auf die Refluxsymptomatik nahe. Ursächlich wird eine reduzierte lokale Konzentration von Stickstoffoxid mit vermindertem relaxativem Effekt auf den unteren Ösophagussphinkter angenommen.

Einige der aufgeführten Studienergebnisse (z.B. zu Übergewicht und Gewichtsabnahme) konnten in Kontrollstudien nicht einheitlich bestätigt werden. Aktuelle Konsensusempfehlungen gastroenterologischer Fachgesellschaften kommen zu dem Schluss:

- Intoleranzen gegenüber bestimmten Nahrungs- und Genussmitteln (ggf. Ernährungstagebuch führen!) sind zu berücksichtigen.
- Die Empfehlung zu bestimmten Allgemeinmaßnahmen wie Gewichtsreduktion oder Erhöhung des Kopfendes des Bettes ist individuell zu erwägen.
- Ein längerfristiges Einhalten von Allgemeinmaßnahmen als Voraussetzung für die Gabe wirksa-

mer medikamentöser Therapiemaßnahmen ist abzulehnen.
- Derzeit liegen keine Daten für die Wirksamkeit von Allgemeinmaßnahmen allein oder zusätzlich zu einer medikamentösen Therapie bei NERD (non-erosive reflux disease) vor.
- Außerdem ist mit der Empfehlung restriktiver Allgemeinmaßnahmen eine eventuelle Reduktion der Lebensqualität der Patienten zu bedenken.

Ösophagitis

Ösophagitiden entstehen auch auf infektiöser Basis (Virus- und Pilzerkrankungen bei abwehrgeschwächten Personen wie Tumorkranken mit/ohne antitumoröse Therapie), durch chemische (Verätzungen) oder physikalische Schäden (Strahlentherapie) sowie durch Medikamente (Kaliumpräparate, Bisphosphonate). Klinisch besteht meist eine schmerzhafte Schluckbehinderung. Auswahl und Konsistenz der Nahrungsmittel müssen entsprechend angepasst werden.

3.2.2 Ösophaguskarzinom

Die schwerwiegendste Erkrankung des Ösophagus ist das Ösophaguskarzinom. **Lokalisiert** sind die **Plattenepithelkarzinome** des Ösophagus vorwiegend im mittleren Drittel des Organs. Alkoholismus und Rauchen **begünstigen** die Entwicklung.

Das **Adenokarzinom** im distalen Ösophagus, das ursächlich mit der gastroösophagealen Refluxkrankheit assoziiert ist, hat in den letzten Jahren erheblich zugenommen und ist mittlerweile gleich häufig wie das klassische Plattenepithelkarzinom des Ösophagus.

3.2.3 Ösophagusdivertikel

Divertikel – sackförmige Wandausbuchtungen – können sich in allen Abschnitten des Ösophagus entwickeln. Ihre Symptome sind abhängig von der Lokalisation, der Größe und dem Füllungszustand.

026 Text: Ösophagusdivertikel

3.3 Magen

Physiologie und Pathophysiologie

Die **Aufgabe** des Magens im Ablauf des Verdauungsvorgangs besteht darin:

- aufgenommene Nahrung zu speichern und in kleinen Portionen an das Duodenum abzugeben
- unter dem Einfluss des proteolytischen Enzyms Pepsin und von Salzsäure die Eiweißverdauung einzuleiten
- den Intrinsic-Faktor (Castle-Ferment) als Voraussetzung für die Resorption von Vitamin B_{12} zu sezernieren.

Je nach Zusammensetzung der Nahrung werden in unterschiedlichem Zeitabstand kleine Portionen des Mageninhaltes an das Duodenum abgegeben. Dadurch erfolgt eine schnelle und ausreichende Durchmischung des Chymus mit Pankreassaft und Gallenflüssigkeit und somit eine schnelle Neutralisation der im Magen produzierten Säure, was ein schnelles Einsetzen der Verdauungsvorgänge gewährleistet.

Neben der Schaffung dieser günstigen Voraussetzungen für die Verdauung wird durch den **dosierten Übertritt des Speisebreis** in den Darm auch einem zu intensiven Anfluten resorbierter Nährstoffe vorgebeugt.

Die Bedeutung der **Speicherfunktion** des Magens zeigt sich am besten bei Patienten mit einem teilweise resezierten Magen. Wird der untere Magenabschnitt und somit auch der Pylorus operativ entfernt, so kommt es nach der Nahrungsaufnahme zu einem unphysiologisch schnellen Übertritt des Speisebreis in den Dünndarm, was bei einer Reihe von Operierten zu Ausnutzungsstörungen der Nahrung und einer überschießend schnellen Resorption von Glucose mit nachfolgend reaktivem Blutzuckerabfall führt (> Kap. 3.3.5).

Die **Verweildauer** des Chymus im Magen ist von verschiedenen Faktoren abhängig.

So verzögert ein hoher Fettanteil der Nahrung die Magenentleerung, da nach Verzehr von Fett relativ wenig Gastrin in der Antrumschleimhaut freigesetzt wird und die im Duodenum nach Kontakt von Fett mit der Darmwand an die Blutbahn abgegebenen Hormone (wahrscheinlich insbesondere GIP, früher Enterogastron) die Magenmotorik hemmen.

Darüber hinaus ist die **Entleerungsgeschwindigkeit** abhängig von der Teilchengröße, der Konsistenz und dem osmotischen Druck des Chymus, wobei dünnflüssiger Mageninhalt eine kürzere und hyperosmolarer Mageninhalt eine relativ lange Verweildauer hat. Feste Nahrungsanteile passieren den Pylorus erst, wenn sie auf eine Partikelgröße von 1–3 mm zerkleinert sind.

Der Magen **sezerniert** eiweiß- und in geringem Umfang fettverdauende Enzyme. Kohlenhydratabbauende Enzyme werden hingegen von der Magenwand nicht produziert. Die α-**Amylase** des **Speichels** wirkt jedoch im Magen so lange weiter, bis nach Einsetzen der Säuresekretion und Durchmischung des Speisebreis mit dem sauren Magensaft der pH-Wert in einen sauren Bereich abfällt und somit die α-Amylase inaktiviert. Bei An- und Subazidität des Magens hält folglich der Stärkeabbau unter dem Einfluss der Speichelamylase im Magen länger an als bei Normazidität.

Das proteolytische Enzym **Pepsin,** eine Endopeptidase, spaltet ebenso wie das im Pankreas synthetisierte Trypsin die Peptidkette im Inneren, sodass Polypeptide als Endprodukt der Eiweißverdauung im Magen entstehen.

Neben dem proteolytischen Enzym enthält der Magensaft auch eine **Lipase.** Ihre lipolytische Aktivität nimmt mit zunehmender Kettenlänge der Fettsäuren ab. Aufgrund neuerer Untersuchungen kommt der von den Hauptzellen im Fundus sezernierten Magenlipase eine größere Bedeutung bei der Fettverdauung zu als früher angenommen. Sie ermöglicht die nicht unerhebliche Fettresorption trotz völligen Fehlens von Pankreaslipase, etwa bei der fortgeschrittenen chronischen Pankreatitis und zystischen Pankreasfibrose [48].

Von den Nährstoffen ist **Eiweiß** der intensivste Säurelocker, während Fett die Säureproduktion hemmt. Die Tatsache, dass Eiweiß die **Säure-** und **Pepsinproduktion** stimuliert, hat zu der Vorstellung geführt, dass dieser Nährstoff selbst die Voraussetzungen für seine Verdauung im Magen schafft.

3

3

Untersucht man jedoch das Verhalten des pH-Werts im Magen nach dem Verzehr einer eiweißhaltigen Mahlzeit, so ergibt sich, dass der für die Pepsinwirkung optimale pH-Bereich von 1,5–2,0 nicht bzw. erst sehr spät erreicht wird (➤ Abb. 3.5). Während der Verweildauer einer üblichen, aus Fleisch, Kartoffeln und Gemüse bestehenden Mahlzeit werden im Magen pH-Werte zwischen 1,5 und 5,0 gemessen (➤ Abb. 3.6).

Das Ausmaß der durch Protein stimulierten Säuresekretion ist aufgrund von Untersuchungen mit der intragastralen Titration in hohem Maße von der **Art des Eiweißes** abhängig. Die Säuresekretion lag nach Gabe von Sojaprotein um 30–40% niedriger als nach Gabe der gleichen Menge von Protein aus Rindfleisch. Dieser Unterschied war abhängig davon, ob die Proteine isoliert oder in Kombination mit Kohlenhydraten und Fett verzehrt wurden.

Die in der Literatur mitgeteilten Befunde über den **Einfluss von Alkohol** und alkoholischen Getränken auf die Säuresekretion des Magens und die Freisetzung von Gastrin sind widersprüchlich.

Aufgrund neuerer Untersuchungen und einer kritischen Sichtung der Literatur muss von Folgendem ausgegangen werden: Niedrige, nicht aber hohe Alkoholkonzentrationen stimulieren bei Aufnahme von reinem Alkohol über einen gastrinunabhängigen Mechanismus eine mäßige Magensäuresekretion. Bier und Weißwein sind hingegen starke Stimulatoren der Magensäuresekretion und der Gastrinfreisetzung.

Dieser Effekt beruht nicht bzw. nur zum Teil auf dem Alkoholgehalt dieser Getränke. Welche Bestandteile den starken stimulatorischen Effekt besitzen, ist nicht mit letzter Sicherheit bekannt. In entsprechenden Untersuchungen wurden die bei der alkoholischen Gärung entstehenden Dicarbonsäuren Maleat und Succinat als Substanzen identifiziert,

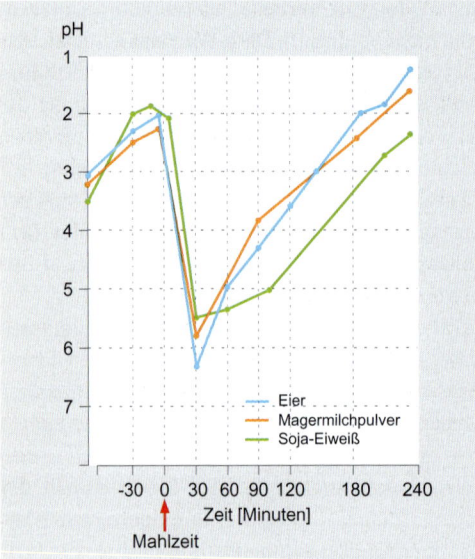

Abb. 3.5 Verhalten des pH-Wertes im Magen nach Verabreichung von 8 Eiern, 135 g Magermilchpulver oder 200 g Soja-Eiweiß (nach Patek u. Post [222]).

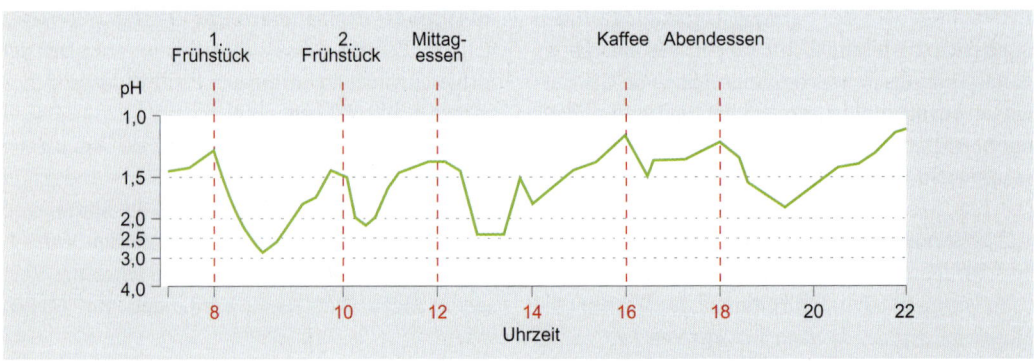

Abb. 3.6 Verhalten der Magenazidität bei gesunden Versuchspersonen und ihre Beeinflussung durch die Nahrungsaufnahme (nach Crook [62]).

die unabhängig von einer Freisetzung von Gastrin die Säuresekretion stimulieren [289].

Der durch die Nahrungsaufnahme in Gang gesetzte und gesteuerte komplexe Vorgang der **Magensäuresekretion** besteht aus **drei Phasen:**

- Die **kephale Phase** wird bereits durch den Gedanken an Essen, den Anblick und den Geruch von Speisen eingeleitet. Durch Aktivierung zentralnervöser Mechanismen infolge der Sinneseindrücke, aber auch über Chemorezeptoren der Mundschleimhaut werden mittels Vagusreiz die Magensekretion und die Freisetzung von Gastrin aus der Magenschleimhaut in Gang gesetzt, bevor Speisebrei in den Magen gelangt.
- In der **gastralen Phase** werden durch unmittelbaren Kontakt des Speisebreis mit der Magenschleimhaut und durch die Dehnung der Magenwand (stärkster Reiz) die Freisetzung von Gastrin und Säure bzw. Pepsin in Gang gesetzt; sie umfasst etwa 50–70% der postprandialen Säuresekretion.
- Als **intestinale Phase** wird die vom Dünndarm ausgehende Hemmung der Gastrinfreisetzung und der Magensekretion sowie der Magenmotilität bezeichnet. Der Übertritt von saurem Speisebrei in das Duodenum und der Kontakt der Darmwand mit Nährstoffen initiieren die Freisetzung hierfür ursächlicher intestinaler Peptidhormone („gastric inhibitory polypeptide", GIP; „vasoactive intestinal polypeptide", VIP; Sekretin; Glucagon; Somatostatin). Damit werden sowohl die Menge als auch die Geschwindigkeit des Übertritts von Speisebrei aus dem Magen in den Darm reguliert.

Von besonderer Bedeutung im Rahmen der Nährstoffausnutzung ist die **Intrinsic-Faktor-Produktion des Magens.** Der Intrinsic Faktor ist ein Glykoprotein und wird von den Belegzellen an den Magensaft abgegeben. Durch Stimulation mit Gastrin, Histamin etc. lässt sich seine Sekretion steigern.

> Der **Intrinsic-Faktor** verbindet sich **mit** dem **Vitamin B$_{12}$ (Extrinsic-Faktor)** der Nahrung zum Intrinsic-Extrinsic-Faktor-Komplex, der von der Schleimhaut des terminalen Ileums resorbiert wird (➤ Kap. 1.7.2). Ohne diese Komplexbildung kann der essentielle Nährstoff Vitamin B$_{12}$ – abgesehen von einer geringen Passage per diffusionem bei hoher Konzentration im Darmlumen – nicht resorbiert werden.

Der Magen ist somit ein lebenswichtiges Organ. Das zeigt sich bei einem Wegfall der Intrinsic-Faktor-Produktion nach einer **operativen Entfernung des Magens** und bei einem Unvermögen der Magenschleimhaut, den Intrinsic-Faktor zu produzieren, wie dies bei der **perniziösen Anämie** der Fall ist (➤ Kap. 1.7 und ➤ 3.3.2).

Umstritten ist die Existenz eines **Labfermentes** im menschlichen Magensaft, ein Enzym, das sich insbesondere im Magen des Kalbs nachweisen lässt. Lab, auch als **Chymosin** bezeichnet, führt zum Gerinnen der Milch, indem es Caseinogen in Casein umwandelt. Den gleichen Effekt wie das Labferment haben auch das Pepsin und vom Pankreas produzierte Proteasen.

3.3.1 Funktionelle Dyspepsie (Reizmagen, nicht ulzeröse Dyspepsie)

Ätiologie

Eine funktionelle Dyspepsie ist charakterisiert durch persistierende oder rezidivierende Beschwerden im Oberbauch ohne Anhalt für eine organische Erkrankung. Die Ätiologie ist unbekannt.

✚ 027 Text: Dyspepsie (Ätiologie, Klinik, Diagnostik, Therapie)

3.3.2 Gastritis

Ätiologie und Klinik

Unterschieden werden die akute und die chronische Gastritis.

Die **akute Form** entsteht durch lokale Einwirkung einer Noxe, z.B. Medikamente (ASS, NSAR), Alko-

3

hol oder bakterielle Toxine (Staphylokokken, Salmonellen), ferner durch Stress (Trauma, Schock, Hirndruck). Histologisch bestehen oberflächliche Leukozyteninfiltrate und erosive Schleimhautläsionen. Die betroffenen Patienten klagen über Inappetenz, Übelkeit, Brechreiz, Aufstoßen, epigastralen Druck und Schmerz sowie schlechten Geschmack im Mund. Nach Elimination der auslösenden Ursache und passagerer Nahrungskarenz verschwinden die Symptomatik und auch die morphologischen Veränderungen an der Schleimhaut schnell.

Von großer praktisch-klinischer Bedeutung ist die in der Durchschnittsbevölkerung häufige **chronische Gastritis.** Sie verläuft meist asymptomatisch, kann aber auch mit einer Symptomatik wie bei akuter Gastritis einhergehen (chronisch aktive Gastritis). Je nach auslösender Ursache, Lokalisation und histologischem Bild werden folgende Formen unterschieden:

- **Typ A (Autoimmungastritis):** Es handelt sich um eine im Fundus und Corpus lokalisierte Autoimmunerkrankung mit Antikörpern gegen die Belegzellen der Magenschleimhaut (90%) und Intrinsic-Faktor (70%). Es entwickelt sich eine Schleimhautatrophie mit Sub- bzw. Anazidität des Magensaftes. Die Intrinsic-Faktor-Produktion fehlt und das mit der Nahrung aufgenommene Vitamin B_{12} (Extrinsic-Faktor) kann nicht mehr resorbiert werden (➤ Kap. 1.7). Es handelt sich dabei um die primären pathophysiologischen Veränderungen der perniziösen Anämie.
- **Typ B (bakterielle Gastritis):** In etwa 80% der Fälle wird diese Form der chronischen Gastritis – lokalisiert meist im Antrum, aber auch im Corpus – durch eine Besiedlung der Magenschleimhaut mit **Helicobacter pylori,** in selteneren Fällen durch andere Erreger ausgelöst (Infektion oral-oral oder fäkal-oral). Die chronische Schädigung der Schleimhaut durch Helicobacter pylori führt letztlich zur Atrophie der Schleimhaut mit Sub- bzw. Anazidität, zudem bilden sich darmschleimhautähnliche Veränderungen (intestinale Metaplasien). Beide Alterationen stellen wiederum eine wichtige Voraussetzung für die Entstehung des Magenkarzinoms (➤ Kap. 16) dar. Da sich in Regionen mit schlechten hygienischen Lebensbedingungen bereits bei Kindern in einem hohem Prozentsatz eine Helicobacter-Besiedlung

des Magens findet, wird angenommen, dass kontaminiertes Trinkwasser ein wesentlicher Überträger dieses Keimes ist (➤ Kap. 1.10.1).

- **Typ C (chemische Gastritis):** Die im Antrum lokalisierte chemisch-toxische Gastritis entsteht üblicherweise durch Einwirkungen von NSAR und/oder Gallereflux aus dem Duodenum.

Chronische Gastritiden können zur Ulkusbildung mit Blutung führen (B-, C-Gastritis), zur Entwicklung eines Magenkarzinoms (A-, B-Gastritis) und zur Entwicklung eines Magenlymphoms (B-Gastritis).

Ernährungstherapie

Die Therapie der **akuten Gastritis** besteht im **Ausschalten der auslösenden Noxe.**

Einer der Altmeister der Diätetik, C. von Noorden, schrieb über die Behandlung dieser Form der Magenerkrankung, die er Irritationsgastritis nannte:
„Von diätetischen Maßnahmen bewährt sich als bei weitem am schnellsten und sichersten wirksam die Hungerkur. In schweren Fällen dehne man sie ohne Bedenken über 2 oder 3 Tage aus. Gegenüber dieser alten hippokratischen Lehre ist Furcht vor Entkräftung ganz unbegründet…"

Eine diätetische Behandlung der **chronischen Gastritis** ist nicht bekannt. Ernährt wird mit leichter Vollkost.

Erste Befunde über einen positiven Einfluss probiotischer Mikroorganismen auf die Helicobacter-pylori-Besiedlung und die hierdurch ausgelöste chronische Gastritis bedürfen der weiteren Überprüfung (➤ Kap. 2.2.3).

3.3.3 Ulcus ventriculi und Ulcus duodeni

Ätiologie und Klinik

Magen- und Duodenalulzera sind Substanzdefekte der Schleimhaut, die die Mukosa überschreiten.

Schleimhautdefekte entstehen, wenn die sehr komplexen, die Schleimhaut vor dem aggressiven

Magensaft **schützenden (protektiven) Mechanismen** – beispielsweise die Sekretion einer alkalischen Schleimschicht – versagen.

Diskutiert wird eine Bedeutung der **mehrfach ungesättigten Fettsäuren.** Die Magen- und Duodenalmukosa synthetisiert die zytoprotektiv wirkenden Eicosanoide PGE_1 und PGE_2 aus Linolsäure bzw. Arachidonsäure (**>** Kap. 1.3).

In tierexperimentellen Untersuchungen lässt sich nach Linolsäurefütterung eine Steigerung der Synthese beider Prostaglandine und eine geringe **Schädigung der Magenschleimhaut durch Alkohol, Gallensäuren, Aspirin etc.** nachweisen.
Da in den westlichen Industrieländern etwa seit der Jahrhundertwende der Verzehr von mehrfach ungesättigten Fettsäuren um etwa 200% zugenommen hat, wird die seit Jahrzehnten geringer werdende Ulkushäufigkeit und auch der insgesamt benignere Verlauf der Ulkuskrankheit mit einer verbesserten Resistenz der Schleimhaut in Verbindung gebracht. Gestützt wird diese Annahme auch durch Untersuchungen, die eine signifikant niedrigere Konzentration an Linolsäure im Unterhautfettgewebe bei Ulkuskranken fanden.
Die **Linolsäure-Hypothese** wird durch die Ergebnisse der amerikanischen prospektiven Health Professionals Follow-up Study, in der bei über 47 000 Männern während sechs Jahren die Häufigkeit von Neuerkrankungen mit verschiedenen Ernährungsfaktoren korreliert wurde, nicht gestützt [5].

Diskutiert wird weiterhin eine Beziehung zwischen der Höhe des Verzehrs von **Kochsalz** und der Entstehung von Duodenalulzera.

Für diese Hypothese sprechen gute Korrelationen zwischen der Höhe des Kochsalzverzehrs und der Ulkusmorbidität in verschiedenen Ländern, Ergebnisse von Fall-Kontroll-Studien und die positive Korrelation zwischen Kochsalzverzehr und Ulkusinzidenz in Westeuropa im 19. und 20. Jahrhundert.

Für **regionale Unterschiede** in der Ulkushäufigkeit wird die unterschiedliche Zufuhr von **Ballaststoffen** bzw. von **raffinierten Kohlenhydraten** verantwortlich gemacht.

Insbesondere epidemiologische Daten aus Indien, wo regional sowohl die Ulkushäufigkeit als auch der Verzehr von ballaststoffreichen Getreideprodukten sehr unterschiedlich sind, stützen diese Annahme. In einer englischen Fall-Kontroll-Studie fand sich bei Ulkuskranken keine geringere Ballaststoffzufuhr mit der Nahrung, jedoch war der Verzehr von Zucker eindeutig höher als bei den gesunden Kontrollen. Die mögliche Bedeutung der Ballaststoffe für die Ulkusentstehung und auch den Verlauf des Ulkusleidens wird durch skandinavische Studien gestützt, die unter ballaststoffreicher Ernährung eine geringere Rate an Ulcus-duodeni-Rezidiven fanden, als bei einer vergleichsweise ballaststoffarmen Ernährung.

Die Annahme einer protektiven Wirkung von Ballaststoffen wird durch die Health Professionals Follow-up Study mit über 50 000 Teilnehmern gestützt. Ein hoher Verzehr von reichlich **wasserlösliche Ballaststoffe** enthaltenden Früchten und Gemüse war mit einer geringeren Häufigkeit von Duodenalulzera assoziiert, während sich eine solche Beziehung für **Getreideballaststoffe** nicht fand [5]. Als besonders günstig erwiesen sich Ballaststoffe aus Hülsenfrüchten.

Im Hinblick auf den Einfluss von Mikronährstoffen konnte in der Health Professionals Follow-up Study eine inverse Beziehung zwischen Vitamin-A-Verzehr und dem Auftreten von Duodenalulzera ermittelt werden. In geringerem Maße traf dies auch für das Vitamin E zu. Dagegen konnte eine Beziehung zwischen Vitamin C und Ulkusrisiko nicht belegt werden, obschon viele Untersuchungen bei Magenkranken im Vergleich zu Magengesunden erniedrigte Vitamin-C-Konzentrationen beschreiben.

Immer wieder wird die Frage diskutiert, ob **pflanzliche Gewürze** durch ihre lokale Wirkung auf die Magenschleimhaut die Bereitschaft zur Ulkusentstehung und letztlich auch die Ulkusabheilung beeinflussen. Ob hier ein Kausalzusammenhang besteht, ist nach wie vor nicht endgültig entschieden. Die große Zahl von Studien an gesunden Versuchspersonen sind sämtlich Kurzzeitversuche, die nicht unbedingt repräsentativ für eine Langzeiternährung mit einer Kost reich an pflanzlichen Gewürzen sind.

3

Der Vergleich verschiedener pflanzlicher Gewürze auf die Säuresekretion im Magen ergab nach Gabe von **Knoblauch, Paprika, Meerrettich** und **scharfem Senf** eine signifikante Steigerung, während **Curry** nur eine geringe und **schwarzer Pfeffer** keine Steigerung der Säuresekretion zur Folge hatte. Manche Untersucher fanden im Akutversuch im Anschluss an die orale Gabe von 1,5 g schwarzem oder rotem Pfeffer neben einer Steigerung der Säure- und Pepsinsekretion auch erosive Schleimhautläsionen und Einblutungen in die Magenschleimhaut.

Für **Capsaicin,** den aktiven Wirkstoff aus **Chili**, konnte wiederum ein die Magenschleimhaut **schützender Effekt** nachgewiesen werden.

Bei gesunden Versuchspersonen fanden sich endoskopisch nach Einnahme von 600 mg Aspirin signifikant weniger Erosionen, wenn vorher 20 g Chili verzehrt wurden. Das Ergebnis dieses Akutversuches fand bei einer retrospektiven Studie an Ulkuskranken eine gewisse Bestätigung. Hoher Verzehr von Chili ging mit geringerer Ulkushäufigkeit einher [328].

Da sich die Art der Wirkstoffe in den pflanzlichen Gewürzen erheblich unterscheidet, lassen sie sich nicht einheitlich beurteilen. Für die **Praxis** wird man aus den genannten Befunden und der Tatsache, dass man im Tierversuch Ulzera bei gleichzeitiger Fütterung verschiedener scharfer Gewürze deutlich leichter erzeugen kann, den Schluss ziehen, bei erosiven Schleimhautläsionen und frischen Ulzera auf scharfe Gewürze möglichst zu verzichten.

Für Personen mit Neigung zu Ulkusrezidiven ist ein sparsamer Umgang mit scharfen Gewürzen ratsam.

Die Ulkusentstehung und der Verlauf von Ulkuskrankheiten werden offenbar durch **alkoholische Getränke** nicht negativ beeinflusst, obwohl Säure- und Pepsinsekretion durch niedrigprozentige Alkohollösungen stimuliert werden. Trotz des die Sekretion stimulierenden Effekts geben epidemiologische Studien keinen Hinweis auf einen Kausalzusammenhang zwischen der Höhe und Häufigkeit des Alkoholkonsums und der Ulkushäufigkeit. Auch das Ergebnis der bereits zitierten Health Professionals Fol-

low-up Study bestätigte diesen Befund [4]. Weder die Abheilung noch die Rezidivrate wurde bei Magen- und Zwölffingerdarmgeschwüren durch regelmäßigen Konsum alkoholischer Getränke negativ beeinflusst. Alkoholabusus allerdings führt zu Gastritis und anderen Folgekrankheiten.

Für die Praxis ebenso wichtig ist die Frage, ob **coffeinhaltige Getränke** Ulkusentstehung und -verlauf beeinflussen. Ähnlich wie Bier und Wein die Sekretion der Magenschleimhaut nicht nur aufgrund des Alkoholgehaltes anregen (siehe Physiologie und Pathophysiologie, ➤ Kap. 3.3), stimuliert der Kaffee die Sekretion sowohl aufgrund des Coffeingehaltes als auch aufgrund anderer, offenbar **beim Röstprozess entstehender Substanzen**. In welchem Umfang die durch den Verzehr von coffeinhaltigen Getränken gesteigerte Magensaftsekretion die Abheilung von Ulzera beeinträchtigt, ist nicht bekannt. Sowohl bei Kranken mit Duodenalulzera als auch bei Oberbauchbeschwerden ohne Ulkusnachweis (funktionelle Dyspepsie, ➤ Kap. 3.3.1) werden durch Kaffeeverzehr die Oberbauchbeschwerden verstärkt, sodass die Patienten spontan den Kaffeekonsum reduzieren.

Ulkuskranken wird zur Vermeidung zusätzlicher Beschwerden und auch zur Förderung der Ulkusheilung empfohlen, den Verzehr von Kaffee bzw. schwarzem Tee auf zwei Tassen pro Tag zu begrenzen.

Ein hoher Kaffeekonsum, nicht hingegen der regelmäßige Verzehr anderer coffeinhaltiger Getränke, soll nach vielen Erhebungen mit einer höheren Rate an peptischen Ulzera einhergehen. Die wiederholt zitierte prospektive Health Professionals Follow-up Study fand für das Duodenalulkus keine Beziehung zum Genuss von Kaffee – ob mit Coffein oder entcoffeiniert – und Tee [4].

Kranke mit **Duodenalgeschwüren** haben meistens eine überschießende Säureproduktion **(Hyperazidität)** und eine **gesteigerte Basalsekretion,** d.h., auch in der interdigestiven Phase, insbesondere nachts, wird Magensaft produziert. Patienten mit Ulcus duodeni haben eine vergleichsweise hohe sekretorische Kapazität für Salzsäure und Pepsin.

➤ Abb. 3.7 demonstriert die Säuresekretion nach Verzehr einer Mahlzeit (140 g Beefsteak, 2 Scheiben

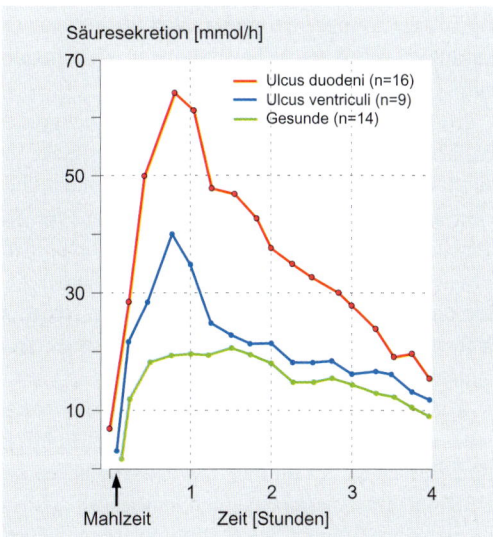

Abb. 3.7 Mittlere Säuresekretion des Magens innerhalb 4 Stunden nach Verzehr einer Mahlzeit (nach Bodemar et al. [29]).

Toastbrot und 360 ml Wasser) bei gesunden Versuchspersonen und Patienten mit Magen- bzw. Zwölffingerdarmgeschwüren. Ist die Magenschleimhaut unfähig, Salzsäure und Pepsin zu sezernieren (anazider Magen), so entwickelt sich praktisch nie ein Geschwür.

Als **Stressulkus** werden akut einsetzende Schleimhautläsionen in Form von Geschwüren, aber auch von erosiven Läsionen der Mukosa (akute erosive hämorrhagische Gastritis) bezeichnet. Sie treten nach schweren Unfällen, Blutungen, Schock, Sepsis, nach ausgedehnten operativen Eingriffen, schweren Verbrennungen, bei der Intensivtherapie und der Langzeitbeatmung auf. Der Entstehung von Stressulzera liegen sehr komplexe, vielschichtige Mechanismen zugrunde.

Es gibt sowohl aufgrund von Untersuchungen an Patienten als auch aufgrund tierexperimenteller Untersuchungen Hinweise darauf, dass eine **orale Ernährung,** z.B. mit einer **Formeldiät,** anstelle einer parenteralen Ernährung unmittelbar **nach Stresseinwirkung** die Rate an Blutungen aus solchen Magenschleimhautläsionen signifikant senkt. Dieser **Schutzeffekt** wird über eine Anhebung des pH-Wertes im Magen, eine vermehrte Produktion von Prostaglandinen in der Magenschleimhaut und über die optimale Deckung des Energie- und Nährstoffbedarfs erklärt. Hierbei wird auch diskutiert, dass Substrate zur Ernährung der Schleimhaut direkt von der geschädigten Magenschleimhaut resorbiert und in den Stoffwechsel der Mukosa eingeschleust werden.

Insgesamt jedoch ist die Datenlage zum Effekt der enteralen Ernährung im Sinne einer Blutungsprophylaxe bei kritisch kranken Patienten nicht einheitlich. Offensichtlich ist die enterale Ernährung als alleinige Maßnahme nicht geeignet, da aggressive Ernährungsmaßnahmen die Gefahr intestinaler Ischämien vermehren. Enterale Ernährung sollte erst nach hämodynamischer Stabilisierung und in Verbindung mit dem Einsatz von Protonenpumpenhemmern zum Einsatz kommen [407].

Lifestyle-Faktoren wie Rauchen und körperliche Aktivität werden mit dem Risiko peptischer Ulzera assoziiert. Während wahrscheinlich ist, dass Rauchen die Ulkusheilung verzögert, konnte in der Health Professionals Follow-up Study keine direkte Beziehung zwischen Rauchen und der Häufigkeit eines Duodenalulkus gefunden werden.

Der Einfluss von körperlicher Aktivität auf das Ulkusrisiko wird in der Literatur unterschiedlich angegeben, er reicht von keinem bis zu einem günstigen Effekt. Größere Untersuchungen beziehen sich jedoch nur auf berufsbedingte körperliche Aktivitäten. Ein möglicher Einfluss von Body-Mass-Index und Übergewicht muss am ehesten im Zusammenhang mit dieser körperlichen Aktivität gesehen werden.

Ernährungstherapie

Aufgrund der neuen Erkenntnisse über die Bedeutung von Helicobacter pylori (> Kap. 1.10) bei der Entstehung von Magen- und Zwölffingerdarmgeschwüren, der sehr erfolgreichen Therapie der Ulzera mit Protonenpumpenhemmern (H$_2$-Blocker kommen wegen ihrer schwächeren Wirkung kaum noch zum Einsatz) sowie der Möglichkeit der Rezidivprophylaxe durch Helicobacter-pylori-Eradikation spielen Ernährungstherapie und Ernährungsprophylaxe inzwischen eine geringere Rolle. Immerhin zeigt die Tatsache, dass nur wenige Personen mit einem Helicobacter-pylori-Infekt überhaupt ein peptisches Ulkus entwickeln, dass andere, z.B. Ernährungsfaktoren, eine ätiologische und wohl auch therapeutische Rolle spielen.

Unter Berücksichtigung der geschilderten Untersuchungsergebnisse über die Bedeutung von alkoholischen Getränken, Gewürzen und coffeinhaltigen Getränken für die Symptomatik und Heilungstendenz werden die Patienten mit einer **leichten Vollkost** ernährt.

Die Vielzahl der bis etwa Anfang der 1960er Jahre angewandten „**Ulkusdiäten**" hatte das Ziel, den Magen sekretorisch und motorisch ruhig zu stellen, in der Annahme, dass hierdurch das Abheilen der Ulzera begünstigt wird. In vergleichenden Therapiestudien konnte gezeigt werden, dass diesen Kostformen keine therapeutische Bedeutung zukommt.

Autoren, die in früheren Jahrzehnten sog. Ulkusdiäten erdachten und empfahlen, prüften ihre Vorschläge nicht nach den Grundsätzen einer kontrollierten Therapiestudie. Sie verabreichten die von ihnen als gut empfundene Diät und sahen ihre Vorstellung dann bestätigt, wenn bei dem Patienten das Ulkus während eines drei- bis vierwöchigen Klinikaufenthaltes abheilte. Eine Kontrollgruppe, der unter gleichen Bedingungen eine Normalkost verabreicht wurde – nur hieran hätte der Wert der Diät gemessen werden können –, fehlte.

mehr oder weniger **mangelernährt** waren, wurden zusätzlich eintretende Ulkusblutungen schlecht toleriert.

Im Jahr 1934 schrieb der Kliniker Meulengracht, er habe bei peinlicher Durchführung der in einer absoluten bzw. teilweisen Inanition bestehenden üblichen Ulkuskur Patienten im Anschluss an eine Magenblutung an Erschöpfung zugrunde gehen sehen. Entgegen der damals üblichen Ansicht gab der Autor daher Magenblutern ab dem 1. Tag **reichlich Nahrung** (Brot, Hafergrütze, Butter etc.) und erzielte damit gute Heilerfolge.

Auch amerikanische Autoren empfahlen einige Jahre später, beim blutenden Ulkus sofort Nahrung und Flüssigkeit zuzuführen, um dadurch neben der Deckung des Flüssigkeits- und Energiebedarfs die intensive, der Blutstillung entgegenwirkende **Hungerperistaltik** des Magens zu vermeiden.

Dass unter einer sog. blanden (milden) Ulkusdiät die **Säuresekretion** des Magens entgegen der allgemeinen Ansicht nicht geringer ist als unter einer Normalkost, konnte bei Patienten mit einem Duodenalulkus gezeigt werden, bei denen sowohl nach Gabe einer blanden **Ulkusdiät** als auch nach einer **frei gewählten Kost** der Mageninhalt in bestimmten Zeitabständen zur pH-Bestimmung abgesaugt wurde. Hierbei ergab sich, dass der pH-Wert bei frei gewählter Kost im Durchschnitt weniger sauer war als nach Gabe einer sog. Ulkusdiät.

Einige der bekanntesten Diätempfehlungen, die in früheren Jahren in großem Umfang bei Magen- und Zwölffingerdarmgeschwüren angeordnet wurden und zum Teil auch heute noch Anhänger haben, obwohl gezeigt werden konnte, dass sie das **Abheilen von Geschwüren nicht beeinflussen,** sind:
- Sippy-Diät (Milch-Sahne-Alkali-Diät)
- Diät nach Kalk und von Bergmann
- Diät nach Ewald und nach Lenhartz
- chlorfreie Diät.

Im Laufe der vergangenen 40–50 Jahre wurde wiederholt bewiesen, dass sog. Ulkusdiäten keinen den Heilungsprozess fördernden Effekt haben. Bereits 1941 empfahl Eppinger eine relativ „grobe" Diät für Ulkuskranke, bestehend aus Schrotbrot, grobem Gemüse, Obst etc., die sog. **Schrotkost.**

Bei der Zusammenstellung dieser Diäten wird Wert darauf gelegt, „**zarte**" **Speisen,** insbesondere zartes Fleisch (Kalb, Huhn, Taube) und zartes Gemüse (nach Kalk keine Rüben, Rettiche, Salate, Karotten, Weiß- und Rotkraut, rote Rüben, Bohnen, Linsen) zu geben.

Andere Autoren empfahlen zur Ruhigstellung des erkrankten Magens bzw. Duodenums eine **Nahrungskarenz** bzw. eine reine Milchdiät bis zu 4 Wochen Dauer. Da die Patienten je nach Diätschema

Trotz der Tatsache, dass **Alkohol** und insbesondere die am häufigsten verzehrten alkoholischen Getränke Wein und Bier, die Säuresekretion stimulieren, besteht aufgrund epidemiologischer Studien kein Kausalzusammenhang zwischen Alkoholkonsum und der Häufigkeit von Magen- und Zwölffingerdarmgeschwüren.

In Ulkusdiäten werden **Gewürze,** insbesondere Pfeffer, Paprika und Senf meist gemieden, obwohl ein schädigender Einfluss nie bewiesen wurde. Auch zusätzliche Schmerzen oder eine Beeinträchtigung der Ulkusheilung fanden sich nach Verwendung von pflanzlichen Gewürzen nicht. Angaben über den Einfluss von Gewürzen auf die Magensekretion sind zum Teil, bedingt durch unterschiedliche Dosierung, widersprüchlich.

Die Verträglichkeit von **Kaffee** und **schwarzem Tee** ist unterschiedlich.

Die in ➤ Abb. 3.8 dargestellten Befunde über den **Einfluss verschiedener Getränke** auf die Säuresekretion im Magen gesunder Versuchspersonen zeigen, wie unterschiedlich die Effekte sind und wie sehr diese von der üblichen Vorstellung abweichen, nach der oft sehr unkritisch starke und schwache „Säurelocker" unterschieden werden.

Dass **Milch,** wahrscheinlich aufgrund ihres hohen Calciumgehaltes, die Säuresekretion erheblich stimuliert, ist aus einer Reihe von Untersuchungen bekannt. Dieser Effekt dürfte auch dafür verantwortlich sein, dass Milch die Abheilung von Ulzera verzögert. In einer vergleichenden Studie an Patienten mit Zwölffingerdarmgeschwüren konnte gezeigt werden, dass die Ulzera bei Gabe eines H_2-Blockers

signifikant langsamer abheilten, wenn zusätzlich größere Mengen Milch (500 ml morgens, 750 ml mittags und 750 ml abends) verzehrt wurden [173].

Eine Reihe epidemiologischer Untersuchungen spricht dafür, dass sich bei Bevölkerungsgruppen mit einem hohen Verzehr von **Getreideballaststoffen** signifikant seltener Ulzera – insbesondere am Duodenum – entwickeln (Lit. bei [257]). Gestützt wird die Annahme, dass Ballaststoffen ein **protektiver Effekt** zukommt, durch In-vitro-Versuche, in denen gezeigt wurde, dass Weizen- und Reiskleie, aber auch Vollgetreidemehl im Vergleich zu Weißmehl und poliertem Reis eine wesentlich höhere **Pufferkapazität** besitzen. Auch die Fähigkeit, Gallensäuren zu binden, hat möglicherweise einen positiven Effekt.

In einer Langzeitstudie über 5 Jahre konnte die Rezidivrate an Duodenalulzera reduziert werden (14 vs. 81%), wenn polierter Reis durch Vollweizenmehl ersetzt wurde [428]. In einer Studie von Rydning u. Berstad [257] kam es dann, wenn der mittlere tägliche Ballaststoffverzehr

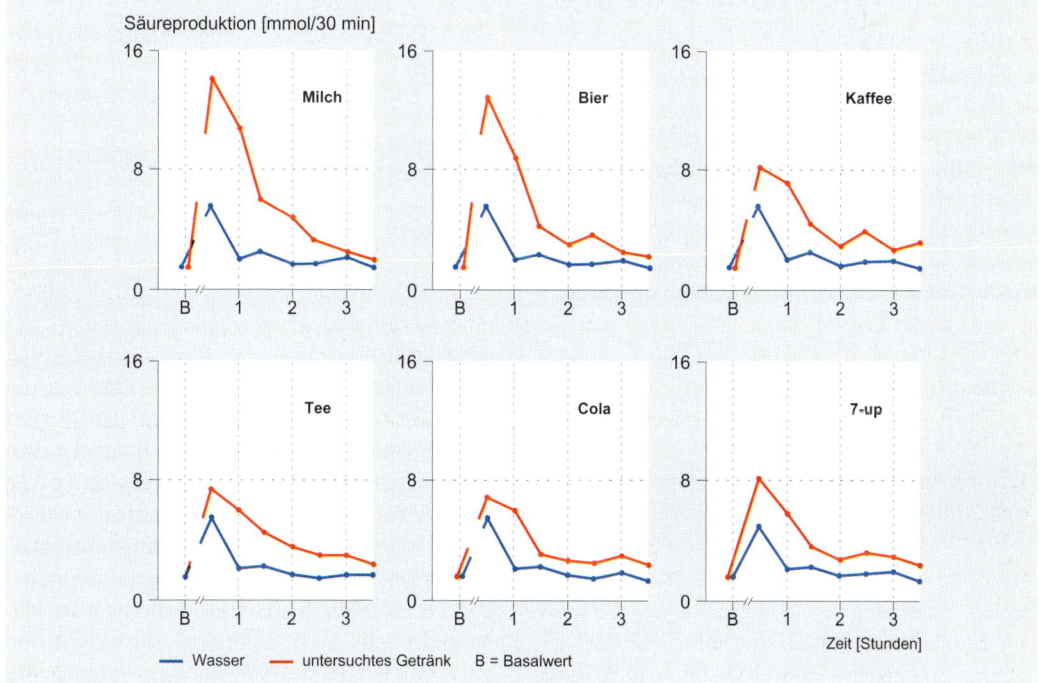

Abb. 3.8 Mittlere Magensäureproduktion bei gesunden Versuchspersonen nach Gabe verschiedener Getränke im Vergleich zu Wasser (nach McArther [200]).

von 16 auf 28 g erhöht wurde, während einer Beobachtungszeit von 6 Monaten in der Gruppe mit ballaststoffarmer Ernährung in 80% und in der Gruppe mit hohem Ballaststoffverzehr in nur 45% der Fälle zu einem Ulkusrezidiv.

Die **zirkadianen pH-Schwankungen** des Magensaftes werden wesentlich vom Zeitpunkt der einzelnen Maßnahmen bestimmt. Da der **intragastrale pH-Wert** entscheidend für die Abheilung von Zwölffingerdarmgeschwüren ist, interessiert der Einfluss der Abendmahlzeit auf die pH-Werte im Magen sowohl ohne als auch mit Gabe eines H_2-Blockers. Bei gesunden Männern lag der mittlere pH-Wert im Magen bei Einnahme der letzten Abendmahlzeit um 18 Uhr mit 1,67 signifikant höher als bei der Einnahme um 21 Uhr mit einem mittleren pH-Wert von 1,39 [72].

3.3.4 Magenkarzinom

Pathophysiologie

Magenkarzinome werden aufgrund des Wachstumsmusters in einen intestinalen Typ (polypös wachsend, gut begrenzt) und einen diffusen Typ (infiltrativ wachsend, schlecht begrenzt, frühe Metastasierung) unterteilt. Während die Häufigkeit des **diffusen Typs** weltweit weitgehend konstant bleibt, ändert sich die Häufigkeit des **intestinalen Typs.** Das spricht dafür, dass Umweltfaktoren und somit auch die Ernährung an der Entstehung der letztgenannten Form des Magenkarzinoms beteiligt sind.

Ätiologie

Während sich Ulzera nur bei nachweisbarer Säureproduktion im Magen bilden, entwickeln sich Magenkarzinome vorwiegend **bei fehlender Säuresekretion.**

Bei der Entstehung von Magenkarzinomen kommt den **Ernährungsfaktoren** eine entscheidende Bedeutung zu (Einzelheiten ➤ Kap. 16). Gründe dafür sind:

- Magenkarzinome treten in verschiedenen Teilen der Welt mit unterschiedlicher Häufigkeit auf.
- Die Häufigkeit des Magenkarzinoms nimmt seit Jahrzehnten in den westlichen Industrieländern mit zunehmender Änderung der Ernährungsgewohnheiten ab.
- Die Häufigkeit in Ländern mit hoher Magenkarzinomprävalenz, z.B. in Japan, nimmt ab, wenn die traditionelle Ernährung zugunsten einer in westlichen Ländern üblichen Ernährung („western diet") aufgegeben wird.

Neben der HP- und der Typ-A-Gastritis sowie der Riesenfaltengastritis (Morbus Ménétrier) gelten Zustände nach Magenteilresektion, gutartige Magentumoren (Adenome) und genetische Faktoren für die Entwicklung eines Magenkarzinoms als begünstigend.

Berücksichtigt werden muss weiterhin, dass ein Verlassen traditioneller Lebensweise und Ernährungsgewohnheiten verbunden ist mit einer Verbesserung der **Wohn-, Lebensmittel-** und **Trinkwasserhygiene.** Das bedeutet wiederum einen Rückgang in der Durchseuchung der Bevölkerung mit **Helicobacter pylori** (➤ Kap. 1.10), einem ebenfalls wesentlichen, das Magenkarzinomrisiko steigernden Faktor (➤ Kap. 16).

✚ 028 Text: Magenkarzinom (Klinik, Diagnose, Therapie)

3.3.5 Zustand nach Magenoperation

Ätiologie und Klinik

Bevor hochwirksame Medikamente (H_2-Rezeptor-Antagonisten und Protonenpumpenhemmer) zur weitgehenden Blockade der Magensekretion und Möglichkeiten zur Diagnostik und Eradikation von Helicobacter pylori zur Verfügung standen, war bei rezidivierenden Magen- und Zwölffingerdarmgeschwüren und bei Ulkuskomplikationen häufig eine operative Entfernung des distalen, gastrinproduzierenden Magenanteils **(partielle Resektion)** indiziert. Dieses operative Vorgehen hat trotz Verbleibens der säuresezernierenden Schleimhaut im Magenfundus eine stark reduzierte Säureproduktion bzw. eine **Anazidität des Restmagens** zur Folge, da nach Resektion der Antrumregion kein Gastrin mehr sezerniert wird. Eine weitere Indikation für die partielle oder auch totale Gastrektomie sind Tumoren des Magens.

Die Standardmethoden der partiellen Resektion sind die als **Billroth I** (Zwei-Drittel-Magenresektion mit Gastroduodenostomie) und **Billroth II** (Zwei-Drittel-Magenresektion mit Gastrojejunostomie) beschriebenen Verfahren (> Abb. 3.9). Auch die selektive proximale Vagotomie (meist in Verbindung mit einer Pyloroplastik), die vor dem Einsatz der genannten hochwirksamen Medikamente bei rezidivierenden Ulzera häufig durchgeführt wurde, kommt praktisch nicht mehr zur Anwendung.

Werden bei der Magenresektion zwei Drittel des distalen Magens und damit auch der Pylorus entfernt, erlischt die **Reservoirfunktion** des Organs. Der Speisebrei tritt ohne wesentliche Verweildauer im Restmagen in den Dünndarm über. Dieser schnelle Übertritt in den Darm kann einen als **„Dumpingsyndrom"** bezeichneten Beschwerdekomplex auslösen. (Die Bezeichnung kommt von dem englischen Wort to dump, stürzen.)

Dieses Dumpingsyndrom, das sich vorwiegend bei den **Billroth-II-Operierten** findet, kann als sog. Früh-Dumping (postalimentäres Frühsyndrom) kurze Zeit (10–30 min) nach der Nahrungsaufnahme und als sog. Spät-Dumping (postalimentäres Spätsyndrom) etwa 1–3 Stunden nach der Nahrungsaufnahme auftreten. Es äußert sich in Schwäche- und Schwindelgefühl, Schweißausbruch und Herzklopfen, zusätzlich bei Früh-Dumping mit Druckgefühl im Oberbauch, heftigen Darmgeräuschen und ggf. Durchfall.

Als **Ursache** wird für das **Früh-Dumping** eine Dehnung des oberen Dünndarms durch den in großer Menge plötzlich eintretenden Speisebrei angenommen. Der resultierende Zug am Mesenterium führt über einen Vagusreiz zur Freisetzung von vasoaktivem Serotonin und anderen gastrointestinalen Hormonen. Weiterhin kommt es infolge des hohen osmotischen Drucks des Speisebreis zu einem Einstrom von Wasser aus der Blutbahn in den Darm, wodurch die **Dehnung** noch verstärkt wird. Dieser Wassereinstrom aus der Gefäßbahn in das Darmlumen führt zu einer **Hypovolämie,** die ihrerseits wiederum einen Blutdruckabfall zur Folge hat.

Die **Ursache** des wesentlich später auftretenden **Spät-Dumpings** ist ein Abfall der Blutzuckerkonzentration. Nimmt der Billroth-II-Resezierte Kohlenhydrate in Form eines schnell resorbierbaren Zuckers auf, so kommt es, da nach der Nahrungsaufnahme bald aller Speisebrei in den Darm übertritt, zu einer **intensiven Resorption.** Die schnell über die Norm ansteigende Blutzuckerkonzentration hat reflektorisch eine starke **Insulinausschüttung** zur Folge. Da es bei der schnell ablaufenden Zuckerresorption nach kurzer Zeit jedoch zu einem Sistieren der Zuckerresorption kommt, ergibt sich ein Missverhältnis zwischen dem im Überschuss sezernierten Insulin und der nicht mehr durch weitere Zuckerresorption ergänzten Blutglucose, was einen **Abfall des Blutzuckerspiegels** unter die Norm zur Folge hat. Die beim Spät-Dumping geklagten **Beschwerden** – Schweißneigung, Konzentrationsschwäche, Müdigkeit, Somnolenz etc. – sind somit durch eine **Hypoglykämie** bedingt.

> Trotz ausreichender Nahrungsaufnahme kann sich in manchen Fällen eine hochgradige Unterernährung entwickeln.

Eine **Ursache** ist die ungenügende Nährstoffausnutzung, weil das Pankreas nicht ausreichend stimuliert wird, da beim Billroth-II-Resezierten das Duodenum nicht vom Speisebrei durchlaufen wird (> Abb. 3.9) und folglich weniger Sekretin und Pankreozymin freigesetzt werden. Der plötzlich in großer Menge in den Darm übertretende Speisebrei wird nicht mehr genügend mit Pankreassaft und Gallenflüssigkeit durchmischt (pankreatikozibale Asynchronie).

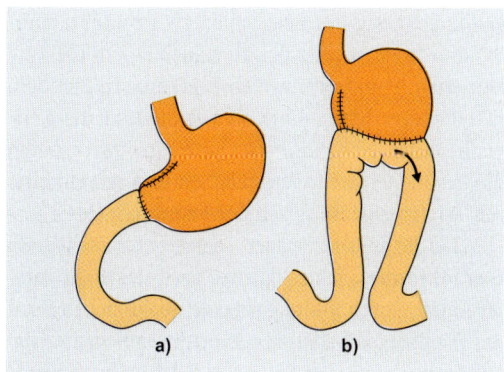

Abb. 3.9 Schematische Darstellung der Magenresektion. a) Billroth I, b) Billroth II.

Die Dünndarmfunktion ist infolge der unphysiologischen Passageverhältnisse beeinträchtigt.

Eine weitere Ursache der Mangelernährung kann eine nach Magenresektion auftretende ausgeprägte **Appetitlosigkeit** sein, die besonders häufig nach totaler Gastrektomie auftritt. Beeinträchtigt werden kann die Nahrungsaufnahme weiterhin durch eine **Refluxösophagitis** als Folge eines Gallerefluxes (vgl. Refluxösophagitis, ➤ Kap. 3.2.1). Zu einem solchen Reflux von Duodenalsaft kommt es insbesondere nach totaler Gastrektomie (in etwa 50% der Fälle), weniger oft nach partieller Resektion.

Nach Magenresektion kann sich ein **Lactasemangel** entwickeln (➤ Kap. 3.4.6). Es konnte gezeigt werden, dass sich in 50% der Fälle nach der Magenresektion ein Lactasemangel einstellt bzw. sich ein präexistenter geringgradiger Mangel nach der Operation verstärkt – wahrscheinlich bedingt durch die unphysiologischen Passageverhältnisse.

> Insbesondere dann, wenn die diätetische Behandlung eines Dumpingsyndroms ohne Erfolg bleibt, sollte ein Versuch mit milchzuckerfreier Kost gemacht werden.

Ernährungstherapie

Während alle kritischen Untersuchungen dafür sprechen, dass der Magenkranke seine Kost frei wählen soll, muss ein Teil der Magenresezierten, insbesondere dann, wenn nach Billroth II reseziert wurde, zur **Vermeidung eines Dumpingsyndroms** eine Diät einhalten.

Da das Dumpingsyndrom in erster Linie durch den schnellen Übertritt des Speisebreis in den Dünndarm, durch Wassereinstrom ins Darmlumen bei hyperosmolarem Darminhalt und den schnellen Blutzuckeranstieg sowie den darauf folgenden Blutzuckerabfall nach dem Verzehr von Zucker bedingt ist, sind die diätetischen Maßnahmen vorgezeichnet.

> Diätetische Empfehlungen beim **Dumpingsyndrom:**
> • häufige kleine Mahlzeiten
> • zuckerhaltige Speisen meiden, proteinreiche (und fettreiche) bevorzugen
> • Vorsicht bei Milchverzehr

> • keine Flüssigkeit zu den Mahlzeiten
> • bei stark ausgeprägter Symptomatik ggf. Nahrungsaufnahme im Liegen oder Hinlegen nach dem Essen.

Die durch das Liegen offenbar langsamere Entleerung des Magenstumpfes verringert die Beschwerden. Einen ähnlichen Effekt erzielt man bei einem Teil der Kranken durch Anlegen einer fest sitzenden Bauchbinde in Hüfthöhe. Beim sog. Früh-Dumpingsyndrom (postalimentäres Frühsyndrom) hat sich weiterhin der Verzehr eines Stückes Brot 15 Minuten vor der Mahlzeit bewährt.

Bei einem Teil der Patienten schwindet die Symptomatik, wenn den Mahlzeiten **Pektin** oder **Guar** zugesetzt wird. Warum diese die Viskosität steigernden Ballaststoffe positiv wirken, ist nicht sicher bekannt [269]. Der praktische Einsatz dieser Supplemente ist allerdings häufig durch ihren Geschmack limitiert.

Ähnlich gute Behandlungsergebnisse lassen sich beim Spät-Dumping auch mit dem α-Glucosidase-Inhibitor **Acarbose** erzielen. Acarbose hemmt den Abbau von Saccharose, Stärke und Dextrin im Darm. Hierdurch kommt es zu einer Verzögerung des Glucoseeinstroms in die Blutbahn, wodurch der reaktiven Hypoglykämie entgegengewirkt wird.

Bei schweren Fällen von Dumpingsyndrom mit unzureichendem Effekt einer Nahrungsumstellung muss eine operative Umwandlung einer B-II- in eine B-I-Situation überlegt werden.

Ist die **Nährstoffausnutzung** nach Magenresektion, insbesondere die Ausnutzung des Nahrungsfettes, erheblich gestört, sodass hieraus eine ungenügende Deckung des Energiebedarfs resultiert, empfiehlt sich ein Behandlungsversuch mit nicht verkapselten Pankreasenzymen, bei unzureichendem Effekt dieser Maßnahme eine Reduktion des konventionellen Nahrungsfettes und ein Ersatz durch die besonders leicht verdaulichen und resorbierbaren Triglyceride mittelkettiger Fettsäuren **(MCT).**

Wird der gesamte Magen operativ entfernt **(totale Gastrektomie),** fehlt jegliches gastrales Nahrungsreservoir. Durch Bildung eines Jejunalpouches distal der Ösophagojejunostomie kann eine gewisse Reservoirfunktion wiederhergestellt, die Ernährungssituation verbessert und die Lebensqualität gesteigert werden. Bei totaler Gastrektomie sind dieselben diätetischen Maßnahmen wie bei der partiellen Resektion angezeigt. Es kommt relativ häufig zu Störungen der Nährstoffausnutzung mit Steatorrhö und unzureichender Deckung des **Vitamin-D-** und **Calciumbedarfs.**

Darüber hinaus ist die **Energieaufnahme** oft **unzureichend.** Nach einer englischen Studie lag die Energiezufuhr mit der Nahrung sechs Monate nach der Operation bei 9 von 26 Patienten noch deutlich unter der Norm. Das bei totaler Gastrektomie nicht selten zu niedrige Körpergewicht kann sowohl Folge einer unzureichenden Energiezufuhr als auch einer verminderten Nährstoffausnutzung sein.

Die nicht optimale Deckung des Vitamin-D- und Calciumbedarfs führt zur **Osteoporose.** In mehr als 60% der Fälle fanden sich bei Gastrektomierten Störungen des Knochenstoffwechsels. Calcium sollte substituiert werden. Das Gleiche gilt für Vitamin D, wenn die Bestimmung des Metaboliten 25(OH)D$_3$ im Plasma für eine unzureichende Versorgung spricht.

> Bei der Beratung von Patienten mit einer totalen Gastrektomie ist zu berücksichtigen, dass die **Appetit-** und **Sättigungsregulation** häufig gestört ist und sich daraus eine unzureichende Deckung des Energiebedarfs ergibt. Die **Frequenz der Nahrungsaufnahme** muss gesteigert werden. Bis zu 10 Mahlzeiten pro Tag sind besonders in der unmittelbaren postoperativen Phase erforderlich, wobei Lebensmittel mit einer hohen Energiedichte bevorzugt werden sollten. Je nach Verhalten des Körpergewichts kann später die Zahl der Mahlzeiten auf 6–8 reduziert werden.

Wie bei der partiellen Magenresektion sollte bei höhergradiger **Steatorrhö** das Nahrungsfett zum Teil durch MCT ersetzt werden, soweit eine Pankreasfermentsubstitution nicht ausreichend effektiv ist.

Voluminöse Mahlzeiten und schnell resorbierbare Kohlenhydrate begünstigen ein Dumpingsyndrom. Auch bei der totalen Gastrektomie kann eine postprandiale Hyperglykämie und das hieraus resultierende Spät-Dumpingsyndrom durch Gabe von **Guar** zu den Mahlzeiten reduziert werden.

> Bei totaler oder auch teilweiser **Resektion des Magens** muss das **Vitamin B$_{12}$ substituiert** werden, da dieses Vitamin bei Fehlen des von der Magenschleimhaut produzierten Intrinsic-Faktors nicht resorbiert werden kann.

3.4 Dünndarm

Physiologie und Pathophysiologie

Die **Hauptaufgabe** des Dünndarmes ist die **Nährstoffresorption.** Kerckring-Falten und Darmzotten schaffen eine große resorbierende Oberfläche, die einen ausreichenden Kontakt zwischen Chymus und Dünndarmschleimhaut gewährleistet. Im Vergleich zu einem Rohr mit glatter innerer Oberfläche wird die **Resorptionsfläche** durch Kerckring-Falten und die Darmzotten etwa um den Faktor 600 **vergrößert** (➤ Abb. 3.10).

Eine **weitere** wichtige **Aufgabe** der Darmwand besteht darin, die Aufnahme immunogener Makromoleküle zu verhindern. An dieser als **Mukosabarriere** bezeichneten Funktion sind, neben dem von der Schleimhaut sezernierten sekretorischen IgA, die mechanische Integrität der Epithelschicht mit ihren Kittleisten (Tight Junctions), die der Schleimhaut aufliegende Schleimschicht, subepitheliale Abwehrmechanismen (Granulozyten, Makrophagen, Paneth-Zellen und dendritische Zellen mit unterschiedlicher Zytokinfreisetzung) und die intestinale Motilität etc. beteiligt (vgl. Barrierefunktion und Translokation, ➤ Kap. 3.5.9).

➕ 029 Text: Rolle der Wachstumsfaktoren

> Von besonderer Bedeutung für die Diätetik ist die Tatsache, dass der Dünndarm nicht nur **Resorptions-,** sondern auch **Verdauungsorgan** ist. Dies lässt sich besonders am Beispiel der Disaccharide demonstrieren: Disaccharidmoleküle können nicht bzw. nur in ganz unbedeutendem Umfang resorbiert werden. Eine Resorption dieser aus zwei Monosaccharidmolekülen zusammengesetzten Zweifachzucker ist erst dann möglich, wenn sie mit Hilfe spezifischer, im Bereich des Bürstensaumes lokalisierter Enzyme, der sog. **Disaccharidasen,** gespalten werden. Die wichtigsten Disaccharide unserer Nahrung sind Saccharose (Küchenzucker), Lactose (Milchzucker) und die bei der Stärkespaltung anfallenden Zweifachzucker Maltose (Malzzucker) und Isomaltose.

In ➤ Tabelle 3.4 sind die verschiedenen Disaccharidasen aufgeführt.

3

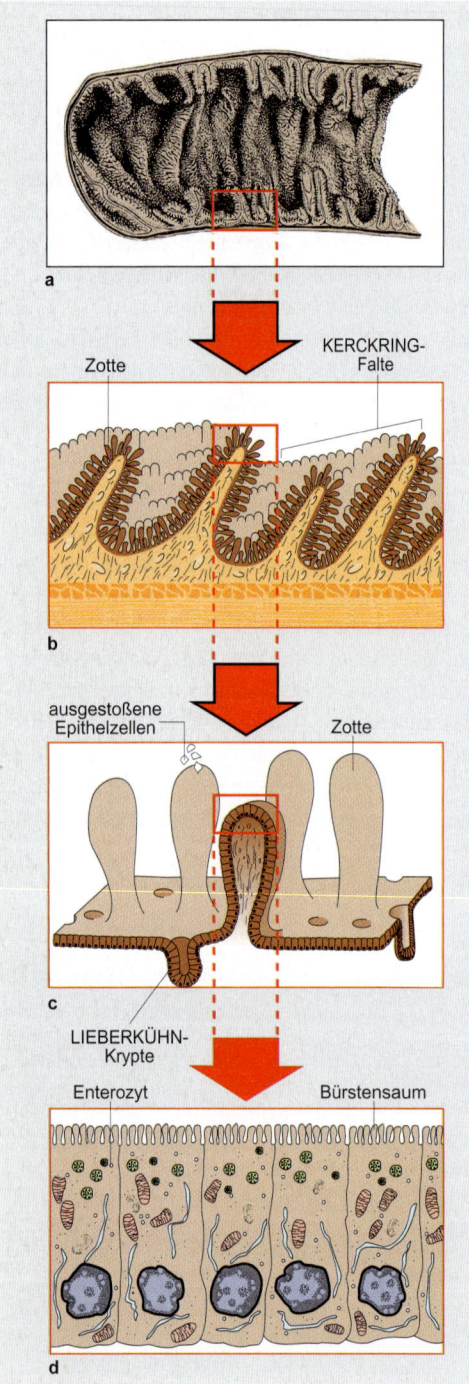

Tab. 3.4 Disaccharidasen der menschlichen Dünndarmschleimhaut.

α-Glucosidasen
Maltase
Glucoamylase
Saccharase-Isomaltase-Komplex
Trehalase
β-Glucosidasen
Phlorizinhydrolase
β-Galaktosidasen
Lactase I
Lactase II

Unter den **α-Glucosidasen** gibt es mindestens vier verschiedene Enzymaktivitäten – „Maltasen" – deren Spezifitäten sich für die verschiedenen Stärkeabbauprodukte überschneiden. Mindestens zwei dieser „Maltasen" liegen als Saccharase-Isomaltase-Komplex vor. Saccharase und Isomaltase stellen je eine Untereinheit dieses Enzymkomplexes dar. Die Maltase/Glucoamylase ist weniger gut charakterisiert.
Wesentliche Bedeutung haben die **β-Galaktosidasen**. Lactase II ist weniger an der Milchzuckerspaltung beteiligt als Lactase I.

Bei Gesunden unterliegt die **Disaccharidaseaktivität** der Dünndarmschleimhaut großen individuellen Schwankungen. Fehlt eine der Disaccharidasen oder ist ihre Aktivität stark verringert, so ist die Ausnutzung des entsprechenden Disaccharids gestört.

Von praktisch-klinischer Bedeutung ist lediglich der **Lactasemangel** (➤ Kap. 3.4.6). Das Disaccharid Lactose findet sich in keinem anderen Lebensmittel als in Milch von Säugetieren und den daraus hergestellten Produkten.

Abb. 3.10 Makroskopische und mikroskopische Darstellung der inneren Dünndarmoberfläche. a) Makroskopisches Bild der inneren Oberfläche (Mukosaseite) des Dünndarmes mit Kerckring-Falten. b) Mikroskopisches Bild des in Bild a) rechteckig umrahmten Bezirks mit Darstellung der Zotten auf einer Kerckring-Falte. c) Dreidimensionale Darstellung von Dünndarmzotten und -krypten. Entspricht rechteckig eingerahmtem Bezirk aus Bild b). d) Enterozyt, elektronenoptisches Bild.

Bevor Milch durch die Zähmung von Säugetieren gewonnen werden konnte, und somit auch im Erwachsenenalter als Lebensmittel zur Verfügung stand, wurde Lactase nach Beendigung der Säug-

Tab. 3.5 Häufigkeit des Lactasemangels bei Erwachsenen in unterschiedlichen Populationen (nach Dahlqvist [63]).

Schweden	3%
Finnland	16%
Schweiz	17%
England	20–30%
Frankreich	42%
USA, Angloamerikaner	6%
USA, Afroamerikaner	73%
Afrikaner	fast 100%
Japan (wahrscheinlich auch alle übrigen Bevölkerungsgruppen des Fernen Ostens)	fast 100%

lingsphase nicht mehr benötigt. Auch heute noch findet sich bei der Mehrzahl der Weltbevölkerung im Erwachsenenalter keine bzw. eine nur sehr mäßige Lactaseaktivität in der Dünndarmmukosa (➤ Tab. 3.5).

Eine sogenannte **Lactasepersistenz,** d.h. ein Beibehalten der hohen Lactaseaktivität der Säuglingsphase auch im Erwachsenenalter, findet sich überwiegend bei der Bevölkerung Nord- und Mitteleuropas (➤ Tab. 3.5).

Fehlt Lactase im Dünndarm bzw. reicht ihre Aktivität nicht aus, um die mit der Nahrung aufgenommene Menge an Lactose zu spalten, so gelangt das Disaccharid in das Kolon und wird **bakteriell abgebaut** (➤ Abb. 3.11). Die dabei anfallenden Gase verursachen **Flatulenz,** während die kurzkettigen Fettsäuren über eine Steigerung der Kolonmotilität und der Osmolarität, die wiederum den Wassergehalt im Kolonlumen steigert, eine **Diarrhö** induzieren.

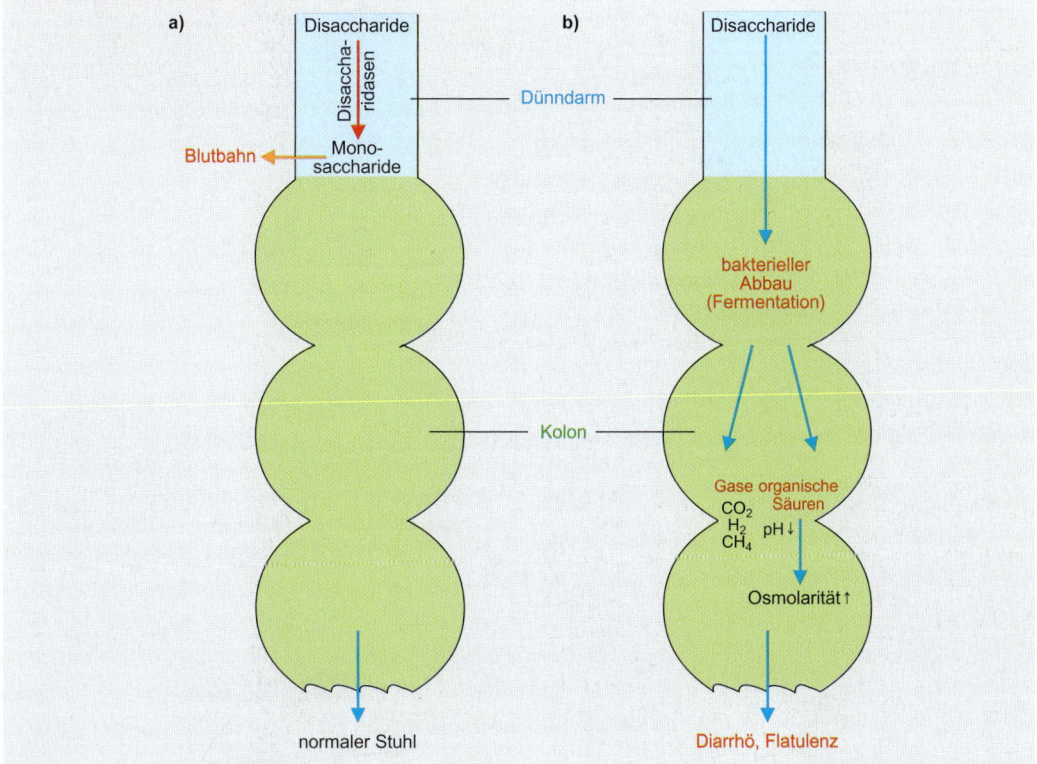

Abb. 3.11 a) Spaltung der Disaccharide durch Disaccharidasen im Dünndarm und Resorption der entstehenden Monosaccharide. b) Passage der Disaccharide durch den Dünndarm bei Disaccharidasemangel. Bakterieller Abbau der Disaccharide im Kolonlumen in organische Säuren und Gase. Diarrhö als Folge eines hohen Wassergehaltes der Fäzes und niedrigen pH-Wertes.

Da kurzkettige Fettsäuren über eine Steigerung der Natrium- und Wasserrückresorption im Kolon (**➤** Kap. 1.8) in gewissem Umfange antidiarrhöisch wirken, geht ein mäßiggradiger Lactasemangel zwar mit Flatulenz, nicht aber mit einer Diarrhö einher.

Neben den die Zweifachzucker spaltenden Enzymen finden sich in der Dünndarmmukosa **Peptidasen** und **Lipasen,** die bei der Endaufspaltung der entsprechenden Nährstoffe beteiligt sind.

Die **Resorption** der meisten Nährstoffe erfolgt bereits im **Duodenum** und **Jejunum** (**➤** Abb. 3.12). Das bedeutet jedoch nicht, dass die Resorption an diese oberen Darmabschnitte gebunden ist und tiefer gelegene Darmabschnitte dazu nicht fähig sind. Nach operativer Entfernung des proximalen Dünndarms übernimmt der distale Dünndarm die gesamte Resorption.

> Lediglich die **Resorption** von **Vitamin B_{12}** (**➤** Kap. 1.7) und die Rückresorption von Gallensalzen (**➤** Kap. 3.4.8) sind an das **terminale Ileum** gebunden und finden in höheren Darmabschnitten nicht statt.

Eine Resektion dieses Darmabschnittes hat folglich einen **Vitamin-B_{12}-Mangel** (**➤** Kap. 3.4.8) bzw. eine Unterbrechung des enterohepatischen Kreislaufs der Gallensäuren und somit eine **Verringerung des Gallensäurepools** zur Folge.

Dünndarmerkrankungen bzw. -resektionen gehen mit mehr oder weniger großer Beeinträchtigung der Nährstoffausnutzung **(Malassimilation)** einher, da im Dünndarmlumen unter dem Einfluss von Gallenflüssigkeit und Pankreassaft der **Abbau großmolekularer Nährstoffe** bis hin zu resorptionsfähigen Spaltprodukten abläuft. Dabei findet die letzte Stufe

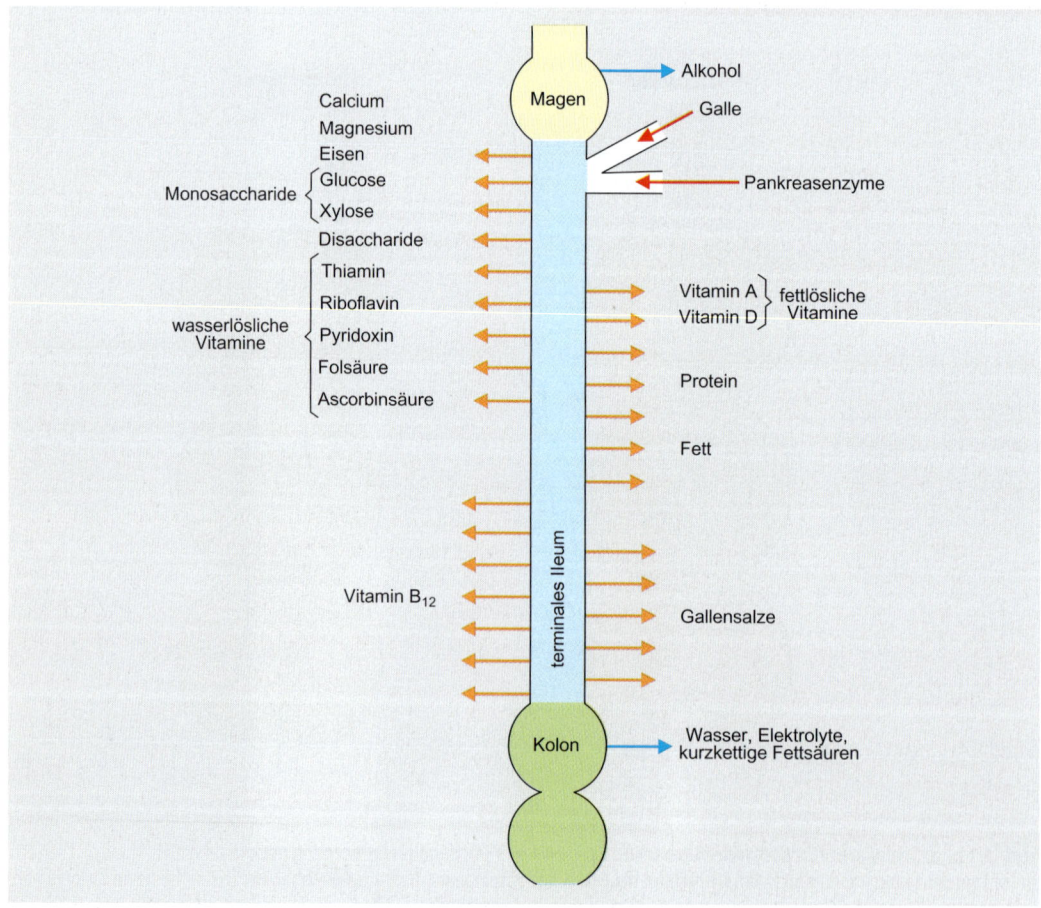

Abb. 3.12 Ort der Nährstoffresorption im Dünndarm (nach Born et al. [34]).

– Spaltung von Disacchariden in Monosaccharide, Spaltung von Oligopeptiden in Aminosäuren, Reveresterung langkettiger Fettsäuren und Chylomikronenbildung – im Bereich des Bürstensaumes bzw. in den Enterozyten statt.

Beruht die gestörte Nährstoffausnutzung auf einer unzureichenden Verdauung, etwa bei einem Mangel an Pankreasfermenten oder Gallensalzen, so spricht man von **Maldigestion.** Die gestörte Resorption, z.B. bei einer Zottenatrophie, wird als **Malabsorption** bezeichnet. Die wichtigsten Ursachen einer Malassimilation sind in > Tabelle 3.6 zusammengestellt.

Diagnostik

Die für die Praxis wichtigsten Untersuchungsverfahren zum Nachweis einer verminderten Nährstoffzufuhr sind die **quantitative Fettbestimmung,** der **D-Xylose-Test,** der **Milchzucker-Resorptionstest** und die **Dünndarmbiopsie.**

✚ 030 Text: Routinediagnostik des Malassimilationssyndroms

3.4.1 Akute und chronische Enteritis

Ätiologie

Eine akute Enteritis oder auch Gastroenteritis bzw. Enterokolitis, wenn Magen bzw. Kolon mitbeteiligt sind, entsteht nach **groben Diätfehlern** wie dem Genuss großer Mengen unreifen Obstes, fetter oder sehr kalter Speisen, nach Alkoholabusus, bestimmten Medikamenten wie Acetylsalicylsäure, schwermetallhaltigen Präparaten etc. Häufig sind auch **virale Infekte,** insbesondere mit Rotaviren die Ursache einer akuten Gastroenteritis, die oft bei Kindern vorkommt. Die Kontagiosität der meist harmlos verlaufenden Erkrankung ist hoch.

Bakterielle Lebensmittelvergiftungen

Häufig kommt es zur akuten Gastroenteritis nach dem Verzehr von Lebensmitteln, kontaminiert mit pathogenen Keimen, insbesondere Salmonellen aber auch Listerien, Campylobacter oder anderen. Auch eine **starke Vermehrung von apathogenen Keimen** in Lebensmitteln kann eine akute Gastroenteritis auslösen. Als Folge einer intensiven Vermehrung von normalerweise nicht krankmachenden Keimen reichern sich **toxische Stoffwechselprodukte der Mikroorganismen** in großer Menge in den Lebensmitteln an und führen nach ihrem Genuss zu einer Schädigung der Magen- bzw. Darmschleimhaut. Solche bakteriellen Lebensmittelverunreinigungen führen gelegentlich zu Massenerkrankungen, wenn in Großküchen zubereitete Speisen nicht ausreichend gekühlt aufbewahrt wurden. In hoch industrialisierten Ländern nehmen Lebensmittelvergiftungen aus folgenden Gründen zu:

- verstärkter Verzehr hochwertiger, leicht verderblicher Nahrungsmittel
- zunehmende Zentralisierung der Nahrungsmittelherstellung

Tab. 3.6 Mit einem Malassimilationssyndrom einhergehende Erkrankungen.

Verdauungsinsuffizienz (Maldigestion)
• Zustand nach Magenresektion
• Mangel an Gallensäuren
• exokrine Pankreasinsuffizienz
Resorptionsinsuffizienz (Malabsorption)
• Sprue (einheimische und tropische)
• Disaccharidasemangel
• entzündliche Dünndarmerkrankungen (akute und chronische Enteritis, Morbus Crohn, Strahlenenteritis)
• Dünndarmresektion (Kurzdarmsyndrom), innere Fisteln, blind endende Darmabschnitte (Blind-Loop-Syndrom), Dünndarmdivertikel
• endokrinologische Erkrankungen (Hyperthyreose, Hyper- und Hypoparathyreoidismus, Diabetes mellitus, Zollinger-Ellison-Syndrom, Verner-Morrison-Syndrom, Karzinoid)
• pharmakologisch induzierte Resorptionsstörungen (Antibiotika, Zytostatika, Colestyramin)
• Störung der Durchblutung und des Lymphabflusses (Angina abdominalis, Rechtsherzinsuffizienz, portale Hypertension, Lymphangiektasie, mesenteriale und retroperitoneale Tumoren, Morbus Whipple)
• sonstige Ursachen: Amyloidose, Sklerodermie, A-β-Lipoproteinämie, Immunglobulinmangel, hochgradiger Eiweißmangel, Darmparasiten, verschiedene Dermatosen, Leberzirrhose

- ständig steigende Zahl von Personen, die an Gemeinschaftsverpflegungen teilnehmen.

Nach Mitteilung des Bundesinstituts für gesundheitlichen Verbraucherschutz und Veterinärmedizin (BgVV) nehmen **Lebensmittelinfektionen** nicht nur in Ländern der Dritten Welt, sondern auch in Industrienationen kontinuierlich an Häufigkeit zu. So hat sich beispielsweise zwischen 1989 und 1997 die Zahl der nach dem Bundesseuchengesetz als „Enteritis infectiosa" gemeldeten infektiösen Darmerkrankungen mehr als verdoppelt. Neben Salmonellen treten Erreger wie Campylobacter, Escherichia coli (besonders EHEC), Yersinien und Listerien zunehmend als Verursacher auf.

Therapie

Gastroenteritiden, die nach dem Ausscheiden (Erbrechen, Diarrhö) der auslösenden Noxe wieder abklingen, erfordern in der Mehrzahl der Fälle keine besondere Therapie.

Enterohämorrhagische Escherichia-coli-Infektion (EHEC)

Seit einigen Jahren treten überwiegend durch **rohe Milch** und **unzureichend erhitztes Rindfleisch** verursachte Infektionen mit diesem Colistamm auf.

Besonders Produkte aus **Rohmilch** sind als Quelle von EHEC-Infektionen von Bedeutung. Ausreichendes Erhitzen ist eine der wichtigsten Maßnahmen zur Verhütung dieser schwerwiegenden bakteriellen Lebensmittelinfektion.

➕ 031 Text: EHEC

Salmonelleninfektionen

Salmonellen sind nicht sporenbildende, gramnegative, begeißelte Stäbchen. Salmonella typhi ist der Erreger des **Typhus abdominalis** und Salmonella paratyphi A, B und C sind die Erreger des **Paratyphus** (die Serotypen A und C kommen nur in den Tropen vor). Typhus- und Paratyphuserreger befallen nur den Menschen und verursachen eine schwerwiegende, septische Allgemeinreaktion. Diese Infektionserkrankungen müssen gezielt mit Antibiotika behandelt werden.

Vergleichsweise eher harmlos ist der Verlauf der sog. **Salmonellengastroenteritis** (Salmonellose), oft als Lebensmittelvergiftung bezeichnet. Nach einer Inkubationszeit von etwa 8–24 Stunden kommt es durch Endotoxinwirkung zu Erbrechen, Diarrhö, Fieber und abdominellen Schmerzen. Es handelt sich zumeist um eine lokale Darmentzündung, septische Verläufe kommen bei Immunschwäche vor.

> Bei schweren Verlaufsformen muss der exzessive Wasserverlust durch dünnflüssige Stühle zur Vermeidung einer Exsikkose (mit der Gefahr des akuten Nierenversagens) durch parenterale Flüssigkeitszufuhr ersetzt werden.

Die derzeit häufigsten **Infektionsquellen** sind rohe Eier bzw. unter Verwendung von rohen Eiern hergestellte Süßspeisen, Mayonnaisen etc. und Geflügel.

Die nur latent erkrankten Hühner legen während der Infektion Eier, sodass Erreger sowohl vor der Schalenbildung in das Ei übertreten als auch nach der Eiablage durch Poren der Eischale ins Innere eindringen können. Der Verbraucher ist folglich durch den Verzehr nicht ausreichend erhitzter Eier, aber auch durch geschlachtetes Geflügel gefährdet.

> Optimale Küchenhygiene mit strikter Trennung von potentiell salmonellentragenden und anderen Lebensmitteln sowie von unreinen und reinen Arbeitsvorgängen, das Tieffrieren von Geflügel ohne Unterbrechen der Kühlkette, das ausreichende Erhitzen von Eiern und mit Eiern hergestellter Gerichte vor dem Verzehr und der direkte Verzehr frisch zubereiteter Speisen sind der optimale Schutz vor einer Salmonellenübertragung.

Campylobacter-Enterokolitis

Campylobacter jejuni und Campylobacter coli sind für die häufigste meldepflichtige lebensmittelbedingte Durchfallerkrankung im europäischen Raum verantwortlich. Eine Infektion erfolgt durch Kontakte mit Tieren und kontaminierte Lebensmittel (Rohmilch, Geflügel). Nach kurzer Inkubation von wenigen Tagen kommt es plötzlich zu wässrigen, nicht selten blutigen Diarrhöen mit Darmkoliken.

Therapeutisch ist zumeist ein Flüssigkeits- und Mineralersatz ausreichend, eine Behandlung mit

Antibiotika bleibt schweren Krankheitsverläufen vorbehalten.

Die strenge Beachtung von Grundsätzen der Lebensmittelhygiene sowie der Verzicht auf nicht ausreichend erhitzte Milch und Geflügelprodukte sind Basis einer Infektionsprophylaxe.

Yersinien

Yersinia enterocolitica und Yersinia pseudotuberculosis führen ebenfalls zu einer Enterokolitis mit Durchfällen und Darmkrämpfen, im Kindes- und Jugendalter häufig auch zu einer typischen Entzündung im Bereich des ileozökalen Übergangs mit auffälliger mesenterialer Lymphadenitis (sog. Pseudoappendizitis, differentialdiagnostische Abgrenzung von Morbus Crohn und Appendizitis erforderlich). Eine Infektion erfolgt wiederum durch Kontakte mit Tieren und kontaminierte Lebensmittel (Rohmilch, Milchprodukte, Schweinefleisch). Therapeutisch sind Flüssigkeits- und Elektrolytersatz indiziert, nur gelegentlich ist eine antibiotische Behandlung erforderlich. Chronische Infektionen kommen vor.

Bei der Speisenzubereitung ist eine ausreichende Erhitzung der Nahrungsmittel zu beachten, da Yersinien bei Kühlschranktemperaturen vermehrungsfähig bleiben.

Lambliasis (Giardiasis)

➕ 032 Text: Lambliasis

Reisediarrhö

Bei Reisen besonders in südliche Länder kommt es häufig zu der als Reisediarrhö bezeichneten, kurz andauernden Durchfallerkrankung, die mit Bauchschmerzen, Übelkeit und u.U. Anstieg der Körpertemperatur, Gliederschmerzen, Kopfschmerzen und Erbrechen einhergeht.

Die Pathogenese dieser akuten, unspezifischen Diarrhö ist weitgehend unklar. Die üblichen Enteritiserreger lassen sich bei den Kranken nicht nachweisen. Umstellungen in der Ernährung konnten als Ursache der Diarrhö ausgeschlossen werden. Am wahrscheinlichsten wird die Reisediarrhö durch **fakultativ pathogene Keime** verursacht, die mit der Nahrung aufgenommen werden und bisher im Einzelnen noch nicht bekannt sind.

Therapie

Die Behandlung besteht in erster Linie in der Gabe **antibakteriell wirkender Medikamente,** die meist schnell zu einem Abklingen der Symptomatik führen.

> Der Ernährung kommt eine gewisse prophylaktische Bedeutung zu, die vor allem darin besteht, kein Leitungswasser zu trinken und soweit wie möglich Nahrungsmittelhygiene zu betreiben.

Chronische Enteritis

Eine chronische Enteritis kann sich – ebenso wie eine chronische Gastritis – bei andauernder Einwirkung der bei der akuten Enteritis genannten Noxen entwickeln. Häufig verbirgt sich jedoch hinter einer sog. chronischen Enteritis eine der in den folgenden Kapiteln besprochenen Erkrankungen: virale Enteritis, antibiotikaassoziierte Diarrhö (➤ Kap. 3.5.2), Candida-albicans-Besiedlung des Gastrointestinaltraktes (➤ Kap. 3.5.2).

Strahlenenteritis, Strahlenkolitis

➕ 033 Text: Strahlenenteritis

Ernährungstherapie

Bei einer **akuten Enteritis** gelten die gleichen therapeutischen Grundsätze wie bei der akuten Gastritis. Nach **Elimination der auslösenden Noxe** heilt die Erkrankung schnell ab. Da die akute Enteritis mit starken Durchfällen und folglich oft erheblichem Wasser- und Elektrolytverlust einhergeht, besteht die diätetische Behandlung im Wesentlichen in der oralen **Wasser-** und **Elektrolytzufuhr,** wobei Tee mit einem Zusatz von Kochsalz bei weniger ausgeprägten Fällen ausreichend ist. Bei länger dauernder

Diarrhö erfolgt die Wasser- und Elektrolytzufuhr zweckmäßigerweise parenteral.

> Der positive Effekt von **Colagetränken** bei Gastroenteritiden im Kindesalter soll auf einem motilitätshemmenden Effekt und dem hohen Kaliumgehalt beruhen. Untersuchungen solcher Getränke aus der Schweiz, USA und Kanada konnten den hohen Kaliumgehalt jedoch nicht bestätigen [108].

Neue Möglichkeiten der Prophylaxe und Therapie bieten probiotische Lactobazillen besonders bei der durch Rotaviren ausgelösten Enteritis (vgl. Probiotika, ➤ Kap. 2.2.3). Prospektive Studien in Kinderheimen ergaben eine signifikant geringere Erkrankungsrate und Intensität der Erkrankung, wenn fermentierte Milch statt unbehandelter Milch verabreicht wurde.

Eine europäische multizentrische Studie an Kindern (Alter 1 Monat bis 3 Jahre) mit einer akuten Enteritis, überwiegend durch Rotaviren ausgelöst, ergab: Die Gabe von Lactobacillus GG zusammen mit einer Rehydradationslösung verkürzte im Vergleich zur Lösung ohne Zusatz von Milchsäurebakterien die Dauer der Diarrhö und die Dauer der stationären Behandlung und verringerte die Zahl der protrahierten Verläufe [106].

Die **Strahlenenteritis** kann je nach Lokalisation der Darmwandschädigung mit einer mehr oder weniger ausgeprägten Malabsorption einhergehen. Das Aufrechterhalten eines optimalen Ernährungszustandes kann in solchen Fällen Schwierigkeiten bereiten. Eine lang dauernde parenterale Ernährung **(heimparenterale Ernährung)** ist oft die einzige Möglichkeit, den Nährstoffbedarf ausreichend zu decken. Auch mit **Formeldiäten** (➤ Kap. 18.3) konnten Verbesserungen des Ernährungszustandes erreicht werden, wobei die Nährstoff-, insbesondere die Proteinausnutzung bei verschiedenen Zusammensetzungen unterschiedlich war [20]. Bei der Strahlenenteritis und bei Schleimhautschädigungen durch Zytostatika kann eine mit Glutamin angereicherte Formeldiät versucht werden.

Glutamin ist ein bevorzugtes Substrat für den Energiestoffwechsel der Darmmukosa, speziell der Dünndarmschleimhaut. Während besonderer Belastungsphasen wie Trauma, Verbrennung, in der post-operativen Phase, hat das verminderte Angebot an Glutamin eine Beeinträchtigung der Mukosafunktion und damit eine Abnahme der Barrierefunktion der Darmschleimhaut mit Begünstigung der Translokation (➤ Kap. 3.5.9) zur Folge. Sowohl tierexperimentelle als auch klinische Studien haben gezeigt, dass eine mit Glutamin angereicherte Formeldiät das Ausmaß der morphologischen und funktionellen Schleimhautveränderungen reduziert (Lit. bei [279]).

3.4.2 Erworbenes Immundefektsyndrom (AIDS)

Ätiologie

AIDS („acquired immunodeficiency syndrome") ist eine durch menschliche Immundefektviren (HIV = „human immunodeficiency virus") ausgelöste Erkrankung, deren klinisches Bild in hohem Maße vom Krankheitsstadium abhängig ist.

> Das Krankheitsbild des Immundefektsyndroms entwickelt sich meist erst Jahre nach einer Infektion mit HIV.

Klinik

Im Frühstadium der Erkrankung finden sich Zeichen der **Mangelernährung** in etwa 10–30%, während das Endstadium in mehr als 90% der Fälle mit einer hochgradigen Kachexie einhergeht. Nach Kotler [169, 170] verloren AIDS-Patienten 34% ihres idealen Körpergewichts 4 bis 5 Monate vor dem Tod. Daraus wird geschlossen, dass der Verlust von **Körpergewicht,** unabhängig davon, wodurch dieser beim einzelnen Patienten hervorgerufen wird, **entscheidend für die Überlebensdauer** ist. Das Ausmaß der Gewichtsabnahme und der Hypalbuminämie korrelieren streng mit der Lebenserwartung.

Der Gewichtsverlust bei AIDS ist durch einen Verlust von **Körperzellmasse,** insbesondere von Muskelzellprotein charakterisiert. Es wurden zum Zeitpunkt des Todes im Durchschnitt nur noch 54% der normalen Körperzellmasse gemessen [169].

Die Reduzierung des Körpergewichtes geht mit einer dramatischen **Verschlechterung der Lebensqualität,** insbesondere mit Schwäche und Müdigkeit einher.

> Wenn 23% des Körpergewichts verloren gehen, kann es zu Schwierigkeiten bei den für den Alltag erforderlichen körperlichen Aktivitäten kommen.

Der kontinuierliche Gewichtsverlust (**„wasting syndrome"**, definiert als ungewollter Gewichtsverlust > 10% und Diarrhö oder Fieber) hat viele verschiedene, nicht in allen Details geklärte **Ursachen.** Eine wesentliche Ursache ist die **AIDS-Enteropathie,** die sich in chronischen Diarrhöen und Schädigungen der Dünn- und Dickdarmschleimhaut mit und ohne Malabsorption äußert. Diarrhö ist oft das **erste gastrointestinale Symptom** von AIDS. Es findet sich in 50–90% der Fälle. Diarrhö ist aber auch, ohne dass die Ursache bekannt wäre, bereits bei HIV-Infizierten ohne AIDS häufig [171]. Die **Diarrhö** variiert von einigen Entleerungen täglich bis zu häufigen voluminösen, ständig wässrigen Stühlen, die dann meist mit Elektrolytimbalance und Mangelernährung einhergehen.

Bei AIDS-Enteropathie findet sich eine **Malabsorption** sowohl für Fett als auch für Mikronährstoffe.

Das Stuhlvolumen zeigt eine deutliche Beziehung zur Nährstoffaufnahme, insbesondere zum **Fettanteil,** sodass ein Anteil von 20% Fett als günstig erscheint. Die deutliche Beziehung zwischen Nahrungsaufnahme und Ausmaß der Diarrhö hat zur Folge, dass Patienten, um das Ausmaß der Diarrhö zu reduzieren, die Nahrungsaufnahme verringern und so die Gefahr einer Mangelernährung verstärken.

Von großer Bedeutung ist die unzureichende Bedarfsdeckung von **Mikronährstoffen.** Am häufigsten, nach einigen Untersuchungen bei einem Drittel der Patienten, ist sowohl bei HIV-Positiven als auch bei AIDS-Patienten ein **Vitamin-B_{12}-Mangel,** wahrscheinlich als Folge sowohl einer verminderten Resorption bei Mukosaläsionen im terminalen Ileum als auch einer Änderung der Transportproteine, nachweisbar.

Gleich häufig findet sich eine **unzureichende Folsäureversorgung.** Nach Angaben mancher Untersucher finden sich Zeichen eines Folsäuremangels häufiger bei Drogenabhängigen als bei Homosexuellen. Da die erstere Gruppe folsäurereichere Lebensmittel weniger oft konsumiert, liegt der Grund für den Unterschied wahrscheinlich in der Wahl der Lebensmittel. Sehr häufig findet sich mit etwa 35% weiterhin ein **Vitamin-B_6-Mangel** bereits bei asymptomatischen HIV-Positiven.

> Da niedrige Vitamin-B_6-Spiegel mit niedrigen **CD4$^+$-Zellzahlen** korrelieren und diese Erniedrigung durch eine Supplementierung ausgeglichen werden kann, kommt dem Befund eine besondere praktische Bedeutung zu.

Die bei HIV-Infizierten **vermehrte Bildung freier Sauerstoffradikale** ist wahrscheinlich Folge der gesteigerten Aktivität polymorphkerniger Leukozyten. Dies wird gefördert durch eine Vermehrung von Tumornekrosefaktor α, gleichzeitig sind Plasma- und Gewebekonzentrationen von Vitamin E, A und C, von β-Carotin und verschiedenen Spurenelementen wie Selen, Kupfer, Zink und Mangan erniedrigt. Der oxidative Stress nimmt zu [7]. Die Folge ist eine hohe Lipidperoxidation. Möglicherweise fördert oxidativer Stress die Replikation von HIV.

Die Mangelernährung AIDS-Kranker geht weiterhin häufig mit niedrigen **Selen-** und **Zinkkonzentrationen** im Plasma einher. Eine optimale Funktion des Immunsystems erfordert eine optimale Deckung des Zinkbedarfs (> Kap. 1.8.3). Während einige Autoren bei HIV-/AIDS-Kranken eine signifikante Beziehung zwischen dem Grad des Zinkmangels und sowohl immunologischen Parametern als auch der Infektanfälligkeit fanden, konnten andere solche Beziehungen nicht bestätigen. Die Autoren weisen jedoch auf die Schwierigkeit hin, die Zinkversorgung exakt zu erfassen, da während eines Infekts die Plasma-Spiegel trotz normaler Gewebespiegel erniedrigt sein können. Die Höhe der Plasma-Spiegel korreliert meist positiv mit dem HIV-Stadium [174].

Einer Gewichtsabnahme als Folge der genannten Ursachen (Malnutrition) lässt sich durch Normalisierung der Resorptionsfunktion und Optimierung der Nahrungsaufnahme (etwa mit Hilfe der künstlichen Ernährung) entgegenwirken.

3

Während die Gewichtsabnahme in der Frühphase überwiegend Folge eines Verlustes von Körperfett und extrazellulärem Wasser ist, steht in späteren Krankheitsstadien die mit dem Verlust von fettfreier Körpermasse einhergehende Kachexie im Vordergrund. Die Ursachen der **Kachexie** sind nur zum Teil bekannt. Der Bildung von **Zytokinen** und deren Einfluss auf verschiedene Stoffwechselparameter scheint eine zentrale Bedeutung zuzukommen [98].

> Der Verlust von fettfreier Körpermasse bestimmt wesentlich die Überlebenszeit. Ein Verlust von mehr als 40% ist mit dem Leben nicht vereinbar.

Die Zahl abgestoßener HIV-infizierter Zellen im Zervix- und Vaginalsekret steigt mit zunehmender **Vitamin-A-Mangelversorgung.** Dadurch erhöht sich die Gefahr der Virusübertragung. Die in Entwicklungsländern häufig unzureichende Versorgung mit Vitamin A unterstützt mit großer Wahrscheinlichkeit die **Ausbreitung der Erkrankung** [209].

Mit der modernen antiretroviralen HIV-Therapie unter Einschluss von verschiedenen nukleosidischen und nicht nukleosidischen reversen Transkriptasehemmern und Proteaseninhibitoren (HAART = „highly active antiretrovirale therapy") konnte die Morbidität und Mortalität bei AIDS-Patienten erheblich reduziert werden. Eine häufige Komplikation der Therapie ist jedoch das **Lipodystrophie-Syndrom (LDS).** Es ist gekennzeichnet durch ein Nebeneinander von Lipoatrophie (vorwiegend im Bereich des subkutanen Fettgewebes) und Lipohyertrophie (im Bereich des viszeralen Fettgewebes) und führt zu einer erkennbaren Fettumverteilung: Fettatrophie im Gesicht, an den Extremitäten und im Glutealbereich begleitet von einer zunehmenden intraabdominellen Fettansammlung. Metabolisch resultieren Hypercholesterinämie bei niedrigem HDL-Cholesterin sowie Hypertriglyceridämie, seltener eine pathologische Glucosetoleranz oder ein manifester Diabetes mellitus. Die pathophysiologische Grundlage ist unklar, diskutiert wird die verminderte Expression eines intrazellulären Rezeptors (Peroxisom-Proliferator-aktivierter Rezeptor, PPAR). Bei veränderter Gentranskription kommt es dann zu einer gestörten Differenzierung von Adipozyten mit Freisetzung von Adipokinen

(Tumornekrosefaktor α, TNF-α; Interleukine) und Ausbildung einer Insulinresistenz, d.h. zu Veränderungen, wie sie beim metabolischen Syndrom bekannt sind.

Ernährungstherapie

Wegen der Häufigkeit von Mangelernährung und Kachexie bei HIV-Infizierten bzw. bei AIDS-Patienten und der Bedeutung des Ernährungszustandes für die Prognose und das Allgemeinbefinden kommt ernährungstherapeutischen Maßnahmen eine zentrale Bedeutung zu.

Die wesentlichen **Ursachen** des Gewichtsverlustes sind:

- Geschmacksstörungen, Appetitlosigkeit, Übelkeit und Erbrechen (teilweise durch Medikation)
- reduzierte Nahrungsaufnahme bei Infektionen der Mundhöhle
- verminderte Nährstoffausnutzung bei Miterkrankung des Dünndarms (Diarrhö)
- gesteigerter Nährstoffbedarf
- Angst vor einer durch Nahrungsaufnahme ausgelösten Diarrhö
- neurologische und psychische Störungen bei Infektionen des ZNS oder durch Medikamente
- opportunistische Infektionen
- soziale Isolation.

Diese Vielzahl an ursächlichen Faktoren zeigt bereits, dass es **keine einheitliche Ernährungsempfehlung** geben kann.

> Grundsätzlich müssen HIV-Infizierte so früh wie möglich beraten werden, damit keine Abnahme des Körpergewichts eintritt.
> Beobachtungen sprechen dafür, dass mangelernährte HIV-Kranke die Symptome von AIDS früher entwickeln als Infizierte in gutem Ernährungszustand.

Ungewollter Gewichtsverlust kann das erste Zeichen von AIDS sein (AIDS ist definiert als HIV-Infektion und Beginn opportunistischer Infektionen und/oder Entwicklung von Malignomen sowie Abfall der CD4⁺-T-Lymphozyten). Bei Patienten mit einer Gewichtsabnahme von mehr als 10% sind gezielte Maßnahmen zur **Stabilisierung des Körperge-**

wichts indiziert. Gelingt dies nicht durch Motivation und Verbesserung des sozialen Umfeldes, so ist eine **künstliche Ernährung** angezeigt.

Da Übelkeit und Erbrechen häufig eine optimale orale Nahrungszufuhr verhindern, müssen **Nährstoff-definierte Formeldiäten** mit **Nasogastralsonden** oder über eine **PEG** zugeführt werden. Besteht eine Malabsorption, wobei besonders häufig das Nahrungsfett betroffen ist, so sind chemisch definierte Formeldiäten bzw. Kostformen mit einem MCT-Anteil indiziert. Nur dann, wenn die Ernährung über Sonde kontraindiziert ist, sollte parenteral ernährt werden.

Bei Gewichtsverlust, besonders bei einer Abnahme von mehr als 10% des Körpergewichts muss die **Proteinzufuhr** auf über 0,8 g / kg Körpergewicht angehoben werden.

Proteinmangel als Folge des bei chronischen Infektionen gesteigerten Katabolismus, oft begünstigt durch geringen Verzehr von biologisch hochwertigem Eiweiß, verringert die zellvermittelte Immunität und verschlechtert zusätzlich die Abwehrlage.

> Bei der Ernährung HIV-Infizierter bzw. AIDS-Kranker muss auch auf eine optimale Deckung des Bedarfs an verschiedenen **Mikronährstoffen** geachtet werden. Dies betrifft insbesondere die Vitamine A, C, E, B_{12}, B_6 und Folsäure, Zink und Selen.

In manchen Studien fand sich bei einem Drittel der Patienten ein Mangel an **Vitamin B_{12}** und **Folsäure,** wahrscheinlich als Folge einer unzureichenden Resorption, möglicherweise auch durch einen Mangel an Transportproteinen verursacht.

Die Ursache des oft bereits im Frühstadium nachweisbaren **Vitamin-B_6-Mangels** ist unklar. Da ein Vitamin-B_6-Mangel sowohl die humorale als auch die zellvermittelte Immunabwehr verringert, wird von manchen Autoren eine gezielte Supplementierung empfohlen.

Nicht eindeutig geklärt ist ebenfalls die Ursache des relativ häufig zu beobachtenden Mangels an **Selen** und **Zink.** Ein Selendefizit wird mit kardialen Komplikationen AIDS-Kranker in Verbindung gebracht.

Es gibt Hinweise darauf, dass sich mit **besonders zusammengesetzten Formeldiäten** mit hohem Anteil an ω-3-Fettsäuren, einem speziellen sog. enterotrophen Eiweißhydrolysat als Proteinquelle und hoher β-Carotin-Konzentration eine bessere Gewichtsstabilisierung, bessere körperliche Leistungsfähigkeit und kürzere stationäre Behandlungszeiten erreichen lassen als mit einer konventionellen Nährstoff-definierten Formeldiät [50]. Eine generelle Empfehlung zum Einsatz einer immunmodulierenden Zusatznahrung wird indes nicht von allen Untersuchern ausgesprochen.

3.4.3 Enteritis regionalis (Morbus Crohn)

Ätiologie

Der Morbus Crohn ist eine Erkrankung unbekannter Ätiologie, die sich im gesamten Verdauungstrakt, von der Mundhöhle bis zum Anus, manifestieren kann, sich jedoch **vorwiegend im Ileum** und **Kolon** findet.

Die Tatsache, dass die Erkrankung bis Ende der 1950er Jahre extrem selten war und seit dieser Zeit in allen westlichen Industrieländern erheblich an Häufigkeit zugenommen hat (➤ Abb. 3.13), veranlasste zu der Annahme, dass die nach dem Ende des 2. Weltkrieges einsetzenden **Änderungen in der Ernährung** eine wesentliche oder gar die Ursache für die Häufigkeitszunahme sei. Dieser Hinweis, dass Ernährungsfaktoren wahrscheinlich einen wesentlichen pathogenetischen Faktor darstellen, veranlasste zu der Annahme, dass bei einer **genetischen Prädisposition** ein nicht näher bekannter Ernährungsfaktor zur Manifestation des Morbus Crohn führt.

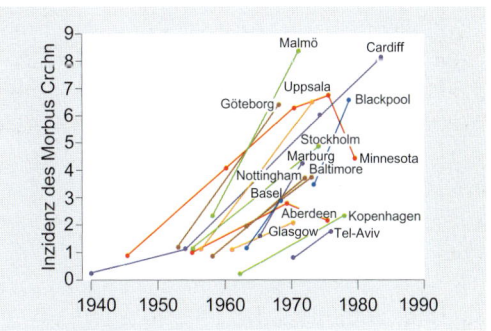

Abb. 3.13 Änderungen der Inzidenz des Morbus Crohn in unterschiedlichen Regionen (Romijn et al. [250]).

Zucker und Ballaststoffe

Der nach Kriegsende einsetzende zunehmende Verzehr von **Zucker** und **Weißmehlprodukten** und der zunehmend **geringere Ballaststoffverzehr** wurden als mögliche begünstigende Faktoren bei der Entstehung des Morbus Crohn diskutiert [147, 196]. Die Hypothese von der Bedeutung der raffinierten Kohlenhydrate wurde durch die Tatsache gestützt, dass Patienten mit Morbus Crohn signifikant mehr Zucker verzehren, als die Durchschnittsbevölkerung (> Abb. 3.14).

> In der Mehrzahl der Studien, die einen **hohen Zucker-verzehr** bei Patienten mit Morbus Crohn nachwiesen, konnte gezeigt werden, dass der Verzehr auch bereits vor Beginn der Symptomatik hoch war und nicht erst als Folge der Krankheit erhöht wurde [134]. Ob der hohe Zuckerkonsum die Entstehung der Krankheit letztlich begünstigt, ist sehr fraglich.

Als möglicher Wirkmechanismus von Zucker werden bei der Pathogenese des Morbus Crohn eine erhöhte Permeabilität der Mukosa für Antigene als Folge einer erhöhten Osmolarität sowie Änderungen der Zusammensetzung und Funktion der Darmflora diskutiert. Die bekannte vermehrte Ausscheidung

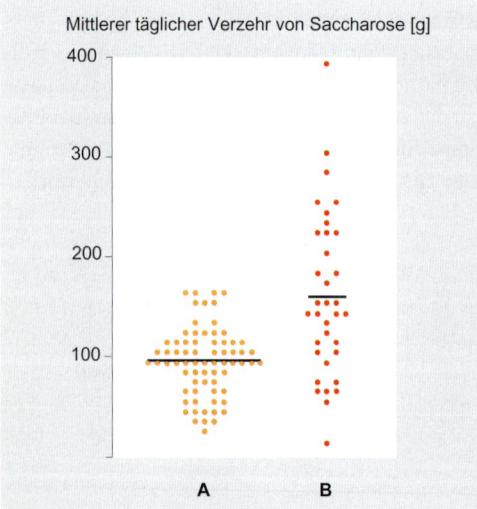

Abb. 3.14 Mittlere tägliche Zufuhr von Saccharose bei Gruppe A = gesunde Kontrollen (n = 70) und bei Gruppe B = Patienten mit Morbus Crohn (n = 35) (Kasper u. Sommer [147]).

von sekundären Gallensäuren könnte eine Folge der Beeinflussung der Darmflora sein [117]. Als Argument gegen die Bedeutung des Zuckerkonsums wird angeführt, dass der Morbus Crohn in den Ländern mit dem höchsten Pro-Kopf-Verbrauch an Zucker – Saudi-Arabien und Marokko – extrem selten ist.

> In einer kürzlich publizierten Fall-Kontroll-Studie wurden 130 Kinder mit Morbus Crohn bezüglich ihres Ernährungsverhaltens ein Jahr vor der Diagnosestellung befragt. Dabei war ein reichlicher Verzehr von Gemüse, Obst, Ballaststoffen, Fisch, ω-3-Fettsäuren und eine höhere Relation von ω-3 / ω-6-Fettsäuren mit einem signifikant geringeren Erkrankungsrisiko assoziiert [420].

Gehärtete Speisefette

Sehr spekulativ sind die Überlegungen über die Bedeutung sog. **chemisch aufbereiteter Speisefette,** insbesondere von Margarine, für die Pathogenese des Morbus Crohn. Diese Hypothese stützt sich auf die positive Korrelation zwischen Morbus-Crohn-Inzidenz und Margarineverzehr.

> So hat beispielsweise Schweden mit dem höchsten Pro-Kopf-Verzehr von Margarine in Europa (18,2 kg / Jahr) die höchste Morbus-Crohn-Inzidenz, während in Frankreich bei einem geringen Margarineverbrauch (3,7 kg / pro Person im Jahre 1979) der Morbus Crohn selten ist.

Durch Bestimmung des Anteils an **trans-ungesättigten Fettsäuren** im Unterhautfettgewebe bei Patienten mit Morbus Crohn und Gesunden konnte gezeigt werden, dass der Verzehr von chemisch aufbereiteten Fetten bei an Morbus Crohn Erkrankten höher liegt. Hiermit ist für das untersuchte Kollektiv bewiesen, dass die zur Diskussion stehenden Fette offenbar von Kranken mit Morbus Crohn häufiger als von Gesunden verzehrt werden.

> Auch tierexperimentelle Befunde stützen die Annahme, dass chemisch aufbereitete, insbesondere gehärtete Nahrungsfette die Darmschleimhaut pathomorphologisch so verändern, dass Parallelen zum Morbus Crohn denkbar erscheinen [215].

Carrageen

Aufgrund von Ergebnissen tierexperimenteller Befunde wird diskutiert, dass das sulfatierte Polysaccharid Carrageen die Krankheitsentstehung fördert. Dieser Lebensmittelzusatzstoff dient bei der Lebensmittelherstellung als Stabilisator und Geliermittel. Im Tierversuch lassen sich mit dieser aus Seealgen hergestellten Substanz Darmwandschäden induzieren, die morphologische Ähnlichkeiten mit denen bei chronisch-entzündlichen Darmerkrankungen des Menschen aufweisen. Der hohe Sulfatanteil könnte beim bakteriellen Abbau auf dem Wege über eine gesteigerte Sulfidbildung (➤ Kap. 3.5.5) wirksam werden [195].

Mykoplasmen

Es wurde weiterhin die Hypothese aufgestellt, dass **Mykoplasmen** bzw. Mykobakterien im Darmlumen zusammen mit langkettigen Fettsäuren und Cholesterin **Antigene** bilden, die in Mukosazellen eindringen und dort immunologische, mit der Entstehung des Morbus Crohn in Zusammenhang stehende Reaktionen auslösen.

Der positive therapeutische Effekt fettfreier chemisch-definierter Formeldiäten wird hiermit erklärt.

Darmflora

Es besteht kein Zweifel mehr daran, dass die Darmflora sowohl die Entstehung als auch den Verlauf der chronisch-entzündlichen Darmerkrankungen Morbus Crohn und Colitis ulcerosa (➤ Kap. 3.5.5) mitbestimmt. Hierfür spricht die von der Norm abweichende Zusammensetzung der Darmflora, insbesondere der mukosalen, aber auch der luminalen sowie eine Verringerung der Bifidobakterien [81]. Die Darmmukosa befindet sich mit Hilfe des darmassoziierten Immunsystems und der Barrieremechanismen in einem ständigen Zustand der Abwehr gegenüber den Mikroorganismen und Antigenen im Darmlumen („physiologische Entzündung"). Dieses Gleichgewicht zwischen potentiellen Noxen und Abwehrmechanismen der Mukosa kann durch Fehlreaktionen des Immunsystems gestört werden. Es resultieren die für den Morbus Crohn typischen pathologischen Entzündungsreaktionen gegen Keime der physiologischen Darmflora. Es wird angenommen, dass neben genetischen auch Umweltfaktoren am Zustandekommen dieser Fehlreaktion beteiligt sind. Diskutiert werden ein Rückgang von Infekten und Parasitenbefall sowie später Erstkontakt mit pathogenen Darmkeimen und Verzehr steriler Nahrung bei geringem Verzehr fermentierter Lebensmittel etc. (vgl. Hygiene-Hypothese, ➤ Kap. 3.4.10). Hiermit wäre auch die Häufigkeitszunahme des Morbus Crohn in den Industrieländern während der letzten 50 Jahre erklärt (➤ Abb. 3.13). Weiterhin ergeben die Vorstellungen zur Ätiologie eine Basis zur Erklärung des therapeutischen Effektes von Pro- und Präbiotika (Lit. bei [274]).

Die Barrierefunktion des Darms und das darmassoziierte Immunsystem werden wesentlich durch die bakterielle Besiedlung im frühen Säuglingsalter bestimmt (vgl. Probiotika, ➤ Kap. 2.2.3). Eine optimale Besiedlung mit weit über 90% Bifidobakterien erfolgt ausschließlich nur unter Ernährung mit Muttermilch. In diesem Zusammenhang sind Ergebnisse älterer Untersuchungen zu sehen, in denen gezeigt wurde, dass eine Ernährung mit Kuhmilch in der frühen Säuglingsphase im Erwachsenenalter mit einer höheren Rate an chronisch-entzündlichen Darmerkrankungen einhergeht [23].

Weitere diskutierte Ernährungsfaktoren

Antikörper gegen Saccharomyces cerevisiae (Bäckerhefe) sind spezifische Marker für den Morbus Crohn, nicht hingegen für die Colitis ulcerosa. Sie finden sich bei ca. 60–70% der Fälle mit Morbus Crohn und bei deren Verwandten ersten Grades in ca. 25%. Bei Gesunden ohne familiäre Beziehung zu Kranken mit Morbus Crohn sind sie extrem selten zu finden. Diese Antikörper werden nicht als sekundäres Phänomen – wie z.B. als Folge einer gesteigerten Mukosapermeabilität – angesehen. Eine Beziehung zur Ätiologie der Erkrankung ist wenig wahrscheinlich [273, 305].

Inerte anorganische Mikropartikel

Das sind z.B. Titandioxid und Aluminiumsilikat. Diese Stoffe gelangen über Staub oder auch als Zusätze in Lebensmitteln und Pharmaka in den Verdauungstrakt. Sie finden sich im Lymphgewebe distaler Darmabschnitte und werden als mögliche auslösende Ursachen für entzündliche Reaktionen wie z.B. den Morbus Crohn diskutiert [184].

Versucht man eine Zusammenfassung der Erkenntnisse zur komplexen Pathophysiologie des Morbus Crohn, so ist festzuhalten: Zur Entwicklung der chronisch-entzündlichen Darmerkrankung bedarf es einer genetischen Prädisposition. Eine Reihe von Suszeptibilitätsgenen wurde identifiziert, am bekanntesten ist der Polymorphismus von CARD15/NOD2. Auf dem Boden dieser genetischen Prädisposition kommt es zu einer Fehlsteuerung des angeborenen und des adaptiven Immunsystems. Begünstigt wird die Fehlregulation durch eine Störung der Mukosabarriere mit gesteigerter intestinaler Permeabilität (im Bereich der Tight Junctions des Epithels) und teilweisem Verlust der Schrankenfunktion. Es resultiert eine überschießende Immunantwort auf die intestinale Mikroflora und auf Nahrungsantigene, eine Toleranzreaktion wird unterdrückt. Durch Interaktion von luminaler Flora, Epithelzellen und dem Abwehrsystem in tieferen Schichten der Darmwand (Lamina propria mit dendritischen Zellen und T-Lymphozyten) werden im verminderten Maße Defensine gebildet, dafür in hohem Maße gewebsschädigende Signale ausgesandt und Substanzen freigesetzt (Zytokine, reaktive Sauerstoffmetaboliten), die den chronisch-entzündlichen Prozess in der Darmwand und das klinische Bild ausmachen.

Überzeugende Hinweise dafür, dass Ernährungsgewohnheiten und/oder bestimmte Nahrungsmittel bzw. Nahrungsmittelinhaltsstoffe ursächlich an der Entstehung des Morbus Crohn beteiligt sind, bestehen bei kritischer Beurteilung der vorliegenden Daten nicht.

Klinik

Beim Morbus Crohn ist am Darm eine Neigung zur **Stenose- und Fistelbildung** zu verzeichnen. Der Krankheitsbeginn ist meist schleichend, wobei abdominelle Beschwerden, Diarrhöen, Gewichtsabnahme und Fieberschübe die ersten Symptome sind. In seltenen Fällen kann die Erkrankung auch weite Teile des Dünndarms erfassen und dadurch ein **Malabsorptionssyndrom** als Folge auftreten.

Unabhängig von der Ausdehnung des Krankheitsprozesses und dem Nachweis der typischen Kriterien einer Malabsorption finden sich bei Patienten mit Morbus Crohn oft Zeichen einer **Mangelversorgung von energiereichen und essentiellen Nährstoffen** (➤ Tab. 3.7). Ursachen der Mangelversorgung sind:

- ungenügende Nahrungszufuhr aufgrund von Appetitmangel, Erbrechen oder Angst vor dem Essen, weil nach den Mahlzeiten vermehrt abdominelle Beschwerden auftreten
- gestörte Resorption, z.B. nach Resektion von Teilen des Dünndarms bzw. bei ausgedehntem entzündlichem Befall des Dünndarms
- erhöhter Bedarf
- vermehrter intestinaler Eiweißverlust
- Medikamentennebenwirkungen.

Der Ruheenergieumsatz ist wahrscheinlich nur während des akuten Krankheitsgeschehens erhöht, er wird möglicherweise durch die in dieser Phase reduzierte körperliche Aktivität kompensiert.

Nach einer zusammenfassenden Darstellung der in der Literatur mitgeteilten Befunde von Hodges und Thomson [125] kann sich bei Patienten mit Morbus Crohn ein Mangel besonders an Folsäure, Vitamin A, D, B_{12}, Eisen, Zink und Protein einstellen, nach Angaben anderer Untersucher auch an Calcium.

Tab. 3.7 Häufigkeit [%] von Mangelernährung bei chronisch-entzündlichen Darmerkrankungen (Depew [66a]).

	Morbus Crohn	Colitis ulcerosa
Gewichtsverlust	60–75	20–60
Hypalbuminämie	25–80	25–50
negative N-Bilanz	65–70	–
Anämie	60–80	60
Eisen	40	80
Vitamin B_{12}	50	5
Folsäure	40–50	30–40
Vitamin D	25–75	35
Zink	20–40	–
Calcium	13	–
Magnesium	15–30	
Kalium	5–20	

Als Folge der häufigen Mangel- und Fehlernährung sowie des chronisch-entzündlichen Prozesses findet sich bei an Morbus Crohn Erkrankten häufig ein reduzierter **Antioxidanzienstatus.** Unter dem zusätzlichen Verzehr einer mit antioxidativen Nährstoffen angereicherten Formeldiät während eines Zeitraumes von drei Monaten kam es zu einer signifikanten Verbesserung mit Steigerung der Plasma-Konzentration von Selen, Vitamin C, E und der Aktivität an Superoxiddismutase. Ob eine solche Verbesserung den Krankheitsverlauf positiv beeinflusst, wurde in Studien bisher unzureichend untersucht oder kontrovers beurteilt [96].

Beeinträchtigungen der Dünndarmpassage durch Stenosen können eine vermehrte bakterielle Besiedlung mit der Entwicklung eines **Blind-Loop-Syndroms** zur Folge haben. Der vermehrte enterale Eiweißverlust kann bei großflächiger, entzündlicher und ulzeröser Alteration der Dünn- und Dickdarmschleimhaut zu einer schwerwiegenden Mangelversorgung mit Protein führen.

In ➤ Tabelle 3.7 sind die in der Literatur mitgeteilten Angaben über die Häufigkeit von Mangelernährung bei Patienten mit chronisch-entzündlichen Darmerkrankungen dargestellt.

Da sich die Mangelversorgung bzw. suboptimale Versorgung mit essentiellen Nährstoffen meist nicht durch eine klare, leicht fassbare klinische Symptomatik zu erkennen gibt, ist anzunehmen, dass viele der angegebenen Beschwerden und Missempfindungen Folgen der unterschiedlich ausgeprägten Mangelernährungszustände sind. Bei Kindern verzögert der schlechte Ernährungszustand das Längenwachstum. Bei den in 50–70% der Fälle im Laufe der Erkrankung erforderlichen Darmresektionen ist der postoperative Verlauf verlangsamt.

Bei der Interpretation von Mangelernährungszuständen sind auch **Effekte von Pharmaka,** die bei der Morbus-Crohn-Behandlung häufig eingesetzt werden, zu diskutieren. So gibt es Hinweise darauf, dass **Prednisolon** die Entwicklung eines Mangels an Zink, den Vitaminen C, B_6 und E begünstigt. **Salazosulfapyridin** hemmt wahrscheinlich die Resorption von Folsäure und kann somit zur Entwicklung des Folsäuremangels beitragen (Lit. bei [125]).

Unter der Norm liegende Serum-Zinkkonzentrationen werden beim aktiven Morbus Crohn relativ häufig beobachtet. In seltenen Fällen kommt es zu ausgeprägten klinischen Zeichen, die sich auf parenterale Zinkgabe schnell zurückbilden. In seltenen Fällen entsteht als Folge des Zinkmangels eine Acrodermatitis enteropathica. Die Ursache der **Mangelversorgung mit Zink** ist nicht eindeutig geklärt. Eine unzureichende Zufuhr mit der Nahrung, eine gestörte intestinale Resorption, vermehrter Bedarf und gesteigerter Verlust mit der Fäzes werden diskutiert (Lit. bei [119]). Die bei Morbus Crohn häufig gesteigerte Permeabilität der Darmmukosa begünstigt das Auftreten von Rezidiven. Unter oraler Supplementierung mit Zink kann die Permeabilität signifikant verringert werden. In einer orientierenden Studie sank die Rezidivrate unter Supplementierung mit Zink [286].

Die Serum- und Gewebekonzentration von **Selen** scheint bei Morbus-Crohn-Kranken relativ häufig unter der Norm zu liegen, auch dann, wenn die Konzentration von Zink und Kupfer normal ist [123].

Bei Patienten mit einer chronisch-entzündlichen Darmerkrankung ist häufig eine **erniedrigte Knochendichte** vorhanden, die zu einer gesteigerten Häufigkeit von Frakturen führt [25]. Ursachen dafür sind:

- Steroidtherapie
- mangelnde körperliche Aktivität, eine unzureichende Zufuhr von Calcium und Vitamin D mit der Nahrung
- eine Malabsorption je nach Ausdehnung des Morbus Crohn.

Ernährungstherapie[*]

Aufgrund der unklaren Ätiologie chronisch-entzündlicher Darmerkrankungen fehlen Ansätze für eine gezielte kausale Therapie sowohl der manifesten Entzündung als auch zum Remissionserhalt. Empfohlen wird daher eine ausreichende, ausgewogene und verträgliche Kost entsprechend der leichten Vollkost (DGE). Der Ernährungszustand Morbus-Crohn-Kranker ist häufig unzureichend (➤ Tab. 3.7). Dadurch werden sowohl das Befinden der Patienten als auch der Krankheitsverlauf negativ beeinflusst.

---

[*] Deutsche Morbus Crohn / Colitis ulcerosa-Vereinigung (DC-CV e.V.), Paracelsus-Straße 15, 51375 Leverkusen, www.dccv.de.

3

Wegen einer häufig unterhalb der Empfehlungen liegenden Vitamin-D-Zufuhr mit der Nahrung, einer vergleichsweise geringen Sonnenlichtexposition und niedriger 25-Hydroxy-Vitamin-D-Spiegel im Plasma wird insbesondere während der Wintermonate eine Vitamin-D-Supplementation mit 1000 IU pro Tag empfohlen [308].

Die bis Anfang der 70er Jahre des vorigen Jahrhunderts bei Morbus Crohn und Colitis ulcerosa häufig verordnete **„Darmschonkost"** oder **„Colitisdiät"** basierte wie die bereits besprochene „Ulkusdiät" auf dem Schonprinzip. Sie war ballaststoffarm, enthielt wenig Gewürze, Fett etc. Ihr therapeutischer Effekt wurde niemals bewiesen.

Obwohl es, wie später ausgeführt wird, Lebensmittelunverträglichkeiten bei beiden Erkrankungen gibt und das **Meiden spezieller Lebensmittel** Bestandteil der Therapie sein kann, gibt es keine Gründe dafür, pauschale Verbotslisten aufzustellen, durch die die Patienten unnötig bei der Kostzusammenstellung eingeengt werden.

> Wenn keine besonderen Komplikationen vorliegen, wird mit einer leichten Vollkost ernährt.

Kommt es beim Morbus Crohn aufgrund von Stenosen zu Passagebehinderungen, so ist eine **ballaststoffarme Kost** indiziert. Besteht bei einem ausgedehnten Morbus Crohn eine Steatorrhö, so kann durch **fettarme, eiweißreiche Kost** ein Rückgang der Steatorrhö erzielt werden und somit auch eine Rückbildung der durch die Steatorrhö ausgelösten Symptome. Will man, um eine ausreichende Energiezufuhr zu gewährleisten, das Nahrungsfett nicht einschränken, so ersetzt man es, dem Ausmaß der Steatorrhö entsprechend, durch MCT.

Häufig kommt es bei Kindern zu **Wachstumsstörungen,** deren Ursache in erster Linie in einer unzureichenden Deckung des Bedarfs an Energie und essentiellen Nährstoffen zu sehen ist. Zur Normalisierung der Wachstums- und Reifungsprozesse plädierte man früher für eine frühzeitige Resektion des erkrankten Darmabschnitts. Heute ist bekannt, dass es bei einer optimalen Deckung des Energie- und Nährstoffbedarfs in der überwiegenden Zahl der Fälle zu einer Normalisierung kommt. Das gelingt in vielen Fällen mit Hilfe einer enteralen oder parenteralen künstlichen Ernährung.

> ➤ Abb. 3.15 demonstriert das Verhalten des Körpergewichts, der Serum-Albuminkonzentration und der Hämoglobinkonzentration sowie die Abnahme der Blutsenkungsgeschwindigkeit bei 15 Patienten mit Morbus Crohn im Alter von 6–20 Jahren unter ausschließlicher Ernährung mit Elementardiät bzw. in der 2. Behandlungsphase unter der Kombination Elementardiät + Normalkost. Diese deutliche Befundbesserung, die in der Mehrzahl der Fälle mit einem Wiedereinsetzen des Längenwachstums einhergeht, war ausschließlich auf die Verbesserung des Ernährungszustandes zurückzuführen. Dieser positive Effekt einer optimalen Ernährung auf das Längenwachstum wurde auch von einer Reihe weiterer Untersucher beobachtet.

Künstliche Ernährung

Eine der Möglichkeiten, die Aktivität des Morbus Crohn und der Colitis ulcerosa zu reduzieren und eine Remission einzuleiten, ist die ausschließliche **parenterale Ernährung** bzw. die ausschließliche Ernährung mit einer **Formeldiät.**

Die Ergebnisse der in der Literatur mitgeteilten Therapiestudien sind zwar überwiegend positiv, unterscheiden sich jedoch bezüglich der Höhe der **Ansprechrate, Dauer** einer erzielten Remission und auch dem **therapeutischen Wert** im Vergleich zur lange Zeit üblichen medikamentösen Standardbehandlung mit Corticoiden und Salazosulfapyridin bzw. 5-ASA. Die Gründe dafür sind unterschiedliche Kriterien zur Bewertung des Therapieerfolgs, zum Teil sehr kleine Fallzahlen in Studien und unterschiedliche Aktivität der Erkrankung bei Behandlungsbeginn bzw. nicht einheitliche Lokalisationen und Ausdehnungen der Erkrankung, insbesondere beim Morbus Crohn.

> Nach einer zusammenfassenden Bewertung mehrerer Studien kommt es unter totaler parenteraler Ernährung als einziger Therapie zwei bis drei Wochen nach Behandlungsbeginn bei 64% der Kranken zu einer **Remission.** Bei ausschließlicher Lokalisation der Erkrankung im Dünndarm bzw. Dünn- und Dickdarm spricht diese Therapie am besten an, während ihr bei ausschließlichem Befall des Kolons offenbar keine Bedeutung zukommt. Eine Remissionsdauer von etwa einem Jahr fand sich in manchen Studien nur bei 30, in anderen bei bis zu 85% (Lit. bei [101]).

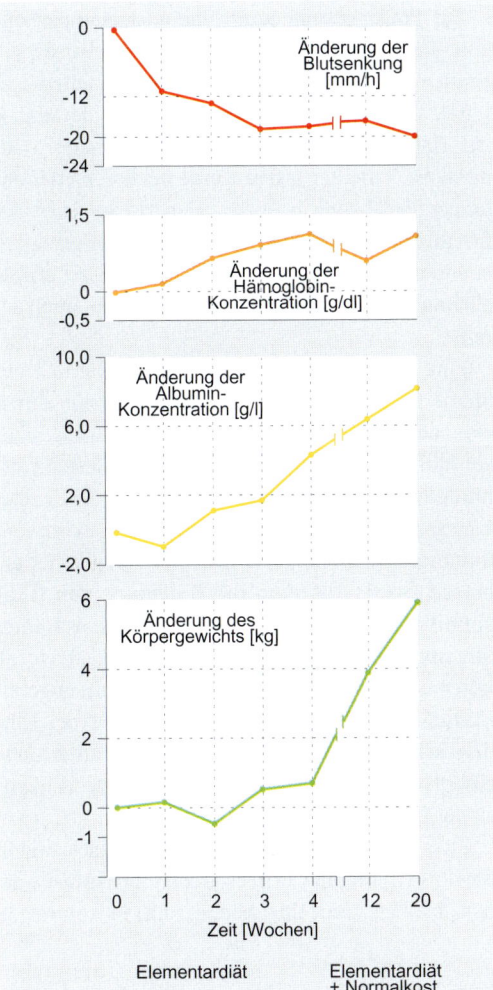

Abb. 3.15 Das Verhalten von Körpergewicht und Laborparametern bei Morbus Crohn (n = 15) (nach Kirschner et al. [158]).

Die Behandlungsergebnisse bei Morbus Crohn und Colitis ulcerosa mit ausschließlicher parenteraler Ernährung bzw. ausschließlicher Ernährung mit Formeldiäten sind identisch. Bei parenteraler Ernährung ist jedoch mit einer vergleichsweise hohen Rate an **Komplikationen,** insbesondere Kathetersepsis und Thrombosen der Vena subclavia, zu rechnen. Daher sollte der Behandlung mit Formeldiäten der Vorzug gegeben werden.

Die ersten Therapiestudien mit Formeldiäten (enteralen bilanzierten Diäten) erfolgten mit **chemisch-definierten Formen** (Elementardiäten, Astro-nautenkost), primär mit Aminosäuren als Proteinkomponente, später auch mit Oligopeptiden (> Kap. 18.3). Remissionen wurden je nach Versuchsanordnung in 60–70% der Fälle bei Morbus Crohn des Dünndarmes und Colitis ulcerosa bei einer Therapiedauer von 2–6 Wochen erzielt. Bei Kindern ist oft eine längere Therapiedauer erforderlich. Die Höhe der Energiezufuhr richtet sich nach Bedarf und Verträglichkeit. Sie liegt meist zwischen 2000 und 3000 kcal / Tag. Für diesen therapeutischen Effekt wird die Zufuhr von Nährstoffen in kleinmolekularer gut resorbierbarer Form mit verantwortlich gemacht. Trotzdem verglich man ihre Wirkung mit der einer Nährstoff-definierten (polymeren) Formeldiät. Die Frage, ob beide Diäten in ihrer Wirkung identisch sind, wurde lange kontrovers diskutiert. Da die Mehrzahl der vergleichenden Studien jedoch keinen Unterschied ergab, geht man heute von einem identischen Effekt aus. Da **Nährstoffdefinierte Formeldiäten** wesentlich preisgünstiger sind und aufgrund des vergleichsweise guten Geschmackes nicht wie chemisch-definierte Diäten per Sonde verabreicht werden müssen, wird heute fast ausschließlich die Nährstoff-definierte Variante eingesetzt.

Auf welchen pathophysiologischen Mechanismen der positive therapeutische Effekt der parenteralen bzw. enteralen künstlichen Ernährung beruht, ist unbekannt. Da ein reiner Placeboeffekt, mit dem in etwa 25% der Fälle bei Morbus Crohn zu rechnen ist, wegen der hohen Remissionsrate ausscheidet, müssen **hemmende Effekte auf die chronische Entzündung** angenommen werden.

Wenig wahrscheinlich ist, dass **Nahrungsantigene** für die Aktivität der Erkrankung verantwortlich sind. Die von manchen Autoren belegte Unverträglichkeit bestimmter Lebensmittel geht nicht mit entsprechender Antikörperbildung einher. Antikörper gegen Bäckerhefe lassen sich zwar bei Patienten mit Morbus Crohn relativ häufig nachweisen, finden sich aber mit gleicher Häufigkeit auch bei anderen Erkrankungen der Gastrointestinalorgane (Lit. bei [138]).

Sowohl chemisch-definierte Formeldiäten mit geringem Fettgehalt als auch Diäten mit **geringem Gehalt an Linolsäure,** aber hohem Anteil an einfach ungesättigten Fettsäuren haben einen besseren therapeutischen Effekt als Kostformen mit einem hohen

Linolsäureanteil. Manche Autoren diskutieren deshalb auch eine **geringe Produktion** von **proinflammatorischen Eicosanoiden** (➤ Kap. 1.3.7) als Wirkprinzip von Formeldiäten. Aus Linolsäure wird im Organismus **Arachidonsäure,** die Ausgangssubstanz für Entzündungsmediatoren, insbesondere von Leukotrien B$_4$, gebildet. Bei einer fettarmen Ernährung bzw. beim weitgehenden Fehlen dieser Fettsäure in der Nahrung würde die Synthese proinflammatorischer Eicosanoide reduziert [86].

Das Ziel, weniger proinflammatorische Eicosanoide zu synthetisieren, liegt auch den Therapieversuchen mit Fischöl (ω-**3-Fettsäuren**) zugrunde.

Als sicher gilt, dass die verschiedenen Varianten der künstlichen Ernährung, abgesehen von einer Verbesserung des Ernährungszustandes, den Krankheitsverlauf in der akuten Phase positiv beeinflussen und Remissionen herbeiführen können.

Die für die Praxis wichtige Frage, ob mit der lange Zeit üblichen medikamentösen Standardtherapie (Corticoide + Salazosulfapyridin bzw. 5-Aminosalicylsäure) oder durch künstliche Ernährung häufiger lang anhaltende Remissionen zu erzielen sind, war bei nicht einheitlichen Ergebnissen vergleichender Therapiestudien lange Zeit ungeklärt.

Die Metaanalyse der Ergebnisse von acht randomisierten kontrollierten Studien an insgesamt 413 Patienten mit akutem Schub eines Morbus Crohn ergab, dass **Corticosteroide** bei der Behandlung des **akuten Schubes effektiver** sind als die enterale Ernährung mit einer Formeldiät (➤ Abb. 3.16) [103].

Die vergleichende Untersuchung des therapeutischen Effektes von chemisch und Nährstoff-definierten **Formeldiäten** in fünf Studien an insgesamt 134 Kranken ergab keinen Vorteil einer der beiden Formeldiät-Varianten. Die Autoren weisen darauf hin, dass die enterale künstliche Ernährung wegen ihres **positiven Effektes auf das Wachstum** trotzdem bei Kindern und Jugendlichen eine günstige Alternative zur Therapie mit Corticosteroiden ist [103].

Auch zwei weitere Metaanalysen, bei denen 16 bzw. 7 Studien ausgewertet wurden, kamen zu dem Ergebnis, dass eine Remission unter Behandlung mit Steroiden mit größerer Wahrscheinlichkeit zu erzielen ist als mit Formeldiäten, wobei der Effekt von Peptiddiäten ungünstiger war als der von Diäten, hergestellt mit freien Aminosäuren („elemental diet") [85, 204].

Zur Frage, ob eine komplette oder eine partielle enterale Ernährung die bessere Wahl ist, wurden 50 Kinder mit aktiver Crohn-Erkrankung untersucht [364]. Die partielle enterale Ernährung bestand je zur Hälfte aus Elementardiät und normaler Standardkost. Eine Remission wurde bei kompletter enteraler Ernährung in 42%, bei partieller enteraler Ernährung in 15% erreicht. Daraus wurde gefolgert, enterale Ernährung eher ausreichend dosiert und in alleiniger Anwendung ohne orale Kost zu applizieren.

Eine japanische Forschergruppe konnte in einer Studie mit 50 Crohn-Patienten in Remission durch eine nächtliche Langzeit-enterale-Ernährung über ein Jahr hinaus signifikant häufiger ein Rezidiv verhindern als bei Kontrollen (25 vs. 65%). Auch zeigten sich ein endoskopischer Entzündungsscore und humorale Inflammationsparameter signifikant verbessert [433]. Aufgrund der Bedeutung von Glutamin für den Stoffwechsel der Darmmukosa unter Stressbedingungen (➤ Kap. 1.5 u. ➤ 18.3.3) wurde untersucht, ob es unter einer mit **Glutamin** angereicherten Nährstoff-definierten Formeldiät bei Kindern schneller zur Remission kommt als unter Gabe einer Diät mit üblichem Aminosäuremuster. Ein positiver Effekt war nicht nachweisbar [3].

Etwa 30% aller Patienten, die wegen eines akuten Morbus Crohn mit Corticosteroiden behandelt werden, bleiben corticoidabhängig, d.h. es kommt zu

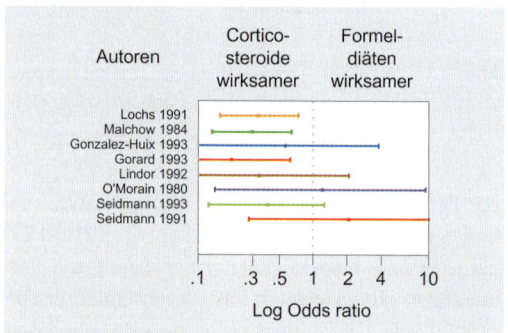

Abb. 3.16 Ergebnisse randomisierter kontrollierter vergleichender Studien zum therapeutischen Effekt einer ausschließlichen Ernährung mit Formeldiät bzw. Corticosteroiden bei Patienten mit aktivem Morbus Crohn. Dargestellt ist die jeweilige Odds Ratio und das 95%-Konfidenzintervall. Werte < 1 sprechen für eine Überlegenheit der Corticosteroidtherapie, Werte > 1 für eine Überlegenheit der Therapie mit Formeldiät (Griffiths et al. [103]).

einem Rezidiv, sobald das Medikament abgesetzt bzw. reduziert wird. Ein wesentliches Risiko für Patienten, die von **Corticosteroiden abhängig** sind, ist die Osteoporose. Eine Supplementierung der normalen Kost mit einer chemisch- oder einer Nährstoff-definierten Formeldiät (etwa 35–50% der Energiezufuhr vor Beginn der Supplementierung) ermöglicht in über 50% der Fälle das Absetzen der Steroide bei Fortbestehen der Remission [304].

Nach den Leitlinien der Fachgesellschaften (DGVS 2003, DGE 2003; ESPEN 2006) ist eine Supplementierung mit Nährstoff-definierter Kost generell indiziert bei Vorliegen einer Malnutrition. Die Empfehlung gilt speziell für Kinder mit Mangelernährung und/oder Wachstumsverzögerung. Nach Metaanalysen ist im akuten Krankheitsschub bei alleiniger enteraler Ernährungstherapie mit einer Remissionsrate von 58% zu rechnen (verglichen mit 85% bei steroidbehandelten Patienten). Eine Verbesserung der Remissionsdauer über ein Jahr hinaus, ist mehrheitlich nicht nachgewiesen. Gleichwohl kann die enterale Ernährung auch zur Behandlung der persistierenden Entzündung verwendet werden. Eine Überlegenheit niedermolekularer oder modifizierter Sondenkost (glutaminreich, immunmodulierend) gegenüber hochmolekularer Standardnahrung ist nicht erwiesen. Als Ergänzungsnahrung ist Trinknahrung zu bevorzugen (bis 600 kcal / Tag), eine Sondenernährung bietet sich bei höherem Kaloriendefizit an (transnasale oder perkutane Sonde, kontinuierliche Nährstoffapplikation).

Fischöl, Nachtkerzenöl (ω-3-Fettsäuren, γ-Linolensäure)

Bei chronisch-entzündlichen Darmerkrankungen finden sich in der Mukosa und in der Rektumspülflüssigkeit erhöhte Konzentrationen der **Entzündungsmediatoren** Leukotrien B_4, Prostaglandin E_2 und Thromboxan A_2. Darüber hinaus ist die Konzentration von Arachidonsäure in der Mukosa erhöht. Mit nachlassender Entzündungsaktivität verringert sich die Konzentration der genannten Eicosanoide.

Die in Nachtkerzenöl reichlich enthaltene **γ-Linolensäure** wird im Organismus in Di-homo-γ-Linolensäure umgewandelt, die wiederum mit Arachidonsäure um das Enzym Cyclooxygenase kon-

kurriert. Ein hohes Angebot an γ-Linolensäure bedeutet folglich eine verminderte Synthese von Prostaglandinen der Serie 2, während die der Serie 1 vermehrt synthetisiert werden (> Abb. 1.11). Das vermehrt synthetisierte **Prostaglandin E_1** erhöht das intrazelluläre zyklische AMP, das wiederum die Phospholipase inhibiert und somit die Freisetzung von Arachidonsäure aus Zellmembranen hemmt.

Auch die im Fischöl enthaltene **Eicosapentaensäure** konkurriert zusammen mit Arachidonsäure sowohl um Cyclooxygenase als auch um Lipoxygenase. Dies führt zu einer vermehrten Bildung von **Prostaglandin I_3**, Thromboxan A_3 und Leukotrien B_5 bei gleichzeitig verminderter Synthese von Leukotrien B_4. Prostaglandin I_3 wirkt **antiinflammatorisch.** Der proinflammatorische Effekt von Thromboxan A_3 und Leukotrien B_5 ist deutlich geringer als der von Thromboxan A_2 und Leukotrien B_4 [102].

Aufgrund dieser Beziehungen zwischen der Konzentration von mehrfach ungesättigten Fettsäuren in der Zellmembran und der Synthese von Eicosanoiden mit unterschiedlicher proinflammatorischer Aktivität wurde bei den beiden chronisch-entzündlichen Darmerkrankungen Morbus Crohn und Colitis ulcerosa versucht, über eine **Beeinflussung der Eicosanoidsynthese** einen therapeutischen Effekt zu erzielen.

Die in der Literatur mitgeteilten Ergebnisse von Therapiestudien sind nicht einheitlich. Eine vergleichende Untersuchung mit Fischöl, Nachtkerzenöl und Olivenöl (Placebo) an 43 Patienten mit einer Colitis ulcerosa ergab während einer Beobachtungszeit von sechs Monaten **keine Unterschiede** in der Stuhlfrequenz, dem rektalen Blutabgang, dem endoskopischen Bild und den histologischen Veränderungen in der Rektumschleimhaut. Nachtkerzenöl hatte im Vergleich zu dem als Placebo gegebenen Olivenöl lediglich einen signifikanten Effekt auf die Stuhlkonsistenz [102].

Andere Autoren fanden in doppelblind-placebokontrollierten und offenen Studien **signifikante Verbesserungen** sowohl der Krankheitsaktivität als auch des histologischen Befundes [10, 260, 282].

In der deutschen Crohn-Studie IV konnte, nachdem bei 204 Patienten eine Remission (CDAI < 150) mit Corticosteroiden erzielt worden war, durch anschließende Gabe eines Fischölpräparates (3-mal 2 Kapseln zu je 1 g ω-3-Fettsäuren) im Vergleich zu Placebo keine signifikant längere Remission erzielt werden [187]. Während in die-

3

ser Studie der remissionserhaltende Effekt bei vorausgegangener Therapie des akuten Schubes mit einem Corticosteroid untersucht wurde, behandelten italienische Autoren in einer doppelblind-placebokontrollierten Studie an 78 Patienten, die bei Studienbeginn während der letzten drei Monate ohne medikamentöse Therapie einen CDAI < 150 aufwiesen, mit einem ω-3-Fettsäurepräparat, das mikroverkapselte freie ω-3-Fettsäuren enthielt. Die Tagesdosis an ω-3-Fettsäuren betrug 2,7 g. Ein Rezidiv wurde definiert als Anstieg des CADI um mehr als 100 Punkte bzw. ein Wert um mehr als 150 Punkte während einer Dauer von zwei Wochen. In der mit ω-3-Fettsäuren behandelten Gruppe kam es bei 28%, in der Placebogruppe bei 69% zum Auftreten eines Rezidivs [21]. Diese sich widersprechenden Studienergebnisse könnten Folge der in der erstgenannten Untersuchung vorausgegangenen Therapie mit Corticosteroiden sein.

Überprüft wurde der Einfluss des Fettersatzstoffes **Olestra®** (➤ Kap. 1.3.6) in Form der in den USA im Handel befindlichen Produkte während vier Wochen bei über 80 Patienten mit Morbus Crohn bzw. Colitis ulcerosa. Im Vergleich zum Verzehr der mit Fett hergestellten Produkte fand sich weder eine Beeinflussung klinischer noch laborchemischer Parameter [331].

Bei einer vierwöchigen enteralen Ernährungstherapie mit hochmolekularen Diäten wurden bei gleicher Verteilung der Makronährstoffe zwei verschiedene Fettzubereitungen verglichen (79% Ölsäure + 6,5% Linolsäure vs. 28% Ölsäure + 45% Linolsäure). Überraschenderweise war bei den 62 Patienten mit aktiver Crohn-Erkrankung die ω-6-Fettsäuren-reiche Zubereitung erfolgreicher bei der Remissionsinduktion als die Zubereitung mit vorherrschender einfach ungesättigter Fettsäure (20 vs. 52%). Die Autoren erklären den Befund und die Diskrepanz zu anderen Daten der Literatur damit, dass nicht einzelne Fettsäuren, sondern jeweils deren Relation zueinander und deren Herkunft mit in die Interpretation ihrer Effekte einbezogen werden müssen [424].

Die kritische Durchsicht von 13 kontrollierten Studien aus dem Zeitraum 1966–2003 zum Thema Effekt von ω-3-Fettsäuren bei entzündlichen Darmerkrankungen ergab lediglich in drei Studien das Resultat, dass der Steroidbedarf zurückging; zudem erreichte das Ergebnis nur in einer Studie Signifikanzniveau [427]. Ebenso konnte in zwei großen internationalen multizentrischen Studien (EPIC-1- und EPIC-2-Studie) mit Einschluss von 738 Patienten mit ω-3-Fettsäuren keine Remissionsverlängerung bei Morbus Crohn erreicht werden [423].

Während tierexperimentelle oder In-vitro-Untersuchungen eine Verbesserung der inflammatorischen Situation unter dem Einfluss spezieller Fettsäurezubereitungen zeigen, ist die klinische Studienlage somit bislang enttäuschend. Berichtet werden lediglich in Einzelstudien gering verbesserte Remissionsraten und fallweise eine Reduktion des Steroidbedarfs.

Ballaststoffreiche und an raffinierten Kohlenhydraten arme Kost

Die Hypothese, dass der in westlichen Industrieländern seit Jahrzehnten steigende Konsum an raffinierten Kohlenhydraten (Zucker, Weißmehl etc.) und der gleichzeitig rückläufige Verzehr von Ballaststoffen für die Häufigkeitszunahme an Morbus Crohn verantwortlich ist, und die Beobachtung, dass Morbus-Crohn-Kranke vergleichsweise viel Zucker verzehren, waren der Anlass zur Durchführung einer Reihe von Therapiestudien mit Kostformen, die arm an raffinierten Kohlenhydraten sind und einen relativ hohen Ballaststoffanteil haben.

Erste englische und deutsche Studien an kleinen Kollektiven verliefen positiv. Ballaststoffreiche Kost wurde gut vertragen; außerdem waren Rezidivraten und die Schwere auftretender **Rezidive geringer** [115].

Gemessen am Aktivitätsindex (CDAI) kam es unter zuckerfreier Ernährung zu einer deutlich positiven **Beeinflussung des Krankheitsverlaufes** [35, 36].

Negativ verlief eine in England durchgeführte Multicenter-Studie an 352 Patienten mit inaktivem bzw. nur gering aktivem Morbus Crohn. Unter einer ballaststoffreichen und an raffinierten Kohlenhydraten armen Ernährung kam es während einer Beobachtungszeit von zwei Jahren zu **keiner signifikanten Änderung** des Krankheitsverlaufes im Vergleich zur Kontrollgruppe [248].

Obwohl dieses negative Ergebnis einer Studie mit sehr großer Fallzahl allgemein als ausreichender Beweis angesehen wird, dass zuckerarme, ballaststoffreiche Kostformen keinen positiven Effekt auf den Krankheitsverlauf bei Morbus Crohn haben, wird von den Kritikern auf Folgendes hingewiesen: Die in die Studie eingebrachten Patienten zeigten einen **sehr benignen Krankheitsverlauf,** sodass sie nicht repräsentativ für das Gesamtkollektiv der kollektiv der Morbus-Crohn-Kranken sind. Weiterhin fand sich in dieser Studie unter ballaststoffreicher, zuckerarmer Ernährung eine deutlich geringere Rate an erforderlichen operativen Eingriffen und an Krankenhauseinweisungen, die zwar statistisch nicht signifikant war, aber trotzdem nach Ansicht der Kritiker auf einen positiven therapeutischen Effekt hinweist [117].

Ausgehend von den Studien und Überlegungen des Österreichers Lutz [190] und des Engländers Cleave (Lit. bei [118]) über den möglichen positiven Effekt kohlenhydratarmer Kostformen auf den Verlauf chronisch-entzündlicher Darmerkrankungen wurde im Rahmen der deutschen Crohn-Studie versucht, den **remissionserhaltenden Effekt** einer kohlenhydratarmen Ernährung im Vergleich zu einer Normalkost zu überprüfen. Empfohlen wurde eine Reduktion der täglichen Kohlenhydratzufuhr auf 84 g. Abgesehen von einem Trend zur Remissionsverlängerung, konnte im Vergleich zur Kontrollgruppe kein Effekt der diätetischen Maßnahme festgestellt werden. Es muss bei der Interpretation der Ergebnisse jedoch berücksichtigt werden, dass nur ein geringer Prozentsatz der Patienten in der Lage war, die kohlenhydratarme Diät während 12 Monaten ausreichend konsequent zu realisieren [186].

Über den Einsatz probiotischer Substanzen (verwendet wurden meist Lactobacillus GG, Saccharomyces boulardii und E. coli Nissle 1917) bei Morbus Crohn gibt es aus den letzten Jahren eine Reihe von Daten, die gelegentlich einen längeren Remissionserhalt unter **Probiotika** belegen, oft aber keinen nachweisbaren Effekt der **Substanzgruppe** belegen. Ein gleiches gilt für den Einsatz von Präbiotika (Fructooligosaccharide).

Ausschlussdiät („exclusion diet")

Mitte der 80er Jahre des vorigen Jahrhunderts wurden erstmals Ergebnisse klinischer Studien über **Intoleranzen gegenüber bestimmten Lebensmitteln** bei Crohn-Kranken mitgeteilt [116, 248]. Nach Elimination der die Symptomatik verstärkenden Lebensmittel kam es bei sonst freier Kostwahl zu langen beschwerdefreien Intervallen und vergleichsweise geringen Rückfallraten [116].

Lebensmittel, die am **häufigsten Beschwerden** verursachten, waren Weizen mit 69%, Milch und Milchprodukte mit 48%, Hefe mit 31%, Mais mit 24% und Bananen, Tomaten, Wein sowie Eier mit je 14%.

Während manche Autoren ähnlich positive klinische und auch laborchemische Besserungen bei Meiden von intoleranzauslösenden Lebensmitteln (vor allem Getreideprodukten, Milchprodukten und Hefe) fanden [247], konnten andere Nachuntersucher den therapeutischen Effekt einer „exclusion diet" nicht bestätigen [223].

Vom Wert der Ausschlussdiät überzeugte Kliniken haben feste Schemata entwickelt, nach denen die eine Intoleranz auslösenden Lebensmittel **ermittelt** werden. Nach Erreichen einer Remission unter Ernährung mit einer chemisch-definierten Formeldiät (Elementardiät) werden nach bestimmten Regeln Lebensmittel ausgetestet und in den Kostplan aufgenommen [157].

Grundsätzlich sind Lebensmittelunverträglichkeiten bei Patienten mit chronisch-entzündlichen Darmerkrankungen häufiger als bei Gesunden.

Bei einer Befragung von 132 Patienten mit chronisch-entzündlicher Darmerkrankung (41% Morbus Crohn, 53% Colitis ulcerosa, 6% nicht klassifizierbare Colitis) gaben 65% an, eines oder mehrere Lebensmittel nicht zu vertragen. In einer Gruppe gesunder Kontrollpersonen lag der Anteil von Lebensmittelintoleranzen nur noch bei 14%. Intoleranzen waren bei Morbus Crohn und Colitis ulcerosa gleich häufig. Vorausgegangene Operationen, Krankheitsaktivität oder Lokalisation der Erkrankung beeinflussten das Ausmaß der Intoleranzen [15].

Da die **Intestinalflora** in die dem Morbus Crohn und der Colitis ulcerosa zugrunde liegenden pathophysiologischen Mechanismen involviert ist, lassen sich durch Änderung des intestinalen Bakterienspektrums mit Antibiotika, mit Pro- und Präbiotika und wahrscheinlich auch mit einer ausschließlichen Ernährung mit Formeldiät – ähnlich wie bei der Colitis ulcerosa beschrieben (➤ Kap. 3.5.5) – Remissionen erzielen. Mögliche Wirkmechanismen von Pro- und Präbiotika kommen nach derzeitigem Kenntnisstand durch Beeinflussung, des intestinalen Immunsystems zustande. Ergebnisse kontrollierter Therapiestudien stehen noch aus [274, 275].

Ob den von manchen Untersuchern bei Morbus-Crohn-Kranken gemessenen erhöhten IgG- und IgA-**Antikörpern gegen Bäckerhefe** (Saccharomyces cerevisiae) und dem beobachteten Rückgang der Krankheitsaktivität bei Meiden von Hefe, eine therapeutische Bedeutung zukommt, muss in weiteren Untersuchungen geklärt werden [17].

3.4.4 Zöliakie (einheimische Sprue, gluteninduzierte/glutensensitive Enteropathie

Ätiologie

Bei der Zöliakie handelt es sich, wie seit den Untersuchungen des holländischen Pädiaters Dicke aus dem Jahr 1950 bekannt ist, um eine durch **Getreideeiweiß** aus Weizen, Roggen und Gerste ausgelöste Dünndarmerkrankung. Das in den genannten Getreidearten im Mehlkern enthaltene Klebereiweiß Gluten ist auch in Tritikale, einer Kreuzung aus Weizen und Roggen und in alten, dem Weizen nahe stehenden Getreidesorten vorhanden, die zunehmend in der alternativen Ernährung verwendet werden. Dazu gehören Dinkel bzw. Grünkern, Zweikorn (Emmer) und Einkorn. Einen hohen Glutengehalt hat weiterhin Kamut, eine uralte, bereits im alten Ägypten bekannte Weizensorte, die weltweit wieder zunehmend angebaut wird. Es gilt als sicher, dass Haferprotein entgegen früherer Ansicht keine Sprue auslöst.

Die Getreideeiweiße verlieren ihre krankmachende Eigenschaft bei peptisch-tryptischer Verdauung im Magen-Darm-Trakt nicht.

Von den bei der Verdauung entstehenden Spaltprodukten besitzen jedoch lediglich folgende vorwiegend aus Prolin und Glutamin bestehenden Polypeptide eine die Dünndarmmukosa schädigende Eigenschaft:
- Gliadin aus Weizeneiweiß
- Secalin aus Roggeneiweiß
- Hordein aus Gersteneiweiß.

Zusammenfassend werden diese Peptide als **Prolamine** bezeichnet. Prolamine bilden zusammen mit **Glutelinen** das Klebereiweiß Gluten. Gluteline selbst können, wie man seit kurzem weiß, ebenfalls einen toxischen Effekt entfalten.

Heute wird die Zöliakie als klassische Autoimmunkrankheit aufgefasst: Unverdaute Gliadin-(bzw. Secalin- oder Hordein-) Fragmente führen einerseits zu Läsionen der Darmepithelien mit Freisetzung von Zytokinen (Interleukin-15, IL-15) und Aktivierung intraepithelialer Lymphozyten, die ihrerseits zytotoxische und proinflammatorische Effekte entfalten (u.a. durch Interferon γ, INF-γ). Andererseits gelangen – begünstigt durch permeabilitätssteigernde Zustände wie Darminfekte – unverdaute Gliadinpeptide in das subepitheliale Gewebe, wo sie nach teilweiser (antigenitätsfördernder) Deamidierung und Komplexbildung durch die Gewebetransglutaminase an antigenpräsentierende Zellen gebunden und speziellen Lymphozyten (CD4-positiven T-Zellen) präsentiert werden. Die Bindung der Gliadinpeptide an die antigenpräsentierenden Zellen (z.B. dendritische Zellen) geschieht im Bereich von genetisch determinierten HLA-DQ2- und HLA-DQ8-Molekülstrukturen. Die stimulierten T-Helferzellen induzieren eine Antwort von B-Lymphozyten mit nachfolgender Antikörperproduktion (gegen Gliadin, Endomysium und Gewebetransglutaminase) sowie die Freisetzung von weiteren epitheldestruktiven Zytokinen (u.a. Tumornekrosefaktor α, TNF-α).

> Bei einem erheblichen Teil der Patienten kommt es offenbar krankheitsauslösend bereits in der **frühen Säuglingsphase** zu einer **Sensibilisierung gegen Gluten**. Die Deutsche Gesellschaft für Kinderheilkunde empfiehlt deshalb, glutenhaltige Lebensmittel erst ab dem 4. Lebensmonat an Säuglinge zu verfüttern.

Klinik

Je nach Ausmaß der Zottenatrophie geht die Erkrankung mit einer mehr oder weniger ausgeprägten Malabsorption einher. Symptome eines voll ausgebildeten Krankheitsbildes sind:
- Diarrhö – es werden u.U. bis zu 10 voluminöse breiige bis dünnflüssige Stühle pro Tag abgesetzt
- Gewichtsabnahme
- abdominelle Beschwerden und Blähsucht
- weiterhin eine Reihe von Mangelerscheinungen als Folge des Malabsorptionssyndroms wie:
  - pellagraähnliche Hautpigmentierungen

- Rhagaden an den Mundwinkeln
- trockene, spröde Haut
- hochgradige Anämie als Folge eines Eisen-, Vitamin-B$_{12}$- und Folsäuremangels
- tetanische Beschwerden als Folge eines Calciummangels u.a.

Dem nicht seltenen **Mangel an Selen** kommt möglicherweise wegen der höheren Malignomhäufigkeit bei Spruekranken eine Bedeutung zu, da eine Mangelversorgung an diesem Spurenelement die **Entstehung von Malignomen** begünstigen soll [124].

➕ 034 Text/Tabellen: Zöliakie (Genetik, Diagnostik)

Ernährungstherapie*

Da es sich bei der einheimischen Sprue/Zöliakie um eine mit Zottenatrophie und folglich Störungen der Nährstoffresorption einhergehende, durch Proteine bestimmter Getreidesorten ausgelöste Dünndarmerkrankung handelt, muss die Therapie in der Elimination dieser Proteine bestehen. Nicht erlaubt sind Weizen, Roggen, Gerste, Emmer, Dinkel, Einkorn, Kamut und Grünkern. Die Prolamine aus Hafer unterscheiden sich von denen der genannten Getreidearten bzw. Produkte. Die Bedeutung von Hafer wird später besprochen.

> Erlaubt sind Mais, Hirse, Buchweizen, Reis, Quinoa und Amaranth, aber auch reine Stärkepräparate aus den verbotenen Getreidearten. Quinoa und Amaranth, Kulturpflanzen der Andenvölker, gehören botanisch nicht zur Familie der Gräser. Sie werden auch als Pseudozerealien bezeichnet.

> Unter streng glutenfreier Kost schwindet bei der Mehrzahl der Kranken die Symptomatik prompt. Ein **Nichtansprechen** innerhalb von etwa acht Wochen ist häufig die Folge unbewusster oder bewusster Diätfehler.

---

* Deutsche Zöliakie-Gesellschaft e.V., Filderhauptstraße 61, 70599 Stuttgart, www.dzg-online.de; Österreichische Arbeitsgemeinschaft Zöliakie, Anton-Baumgartner-Str. 44 / C5 / 2302, 1230 Wien, www.go.to/zoeliakie; Schweizerische Interessengemeinschaft für Zöliakie, Sekretariat, Birmannsgasse 20, 4055 Basel, www.zoeliakie.ch

Da die **Glutentoleranz** von Patient zu Patient variiert, muss immer bedacht werden, dass bei ausgeprägter Intoleranz auch Spuren von Gluten, wie sie etwa in Weizenstärke enthalten sein können, die Darmschädigung unterhalten.

In Einzelfällen ist über **Verunreinigungen** von natürlicherweise glutenfreien Mehlen durch Weizen oder Roggen in Mengen bis zu 5% oder sogar 10% berichtet worden. Die Hauptursache für diese Kontaminationen liegt in der großtechnischen Produktion und Verarbeitung, da in den Mühlen neben glutenfreier Ware auch glutenhaltiges Getreide gemahlen wird. Vor allem bei Buchweizen konnten solche Glutenkontaminationen festgestellt werden [70].

Selten sind die Fälle mit typischer klinischer Symptomatik und Schleimhautmorphologie, die nicht auf glutenfreie Diät, jedoch in aller Regel auf **Glucocorticoide** ansprechen („unclassified sprue"). Ebenfalls werden selten Fälle beobachtet, die auf eine glutenfreie Kost nur dann ansprechen, wenn weitere proteinreiche Lebensmittel wie etwa Ei, Geflügel, Milch etc. gemieden werden [14].

Eine weitere für die Praxis wichtige Frage betrifft das **konsequente Beibehalten** einer streng glutenfreien Kost dann, wenn sich die Glutentoleranz (etwa während der Pubertät) verbessert und bei mäßigem Verzehr glutenhaltiger Lebensmittel keine abdominelle Symptomatik auftritt.

Nachdem bereits ältere Studien Hinweise darauf gaben, dass Zöliakiekranke bei Nichteinhalten einer Diät in höherem Maße **Malignome** entwickeln, konnte in einer Studie von Holmes [129] eindeutig belegt werden, dass Mund-, Pharynx- und Ösophaguskarzinome, Adenokarzinome des Dünndarms sowie Non-Hodgkin-Lymphome bei Zöliakiekranken dann signifikant häufiger auftreten, wenn glutenhaltige Lebensmittel nicht konsequent unabhängig von der klinischen Symptomatik gemieden werden. Dies gilt auch für die atypischen Verlaufsformen.

Nach aktueller Einschätzung geht die Zöliakie mit einem etwa 30% erhöhten Gesamtrisiko der Malignomentstehung einher, wobei die enteropathieassoziierten T-Zell-Lymphome eine dreifache Häufung aufweisen. Die Sterberate ist am höchsten in den ersten Jahren nach Diagnosestellung und bei verzögerter Diagnosestellung, bei adäquater diäteti-

3

scher Behandlung kehrt das erhöhte Risiko wahrscheinlich binnen 5–15 Jahren zur Norm zurück. Wie hoch das Risiko bei asymptomatischer Zöliakie (mit Nachweis von Schleimhautläsionen) und bei latenter Zöliakie (mit unsicherem Nachweis von Autoantikörpern und Schleimhautschäden bei genetischer Prädisposition) einzustufen ist, bleibt unklar.

Die **Dermatitis herpetiformis Duhring** (➤ Kap. 12.4) geht wie die Sprue mit einer Zottenatrophie einher. Die Malabsorption ist meist geringer ausgeprägt. Eine Steatorrhö findet sich in 30–50% der Fälle. Unter konsequenter glutenfreier Diät bilden sich sowohl die morphologischen Dünndarmschleimhaut- als auch Hautveränderungen zurück. Die medikamentöse Therapie der Hauterkrankung kann in etwa 50% der Fälle abgesetzt, bei einer weiteren Gruppe erheblich reduziert werden (Lit. bei [8, 182]). Positive Therapieeffekte werden mit glutenfreier Kost auch bei Stomatitis aphthosa erzielt, wenn sie mit einer Zottenveränderung einhergeht [84].

Die einschneidendste Änderung der Essgewohnheit besteht im Verwenden von Backwaren, die entweder aus dem Mehl **nicht zöliakieauslösender Getreidearten** wie Mais, Reis und Hirse oder Sojabohnen und aus reinen Stärkeprodukten hergestellt sind. Zubereitungen aus reiner Stärke sind die gebräuchlichsten. Hierbei dient als Ersatz für das Klebereiweiß, durch das normalerweise die Stärkekörner im Gebäck zusammengehalten werden, ein Zusatz von Eiereiweiß oder Johannisbrotkernmehl.

Seitdem radioimmunologische Methoden zum **Nachweis kleiner Gliadinmengen** zur Verfügung stehen, weiß man, dass auch in Weizenstärke, die normalerweise empfohlen wird, noch so viel Getreideeiweiß enthalten ist, dass dadurch u.U. klinische Symptome ausgelöst werden können. Während eine Scheibe Weißbrot (ca. 30 g) 1,25 g Gliadin enthält, finden sich in einer entsprechenden Menge von gliadinfreiem Brot, das unter Verwendung von Weizenstärke hergestellt wurde, noch 0,2–0,4 g Gliadin. Auf Gluten bezogen, enthält eine durchschnittliche glutenhaltige Ernährung 12–15 g / Tag, eine glutenfreie Diät 30 mg / Tag. Ein Glutenverzehr bis 50 mg / Tag gilt als verträglich [434]. „Glutenfreie" Lebensmittel enthalten maximal 20 ppm Gluten, entsprechend 20 mg / kg (Codex Alimentarius).

In einer Untersuchung an zehn Spruekranken, die unter strenger glutenfreier Diät mit aus **Weizenstärke** hergestelltem, sog. glutenfreiem Brot nicht völlig symptomfrei waren, kam es bei vier Kranken unter einer Diät frei von Weizenstärkeerzeugnissen zu einem völligen Schwinden der Beschwerden. Erneuter Verzehr des mit Weizenstärke hergestellten sog. glutenfreien Brotes löste die gleiche Symptomatik, insbesondere Diarrhöen wieder aus [54].

Von manchen Autoren wird dem **Hafer** nur eine geringe toxische Wirkung beigemessen. Bei Expositionsversuchen verzehrten Spruekranke, die unter glutenfreier Kost symptomfrei waren, Haferprodukte. Weder klinische Symptomatik und Laborbefunde noch die Struktur der Darmzotten änderten sich nach dem Verzehr. 50–60 g Haferflocken täglich wurden von Kindern mit Zöliakie ohne Beeinträchtigung der intestinalen Funktion toleriert [69, 135]. Trotz dieser Befunde empfiehlt die Deutsche Zöliakiegesellschaft wegen möglicher Kontaminationen mit glutenhaltigem Mehl, auf Haferprodukte zu verzichten.

Neben dem Meiden der krankheitsauslösenden Getreideeiweiße muss bei der Herstellung der Diät das jeweilige **Ausmaß der Resorptionsstörung** berücksichtigt werden.

Da bei der gluteninduzierten Enteropathie besonders die Fett- und die Milchzuckerresorption beeinträchtigt sind, wird man, bis eine eindeutige Besserung der Resorptionsfunktion unter glutenfreier Diät eingetreten ist, insbesondere das **Fett,** in manchen Fällen auch die **Milchzuckerzufuhr** reduzieren müssen. Dadurch wird der Heilungsprozess zwar nicht begünstigt, es kommt aber zu einer **Verminderung subjektiver Beschwerden** wie Diarrhö, Blähsucht etc. In dem Maß, in dem sich die Fett- und Milchzuckerresorption unter der Diättherapie normalisieren, kann die glutenfreie Kost hinsichtlich der Nährstoffrelation – und dies gilt insbesondere für den Fettgehalt – der Normalkost angeglichen werden.

Im Hinblick auf Mikronährstoffe ist in der Initialphase der diätetischen Therapie neben einer Substitution von fettlöslichen Vitaminen häufig auch eine Substitution von Eisen, Calcium, Folsäure und Vitamin B_{12} sinnvoll.

Während der Phase, in der die Fettausnutzung noch erheblich verringert ist und damit der Energiebedarf unzureichend gedeckt wird, kann der teilweise Ersatz des Nahrungsfettes durch **MCT** (➤ Kap. 3.6.5) sowohl die Steatorrhö und damit die subjektiven Beschwerden mildern als auch die Energiebilanz verbessern.

Die Herstellung einer glutenfreien Kost, einschließlich des Aufwandes für spezielle Diätprodukte, geht mit einer erheblichen **finanziellen Mehrbelastung** einher [117].

Die Compliance des Patienten für eine Diät kann durch eine Vielzahl weiterer Gesichtspunkte beeinträchtigt sein:
- mangelnde Verfügbarkeit glutenfreier Produkte
- unzureichende Diätberatung
- unzureichende ärztliche Aufklärung und Betreuung
- soziale und kulturelle Einflüsse
- unzureichendes Follow-up nach der Kindheit [357].

In einer Umfrage der Deutschen Zöliakiegesellschaft bei 1000 Betroffenen berichteten immerhin 83% von einer gebesserten Lebensqualität nach Diagnose der Erkrankung und Beginn einer glutenfreien Diät.

Langfristig könnte die Erzeugung gentechnisch veränderten Weizens, die Substitution von Enzymen, die die krankheitsinitiierenden Gliadinfragmente bereits im Magen oder oberen Dünndarm verdauen, oder der Einsatz immunmodulierender Medikamente die therapeutischen Aussichten verbessern [403].

3.4.5 Tropische Sprue

Ätiologie

In tropischen Ländern, insbesondere in Indien und in der Karibischen See, nicht hingegen bei der Bevölkerung Afrikas, ist die tropische Sprue eine relativ häufige Erkrankung. Hierbei handelt es sich ebenfalls um eine mit einem **hochgradigen Malabsorptionssyndrom** einhergehende Dünndarmerkrankung.

✚ 035 Text: Tropische Sprue

Ernährungstherapie

Eine spezielle diätetische Therapie gibt es nicht. Die medikamentöse Behandlung (meist langfristig mit Antibiotika) wird durch Wasser- und Elektrolytsubstitution unterstützt und die Ernährung dem Ausmaß der Malabsorption angepasst.

3.4.6 Lactasemangelsyndrom (Lactosemalabsorption, Milchzuckerunverträglichkeit)*

Ätiologie und Klinik

Aufgrund des Mangels von Lactase, dem milchzuckerspaltenden Enzym Disaccharidase der Dünndarmschleimhaut, kommt es zu einer Unverträglichkeit des Milchzuckers (➤ Kap. 3.4, Physiologie). Man unterscheidet drei Formen des Lactasemangels:
- einen primären (angeborenen) Lactasemangel, der bereits beim Säugling zu Diarrhöen führt
- den erworbenen Lactasemangel des Erwachsenen
- einen sekundären Lactasemangel.

Primärer Lactasemangel: Bei den Erwachsenen vieler Bevölkerungsgruppen ist in einem hohen Prozentsatz die Lactaseaktivität in der Dünndarmmukosa so niedrig, dass Milch oder milchzuckerhaltige Milchprodukte, in geringer Menge verzehrt, eine abdominelle Symptomatik auslösen.

Nach Dahlqvist [63] besteht bei etwa 90% der erwachsenen Weltbevölkerung ein Lactasemangel (➤ Tab. 3.5).

Das aus Glucose und Galaktose bestehende Disaccharid Lactose findet sich ausschließlich in der Milch von Säugetieren. Die Lactosekonzentration beträgt in der Milch von der Kuh und vom Schaf 4,8 g, von der Ziege 4,1 g und vom Menschen 7,0 g pro 100 ml. Nach dem Abstillen bildet sich die Lactaseaktivität in der Dünndarmmukosa zurück. Das erklärt den Lactasemangel im Erwachsenenalter bei bis zu 90% der Weltbevölkerung [63].

---

* Selbsthilfeorganisation der Patienten mit Lactoseintoleranz und Milcheiweißunverträglichkeit, Oeserstr. 33, 65924 Frankfurt.

Normal ist also der Verlust der Lactaseaktivität im Erwachsenenalter. Es muss angenommen werden, dass vor langer Zeit das **Persistieren der Lactaseaktivität** im Darm des Erwachsenen durch **Mutation** entstanden ist und sich wegen der dadurch bedingten besseren Ernährungschance bei bestimmten Bevölkerungsgruppen insbesondere in Nordeuropa durchgesetzt hat. Untersuchungen der letzten Jahre haben ergeben, dass es offensichtlich erst in der späten Steinzeit zur Mutation des Lactasegens kam und sich die Mutation aus der Gegend des Ural auf Nordeuropa ausbreitete. Innerhalb des betroffenen Chromosoms (2q21) sitzt die Mutation interessanterweise nicht im Lactasegen selbst, sondern mehrere tausend Basenpaare entfernt.

Der **erworbene Lactasemangel** des Erwachsenen kann sich bei bis dahin normaler Milchzuckerverträglichkeit aufgrund unbekannter Ursachen (eine Schädigung der Mukosa durch Virusinfekte wird diskutiert) einstellen.

Der **sekundäre Lactasemangel** ist die Folge einer primären Erkrankung des Dünndarms. So kommt es regelmäßig bei der einheimischen Sprue zu einer Milchzuckerunverträglichkeit, die sich dann wieder zurückbildet, wenn die Grundkrankheit therapiert wird. Nicht selten entwickelt sich ein Lactasemangel auch nach Magenresektion, bedingt durch die unphysiologische Belastung des Dünndarms.

Ist die Aktivität vermindert, so gelangt der mit der Nahrung aufgenommene Milchzucker – eine Aufspaltung in die beiden Monosaccharide Glucose und Galaktose und eine anschließende Resorption der Monosaccharide bleibt aus – in tiefere, bakteriell besiedelte Darmabschnitte. Hier erfolgt ein **bakterieller Abbau** zu Milchsäure, Essigsäure, Kohlendioxid, Wasserstoff (➤ Abb. 3.11) etc. Diese bakterielle Aufspaltung der Lactosemoleküle in kleinere Moleküle hat eine Steigerung des osmotischen Drucks und damit einen **Wassereinstrom** in das Darmlumen zur Folge. Zusätzlich wirken die organischen Säuren irritierend auf die Darmschleimhaut und fördern die Peristaltik. Diese **Peristaltiksteigerung** hat zusammen mit dem Wassereinstrom in das Darmlumen eine **Diarrhö** zur Folge.

In seltenen Fällen stehen nicht die intestinalen Symptome, sondern Muskelschmerzen, Kopfschmerzen, Abgeschlagenheit und Neigung zu Tachykardie im Vordergrund. Erklärt wird diese Symptomatik mit der vermehrten bakteriellen Produktion toxischer Metaboliten, die beim Übertritt großer Mengen an Lactose in tiefere Darmabschnitte entstehen [297].

Häufig soll ein Lactasemangel mit dem **irritablen Kolon** vergesellschaftet sein. Wahrscheinlicher ist jedoch, dass die Diagnose irritables Kolon gestellt wird, bevor als Ursache der abdominellen Beschwerden ein Lactasemangel ausgeschlossen wurde.

So fand sich bei 70 Patienten mit der Diagnose irritables Kolon durch Untersuchung mit dem H_2-Atemtest in über 24% ein Lactasemangel als Ursache der Symptomatik, während sich bei 35 gesunden Kontrollpersonen nur in 5,7% entsprechende laborchemische Hinweise ergaben [30].

Wichtig ist es ebenfalls, bei **Totalkolektomierten** auf einen bestehenden Lactasemangel zu achten, da es bei der Kombination von Anus praeter mit Lactasemangel zu starken Mazerationen der Haut in der Umgebung des Stomas kommen kann.

➤ Abb. 3.17 zeigt das Verhalten der **Blutglucosekonzentration** nach oraler Gabe von 50 g Milchzucker bei einem Kranken mit Lactasemangel und bei einem Gesunden.

Bei Patienten mit Lactasemangel findet sich gehäuft eine **Osteoporose** (➤ Kap. 8.1). Als Ursache werden eine verminderte Aufnahme von Calcium mit der Nahrung bei Einhalten einer milchzuckerfreien Diät – Milch und Milchprodukte gehören zu den calciumreichsten Nahrungsmitteln – und eine verminderte Resorption von Calcium bei völligem Fehlen von Milchzucker in der Nahrung diskutiert.

Nach Angaben der nationalen Verzehrstudie liegt die mittlere tägliche Calciumaufnahme Erwachsener in unserem Land mit 700 bis 800 mg unter der empfohlenen Zufuhr (➤ Kap. 1.8.2).

Milchzucker verbessert die Calciumresorption beim Gesunden.

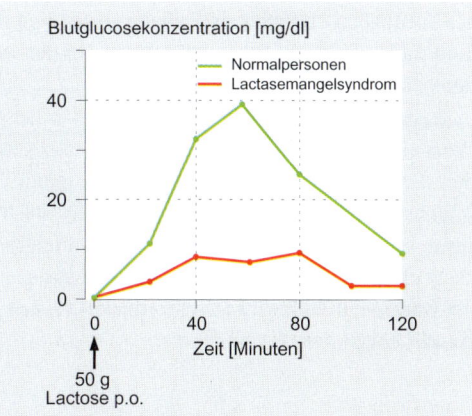

Abb. 3.17 Das Verhalten der Blutglucosekonzentration bei einer gesunden Versuchsperson und einem Patienten mit einem Lactasemangelsyndrom nach oraler Gabe von 50 g Milchzucker.

Untersuchungen von Cochet u. Mitarb. [56] mit der Doppelisotopentechnik bei Gesunden und Patienten mit Lactasemangel ergaben, dass die **Calciumresorption** bei beiden Gruppen gleich ist, wenn Calcium zusammen mit einer milchzuckerfreien Testmahlzeit verabreicht wird. Enthält die Testmahlzeit hingegen Milchzucker, so wird bei Gesunden das Ausmaß der Calciumresorption gesteigert, bei vorhandenem Lactasemangel hingegen vermindert.

Welche Mechanismen diesem Phänomen zugrunde liegen, ist noch unbekannt.

Ernährungstherapie

Dem Ausmaß des Lactasedefizits entsprechend, muss der Verzehr von Milchzucker reduziert werden. In der überwiegenden Zahl der Fälle besteht nur ein relativer Mangel an Disaccharidase, sodass kleine Mengen lactosehaltiger Lebensmittel toleriert werden. Da Milchzucker nur in Milch und mit bzw. aus Milch hergestellten Produkten enthalten ist, lässt sich eine **milchzuckerfreie bzw. -reduzierte Kost** grundsätzlich leicht realisieren.

In jedem Falle sollte eine Austestung der Lactoseverträglichkeit erfolgen. Praktisch wird man nach anfänglichem Verzehr einer lactosefreien Kost die Lactosezufuhr anschließend um 1 g pro Tag steigern.

Eine sog. lactosefreie Ernährung enthält maximal 1 g, eine lactosearme Ernährung 8–10 g Lactose pro Tag.

Die Tatsache, dass Milchpulver bei der Herstellung vieler Nahrungsmittel zugesetzt wird, kann jedoch, insbesondere bei ausgeprägter Intoleranz, das Einhalten einer lactosefreien Diät erschweren.

Obwohl in **fermentierten Milchprodukten** (Joghurt, Kefir, Sauermilch etc.) noch relativ viel Milchzucker enthalten ist (➤ Tab. 3.8), werden sie von Personen mit einem Lactasemangel meist gut toleriert [167].

Die nach der Magenpassage stattfindende enzymatische Spaltung des Disaccharids gilt als Grund für die Beliebtheit fermentierter Milchprodukte in den Ländern des Mittleren Ostens und in Afrika, wo z.T. trotz eines Lactasemangels regelmäßig große Mengen Milch in fermentierter Form verzehrt werden.

Calcium wird aus Joghurt gleich gut resorbiert wie aus Milch. Es kann folglich die Milch in Form von Joghurt als optimale **Calciumquelle** von Patienten mit Lactasemangel genutzt werden. Milch ist mit 1 g / l das calciumreichste Lebensmittel.

Calcium aus Milch und Milchprodukten hat eine **hohe Bioverfügbarkeit.** Werden Milch und Milchprodukte beim Lactasemangelsyndrom konsequent gemieden, so resultiert eine mittlere tägliche Calcium-

Tab. 3.8 Gehalt an Milchzucker [g / 100 g] in Milch und Milchprodukten (nach Renner u. Renz-Schauen [243]).

Milch	4,8
Quark (mager)	4,1
Joghurt (natur)	4,0
Joghurt (mit Zusatz von Magermilchpulver)	5,3
Schmelzkäse (schnittfähig)	8,9
Rahmfrischkäse	3,4
Weich-, Schnitt-, Hartkäse (z.B. Edamer, Camembert, Emmentaler)	0,0

aufnahme von nur etwa 300 mg bei einer wünschenswerten Zufuhr von etwa 1000 mg / Tag.

Die zur **Osteoporoseprophylaxe** dringend gebotene Normalisierung der Calciumversorgung kann, wenn man den Weg der Substitution mit einem Calciumpräparat nicht gehen will, durch vermehrten Verzehr von Sauermilchprodukten und bestimmten Käsesorten erreicht werden (➤ Kap. 2.2.3 u. ➤ Abb. 2.11).

Ist die Lactoseintoleranz – wie es mehrheitlich der Fall ist – nicht besonders ausgeprägt, so kann durch **langsame Steigerung** der täglichen Milchzuckerzufuhr das Kolon, in dem es als Folge des bakteriellen Abbaus zu den die Beschwerden verursachenden pathophysiologischen Reaktionen (➤ Abb. 3.11) kommt, an eine höhere Milchzuckerzufuhr adaptiert werden. Als Grund für die Toleranzsteigerung gilt eine **Anpassung der Darmflora.**

> In einer Untersuchung an 20 Patienten wurde während 10 Tagen die auf drei Einzeldosen aufgeteilte Gesamtmenge von 0,6 auf 1,0 g Lactose pro kg Körpergewicht pro Tag gesteigert. Es kam hierunter zu einer Verringerung sowohl der klinischen Symptomatik als auch der Wasserstoffexhalation um 50% [121].

> Eine Induktion der Lactaseaktivität in der Dünndarmmukosa ist durch steigende Zufuhr von Milchzucker nicht möglich.

Bei Personen mit Milchzuckerunverträglichkeit wird durch **Substitution** mit einer **aus Mikroorganismen** gewonnenen β-**Galaktosidase** (Lactase) die Toleranz verbessert bzw. normalisiert. Die im Handel erhältlichen Präparate enthalten entweder Lactase aus Kluyveromyces lactis mit einem Wirkoptimum bei neutralem pH und 37 °C oder Lactase aus Aspergillus niger bzw. Aspergillus oryzae mit einem pH-Optimum im sauren Bereich und einem Temperaturoptimum von 55 °C.

Der **klinische Effekt** dieser aus Pilzen gewonnenen β-Galaktosidasen ist gut. Es gibt jedoch eine Subgruppe, die auf die übliche, von den Herstellern angegebene Dosierung nicht ausreichend anspricht [238]. Lactasepräparate können entweder der Milch oder dem Milchprodukt vor dem Verzehr in flüssi-

ger Form zugesetzt oder als Tablette zusammen mit dem lactosehaltigen Lebensmittel genommen werden [179].

Weiterhin kann durch Hydrolyse des Milchzuckers eine **lactosereduzierte Milch** hergestellt werden. Bei einer zur Gewährleistung eines guten Geschmacks erforderlichen Restmenge an Lactose kann hiermit der Calciumbedarf bei mittelgradig ausgeprägtem Lactasemangel gedeckt werden. In der Bundesrepublik wird lactosereduzierte Milch im Handel angeboten.

3.4.7 Enterales Eiweißverlustsyndrom (exsudative Enteropathie, eiweißverlierende Enteropathie, Eiweißdiarrhö, idiopathische Hypoproteinämie)

Ätiologie

Beim Gesunden treten Plasmaproteine durch die Darmschleimhaut ins Darmlumen aus. So beträgt der physiologische Albuminverlust 10–20% des täglichen Umsatzes. Dieser **physiologische enterale Eiweißverlust** liegt weit unterhalb der Menge täglich neu synthetisierter Plasmaproteine. Wird der Übertritt von Plasmaeiweißen in das Darmlumen bei **pathologischen Wandveränderungen** so weit gesteigert, dass er die Syntheserate überschreitet, so kommt es zu einer Abnahme der zirkulierenden Plasmaproteine. Betroffen sind alle Eiweißfraktionen.

Ursachen eines krankhaften Eiweißverlustes in das Darmlumen können Lymphstauungen, Lymphfisteln, entzündliche, ulzeröse und tumoröse Schleimhautveränderungen im gesamten Gastrointestinaltrakt sein.

Ernährungstherapie

Ist bei der exsudativen Enteropathie eine kausale Therapie nicht möglich, so muss versucht werden, durch eine **Verringerung des Lymphdrucks** die Menge der in das Darmlumen austretenden Lymphe zu reduzieren.

Da während der Resorption von Fetten langkettiger Fettsäuren der Lymphdruck und somit auch der Übertritt von Lymphe in das Darmlumen steigt, kann man rein symptomatisch durch **fettarme Diät** den Verlust von Plasmaproteinen in das Darmlumen reduzieren.

Das langfristige Einhalten einer extrem fettarmen Diät – und nur hiermit ist oft ein ausreichender therapeutischer Effekt zu erzielen – ist schlecht zu praktizieren. Daher empfiehlt es sich, je nach Ausmaß des enteralen Eiweißverlustes das übliche Nahrungsfett vollständig oder teilweise durch **MCT** zu ersetzen. Da mittelkettige Fettsäuren mit dem Pfortaderblut abtransportiert werden, steigt während ihrer Resorption der Lymphdruck nicht an.

> Ersetzt man bei Kranken mit exsudativer Enteropathie LCT durch MCT, so sistiert der Lymphaustritt in das Darmlumen, und es kommt zu einem Anstieg der Plasmaproteine. Des Weiteren bildet sich die bei der exsudativen Enteropathie meist gleichzeitig bestehende Steatorrhö zurück.

3.4.8 Chologene Diarrhö (➤ Kap. 3.4.14 Kurzdarmsyndrom)

Ätiologie und Klinik

Wird der enterohepatische Kreislauf der Gallensäuren dadurch unterbrochen, dass der Resorptionsort der Gallensalze, das terminale Ileum, durch Resektion oder pathologische Wandveränderungen ausfällt, so treten die **Gallensalze in das Kolon** über und werden mit dem Stuhl ausgeschieden. Das hat zur Folge, dass der Gesamtgehalt des Organismus an Gallensäuren (Gallensäurepool) abnimmt und sich die Gallensalzausscheidung mit der Gallenflüssigkeit verringert.

Bei zunehmender Verringerung der Gallensalzkonzentration in der Gallenflüssigkeit kann die kritische Grenze für die Mizellenbildung (**kritische mizellare Konzentration**) unterschritten werden. Die Folge ist eine verminderte Ausnutzung des **Nahrungsfettes** und **fettlöslicher Vitamine.**

Die in das Kolon übertretenden Gallensalze wirken peristaltiksteigernd und verringern die Resorption von Wasser im Kolon, was eine **Diarrhö** zur Folge hat.

Beim Ausfall des terminalen Ileums sind die Oxalsäureausscheidung im Harn und damit die Gefahr der **Oxalsäuresteinbildung** erhöht.

Grundsätzlich sind zwei Stadien des **Gallensäureverlustsyndroms** zu unterscheiden:

1. Beim **kompensierten Gallesäureverlustsyndrom** kann die Leber den Gallensäureverlust noch kompensieren, die Diarrhöen resultieren aus der laxierenden Wirkung der Gallensäuren im Kolon. Hier ist ein Therapieversuch mit Austauscherharzen (z.B. Colestyramin) angezeigt.
2. Beim **dekompensierten Gallensäureverlustsyndrom** reicht die Neusynthese von Gallensäuren in der Leber nicht mehr aus, den Verlust zu kompensieren, es resultiert die beschriebene Steatorrhö mit Diarrhö.

Ernährungstherapie

Wegen der beim Ausfall des terminalen Ileums gesteigerten Oxalsäureresorption und der dadurch bedingten Gefahr einer Oxalatsteinbildung müssen Nahrungsmittel mit hohem **Oxalsäuregehalt** gemieden werden. Hoch ist der Oxalsäuregehalt in Rote Bete (gekocht) mit ca. 110 mg, in Spinat mit 570 mg, in Rhabarber (gekocht) mit ca. 540 mg und in Kakaopulver mit 620 mg pro 100 g (➤ Kap. 5.9).

> Tritt bei der chologenen Diarrhö aufgrund eines Mangels an Gallensalzen eine Steatorrhö auf, sollte das Nahrungsfett durch MCT ersetzt werden.

3.4.9 Fructose- und Sorbitmalabsorption, Glucose-Galaktose-Malabsorption

Ätiologie und Klinik

Die Fructosemalabsorption darf nicht mit der seltenen, potentiell lebensbedrohlichen hereditären Fructoseintoleranz, einer autosomal-rezessiven Störung des Fructosestoffwechsels, verwechselt werden (➤ Kap. 4.6.3).

Die mit der Nahrung aufgenommenen bzw. durch enzymatische Spaltung im Darmlumen anfallenden Monosaccharide werden mit Hilfe spezifischer Transportproteine in bzw. durch die Dünndarmschleimhautzellen transportiert. Beeinträchtigungen dieser Transportsysteme, angeboren oder erworben, gehen mit einer Fructosemalabsorption einher [310]. Die Transportkapazität wird durch Sorbit blockiert und durch Glucose stimuliert. Das aus Glucose und Fructose bestehende Disaccharid Saccharose wird folglich bei Fructosemalabsorption relativ gut resorbiert.
➕ 084 Abbildung: Monosaccharidresorption im Dünndarm.

Da Glucose die Fructoseresorption begünstigt, kann in vielen Obstsorten, in denen beide Monosaccharide enthalten sind, der Glucoseanteil die reduzierte Fähigkeit zur Fructoseresorption ausgleichen.

Fast alle Personen mit einer Fructosemalabsorption haben auch eine entsprechende Störung der Sorbitresorption. Bei der Fructose-Sorbit-Malabsorption kommt es in gleicher Weise wie bei der Milchzuckerunverträglichkeit (➤ Kap. 3.4.6) in tieferen Darmabschnitten zu einem bakteriellen Abbau der Kohlenhydrate mit der daraus resultierenden Symptomatik.
➕ 036 Text: Fructosemalabsorption (Diagnostik).

Ernährungstherapie

Hohe Fructosekonzentrationen finden sich in frischen und getrockneten Früchten und daraus hergestellten Lebensmitteln, in verschiedenen Gemüsen, Honig sowie Diät- und Diabetikerprodukten, Sorbit darüber hinaus vornehmlich in „zuckerfreien" Süßigkeiten. Die Fructosebelastung hat in den entwickelten Ländern vor allem durch die ausgeprägte Verwendung dieses Monosaccharids in verarbeiteten Lebensmitteln (Getränke, Backwaren, Süßigkeiten, Marmeladen, Milchprodukte) stark zugenommen. Fructose ist preisgünstiger und von höherer Süßkraft als Saccharose. Die vornehmliche Fructosequelle ist Maissirup (High-Fructose Corn Syrup, HFCS, mit 55 Gewichtsprozent Fructose). In den USA ist der Fructoseverzehr aus nicht natürlichen Quellen in 30 Jahren von 0,5 auf 40 g pro Tag gestiegen (Fructoseverzehr aus natürlichen Quellen 15 g pro Tag).

Tab. 3.9 Fructose- und Sorbitgehalt von Obst und Obstsäften.

	Fructose [g / 100 g]	Sorbit [g / 100 g]
Rosinen	31,6	ca. 0,8
Pflaumen (getrocknet)	9,4	6,6
Weintrauben	7,5	0,2
Birnen	6,7	2,2
Äpfel	6,0	0,5
Traubensaft	8,3	keine Angaben
Apfelsaft	6,4	0,6

Einer Diät bedürfen nur symptomatische Patienten, ein pathologischer Fructose- bzw. Sorbit-Atemtest reicht nicht aus. Industriell hergestellte Produkte mit einem Zusatz von Fructose bzw. Sorbit, z.B. „zuckerfreie" Süßwaren sowie Obstsorten mit einem besonders hohen Fructose- bzw. Sorbitanteil (➤ Tab. 3.9) sollten gemieden werden. Während Sorbit ganz fortgelassen werden sollte, ist bei Verzehr von fructosehaltigen Produkten das Verhältnis Fructose/Glucose entscheidend. Früchte mit einem Verhältnis 1 : 1 werden von Patienten mit Fructosemalabsorption zumeist vertragen, Gemüse gelten bei einem Fructosegehalt unter 1 g pro 100 g als unkritisch. Generell sollten Patienten mit Fructosemalabsorption die Fructoseaufnahme reduzieren (auf unter 10 g pro Mahlzeit), die Sorbitzufuhr ganz vermeiden, auf Lebensmittel mit ausgewogener Glucose-Fructose-Relation achten (Früchte ggf. mit Glucose süßen), Fructose nur zu oder nach den Hauptmahlzeiten bzw. fructosehaltige Lebensmittel über den Tag verteilt in kleinen Portionen verzehren und Fruchtsäfte/Limonaden oder Süßigkeiten mit Fructose und Sorbit meiden.

3.4.10 Intestinale Allergie, Nahrungsmittelallergie (Enteritis allergica, Gastrointestinopathia allergica)

Ätiologie

Allergien sind krankmachende Überempfindlichkeiten gegen primär körperfremde Substanzen. Nahrungsmittelallergien sind eine immunologisch vermittelte, individuell auftretende abnormale Reaktion auf Nahrungsmittel.

Nahrungsmittelallergien nehmen in den westlichen Industrieländern an Häufigkeit zu. Während Nahrungsmittelunverträglichkeiten generell von 20% der Bevölkerung angegeben werden, liegt bei 2–3% der Erwachsenen und bei 3–8% der Kinder eine echte Nahrungsmittelallergie vor. Als Ursache hierfür wird neben einer sehr frühen **Allergenexposition** im Säuglingsalter die sog. **„Hygiene-Hypothese"** diskutiert. Die genannte Hypothese wird zunehmend durch Fakten belegt, anerkannt und mit Erfolg für neue vorbeugende und therapeutische Maßnahmen genutzt.

Die Hygiene-Hypothese besagt, dass sowohl die bakterielle Besiedlung des Intestinaltraktes im frühen Säuglingsalter als auch die Häufigkeit von Infektionskrankheiten in der Jugend entscheidend für die Entwicklung einer optimalen Immunabwehr und die Häufigkeit allergischer Erkrankungen im späteren Leben sind. Hinweise auf die Bedeutung dieser beiden Fakten geben die epidemiologischen Befunde. So sind allergische Erkrankungen dann seltener, wenn Kinder auf Bauernhöfen im Kontakt mit Haustieren aufwachsen, wenn sie häufig fermentierte Lebensmittel mit noch lebenden Mikroorganismen verzehren etc. [245]. Die Intestinalflora von Säuglingen in Estland, die im Vergleich zu Kindern in Schweden noch unter „natürlichen" Bedingungen aufwachsen, hatte einen Monat nach der Geburt einen höheren Anteil an Lactobazillen und weniger Clostridium difficile in der Darmflora [276]. Die Barrierefunktion des noch unreifen Darmes und damit die Penetration von mit der Nahrung aufgenommen Antigenen wird entscheidend von der primären Besiedlung des Darms im frühen Säuglingsalter mitbestimmt (➤ Kap. 2.2.3). Das Gleiche gilt für die Funktion des intestinalen Immunsystems für die Entwicklung von Toleranzmechanismen gegenüber oral aufgenommenen Antigenen, aber auch für die residente Darmflora. Für diese Homöostase sind T-Lymphozyten und T-Helferzellen verantwortlich, die suppressive Zytokine, z.B. Interleukin-10 und „transforming growth factor-β" produzieren. Diese Homöostase garantiert den Erhalt der Toleranz gegenüber dem massiven Antigenangebot im Darmlumen. Befunde sprechen dafür, dass über die Immunantwort der Darmschleimhaut auch die Immunreaktionen der übrigen Schleimhäute und der Haut mitbestimmt werden [132].

Bei der Nahrungsmittelallergie entwickelt der Patient spezifische Abwehrreaktionen gegen einen oder mehrere Inhaltsstoffe (Antigene) eines Lebensmittels.
Die Abwehrreaktion besteht in der Entwicklung von Antikörpern oder zellulären Abwehrreaktionen, die bei Kontakt mit dem Allergen reagieren. Dabei werden Mediatorsubstanzen (Histamin, Bradykinin, Leukotriene und Prostaglandine) freigesetzt, die für die klinische Symptomatik verantwortlich sind.

Man unterscheidet **Allergien** vom **Sofort-Typ** und Allergien vom **Spät-Typ.** Bei Ersteren tritt die Symptomatik innerhalb von 10–20 Minuten nach Kontakt mit dem Antigen auf. Bei Allergien vom Spät-Typ kommt es erst nach 6–24 Stunden oder noch später zur Ausbildung der klinischen Symptomatik.

Allergische Reaktionen können in vier Gruppen aufgeteilt werden (➤ Tab. 3.10):
- Bei den Allergien vom Typ I–III beruht die allergische Reaktion auf der **Bildung von Antikörpern,** die im Blutserum nachweisbar sind.
- Beim Typ IV bestehen **zelluläre Abwehrreaktionen von Lymphozyten gegen die entsprechenden Allergene.**

Nahrungsmittelallergien sind überwiegend **IgE-vermittelt (Typ I).** Es erkranken überwiegend Atopiker, d.h., Personen mit einer genetischen Disposition. Vorhandene Disposition bedeutet nicht, dass es auch zu einer Sensibilisierung kommen muss. Bei der Beurteilung von Laborwerten muss beachtet werden, dass nicht jede Antikörperbildung auch eine allergische Erkrankung zur Folge hat. Wie ➤ Abb. 3.18 zeigt, müssen **modulierende Faktoren** wie Infekte, Belastungssituationen etc. hinzukommen.

Darüber hinaus kann sich bei Allergenelimination nach 2–3 Jahren **wieder eine Toleranz** einstellen, obwohl die spezifischen IgE-Antikörper im Plasma häufig weiter nachweisbar sind und der Prick-Test

Tab. 3.10 Allergische Reaktionen nach Coombs und Gell.

Typ	Immunreaktion	Reaktionszeit
I	IgE	sofort
II	IgG, IgM	unterschiedlich
III	IgG, IgM	6–8 Stunden
IV	T-Lymphozyten	12–48 Stunden

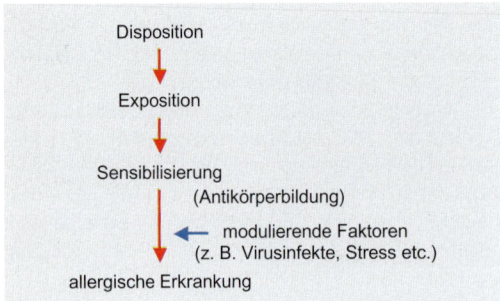

Abb. 3.18 Voraussetzungen und Phasen der Entwicklung einer Allergie.

an der Haut positiv ist. Die Häufigkeit, mit der die klinische Überempfindlichkeit verloren geht, ist wesentlich vom auslösenden Allergen abhängig. Nuss-, Erdnuss- und Fischallergien bilden sich selten, eine Kuhmilchallergie in einem hohen Prozentsatz zurück. Mit zunehmendem Lebensalter kann sich sowohl die Organmanifestation, z.B. vom Gastrointestinaltrakt zum Bronchialsystem, als auch das Allergen, z.B. von der Kuhmilch zu Gräserpollen oder zu Hausstaub, ändern.

Klinik

Da es sich bei der Nahrungsmittelallergie überwiegend um eine **Reaktion vom Sofort-Typ** handelt, treten die klinischen Symptome wie Nesselfieber, Durchfall, abdominelle Schmerzen, Brennen in der Mundhöhle, Übelkeit, Asthma bronchiale etc. bis hin zum anaphylaktischen Schock in den ersten 10–30 Minuten nach Verzehr des Lebensmittels auf.

Bei manchen Patienten bestehen sowohl eine IgE- als auch eine IgG-vermittelte Allergie, sodass sich an die Sofortreaktion mehr oder weniger ohne Übergang die Reaktion des verzögerten Typs anschließt. Somit kann die **Symptomatik über mehrere Stunden** bestehen. Weiterhin kann bei der intestinalen Allergie eine **zeitliche Verzögerung durch die Passagezeit** hinzukommen. Während es in der Mundhöhle, im Ösophagus und Magen unmittelbar nach dem Verzehr des eine Allergie auslösenden Lebensmittels zu Beschwerden kommt, entwickeln sich die Symptome im Darm wegen der erforderlichen Passagezeit erst später.

Die **Diagnose** einer Lebensmittelallergie exakt zu sichern, bereitet trotz methodischer Fortschritte oft große Schwierigkeiten.

Leicht zu diagnostizieren sind die seltenen **IgG-vermittelten akuten allergischen Reaktionen,** vor allem ausgelöst durch Fisch, Ei, Nüsse – speziell Erdnüsse – die sowohl mit einer Urtikaria als auch mit gastrointestinalen Symptomen wie Diarrhö, Erbrechen und abdominellen Krämpfen einhergehen.

Werden eine allergische Sofortreaktion auslösende Lebensmittel **versehentlich** verzehrt – dies geschieht in den USA immer wieder bei der dort häufigen Erdnussallergie –, so kann es zu **lebensgefährlichen allergischen Reaktionen** mit Schock, Glottisödem etc. kommen [28].

> Als **Methoden** zur Diagnostik seien hier die Doppelblindexposition, Hauttests und Antikörpernachweis mit dem Radio-Allergo-Sorbent-Test (RAST) genannt (zu diagnostischen Details wird auf Lehrbücher der Allergologie und den Arbeitskreis „Diätetik in der Allergologie" [77] verwiesen).

Eine **latent vorhandene Nahrungsmittelallergie** kann sich u.U. nur bei Hauttests zeigen, ohne Reaktionen im Gastrointestinaltrakt auszulösen, wie dies Ergebnisse einer Untersuchung von May und Block [198] zeigen. In allen veröffentlichten Listen von Nahrungsmittelallergien stehen **Kuhmilch** und **Eiklar** an der Spitze (➤ Tab. 3.11).

Nicht selten finden sich bei einem Patienten **Allergien gegen verschiedene Lebensmittel.** Die Zahl der allergenpotenten Lebensmittelbestandteile, die mit einer gemischten Kost aufgenommen werden, wird unter Einbeziehung von Farbstoffen, Emulgatoren, Gewürzen etc. mit etwa 120 angegeben.

Biologisch verwandte Lebensmittel enthalten oft gleiche sog. Allergenkerne, sodass verschiedene Lebensmittel die Allergiesymptomatik bei einem Kranken auslösen können. Beispielsweise wird eine intestinale Allergie gegenüber Fischeiweiß oder Zitrusfrüchten nicht etwa nur nach dem Verzehr einer Fisch- bzw. Zitrusfruchtsorte, sondern nach allen oder zumindest mehreren Sorten ausgelöst.

Nicht selten werden allergische Reaktionen besonders dann in ausgeprägter Form beobachtet,

Tab. 3.11 Prozentuale Beteiligung der Nahrungsmittel bei 600 Nahrungsmittelallergosen (nach Werner [316]).

Nahrungsmittel	%
Kuhmilch	42,0
Hühnerei • klar • gelb • gelb und klar	 • 14,5 • 9,0 • 9,7
Fisch	11,0
Zitrusfrüchte	4,5
Hülsenfrüchte	2,5
Pferdefleisch	1,5
Fleisch	1,3
Gemüse	1,0
Zwiebeln	1,0
Sonstiges (Nüsse, Schokolade)	2,0

wenn das Allergen zusammen mit **Alkohol** verzehrt wird.

> In der Praxis muss häufiger daran gedacht werden, dass nicht nur Zitrusfrüchte, Fisch, Eier und Milch, sondern auch Gemüse, Gewürze, Nüsse etc. Allergien auslösen können.

So fand sich in dem bereits genannten Kollektiv von Lebensmittelallergikern von Wüthrich, im Gegensatz zu den Angaben in ➤ Tabelle 3.11 **Rohgemüse** (Sellerie, Karotten, Fenchel, Petersilie, Spargel) als allergieauslösendes Lebensmittel mit 50% an erster Stelle, gefolgt von Hühnerei mit 19% und Milch bzw. Käse mit 17%.

Häufig sind ausschließlich **Kontaktallergien** der Mundschleimhaut, ausgelöst durch Haselnüsse oder verschiedene Obstsorten, insbesondere Äpfel **(Apfel-Kontakturtikaria-Syndrom)**, eine Form der Lebensmittelallergie, die sich insbesondere bei Personen mit einer Allergie gegen **Pollen von Frühjahrsblühern** findet. Sie äußert sich meist als Juckreiz an den Lippen und der Gaumenschleimhaut (Endourtikaria, orales Allergiesyndrom) nach dem Genuss der rohen Früchte, während die Überempfindlichkeit nach dem Verzehr hitzebehandelter Früchte nicht mehr besteht [326].

Von großer praktischer Bedeutung ist die Birkenpollen- und Gräserpollenallergie. Die allergenen Strukturen dieser Pollen sind im Pflanzenreich weit verbreitet. Folglich können z.B. IgE-Antikörper gegen Birkenpollen **Kreuzallergien** gegen Äpfel, Nüsse, Sellerie, Karotten etc. auslösen **(Birkenpollen-assoziierte Nahrungsmittelallergie)**.

Schwer zu diagnostizieren sind Überempfindlichkeitsreaktionen nach dem Verzehr von **Gewürzen.**

Relativ häufig ist eine **Sellerieallergie,** die insbesondere bei **Beifußpollenallergikern** gefunden wird.

> Wüthrich und Hofer [326] konnten in 87% bei Sellerieallergie eine Beifußpollensensibilisierung nachweisen. In 42% der Fälle fand sich zusätzlich eine allergische Reaktion auf Karotten, in 26% auf Kümmel, in 16% auf Petersilie, in 13% auf Fenchel, in 10% auf Paprika und in 3% auf Anis. Bei dieser als „**Sellerie-Beifuß-Gewürz-Syndrom**" bezeichneten Lebensmittelallergie fand sich eine klinische Symptomatik in 39% der Fälle an der Haut, in 26% im Bereich der Atemwege, in 6% im Bereich des Magen-Darm-Traktes und in 29% an den Herz-Kreislauf-Organen.

> In zunehmendem Maße müssen auch **importierte Lebensmittel** in die diagnostischen Bemühungen einbezogen werden.

So werden in zunehmendem Maße allergische Reaktionen nach dem Verzehr von Mangofrüchten, Pistazien, Sesam und Sojaprodukten beobachtet [104].

Als „**versteckte Allergene**" bezeichnet man nicht erkannte, allergieauslösende Nahrungsbestandteile in komplex zusammengesetzten Lebensmitteln aus dem Handel (bei **Fertigerzeugnissen** müssen Zutaten ab einem bestimmten Gewichtsanteil im Zutatenverzeichnis nicht aufgeführt werden) oder in fertig zubereiteten Speisen. So können bei bestehender Sensibilisierung geringe, beim Verzehr nicht erkennbare Zusätze von Erdnüssen, Haselnüssen, Soja, bestimmten Gewürzen, Milchprotein etc. schwerste anaphylaktische Reaktionen auslösen [306].

Bei einer **polyvalenten Sensibilisierung** – hierbei kommt es zur Antikörperbildung gegen verschiedene Allergene – entwickeln sich klinische Symptome der Nahrungsmittelallergie oft nur dann, wenn verschiedene Allergene zusammen verzehrt werden, und nicht nach dem Verzehr nur eines Lebensmittels, obwohl dagegen Antikörper vorhanden sind. Dies bezeichnet man als **kumulativen Effekt** bei polyvalenter Sensibilisierung.

Von großer praktischer Bedeutung ist die **atopische Dermatitis** bei Kindern, die in etwa 60% der Fälle mit einer Nahrungsmittelüberempfindlichkeit in Verbindung steht (➤ Kap. 12.2). Gelingt es, das auslösende Lebensmittel zu erkennen und konsequent aus der Kost zu eliminieren, so lässt sich bei den Kindern eine weitgehende Symptomfreiheit erreichen. Die fünf **häufigsten,** eine atopische Dermatitis auslösenden bzw. aggravierenden **Lebensmittel** sind: Ei, Milch, Soja, Weizen und Erdnüsse.

> Das konsequente Meiden fremder, potentiell allergener Proteine bei Hochrisiko-Kindern in den ersten sechs Lebensmonaten reduziert das Risiko einer Lebensmittelallergie in den ersten Lebensjahren. Wichtig ist es, Kinder über vier bis sechs Monate konsequent zu stillen (Breast is best!).

Ein **Zufüttern von Milchprodukten** vor dem Einschießen der Muttermilch auf Entbindungsstationen soll vermieden werden. Säuglinge aus Familien mit einem bekannten Allergierisiko sollten eine **Beikost** möglichst spät, auf keinen Fall vor dem 4. bis 6. Lebensmonat erhalten.

Steht Muttermilch nicht zur Verfügung, so sollte der Proteinbedarf durch Einsatz **stark hydrolysierter Proteinpräparate** erfolgen. Da die Allergenaktivität eines Proteins von bestimmten Aminosäuresequenzen abhängig ist, kann die allergene Potenz des Proteins durch Veränderungen der Molekülstruktur aufgehoben werden. Dies kann durch Hitzebehandlung oder enzymatische Spaltung erfolgen.

Bei der Betreuung der Kinder muss berücksichtigt werden, dass Lebensmittelallergien im Kindes- und Jugendalter **spontan verschwinden** können. Mit fortschreitendem Lebensalter wird u.U. die Toleranz gegenüber primär die Überempfindlichkeitsreaktion auslösenden Lebensmitteln normalisiert. In einer Langzeituntersuchung konnte gezeigt werden, dass von insgesamt 121 als Allergen identifizierten Lebensmitteln 38 nach einem Jahr keine Reaktionen mehr auslösten.

> Da das Einhalten einer Eliminationsdiät meist sehr schwierig ist, wird empfohlen, in Abständen von 1–3 Jahren mit Hilfe von **Provokationstests** die Überempfindlichkeit bei den jeweiligen Patienten zu überprüfen [262].

Pseudoallergie

Pseudoallergische Reaktionen zeigen das gleiche **klinische Bild wie Typ-I-Allergien.** Sie werden nicht durch spezifische Antikörper oder sensibilisierte Zellen, sondern dosisabhängig durch Substanzen ausgelöst, die in Lebensmitteln enthalten sein können. Der auf anamnestischen Angaben beruhende Verdacht auf eine pseudoallergische Reaktion wird durch Provokationstests überprüft.

Eine Reihe verschiedener **Substanzen** können Pseudoallergien auslösen. Bei Patienten mit Asthma, Urtikaria oder chronischer Rhinopathie können manche in Lebensmitteln und Genussmitteln enthaltenen **Farbstoffe** und **Konservierungsmittel** wie Benzoesäure und Sulfit für einen Schub verantwortlich sein. Das Gleiche gilt für Acetylsalicylsäure und auch andere **nicht steroidale Antiphlogistika.**

Auch die in Lebensmitteln vorhandenen **Salicylate** können pseudoallergische Reaktionen auslösen.

> Besonders hoch ist der natürliche Salicylatgehalt in Beerenfrüchten, Orangen, Aprikosen, Ananas, Gurken, Kartoffeln, Oliven, Weintrauben, Wein und Curry.

Auch die nach Verzehr von Erdbeeren und anderen Obstarten u.U. auftretende Urtikaria ist eine Pseudoallergie, ausgelöst durch Histaminliberatoren.

Pseudoallergische Reaktionen werden auch durch Histamin selbst ausgelöst.

Eine weitere Substanzgruppe sind die **biogenen Amine.** Sie entstehen durch Decarboxylierung aus Aminosäuren. Decarboxylasen finden sich sowohl in tierischen als auch in pflanzlichen Geweben sowie in Mikroorganismen. Der Gehalt an biogenen Aminen ist deshalb in mikrobiell hergestellten Lebensmitteln oft besonders hoch:

- Hefeextrakt
- bestimmte Käsesorten
- Sauerkraut
- Rotwein etc.

- sowie bakteriell kontaminierte verdorbene Lebensmittel.

Durch bakterielle Decarboxylasen können hohe Histaminkonzentrationen im Fleisch bestimmter Fischarten, die reich an Histidin sind, entstehen. Der Genuss solchen Fischfleisches führt zu der als **Scombroid-Vergiftung** bezeichneten Erkrankung.

Histamin entsteht auch während des Reifungsprozesses in Rohwurst und findet sich zusammen mit anderen Aminen in Käse, Wein, Sauerkraut etc., d.h., Lebensmitteln, die unter **Verwendung von Mikroorganismen** hergestellt werden.

Ernährungstherapie

Die diätetische Behandlung besteht in der **Elimination des Allergens.**

Häufig werden nach einer Phase der strengen Elimination **kleine Mengen** des Antigens **toleriert,** sodass die Diät gelockert werden kann [327]. Insbesondere bei Kindern verliert sich oft nach ein bis zwei Jahren der Allergenelimination die Allergie.

Werden Säuglinge mit einer Lebensmittelallergie gestillt, so muss die Mutter das entsprechende Allergen meiden [13].

Im Kindesalter ist die **Kuhmilchallergie** von großer praktischer Bedeutung. Sie findet sich in 1–2% in den ersten beiden Lebensjahren. Die Symptomatik kann sofort nach dem Verzehr oder erst nach mehr als einer Stunde in Form von abdominellen Beschwerden und Urtikaria auftreten.

> Kinder mit Kuhmilchallergie sollen besonders konsequent diätetisch betreut werden, da sich bei fortgesetzten Allergenexpositionen **zusätzlich Allergien gegen andere Nahrungsmittel** entwickeln können.

So konnte in einem hohen Prozentsatz eine gleichzeitige Allergie gegen Soja- und Weizenprotein nachgewiesen werden [307].

Immer wieder wird die Frage diskutiert, ob Nahrungsmittelallergien die Ursache einer **Migräne** sein können (> Kap. 11.1).

Bei Kindern, die an Migräne litten, konnte mit Hilfe einer allergenarmen Suchdiät (bestehend aus einer Sorte Fleisch, z.B. Lamm oder Huhn, einem

Kohlenhydratträger, z.B. Reis oder Kartoffeln, einer Obst- und Gemüsesorte und einem Polyvitaminpräparat), der die üblichen Nahrungsmittel in bestimmten Zeitabständen zugesetzt wurden, in 93% der Fälle ein **Nahrungsallergen** ermittelt werden.

Nach Elimination aus der Kost traten Kopfschmerzen nicht mehr auf. Häufig wurde eine Migräne ausgelöst durch Milch, Eier, Schokolade, Orangen, Weizen, Benzoesäure, Käse, Tomaten und den Lebensmittelfarbstoff Tartrazin [85].

> Die Elimination eines Allergens aus der Kost ist dann schwierig, wenn es nur **in Spuren** in vielen Nahrungsmitteln vorkommt und schwer erkennbar ist.

Dies gilt beispielsweise für Nickel, das als Allergen bei der Nickeldermatitis u.U. aus der Nahrung eliminiert werden muss (> Tab. 3.12). Bei einer Nickelkontaktsensibilisierung, die im Epikutantest nachgewiesen wurde, kann über eine nickelarme Diät und eine nachfolgende Provokation mit 2,5 mg Nickel festgestellt werden, ob oral aufgenommenes Nickel einen Einfluss auf den Hautzustand hat. Die meisten Patienten mit einer Sensibilisierung auf Nickel tolerieren nickelhaltige Lebensmittel, lediglich in einigen wenigen Fällen verursachen stark nickelhaltige Speisen ein Aufflammen des Ekzems [77].

Ein weiteres Beispiel ist die Salicylsäure.

Schwierigkeiten bereitet die Allergenkarenz auch dann, wenn das Allergen bei der Nahrungszuberei-

Tab. 3.12 Nickelarme Diät (nach Kaaber et al. [143]).

Erlaubt	Verboten
alle Fleischsorten	Konserven und saure Speisen, die in rostfreiem Stahl gekocht wurden
Geflügel	Heringe
Fisch, außer Hering	Austern
Eier	Spargel
Milch	Bohnen
Joghurt	Pilze
Butter	Zwiebeln
Margarine	Mais
Käse	Spinat
1 mittelgroße Kartoffel / Tag	Tomaten
	Erbsen

Tab. 3.12 Nickelarme Diät (nach Kaaber et al. [143]). (Forts.)

Erlaubt	Verboten
geringe Mengen von:	Vollkornmehl
Blumenkohl	frische und gekochte Birnen
Weißkohl	Rhabarber
Karotten	Tee
Gurken	Kakao
Kopfsalat	Schokolade
	Backpulver
polierter Reis	
Weißmehl (keine Vollgetreideprodukte)	
frische Früchte (außer Birnen)	
Kaffee	
Wein	
Bier	

tung – dies gilt besonders für Restaurants und für Fertigprodukte – **allgemein eingesetzt** wird (beispielsweise Soja oder Gewürze).

Nicht selten lässt sich die Allergenität eines Lebensmittels durch **Hitzedenaturierung** reduzieren oder völlig beseitigen.

(Prophylaxe und Therapie allergischer Erkrankungen mit Probiotika ➤ Kap. 2.2.3 u. ➤ 12.2.)

3.4.11 A-β-Lipoproteinämie (Akanthozytosis)

Bei dieser angeborenen Erkrankung fehlt die Fähigkeit, β-Lipoproteine zu synthetisieren, sodass in den Dünndarmschleimhautzellen **keine Chylomikronen** (➤ Abb. 1.7) gebildet werden können. Es resultiert eine Steatorrhö als Folge des gestörten Fettabtransports aus dem Dünndarm.

3.4.12 Blind-Loop-Syndrom

Ätiologie und Klinik

Kommt es im Dünndarm zu einer Stagnation des Darminhaltes, z.B. in Divertikeln oder vor Stenosen,

wie sie sich z.B. beim Morbus Crohn häufig entwickeln oder auch in blinden Schlingen nach operativen Eingriffen, so kann sich die Darmflora exzessiv vermehren und zu einer Malabsorption führen. Ursächlich für eine bakterielle Überbesiedlung kommen auch gastrointestinale Motilitätsstörungen (z.B. diabetische Enteropathie) in Betracht, ferner finden sich bakterielle Überbesiedlungen bei chronischer Pankreatitis, Leberzirrhose, Kurzdarmsyndrom (insbesondere nach Entfernung der Ileozökalklappe) und mit steigendem Lebensalter. Auch eine Langzeittherapie mit Protonenpumpenhemmern wird als ätiologischer Faktor diskutiert. Typischerweise handelt es sich um Fäkalkeime (Anaerobier, coliforme Keime).

Diese **unphysiologische Dünndarmbesiedlung** hat zur Folge, dass Bakterien Gallensäuren vorzeitig dekonjugieren, d.h. es entstehen aus Gallensalzen freie Gallensäuren. Diese freien Gallensäuren schädigen die Dünndarmschleimhaut (einschließlich des Bürstensaums mit resultierender Abnahme der Disaccharidaseaktivitäten) und verhindern die Mizellenbildung und damit die Fettresorption im Darm.

Die Bakterien metabolisieren eigenständig ungesättigte Fettsäuren (zu Hydroxyfettsäuren mit laxativer Wirkung), Kohlenhydrate und Eiweiße, außerdem entnehmen sie für ihren eigenen Bedarf der Ingesta so viel **Vitamin B$_{12}$**, dass es zu Mangelerscheinungen in Form einer makrozytären Anämie kommen kann.

Patienten mit bakterieller Über- bzw. Fehlbesiedlung des Dünndarms können asymptomatisch sein oder sie klagen über abdominelle Schmerzen, wässrige Durchfälle und Dyspepsie sowie Gewichtsverlust.

Ernährungstherapie

Nur wenn die bakterielle Fehlbesiedlung nicht durch operative Entfernung der blinden Schlingen oder durch antibiotische Behandlung vermieden oder beseitigt werden kann (ein günstiger Effekt der Behandlung mit Probiotika ist nicht gesichert), muss dem Ausmaß der Steatorrhö entsprechend **Nahrungsfett durch MCT** ersetzt werden. Gleichzeitig ist eine oxalatarme Kost zum Ausgleich einer enteralen Hyperoxalurie und zur Prävention von Nierensteinen sinnvoll. Weiterhin sind bei ausgeprägter Steatorrhö u.U. **fettlösliche Vitamine,** v.a. Vitamin D, zu substituieren. Bei lang anhaltender übermäßiger Keimbesiedlung muss weiterhin Vitamin B_{12} parenteral ersetzt werden.

Gelegentlich ist ein Ausgleich der Hypoproteinämie erforderlich.

3.4.13 Cronkhite-Canada-Syndrom

Das Cronkhite-Canada-Syndrom ist eine sehr seltene Erkrankung, die mit profusen Durchfällen, Gewichtsverlust, intestinalem Eiweißverlust und hochgradiger Malabsorption einhergeht. Ursache ist eine erworbene Polyposis des gesamten Verdauungstraktes, vorwiegend von Magen und Kolon. Die sehr schlechte Prognose kann durch intensive parenterale Ernährung und Gabe von Elementardiät verbessert werden [64].

3.4.14 Kurzdarmsyndrom

Ein Kurzdarmsyndrom entsteht nach Verlust von Teilen des Dünndarms infolge von Resektionen oder durch entzündlichen Funktionsverlust und ist gekennzeichnet durch mangelhafte Nährstoff- und/oder Flüssigkeitsaufnahme (Malabsorption). Die jährliche Inzidenz wird auf 1–3 Fälle pro 100 000 Personen geschätzt.

Pathophysiologie

Die klinische Symptomatik, insbesondere die Zahl der Stuhlentleerungen, aber auch das Ausmaß der Resorptionsstörungen und die daraus resultierenden Mangelerscheinungen werden wesentlich davon bestimmt, ob **Jejunum oder Ileum** (bei Ausfall des Jejunums wird die Nährstoffresorption vom Ileum übernommen), vor allem aber, ob das **terminale Ileum** als Ort der Gallensalzrückresorption (enterohepatischer Kreislauf der Gallensäuren) und der Vitamin-B_{12}-Resorption **erhalten** bleiben.

Auch der Erhalt der **Ileozökalklappe** und des Kolons dienen der Stabilisierung des Wasser- und Elektrolythaushaltes, der Reduktion von Diarrhöen und der Optimierung der Energiebedarfsdeckung. Bei Wegfall der Ileozökalklappe kommt es zu einer Beschleunigung der Dünndarmpassage.

Klinik

Durch Zotten- und Kryptenhyperplasie und Steigerung der Enzymaktivität in der Dünndarmmukosa verbessert sich nach Resektion die Resorptionskapazität im Restdarm. Auch ist eine geringe Zunahme an Länge und Durchmesser möglich. Außerdem kann der Restdarm mit einer geänderten Motilität reagieren.

Dieser Vorgang der Adaptation wird durch parenterale Ernährung bzw. Ernährung mit chemisch-definierten Formeldiäten verzögert, jedoch durch Gabe einer Kost mit **intakten Proteinen** und Fetten langkettiger Fettsäuren gefördert.

Bei intaktem Kolon ist die Tendenz zur Diarrhö gering, vorausgesetzt die Gallensäurerückresorption ist bei intaktem terminalen Ileum erhalten. Bei sehr geringer Restlänge des Dünndarms („very short bowel syndrome") kommt den beim bakteriellen Abbau von im Restdarm nicht genutzten Kohlenhydraten, speziell Ballaststoffen und Stärke im Kolon anfallenden **kurzkettigen Fettsäuren,** die in erheblichem Umfang resorbiert werden, als energielieferndes Substrat eine Bedeutung zu (➤ Kap. 1.11). Diese Nutzung von Energielieferanten hat zur Folge, dass Patienten mit Kurzdarmsyndrom bei intaktem Kolon unter kohlenhydratreicher Ernährung eine weniger große parenterale Energiezufuhr zum Ausgleich der Energiebilanz benötigen. Da die kurzkettigen Fettsäuren weiterhin die Natrium- und Wasserresorption im Kolon fördern, verringert sich die Neigung zu Diarrhöen [53]. Auch diese Befunde unterstreichen den Wert eines intakten Kolons beim Kurzdarmsyndrom [255].

Das Kolon ist entgegen früherer Ansicht in der Lage, nicht nur kurzkettige-, sondern auch mittelkettige Fettsäuren, wie sie bei der diätetischen Therapie in Form von MCT eingesetzt werden, zu resorbieren (➤ Kap. 1.3.4). In vergleichenden Untersuchungen an Kurzdarmpatienten mit einer Jejuno- oder Ileostomie, d.h. ohne Kolon, und solchen mit intaktem Kolon konnte gezeigt werden, dass der Ersatz von LCT durch MCT bei intaktem Kolon die

Energieversorgung hochsignifikant verbessert, während die Gabe von MCT bei fehlendem Kolon nur einen geringen positiven Einfluss hat [137]. Auch dieser Befund zeigt, wie wichtig es ist, bei ausgedehnter Dünndarmresektion das Kolon so weit wie möglich zu erhalten.

Bei **ausgedehnten Dünndarmresektionen** mit Restlängen, die keine ausreichende Nährstoffbedarfsdeckung gewährleisten und folglich einer dauernden parenteralen Ernährung bedürfen, konnte die Adaptation wesentlich durch eine Kombination einer kohlenhydratreichen, fettarmen Diät mit der Gabe von L-Glutamin (0,6 g / kg / Tag) und Wachstumshormon (0,14 mg / kg / Tag) verbessert werden [44].

In diesem Zusammenhang sei darauf hingewiesen, dass der vermehrte Übertritt fermentierbarer Kohlenhydrate in das Kolon auch eine **neurologische Symptomatik** (Verwirrtheit, Gedächtnisverlust, Gangunsicherheit, Sehstörungen etc.) – wahrscheinlich bedingt durch bakterielle Synthese der vom Menschen nicht metabolisierbaren D(–)-Milchsäure – zur Folge haben kann (Lit. bei [74]).

Bei Kindern mit Kurzdarmsyndrom fand sich bereits 2 bis 3 Wochen nach der Resektion in der Fäzes eine extreme Vermehrung von Milchsäurebakterien, insbesondere Lactobacillus acidophilus und Lactobacillus fermentum, Bakterien, die in der Lage sind, aus Glucose sowohl L- als auch D-Milchsäure zu synthetisieren.

> Es wird empfohlen, bei der eingeschränkten Resorptionskapazität des Dünndarmes für Kohlenhydrate die Zufuhr so zu wählen, dass ein größerer Übertritt dieses Ausgangssubstrats für die Milchsäuresynthese in das Kolon verhindert wird [31].

➕ 037 Text: Kurzdarmsyndrom (Pathophysiologie, Verlauf, Adaptation)

Ernährungstherapie

Das praktische Vorgehen ist sowohl vom **Ausmaß** als auch **Ort der Resektion** und vom zeitlichen Abstand nach der Operation abhängig.

Bei der oralen Ernährung von Patienten mit Kurzdarmsyndrom muss eine Vielzahl von Fall zu Fall **variierender Voraussetzungen** berücksichtigt werden. So z.B., dass:

- unter physiologischen Bedingungen die Nährstoffresorption nach Passage von ca. 150 cm des proximalen Dünndarms abgeschlossen ist
- folglich Nährstoffe nur in geringer Menge in den distalen Darm gelangen
- sich die Wasser- und Elektrolytresorption in den verschiedenen Segmenten signifikant unterscheidet
- zeitlich zu kurzer Kontakt des Speisebreis mit der Duodenal- und Jejunalschleimhaut die Pankreas- und Gallensekretion verringert.

Vermehrter **Gallensalzübertritt in das Kolon** – Gallensalze hemmen hier die Wasserresorption – ist die Ursache der chologenen Diarrhö. **Ab einer Resektion von etwa 100 cm des terminalen Ileums** kommt es als Folge des vermehrten Gallensäureverlustes und der Verringerung des Gallensäurepools zu einer Abnahme der Gallensalzkonzentration der Gallenflüssigkeit mit Unterschreiten der kritischen mizellären Konzentration und folglich zu Steatorrhö, mangelnder Aufnahme fettlöslicher Vitamine und Hypokalzämie.

Bei einer Restlänge des Dünndarms von etwa 30–50 cm muss auf Dauer parenteral ernährt werden **(heimparenterale Ernährung)**.

Ab 60–80 cm (> 15–20% der Dünndarmlänge) wird mit der oralen Ernährung so früh wie möglich begonnen, um die maximale **Adaptation des Restdarms** schnell zu erreichen. Einige Details wurden bereits einleitend besprochen.

Es konnte gezeigt werden, dass Formeldiäten mit leicht resorbierbaren Komponenten („**semielemental diet**") im Vergleich zu einer normalen Kost offenbar keine Vorteile bieten.

Unterschiedlich wird die Frage der **Flüssigkeitsrestriktion** während der Mahlzeiten beurteilt. Manche Autoren empfehlen, zur Mahlzeit keine zusätzliche Flüssigkeit aufzunehmen und den Wasserbedarf durch Gabe einer isotonen Flüssigkeit eine Stunde nach der Mahlzeit zu decken. Durch diese Maßnahme wird offenbar die bei den Patienten beschleunigte Magenentleerung und Dünndarmpassage nicht noch zusätzlich beschleunigt.

Der Ersatz von 50–75% der Triglyceride langkettiger Fettsäuren durch Fette mittelkettiger Fettsäuren **(MCT)** führt zu einer Verringerung des Wasserverlustes mit dem Stuhl und zu einer allgemeinen Verbesserung des Ernährungszustandes.

Wie bereits erwähnt, soll die parenterale Ernährung in der unmittelbaren postoperativen Phase zur **Stimulation der Adaptation des Restdarms** so schnell wie möglich durch orale Ernährung ergänzt werden. In dem Maße, in dem eine ausreichende orale Bedarfsdeckung möglich ist, wird die parenterale Ernährung reduziert. Es ist letztlich bei gleichzeitiger totaler Kolektomie eine ausschließlich orale Ernährung ab einer Restlänge von 110–115 cm (gemessen ab Treitz'schem Band) und bei intaktem Kolon ab 50–70 cm möglich. Die Kostumstellung erfolgt allmählich mit Steigerung der oralen Zufuhr und auch der Konsistenz der Nahrung im Abstand weniger Tage, dabei sollten viele kleine Mahlzeiten eingehalten werden. Häufig erleichtert der Einsatz von Sonden- oder Trinknahrung das Vorgehen. Die Ernährung ist fettbetont (unter Einschluss von MCT-Fetten). Flüssigkeiten sollten getrennt von den Mahlzeiten eingenommen werden. Medikamentös kann die Ernährungstherapie in der Adaptationsphase unterstützt werden durch:

- eine Hemmung der Darmmotilität mit Loperamid
- eine Reduktion der Hypersekretion mit Protonenpumpenhemmern und Somatostatinanaloga
- den Versuch einer Verbesserung der Digestion mit Pankreasenzympräparaten.

Unter oraler Ernährung ist die Adaptation des Restdarms nach 2–3 Monaten abgeschlossen.

Ist die Adaptation nicht ausreichend bzw. die **Restlänge** zu gering, so muss, um eine ausreichende Bedarfsdeckung (Wasser, Mineralstoffe und Spurenelemente sind besonders zu beachten) zu gewährleisten, die orale Ernährung, eventuell auch die enterale Ernährung über Sonde, **mit parenteraler Ernährung kombiniert** werden.

Möglicherweise kann der Prozess der Adaptation durch ein vermehrtes Angebot von Glutamin verbessert und beschleunigt werden, eine generelle Empfehlung dazu wird in den Leitlinien der Fachgesellschaften nicht ausgesprochen.

In der Erhaltungsphase ist das Beibehalten vieler kleiner Mahlzeiten pro Tag sinnvoll, die Fettzufuhr und die Relation zwischen LCT und MCT richtet sich nach dem Ausmaß des Gallensäureverlustsyndroms bzw. der Steatorrhö.

Vergleichende Untersuchungen zur Höhe der Nährstoffzufuhr bei Patienten mit Kurzdarmsyndrom ergaben im Vergleich zu Kontrollen von Gesunden eine dem Ausmaß der Malabsorption angepasste Steigerung. Hieraus ist zu schließen, dass der Organismus versucht, die unzureichende intestinale Ausnutzung spontan durch Steigerung der Nahrungsaufnahme zu kompensieren (weitere Einzelheiten zum praktischen Vorgehen bei [237, 426, 337]).

Chirurgische Maßnahmen bei Kurzdarmsyndrom

Etwa zwei Patienten pro 1 Million Einwohner müssen jährlich wegen einer Malabsorption auf Dauer parenteral ernährt werden.

Neben einer erheblichen Beeinträchtigung der Lebensqualität besteht die **Gefahr der Kathetersepsis** sowie einer demineralisierenden Knochen- und **cholestatischen Lebererkrankung.** Deshalb werden als Alternative chirurgische Methoden diskutiert und in gewissem Umfange angewandt.

➕ 038 Text/Abbildung: Chirurgische Maßnahmen bei Kurzdarmsyndrom

3.5 Dickdarm

Physiologie und Pathophysiologie

Lange sah man die **Aufgabe des Kolons** lediglich darin:

- Wasser und Mineralstoffe zu resorbieren
- nicht verwertbare Reste der Nahrung in bestimmten Zeitabständen auszuscheiden.

Die Untersuchungen der letzten zwei Jahrzehnte haben jedoch eindeutig gezeigt, dass das Organ zusätzlich über eine wesentliche **Funktion** verfügt. Diese besteht darin, Energie aus den im Dünndarm nicht verwertbaren Nahrungsbestandteilen wie Ballaststoffen, resistenter Stärke etc. zu gewinnen. Das geschieht mit Hilfe der anaeroben Darmflora (Fermentation).

Die Kenntnis der Darmflora (➤ Kap. 1.10) ist der Schlüssel zum Verständnis sowohl der Physiologie des Organs als auch der Ätiologie vieler Dickdarmerkrankungen.

Vergleicht man Stuhlgewicht und Elektrolytgehalt der Fäzes von Gesunden und von Patienten mit einer Ileostomie, so ergibt sich das **Ausmaß der Wasser- und Elektrolytresorption.** Beim Gesunden beträgt das mittlere Stuhlgewicht 150–200 g / Tag, bei einem Natriumgehalt von 5 mmol, während der durch ein Ileostoma entleerte Stuhl im Mittel ein Gewicht von 400–1000 g und einen Natriumgehalt von 50–200 mmol hat.

Abgesehen von Wasser und Elektrolyten werden im Kolon **Nährstoffe** nur in geringem Ausmaß resorbiert. Dass sind die bei der Fermentation von Kohlenhydraten anfallenden kurzkettigen Fettsäuren (➤ Kap. 1.11.4) sowie die mittelkettigen Fettsäuren, wenn sie in Form von MCT gezielt in größerer Menge verzehrt werden (➤ Kap. 3.4.14).

Von großem praktischem Interesse ist die Frage, inwieweit von der Darmflora synthetisierte Vitamine (**enterale Vitaminsynthese**) resorbiert werden und an der Vitaminbedarfsdeckung beteiligt sind. Die Darmflora kann praktisch alle Vitamine der **B-Gruppe** und aus der Gruppe der fettlöslichen Vitamine das **Vitamin K** synthetisieren.

Wegen mangelnder Fähigkeit der Kolonschleimhaut zur Resorption und der Tatsache, dass die Vitamine intrabakteriell fixiert sind, ist die **Nutzung** der enteral synthetisierten Vitamine gering. Es gibt jedoch Hinweise darauf, dass z.B. enteral synthetisiertes Vitamin B_{12} bei rein vegetarischer Ernährung in bedarfsdeckender Menge resorbiert wird (➤ Kap. 20).

> Tiere, die regelmäßig Koprophagie betreiben, wie etwa kleine Nagetiere, decken einen wesentlichen Teil des Vitamin-B-Bedarfs durch orale Aufnahme von Kot.

Beim Abbau der **Ballaststoffe** (➤ Kap. 1.11) durch

die Dickdarmflora entstehen in erster Linie Kohlendioxid, Methan, Wasserstoff und kurzkettige Fettsäuren. Ein Teil der Gase wird resorbiert, gelangt auf dem Blutweg zur Lunge und wird mit der Ausatmungsluft ausgeschieden.

Die Konzentration von **Methan** und **Wasserstoff** in der Ausatmungsluft steigt etwa 3–4 Stunden nach dem Genuss von stark zur Gasbildung neigenden Nahrungsmitteln wie z.B. Bohnen an, sodass man durch Analyse der Ausatmungsluft Rückschlüsse auf das Ausmaß der **intestinalen Gasproduktion** ziehen kann. Welchen großen Schwankungen die intestinale Gasproduktion des Gesunden bei verschiedenartig zusammengesetzter Nahrung unterliegt, ergaben Versuche, bei denen unter nicht blähender Kost eine Produktion von 18 ml und unter einer Diät, vorwiegend aus Bohnen bestehend, eine Gasproduktion von etwa 172 ml / Std. gemessen wurde.

> Aus Untersuchungen, bei denen sowohl Wasserstoff als auch Methan in das Kolon freiwilliger Versuchspersonen instilliert wurden, kann man schließen, dass etwa 2% des im Dickdarm produzierten Wasserstoffs und Methans resorbiert und mit der Ausatmungsluft ausgeschieden werden.

Methanproduzierende Keime sind offenbar beim Gesunden nicht regelmäßig im Darm vorhanden. Systematische Untersuchungen gesunder Erwachsener haben gezeigt, dass Methan nur bei 22 bis maximal 70% in der Ausatmungsluft nachweisbar ist. Regionale und auch an die jeweilige Bevölkerungsgruppe gebundene Faktoren scheinen den Prozentsatz der Methanproduzenten zu bestimmen. Methanproduzierende Keime katabolisieren Stoffwechselprodukte der Intestinalflora wie Acetat und Wasserstoff (➤ Abb. 3.19).

Hieraus erklärt sich die Tatsache, dass nach oraler Gabe des im Dünndarm nicht resorbierbaren Disaccharids Lactulose (➤ Kap. 3.5.1, Obstipation), das im Kolon bakteriell abgebaut wird, in der Ausatmungsluft die Wasserstoffkonzentration in dem Maße abnimmt wie die Methankonzentration ansteigt (➤ Abb. 3.20).

Wie bereits bei der bakteriellen Methansynthese aus Wasserstoff und Kohlendioxid besprochen, kann der bei der Fermentation anfallende Wasserstoff

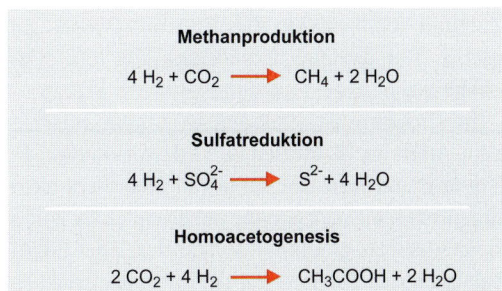

Abb. 3.19 Reaktionsgleichungen der beiden wesentlichen Wasserstoffmetabolismen: Methanproduktion, Sulfatreduktion.

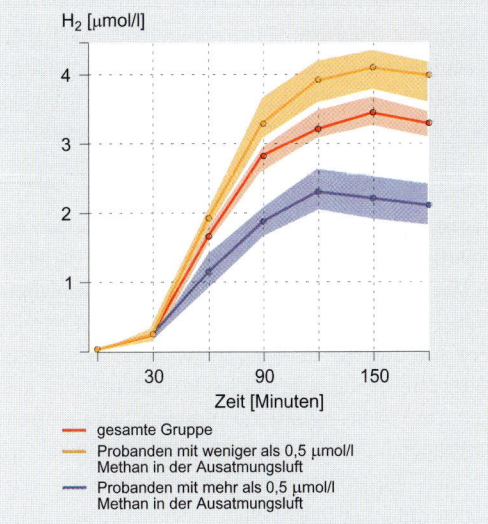

Abb. 3.20 Anstieg der Wasserstoffkonzentration in der Ausatmungsluft über den Nüchternwert bei Gesunden nach oraler Gabe von 33 g Lactulose (n = 100) (nach Bjørneklett u. Jenssen [27]).

wiederum einem bakteriellen Metabolismus unterliegen (➤ Abb. 3.20). Dies ist neben der besprochenen Methanproduktion die **Sulfatreduktion zu Sulfid.** Wegen der erheblichen Zytotoxizität von Schwefelwasserstoff werden Beziehungen zur **Entstehung der Colitis ulcerosa** diskutiert (➤ Kap. 3.5.5).

> Bei dem bakteriellen Wasserstoffmetabolismus werden 4 Mol Wasserstoff zur Bildung von je 1 Mol Methan bzw. Schwefelwasserstoff benötigt. Es wird folglich das Ausgangsvolumen auf ein Fünftel reduziert. Es wäre also denkbar, dass bei Patienten mit erheblicher **Flatulenz**

die Ursache nicht in einer übermäßigen Gasproduktion, sondern in einem verminderten Wasserstoffkatabolismus zu suchen ist (Lit. bei [52]).

Die **kurzkettigen Säuren,** die, wie bereits besprochen, z.T. resorbiert werden können, erhöhen den osmotischen Druck im Darmlumen, wodurch der Wassergehalt des Darminhalts erhöht wird, und senken weiterhin den pH-Wert im Darmlumen.

> Beides, Wasserretention und damit Volumenzunahme und Senkung des pH-Wertes, wirken peristaltiksteigernd.

In extremer Form manifestieren sich die Folgen des intestinalen Kohlenhydratabbaus beim **Lactasemangelsyndrom** (➤ Kap. 3.4.6). Reicht die Lactaseaktivität der Dünndarmmukosa nicht aus, um den mit der Nahrung aufgenommenen Milchzucker zu hydrolysieren und somit in die beiden resorbierbaren Monosaccharide Galaktose und Glucose zu überführen, so kommt es bei Übertritt des Disaccharids in das Kolon zu einem stürmischen **bakteriellen Abbau** des Zuckers, der die Entleerung eines sauren, mit Gasblasen durchsetzten, dünnflüssigen Stuhls zur Folge hat.

Der bakterielle Abbau von Ballaststoffen im Kolon und die möglichen Änderungen in der Zusammensetzung der Intestinalflora in Abhängigkeit von Art und Menge der verzehrten Ballaststoffe werden in ➤ Kapitel 1.11 behandelt.

> Der bakterielle **Kohlenhydratabbau** wird als **Gärung,** der bakterielle **Eiweißabbau als Fäulnis** bezeichnet.

Der **bakterielle Eiweißabbau** ist von großer praktischer Bedeutung, da hierbei z.T. toxische Substanzen entstehen, die nach ihrer Resorption in der Leber entgiftet werden müssen.

So können durch Desaminierung und gleichzeitige Reduktion der Aminosäuren Ammoniak und die entsprechende Fettsäure entstehen. Aus aromatischen Aminosäuren entwickeln sich **toxische Verbindungen,** die nach der Resorption und dem Abtransport mit dem Pfortaderblut bei intakter Funktion der Leber entgiftet werden. Bei einer hochgradig gestörten Leberfunktion gelangen diese jedoch in den Körperkreislauf und können zu **Vergiftungserscheinungen** führen. Toxische Abbauprodukte entstehen insbesondere aus den Aminosäuren Tryptophan und Tyrosin, worauf später eingegangen wird.

Aus dem im Darm bakteriell abgebauten Bilirubin entsteht Sterkobilin, das für die charakteristische **Farbe des Stuhls** verantwortlich ist. Wird der Galleabfluss ins Duodenum unterbrochen, z.B. bei einem Gallensteinverschluss, so nimmt der Stuhl eine weißgraue Farbe an (sog. acholischer Stuhl). Die Farbe des Stuhls kann weiterhin durch die Art der Nahrung verändert werden. Bei Säuglingen ist der Stuhl unter Muttermilchernährung goldgelb und unter Kuhmilchernährung braun.

> Während beim Säugling bis zu 5 Stühle pro Tag abgesetzt werden, variiert die Zahl der Stuhlentleerungen beim Erwachsenen erheblich. Sie liegt meist bei 1–2 Entleerungen pro Tag. Erst weniger als 2–3 spontane Stuhlentleerungen pro Woche gelten als Obstipation.

Auffallend ist der enge **zeitliche Zusammenhang** zwischen Nahrungsaufnahme und Stuhlentleerung. In einer Strafanstalt – wegen des geregelten Tagesablaufs eignet sich eine solche Anstalt für Untersuchungen zu dieser Frage besonders – wurde bei den Insassen der Zeitpunkt von über 8000 Stuhlentleerungen in Relation zur Nahrungsaufnahme registriert. Hierbei ergab sich, dass die Mehrzahl der Stuhlentleerungen morgens, unmittelbar nach dem ersten Frühstück erfolgte, während sich weitere Häufigkeitsgipfel nach den übrigen Mahlzeiten fanden. Dieser seit langem bekannte sog. **gastrokolische Reflex** ist möglicherweise durch eine Peristaltiksteigerung im Enddarm unter dem Einfluss des nach Nahrungsaufnahme freigesetzten Gastrins bedingt.

Die **Menge** des pro 24 Stunden abgesetzten Stuhls schwankt beim Gesunden zwischen 150 und 200, maximal 300 g und ist weitgehend von Art und Menge der aufgenommenen Nahrung abhängig.

> In erheblichem Maße werden die Verweildauer der Fäzes im Kolon, das Stuhlgewicht und die Konsistenz vom Ballaststoffanteil der Nahrung mitbestimmt.

Zu rund 70% bestehen die Fäzes aus Wasser. Ein großer Teil der Trockensubstanz (10–15%) sind Bakterien.

Im Dickdarminhalt werden 400 bis 500 verschiedene Arten von **Bakterien** und **Pilzen** gefunden. Im Vordergrund steht eine Reihe gut bekannter Mikroorganismen aus der Gruppe der Bacteroides-Bakterien (anaerobe, gramnegative Stäbchen), der Bifidobakterien und Eubakterien, der anaeroben Kokken, der Enterobakterien, der Enterokokken, der Lactobazillen, der anaeroben und aeroben Sporenbildner und einige mehr.

Der **anaerobe Anteil** der Darmflora überwiegt bei Weitem (das Verhältnis anaerober Keime zu aeroben Keimen in der Fäzes beträgt etwa 1000 : 1). Unsere Kenntnis von der Darmflora betrifft vorwiegend die Endabschnitte des Verdauungstraktes; über die Flora der physiologisch aktiven Zonen des Dünndarmes ist verhältnismäßig wenig bekannt (weitere Information zur Darmflora ➤ Kap. 1.10 und ➤ 2.2.3).

Die **Nährstoffe,** die sich, abgesehen von den bereits besprochenen Vitaminen, in der höchsten Konzentration im Stuhl finden, sind **Fettsäuren bzw. Neutralfette.** Der Gesunde scheidet bis maximal 7 g Fett pro Tag mit dem Stuhl aus. Dieses Fett ist jedoch nur zu einem geringen Prozentsatz nicht ausgenutztes Nahrungsfett. Im Wesentlichen stammt es aus abgeschilferten Darmepithelien und aus Bakterien oder wurde in tieferen Darmabschnitten von der Darmwand ins Darmlumen sezerniert. Eine Erhöhung der täglichen Stuhlfettausscheidung findet sich als Ausdruck einer gestörten Nährstoffausnutzung bei fortgeschrittenen Erkrankungen von Pankreas und Dünndarm.

Die **Stickstoffausscheidung** mit der Fäzes beträgt beim gesunden Erwachsenen maximal 2 g / 24 Std.

Von den ins Darmlumen sezernierten **Enzymen** lassen sich insbesondere Trypsin und Chymotrypsin im Stuhl nachweisen. Die Aktivität dieser Enzyme in der Fäzes ist bei einer exokrinen Insuffizienz der Bauchspeicheldrüse verringert.

3.5.1 Funktionsstörungen

Funktionsstörungen des Kolons – sie betreffen im Wesentlichen die **Motilität** – finden sich bei der Bevölkerung westlicher Industrieländer äußerst häufig.

Ist ausschließlich die Dickdarmpassagezeit verzögert und damit die Stuhlfrequenz unterhalb der Norm liegend, handelt es sich um eine **Obstipation.**

Gehen Motilitätsstörungen mit abdominellen Missempfindungen, Schmerzen, einem Wechsel zwischen Obstipation und Diarrhö, Flatulenz, in seltenen Fällen mit einer vermehrten Schleimsekretion etc. einher, so wird die Funktionsstörung als **irritables Kolon** bezeichnet. Es konnte gezeigt werden, dass bei Patienten mit irritablem Kolon häufig zusätzlich die Funktion weiterer Gastrointestinalorgane, insbesondere des Ösophagus, des Magens und des Dünndarms gestört ist. Die englische Bezeichnung „irritable bowel syndrome" (**Reizdarm**) ist deshalb zutreffender.

Obwohl die Ätiologie der Kolonfunktionsstörungen nicht einheitlich ist, besteht kein Zweifel daran, dass **Ernährungsfaktoren** eine wesentliche Bedeutung zukommt.

Obstipation

Den Begriff Obstipation zu definieren, bereitet Schwierigkeiten. Viele subjektive Komponenten gehen mit in den Begriff ein.

> In aller Regel spricht man dann von Obstipation, wenn der Darm seltener als alle 2–3 Tage spontan entleert wird.

Eine funktionelle Obstipation liegt aufgrund der Rom-III-Kriterien [383] dann vor, wenn die in ➤ Tabelle 3.13 genannten Kriterien gegeben sind. Nach diesen Kriterien definiert sich die Obstipation nicht nur aufgrund der Zahl an Stuhlentleerungen, sondern auch nach subjektiven Eindrücken wie unzureichende Entleerung, Beschwerden bei der Defäkation u.a.

➕ 039 Text: Formen der chronischen Obstipation

Die **Ursachen** für beide Formen der funktionellen Obstipation sind mannigfaltig. Auslösend wirken:
- ballaststoffarme Ernährung, geringe Flüssigkeitsaufnahme, geringe körperliche Bewegung (habituelle Obstipation)
- psychische Fehlhaltungen

Tab. 3.13 Definition chronische Obstipation (Rom-III-Kriterien 2006).

Während der letzten 3 Monate bei Symptombeginn vor ≥ 6 Monaten (≥ 2 Kriterien):
• Pressen bei ≥ 25% der Stuhlleerungen
• knollige oder harte Stühle bei ≥ 25% der Stuhlentleerungen
• Gefühl der inkompletten Entleerung bei ≥ 25% der Stuhlentleerungen
• Gefühl der anorektalen Obstruktion/Blockade bei ≥ 25% der Stuhlentleerungen
• manuelle Manöver bei ≥ 25% der Stuhlentleerungen
• weniger als 3 Stuhlentleerungen pro Woche
Weiche Stühle ohne Einsatz von Laxanzien selten
Keine hinreichenden Kriterien für das Vorliegen eines Reizdarmsyndroms

- bewusstes Unterdrücken des Defäkationsreizes
- voreilige Einnahme von Laxanzien.

Die **seltenen organischen Ursachen** einer Obstipation, wie stenosierend wachsende Malignome, Darmstenosen nach vorausgegangener Strahlentherapie oder bei rezidivierender Divertikulitis, neurogene und endokrine Funktionsstörungen (diabetische Neuropathie, Hypothyreose), müssen, bevor die Diagnose einer Funktionsstörung gestellt wird, ebenso ausgeschlossen werden wie ursächliche Elektrolytstörungen und medikamentöse Einflüsse (Antidepressiva, Opiate u.a.).

> Nach einer bei über 800 Männern und 1000 Frauen in Bristol/England durchgeführten Befragung, hatten 40% der Männer und 31% der Frauen regelmäßig täglich eine und 7% der Männer bzw. 4% der Frauen zwei oder drei Stuhlleerungen. Ein Drittel der Frauen hatte seltener als einmal täglich und 1% der Frauen nur einmal pro Woche oder seltener eine spontane Stuhlleerung. Insgesamt neigten Frauen häufiger zu Obstipation als Männer [114].

Die **Kolonpassagezeit** und **Auslösung des Defäkationsreizes** ist wesentlich vom Stuhlvolumen und damit von der Höhe des Ballaststoffverzehrs (➤ Abb. 1.44) abhängig. Die in westlichen Industrieländern vergleichsweise **geringe Ballaststoffzufuhr** gilt als Hauptursache der in diesen Ländern häufigen Obstipation.

In einer Reihe von Studien konnte gezeigt werden, dass sich bei kontinuierlicher Steigerung des Stuhlgewichts die intestinale Passagezeit verkürzt. Diese inverse Beziehung gilt bis zu einem Stuhlgewicht von etwa 200 g / Tag. Eine weitere Steigerung geht mit keiner wesentlichen zusätzlichen Verkürzung der Darmpassagezeit einher [280].

> Die regelmäßige Einnahme von **Laxanzien** setzt einen Circulus vitiosus in Gang, der über eine Vermehrung des intestinalen Kalium-, Natrium- und Wasserverlustes und eine Gewöhnung die Obstipation noch verstärkt.

Die Vorstellung, dass eine Reihe von laxierend wirkenden Substanzen über Läsionen intramuraler Nervenplexus irreversible Schäden am Darm mit sich bringen und die Ansprechbarkeit der Darmwand auf physiologische Entleerungsmechanismen dauerhaft herabsetzen, wird heute nicht mehr vertreten.

Ernährungstherapie

Da an der Bedeutung des geringen Ballaststoffverzehrs für die in westlichen Industrieländern häufige Obstipation kein Zweifel besteht, kann diese Funktionsstörung nur durch **Steigerung des Ballaststoffanteils** in der Kost therapiert werden (➤ Abb. 1.44).

Ballaststoffreiche Nahrung, insbesondere Ballaststoffe mit hohem Pentoseanteil, erhöhen – bedingt durch das große Wasserbindungsvermögen – das **Stuhlvolumen** (➤ Abb. 1.44 u. ➤ Abb. 1.45). Je größer das Stuhlvolumen, umso geringer ist der intrakolische Druck. Dass eine ballaststoffreiche Ernährung insbesondere dann, wenn Ballaststoffe in Form von **Weizenkleie** (Ballaststoffanteil ca. 45%) verzehrt werden, den intrakolischen Druck verringert, wurde wiederholt, insbesondere bei der Divertikulose, durch systematische Druckmessungen belegt (➤ Abb. 3.21).

Zwischen der **Höhe des intrakolischen Drucks** und der **Passagezeit im Kolon** besteht eine inverse Beziehung, d.h. die Verweildauer der Fäzes im Kolon ist umso länger, je höhere Druckwerte im Kolonlumen herrschen. Dies wurde beispielsweise mit Hil-

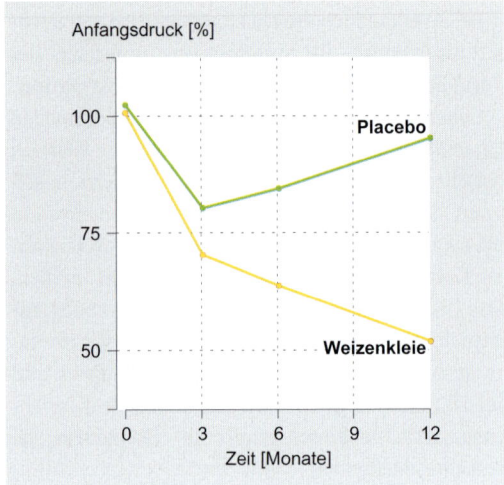

Abb. 3.21 Das Verhalten des Drucks im Kolonlumen bei 75 Patienten mit Divertikulose unter Langzeitbehandlung mit Weizenkleie bzw. Placebo (nach Weinreich [312]).

fe von Kapseln mit radioaktivem Inhalt (➤ Abb. 3.22) belegt [159].

Die **Verkürzung der intestinalen Transitzeit** unter ballaststoffreicher Ernährung ist zwar in erster Linie, aber nicht ausschließlich Folge des **hohen Stuhlvolumens.** Auch verschiedene beim bakteriellen Abbau von Ballaststoffen im Kolon entstehende Substanzen wirken beschleunigend auf die Intestinalpassage. Zu diskutieren sind insbesondere **pH-Änderungen** als Folge einer Produktion niedermolekularer organischer Säuren und **Änderungen des osmotischen Drucks** im Darmlumen als Folge der bakteriellen Aufspaltung großmolekularer Substanzen in kleinmolekulare.

Diese die Transitzeit verkürzenden Mechanismen entsprechen im Wesentlichen denen beim Zustandekommen einer Diarrhö beim Lactasemangel oder bei exokriner Pankreasinsuffizienz.

> Die Menge an **Weizenkleie,** die zur Normalisierung der Darmentleerung erforderlich ist, muss vom Patienten selbst ermittelt werden. Sie liegt im Allgemeinen zwischen 15 und 40 g täglich.

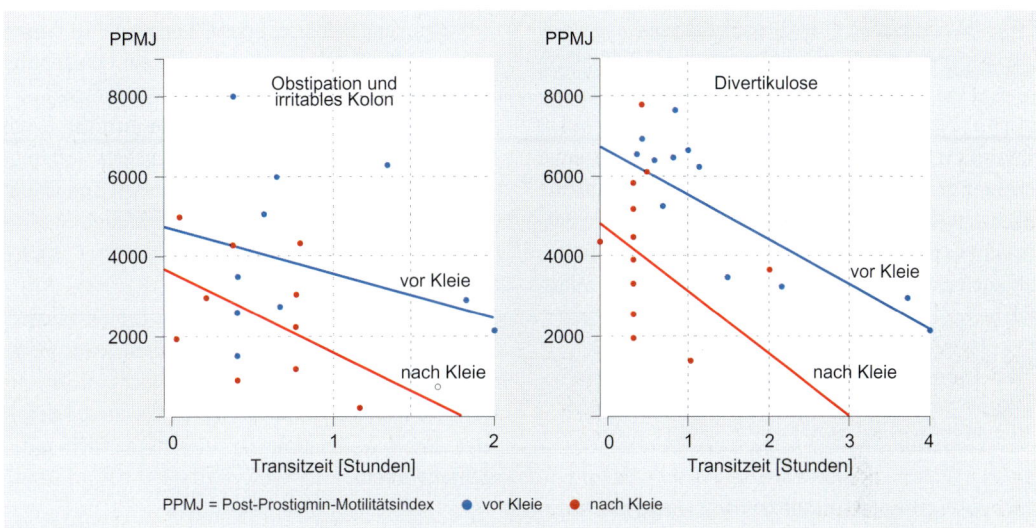

Abb. 3.22 Beziehung zwischen intrakolischem Druck und intestinaler Transitzeit vor und nach Behandlung mit Weizenkleie bei Obstipation, irritablem Kolon und Divertikulose (nach Kirwan u. Smith [159]).

Steigern gesunde Versuchspersonen den Verzehr von Ballaststoffen aus Weizenkleie mit dem ersten Frühstück von 0,3 g / Tag über 5,6, 9,5, 11,2, 19,0 auf maximal 28,4 g / Tag, so findet sich eine lineare Beziehung zwischen der Menge an verzehrtem Ballaststoff und der Höhe des Stuhlgewichtes bzw. Stuhlvolumens. Im Mittel führt die Steigerung der Ballaststoffaufnahme um 1 g zu einer Erhöhung des täglichen Stuhlgewichtes um 2,7 g.

Auch bei der spastischen und habituellen Obstipation im **Säuglings-** und **Kleinkindalter** lassen sich mit einem ballaststoffreichen Vollkorn-Milchbrei gute Effekte erzielen. Bei 86% der Kinder kam es innerhalb von 8 Tagen zu einer deutlichen Besserung der Symptomatik. Bei der habituellen Obstipation nahm die Stuhlfrequenz von 1,4 / Woche auf 7,4 / Woche zu, während sich bei der spastischen Obstipation vorwiegend die Stuhlkonsistenz änderte. Die Verträglichkeit des ballaststoffreichen Breis war gut [19].

Abdominelle Beschwerden in Form von Flatulenz und krampfartigen Schmerzen können unter Weizenkleie in der Initialphase auftreten, verschwinden aber fast immer nach wenigen Tagen.

In seltenen Fällen berichten Obstipierte über eine Zunahme der Obstipation unter Kleie.

Dass Weizenkleie einen ausgezeichneten therapeutischen Effekt bei der Obstipation hat, ist seit langem bekannt. Über erste exakte Untersuchungen und Bemühungen, den Wirkmechanismus zu erklären, berichten Cowgill und Andersen 1932 in einer Arbeit mit dem Titel: „Laxative effect of wheat bran and washed bran in healthy men". Die Weizenschrotdiät nach v. Noorden – täglich 200–300 g Weizenschrot, zusätzlich morgens nüchtern Pflaumensaft mit einem Zusatz von Milchzucker – dürfte im Wesentlichen aufgrund des Kleieanteils in vielen Fällen eine Normalisierung der Darmentleerung bewirken.

Bei dem häufig zur Therapie der Obstipation eingesetzten **Leinsamen** erhebt sich immer wieder die Frage, ob das hierin enthaltene **Glykosid Linamarin** toxische Wirkungen entfalten kann. Durch enzymatische Spaltung wird aus Linamarin Blausäure freigesetzt. In einer Reihe von Untersuchungen konnte die Unbedenklichkeit der zur Therapie und Prophylaxe eingesetzten Mengen von Leinsamen belegt werden [265].

In Leinsamenbrot finden sich höhere Blausäurekonzentrationen bei Verwendung von geschrotetem als bei Verwendung von ungeschrotetem Leinsamen. Die Blausäure entsteht während des Backvorgangs.

3

Eine Neubildung von Cyanwasserstoff nach abgeschlossenem Backprozess wurde nicht beobachtet [39].

Pflaumen haben, wie seit langem bekannt ist, einen laxierenden Effekt. Als Ursache wird sowohl die nach Angabe mancher Autoren in den Früchten enthaltene laxierend wirkende Substanz Diphenylisatin als auch eine magnesiumhaltige Substanz diskutiert.

Eine weitere Möglichkeit, die Obstipation zu behandeln, besteht in der Gabe des synthetischen Disaccharids **Lactulose** (seltener ist der Einsatz von Lactitol).

Lactulose (β-Galaktosidofructose) wird im Dünndarm nicht abgebaut und gelangt somit in den Enddarm, wo es bakteriell abgebaut wird. In gleicher Weise wie beim Lactasemangel beschrieben, kommt es zu einem laxierenden Effekt. Insbesondere bei alten, chronisch obstipierten Patienten wurden mit dieser Substanz bei individueller Dosierung **gute Therapieerfolge** beobachtet.

Die laxierende Wirkung von **Inulin,** einem weiteren im Dünndarm nicht abbaubaren Kohlenhydrat (➤ Kap. 2.2.3), beruht auf dem gleichen Mechanismus. Möglicherweise ist am Zustandekommen der laxierenden Wirkung im höheren Lebensalter zusätzlich der Effekt von Inulin auf die Bifidobakterien beteiligt. Das alterstypische Keimspektrum im Kolon (➤ Abb. 1.37) wird durch Verzehr von Inulin „normalisiert" [161]. Eine Reihe klinischer Studien, die bereits im ➤ Kapitel 2.2.3 erwähnt wurden, sprechen dafür, dass auch probiotische Mikroorganismen in Form fermentierter Milchprodukte die Obstipation positiv beeinflussen. Ergebnisse großer vergleichender Untersuchungen fehlen.

Große Verbreitung als gut verträgliches Laxans hat in den letzten Jahren das Makromolekül **Macrogol (Polyethylenglykol, PEG)** gefunden, das ebenfalls nicht resorbiert, aber – im Gegensatz zu Lactulose – auch nicht metabolisiert wird, sodass keine Gase oder Säuren gebildet werden. Macrogol entspricht somit einem „synthetischen Ballaststoff", der seine Wirkung durch Bindung oral zugeführter Flüssigkeiten entfaltet. Die Wirkung ist wissenschaftlich gut abgesichert, die Substanz ist auch bei Stuhlimpaktion wirksam.

Die eingangs zitierte, bereits vor über 150 Jahren gemachte Beobachtung, dass **Kaffee** der Obstipation entgegenwirkt, wurde mit moderner Methodik bestätigt. Die **Stimulation der Kolonmotilität** durch 450 ml schwarzen Kaffee (Coffeingehalt 150 mg) entspricht der einer gemischten Mahlzeit und ist um 60% stärker als die einer gleichen Menge Wasser und um 23% stärker als entcoffeinierter Kaffee [239].

Die Forderung einer vermehrten oralen Flüssigkeitsaufnahme, konstanter Bestandteil jeder Beratung bei Obstipation, macht nach üblicher Einschätzung des Krankheitsbildes Sinn, eine sichere Effektivität dieser Maßnahme ist wissenschaftlich indes nicht erwiesen.

Reizdarmsyndrom (RDS)

Ätiologie

So wie unter dem Begriff funktionelle Dyspepsie (➤ Kap. 3.3.1) im Oberbauch lokalisierte Beschwerden ohne nachweisbare organische Ursache zusammengefasst werden, so fasst man unter der Bezeichnung Reizdarmsyndrom („irritable bowel syndrome" = IBS) entsprechende vom Dünn- und Dickdarm ausgehende Beschwerden zusammen. Die früher für das gleiche Syndrom verwendeten Begriffe irritables Kolon, spastisches Kolon, Colitis mucosa etc. weisen darauf hin, dass die Symptomatik überwiegend vom Kolon ausgeht. Wie bei anderen gastrointestinalen funktionellen Störungen ist von einem Spektrum aus Störungen der gastrointestinalen Motorik, Veränderungen der viszeralen Empfindung und dem Einfluss psychosozialer Faktoren auszugehen. Nicht selten findet sich eine ängstliche Grundhaltung mit Neigung zu Depressionen und Phobien.

Klinik

Trotz der sehr inkonstanten Symptomatik stehen in der Mehrzahl der Fälle bestimmte Symptome im Vordergrund. So kann man einen zur Obstipation neigenden Typ, einen Diarrhö-Typ und eine Schmerz-Flatulenz-Typ unterscheiden.

Ein weiteres relativ seltenes Symptom ist die vermehrte Schleimproduktion im Kolon, die mit dem

Absetzen reiner Schleimstühle (deshalb die alte Bezeichnung Colitis mucosa und Colica mucosa) einhergehen kann.

Häufig wird von den Patienten angegeben, dass manche Nahrungsmittel Beschwerden auslösen oder verstärken. Dies sind insbesondere Kaffee, alkoholische Getränke, Milch, rohes Obst und gebratene Speisen. Eine Untersuchung von 21 Patienten mit abdominellen Beschwerden bei irritablem Kolon ergab in 14 Fällen eine **Intoleranz** gegen ein oder mehrere Lebensmittel und Getränke. Die Symptome wurden am häufigsten ausgelöst durch Weizen, Milchprodukte, Kaffee, Tee und Zitrusfrüchte. Immunologische Ursachen für diese Intoleranz konnten nicht nachgewiesen werden.

Diagnostik

Die Diagnose kann nur nach Ausschluss organischer Abdominalerkrankungen gestellt werden. Es wurde immer wieder versucht, bei der sehr variablen und oft inkonstanten Symptomatik Diagnosekriterien aufzustellen. Bei allen Schwierigkeiten gelten derzeit die Definitionen der Deutschen Gesellschaft für Verdauungs- und Stoffwechselkrankheiten [363] oder seit kurzem die Rom-III-Kriterien als die brauchbarsten [383].

Definition Reizdarmsyndrom (DGVS-Konsens 1999):
- abdominelle Schmerzen, oft in Beziehung zur Defäkation (meist Erleichterung durch Defäkation)
- Veränderungen der Defäkation in mindestens zwei der folgenden Aspekte:
  - Frequenz
  - Konsistenz (hart, breiig, wässrig, Veränderung konstant oder wechselnd)
  - Passage mühsam, gesteigerter Stuhldrang, Gefühl der inkompletten Darmentleerung; Schleimabgang
- häufig assoziiert Gefühl der abdominellen Distension und/oder Blähungen.

Definition Reizdarmsyndrom (Rom-III-Kriterien 2006):
- Bauchschmerzen/-beschwerden an ≥ 3 Tagen/Monat während der letzten 3 Monate
- zusätzlich während der letzten 3 Monate bei Symptombeginn vor ≥ 6 Monaten (≥ 2 Kriterien):

- Besserung durch Stuhlentleerung
- Auftreten in Verbindung mit einer Änderung der Stuhlfrequenz
- Auftreten in Verbindung mit einer Änderung von Stuhlkonsistenz/-aussehen.

Bei einem Teil der Patienten werden die abdominellen Beschwerden, Durchfälle oder Flatulenz durch den Verzehr von fructose- und sorbitreichen Lebensmitteln (> Kap. 3.4.9), dies sind beispielsweise Apfel- und Birnensaft oder Getränke, die mit Fruchtzucker gesüßt wurden, ausgelöst [165].

Auch bei der **unspezifischen Diarrhö im Kleinkindalter** („toddler's diarrhoea") muss an eine Fructose-Sorbit-Malabsorption gedacht werden [166].

Wegen des hohen Fructose- und Sorbitgehaltes von Apfelsaft wird dieser etwa im Vergleich zu Traubensaft, der überwiegend Glucose enthält, besonders schlecht toleriert.

Es gibt keine Hinweise dafür, dass das Reizdarmsyndrom durch einen geringen **Ballaststoffgehalt** der Kost ausgelöst wird. Bei einem Teil der Patienten scheint jedoch der relative Mangel an Ballaststoffen mit am Zustandekommen der abdominellen Symptomatik, besonders wenn die Obstipation im Vordergrund steht, beteiligt zu sein.

Ernährungstherapie

Da bei insgesamt unklarer Ätiologie viele Befunde dafür sprechen, dass für Subgruppen unterschiedliche auslösende Faktoren verantwortlich sind, kann es **keine einheitliche Therapie** beim irritablen Kolon geben. Grundsätzlich wird die Beurteilung therapeutischer Maßnahmen durch eine hohe Ansprechrate von 40–70% auf Placebo erschwert.

Es gibt Belege dafür, dass die Symptomatik des irritablen Kolons bei einem Teil der Patienten durch bestimmte Lebensmittel bzw. Nährstoffe ausgelöst wird. Gelingt es, die auslösenden Faktoren zu erkennen, so besteht die Therapie in ihrer Elimination (**„exclusion diet"**).

Durch gezielte Befragung und zeitweises Meiden mit anschließendem Wiedereinführen in den Kostplan wurden Lebensmittel als auslösende Ursache der abdominellen Symptomatik in einem hohen Prozentsatz erkannt. Durch anschließendes Meiden in der Kost besserte sich die Symptomatik in rund 50% bei insgesamt 200 untersuchten Patienten.

Intoleranzerscheinungen fanden sich nach dem Verzehr von Milch und Milchprodukten, Pilzen und Weizenerzeugnissen in etwa 30–35%, Eiern, Kaffee und Schokolade in etwa 20–30%, Nüssen, Zitrusfrüchten, Tee, Hafererzeugnissen in etwa 10–20% etc.

Häufig wird eine **ballaststoffreiche Kost** oder der regelmäßige Verzehr von Weizenkleie empfohlen. Eine Reihe kontrollierter Studien konnte jedoch einen positiven Effekt nicht bestätigen. Ein Behandlungsversuch ist dann angezeigt, wenn die Obstipation im Vordergrund steht. Wichtig ist eine langsame Steigerung der Kleiedosis bis etwa 30 g / Tag (Lit. bei [46]).

Ein wesentlicher Punkt in der Behandlung des Patienten ist eine ausführliche Aufklärung und Beratung über die Funktionsstörung. Der Patient muss unter Berücksichtigung seiner individuellen Vorgeschichte und Belastungen zu einer gesunden Lebensführung angehalten werden und Vermeidungs- und Kompensationsstrategien entwickeln („lifestyle modification"). Medikamentös sind – je nach vorliegendem Typ des Reizdarmsyndroms – Therapieversuche mit Loperamid, Prokinetika oder niedrig dosierten Antidepressiva vertretbar. Der Einsatz von Probiotika (meist Lactobacillus-Spezies) bei kleinen Studienpopulationen ist vielversprechend, größere kontrollierte Untersuchungen stehen aus.

Flatulenz ist häufiger ein Gegenstand von Scherzen als von wissenschaftlichen Untersuchungen, deshalb sind die Kenntnisse über die Bildung und Entleerung von Darmgasen beim Gesunden nur gering. Die Untersuchung gesunder Personen während einer Woche unter normaler Ernährung ergab im Mittel 10 Gasentleerungen pro Tag. Wurden während einer weiteren Woche pro Tag zusätzlich 10 g des unverdaulichen und folglich ins Kolon übertretenden Disaccharids Lactulose gegeben, so erhöhte sich die Häufigkeit im Mittel auf 19 Entleerungen pro Tag.

Gestützt wird diese Annahme durch das Ergebnis einer Untersuchung an Patienten mit irritablem Kolon und Kontrollpersonen, bei denen in einer Kammer zur Ganzkörperkalorimetrie unter einer üblichen Mischkost bzw. einer Ausschlussdiät („exclusion diet") die Wasserstoff- und Methanproduktion gemessen wurde.

Die Ausschlussdiät war wie folgt zusammengesetzt: Fisch und Fleisch außer Rindfleisch erlaubt, Milchprodukte durch Soja ersetzt, alle Getreidearten außer Reis verboten.

Während sich unter beiden Kostformen bei den Kontrollpersonen keine Unterschiede ergaben, war bei Patienten mit irritablem Kolon unter Normalkost im Vergleich zur Ausschlussdiät die intestinale Gasproduktion, insbesondere die von Wasserstoff, gesteigert. Unter der Ausschlussdiät kam es sowohl zu einer Senkung der Gasproduktion als auch zu einer Verminderung der abdominellen Symptomatik.

Die Autoren kommen zu dem Schluss, dass die Symptomatik des irritablen Kolons Folge einer speziell zusammengesetzten Intestinalflora und einer vermehrten intestinalen Gasproduktion ist [156].

Meteorismus und Flatulenz

Die **Menge an intestinalem Gas** hat am Zustandekommen von nicht organisch bedingten abdominellen Beschwerden, so auch beim irritablen Kolon, eine wesentliche Bedeutung. **Folgende Gase** finden sich im Verdauungstrakt: Stickstoff, Sauerstoff, Kohlendioxid, Wasserstoff, Methan (alle geruchlos) und Spuren weiterer oft geruchsaktiver Gase. Letztere werden zusammen mit Wasserstoff, Kohlendioxid und Methan von der Intestinalflora gebildet, während Sauerstoff und Stickstoff durch Luftschlucken in den Verdauungstrakt gelangen.

Als noch normale Flatusfrequenz im 24-Sundenverlauf gilt im Mittel ein Flatus pro Stunde. Die in der Summe ausgeschiedene Gasmenge variiert dabei deutlich zwischen 500 und 2000 ml.

Magengas besteht fast ausschließlich aus Stickstoff und Sauerstoff, da es durch Luftschlucken aufgenommen wird.

Wasserstoff und Methan werden nur von der **Kolonflora** gebildet, wobei während der Dünndarmpassage nicht verdaute und resorbierte Kohlenhydrate und nur in geringem Umfang auch Aminosäuren als Substrat dienen, d.h. je mehr **Kohlenhydrate** ins Kolon gelangen, desto intensiver ist die intestinale Gasproduktion.

Da bei Gesunden neben Ballaststoffen auch ein gewisser Anteil der mit der Nahrung aufgenommenen Stärke (resistente Stärke) nicht quantitativ im

Dünndarm utilisiert wird **(physiologische Stärkemalabsorption)** (➤ Kap. 1.11.1) und in den Dickdarm gelangt, steht der Kolonflora unter üblicher Ernährung ausreichend Substrat zur Gasbildung zur Verfügung.

> Es kann davon ausgegangen werden, dass nach dem Verzehr von 50 g Kohlenhydraten in Form folgender Nahrungsmittel unterschiedliche Mengen an Stärke den Dünndarm passieren und in das Kolon übertreten: Reis weniger als 5%, glutenfreies Mehl weniger als 5%, Mais 5%, Kartoffeln 5–10%, Weizen 10% und Hafer 15%.

> Die bei gleicher Ernährung individuell unterschiedlich hohe intestinale Gasproduktion wird mit Unterschieden in der Zusammensetzung der Darmflora erklärt.

Therapie

Daraus ergeben sich zwei Ansätze zur Therapie: 1. Reduktion fermentierbarer Kohlenhydrate und 2. der Versuch, die Intestinalflora mit Hilfe von Probiotika zu modifizieren. Eine wirksame Reduktion des Substratangebotes lässt sich nur schwer realisieren. Die zunehmende Kenntnis sowohl der Bedeutung der Intestinalflora für die Darmfunktion als auch der Möglichkeiten, die Flora mit Hilfe von Pro- und Präbiotika (➤ Kap. 1.10.3 u. ➤ 2.2.3) zu beeinflussen, hat zu neuen Therapieansätzen geführt. Nachdem gezeigt werden konnte, dass Lactobacillus plantarum nach oraler Zufuhr die Kolonmukosa besiedelt und die Zahl gasproduzierender Keime, insbesondere von Clostridien, reduziert, wurden 60 Patienten mit einem nach den Rom-III-Kriterien gesicherten Reizdarm doppelblind placebokontrolliert mit Lactobacillus plantarum in Form eines Haferpräparates behandelt. In der Verumgruppe kam es schnell zu einem signifikanten Rückgang der Flatulenz [217]. Auch andere Autoren berichten über eine positive Wirkung von Lactobacillus plantarum auf die Symptomatik beim Reizdarmsyndrom, während eine kontrollierte Studie mit Lactobacillus casei GG negativ verlief (Lit. bei [192]).

Über **abdominelles Völlegefühl** und Blähungen ohne nachweisbare auslösende Ursachen, klagen aufgrund von Befragungen 10–25% der gesunden Bevölkerung (Frauen häufiger als Männer).

Typisch für diese Funktionsstörung ist das Fehlen der Symptomatik morgens nach dem Erwachen. Während des Tages stellt sich die Symptomatik zunehmend ein.

Während kleine Mahlzeiten die Beschwerden kaum beeinflussen, findet sich **nach großen voluminösen Mahlzeiten** eine deutliche Beschwerdezunahme. In der prämenstruellen Phase ist die Symptomatik oft am meisten ausgeprägt.

Das beim irritablen Kolon häufig geklagte Völlegefühl geht mit einer messbaren Zunahme des Bauchumfangs einher, ohne dass sich immer eine vermehrte Gasansammlung im Darm nachweisen lässt. Der zugrunde liegende Pathomechanismus ist letztlich unbekannt. Wirksame diätetische Maßnahmen sind nicht bekannt. Neben einer Lactoseintoleranz wurden Fälle von Weizen- und Roggenunverträglichkeit ohne nachweisbare Zeichen einer Sprue als auslösende Ursache gefunden, sodass mit einer entsprechenden Diät die Symptomatik positiv beeinflusst werden könnte (Lit. bei [287]).

Die Patienten sollten beraten werden über die Vermeidung des Verzehrs blähender Speisen, d.h. im Wesentlichen un- oder schwerverdaulicher Kohlenhydrate, und kohlensäurehaltiger Getränke. Die Nahrungsaufnahme sollte über viele kleine Mahlzeiten und ohne Zeitdruck erfolgen, das Essen gut durchgekaut werden. Auf die Bedeutung einer ausreichenden körperlichen Bewegung und eines regelmäßigen Stuhlgangs muss hingewiesen werden.

Medikamentöse Therapieversuche mit Prokinetika, oberflächenaktiven Substanzen (Dimeticon) und pflanzlichen Karminativa (Fenchel, Kümmel) sind bei unzureichendem Effekt einer Ernährungsumstellung angezeigt, enttäuschen in ihrer Effizienz jedoch oft. Als physikalischer Therapieansatz erweist sich bei vielen Betroffenen die althergebrachte lokale Applikation feuchter Wärme als beschwerdelindernd.

Pneumatosis cystoides intestinalis

In sehr seltenen Fällen ist Flatulenz die Folge dieses, mit vermehrter intestinaler Gasbildung, Durchfällen und Tenesmen einhergehenden Krankheitsbildes.

➕ 040 Text: Pneumatosis cystoides intestinalis

3

3.5.2 Fehlbesiedlung des Kolons

Bakterielle, virale und Pilzfehlbesiedlung des Darms

Insbesondere nach Gabe von **Breitbandantibiotika** und durch die hierdurch initiierte **Änderung der Intestinalflora** kommt es häufig zu länger anhaltenden abdominellen Beschwerden und Diarrhöen. Nicht selten ist dafür eine massive Vermehrung von Clostridium difficile verantwortlich. Es kann besonders bei abwehrgeschwächten Patienten auch eine Candida-albicans-Besiedlung des Enddarmes Ursache einer Diarrhö sein.

Ursache akuter Diarrhöen im Säuglings- und Kleinkindalter sind in erster Linie Infektionen mit **Rotaviren.**

Ernährungstherapie

Die bereits seit Jahrzehnten diskutierte Prophylaxe und Therapie intestinaler Infekte und bakterieller Fehlbesiedlungen mit **probiotischen Lactobazillen** wurde in neuerer Zeit zunehmend wissenschaftlich abgesichert. Die ernährungsmedizinisch relevanten Fakten sind in ➤ Kapitel 2.2.3 ausführlich dargestellt.

Candida-albicans-assoziierte Beschwerden (Candida hypersensitivity syndrome, Candidiasis-related complex)

Anfang der 1980er Jahre erschienen in den USA zwei populärwissenschaftliche Bücher [62, 298], in denen die Autoren postulierten, dass eine Besiedlung des Gastrointestinaltraktes mit Candida albicans häufig Ursache eines als „candida hypersensitivity syndrome" bezeichneten Beschwerdekomplexes sei.

➕ 041 Text: Candida-albicans-assoziierte Beschwerden

3.5.3 Kolondivertikulose

Ätiologie

Divertikel des Kolons (pathologisch-anatomisch handelt es sich um Pseudodivertikel) finden sich mit zunehmendem Alter insbesondere bei Männern. Es handelt sich hierbei um kleine, sackförmige Ausstülpungen der Kolonwand, die sich meist multipel entwickeln und zu über 90% im Bereich des Sigmas und des Colon descendens lokalisiert sind (in asiatischen Ländern herrscht die rechtsseitige Kolondivertikulose vor).

Als **Ursache** der Divertikulose wird der geringe Ballaststoffgehalt der Kost in westlichen Industrienationen diskutiert. Dieser vermutete Kausalzusammenhang wird durch folgende Fakten gestützt: Die Divertikulose findet sich in Ländern mit noch „ursprünglicher" Ernährung und folglich einem hohen Ballaststoffanteil extrem selten. Wird die Ernährung auf die in den westlichen Ländern übliche ballaststoffarme Kost umgestellt, so entwickeln sich Divertikel mit gleicher Häufigkeit wie in den westlichen Industrieländern, wie prospektive Migrationsstudien belegen [359].

> Bei Patienten mit Divertikulose finden sich relativ **hohe intraluminäre Druckwerte** im Kolon, die sich dann normalisieren, wenn regelmäßig die sehr ballaststoffreiche Kleie verzehrt wird (➤ Abb. 3.21).

Es wird angenommen, dass der als Folge eines Ballaststoffmangels hohe intrakolische Druck die Schleimhaut im Bereich von **„Schwachstellen"** der Kolonwand ausstülpt. Diese schwachen Stellen im Gefüge der Kolonwand sind die Durchtrittsstellen der von der Serosa in Richtung Mukosa ziehenden Gefäße wie es schematisch in ➤ Abb. 3.23 dargestellt ist.

Als weitere begünstigende Faktoren für die Entwicklung von Kolondivertikeln gelten geringe körperliche Bewegung, Adipositas, Rauchen und Behandlung mit NSAR. Die **Häufigkeit** von Divertikeln wird mit zunehmendem Lebensalter größer.

➕ 042 Text: Divertikulitis (Klinik)

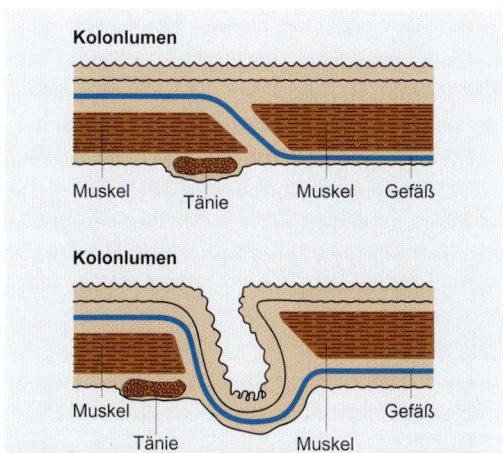

Abb. 3.23 Schema der Divertikelentstehung. Auf der oberen Bildskizze Querschnitt durch das normale Kolon. Auf dem unteren Bildabschnitt ist es durch eine Muskellücke zur Ausstülpung des Divertikels gekommen. Das Gefäß wurde mit ausgestülpt und verläuft in der Divertikelkuppe.

Ernährungstherapie

Ausgehend von der Tatsache, dass die intraluminale Drucksteigerung als Folge eines geringen Ballaststoffverzehrs Ursache der Kolondivertikulose ist, wurde versucht, die von einem Teil der Patienten geklagten abdominellen Beschwerden durch den regelmäßigen Verzehr von Weizenkleie bzw. einer **ballaststoffreichen Kost** zu therapieren.

> Entsprechende Studien ergaben, dass es bei der Mehrzahl der Patienten während des Verzehrs von Weizenkleie zu einem Schwinden der abdominellen Symptomatik und auch zu einem Rückgang der Komplikationsrate, insbesondere in Form der Divertikulitis, kommt. Berücksichtigt werden muss bei der Beurteilung des **Therapieerfolges,** dass sich der positive Effekt erst **nach etwa zwei bis vier Wochen** einstellt, eine Zeit, die auch verstreicht, bis unter täglichem Kleieverzehr der bei der Divertikulose gesteigerte intrakolische Druck sinkt.
> ➤ Abb. 3.22 (S. 223) veranschaulicht die im Kolon gemessenen Druckwerte bei zwei Kollektiven Divertikulosekranker, von denen eines mit und eines ohne Verzehr von Weizenkleie kontrolliert wurde. Der positive therapeutische Effekt wird auf die intrakolische Drucknormalisierung zurückgeführt [312].

Vergleichende Untersuchungen mit Kleie unterschiedlicher Partikelgröße haben gezeigt, dass der erwünschte therapeutische Effekt in erheblichem Maße von der **Partikelgröße der Kleie** abhängig ist.

> Grobe Kleiepartikel mit einem Durchmesser von mehr als 1 mm haben die beste Wirkung [278].

Während der günstige Einfluss von Ballaststoffen auf eine symptomatische Divertikulose in einer Reihe von Studien belegt ist, bleibt unklar, inwieweit Ballaststoffe auch Komplikationen verhindern können **(Sekundärprävention).** Ein effektives langfristiges Ernährungskonzept ist für die große Zahl der betroffenen Personen erforderlich, nachdem bei Krankheitsverläufen mit chronisch-rezidivierenden Divertikulitiden entgegen früheren Empfehlungen der Fachgesellschaften Indikationen zu einem chirurgischen Vorgehen zunehmend zurückhaltend gestellt werden. Grund sind Langzeiterhebungen, die nur in 10–15% einen ungünstigen Spontanverlauf belegen. Ein operatives Vorgehen scheint auch bei langem Krankheitsverlauf uneingeschränkt möglich zu sein.

3.5.4 Analfissur und solitäres Rektumulkus

Analfissuren – schmerzhafte Einrisse im Analkanal mit schlechter Heilungstendenz – werden mit den verschiedensten Verfahren (lokale Salbenbehandlung, Bougierung, Spaltung, Exzision etc.) behandelt.

> In einer vergleichenden Studie an über 100 Patienten konnte gezeigt werden, dass Fissuren unter Gabe von Weizenkleie in Kombination mit Sitzbädern schnell bzw. schneller abheilen als unter üblicher Lokalbehandlung mit Salben [136].

Die Ätiologie des solitären **Rektumulkus** ist unbekannt. Es wird angenommen, dass chronische Verletzungen und ischämische Reaktionen der Schleimhaut, ausgelöst durch harte Stuhlballen, wesentlich an der Entstehung beteiligt sind.

Von dieser Vorstellung ausgehend waren bei der therapeutisch schwer beeinflussbaren Erkrankung Behandlungsversuche mit einer ballaststoffreichen Diät naheliegend. In einer Therapiestudie kam es im Mittel nach ca. 10 Monaten unter einer ballaststoffreichen Kost mit Vollkornprodukten, Weizenkleie, reichlich Obst und Gemüse in über 70% der Fälle zu einem Abheilen der Ulzera [37].

3.5.5 Colitis ulcerosa

Ätiologie

Die Colitis ulcerosa ist eine mit Geschwürbildungen einhergehende Entzündung der Kolonschleimhaut. Sie kann sowohl das gesamte Organ als auch nur bestimmte Abschnitte befallen, wobei das Rektum immer mit betroffen ist. Nur auf das Rektum begrenzt, bezeichnet man sie als Proktitis ulcerosa.

Ähnlich wie bei der Enteritis regionalis (Morbus Crohn, ➤ Kap. 3.4.3) ist auch die Ursache der Colitis ulcerosa unbekannt. Die derzeit vorliegenden Befunde sprechen dafür, dass bei einer **genetischen Prädisposition,** wie bereits beim Morbus Crohn beschrieben, immunologische Fehlreaktionen gegen die eigene Darmflora wesentlich für die Entstehung und den Verlauf der Erkrankung verantwortlich sind. Da die Colitis ulcerosa in Populationen mit hoher Ballaststoffzufuhr vergleichsweise selten ist, wurde auch ihnen eine Bedeutung bei der Pathogenese zugeschrieben.

Ballaststoffe, insbesondere die wasserlöslichen, und auch die resistente Stärke werden von der Intestinalflora zu kurzkettigen Fettsäuren abgebaut, von denen dem **n-Butyrat** eine entscheidende Bedeutung im Stoffwechsel der Kolonozyten zukommt. Eine länger anhaltende geringe Produktion an kurzkettigen Fettsäuren schädigt die Kolonschleimhaut sowohl funktionell als letztlich auch morphologisch [267].

Epidemiologische Studien belegen für die Zeit vor dem Krankheitsbeginn einen signifikant geringeren Verzehr von Früchten, der entscheidenden Quelle wasserlöslicher Ballaststoffe [241].

Während die kurzkettigen Fettsäuren protektiv wirken, schädigen die bei der **bakteriellen Degradation schwefelhaltiger Aminosäuren** anfallenden Sulfide (➤ Abb. 3.19) die Schleimhaut. Es wird angenommen, dass bei vermehrter Bildung bzw. ungenügender Detoxifikation Schleimhautschäden entstehen, denen u.U. eine Bedeutung bei der Entstehung der Colitis ulcerosa bzw. ihrem Verlauf zukommt.

Gestützt wird diese Vorstellung durch Ergebnisse erster Therapiestudien. Patienten mit Colitis ulcerosa wurde empfohlen, unter Beibehalten der medikamentösen Therapie Lebensmittel reich an **schwefelhaltigen Aminosäuren** wie Eier, Käse, Milch, Nüsse, Kohlgemüse etc. zu **meiden.** Unter dieser Ernährungsumstellung kam es zu einer eindeutigen Reduktion der Krankheitsaktivität und Abnahme der Zahl an akuten Schüben der Colitis ulcerosa [251].

Diskutiert wird ebenfalls die Bedeutung **nutritiver Allergene,** insbesondere von Milcheiweiß, für die Pathogenese der Colitis ulcerosa. Nach Befunden von Whorwell u. Mitarb. [319] erkrankten Personen, die als Säuglinge nicht gestillt wurden, häufiger an Colitis ulcerosa. Als mögliche Ursache hierfür wird eine **frühkindliche Sensibilisierung gegen Kuhmilchproteine** bzw. eine Alteration der Intestinalflora mit Sensibilisierung gegen Bakterienantigene diskutiert.

Ein von der Norm abweichendes Essverhalten, wie es beim Morbus Crohn häufig beobachtet wird, fand sich bei Kolitiskranken nicht [295].

Klinik

> Bei der über Jahre in Schüben verlaufenden Colitis ulcerosa besteht eine erhöhte **Gefahr der Karzinomentstehung.**

✚ 043 Text: Colitis ulcerosa (Klinik)

Ernährungstherapie

Bei Colitis ulcerosa kommen generelle Malnutrition und spezifische Mangelzustände (Eisen, Zink, Folsäure) vor, dies besonders in der akuten Krankheitsphase bei nicht bedarfsdeckender Zufuhr von Energie und Eiweiß. In der Remission ist die orale Nahrungsaufnahme in der Regel nicht behindert. Gesicherte Daten zum Einfluss der Krankheitsaktivität auf den Ernährungszustand liegen nicht vor.

Bis Mitte der 60er Jahre des vorigen Jahrhunderts glaubte man, den Verlauf der Erkrankung mit einer sog. **Kolitisdiät** positiv beeinflussen zu können. Diese Diät wurde weder exakt definiert noch ihr Effekt durch Therapiestudien belegt. Unter „Kolitisdiät" verstand man eine nach den allgemein recht verschwommenen Vorstellungen über eine **„Schonkost"** mit geringem Anteil an Ballaststoffen, weitgehend frei von Gewürzen etc. hergestellte Kost.

Die meisten kritischen Autoren plädieren daher nur noch für eine ballaststoffarme Kost während der akuten Phase der Colitis ulcerosa und empfehlen während der symptomfreien bzw. symptomarmen Zeit eine leichte Vollkost.

Ausgehend von der Tatsache, dass sich bei der Colitis ulcerosa häufig Antikörper gegen Milchproteine finden, wurden in den 60er Jahren des vorigen Jahrhunderts Therapiestudien mit **milcheiweißfreier Diät** durchgeführt. Obwohl bei einem Teil der Kranken sowohl morphologische als auch klinische Besserungen erzielt werden konnten [324], fand die milcheiweißfreie Diät nie breitere Anwendung. Bei Kenntnis der bereits genannten neuen Befunde über eine Bedeutung sulfatreduzierender Bakterien und schwefelhaltiger Aminosäuren [251] finden diese positiven Ergebnisse u.U. eine neue Erklärung.

Die Frage, ob Milch und Milchprodukte aufgrund eines bei Colitis ulcerosa häufigeren Lactasemangels schlechter toleriert werden, wird in der Literatur unterschiedlich beantwortet. Die Mehrzahl der Untersucher fand einen **Lactasemangel** nicht häufiger als in der Durchschnittsbevölkerung und warnt vor dem Meiden von Milch als optimalem Calciumlieferanten [24].

Ob eine kohlenhydratarme Kost den Verlauf der Colitis ulcerosa günstig beeinflusst, wie von manchen Untersuchern angenommen wird, kann, da entsprechend groß angelegte Therapiestudien fehlen, nicht sicher beurteilt werden (Lit. bei [190]).

Nach einer Zusammenfassung der in der Literatur mitgeteilten Studien über den therapeutischen Effekt der parenteralen Ernährung kann davon ausgegangen werden, dass sich in etwa 60% der Fälle eine Remission erzielen lässt. Wie beim Morbus Crohn kam es auch bei der Colitis ulcerosa in rund 40% der Fälle innerhalb eines Jahres wieder zu einem Rezidiv.

Identisch sind auch die Therapieerfolge mit **Formeldiäten** bei Morbus Crohn und Colitis ulcerosa. Wegen der bekannten Komplikationen der parenteralen Ernährung, insbesondere Kathetersepsis und Thrombosen zentraler Venen, ist auch bei der Colitis ulcerosa der enteralen künstlichen Ernährung in jedem Falle der Vorzug zu geben. Metaanalysen zur vergleichenden Bewertung von medikamentöser Therapie und künstlicher Ernährung, entsprechend denen beim Morbus Crohn, liegen nicht vor.

Nach den Leitlinien der Fachgesellschaften (DGVS 2004, DEGEM 2003, ESPEN 2006) ist bei Colitis ulcerosa, vergleichbar zu den Empfehlungen bei Morbus Crohn, eine enterale Ernährung indiziert bei Mangelzuständen (Gewichtsverlust > 10% im letzten halben Jahr, Serum-Albumin ≤ 3,0 g / dl) und inadäquater Nahrungszufuhr. Gegebenenfalls sind spezifische Defizite (z.B. Eisen) gezielt durch Supplemente auszugleichen. Im Übrigen ist ein Einfluss ernährungstherapeutischer Maßnahmen (Diätberatung, Trinknahrung, enterale/parenterale Ernährung) zur Behandlung von akuter Phase der Erkrankung und chronisch-aktiver Entzündung nicht gesichert. Auch besteht kein gesicherter Einfluss einer speziellen Diät oder Ernährungstherapie (mit Einschluss von ω-3-Fettsäuren, Glutamin oder Butyrat) auf die Remissionserhaltung.

Die pathophysiologischen Grundlagen zur Therapie mit ω-3-**Fettsäuren** und γ-**Linolensäure** bei den beiden chronisch-entzündlichen Darmerkrankungen und die Ergebnisse bisher vorliegender Therapiestudien wurden beim Morbus Crohn dargestellt (> Kap. 3.4.3).

In gleicher Weise wie beim Morbus Crohn lassen sich bei der Colitis ulcerosa mit ausschließlicher **parenteraler Ernährung** bzw. Ernährung mit einer **Formeldiät** Remissionen erzielen.

Nachdem in einigen Kurzzeitstudien von etwa drei Monaten Dauer ein remissionserhaltender Effekt von ω-3-**Fettsäuren** gezeigt wurde, verlief eine doppelblind-placebokontrollierte Studie an 64 Patienten mit 5,1 g ω-3-**Fettsäuren** pro Tag während einer Beobachtungszeit von zwei Jahren negativ. Die kumulative Rückfallrate während der Gesamtdauer war unter **ω-3-Fettsäuren** und Placebo gleich hoch. Hingegen konnte auch in dieser Studie während der ersten drei Monate ein signifikanter Effekt von **ω-3-Fettsäuren** auf die Remissionsrate nachgewiesen werden [183].

Zur Abwehr von Mikroorganismen im Bereich der geschädigten Schleimhaut synthetisieren Leukozyten in großem Umfang freie Sauerstoffradikale. Hierdurch kommt es im Gewebe zu einem Missverhältnis zwischen pro- und antioxidativen Substanzen (**„oxidativer Stress"**), der mit einer Schädigung von Proteinen und Lipiden einhergeht. Welche Bedeutung dem oxidativen Stress bei der Unterhaltung von Entzündungsreaktionen bei chronisch-entzündlichen Darmerkrankungen zukommt und ob ein positiver therapeutischer Effekt mit **Antioxidanzien** erzielt werden kann, bedarf der Untersuchung [105].

Ausgehend von der Tatsache, dass die beim bakteriellen Abbau von Ballaststoffen anfallenden **kurzkettigen Fettsäuren** in erheblichem Umfang resorbiert werden und besonders n-Butyrat ein wesentliches **energielieferndes Substrat der Kolonmukosa** ist, wurde angenommen, dass eine Störung des Butyratstoffwechsels der Kolonozyten in die Genese der Colitis involviert sei und dass sich ein erhöhtes Angebot dieser Fettsäure im Lumen positiv auf den Krankheitsverlauf auswirkt.

Die Instillation von n-Butyrat in das Darmlumen bei Patienten mit einer Colitis ulcerosa des Enddarmes (Proktosigmoiditis) bestätigte diese Annahme. Es kam sowohl klinisch als auch aufgrund der mikroskopischen Schleimhautbefunde im Vergleich zu einer Kontrollgruppe zu signifikanten Besserungen [267].

Da die gestörte Immuntoleranz gegenüber der eigenen Darmflora wahrscheinlich wesentlicher Bestandteil der Pathogenese chronisch-entzündlicher Darmerkrankungen ist, quantitative und qualitative Änderungen des Spektrums der Intestinalflora durch ausschließliche Ernährung mit Formeldiäten oder parenterale Ernährung sowie Behandlung mit Antibiotika den Verlauf positiv beeinflussen können, ist es naheliegend, dass auch **probiotische Mikroorganismen** ähnliche Effekte haben. An tierexperimentellen Modellen chronisch-entzündlicher Darmer-

krankungen konnten positive Effekte gezeigt werden (Lit. bei [274]). In einer Pilotstudie an Patienten mit Colitis ulcerosa in Remission, die eine Langzeitbehandlung mit 5-Aminosalicylsäure (5-ASA) nicht tolerierten, wurde mit einer Mischung verschiedener probiotischer Keime (Bifidobakterien, Lactobazillen, Streptokokken) behandelt. Der remissionserhaltende Effekt entsprach dem mit 5-ASA [302]. Günstige Ergebnisse im Sinne eines Remissionserhalts wurden mit dem gleichen oder anderen Probiotika (E. coli Nissle 1917, bifidobacteriumfermentierte Milch, VSL#3) auch von anderen Autoren berichtet [439, 440, 441, 443, 444].

3.5.6 Totale Kolektomie, Ileostoma, pouch-anale Anastomose, Pouchitis[*]

Bei totaler Kolektomie mit Ileostoma können **verschiedene Lebensmittel** individuell unterschiedliche Beschwerden auslösen. Jeder Patient muss durch Selbstbeobachtung erkennen, welche Lebensmittel **Intoleranzen** zur Folge haben.

Befragungen bei Selbsthilfegruppen ergaben ernährungsabhängige Beschwerden in 8,5% bei Männern und 15,9% bei Frauen, wobei die abdominelle Symptomatik in 40–60% der Fälle durch gebratenes Fleisch, Fisch, Bohnen, Erbsen, Kohlgemüse und Rhabarber ausgelöst wurde.

Der oft erhebliche **Wasserverlust** aus dem Ileostoma kann, ähnlich wie es bei der Cholera der Fall ist, durch orale **Gabe von Glucose** (die Wasserresorption wird gesteigert) verringert werden. Mit 150 g Glucose / Tag wurde eine Reduktion des Wasserverlustes um etwa 1 l beobachtet.

Besteht bei Patienten mit Ileostoma gleichzeitig ein **Lactasemangel** (> Kap. 3.4.6), so kann es durch die vermehrte Entleerung dünnflüssigen Darminhaltes zu schweren Mazerationen der Haut in der Umgebung des Stomas kommen. Konsequentes Meiden von Milchzucker ist erforderlich.

Die Zahl der **Bakterien** im neoterminalen Ileum ist mit Werten bis zu 10^7 Keimen/g erheblich erhöht. Die Folge ist ein vermehrter **Verbrauch an Vitamin**

---

[*] Deutsche Ileostomie-Colostomie Vereinigung (ILCO) e.V., Thomas-Mann-Straße 40, 53111 Bonn, Tel. 0228 / 338894-50, Fax 0228 / 338894-75, www.ilco.de.

B_{12} durch die Darmflora, was mit einem pathologischen Vitamin-B_{12}-Resorptionstest (Schilling-Test) in 10–30% und den klinischen Zeichen des B_{12}-Mangels in 3–9% der Patienten einhergeht (Lit. bei [53]).

➕ 044 Text: Kontinenz nach totaler Kolektomie

3.5.7 Akute Appendizitis

Epidemiologische Untersuchungen von Burkitt und Trowell [41, 42] weisen auf eine mögliche inverse Beziehung zwischen der Höhe des **Ballaststoffverzehrs** und der Häufigkeit der akuten Appendizitis hin. In Teilen der Welt mit einer noch ursprünglichen ballaststoffreichen Ernährung ist diese akutentzündliche Darmerkrankung extrem selten, in Industrieländern mit vergleichsweise geringem Ballaststoffverzehr hingegen wesentlich häufiger.

Die Bedeutung von Ernährungsfaktoren für diesen Unterschied wird immer wieder in Frage gestellt, und die in den verschiedenen Regionen der Welt sehr unterschiedliche ärztliche Versorgung der Bevölkerung wird als wahrscheinlichere Erklärung diskutiert [298].

3.5.8 Kolorektale Adenome und Karzinome

In über 90% der Fälle entwickeln sich kolorektale Karzinome aus benignen Schleimhauttumoren, den meist als Polypen bezeichneten Adenomen **(Adenom-Karzinom-Sequenz).**

Von den sich histologisch durch einen villösen, tubulären oder tubulovillösen Aufbau unterscheidenden Adenomen besitzen die villösen die höchste maligne Potenz. Das Risiko der malignen Entartung nimmt mit dem Durchmesser der Adenome zu.

> Sowohl die **Entstehung** der Adenome als auch das **Wachstum** und letztlich die **maligne Entartung** werden in erheblichem Maße durch **Ernährungsfaktoren** mitbestimmt. Als begünstigende Ernährungsfaktoren gelten:

- hoher Fett- und Fleischverzehr (insbesondere Verzehr roten und verarbeiteten Fleisches)
- geringer Verzehr von Obst, Gemüse und ballaststoffreichen Vollgetreideprodukten.

➕ 045 Text: Kolorektales Karzinom (Klinik)

3.5.9 Barrierefunktion und Translokation

> Eine optimale Funktion der Darmmukosa schützt vor einem Übertritt von Bakterien, allergenen Substanzen und Endotoxinen aus dem Darmlumen in die Lymphe und in das Pfortaderblut.

Diese Barrierefunktion (Schrankenfunktion, Mukosablock) des Darms ist von einer Vielzahl von Faktoren, insbesondere einer normalen Zellproliferation und immunologischen Abwehrfunktion des Darms abhängig.

Wesentliche **Voraussetzung** für die Aufrechterhaltung dieser Funktion ist wiederum ein ausreichendes Angebot an Substrat für den Energiestoffwechsel der Mukosazellen. Hierbei kommt den beim Abbau von Ballaststoffen im Kolon entstehenden kurzkettigen Fettsäuren, insbesondere dem **Butyrat** (> Kap. 1.11.4) eine wesentliche Bedeutung für den Stoffwechsel der Kolonschleimhaut zu. Eine entsprechende Bedeutung für die Mukosa der Dünndarmschleimhaut, aber auch der **Kolonschleimhaut** kommt dem mit der Nahrung aufgenommenen bzw. im Organismus synthetisierten **Glutamin** zu.

Im **Hungerzustand,** bei ausschließlich parenteraler Ernährung bzw. ausschließlicher Ernährung mit chemisch-definierten Formeldiäten **(Elementardiät),** kann die Barrierefunktion herabgesetzt sein, da ein optimales Substratangebot von der Lumenseite her nicht gegeben ist.

In **Stressphasen** sinkt die **Glutaminkonzentration** im Gewebe und Plasma (> Kap. 18.3.3) und kann nur durch gezielte Supplementierung im Normbereich gehalten werden.

Die herabgesetzte Barrierefunktion begünstigt den als **Translokation** bezeichneten Übertritt von Bakterien und von Endotoxinen aus dem Darmlumen in die Blut- bzw. Lymphbahn.

3

3

Insbesondere in tierexperimentellen Untersuchungen konnte eine gestörte Barrierefunktion mit Übertritt von Darmbakterien in mesenteriale Lymphknoten bzw. in die Zirkulation bewiesen werden.

Die Barrierefunktion wird auch durch Gabe von **Zytostatika** beeinträchtigt.

Bei Versuchstieren ist eine Translokation unter Gabe von Zytostatika in ausgeprägtem Maße dann nachweisbar, wenn das Futter frei von Glutamin und Ballaststoffen ist. Durch Zusatz der genannten Aminosäure und des wasserlöslichen Ballaststoffes Pektin, bei dessen bakteriellem Abbau kurzkettige Fettsäuren gebildet werden, lässt sich die Translokation mit Nachweis von Kolibakterien in den mesenterialen Lymphknoten weitgehend verhindern.

Vermutlich schützt eine optimale Deckung des in Stressphasen erhöhten Bedarfs an **Glutamin** (➤ Kap. 18.3.3) und eine enterale Ernährung mit ausreichendem Anteil an bakteriell abbaubaren **Ballaststoffen** die Darmmukosa vor Schädigungen.

An Patienten unter zytostatischer Therapie bei metastasierendem Karzinom konnte beispielsweise gezeigt werden, dass die Glutaminkonzentration in Duodenalbiopsien im Vergleich zum Ausgangswert bei parenteraler Zufuhr von Glycyl-L-Glutamin signifikant ansteigt, während es in der nicht mit Glutamin versorgten Kontrollgruppe signifikant unter den Ausgangswert abfiel [66].

3.6 Exokrines Pankreas

Physiologie und Pathophysiologie

Der exokrine Drüsenanteil bildet die Hauptmasse der Bauchspeicheldrüse. In den Azinuszellen werden die Enzyme synthetisiert und zum Teil in Form sog. Zymogengranula gespeichert.

Bei Kontakt der Duodenalschleimhaut mit Speisebrei werden die beiden, das exokrine Pankreas stimulierenden Hormone, **Cholezystokinin-Pankreozymin** (CCK-PZ) und Sekretin an die Blutbahn gegeben. CCK-PZ stimuliert die ekbolische Pankreasfunktion, d.h. die Abgabe von Enzymen in den Bauchspeichel, während **Sekretin** die Sekretion von Wasser, Bikarbonat und Elektrolyten (hydrokinetische Funktion) stimuliert. Die Pankreasstimulation über einen Vagusreiz bewirkt vorwiegend eine Liberation von Enzymen.

Folgende **Zymogene** (Proenzyme) werden sezerniert: Trypsinogen, Chymotrypsinogen A und B, Procarboxypeptidase A und B, Proelastase, Prokollagenase. Als **aktive Enzyme** werden sezerniert: α-Amylase, Lipase, Ribonuklease, Desoxyribonuklease und Phospholipase. Die Aktivierung des Trypsinogens erfolgt durch die von der Darmschleimhaut gebildete Enteropeptidase, Enterokinase bzw. durch bereits im Darmlumen vorhandenes aktives Trypsin. Das aktive Trypsin aktiviert weiterhin sämtliche übrigen in das Darmlumen sezernierten Zymogene. Viele Pankreasenzyme entfalten ihre digestive Wirkung in Zusammenarbeit mit Coenzymen (so bindet zunächst die Co-Lipase an Triglyceride des Chymus und erlaubt sekundär den Angriff der durch die Gallensalze inhibierten Pankreaslipase).

Die Aufgabe des **Bikarbonats** besteht darin, den aus dem Magen übertretenden Chymus zu neutralisieren und einen pH-Wert von etwa 7,5–8,0 zu gewährleisten. In diesem pH-Bereich sind die Pankreasenzyme optimal wirksam.

Nach Stimulation der Drüse steigt die Aktivität der Enzyme im Pankreassaft parallel an (sog. **Parallelsekretion**), d.h. das Verhältnis der Enzymaktivitäten zueinander ist bei unterschiedlich stark stimulierter Sekretion immer gleich.

Kommt es im Rahmen einer Bauchspeicheldrüsenerkrankung, wie dies insbesondere bei der chronischen Pankreatitis der Fall ist, zu einem zunehmenden Untergang von exokrin aktivem Gewebe, so bleibt aufgrund einer **großen Reservekapazität** des Organs die Nährstoffverdauung noch lange Zeit ausreichend (➤ Abb. 3.24).

Die zuerst auftretenden **Insuffizienzerscheinungen** sind durch einen Mangel an Lipase bedingt und betreffen folglich die **Fettverdauung.** Zwar verfügt der menschliche Organismus auch über eine Zungengrundlipase und eine Magenlipase, doch ist deren quantitativer Anteil an der Fettverdauung eher gering und individuell sehr unterschiedlich. Möglicherweise kommt diesen Enzymen eher im frühen Kindesalter eine gewisse Bedeutung zu. Sie setzen

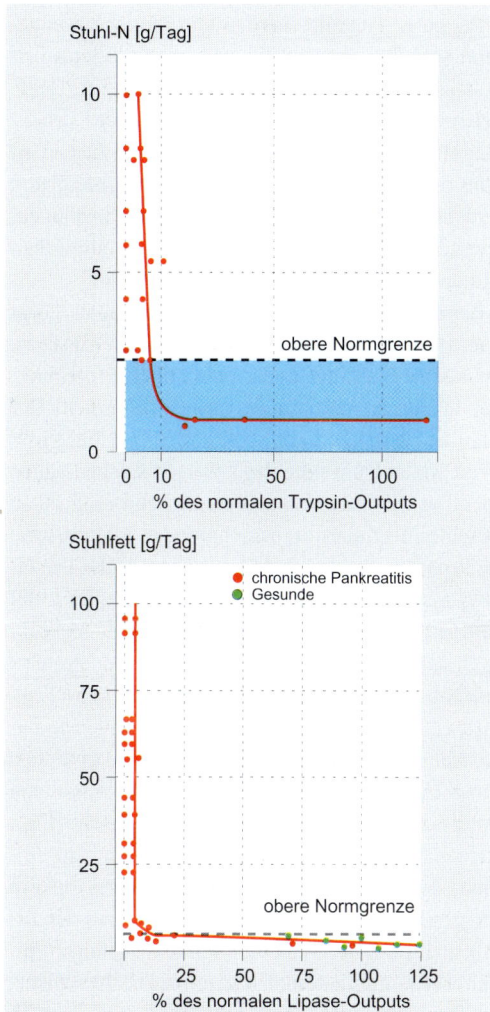

Abb. 3.24 Das Verhältnis zwischen Lipase- bzw. Trypsin-Output bei Gesunden und bei Kranken mit chronischer Pankreatitis. Erst ab einem Enzym-Output von weniger als 10% der Norm kommt es zu einer vermehrten Fett- und Stickstoffausscheidung mit dem Stuhl (nach DiMagno [67]).

aus den Nahrungsfetten vorwiegend kurzkettige Fettsäuren frei und agieren auch bei niedrigen pH-Werten.

Aus Untersuchungen an teilpankreatektomierten Kranken weiß man, dass sich erst dann eine Verdauungsinsuffizienz als Folge eines Mangels an sezernierten Pankreasenzymen (exokrine Pankreasinsuffizienz) einstellt, wenn mehr als 80% des Organs ausgefallen sind.

Das mit der Nahrung aufgenommene **Fett** wird im Dünndarm unter dem Einfluss der Gallensalze und der bei der Fettspaltung anfallenden Spaltprodukte **emulgiert.** Die hierbei entstehende feintropfige Verteilung des Fettes in Wasser bietet eine **große Angriffsfläche für Lipase,** die nur von der Wasser-Öl-Zwischenphase her Triglyceride hydrolysieren kann.

Bei der **Hydrolyse der Triglyceride** entstehen, obwohl die Pankreaslipase vorwiegend in α-Position veresterte Fettsäuren hydrolysiert, folgende Spaltprodukte: α-, β-Diglyceride, β-Monoglyceride, freie Fettsäuren und Glycerin.

Die Verdauung der mit der Nahrung aufgenommenen **Stärke** erfolgt unter dem Einfluss der α-Amylase. Wird in der Mundhöhle die Nahrung ausreichend eingespeichelt und der Chymus im Magen nur langsam angesäuert, so können als Folge der langen Einwirkung von α-Amylase des Speichels (Ptyalin) beim Übertritt der Nahrung in das Duodenum bis zu 50% der aufgenommenen Stärke hydrolysiert sein. Die **Pankreasamylase** mit einem pH-Optimum von 7,1 spaltet ebenso wie die Speichelamylase nur die **1,4-α-glykosidischen,** nicht hingegen die 1,6-α-glykosidischen **Bindungen.** Bei der Stärkehydrolyse unter dem Einfluss von α-Amylase entstehen Maltose, Isomaltose und Glucose.

Die Geschwindigkeit der Stärkehydrolyse ist abhängig von der bei verschiedenen Pflanzen unterschiedlichen Größe der Stärkekörner und weiterhin davon, ob die Stärke einer Hitzeeinwirkung unterzogen wurde oder nicht. Insgesamt läuft der Stärkeabbau sehr schnell ab, besonders im Vergleich zur Hydrolyse der Neutralfette (resistente Stärke, ➤ Kap. 1.11.1).

Der **Abbau der Proteine** erfolgt bis zu Aminosäuren bzw. Peptiden. Die Proteasen werden eingeteilt in **Endopeptidasen** und Exopeptidasen. Erstgenannte spalten die Eiweißmoleküle in der Mitte der Molekülkette. Neben dem Pepsin des Magens gehören das Trypsin und das Chymotrypsin zu den Endopeptidasen. **Exopeptidasen** greifen vom Ende der Peptidkette her an. Erfolgt die Hydrolyse vom Carboxylende her, so spricht man von Carboxypeptidasen, und erfolgt sie vom Aminoende her, so bezeichnet man sie als Aminopeptidasen.

3.6.1 Akute Pankreatitis

Ätiologie und Pathogenese

Bei der akuten Pankreatitis handelt es sich um eine akute Entzündung des exokrinen Pankreas.

> Die akute Pankreatitis ist eine plötzlich einsetzende, intravitale Selbstverdauung **(Autodigestion),** ausgelöst durch eine Aktivierung von inaktiven, gespeicherten Verdauungsenzymen (Zymogenen).

Gallensteine (40–50%) und **Alkoholmissbrauch** (35%) sind die wichtigsten auslösenden Faktoren für eine akute Pankreatitis. Daneben sind Medikamenteneinflüsse, genetische Ursachen, Stoffwechselstörungen (Hyperlipidämie, Hyperparathyreoidismus), Traumata, diagnostische/therapeutische Eingriffe (ERCP, Operationen) sowie anatomische Besonderheiten zu nennen. Der Anteil idiopathischer Pankreatitiden wird in einigen Zusammenstellungen mit einer Größenordnung bis zu 15% angegeben.

Am häufigsten scheint der Krankheitsprozess durch einen **Reflux** von Gallenflüssigkeit (Gallensteinleiden) oder Duodenalinhalt über den Ductus pancreaticus in das Pankreas ausgelöst zu werden.

➕ 046 Text: Akute Pankreatitis (Formen, Einfluss von Alkohol und oxidativem Stress, Klinik)

Ernährungstherapie

In etwa 80% der Fälle handelt es sich um milde bis moderate Verlaufsformen, die keiner besonderen diätetischen Maßnahmen, insbesondere keiner künstlichen Ernährung bedürfen.

Nach einer Nüchternphase mit intravenöser Flüssigkeits- und Elektrolytzufuhr (Tag 2–5) erfolgt nach Abklingen der Schmerzen, weitgehender Normalisierung der Amylase- und Lipaseaktivität im Serum und Erholung der Darmperistaltik ein **langsamer Kostaufbau** (Tag 3–7). Je nach Ausmaß der abdominellen Beschwerden wird im Abstand von wenigen Tagen, beginnend mit Tee, eine **überwiegend aus Kohlenhydraten** bestehende Kost gegeben.

Bei guter Toleranz werden eiweißreiche, weitgehend fettfreie Lebensmittel und erst als Letztes Fett in steigender Menge, der Kost zugesetzt. Ausgefeilte vielstufige Schemata (siehe Stufenplan der Ernährung der akuten Pankreatitis) sind heute zugunsten eines pragmatischen Vorgehens in den Hintergrund gerückt. Hat der orale Kostaufbau einmal begonnen, orientiert sich das weitere Prozedere am klinischen Bild des Patienten, weniger an Laborwerten.

Bei schweren Verlaufsformen kann es als Folge einer Hyperkatabolie zu einer erheblichen Abnahme des Körpergewichtes und einem hohen Proteinverlust in das retroperitonale Gewebe kommen. Der Energiebedarf kann auf 8000 kcal / Tag ansteigen. Wird, wie es früher die Regel war, in solchen Fällen über Tage nicht bzw. nur unzureichend ernährt, so verschlechtert sich bei zunehmender Malnutrition die Prognose. In diesen Fällen ist eine frühe Ernährung essentiell. Nach den ESPEN-Leitlinien [392] sollte die Energiezufuhr wenigstens bei 25–35 kcal / kg / Tag liegen, wobei auf eine ausreichende Proteinzufuhr besonders zu achten ist (1,2–1,5 g / kg / Tag).

In einer Reihe kontrollierter Studien wurde der Vorteil einer frühen parenteralen bzw. enteralen künstlichen Ernährung belegt. Die Ergebnisse von Untersuchungen der letzten Dekade einschließlich Metaanalysen [386, 374, 390] favorisieren ganz eindeutig den enteralen Nahrungssupport. Im Vergleich zur parenteralen Ernährung ist unter enteraler Ernährung die Rate metabolischer Entgleisungen, infektiöser Komplikationen und erforderlicher chirurgischer Interventionen signifikant reduziert, auch Gesamtkomplikationsrate und Mortalität zeigen sich tendenziell gebessert.

Bestehen keine Kontraindikationen, so sollte mit der jejunalen Zufuhr einer Formeldiät über eine Verweilsonde bereits 48 Stunden nach Klinikaufnahme begonnen werden (eine Nährstoffapplikation in Magen oder Duodenum ist nach Mitteilung einiger Untersucher ebenso möglich).

Wird trotz langsamer Steigerung der Dosis einer Nährstoff-definierten Formeldiät (manche Autoren beginnen mit einer chemisch-definierten Diät) die enterale Ernährung nicht toleriert, so wird parenteral ernährt. Doch selbst bei Vorliegen von Kontraindikationen gegen eine enterale Ernährung, z.B. bei prolongiertem Ileus, sollte eine kontinuierliche jejunale kleinvolumige Zufuhr einer Formeldiät (10–30 ml /

Stunde, „Zottenernährung") angestrebt werden [392]. Die parenterale Fettzufuhr ist nur bei bestehender Hypertriglyceridämie kontraindiziert (Lit. bei [301]).

Der günstigere Verlauf unter möglichst früher enteraler Ernährung wird im Wesentlichen mit einem besseren Erhalt der Integrität der Darmmukosa erklärt. Hierdurch findet eine geringere Translokation von Keimen und Freisetzung von Toxinen aus dem bakteriell besiedelten Darm in den Organismus statt, womit einer systemischen Entzündungsreaktion (SIRS) sowie der Entwicklung von Sepsis und Multiorganversagen vorgebeugt werden kann. Tatsächlich ist die häufigste Todesursache schwerer akuter Pankreatitiden die Infektion der Nekrosen (mit Folgezuständen für den Gesamtorganismus), wobei das Erregerspektrum der infizierten Nekrosen dem der Darmflora entspricht (Lit. bei [297]). Bereits nach einer Woche Krankheitsverlauf sind 30% der Nekrosen bakteriell besiedelt, nach zwei Wochen 50%.

> Nach Abheilen einer akuten Pankreatitis sind weitere diätetische Maßnahmen nicht erforderlich. Die exokrine Funktion des Organs normalisiert sich in aller Regel wieder völlig. Zu achten ist lediglich auf eine **Alkoholkarenz.**

3.6.2 Chronische Pankreatitis und exokrine Pankreasinsuffizienz

Ätiologie und Pathogenese

> Die chronische Pankreatitis ist eine chronische Entzündung des exokrinen Pankreas, die mit Fibrose und Zerstörung des Parenchyms einhergeht und im Verlauf oft zu Komplikationen führt.

Die häufigste Ursache ist der **chronische Alkoholmissbrauch.** Er ist in 70–90% der Fälle die Ursache der Erkrankung. In 10–30% liegt eine idiopathische chronische Pankreatitis vor, bei der eine Verlaufsform mit Beginn in jungen Jahren (drittes Lebensjahrzehnt, „early onset") von einer Verlaufsform bei älteren Personen (siebtes Lebensjahrzehnt, „late onset") unterschieden wird.

Aufgrund epidemiologischer Studien in Frankreich, den USA und Südafrika muss davon ausgegangen werden, dass **regelmäßig mindestens 50 g Alkohol pro Tag** aufgenommen werden müssen, damit es zu einer Organschädigung kommt. In der Mehrzahl der Fälle betrug der Alkoholkonsum jedoch mehr als 150 g pro Tag (➤ Tab. 3.14).

In seltenen Fällen fand sich eine **besondere Empfindlichkeit** des Organs gegenüber Alkohol, sodass bereits Dosen von ca. 20 g pro Tag ausreichen, um eine chronische Pankreatitis zu induzieren [16]. Diese großen individuellen Unterschiede in der Empfindlichkeit lassen daran denken, dass ein Teil der ätiologisch unklaren Fälle (idiopathische Pankreatitis) auch alkoholinduziert sind.

Auch **Ernährungsfaktoren** wurden als Grund dafür diskutiert, dass trotz hohen Alkoholkonsums nur etwa 5–10% an einer chronischen Pankreatitis erkranken. Einige Untersucher fanden einen gleichzeitig hohen Fett- und Proteinverzehr, andere ein Defizit an den Spurenelementen Selen und Zink, ein Befund, der mit einer ungenügenden Abwehr freier Radikale **(oxidativer Stress)** in Verbindung gebracht wird (Lit. bei [203]).

Die **Zeitdauer** des Alkoholmissbrauchs bis zum Auftreten der ersten, auf eine chronische Pankreatitis hinweisenden Symptome, schwankt in der Regel zwischen 5 und 10 Jahren.

Die für die Praxis wichtige Frage, inwieweit der **Krankheitsverlauf durch Alkoholabstinenz** noch

Tab. 3.14 Durchschnittlicher Alkoholgehalt und wahrscheinliche potentiell kritische Tagesdosis (80 g Äthylalkohol) einiger alkoholischer Getränke.

Art des Getränkes	Alkoholgehalt [Volumen-%]	Alkoholgehalt [g / l]	Menge mit 80 g Äthylalkohol [l]
Bier	4–7	32–55	1,4–2,5
Wein	6–10	48–80	1–1,7
Wermutwein	15–18	118–144	0,5–0,7
Spirituosen	25–45	200–355	0,2–0,4

beeinflussbar ist, lässt sich nicht einheitlich beantworten.

Ein **Stillstand** des chronisch-entzündlichen, mit einer kontinuierlichen Verminderung der exkretorischen und inkretorischen Funktion einhergehenden Prozesses lässt sich im Allgemeinen nur dann erreichen, wenn der Alkoholkonsum in einer sehr frühen Krankheitsphase eingestellt wird.

Tierexperimentelle Befunde, morphologische Veränderungen am erkrankten Pankreas und Kenntnisse über die Sekretion des Organs unter Alkoholeinwirkung geben uns Einblick in den **Ablauf der Krankheitsentstehung.** Die Alkoholschädigung des Organs ist sowohl abhängig von der Dosis als auch von Cofaktoren.

Alkohol beeinflusst die Funktion des exokrinen Pankreas. Es resultiert eine Erhöhung der Proteinkonzentration im Pankreassaft. Die Folge hiervon sind Präzipitationen von Eiweiß im Gangsystem, die letztlich zu Gangverschlüssen mit nachfolgender entzündlicher Gewebsreaktion, Parenchymverlust und Fibrosierung führen.

Weiter werden als Folge der Alkoholeinwirkung ursächlich für die Entstehung der chronischen Pankreatitis diskutiert:
- Veränderungen im Motilitätsmuster des Sphincter Oddi mit Stenose und bilio- oder duodeno-pankreatischem Reflux
- eine gesteigerte Synthese von Verdauungs- wie auch von lysosomalen Enzymen
- eine vermehrte Fragilität von Zellorganellen
- eine vorzeitige Aktivierung von Verdauungsenzymen
- eine Entstehung toxischer Metabolite durch Alkoholabbau in den Drüsenzellen
- eine toxische Wirkung des Alkohols selbst auf die Drüsenzellen (➤ Kap. 3.6.1).

Alkohol und seine Abbauprodukte aktivieren zudem pankreatische Sternzellen, die mittels Freisetzung von Matrixprotein- und Entzündungsmediatoren zur Ausbildung einer Pankreasfibrose beitragen.

Auch **chronische Gallenwegsinfekte,** meist auf dem Boden einer Cholelithiasis, können die Ursache einer chronischen Pankreatitis sein.

Bis sich eine exokrine Insuffizienz und damit eine vermehrte Ausscheidung nicht ausgenutzter Nährstoffe mit dem Stuhl einstellt, müssen, da das Organ über eine **große Reservekapazität** verfügt, etwa 80% des Drüsengewebes durch den entzündlichen Prozess zerstört sein. ➤ Abb. 3.24 (S. 235) demonstriert, dass es erst ab einem Lipase- bzw. Trypsin-Output von weniger als 10% der Norm zu einer vermehrten Fett- bzw. Stickstoffausscheidung mit dem Stuhl kommt.

Auch die bei der exokrinen Pankreasinsuffizienz **reduzierte Bikarbonatsekretion** limitiert den Verdauungsprozess. Wie ➤ Abb. 3.25 zeigt, werden die **Pankreasenzyme** dann, wenn der aus dem Magen ins Duodenum übertretende saure Speisebrei als Folge einer verminderten Bikarbonatsekretion der Bauchspeicheldrüse nicht mehr ausreichend neutralisiert werden kann, **ab einem pH-Wert von weniger als 4,0 inaktiviert.** Bei der chronischen Pankreatitis wird, wie aus der Darstellung ersichtlich ist, eine optimale Neutralisation nicht zu allen Zeiten nach der Nahrungsaufnahme erreicht.

➕ 047 Text: Exokrine Pankreasinsuffizienz (Verlauf, Klinik)

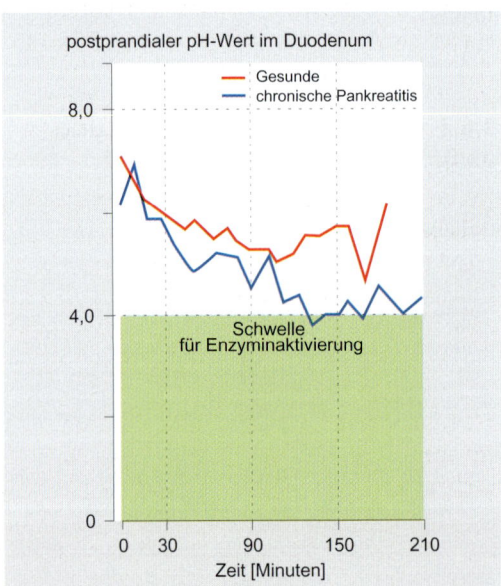

postprandialer pH-Wert im Duodenum

— Gesunde
— chronische Pankreatitis

Schwelle für Enzyminaktivierung

Zeit [Minuten]

Abb. 3.25 Das Verhalten des pH-Wertes im Duodenum nach Nahrungsaufnahme bei Gesunden und bei Kranken mit chronischer Pankreatitis; der zur Enzymaktivierung führende pH-Bereich ist dargestellt (nach DiMagno [67]).

Ernährungstherapie

Die Therapie der chronischen Pankreatitis beinhaltet u.U. einen kausalen Ansatz (Alkoholabstinenz), besteht im Übrigen aus Schmerzbehandlung, Behandlung der exokrinen und endokrinen Insuffizienz und der Behandlung von Komplikationen.

Ausgehend von der Vorstellung, eine fett- und proteinreiche Ernährung begünstige die Entstehung der chronischen Pankreatitis, wurde lange Zeit eine fettarme, leicht aufschließbare Kost empfohlen, um damit den Verlauf der Erkrankung positiv zu beeinflussen. Die Fettreduktion wurde weiterhin mit dem sich früh einstellenden Defizit an Lipasen und der hieraus resultierenden Steatorrhö begründet. Dass eine Fettreduktion den Verlauf der Erkrankung positiv beeinflusst, wurde jedoch nie bewiesen. Beim Vorliegen einer Steatorrhö kann, wenn man auf eine Fermentsubstitution verzichten will, versucht werden, durch Fettreduktion die Stuhlfettausscheidung zu verringern.

Allerdings ist zu berücksichtigen, dass Patienten mit fortgeschrittener chronischer Pankreatitis häufig eine Malnutrition aufweisen und auf den effektiven Energieträger Fett nicht verzichten können. Daher sehen moderne Therapieschemata für die chronische Pankreatitis mit exokriner Insuffizienz zunächst eine Fermentsubstitution vor, bei unzureichendem klinischen Effekt ggf. mit Dosissteigerung, und erst in zweiter Linie eine Reduktion des Fettverzehrs (auf 50–75 g / Tag).

Eine mäßige Steatorrhö bis zu einer maximalen täglichen Stuhlfettausscheidung von etwa 15 g verursacht in der Regel keine vermehrte abdominelle Symptomatik, insbesondere keine Diarrhö. Ebenfalls nicht wesentlich reduziert ist die Ausnutzung fettlöslicher Vitamine (➤ Abb. 1.24). Sie kann folglich toleriert werden.

Die Indikation für die Substitution von Pankreasenzymen ist gegeben bei einer täglichen Stuhlfettausscheidung über 15 g, bei Gewichtsverlust und bei Auftreten von Diarrhö oder dyspeptischen Symptomen. Das verwendete Enzympräparat sollte reich an Lipase und mikroverkapselt sein. Bei diesen Präparaten liegt das Pankreatin in säureresistenten 1–3 mm im Durchmesser großen Mikrokapseln vor, die eine optimale Durchmischung mit dem Speisebrei im Magen gewährleisten, ohne dass es zu einer Lipaseinaktivierung kommt.

Werden die Pankreasenzymextrakte ungeschützt als Tablette oder Pulver zur Mahlzeit verabreicht, so kommt es im Mittel zu einer Lipaseinaktivierung von etwa 95%. Um eine Reduktion der Fettausscheidung auf weniger als 15 g pro Tag zu erreichen, sind in der Regel ca. 25 000–40 000 FIP(Fédération-Internationale-Pharmaceutique)-Einheiten pro Hauptmahlzeit erforderlich. Für kleinere fettärmere Zwischenmahlzeiten reichen 10 000 FIP-Einheiten Lipase.

Erfolgt unter der genannten Enzymsubstitution und Fettreduktion keine ausreichende Rückbildung der Steatorrhö, so kann das Folge einer nicht ausreichenden Neutralisation des aus dem Magen ins Duodenum übertretenden, im sauren pH-Bereich liegenden Speisebreis bei verminderter Bikarbonatsekretion des Pankreas sein. In solchen Fällen reduziert man die Säuresekretion im Magen mit einem H_2-Blocker bzw. Protonenpumpenhemmer.

In Zusammenhang mit den bei chronischer Pankreatitis häufigen Oberbauchbeschwerden nach dem Verzehr fettreicher Nahrung sind die in ➤ Abb. 3.26 dargestellten Befunde von Interesse. Bei der exokrinen Pankreasinsuffizienz finden sich eine schnellere **Entleerung fettreichen Mageninhaltes**

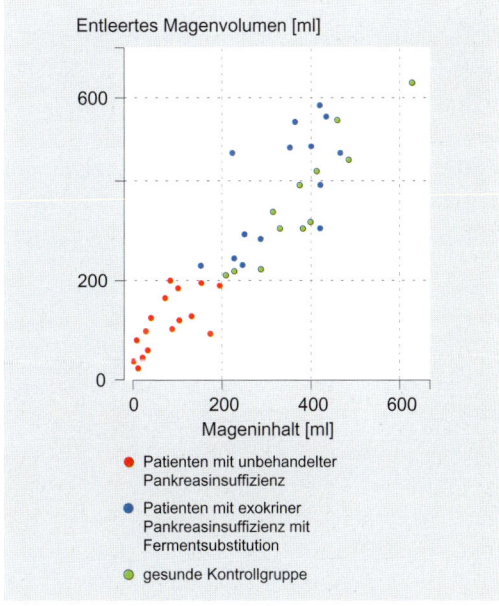

Abb. 3.26 Mageninhalt 60 Minuten nach Gabe einer fettreichen Mahlzeit bei Patienten mit unbehandelter bzw. behandelter Pankreasinsuffizienz (nach Long u. Weiss [185]).

und niedrigere pH-Werte im Magen als bei Pankreasgesunden, ein Befund, der sich dann normalisiert, wenn zur fetthaltigen Nahrung Pankreasenzympräparate gegeben werden.

Hieraus ist zu schließen, dass die von der Darmwand mitgesteuerte **hormonelle Regulation der Magenentleerung** dann gestört ist, wenn keine ausreichende Hydrolyse der Fette im Darmlumen stattfindet. Abdominelle Beschwerden nach dem Verzehr fettreicher Nahrung bei chronischer Pankreatitis sind somit möglicherweise durch eine beschleunigte Magenentleerung mitbedingt. Bei Gesunden hemmen nicht resorbierte Nährstoffe (Kohlenhydrate und Fette) eher die gastrointestinale Motilität (**„Ileumbremse"**).

Die exakteste Ermittlung der **optimalen Fettmenge** einer Diät ist unter den Bedingungen der Fettbilanz möglich (➤ Abb. 3.27). Man ermittelt die tägliche Fettausscheidung mit dem Stuhl bei bekannter Fettaufnahme. Schwindet die Steatorrhö unter Gabe eines ausreichend hoch dosierten Pankreasfermentpräparates zu den Mahlzeiten nicht, so wird die Menge des Nahrungsfettes so weit reduziert, bis die Stuhlfettausscheidung im Bereich der Norm liegt oder der Norm nahe kommt.

> Bei der **Auswahl der Nahrungsfette** ist zu berücksichtigen, dass die Verdauung umso besser ist, je niedriger der Schmelzpunkt liegt.

Auch muss darauf hingewiesen werden, dass die pro Tag ausgenutzte Menge an Fett und Eiweiß in erheblichem Maße gesteigert werden kann, wenn man die Zufuhr erhöht (➤ Abb. 3.28).

In den seltenen Fällen, in denen sich eine Steatorrhö durch Reduktion des Fettanteils in Kombination mit einer Pankreasfermentsubstitution nicht ausreichend beseitigen lässt, gilt ein teilweiser Ersatz des Nahrungsfettes durch **MCT** (➤ Kap. 3.6.5) als angezeigt.

> Das Ergebnis einer kontrollierten Studie an Patienten mit einer ausgeprägten exkretorischen Pankreasinsuffizienz – mittlere Fettausscheidung im Stuhl über 20 g / Tag – stellt den Sinn des MCT-Einsatzes in Frage. Beim Vergleich von LCT und MCT ohne Pankreasfermentsubstitution lag die Stuhlfettausscheidung, wie zu erwarten, unter Gabe von LCT eindeutig höher. Wurde jedoch mit einem potenten mikroverkapselten Enzympräparat ausreichend hoch substituiert, so bestand zwischen der Stuhlfettausscheidung nach Gabe der beiden Fette kein Unterschied [45].

Die Nahrung bei Patienten mit chronischer Pankreatitis und exokriner Insuffizienz sollte gleichmäßig über den Tag verteilt in kleineren Portionen angeboten werden. Sie sollte schonend zubereitet (garen, dünsten) und leicht verdaulich sein und schwer aufschließbare, ballaststoffreiche pflanzliche Nahrungsmittel meiden (Ballaststoffe sind im Übrigen auch in der Lage, Enzympräparate zu binden). Bevorzugt wird eine kohlenhydratreiche Kost mit einem ausreichenden Proteinanteil. Alkohol sollte strikt und lebenslang gemieden werden.

Die verbliebene Restfunktion des Organs, die Enzymsubstitution und die Diät gewährleisten bei der

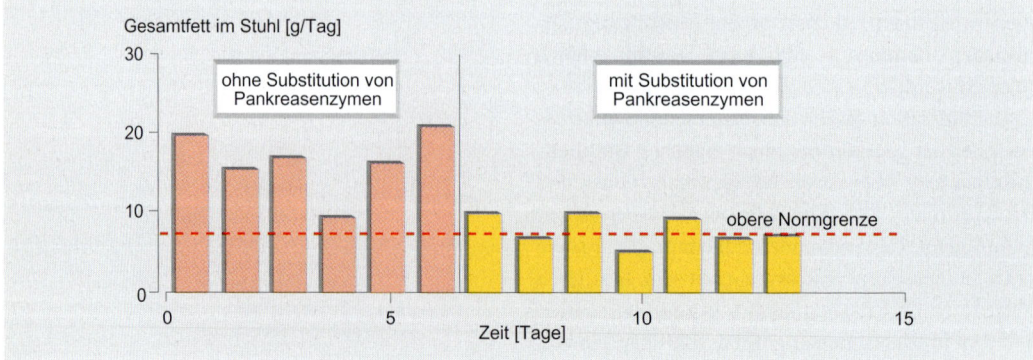

Abb. 3.27 Tägliche Fettausscheidung mit dem Stuhl bei einem Kranken mit exokriner Pankreasinsuffizienz als Folge einer chronischen Pankreatitis bei einer täglichen Fettzufuhr von 90–100 g.

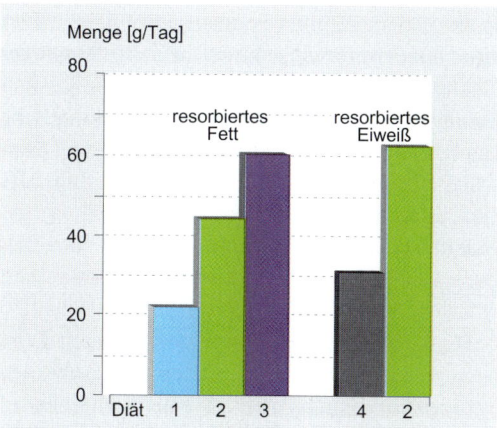

Abb. 3.28 Ausnutzung von Fett und Eiweiß bei Pankreasteilresektion in Abhängigkeit von der Zufuhr. Diät 1: 44 g Fett, 123 g Protein; Diät 2: 102 g Fett, 118 g Protein; Diät 3: 208 g Fett, 98 g Protein; Diät 4: 106 g Fett, 61 g Protein.

Mehrzahl der Kranken mit Pankreasinsuffizienz einen **ausreichenden Ernährungszustand** ohne wesentliche Beeinträchtigung durch abdominelle Beschwerden, Blähungen und Diarrhöen.

Bei Kranken mit ausgeprägter exokriner Pankreasinsuffizienz, die sich mit den genannten diätetischen und medikamentösen Maßnahmen nicht in eine ausgeglichene Energie- und Nährstoffbilanz bringen lassen, ist die zusätzliche Gabe einer **chemisch-definierten Formeldiät** angezeigt. Über entsprechende Beobachtungen wurde insbesondere bei Kindern mit einer Pankreasinsuffizienz auf dem Boden einer Mukoviszidose berichtet (➤ Kap. 3.6.4).

> Bei einer Untersuchung von Dutta u. Mitarb. [73] an 15 Patienten mit exokriner Pankreasinsuffizienz auf dem Boden einer chronischen Alkoholpankreatitis wurde bei 6 Kranken eine **Mangelversorgung mit fettlöslichen Vitaminen** nachgewiesen.
> Eine Unterversorgung fand sich insbesondere für die Vitamine A und E. Auch bei Kindern mit einer exkretorischen Pankreasinsuffizienz auf dem Boden einer Mukoviszidose kann es zu klinischen Zeichen eines Mangels an fettlöslichen Vitaminen kommen. So wurden Fälle mit neurologischen Funktionsstörungen durch einen **Vitamin-E-Mangel** und Störungen der Skelettmineralisation auf dem Boden einer **D-Hypovitaminose** beobachtet [43, 111].

Bei exkretorischer Pankreasinsuffizienz ist auch die **Vitamin-B$_{12}$-Resorption** (➤ Kap. 1) reduziert.

Verantwortlich hierfür sind wahrscheinlich die verminderte proteolytische Aktivität im oberen Dünndarm und der niedrigere pH-Wert als Folge einer verminderten Bikarbonatsekretion des Pankreas. Bei niedrigem pH-Wert hat Vitamin B$_{12}$ eine höhere Affinität zum R-Protein (Cobalophilin). Durch Proteolyse wird das Vitamin aus seiner Bindung an R-Protein freigesetzt, um sich dann an den proteolyseresistenten Intrinsic-Faktor anzulagern.

Eine optimale **Pankreasenzymsubstitution** normalisiert die bei der exkretorischen Pankreasinsuffizienz reduzierte Vitamin-B$_{12}$-Resorption.

Pankreatogener Diabetes

Bei fortgeschrittener chronischer Pankreatitis kommt es auch zu einer Beeinträchtigung der endokrinen Funktion des Organs, zu einem Diabetes mellitus. Den Diabetes mellitus als Folge eines Untergangs von Pankreasgewebe oder nach einer teilweisen bzw. totalen operativen Entfernung des Organs bezeichnet man als **pankreopriven Diabetes** (in der aktuellen Klassifikation des Diabetes mellitus [ADA / WHO 1997] zur Gruppe der anderen spezifischen Diabetes-mellitus-Typen gehörend).

Die Manifestation einer diabetischen Stoffwechsellage korreliert zu Schweregrad und Dauer der chronischen Pankreatitis. Eine pathologische Glucosetoleranz wird bereits bei einer Reduktion der Pankreasfunktion auf 30–40% beobachtet. Nach einer Verlaufszeit der chronischen Pankreatitis von 3–15 Jahren muss mit einer Häufigkeit des Diabetes mellitus von 30–70% gerechnet werden, bei kalzifizierenden Verlaufsformen in noch höherem Maße.

Etwa die Hälfte der Patienten mit chronischer Pankreatitis und diabetischer Stoffwechselstörung kann über längere Zeit mit einer Diättherapie geführt werden. Eine ausreichende Pankreasenzymsubstitution muss sichergestellt werden (enteroinsulinäre Achse). Sämtliche orale Antidiabetika sind wegen eines hohen Nebenwirkungsrisikos (u.a. Hypoglykämie, abdominelle Beschwerden) nicht sinnvoll einsetzbar. Daher sind bei unzureichendem Effekt einer Diabetesdiät regelmäßige Insulininjektionen nicht zu umgehen.

Totale Pankreatektomie

Eine besonders exakte diätetische Betreuung und Pankreasenzymsubstitution ist nach der totalen operativen Entfernung des Pankreas, der totalen Pankreatektomie, erforderlich.

> Diät, **Pankreasenzym-** und **Insulinsubstitution** gewährleisten, wie ➤ Abb. 3.29 als Beispiel zeigt, auch bei völligem Fehlen des Organs nach einer gewissen Zeit der Adaptation ein normales Körpergewicht.

80–100 g Fett werden bei hoch dosierter Pankreasenzymgabe meist ausreichend utilisiert. Eine völlige Normalisierung der Stuhlfettausscheidung lässt sich jedoch nicht erreichen. Bei dieser weitgehend normalen Ausnutzung des Nahrungsfettes ist auch die **Versorgung** des Organismus **mit fettlöslichen Vitaminen** gewährleistet, wie durch Vitamin-A-Bestimmungen im Serum und Kontrolle der Blutgerinnung als Maß für die Vitamin-K-Resorption gezeigt werden konnte.

> Ein teilweiser Ersatz des Nahrungsfettes durch **MCT** verbesserte die Fettbilanz im vorliegenden Falle nicht wesentlich (➤ Abb. 3.30).
> Auch bei der totalen Pankreatektomie wird, wie bei der Therapie der chronischen Pankreatitis bereits besprochen, davon ausgegangen, dass eine optimale Pankreasfermentsubstitution den Einsatz von MCT meist überflüssig macht.

Es ist bekannt und wird auch an dem in ➤ Abb. 3.27 dargestellten Befund demonstriert, dass es bei totaler Pankreatektomie ohne Fermentsubstitution nie zu einer hundertprozentigen Ausscheidung des mit der Nahrung aufgenommenen Fettes im Stuhl kommt. Verantwortlich hierfür ist eine **nicht pankreatische lipolytische Aktivität,** die sich im Magen- und Duodenalsaft nachweisen lässt. Die Lipase wird im Magen (Magenlipase), möglicherweise auch in der Mundhöhle (linguale Lipase), sezerniert. Ihre Bildung kann offenbar bei exkretorischer Pankreasinsuffizienz kompensatorisch gesteigert werden [40].

Die **Ausnutzung von Eiweiß** und **Stärke** ist dann, wenn es unter Substitution mit den handelsüblichen Pankreasenzympräparaten zu einer weitgehenden Normalisierung der Fettausnutzung kommt, nur wenig oder nicht herabgesetzt, sodass ihre Zufuhr mit der Nahrung frei gewählt werden kann.

Pankreasfisteln

✚ 048 Text: Pankreasfisteln

3.6.3 Ernährungsfaktoren und Entstehung von Pankreaserkrankungen

Seit langer Zeit diskutiert, aber nur schwer zu belegen ist die Annahme, dass Ernährungsfaktoren die Entstehung sowohl der akuten und chronischen Pankreatitis als auch des Pankreaskarzinoms begünstigen. Ein Hinweis auf einen solchen möglichen Kausalzusammenhang bei der **akuten Pankreatitis** ist die Tatsache, dass sie in Notzeiten vergleichsweise selten beobachtet wird. Ursache dafür könnten

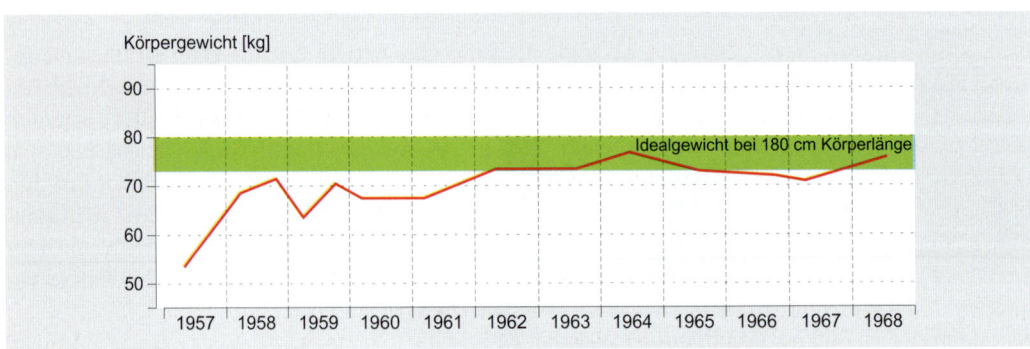

Abb. 3.29 Verhalten des Körpergewichts bei einem total pankreatektomierten Mann unter Pankreasferment- und Insulinsubstitution und einer Diät mit ca. 2700 Kalorien täglich bei einer täglichen Fettzufuhr von 80–100 g.

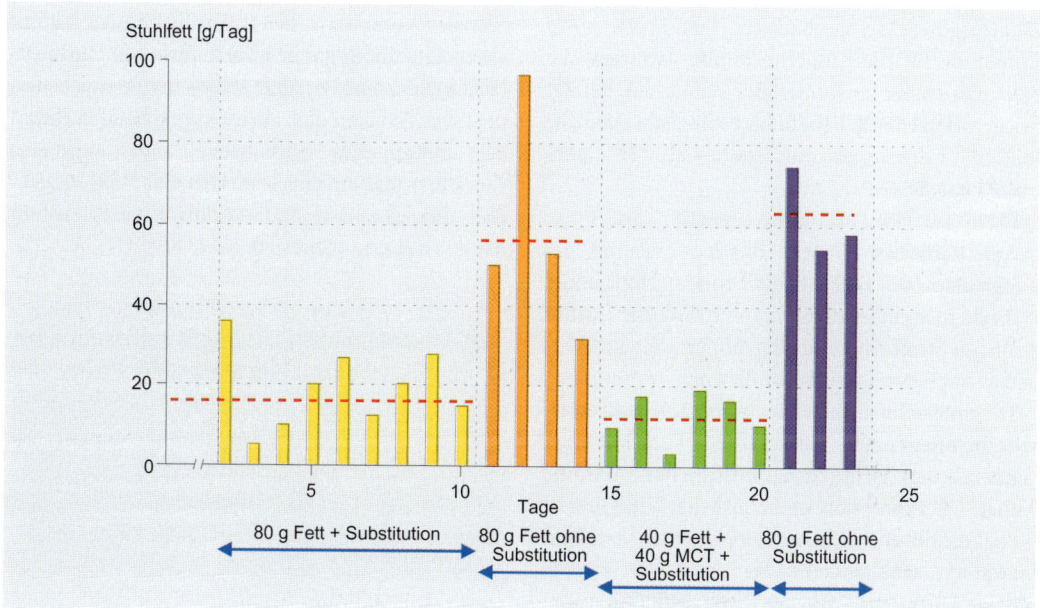

Abb. 3.30 Tägliche Fettausscheidung mit dem Stuhl bei totaler Pankreatektomie unter einer täglichen Fettzufuhr von 80 g mit und ohne Pankreasfermentsubstitution und bei teilweisem Ersatz des Nahrungsfettes durch MCT.

die mit einer Hypertriglyceridämie (Typ IV und V, ➤ Kap. 4.4) einhergehenden Fettstoffwechselstörungen sein, die in ihrer Manifestation durch eine **hyperkalorische Ernährung** begünstigt werden.

Im Tierversuch ließen sich besonders an Hunden schwere Verlaufsformen der Pankreatitis experimentell dann auslösen, wenn die Tiere fettreich ernährt wurden.
Eine internationale, in 16 Ländern durchgeführte Studie ergab eine positive Korrelation zwischen der Fett-, Protein- und Gesamtenergiezufuhr und der Häufigkeit akuter Pankreatitiden.

Dieses Ergebnis stimmt mit der allgemeinen Erfahrung überein, dass die akute Pankreatitis bei **Adipösen** häufiger vorkommt.

Auch bei der häufig durch Alkohol induzierten chronischen Pankreatitis scheinen neben hereditären auch Ernährungsfaktoren begünstigend zu wirken. Untersuchungen in Frankreich und Brasilien ergaben bei Kranken mit chronischer **Alkoholpankreatitis** im Vergleich zu Kontrollpersonen einen signifikant höheren Eiweiß- und Fettverzehr, sodass angenommen wird, ein hoher Anteil dieser beiden Nährstoffe in der Kost begünstige die Entwicklung der Alkoholpankreatitis.

Die Häufigkeit des **Pankreaskarzinoms** hat im Laufe der letzten 60 Jahre in den westlichen Industrieländern kontinuierlich zugenommen. Es nimmt jetzt bei den Krebssterbefällen in Deutschland nach Bronchial-, Dickdarm-, Prostata- und Magenkrebs bei Männern die 5. Stelle und nach Brust-, Dickdarm- und Bronchialkrebs bei Frauen die 4. Stelle ein (Robert-Koch-Institut 2006). In den USA betrug beispielsweise die Inzidenz im Jahre 1920 2,9, im Jahre 1979 9,0 und liegt derzeit bei 10/100 000 der Bevölkerung pro Jahr [109]. Die Inzidenzraten für Westeuropa sind vergleichbar.

Es ist naheliegend, anzunehmen, dass **Umwelt-** und insbesondere **Ernährungsfaktoren** für die Häufigkeitszunahme verantwortlich sind (➤ Kap. 16).

3.6.4 Mukoviszidose (zystische Fibrose)

Ätiologie und Klinik

Die Mukoviszidose **(zystische Pankreasfibrose)**, eine Erbkrankheit, bei der Drüsen mit äußerer Sekretion (Bauchspeicheldrüse, Schweißdrüsen, Drüsen der Bronchialschleimhaut, des Dünndarms, der Gallenwege u.a.) ein pathologisch zusammengesetztes, zähflüssiges Sekret produzieren, hat überwiegend Bedeutung für die Kinderheilkunde. Während die Patients früher im Kinderalter verstarben, beträgt bei den derzeitigen Behandlungsmöglichkeiten die mittlere Lebenserwartung mehr als 30 Jahre (➤ Abb. 3.31).

➕ 049 Text: Mukoviszidose (Genetik, Klinik)

Am **Pankreas** entsteht durch Verlegung des Gangsystems mit zähem Schleim und nachfolgender zystischer Organdegeneration eine exokrine Insuffizienz mit Steatorrhö und Diarrhö, im weiteren Verlauf auch eine endokrine Insuffizienz.

Die unterschiedlich stark ausgeprägte **exkretorische Insuffizienz** des Pankreas geht auch mit einer **verminderten Ausnutzung fettlöslicher Vitamine** einher. Die Resorption wasserlöslicher Vitamine ist bis auf die des ebenfalls von der exkretorischen Pankreasfunktion abhängigen Vitamins B_{12} (➤ Kap. 1) normal. Unabhängig von der Pankreasfunktion weisen Mukoviszidosekranke häufig erniedrigte Blutspiegel essentieller Fettsäuren auf.

Mukoviszidosekranke Kinder leiden unter einer erheblichen **Störung der Größen- und Gewichtsentwicklung.** Dabei bestimmt der nutritive Status auch ganz wesentlich das pulmonale Geschehen und das Überleben.

Der **Energiebedarf** betroffener Kinder liegt deutlich über den Empfehlungen für entsprechende Altersgruppen. Im Mittel müssen zur Bedarfsdeckung zusätzlich 15% zur Kompensation der exkretorischen Pankreasinsuffizienz und 10–20% zur Kompensation des Energiemehrbedarfs infolge der pul-

monalen Komplikationen (Exazerbation der chronischen Entzündung, erschwerte Atmung, Hustenattacken) berechnet werden, sodass der Energiebedarf um etwa 35% über dem altersentsprechenden Bedarf liegt und um etwa 50% höher sein muss, wenn eine Gewichtszunahme erzielt werden soll [178]. Gegenüber diesem Bedarf ist die spontane Energiezufuhr häufig zu gering (Übersicht bei [349]).

> Bei einer **Subgruppe** von 10–15% wird das exokrine Pankreas nur **geringgradig geschädigt,** sodass es zu keiner relevanten Funktionseinbuße und somit keiner Steatorrhö kommt. Charakteristisch für diese Variante ist weiterhin eine geringere Beeinträchtigung der Lungenfunktion, eine niedrigere Elektrolytkonzentration im Schweiß und eine späte Manifestation der klinischen Symptomatik, was insgesamt eine bessere Prognose zur Folge hat [253].

Ernährungstherapie*

Die unbehandelte Mukoviszidose geht mit einer erheblichen **Verzögerung der körperlichen Entwicklung** einher. Die Ursache der unter der Norm liegenden Körperlänge und das geringere Körpergewicht wurde früher von vielen Autoren in einer genetischen Abnormität bei dieser Erkrankung gesehen und meist nicht als Folge unzureichender Ernährung interpretiert [95].

> Corey et al. [60, 61] in Toronto konnten jedoch eindeutig zeigen, dass gezielte diätetische Maßnahmen zu einer weitgehend normalen körperlichen Entwicklung führen. Die bis zum Bekanntwerden dieser Studien empfohlene fettarme Diät deckte nur etwa 80–90% des Energiebedarfs der Kinder.

In den genannten Untersuchungen wurde versucht, durch einen **hohen Anteil an Fetten langkettiger Fettsäuren** in der Diät den Energieverlust in Form von Fett mit dem Stuhl zu kompensieren. Mit einem

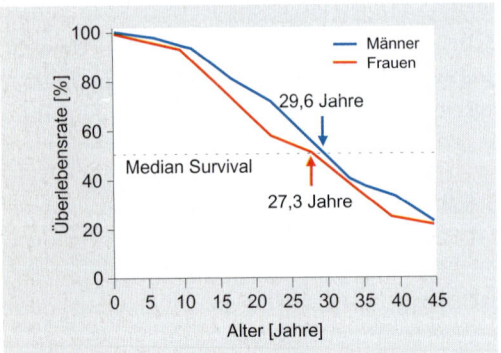

Abb. 3.31 Überlebenskurven für weibliche und männliche Patienten mit zystischer Pankreasfibrose. Daten des Patientenregisters der amerikanischen CF-Foundation, 1993 (zit. nach Koletzko [168]).

---

* Mukoviszidose e.V. Bundesverband Selbsthilfe bei Cystischer Fibrose (CF), In den Dauen 6, 53117 Bonn, www.muko.info.

Fettanteil von 40% an der Gesamtenergiezufuhr kann mit einer solchen Kost im Mittel eine Energieaufnahme von 113% der empfohlenen Energiezufuhr erreicht werden (Lit. bei [95, 225]).

Eine weitgehend optimale Nutzung des oral aufgenommenen Fettes erfordert eine hoch dosierte, sich an der Stuhlfettausscheidung orientierende **Substitution mit Pankreasenzympräparaten** [189].

Trotz Verwendung mikroverkapselter säureresistenter Pankreasenzympräparate werden bei großer interindividueller Varianz häufig noch etwa 20% und mehr des Nahrungsfettes und hiermit ein Teil der fettlöslichen Vitamine mit dem Stuhl ausgeschieden. Für Patient und Eltern ist eine Kontrolle schwierig. Ein auffälliger Stuhlgeruch weist oft eher auf eine Proteinmaldigestion hin. So ist es immer noch schwierig, bei dem hohen Energiebedarf eine ausgeglichene Energiebilanz zu erreichen.

Die Enzymsubstitution ist offenbar wegen **schlechter Bioverfügbarkeit der Präparate** schwierig. Es sind im Vergleich zur exkretorischen Pankreasinsuffizienz anderer Genese extrem hohe Dosen erforderlich, um eine einigermaßen zufriedenstellende Ausnutzung zu erreichen (Lit. bei [168]). Hierbei besteht die Gefahr der Entwicklung einer fibrosierenden Kolonerkrankung. Daher sollte die Enzymsubstitution eine Dosis von 10 000 Lipase-Einheiten / kg / Tag nicht überschreiten, wobei mit einem Viertel der Höchstdosis begonnen wird. Enzympräparate aus Bakterien oder Pilzen sind im klinischen Einsatz weniger effektiv, außerdem enthalten sie nur lipolytische Valenzen.

Der trotz exkretorischer Pankreasinsuffizienz hohe Anteil von 40% der Energie in Form von Fett bei nur 40% Energie in Form von Kohlenhydraten und 20% Energie in Form von Eiweiß in der Ernährung des Mukoviszidosekranken hat neben der möglichst optimalen Deckung des Energiebedarfs den Vorteil, dass bei der hohen Deckung des Energiebedarfs durch Fett relativ wenig Kohlendioxid anfällt. Dadurch wird das Atemminutenvolumen und folglich die Atemarbeit bei der ohnehin reduzierten Lungenfunktion vergleichsweise wenig belastet (➤ Kap. 10.3 u. ➤ 18.3.3).

Energiedichte orale **Nahrungssupplemente** sind eine gute Option, wenn eine normale Ernährung nicht ausreicht. Bewährt hat sich auch ein (üblicherweise nächtlicher) enteraler Ernährungssupport mittels nasaler oder perkutaner Magensonde. Hiermit werden bis zu 50% des täglichen Energiebedarfs gedeckt. Appliziert werden Nährstoff-definierte bilanzierte Diäten. Der initiale Therapieerfolg ist gut, noch unklar sind die Ergebnisse bei der Langzeitanwendung und bei weit fortgeschrittener Erkrankung. Eine parenterale Ernährung ist nur ausnahmsweise erforderlich.

Eine **Substitution fettlöslicher Vitamine** (A, D, E, K) sollte gemäß Blutspiegelkontrolle bzw. nach klinischem Bedarf erfolgen. Die routinemäßige Substitution von wasserlöslichen Vitaminen wird nicht allgemein befürwortet. Im Hinblick auf den Mineral- und Spurenelementhaushalt ist eine Calciumsubstitution bei meist vorhandener niedriger Knochendichte sinnvoll. Eine Supplementierung mit Eisen, Zink und Selen ist nur bei nachgewiesenem Mangel indiziert.

Diskutiert wird die Rolle **freier Radikale** im Hinblick auf Krankheitsverlauf und therapeutische Beeinflussbarkeit mit Nahrungsergänzung. Es ist davon auszugehen, dass als Folge chronischer Bronchialinfekte so viele freie Radikale anfallen, dass sich ein Defizit an Antioxidanzien ungünstig auswirkt.

> Da mit großer Wahrscheinlichkeit dem **Vitamin E** als Schutz vor oxidativen Schäden des Lungengewebes bei zystischer Fibrose eine besondere Bedeutung zukommt, wurde die Konzentration dieses fettlöslichen Vitamins in Erythrozyten untersucht. Sie lag bei fast allen Patienten unterhalb des Normbereiches. Nach Supplementierung mit 100 mg Vitamin E täglich normalisierten sich die Konzentrationen [227].
> Auch durch Supplementierung von β-Carotin (0,5 mg β-Carotin pro kg Körpergewicht / Tag) konnte die β-Carotinkonzentration im Plasma und in bestimmten Lipoproteinfraktionen signifikant gesteigert werden. Gleichzeitig kam es zu einem Abfall von Parametern, die als Indikator für oxidativen Stress dienen (Lit. bei [320, 321], weitere Informationen bei [309]).

Bei Kindern wie Erwachsenen mit Mukoviszidose ist eine fortlaufende klinische und ernährungsmedizinische Überwachung unabdingbar, um ggf. frühzeitig adäquate Therapiemaßnahmen einleiten zu können. Kinder mit einem BMI unterhalb der 25. Perzentile gelten bereits als Risikokandidaten.

3.6.5 Die Bedeutung von Triglyceriden mittelkettiger Fettsäuren (MCT) für die diätetische Behandlung gastroenterologischer Erkrankungen

Der teilweise Ersatz von Fetten langkettiger Fettsäuren (LCT) durch Fette mittelkettiger Fettsäuren (MCT) (➤ Abb. 1.7) bei einer Reihe gastroenterologischer Erkrankungen beruht auf folgenden Eigenschaften der MCT:

- MCT werden unter dem Einfluss von Pankreaslipase schneller im Dünndarm hydrolysiert als LCT.
- Die Gegenwart von Gallensalzen ist für die Resorption von MCT nicht erforderlich.
- MCT können als intakte Moleküle resorbiert und anschließend in der Darmwand hydrolysiert werden.
- Der Dünndarm hat eine größere Resorptionskapazität für MCT als für LCT.
- Mittelkettige Fettsäuren werden über das Pfortaderblut und nicht über die intestinale Lymphe abtransportiert.
- Eine Chylomikronenbildung ist zum Abtransport von MCT aus der Darmwand nicht erforderlich.
- Mittelkettige Fettsäuren werden schneller im Gewebe oxidiert als langkettige Fettsäuren.
- Die Aufnahme von MCT in die Mitochondrien zur β-Oxidation erfolgt unabhängig von Carnitin.

> Bei den mit einem Malassimilationssyndrom einhergehenden gastroenterologischen Erkrankungen ist vorwiegend die **Ausnutzung des Nahrungsfettes** vermindert. Dadurch gelangen nicht resorbiertes Fett und Fettspaltprodukte in tiefere Darmabschnitte, wo sie über eine Stimulation der Peristaltik die Darmpassage beschleunigen und abdominelle Beschwerden auslösen.

Darüber hinaus kommt es je nach Ausmaß der Fettresorptionsstörung zu einer **negativen Energiebilanz** und damit zur Gewichtsabnahme.

Die Folge des Abtransports mittelkettiger Fettsäuren mit dem Pfortaderblut ist ein geringerer Lymphaustritt in das Darmlumen und damit ein geringerer intestinaler Eiweißverlust bei der exsudativen Enteropathie. **Indiziert** sind MCT wegen des geringen

Austritts von Lymphe aus den Lymphgefäßen auch beim Chylothorax und bei der Chylurie [12].

Vergleichende Untersuchungen zur Wirkung von Fetten mittel- und langkettiger Fettsäuren auf die **Gallenblasenkontraktion** und die hierdurch bedingte Abgabe von Gallenflüssigkeit an den Dünndarm haben gezeigt, dass MCT einen vergleichsweise geringen Effekt haben.

Die nach MCT geringere Gallensalzkonzentration im Darmlumen dürfte auch die bei Darmerkrankungen häufige **Diarrhö** positiv beeinflussen. Das trifft insbesondere für die chologene Diarrhö zu [176].

> Bei der praktischen Anwendung von MCT, die als Öl und Margarine im Handel sind, muss beachtet werden, dass der **Energiegehalt** – nur 34,9 kJ / g (8,3 kcal / g) beträgt – im Unterschied zu 39,1 kJ / g (9,3 kcal / g) bei LCT. MCT sollten, da sie bei stärkerem Erhitzen (über 200 °C) zerfallen, den Speisen nach dem Kochen oder Braten zugesetzt werden.

Der Ersatz von LCT durch MCT muss langsam erfolgen, da bei plötzlicher Verabreichung großer Mengen MCT Nebenwirkungen – vor allem abdominelle Schmerzen, Erbrechen und Kopfschmerzen – auftreten können. Bei **langsamer Steigerung** der Tagesmenge werden 100–150 g MCT beschwerdefrei toleriert.

Der **Bedarf an essentiellen Fettsäuren** muss durch zusätzliche Gabe eines entsprechenden Fettes bzw. den Zusatz eines solchen Fettes zu der aus MCT hergestellten Margarine gedeckt werden. Einige kommerzielle Produkte haben dies in ihrer Rezeptur bereits berücksichtigt.

Fettlösliche Vitamine werden bei Gabe von MCT ausreichend resorbiert [148] (praktische Hinweise zum Gebrauch von MCT ➤ Kap. 1.3).

3.7 Leber und Gallenwege

Physiologie und Pathophysiologie

Die Leber ist das **zentrale Stoffwechselorgan.** Sie:
- synthetisiert Aminosäuren, Gallensalze, Cholesterin, Phospholipide und Proteine

- baut Aminosäuren ab
- speichert Nährstoffe, insbesondere Glykogen und Vitamine
- entgiftet mit der Nahrung zugeführte und im Organismus entstehende Toxine.

Außerdem besitzt die Leber eine **exokrine Funktion,** die darin besteht, Gallenflüssigkeit zu produzieren und über das intra- und extrahepatische Gallengangsystem in das Duodenum auszuscheiden.

Neben diesen an die eigentlichen Leberzellen gebundenen Funktionen finden sich in der Leber ebenso wie in Lymphknoten und Milz retikuloendotheliale Zellen (Kupffer-Sternzellen), mit denen das Organ auch an der **allgemeinen Abwehrfunktion** beteiligt ist.

Im Folgenden sollen die für die Ernährungsphysiologie und das Verständnis diätetischer Maßnah-

men bei Lebererkrankungen wichtigsten Partialfunktionen besprochen werden (Details müssen in Lehrbüchern der Physiologie und Pathophysiologie nachgelesen werden).

Das vom Dünn- und Dickdarm zurückströmende venöse Blut sammelt sich zusammen mit dem venösen Blut von Magen, Milz und Pankreas in der **Pfortader** (Vena portae), die zur Leber zieht und nach einer Aufteilung in ein Kapillarsystem die Leber wieder als **Lebervene** verlässt, ein Gefäß, das in die untere **Hohlvene** mündet (**>** Abb. 3.32).

Mit dem Pfortaderblut werden sämtliche resorbierten **Nährstoffe,** außer den wenigen, die auf dem Lymphweg abtransportiert werden – insbesondere die Triglyceride langkettiger Fettsäuren in Form von Chylomikronen – und die im Darm produzierten und resorbierten **Toxine** zur Leber transportiert. Die

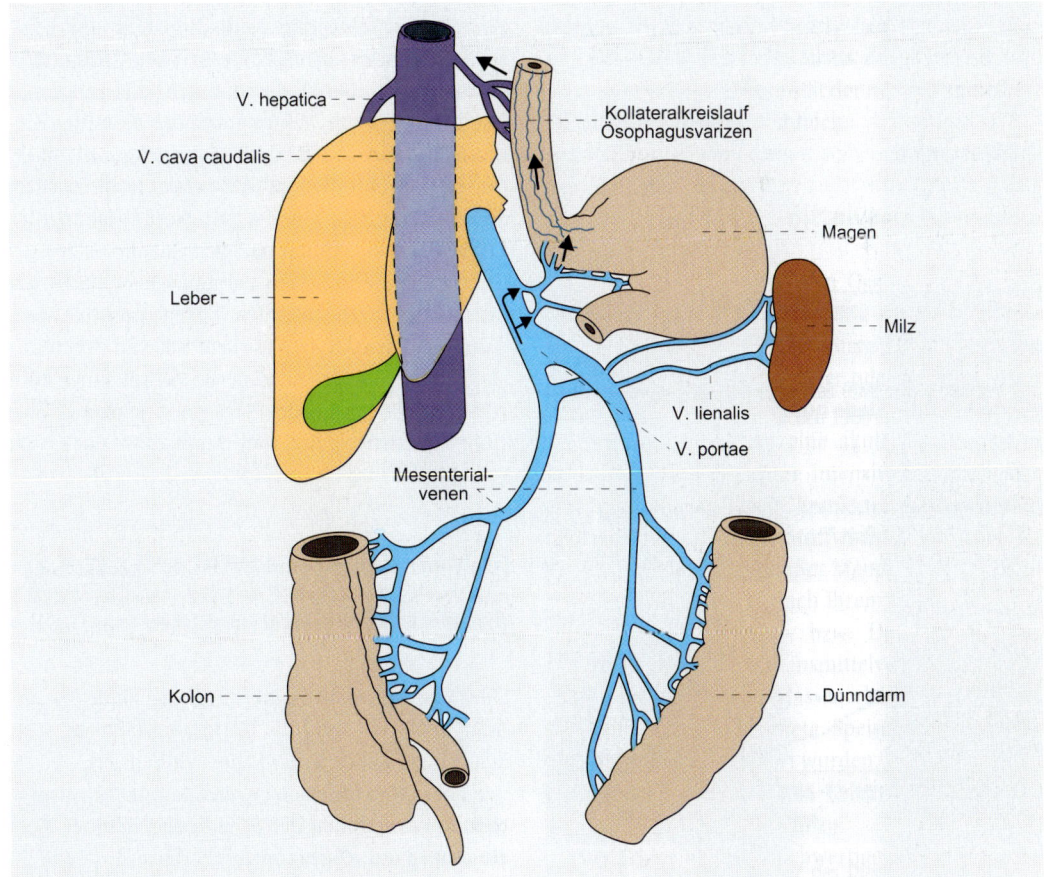

Abb. 3.32 Schematische Darstellung des Pfortaderkreislaufs und eines Kollateralkreislaufs zwischen Pfortader und unterer Hohlvene (Vena cava caudalis).

3

mit dem Pfortaderblut zur Leber gelangenden Nährstoffe werden zum Teil schon beim ersten Durchgang durch das Organ eliminiert und in den Stoffwechsel eingeschleust. Das Gleiche gilt für die insbesondere beim bakteriellen Eiweißabbau im Darm anfallenden Toxine, die somit nicht in den Körperkreislauf gelangen.

Die anflutenden Monosaccharide Glucose, Fructose und Galaktose werden zum Teil in **Glykogen** umgewandelt und gespeichert. Dieser Umwandlungsvorgang läuft bei Fructose etwa doppelt so schnell ab wie bei Glucose. Die Fähigkeit der Leber und der Muskulatur, das Polysaccharid Glykogen zu speichern, ist jedoch relativ gering.

Beim Erwachsenen beträgt die maximal **gespeicherte Menge** etwa 300–400 g. Entsprechend schnell sind bei Nahrungskarenz die Glykogendepots aufgebraucht. Glykogen als hydrophile Substanz kann nur zusammen **mit Wasser** in der Zelle gelagert werden. Speicherglykogen enthält daher nur etwa 4–8 kJ / g (1–2 kcal / g).

Fett eignet sich wesentlich besser zur **Energiespeicherung,** da es als hydrophobe Substanz ohne gleichzeitige Einlagerung von Wasser in der Zelle gespeichert werden kann.

> Nach Mobilisierung der Glykogendepots hat das Organ die Möglichkeit, durch **Gluconeogenese,** insbesondere aus Aminosäuren und Glycerin, Glucose zu bilden und für die Energiegewinnung zur Verfügung zu stellen.

Eine wichtige Funktion kommt der Leber im **Proteinstoffwechsel** zu. Eine Eiweißspeicherung, vergleichbar der von Glykogen oder Vitamin A, erfolgt nicht.

> Lebt der Organismus jedoch unter Eiweißmangelbedingungen, so kommt es zuerst in der Leber schnell zu einer **Mobilisation von Proteinen** und folglich zu einer Verringerung des Proteingehaltes und des Lebergewichts, bevor der Eiweißgehalt anderer Organe bzw. des Plasmas abnimmt.

Die mit dem Pfortaderblut zur Leber transportierten Aminosäuren werden, soweit sie nicht der Proteinsynthese dienen, durch **nicht dehydrierende Des-**aminierung oder durch **Transaminierung** in α-Ketosäuren überführt. Durch oxidative Decarboxylierung entstehen aus ihnen Fettsäure-CoA-Thioester. In dieser Form können sie entweder zur Energiegewinnung zu Kohlendioxid und Wasser oxidiert oder in Ketokörper, Fettsäuren oder Glucose umgewandelt werden. Die Reaktion wird durch eine Dehydrase mit Pyridoxalphosphat als Coenzym katalysiert. Die Transaminierung erfolgt mit Hilfe spezifischer Enzyme, den sog. Transaminasen. Das Coenzym dieser Enzyme ist Pyridoxalphosphat (Vitamin B_6, ➤ Kap. 1.7.2).

Das bei der **Desaminierung** von Aminosäuren und bei der Eiweißfäulnis im Darm anfallende **Ammoniak** wird im Blut gelöst. Beim Gesunden erreicht es eine Serum-Konzentration von etwa 80 µg / 100 ml. Steigt die Ammoniakkonzentration im Serum wesentlich über diesen Wert an, so wirkt es neurotoxisch. (Mit dem klinischen Bild neurologischer Störungen korreliert die arterielle Ammoniakkonzentration eher als die venöse; bei der Laboranalyse ist eine rasche Verarbeitung der Blutprobe wesentlich.) Während die Bedeutung des Ammoniaks, dessen Konzentration im Blut bei der fortgeschrittenen Leberzirrhose ansteigt, für die Entstehung des Leberkomas zuletzt nur nachgeordnet gesehen wurde, weisen die aktuellen pathophysiologischen Erkenntnisse zur hepatischen Enzephalopathie dem Ammoniak wieder eine stärkere Rolle zu. Ammoniak führt zusammen mit anderen Neurotoxinen zum entscheidenden Gliaödem, das eine gravierende Störung der neuronalen Kommunikation nach sich zieht [110].

> Die **Elimination des Ammoniaks** aus dem Körper erfolgt in Form von Harnstoff, der in der Leber aus Ammoniak und Kohlendioxid synthetisiert wird.

Sämtliche **Plasmaproteine** – mit Ausnahme der Immunglobuline – und die Gerinnungsfaktoren werden ausschließlich in der Leber synthetisiert.

Ist die **Leberfunktion gestört,** kommt es entsprechend dem Ausmaß der Schädigung zu einer **Verringerung der Plasmaproteine,** die sich besonders bei den Plasma-Albuminen deutlich bemerkbar macht. Darüber hinaus führt eine Leberzellschädigung zu einer Verringerung der Lipoproteinkonzentration im Serum und zu einem **Abfall der Gerinnungsfaktoren.**

Die Aufgabe der Leber im **Fettstoffwechsel** (➤ Abb. 1.7) besteht darin, Fettsäuren aus dem Plasma aufzunehmen, zu reverestern und in Form von Triglyceriden an Lipoproteine gebunden wieder in das Blut abzugeben, Fettsäuren zu metabolisieren und zu synthetisieren. Als Ausgangssubstanz dient das beim Abbau von Kohlenhydraten und Aminosäuren anfallende Acetyl-CoA. Der Organismus kann neben gesättigten auch einfach ungesättigte Fettsäuren (Monoensäuren) synthetisieren, nicht hingegen Fettsäuren mit zwei und mehr Doppelbindungen (Polyensäuren).

Aus der Gruppe der **Lipide** werden in der Leber weiterhin Phospholipide und Cholesterin synthetisiert.

Eine ernährungsphysiologisch bedeutsame Funktion der Leber ist auch die **Speicherung** bestimmter Nährstoffe, insbesondere der Vitamine A, D, E, K, B_{12} und des Glykogens. Vor allem die **fettlöslichen Vitamine** werden in erheblichem Ausmaß gespeichert. Die angelegten Depots können dann, wenn keine Zufuhr mit der Nahrung erfolgt, über lange Zeit eine normale Konzentration des Vitamins im Serum aufrechterhalten und den Bedarf decken.

> Von praktischer Bedeutung sind die Vitamin-B_{12}-Depots der Leber.
> Wird die Resorption des mit der Nahrung aufgenommenen **Vitamins B_{12}** infolge einer Magenresektion (und damit durch Wegfall der Intrinsic-Factor-Produktion) oder einer Resektion des terminalen Ileums (und somit durch den Verlust des Resorptionsortes) unmöglich bzw. stark eingeschränkt, so stellen sich erst nach mehreren Monaten Vitamin-B_{12}-Mangelerscheinungen ein. In der Zwischenzeit wird der Vitamin-B_{12}-Bedarf durch Mobilisieren der Vitamin-B_{12}-Depots in der Leber gedeckt.

Gallesekretion

Die Gallenflüssigkeit wird von den Leberzellen sezerniert und über das intra- und extrahepatische Gallengangsystem zum Duodenum transportiert. Ihre **Hauptbestandteile,** deren Konzentrationen großen Schwankungen unterliegen, sind neben Wasser und Elektrolyten **Gallensalze, Bilirubin,** **Cholesterin** und **Phospholipide.** Pro Tag werden vom Erwachsenen maximal 1000–1200 ml Gallenflüssigkeit produziert. Bei den Gallensalzen handelt es sich um die Natrium- und Kaliumsalze der an Glycin (Glykokoll) bzw. Taurin gekoppelten Gallensäuren.

➕ 050 Text: Enterohepatischer Kreislauf

Cholesterin wird in der Leber aus Acetyl-CoA synthetisiert und sowohl in das Blut als auch in die Gallenflüssigkeit abgegeben. Die pro Tag mit der Gallenflüssigkeit in den Darm ausgeschiedene Menge an Cholesterin liegt bei etwa 1 g. Es dient in der Leber als Ausgangssubstanz für die **Gallensäuresynthese** und in verschiedenen inkretorischen Drüsen als Grundstoff für die **Hormonsynthese.**

Der vierte der genannten Hauptbestandteile der Gallenflüssigkeit, das **Phospholipid,** wird ebenfalls in der Leber synthetisiert. Das Verhältnis der einzelnen Gallenbestandteile zueinander ist von großer Wichtigkeit für die Stabilität der Lösung, wobei den Phospholipiden eine besondere Bedeutung zukommt.

Kristallisieren Gallensalze, Bilirubin oder Cholesterin aus, so bilden sich **Gallensteine.**

Die Ernährung hat einen deutlichen Einfluss auf die Konzentration der Einzelkomponenten und damit die Stabilität der Gallenflüssigkeit. Epidemiologische und klinisch-experimentelle Befunde belegen die Bedeutung der Ernährung für die Zusammensetzung der Gallenflüssigkeit und damit das Risiko der Gallensteinbildung (➤ Kap. 3.7.9).

3.7.1 Virushepatitis (Hepatitis infectiosa, akute Hepatitis)

Ätiologie

Virushepatitiden gehören weltweit zu den häufigsten Infektionskrankheiten. Mittlerweile konnten folgende Erreger der Hepatitis identifiziert werden: Hepatitis-A-Virus (HAV), Hepatitis-B-Virus (HBV), Hepatitis-C-Virus (HCV), Hepatitis-D-Virus (HDV) und das Hepatitis-E-Virus (HEV). Serologische Nachweis- und Differenzierungsverfahren stehen zur Verfügung. Andere Hepatitis-Viren (Hepatitis-GB-Viren A–C [HGBV], Hepatitis-G-Virus [HGV] u.a.) spielen derzeit klinisch keine Rolle.

Hepatitis-Viren können sowohl **oral** aufgenommen (Hepatitis A und E) als auch **sexuell, perinatal** und **parenteral** (Hepatitis B, C und D) übertragen werden.

✚ 051 Text: Akute Hepatitis (Verlauf, Klinik)

> Abgesehen von der Übertragung von Hepatitis-Viren durch Trinkwasser und Lebensmittel bestehen keine Beziehungen zur Ernährung.

Ernährungstherapie

Mit einer leichten Vollkost soll die optimale Deckung des Energie- und Nährstoffbedarfs gewährleistet werden. Insbesondere die in der Frühphase der Erkrankung **häufigen Intoleranzen** sind zu berücksichtigen. Früher propagierte spezielle Kostformen (Leberschonkost) sind ohne Wert.

Alkohol sollte gemieden werden. Die Verordnung von Bettruhe (verbesserte Leberdurchblutung im Liegen) ist umstritten, wahrscheinlich ist leichte körperliche Tätigkeit für den Gesamtorganismus eher förderlich.

3.7.2 Chronische Hepatitis

> Als chronische Hepatitis bezeichnet man eine über mindestens sechs Monate bestehende, häufig langsam fortschreitende und mit einem ständigen Untergang von Leberzellen einhergehende Entzündung der Leber.

Ätiologie

Eine chronische Hepatitis entsteht auf dem Boden einer Hepatitis B, C oder D, von Autoimmunvorgängen, toxischen Einwirkungen oder erblichen Stoffwechselerkrankungen.

✚ 052 Text: Chronische Hepatitis (Klinik)

Ernährungstherapie

Es gelten die gleichen Regeln wie bei der akuten Hepatitis.

> Ausgehend von der Tatsache, dass Vitamin E im Tierversuch vor Leberschäden durch oxidativen Stress schützt und sich bei Patienten mit schwerer Verlaufsform einer Virushepatitis niedrige Vitamin-E-Plasma-Konzentrationen finden, wurden 23 Patienten mit einer chronischen Hepatitis C, die nicht auf eine α-Interferon-Therapie ansprachen, in einer doppelblind-placebokontrollierten Studie während 12 Wochen mit 2 × täglich 400 IU α-Tocopherol behandelt. Bei 11 von 23 Patienten verbesserten sich die Aktivitätsparameter signifikant.

Das Ergebnis spricht dafür, **Vitamin E,** das in der genannten Dosierung untoxisch ist, als supportive Therapie in das Behandlungskonzept einzubeziehen [120]. Eine allgemeine Empfehlung seitens der Fachgesellschaften für dieses Vorgehen besteht indessen nicht.

3.7.3 Leberzirrhose

> Bei einem langsam fortschreitenden Untergang von Leberzellen und einem Einsprossen von Bindegewebe entwickelt sich eine Leberzirrhose. Die Läppchen- und Gefäßarchitektur der Leber wird zerstört, eine entzündliche portale Fibrose und Regeneratknoten bilden sich aus.

Ätiologie

Die Ursache des Zelluntergangs kann eine chronische Hepatitis, ein lang dauerndes Einwirken von Noxen, z.B. Alkohol (Alkohol und Leberzirrhose, > Kap. 3.7.4), eine Schädigung der Leber durch chronische Cholangitis und seltene Stoffwechselerkrankungen sein. Daneben ist in den letzten Jahren das Krankheitsbild der nicht alkoholischen Steatohepatitis (NASH) als abzugrenzende bedeutsame ursächliche Entität herausgestellt worden (s.u.). Bei einem geringen Prozentsatz lässt sich eine Ursache nicht ermitteln (sog. kryptogene Zirrhose).

Proteinmangel hat wahrscheinlich eine konditionierende Rolle bei der Entstehung chronischer Lebererkrankungen, d.h., leberschädigende Einflüsse führen dann, wenn gleichzeitig Eiweißmangel besteht, besonders häufig zu Schädigungen des Organs. In einer retrospektiven Fall-Kontroll-Studie wurde diese immer wieder betonte Bedeutung einer optimalen Eiweißzufuhr bestätigt [254]. Das relative Risiko, eine Zirrhose zu entwickeln, war nicht nur positiv mit der Höhe des **Alkoholkonsums,** sondern auch negativ mit der Proteinzufuhr korreliert. Die Autoren fanden darüber hinaus mit steigendem **Fettkonsum** ein zunehmendes Zirrhoserisiko. Auch tierexperimentelle Befunde stützen die Annahme, dass hoher Fettverzehr das Risiko einer alkoholinduzierten Leberschädigung steigert.

Die konditionierende Rolle des Eiweißmangels ist eine Erklärung dafür, warum in vielen Ländern mit einer unzureichenden Proteinversorgung die Zahl chronischer Lebererkrankungen, insbesondere der Leberzirrhose, überdurchschnittlich hoch ist.

Die häufigsten **leberschädigenden Noxen,** die zusammen mit einem Proteinmangel zur chronischen irreversiblen Lebererkrankung führen, sind:

- Toxine von Schimmelpilzen, die in tropischen Ländern häufig auf Nahrungsmitteln wachsen – das bekannteste ist das Aflatoxin (Toxin des Aspergillus flavus), das besonders auf Erdnüssen gefunden wird
- Toxine von Parasiten
- Pflanzengifte
- Hepatitis-Viren etc.

So konnte z.B. nachgewiesen werden, dass eine große Zahl der Kinder, die wegen eines Eiweißmangels (Kwashiorkor) ein aflatoxinhaltiges eiweißreiches Erdnusserzeugnis erhielten, an Leberzirrhose erkrankten [205].

Klinik

Das klinische Bild wechselt je nach Erkrankungsstadium. Zu Beginn entspricht die Symptomatik meist der einer chronischen Hepatitis.

Die zunehmende Vermehrung von Bindegewebe hat eine Beeinträchtigung des Blutdurchflusses durch das Organ zur Folge, was zu einem Druckanstieg im gesamten Pfortaderstromgebiet führt. Diese zunehmende **portale Hypertension** führt zu einer Beeinflussung der Resorptionsfunktion des Darms, was sich insbesondere in Form einer Blähsucht als Folge mangelhafter Gasresorption äußert.

Des Weiteren kommt es bei dem Druckanstieg zu einem Missverhältnis zwischen onkotischem und hydrostatischem Druck, was einen Flüssigkeitsaustritt aus der Pfortaderstrombahn in die Bauchhöhle **(Aszites)** zur Folge hat.

✚ 053 Text: Aszites

Bedingt durch die partielle Blockierung des Blutabflusses aus dem Pfortadergebiet durch die Leber über die Lebervene in die untere Hohlvene, entwickeln sich Umwegkreisläufe **(Kollateralkreisläufe** ➤ Abb. 3.32), d.h., kleinste Gefäßverbindungen mit einem beim Gesunden nur geringen Blutdurchfluss, die das Pfortaderstromgebiet unter Umgehung der Leber mit der unteren Hohlvene verbinden, erweitern sich.

Die wichtigste Gefäßverbindung dieser Art besteht im Kardiagebiet des Magens bzw. im unteren Ösophagus. Erweitern sich diese **Anastomosen,** so entwickeln sich relativ dünnwandige, prall mit Blut gefüllte Gefäße im Ösophagus und oberen Magenanteil – Ösophagus- bzw. Fundusvarizen –, die leicht einreißen und zu einem großen Blutverlust bzw. einer tödlichen Blutung führen können.

✚ 054 Text: Chirurgische Maßnahmen zur Prävention von Varizenblutungen

Abgesehen von diesen vorwiegend mechanisch bedingten Komplikationen der Zirrhose kommt es mit fortschreitendem Parenchymuntergang zu einer **Beeinträchtigung der verschiedenen Funktionen** der Leber, zu:

- einer verminderten Synthese von Gerinnungsfaktoren, was zu einer Blutungsneigung führt
- einer verminderten Albuminsynthese, was eine Ödementstehung und insbesondere eine Aszitesbildung begünstigt
- einem Nachlassen der Entgiftungsfunktion, was in Bezug auf die diätetische Therapie von großer Wichtigkeit ist.

Ammoniak und die übrigen **Abbauprodukte des Eiweißes** bewirken ab einer bestimmten Konzentration im Blut eine Funktionsstörung des Gehirns, die sog. **hepatoportale Enzephalopathie,** die letztlich zu einer tiefen Bewusstlosigkeit, dem **Coma hepaticum,** führt. Weiterhin sind am Zustandekommen der Enzephalopathie Änderungen im Muster der freien Plasma-Aminosäuren beteiligt, ein Befund, der Ansätze für eine diätetische Behandlung bietet.

Bei chronisch Leberkranken findet sich eine **Erhöhung der aromatischen** Aminosäuren Tyrosin und Phenylalanin, weiterhin von Glutaminsäure,

Methionin und gelegentlich Cystein, bei einem **Abfall der verzweigtkettigen Aminosäuren** Valin, Leucin und Isoleucin. Beim Lebergesunden beträgt die molare Relation der verzweigtkettigen Aminosäuren Valin, Leucin und Isoleucin zu den aromatischen Aminosäuren Phenylalanin und Tyrosin (Fischer-Index) etwa 3, während diese Relation beim schweren Leberkoma auf etwa 1 abfällt. Die Tiefe des Komas korreliert mit dem Ausmaß dieser **Relationsverschiebung.**

Das Vorstadium des Coma hepaticum ist das **Praecoma hepaticum** mit Bewusstseinstrübung, gesteigerter Muskelerregbarkeit und einem charakteristischem Zittern der ausgestreckten Hand („flapping tremor"). Je nach Bewusstseinslage werden **vier Komastadien** unterschieden (➤ Tab. 3.15).

Zur **Quantifizierung** der hepatischen Enzephalopathie wurde eine Reihe von Testverfahren entwickelt, die ohne technischen Aufwand durchgeführt werden können. Hiermit ist es möglich, sowohl das Ausmaß der zerebralen Funktionsbeeinträchtigung semiquantitativ zu messen, als auch den Therapieerfolg zu objektivieren. So beruht beispielsweise der sog. **Trail-making-Test** darauf, Zahlen bzw. Buchstaben in der exakten Reihenfolge durch Linien miteinander zu verbinden. Die für den Test erforderliche Zeit wird in Sekunden gemessen. Ein Beispiel für den von Conn [59] angegebenen Test findet sich in ➤ Abb. 3.33.

➕ 055 Text: Hepatische Enzephalopathie

Ernährungstherapie[*]

Die Ziele der Ernährungstherapie bei fortgeschrittener Leberzirrhose sind:
- einer Mangelernährung vorzubeugen bzw. bereits bestehende Defizite auszugleichen
- die Leberfunktion, wenn möglich, durch optimale Ernährung und Elimination von Noxen (insbesondere Alkohol) zu verbessern
- einer hepatoportalen Enzephalopathie vorzubeugen bzw. sie zu therapieren

Tab. 3.15   Stadien des Coma hepaticum.

Komastadium	Bewusstseinslage
I	Verlangsamung, verwaschene Sprache, müde
II	Patient schläft, noch orientiert
III	Somnolenz, Patient noch erweckbar, kann nicht mehr artikulieren
IV (tiefes Koma)	Patient reagiert nicht mehr sicher auf Schmerzreize

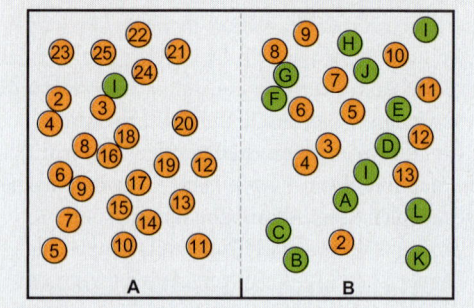

Abb. 3.33 Test zur semiquantitativen Bestimmung des Ausmaßes einer hepatitischen Enzephalopathie (Trail-making-Test) (nach [59]).

- der Entwicklung von Komplikationen der Leberzirrhose wie Aszites- und Ödembildung, Ösophagusvarizenblutungen etc. entgegenzuwirken.

Auch bei den chronischen Lebererkrankungen wird so lange mit einer leichten Vollkost ernährt, bis eine der genannten Indikationen ein spezielles, auf pathophysiologischen Erkenntnissen beruhendes diätetisches Vorgehen erforderlich macht.

Der Krankheitsverlauf ist neben vielen anderen Faktoren auch vom Ernährungszustand abhängig. Dies kommt in prognostischen Score-Systemen zum Ausdruck. Der heute standardmäßig verwendete **Child-Pugh-Score** enthielt früher als **Child-Turcotte-Score** sinnvollerweise den Parameter Ernährungszustand, was die Bedeutung des nutritiven Status für Patienten mit Leberzirrhose unterstreicht.

Wegen häufig bestehender **Anorexie** ist die spontane Energiezufuhr nur bei etwa 40% der Patienten ausreichend.

---

[*] DVL-Vereinigung zur Förderung und Unterstützung chronisch Leberkranker e.V., Bertha-von-Suttner-Str. 30, 40595 Düsseldorf (Selbsthilfegruppe).

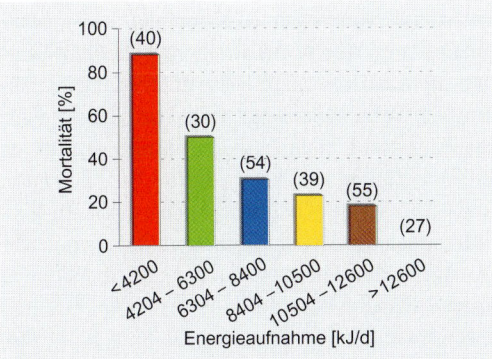

Abb. 3.34 Beziehung zwischen Letalität und täglicher Energieaufnahme bei Patienten mit Alkoholhepatitis und Zirrhose (Mendenhall et al. [202]).

> Durch unzureichende Energiezufuhr wird der Proteinkatabolismus gefördert und die Entgiftungsfunktion für Ammoniak und weitere neurotoxische Substanzen verringert.

Es fand sich eine enge Beziehung zwischen der mittleren täglichen Energieaufnahme und der Letalität (> Abb. 3.34) [202].

Die Vorstellungen über die diätetische Behandlung von Lebererkrankungen haben sich im Laufe der letzten Jahrzehnte mehrmals geändert. Es ist ein Beispiel dafür, wie wenig wissenschaftlich abgesichert bis etwa Anfang der 1960er Jahre die Kostformen waren, die zur Behandlung von Erkrankungen empfohlen und auch weltweit praktiziert wurden.

> Bis Anfang der 40er Jahre des vorigen Jahrhunderts gab man sowohl bei akuten als auch bei chronischen Lebererkrankungen eine fett- und eiweißarme, vorwiegend kohlenhydrathaltige Kost. Die Amerikaner Patek und Post [222] waren die Ersten, die von dieser allgemein anerkannten Ernährungsform abgingen und mit einem groß angelegten Versuch das Verhalten von Leberfunktionsproben und den klinischen Verlauf bei Leberzirrhotikern unter der bis dahin üblichen, die Kohlenhydrate bevorzugenden Diät und – im Vergleich dazu – einer neu zusammengestellten, eiweiß- und fettreichen Kostform kontrollierten.
> Die erprobte Diät enthielt neben einem Vitamin-B-Präparat und einem Leberextrakt 140 g Eiweiß, 175 g Fett und 365 g Kohlenhydrate täglich. Unter dieser **hoch kalorischen, eiweiß- und fettreichen Diät** kam es zu einer

weniger ausgeprägten Aszitesbildung, einer Verlängerung der Überlebenszeit, einer Besserung von Laborparametern und einer Verbesserung des Allgemeinbefindens. Bei der Beurteilung dieser Ergebnisse muss berücksichtigt werden, dass es sich bei den von Patek und Post behandelten Leberzirrhotikern vorwiegend um Alkoholiker in primär schlechtem Ernährungszustand handelte. Zwei Möglichkeiten bieten sich an, die positiven Ergebnisse dieser Diätstudie zu erklären:

- Die in der Zeit von Patek empfohlene Diät deckte den Bedarf an essentiellen Nährstoffen, insbesondere an Eiweiß, mit Sicherheit auch den an einigen Vitaminen nicht. Die Umstellung auf eine eiweißreiche, hochkalorische Diät bedeutet somit eine **optimale Deckung des Nährstoffbedarfs.** Diese Umstellung von unzureichender auf optimale Ernährung war die alleinige Ursache des positiven therapeutischen Effektes.
- Im Vergleich zur Diät mit Schwergewicht auf den Kohlenhydraten enthielt die von Patek angegebene ein Mehr an Eiweiß, Fett und Vitaminen. Es wäre denkbar, dass eine dieser drei in hoher Dosis aufgenommenen Komponenten einen den Therapieerfolg erklärenden **pharmakodynamischen Effekt** besitzt.

Von diesen den Therapieerfolg erklärenden Möglichkeiten wurde in den folgenden Jahren immer nur diskutiert, die hohe, weit über dem Bedarf liegende Eiweißzufuhr habe bei akuten und chronischen Lebererkrankungen einen positiven Effekt. Beobachtungen, die gezeigt hatten, dass die Leber unter Proteinmangelbedingungen schädigende Einflüsse (Hepatitis, Alkohol etc.) weniger gut toleriert, bestärkten die Annahme, mehr Eiweiß, als dem Bedarf entspricht, habe einen therapeutischen und protektiven Effekt.

Aus dieser Vorstellung heraus resultiert die Ansicht, eine **eiweißreiche Kost** habe bei Lebererkrankungen einen positiven therapeutischen Effekt. Dass die Diät, unter der Patek und Post die positiven Behandlungserfolge sahen, nicht nur eiweißreich, sondern auch fettreich war – der Fettanteil betrug 175 g / Tag, der Pro-Kopf-Verbrauch in Westdeutschland liegt während der letzten Jahre bei etwa 130 g / Tag –, wurde verschwiegen.

In den folgenden Jahren wurde der Fettanteil von Empfehlung zu Empfehlung ständig verringert. Die **extreme Beschränkung des Fettanteils** in der Diät erschwerte das Herstellen einer schmackhaften und abwechslungsreichen Kost. Es resultierte hieraus die Empfehlung, Magerquark in großen Mengen zu verzehren, da dies die einzige Möglichkeit war, größere Mengen an tierischem Eiweiß unter vertretbarem finanziellen Aufwand, und ohne die Fettzufuhr gleichzeitig erhöhen zu müssen, in die Diät einzubauen.

Gibt es nun gesicherte Hinweise gegen eine im Bereich der üblichen Norm (100–130 g / Tag) liegende Fettaufnahme bei akuten und chronischen Lebererkrankungen, wobei vorerst die Fettleber ausgeklammert werden soll? Die Antwort lautet, dass alle Therapievergleiche, die bisher bekannt wurden, dafür sprechen, dass Fett den Ablauf einer Lebererkrankung nicht ungünstig beeinflusst. Dies gilt sowohl für akute als auch für chronische Lebererkrankungen.

Bei einem solchen Therapievergleich, bei dem Kranken mit akuter Hepatitis entweder eine fettarme Diät mit 50 g Fett / Tag oder eine Diät mit 150 g Fett / Tag gegeben wurde, zeigte sich sogar in der Gruppe mit **hoher Fettzufuhr** eine bessere Heilungstendenz. Entsprechende Vergleichsuntersuchungen mit fettarmen und fettreichen Diäten wurden auch an chronisch Leberkranken vorgenommen, ohne dass sich unter den Kostformen mit normalem Fettanteil eine negative Beeinflussung hätte nachweisen lassen (die einleitend zitierten Befunde von Rotily et al. [254] beziehen sich auf die mögliche Bedeutung von Fett für die Entstehung der alkoholinduzierten Zirrhose).

Aufgrund dieser Untersuchungsbefunde, die keinen Vorteil, sondern nur Nachteile der fettarmen Diät erkennen lassen, äußerten sich die amerikanischen Hepatologen Chalmers u. Davidson [49] wie folgt zur üblichen Leberdiät: „It results in an unpalatable low caloric diet that discourages the patient from taking the one ‚medicine‘ really important for him – food.“ Empfiehlt man dem Leberkranken also eine Diät mit stark reduziertem Fettanteil – solche Diätempfehlungen haben auch heute noch vereinzelt Anhänger –, so resultiert daraus zwangsläufig eine wenig schmackhafte Kostform (Lit. bei [150]).

Energie- und Nährstoffbedarf Eine Fehl- und Mangelernährung als Folge ungünstiger sozialer Bedingungen, insbesondere bei Alkoholismus, Anorexie und einer Reihe krankheitsspezifischer Stoffwechselstörungen, sind die Ursache für die bei fortgeschrittener Leberzirrhose häufige, den Krankheitsverlauf negativ beeinflussende **Mangelernährung.**

Nach den vorherrschenden Komponenten der Mangelernährung spricht man von einer **Protein-Kalorien-Malnutrition** [212]. Die primäre Mangelernährung durch die zu geringe spontane Nahrungsaufnahme – insbesondere Alkoholkranke sind durch fehlende Zufuhr von Nicht-Alkohol-Energieträgern gefährdet – wird sekundär aggraviert durch die Veränderungen des Metabolismus von Makro- und Mikronährstoffen. Mit einer direkten Alkoholwirkung hängen Schädigungen des intestinalen Epithels und Mangelzustände von Vitaminen (A, B_1, B_6, C, D, Folsäure) und Spurenelementen (Zink, Kupfer, Selen) zusammen (Übersicht bei [283]).

Etwa 20% der Zirrhotiker haben eine hypermetabole und 30% eine hypometabole Stoffwechsellage (➤ Abb. 3.35). Der Energieverbrauch ist nicht abhängig von der Ursache, der Aktivität oder dem Stadium der Zirrhose. Es gibt keine, für die klinische Praxis geeignete Methode, um die Abweichung des Energiebedarfs von der Norm exakt zu ermitteln.

Die **Ausnutzung des Nahrungsfettes** ist bei etwa 40% der chronisch Leberkranken gestört. Das Ausmaß der Steatorrhö unterliegt großen Schwankungen (➤ Abb. 3.36). Die Steatorrhö ist wahrscheinlich am Zustandekommen von abdominellen Beschwerden nach der Nahrungsaufnahme beteiligt.

Der **Proteinbedarf** ist bei Leberzirrhotikern aufgrund eines unökonomischen Eiweißstoffwechsels gesteigert. Das Bilanzminimum liegt mit 0,75 g / kg Körpergewicht / Tag höher als beim Gesunden. Eine eindeutig positive Stickstoffbilanz wird erst ab einer Zufuhr von etwa 1,2 g Eiweiß / kg Körpergewicht / Tag erreicht (Lit. bei [211]), bei schwerer Malnutrition sind Proteinzufuhrraten bis über 1,5 g / kg indiziert (Lit. bei [211 und 233], ➤ Tab. 3.16).

Auch in den europäischen Leitlinien zur enteralen Ernährung (➤ Tab. 3.17) [398] wird mit empfohlenen hohen Zufuhrraten von Energie und Eiweiß der häufigen Energie-Protein-Malnutrition schwerer chronischer Lebererkrankungen Rechnung getragen.

In einer Gruppe von Patienten mit posthepatitischer Zirrhose im Stadium Child A und B konnte bereits mit einer kontrollierten oralen Kost (Energiezufuhr 30–40 kcal / kg / Tag, davon 16% aus Eiweiß, 28–30% aus Fett, 55% aus Kohlenhydraten) eine signifikante Besserung des Ernährungsstatus (anthropometrische Daten, Laborwerte) erreicht werden [388].

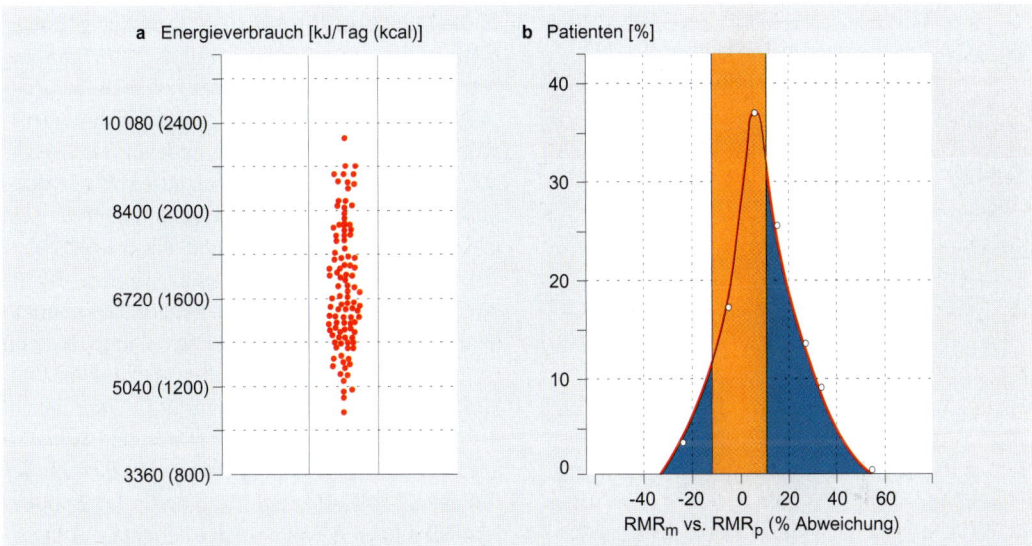

Abb. 3.35 Ruheenergieverbrauch (RMR) bei 123 klinisch „stabilen" Patienten mit Leberzirrhose (a) und prozentuale Verteilung der Abweichung der gemessenen Werte von den nach Harris Benedict vorhergesagten Werten (b). RMR_p = nach Harris Benedict vorhergesagter Ruheenergieverbrauch; RMR_m = kalorimetrisch ermittelter Ruheenergieverbrauch (nach Müller et al. [211]).

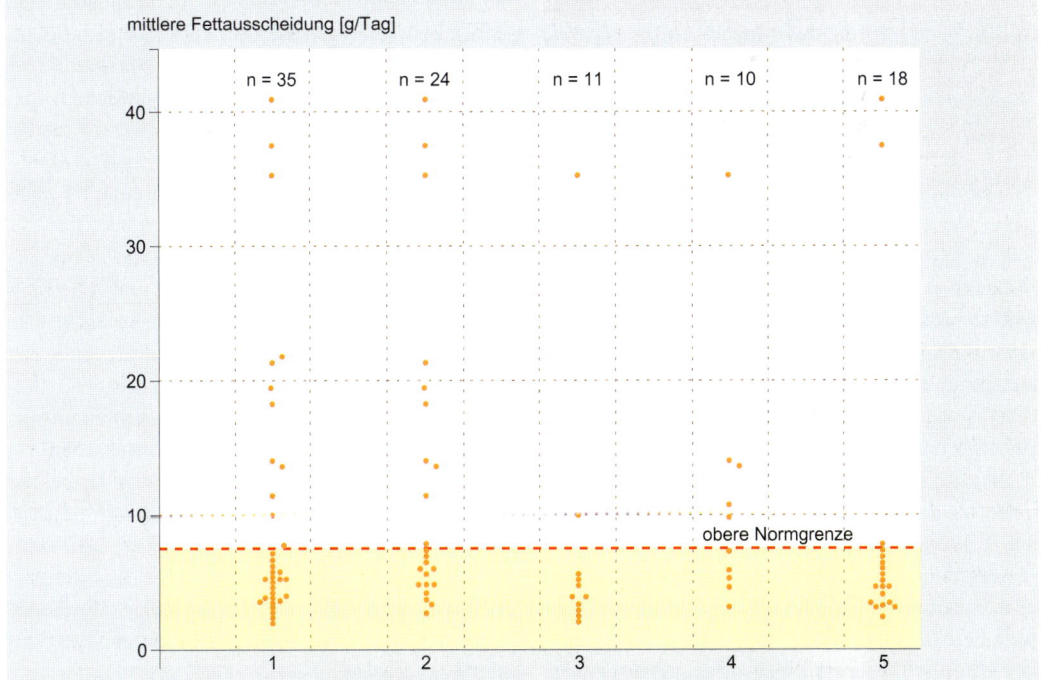

Abb. 3.36 Mittlere tägliche Stuhlfettausscheidung bei Leberzirrhotikern. 1. Gesamtkollektiv, 2. Zirrhosen mit akutem Schub, 3. Zirrhosen ohne akuten Schub, 4. Zirrhosen mit portaler Hypertension, 5. Zirrhosen ohne portale Hypertension (nach Kasper [151]).

Tab. 3.16 Ernährung bei chronischen Leberkrankheiten: GASL-Leitlinien (mod. nach Plauth et al. [233]).

Klinische Konstellation	Nicht-Eiweiß-Energie (kcal / kg / Tag)	Eiweiß / Aminosäuren (g / kg / Tag)
Fettleber	25	1,2
Alkoholhepatitis	30–40	1,2–1,5
kompensierte Zirrhose	25–35	1,0–1,2
Malnutrition	35	1,5
Enzephalopathie I–II	25–35	0,5 / 1,0–1,2*
Enzephalopathie III–IV	25–35	1,0**

* Bei Eiweißintoleranz Verwendung von Supplementen mit verzweigtkettigen Aminosäuren.
** Bei Verwendung von mit verzweigtkettigen Aminosäuren angereicherten Lösungen.

Tab. 3.17 Ernährung bei Lebererkrankungen (Plauth et al. [398]).

Alkoholische Steatohepatitis
Energie 35–40 kcal / kg / Tag, Eiweiß 1,2–1,5 g / kg / Tag
Leberzirrhose
Energie 35–40 kcal / kg / Tag, Eiweiß 1,2–1,5 g / kg / Tag
Transplantation und Operation (postoperativ)
Energie 35–40 kcal / kg / Tag, Eiweiß 1,2–1,5 g / kg / Tag

Es bestehen sehr **komplexe Störungen des Kohlenhydrat- und Fettstoffwechsels** mit Insulinresistenz, Hyperinsulinämie, reduzierter hepatischer Glucoseaufnahme und verminderten Glykogendepots. Die Gluconeogenese findet vorwiegend aus dem Pool zirkulierender Aminosäuren und aus Substraten des Proteinstoffwechsels statt.

Bei bis zu 40% der Patienten mit Leberzirrhose liegt eine diabetische Stoffwechsellage vor.

Aufgrund mangelnder Glykogenreserven in Leber und Skelettmuskulatur kommt ein Zirrhosepatient nach bereits kurzer Nüchternphase in die Situation des Hungerstoffwechsels mit gesteigerter Fettverbrennung [250]. Lange Nüchternphasen sollten vermieden werden, eine Tatsache, auf die gerade auch im Klinikalltag kaum Rücksicht genommen wird. Eine abendliche Spätmahlzeit kann die Stickstoffbilanz signifikant verbessern [288].

Die Mangelernährung ist im Einzelfall phänotypisch schwer zu erkennen, einfache, am Krankenbett anwendbare Score-Systeme (z.B. der „Subjective-Global-Assessment-Score") oder anthropometrische Messgrößen (Body-Mass-Index, Hautfaltendicke, Armumfang) bieten jedoch ausreichende diagnostische Sicherheit. Ergänzend können ein laborchemisches Screening und die bioelektrische Impedanzanalyse (BIA) eingesetzt werden. Bis zu zwei Drittel der Patienten mit Leberzirrhose, unabhängig von der Ätiologie der Erkrankung, sind von einer Mangelernährung betroffen, die bis zum Vollbild des Marasmus führen kann [211]. Das Ausmaß der Mangelernährung korreliert mit dem Schweregrad der Lebererkrankung (definiert z.B. nach der Child-Pugh-Klassifikation) und bestimmt ganz wesentlich auch die Prognose des Patienten. Unterernährung und Energiemangel führen zu Immuninkompetenz, vermehrten infektiösen Komplikationen und schließlich vermehrter Letalität [233].

Durch Ernährungsintervention kann die Prognose des Patienten im Hinblick auf Morbidität und Mortalität verbessert werden. Dies lässt sich besonders gut am Schicksal von Patienten belegen, die bei terminaler Lebererkrankung eine Organtransplantation erhalten. Die 1-Jahres-Überlebensrate beträgt bei Patienten mit schlechtem präoperativem Ernährungsstatus 50%, bei Patienten mit gutem Ernährungszustand dagegen 90% [272].

Generell gilt: Lässt sich unter Berücksichtigung der häufigen **Anorexie** der Energie- und Nährstoffbedarf mit einer leichten Vollkost nicht decken, so ist eine künstliche Ernährung bei Bevorzugung der enteralen Ernährung indiziert.

Indikationen für eine **parenterale Ernährung** ergeben sich bei akuten und auch chronischen Lebererkrankungen vergleichsweise selten. Ist bei der Leberzirrhose eine parenterale Ernährung indiziert, so erfolgt die Höhe und die Relation der Nährstoffzufuhr nach den allgemeinen Grundsätzen der parenteralen Ernährung und dem jeweiligen durch den Grad der Leberschädigung gegebenen Funktionszustand des Organs.

Ernährung bei Ösophagusvarizen und nach Varizensklerosierung

Es ist schwierig, das **individuelle Blutungsrisiko** bei Ösophagusvarizen abzuschätzen. Die Höhe des intravarikösen Druckes, nicht aber des Pfortaderdruckes, ist offenbar wesentlich für das Blutungsrisiko mitverantwortlich. Immer wieder wird empfohlen, eine mechanische Läsion der Varizen durch feste Nahrungsbestandteile zu vermeiden. Das Gleiche gilt für Blutungskomplikationen nach einer Ösophagusvarizensklerosierung. Exakte kontrollierte Studien zur Bedeutung der **Nahrungskonsistenz** für das Blutungsrisiko sind nicht bekannt.

Selbst für eine eventuell erforderliche enterale Ernährung mittels nasogastraler oder nasoenteraler Sonden ergibt sich bei Vorliegen von Ösophagusvarizen kein erhöhtes Blutungsrisiko.

Nachdem die endoskopische Varizentherapie heute vorwiegend mit Gummibandligaturen und weniger mit der klassischen Sklerosierung durchgeführt wird, ist zu beachten, dass nach erfolgter Multibandligatur für einige Tage eine weiche Kost zu bevorzugen ist.

> Der Verzehr voluminöser Mahlzeiten erhöht, unabhängig von der Nahrungszusammensetzung, den intravarikösen Druck [281]. Hieraus ist die Empfehlung **kleiner, wenig voluminöser Mahlzeiten** zu folgern.

Bei äthyltoxischer Leberzirrhose kommt es unter **Alkoholkarenz** nicht nur zu einer Verbesserung der Synthese- und Exkretionsfunktion des erkrankten Organs, sondern auch zu einer signifikanten Abnahme des Pfortaderdrucks und einer Verkleinerung der Ösophagusvarizen [162]. In einer vergleichenden Studie fand sich **nach Sklerosierungsbehandlung** unabhängig davon, ob eine Normalkost oder eine pürierte Kost verzehrt wurde, ein identisches Blutungsrisiko [153].

Prophylaxe und Therapie der Enzephalopathie

Wenn bei fortgeschrittener Leberzirrhose die Restfunktion des Organs nicht mehr ausreicht, die Substanzen zu eliminieren, die an der Entstehung einer Enzephalopathie beteiligt sind **(Neurotoxine)**, so besteht die Indikation für spezielle diätetische Maßnahmen. Sie bestehen darin, die **Proteinzufuhr** bei Wahl bestimmter eiweißreicher Lebensmittel so zu dosieren, dass die für die hepatische Enzephalopathie charakteristische neuropsychiatrische Symptomatik (➤ Tab. 3.15) schwindet.

In der Praxis wird wie folgt vorgegangen: Ist eine orale Ernährung möglich (Patienten im Stadium IV werden parenteral ernährt), so erfolgt primär eine **Reduktion der Eiweißzufuhr** auf etwa 25 g / Tag (0,35–0,4 g / kg Körpergewicht). Eine eiweißfreie Ernährung, die den endogenen Eiweißabbau stimulieren würde, ist entgegen früheren Empfehlungen nicht angezeigt. Lediglich nach Blutungen mit erheblichem Übertritt von Eiweiß in den Gastrointestinaltrakt wird einige Tage eiweißfrei ernährt.

In dem Maße, in dem sich die für die Enzephalopathie typische Symptomatik zurückbildet, wird die Proteinzufuhr im Abstand von drei bis vier Tagen um etwa 10 g erhöht. Während die initiale eiweißarme Kost vorwiegend vegetarisch ausgerichtet ist und Proteine mit hoher biologischer Wertigkeit einschließt, werden beim Nahrungsaufbau mit höherer Eiweißzufuhr zunächst Milch- und Eiprotein zugelegt, schließlich Fisch und Fleisch.

Der Trail-Test (➤ Abb. 3.33), die Schriftprobe (➤ Abb. 3.37) und die Serum-Ammoniakkonzentration sind **Hilfen zur Beurteilung des Therapieerfolges.** Stellen sich bei einer gewissen Proteinmenge erneut Intoxikationserscheinungen ein, so ist die **Toleranzgrenze** überschritten, d.h. diese tägliche Eiweißmenge darf bei dem derzeitigen Entgiftungsvermögen der Leber weder erreicht noch überschritten werden.

> Proteine werden je nach Herkunft unterschiedlich toleriert.

Bereits in den 60er Jahren des vorigen Jahrhunderts konnte gezeigt werden, dass sich bei Patienten mit hepatischer Enzephalopathie die Symptomatik schneller zurückbildet, wenn als **Proteinquelle** Milch und Käse anstatt Fleisch gewählt wird [82]. In vergleichenden Therapiestudien wurde weiterhin gezeigt, dass pflanzliche im Vergleich zu tierischen Proteinen besser toleriert werden [74]. Erklärt wer-

Datum	Schriftproben	Koma-Stadium	Blutammoniak (Norm 30–120 µg NH₃-N/100 ml)	freie Phenole (Norm 0,5–1 mg/100 ml)
18.3.	*Sehr Walter ... Universität Hamburg*	II	193	1,8
26.3.	*Nagel Walter heut ist Mittwoch*	I	144	1,5
31.3.	*Nagel Walter heute ist Montag*	0	94	0,6
1.4.	*Nagel Walter heute ist Dienstag*	0	78	0,6

Abb. 3.37 Schriftproben während verschiedener Stadien eines Leberkomas (nach Müting [214]).

den die Unterschiede mit dem unterschiedlichen Gehalt an verzweigtkettigen bzw. aromatischen Aminosäuren.

Da **pflanzliche Proteine** in Form einer ballaststoffreichen Kost verzehrt werden, kann der durch mehrere Studien belegte positive Effekt nicht nur auf der unterschiedlichen Aminosäurezusammensetzung von pflanzlichen und tierischen Proteinen beruhen. Es muss der Einfluss von Ballaststoffen auf die Bildung und Resorption toxischer Proteinabbauprodukte im Kolonlumen in die Überlegung einbezogen werden.

Verschiedene Effekte der **Ballaststoffe** auf Stoffwechselvorgänge im Kolon reduzieren den Einstrom von Neurotoxinen in das Pfortaderblut. Es wird durch Verkürzung der Kolonpassagezeit (> Abb. 1.44) die Zeit zur Produktion und Resorption von Substanzen reduziert. Beim bakteriellen Abbau fermentierbarer Ballaststoffe werden **kurzkettige Fettsäuren** gebildet (> Kap. 1.11). Die hierdurch bedingte **Erniedrigung des pH-Wertes** hat eine Verschiebung des Reaktionsgleichgewichtes vom diffusionsfähigen Ammoniak (NH_3) zu dem nicht frei permeablen Ammoniumion (NH_4^+) zur Folge. Durch eine „saure Darmdialyse" wird vermehrt Ammonium mit der Fäzes ausgeschieden.

Ein großes Angebot an fermentierbaren Ballaststoffen bedeutet **gesteigertes Bakterienwachstum.** Als Stickstoffquelle für die Proteinsynthese dienen den Bakterien Ammoniak und andere stickstoffhaltige Verbindungen, die somit der Resorption und dem Übertritt in das Pfortaderblut entzogen werden.

Darüber hinaus geht der vermehrte Übertritt von Ballaststoffen in das Kolon mit **Verschiebungen im Spektrum der Darmflora** einher. Keimgruppen, die Proteine metabolisieren und stickstoffhaltige neuro-

toxische Substanzen synthetisieren, werden reduziert (Lit. bei [300]). So wird eine Zunahme von Bifidobakterien beobachtet, während die aerobe und die anaerobe gramnegative Flora zurückgedrängt werden. Durch probiotische Substanzen kann der Effekt verstärkt werden [379].

Der wiederholt bewiesene therapeutische Effekt des synthetischen Disaccharids **Lactulose** (4-β-Galaktosido-1,4-D-Fructose) beruht auf demselben Wirkprinzip.

Da neben den genannten neurotoxischen Substanzen auch eine **Aminosäureimbalance** mit einer Verringerung der verzweigtkettigen und einer Konzentrationserhöhung der aromatischen Aminosäuren im Plasma an der Entstehung der hepatischen Enzephalopathie mitbeteiligt ist, wird versucht, durch orale und parenterale Zufuhr verzweigtkettiger Aminosäuren, der Enzephalopathie entgegenzuwirken.

Obwohl kontrollierte Untersuchungen mit unterschiedlichen Studienprotokollen keine einheitlich positiven Ergebnisse brachten, zeigten zusammenfassende Auswertungen der in der Literatur mitgeteilten Studien, dass die **parenterale Gabe verzweigtkettiger Aminosäuren** den Grad der hepatischen Enzephalopathie reduziert und gleichzeitig dazu beiträgt, die bei den häufig fehlernährten Patienten negative Stickstoffbilanz auszugleichen.

Auch die Überlebensrate der Patienten konnte in gut kontrollierten Studien signifikant gebessert werden [6]. Bei Patienten mit stabiler Leberzirrhose und einer latenten Enzephalopathie konnten unter oraler Langzeitbehandlung mit verzweigtkettigen Aminosäuren signifikante Besserungen der psychomotorischen Leistungsfähigkeit gezeigt werden [231].

Auch unabhängig vom Vorliegen einer hepatischen Enzephalopathie konnten in mehreren kontrollierten Studien günstige Effekte einer Supplementierung mit verzweigtkettigen Aminosäuren (VKAS) erreicht werden.

> So konnte eine einjährige VKAS-Supplementierung (14,4 g / Tag) im Vergleich zur Gabe von Lactalbumin Ernährungsparameter und Leberfunktionstests, Zahl und Länge der Krankenhausaufenthalte sowie die klinische Leberfunktion und Überlebensrate bei den untersuchten Patienten signifikant bessern [389].
> Eine VKAS-Supplementierung (12 g / Tag vs. proteinreiche Diät mit 1,0–1,4 g / kg) erwies sich auch im Hinblick auf die von den Patienten berichtete Lebensqualität als vorteilhaft [442].
> Schließlich zeigte sich bei kleiner Patientenzahl eine VKAS-Supplementierung zur Nacht (12 g / Tag) einer über den Tag verteilten Gabe im Hinblick auf die Proteinbilanz und das Verhältnis zwischen verzweigtkettigen und aromatischen Aminosäuren überlegen [354].

Gesicherte und ungesicherte Therapieoptionen bei portosystemischer Enzephalopathie sind in ➤ Tabelle 3.18 zusammengefasst.

Generell wird bei Patienten mit Enzephalopathiegefährdung die Eiweißtoxizität oft überschätzt. Mangelernährung (Protein-Kalorien-Malnutrition) begünstigt per se die hepatische Enzephalopathie. Ihr Ausgleich sollte zunächst mit ausreichender Proteinzufuhr angestrebt werden.

Erst bei Auftreten von Eiweißintoleranzerscheinungen ist eine entsprechende Restriktion angezeigt.

Tab. 3.18 Gesicherte und ungesicherte Therapien bei hepatischer Enzephalopathie (mod. nach Häussinger [110]).

Gesichert	Ungesichert	Fraglich
pflanzliches Eiweiß	Lactulose oral	Lactobazillen
Eiweißrestriktion	Neomycin	Levodopa
Lactuloseeinlauf	Metronidazol	Bromocriptin
Ornithinaspartat	Rifamixin	Ornithinketoglutarat
Benzoat	Zink	HP-Eradikation
VKAS* oral	VKAS* i.v.	
Transplantation	Flumazenil	
* VKAS: verzweigtkettige Aminosäuren		

Im Falle der enteralen Ernährungstherapie ist Standardnahrung ohne teure Komponenten aus verzweigtkettigen Aminosäuren vielfach ausreichend.

Prophylaxe und Therapie von Aszites und Ödemen

Es sind mehrere pathophysiologische Mechanismen an der Entstehung von Aszites und Ödemen bei Leberzirrhose beteiligt:
- portale Hypertonie
- Erniedrigung des kolloidosmotischen Druckes als Folge einer Verringerung der Albuminkonzentration
- vermehrte Natrium- und Wasserretention infolge eines sekundären Hyperaldosteronismus.

Auf dem letztgenannten Teilfaktor beruht die Therapie mit **natriumarmer Diät,** mit der es möglich ist, in 10–20% der Fälle (in Kombination mit Bettruhe) den Aszites ausreichend zu therapieren. Die Aszitesbehandlung kann, bevor Diuretika zum Einsatz kommen, mit einer streng natriumarmen Kost, die nur 1 g Kochsalz / Tag (= 17 mmol Natrium) enthält, begonnen werden.

Diese sehr strenge Reduktion der Natriumzufuhr ist selbst unter stationären Bedingungen **schwierig zu realisieren.** Reduziert man die tägliche Kochsalzaufnahme auf 1 g, so hat die erforderliche Auswahl der Lebensmittel zwangsläufig eine **Verringerung der Eiweißzufuhr** auf etwa 60 g / Tag zur Folge. Wegen der genannten Schwierigkeiten kommt meist die natriumarme Kost mit 3 g Kochsalz (= 50 mol Natrium) täglich zur Anwendung.

Unter **ambulanten Bedingungen** sind weitere Zugeständnisse an die üblichen Ernährungsgewohnheiten erforderlich. Empfohlen wird zumindest eine natriumreduzierte Kost mit 6 g Kochsalz (= 100 mol Natrium) täglich.

> Häufig gelingt es nicht oder nicht in ausreichendem Maße, den Aszites allein mit einer kochsalzarmen Diät auszuschwemmen, sodass die Kombination mit einem **Diuretikum** erforderlich wird.

3

3.7.4 Fettleber

Ätiologie und Klinik

> Klassischerweise spricht man von einer Fettleber, wenn histologisch die Leberzellen in über 50% verfettet sind. In neuerer Zeit wird mit einem abgestuften histologischen Grading zwischen milder, mäßiger und schwerer Fettleber unterschieden, entsprechend einer Fetteinlagerung in weniger als einem Drittel bzw. weniger oder mehr als zwei Drittel der Leberzellen.

Ab einem Fettanteil von 5–6% des Leberfeuchtgewichts wird das Fett in den Leberzellen mikroskopisch sichtbar. Ab etwa 10% Fettanteil am Feuchtgewicht spricht man von mäßiger und ab etwa 20% von ausgeprägter Fettleber. In Extremfällen kann der Fettanteil 50% des Feuchtgewichts erreichen.

Die **Ursache** einer Fettleber können neben hyperkalorischer Ernährung und Alkoholabusus eine Eiweißmangelernährung, Diabetes mellitus, Hyperlipoproteinämie und andere Stoffwechselstörungen, Zustände nach Magen-Darm-Operationen (Resektion, Bypass), verschiedene Medikamente, Drogen sowie einige seltene Noxen sein.

Mastfettleber

Bei der als Folge **hyperkalorischer Ernährung** sich entwickelnden sog. Mastfettleber kommt es aufgrund einer gesteigerten **Neusynthese von Triglyceriden** – Ausgangssubstanz sind insbesondere Kohlenhydrate – zu einer dem Ausmaß der Fettsucht entsprechenden Fetteinlagerung in die Leber.

Da je nach Statistik und Definition des Begriffs Fettsucht 30–40% der erwachsenen Durchschnittsbevölkerung in den westlichen Industrienationen fettsüchtig sind, ist die Mastfettleber die häufigste Form der Fettleber. Auch die sog. **diabetische Fettleber** ist hier einzuordnen. In Autopsiestudien weisen übergewichtige Patienten zu 70% eine Fettleber auf, nicht übergewichtige Personen zu 35% [414].

Pathogenetisch spielen die Stoffwechselveränderungen des metabolischen Syndroms, insbesondere Insulinresistenz und Adipositas eine entscheidende Rolle.

Die Mastfettleber ist bei Normalisierung des Körpergewichts **voll reversibel** und geht nicht in die Zirrhose über.

Alkoholische Fettleber und Leberzirrhose

Die alkoholische Fettleber entwickelt sich bei chronischem Alkoholabusus, nicht bei intermittierender Alkoholzufuhr (Wochenendtrinker, Quartalssäufer). 5–10% der Bevölkerung in den westlichen Industriestaaten leiden unter einer alkoholischen Leberschädigung, ein Drittel aller Lebererkrankungen und 30–50% der Fälle mit Fettleber sind hierzulande auf hohen Alkoholkonsum zurückzuführen. Die Vorstellungen über die erforderliche Alkoholmenge zur Ausbildung einer Fettleber haben sich in den letzten Jahren gewandelt. Ältere Daten zeigen, dass sich nach täglichem Genuss von 160 g reinem Alkohol, das entspricht etwa 2 l Wein, bereits nach drei Wochen eine Fettleber findet.

> Insbesondere die Erhebungen von Péquignot [226] in Frankreich und Lelbach [181] in Deutschland geben Auskunft über die Beziehung zwischen der Menge des zugeführten Alkohols bzw. der Zeitdauer der Alkoholeinwirkung und der Wahrscheinlichkeit, mit der sich eine alkoholische Zirrhose entwickelt.
> Als kritische Dosis wird eine Zufuhr von 160 g reinem Äthylalkohol pro Tag angegeben. Während es bei dieser Tagesdosis bei einer Verzehrdauer von weniger als sechs Jahren zu keiner Zirrhose kommen soll, entwickelt sich dann, wenn mehr als 160 g über 12 bis 13 Jahre aufgenommen werden, bei jedem Vierten und ab einem Alkoholabusus in der genannten Höhe während einer Zeitdauer von 22 Jahren bei jedem Zweiten eine Zirrhose. Eine Steigerung der Alkoholdosis kann die Zeitspanne bis zur Entwicklung einer Zirrhose verkürzen.

> Bedenklich ist eine tägliche Alkoholzufuhr zwischen 80 und 160 g insbesondere, wenn zusätzlich **Noxen** auf die Leber einwirken.

Während nach diesen älteren Untersuchungen ein regelmäßiger Alkoholkonsum von weniger als 80 g / Tag bei Männern und 60 g / Tag bei Frauen als weitgehend unbedenklich galt, haben neuere von Péquignot in Frankreich durchgeführte Erhebungen gezeigt, dass bei regelmäßigem Verzehr die **Unbedenklichkeitsgrenze niedriger** liegt, und zwar für Männer bei 60 g und für Frauen bei etwa 20–30 g reinem Alkohol täglich.

> Bei Männern erhöht sich die Zirrhosehäufigkeit ab einem regelmäßigen täglichen Verzehr von reinem Alkohol von 60 g wie folgt: bei 61–80 g / Tag Verdoppelung, bei 101–120 g / Tag Steigerung um das Zehnfache und ab 240 g / Tag Steigerung um das 100-Fache.

Aktuell wird die Toxizitätsgrenze für Leberschäden für Männer sogar bei einem täglichen Konsum von 40 g, für Frauen bei einem täglichen Konsum von 20 g Äthanol gesehen.

Die Leberschäden stellen sich ein, wenn die genannten Alkoholmengen **während mehrerer Jahre** – die Zeitspanne unterliegt erheblichen Schwankungen – aufgenommen werden.

➤ Abb. 3.38 demonstriert die Beziehung zwischen dem Ausmaß der Zirrhosehäufigkeit und der Höhe des Alkoholkonsums am Beispiel des Alkoholverbots in den USA. In ➤ Abb. 3.39 sind sowohl die Zahl der Todesfälle durch Leberzirrhose als auch der mittlere Pro-Kopf-Verbrauch von Alkohol in der Bundesrepublik Deutschland während einer Zeitspanne von 30 Jahren dargestellt.

Unklar ist die oft diskutierte Frage der individuell unterschiedlich hohen **Resistenz** gegenüber Alkohol. Viele Menschen trinken während vieler Jahre große Alkoholmengen, ohne dass sich eine Zirrhose entwickelt. Als Ursache für die individuell unterschiedliche Empfindlichkeit gegenüber der Noxe Alkohol werden **unterschiedliche Aktivitäten von Isoenzymen der Alkoholdehydrogenase** in der Leber diskutiert.

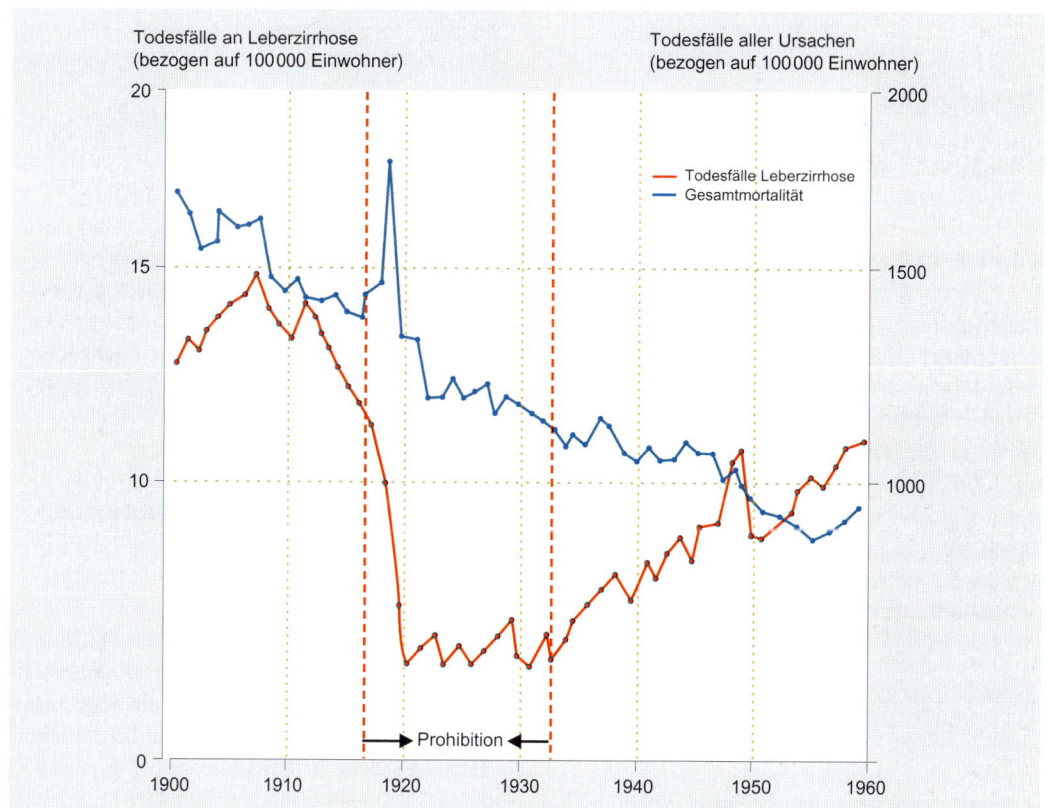

Abb. 3.38 Todesfälle aller Ursachen und an Leberzirrhose, bezogen auf 100 000 Einwohner in den Vereinigten Staaten (nach Klatskin, G., zit. nach Ferguson et al. [84]).

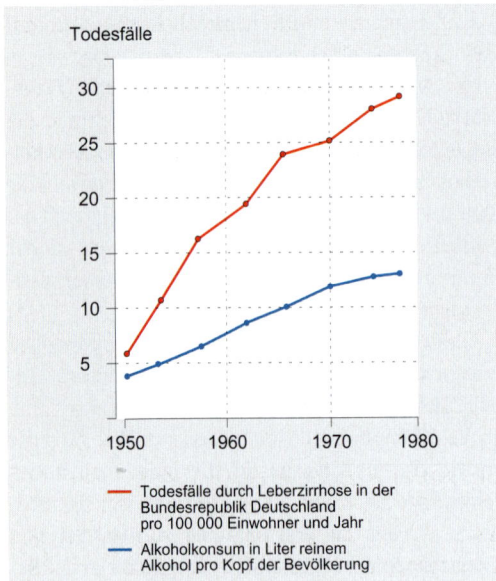

Abb. 3.39 Todesfälle durch Leberzirrhose und Alkoholkonsum pro Kopf der Bevölkerung in der Bundesrepublik Deutschland (nach Hoppe-Seyler [130]).

Mangelfettleber

✚ 056 Text: Mangelfettleber

Klinik und Diagnose

Patienten mit Fettleber sind in der Regel völlig beschwerdefrei oder haben unspezifische Beschwerden. Meist wird der Verdacht auf Vorliegen einer Fettleber anlässlich einer Oberbauchsonographie (große „weiße" Leber) oder einer Routinelaboranalyse (oft Erhöhung der γGT-Aktivität im Serum) gestellt. Werden Beschwerden angegeben, so führen Druck und Völlegefühl im rechten Oberbauch, gelegentlich Schmerzen, Übelkeit und Inappetenz, Leistungsminderung und Alkoholintoleranz.

> Nach Beseitigung der auslösenden Ursachen schwindet die Fetteinlagerung.

Die Frage eines Übergangs der nicht alkoholischen Fettleber in eine **Zirrhose** wird kontrovers beurteilt. Viele Befunde sprechen jedoch dafür, dass insbeson-

dere die Mastfettleber bei langem Bestehen in eine Fetthepatitis, Fettfibrose und letztlich in eine Fettzirrhose übergehen kann [2]. Auch bei hochgradig übergewichtigen Kindern wurden Fetthepatitiden als Vorstufe einer Fettzirrhose beobachtet [208]. Dadurch würde auch die bei Adipösen höhere Mortalitätsrate an Leberzirrhosen erklärt werden [329]. Nach neueren Daten wird im Zehnjahresverlauf mit dem Übergang einer Fettleber in eine Zirrhose in 5% gerechnet.

Ernährungstherapie

Die Therapie der Fettleber besteht in der Ausschaltung der auslösenden Noxe, d.h. **Alkoholabstinenz** bei alkoholischer Fettleber und Normalisierung des Körpergewichtes durch **Reduktion der Energiezufuhr** bei der sog. Mastfettleber.

> Die früher vertretene Vorstellung, man könne bei der Fettleber durch eine drastische Verringerung des Nahrungsfettes eine Mobilisierung des in der Leber eingelagerten Fettes erzielen – es wurden Diäten mit 30–50 Fett / Tag empfohlen –, muss als überholt angesehen werden.

> Eine kohlenhydratreiche, fettarme Ernährung begünstigt die Fetteinlagerung in die Leber, während eine Verschiebung der **Kohlenhydrat-Fett-Relation** zugunsten des Fettes der Fetteinlagerung entgegenwirkt und die Mobilisation von eingelagertem Fett bei der Fettleber fördert [228].

3.7.5 Alkoholische Steatohepatitis (ASH)

Ätiologie

Es handelt sich um eine mit vorwiegend zentrolobulär gelegenen Nekrosezonen und polymorphkernigen entzündlichen Reaktionen an der Leber einhergehende **Fettleberhepatitis,** ausgelöst durch überhöhten Alkoholkonsum über längere Zeit.

Bei täglichem Konsum von 80–160 g Alkohol können bereits einige Wochen oder Monate zur Manifestation des Krankheitsbildes ausreichen, bei Konsum von 60 g mehrere Jahre (bezogen auf männliche Konsumenten).

Der Übergang von einer alkoholischen Fettleber zu einer Fettleberhepatitis und einer Leberfibrose und -zirrhose ist fließend (etwa 20% der Patienten mit einer Alkoholhepatitis entwickeln eine Zirrhose).

Pathophysiologisch kommt es durch den Alkohol und seinen Metabolismus zu einer hypoxischen Schädigung des Lebergewebes mit Leberzellnekrosen, entzündlicher Infiltration und Bindegewebsvermehrung.

➕ 057 Text: ASH (Klinik)

Ernährungstherapie

Zunächst ist eine strikte Alkoholkarenz zu fordern. Ergebnisse von Therapiestudien mit hochkalorischer kohlenhydrat- und aminosäurenreicher künstlicher Ernährung (sowohl enteral als auch parenteral) sind nicht einheitlich. Wesentliche Gründe hierfür sind die unterschiedlichen Schweregrade der Erkrankung bei zum Teil bereits vorliegendem zirrhotischem Umbau der Leber. Obwohl der Ernährungszustand durch künstliche Ernährung eindeutig gebessert wird, liegen Beweise für einen generellen signifikanten Rückgang der Mortalität im Akutverlauf noch nicht vor (Lit. bei [1, 398]).

Lediglich für eine Subgruppe schwer mangelernährter Patienten, die VKAS-angereicherte orale Supplemente erhielten, konnte ein Überlebensvorteil errechnet werden [202].

Die prognostische Bedeutung des Ernährungszustandes selbst ist für Patienten mit Akoholhepatitis durch Studien hingegen belegt [202]. Bei Mangelernährung resultieren erhöhte Morbidität und erhöhte Mortalität. Die erforderliche gesteigerte Energie- und Eiweißzufuhr kann bei unzureichender oraler Nährstoffaufnahme durch Sonden- und Trinknahrung sichergestellt werden [232, 398].

Es besteht kein erhöhtes Risiko der Entwicklung einer hepatischen Enzephalopathie, eine generelle Empfehlung zum Einsatz von Nährstofflösungen, die mit verzweigtkettigen Aminosäuren angereichert sind, besteht nicht. Eine Steroidtherapie ist dem ernährungstherapeutischen Ansatz nicht überlegen

(bezüglich anderer medikamentöser Behandlungsoptionen siehe auch [283]). Empfehlenswert erscheint eine Kombination. Steroidtherapie (Oxandrolon) zusammen mit einer enteralen Ernährungstherapie konnte die Prognose mäßig mangelernährter Patienten mit alkoholischer Hepatitis verbessern [202].

3.7.6 Nicht alkoholische Steatohepatitis (NASH)

Ätiologie und Pathophysiologie

In den letzten Jahren bekommt das Krankheitsbild der nicht-alkoholischen Steatohepatitis als eigenständige Krankheitsentität zunehmend Bedeutung (Erstbeschreibung der Erkrankung durch Ludwig [191]). In vielen Aspekten entspricht es der früheren Fettleberhepatitis. Es bestehen naturgemäß enge Beziehungen zur einfachen Fettleber ohne Entzündung sowie zur alkoholischen Steatohepatitis. Viele Personen mit zufällig entdeckter Leberenzymentgleisung ohne äthyltoxische Belastung sind hier einzuordnen.

Beim **Ursachenspektrum** der NASH führen die Erkrankungen des metabolischen Syndroms (Typ-2-Diabetes mit Insulinresistenz, Übergewicht/Adipositas, Fettstoffwechselstörungen), es bestehen jedoch noch viele Unklarheiten.

➕ 058 Text: NASH (Pathophysiologie, Diagnose)

Ernährungstherapie

Von ernährungsmedizinischer Seite kann lediglich eine vorsichtige Gewichtsreduktion und eine optimale Einstellung von Diabetes mellitus und Dyslipoproteinämie gefordert werden. Eine zu rasche Gewichtsabnahme kann das Fortschreiten der Lebererkrankung eher fördern, hingegen kann durch die Kombination von mäßiger Gewichtsabnahme und körperlicher Aktivität mit Verbesserung der Insulinresistenz sogar eine Rückbildung der Steatohepatitis einschließlich Reduktion fibrotischer Veränderungen erreicht werden [351]. Daten aus kontrollierten ernährungsmedizinischen Studien liegen derzeit nicht vor.

3

3.7.7 Hämochromatose (Siderophilie)

Ätiologie und Klinik

Bei gesunden Personen reguliert der Eisenbedarf des Organismus die Eisenresorption im Dünndarm. Bei der **hereditären Hämochromatose** (primäre Form der Siderophilie) kommt es infolge eines genetischen Defekts zu einer gesteigerten Eisenresorption. Überschüssiges Eisen wird im Körpergewebe abgelagert und führt zu Organschädigungen.

✚ 059 Text: Hämochromatose (Pathophysiologie, Genetik, DD)

Ernährungstherapie

Therapie der Wahl bei primärer Hämochromatose sind wiederholte Aderlässe. Eine eisenarme Diät lässt sich, da Eisen in einer Vielzahl von Lebensmitteln enthalten ist, mit der zur Erzielung eines therapeutischen Effekts erforderlichen Konsequenz kaum praktizieren. Auf diätetische Maßnahmen wird deshalb bei der Hämochromatose weitgehend verzichtet. Da Alkohol die Eisenresorption fördert, sind alkoholische Getränke streng zu meiden. Schwarzer Tee hingegen soll die Eisenresorption hemmen.

3.7.8 Morbus Wilson

Ätiologie und Klinik

Es handelt sich um eine **autosomal-rezessiv vererbte Störung** (Mutation des Wilson-Gens auf Chromosom 13) des Kupferstoffwechsels mit gestörter biliärer Kupferausscheidung und vermindertem Träger-/Bindungsprotein (Coeruloplasmin). Es resultiert eine vermehrte Kupfereinlagerung in verschiedene Organe, insbesondere in:

- die Leber (Fettleber, Hepatitis, Zirrhose)
- das Gehirn (parkinsonähnliche neurologische Ausfälle)
- die Nieren
- die Kornea (Kayser-Fleischer-Ring).

Die Erkrankungsprävalenz liegt bei 1 : 30 000. Die klinische Symptomatik manifestiert sich bereits im Kindesalter.

Ernährungstherapie*

> Patienten mit einem Morbus Wilson sollten durch Meiden kupferreicher Lebensmittel eine relativ **kupferarme Diät** einhalten.

Mit der Nahrung werden täglich 2–5 mg Kupfer aufgenommen. Hiervon werden ca. 30% resorbiert. Besonders kupferreich sind Meeresfrüchte, Innereien, Nüsse, Rosinen, Pilze und Kakao. Der Kupfergehalt ist besonders niedrig in Milch und Milchprodukten, Zucker, Mehl, frischem Obst.

Die Zugabe von **Kaliumsulfid** zur Nahrung kann die intestinale Ausnutzung des mit der Nahrung aufgenommenen Kupfers weiter vermindern, da sich nach Zusatz dieses Salzes unlösliches Kupfersulfid bildet [284].

Auch mittels Zinkverbindungen (Acetat, Gluconat) kann ein durch effektive Initialtherapie (z.B. mit Penicillamin) kupferdepletierter Organismus vor neuerlicher Kupferakkumulation geschützt werden [268]. Eine Lebertransplantation korrigiert die Erkrankung ursächlich und macht weitere spezifische kupferverarmende Maßnahmen überflüssig.

3.7.9 Gallenwegserkrankungen

Ätiologie

Die häufigste Erkrankung der extrahepatischen Gallenwege ist das **Gallensteinleiden.** 15–20% der Bevölkerung haben Gallensteine (Cholelithiasis). Von ihnen entwickeln 20–30% Symptome [375].

Im Wesentlichen werden zwei Gallensteintypen unterschieden: Die häufigen **Cholesterinsteine** (75%) bestehen überwiegend aus Cholesterin, die selteneren schwarzen (5%) und braunen **Pigmentsteine** (15%) überwiegend aus Calciumbilirubinat. Die Entstehung von Cholesterinsteinen wird mit Nahrungsfaktoren assoziiert, für Pigmentsteine ist ein solcher Zusammenhang nicht erwiesen. 10% der Patienten mit Gallenblasensteinen (Cholezystolithia-

---

* Morbus Wilson e.V., Leiblstraße 2, 83024 Rosenheim, www.morbus-wilson.de (Selbsthilfegruppe).

sis) haben gleichzeitig Gallengangssteine (Choledocholithiasis).

✛ 060 Text: Cholelithiasis (Ätiologie, Klinik)

> Ändert sich die Konzentration von Gallensalzen, Bilirubin, Cholesterin oder Phospholipiden in der Gallenflüssigkeit, so kann es zu einer Auskristallisation von Bilirubin oder Cholesterin, oft zusammen mit Calciumsalzen, und somit zur Steinbildung kommen.

➤ Abb. 3.40 zeigt, dass die **Gallensteinhäufigkeit** in verschiedenen Ländern unterschiedlich hoch ist. Länder mit hohem Lebensstandard haben eine hohe und sog. Entwicklungsländer mit einem niedrigen Standard eine niedrige Prävalenz. Die Tatsache, dass

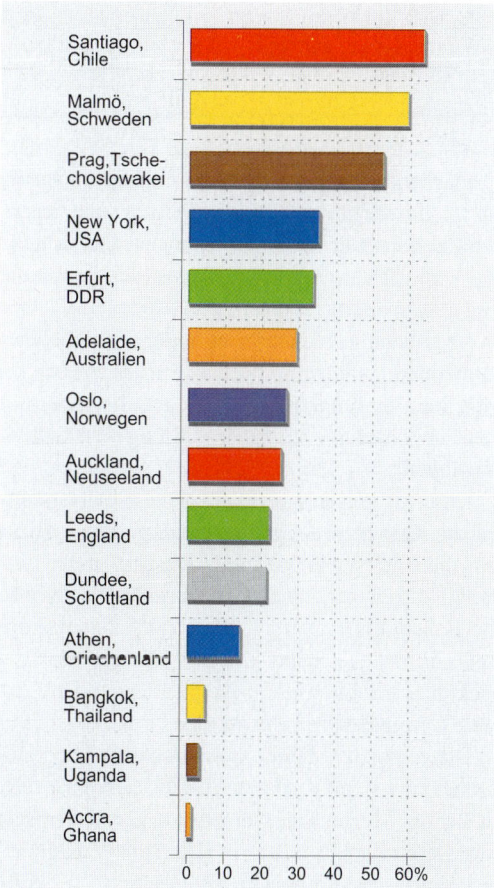

Abb. 3.40 Bei Autopsien festgestellte Gallensteinhäufigkeit 70- bis 79-jähriger Frauen in 14 Ländern nach Veröffentlichungen seit 1951 (nach Heaton [116]).

offenbar **steigender Lebensstandard** mit einer Zunahme der Gallensteinhäufigkeit einhergeht, berechtigt zu der Annahme, dass die sich mit dem Lebensstandard **ändernden Ernährungsgewohnheiten** für die zunehmende Gallensteinhäufigkeit mitverantwortlich sind.

Die Frage, ob eine hyperkalorische Ernährung oder eine Kost reich an Fett oder an raffinierten Kohlenhydraten bzw. arm an Ballaststoffen die Entstehung von Cholesteringallensteinen begünstigt, lässt sich schwer beantworten. Erstens ändern sich bei einer **Umstellung der Ernährung,** etwa von einer fettarmen auf eine fettreiche, zwangsläufig auch andere Parameter wie die Höhe der Gesamtenergiezufuhr, Menge und Art der Kohlenhydrate etc. Des Weiteren geht die Umstellung auf eine „westliche Ernährung" immer mit Änderungen anderer Lebensgewohnheiten, wie etwa Verringerung der körperlichen Aktivität etc. einher.

> Trotz aller Schwierigkeiten kommt eine große Zahl von Untersuchungen zu dem Ergebnis, dass der Wechsel von einer Kost, die reich an Ballaststoffen, arm an Fett und raffinierten Kohlenhydraten ist, zu einer sog. „westlichen Kost" die Entstehung von Cholesterinsteinen fördert. Gestützt wird diese Ansicht z.B. durch **epidemiologische Untersuchungen,** die in Japan durchgeführt wurden und die eindeutig eine Zunahme der Häufigkeit von Cholesterinsteinen seit Übernahme westlicher Ernährungsgewohnheiten nach dem Zweiten Weltkrieg zeigen.

Darüber hinaus konnte gezeigt werden, dass Gallensteine bei Personen mit **Übergewicht** häufiger vorkommen und Gallensteinträger im Vergleich zu Kontrollpersonen ohne Steine eine höhere Energiezufuhr haben. Die Cholesterinkonzentration in der Gallenflüssigkeit steigt mit zunehmendem Ausmaß des Übergewichts, sodass bei Adipösen die entscheidende Voraussetzung für die Steinentstehung – eine Übersättigung der Gallenflüssigkeit mit Cholesterin – begünstigt wird. Eine Reduktion des Körpergewichts hat einen Rückgang der Cholesterinkonzentration zur Folge.

Hierbei muss jedoch beachtet werden, dass während der Phase der **Körpergewichtsreduktion** das Risiko der Gallensteinbildung aufgrund von zwei Effekten gesteigert werden kann. So kommt es unter Diäten mit sehr niedrigem Energiegehalt („very low calorie diets", ➤ Kap. 4.1) aufgrund des extrem niedrigen Fettgehalts und der hierdurch bedingten geringen Stimulation der Gallenblasenkontraktion aufgrund der Stase zu einer **vermehrten Steinbildung** (Lit. bei [160]). Weiterhin steigt die Cholesterinkonzentration in der Gallenflüssigkeit während der Körpergewichtsreduktion durch Mobilisation von Cholesterin aus dem Fettgewebe.

> Insbesondere das häufige Auf und Ab des Körpergewichtes mit immer wieder praktizierten und mit schneller Gewichtsabnahme einhergehenden „Diätkuren" zur Gewichtsreduktion dürfte das Risiko der Cholelithiasis erheblich steigern.

Auch die weltweit zur Senkung der Serum-Cholesterinkonzentration empfohlenen **Diäten mit hohem Anteil an mehrfach ungesättigten Fettsäuren** steigern aufgrund einer Reihe von Untersuchungen das Risiko der Steinbildung. Ob hierfür ausschließlich der höhere Anteil an mehrfach ungesättigten und der geringere Anteil an gesättigten Fettsäuren verantwortlich ist oder, ob auch das Verhältnis von Pflanzensterinen zu Cholesterin eine Rolle spielt, ist ungeklärt.

> In der Los-Angeles-Veterans-Administration-Studie wurden beispielsweise die Autopsiebefunde von Männern ausgewertet, die über Jahre eine cholesterinspiegelsenkende Diät einhielten bzw. eine übliche amerikanische Kost verzehrten. In der Gruppe mit cholesterinspiegelsenkender Diät fanden sich in 34% und in der Kontrollgruppe lediglich in 14% Gallensteine [285].

Mehrfach ungesättigte Fettsäuren der ω-**3-Gruppe** unterscheiden sich wahrscheinlich von denen der ω-6-Reihe. In Versuchen mit **Fischöl** (ca. 9 g ω-3-Fettsäuren pro Tag) fand sich eine Erniedrigung der Cholesterinkonzentration der Gallenflüssigkeit [28].

Eine hohe orale Cholesterinzufuhr (5 Eier täglich) hatte bei Frauen mit nachweisbaren Gallensteinen eine signifikante Steigerung der Cholesterin- und Abnahme der Gallensalzkonzentration in der Gallenflüssigkeit zur Folge, während sich die genannten Parameter bei Frauen mit steinfreier Gallenblase

nicht veränderten. Der Befund spricht dafür, dass auch eine **cholesterinreiche Ernährung** das Gallensteinrisiko steigert [155].

Alkohol, von dem bekannt ist, dass er die HDL-Konzentration im Serum steigert, hat offenbar auch einen Effekt auf die Cholesterinkonzentration in der Galle. Nach einer Untersuchung von Thornton und Mitarbeiter [296] senkt Alkohol in einer Menge von 40 g / Tag signifikant die Cholesterinkonzentration in der Gallenflüssigkeit, wodurch die Wahrscheinlichkeit der Auskristallisation von Cholesterin verringert wird. Kurze Zeit nach der Unterbrechung des regelmäßigen Alkoholkonsums stellt sich die ursprüngliche Cholesterinkonzentration in der Gallenflüssigkeit wieder ein.

> Zu einer **Auskristallisation** von Cholesterin in der Gallenflüssigkeit kommt es bei einem Missverhältnis zwischen den für die Löslichkeit des Cholesterins verantwortlichen Gallensalzen und dem Cholesterin.

Die Gallenflüssigkeit wird sowohl bei einem Zuviel an Cholesterin als auch bei im Normbereich liegender Cholesterinkonzentration lithogen, d.h., sie neigt zur Auskristallisation von Cholesterin, wenn die Gallensalzkonzentration erniedrigt ist.

Im Tierversuch kommt es unter einer **ballaststofffreien Ernährung,** reich an Zucker und Stärke, zu einer Verminderung der Gallensalzsynthese in der Leber und folglich zu einer **lithogenen Gallenflüssigkeit.**

Untersuchungen zur Frage, ob eine **ballaststoffreiche Kost** beim Menschen einen positiven Effekt auf die Cholesterin-Gallensalz-Relation in der Gallenflüssigkeit hat, kamen zu folgendem Ergebnis: Bei Gallensteinträgern mit erhöhter Cholesterinkonzentration in der Gallenflüssigkeit fällt die Cholesterinkonzentration, wenn 6 Wochen lang täglich 20–40 g Weizenkleie verzehrt werden.

Dieser **positive Effekt** kommt aufgrund von Untersuchungen mit markierten Gallensäuren wie folgt zustande: Weizenkleie vermindert die Resorption von Desoxycholsäure, die im Kolon durch bakteriellen Umbau aus Cholsäure gebildet wird (➤ Abb. 3.41). Die Konzentration von Desoxycholsäure im Serum und im Lebergewebe sinkt folglich. Da Desoxycholsäure die Synthese von Chenodesoxychol-

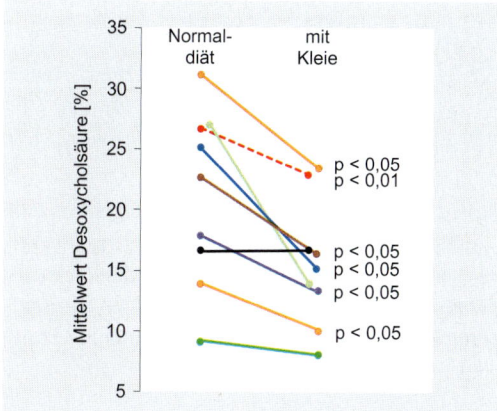

Abb. 3.41 Einfluss von Weizenkleie auf den Anteil von Desoxycholsäure am Gallensäurepool. Ergebnisse aus neun Studien (Heaton [113]).

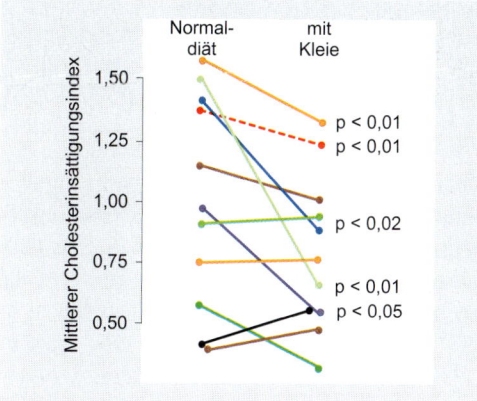

Abb. 3.42 Einfluss von Weizenkleie auf den Cholesterinsättigungsindex der Blasengalle. Ergebnisse von zehn Studien. Index > 1,0 bedeutet Cholesterinsättigung. Risiko der Auskristallisation (Heaton [113]).

säure hemmt, kommt es als Folge der verminderten Resorption dieser sekundären Gallensäure zu einer gesteigerten Synthese von Chenodesoxycholsäure. Letztgenannte Gallensäure hemmt wiederum das Schlüsselenzym der Cholesterinsynthese in der Leber, die Hydroxymethylglutaryl-CoA-Reduktase (HMG-CoA-Reduktase), und folglich die Cholesterinsynthese (> Abb. 3.42).

Damit wird sowohl eine Erklärungsmöglichkeit für die zunehmende Häufigkeit an Cholesteringallensteinen in den westlichen Industrieländern als auch gleichzeitig ein Hinweis auf eine mögliche Prophylaxe aufgezeigt. Auch tierexperimentelle Untersuchungen stützen die Vorstellung, dass eine ballaststoffarme Kost die Gallensteinentstehung fördert.

Da sich die Zusammensetzung der Gallenflüssigkeit bei Versuchspersonen, die 6 Wochen lang 112 bzw. 16 g Saccharose verzehrten, nicht änderte, muss angenommen werden, dass in der modernen Ernährung nicht dem hohen Anteil an raffinierten Kohlenhydraten, sondern dem geringen **Ballaststoffgehalt** die entscheidende Bedeutung für die Steinentstehung zukommt [315].

Gestützt wird die Vorstellung, dass ballaststoffreiche, relativ fettarme Kostformen vor der Steinentstehung schützen, durch Untersuchungen an **Vegetarierinnen.** Von Pixley u. Mitarb. [230] wurden 632 Frauen im Alter zwischen 40 und 69 Jahren zum Ausschluss von Gallensteinen sonographiert. 130 der untersuchten Frauen waren Vegetarierinnen. Bei 25% der Nichtvegetarierinnen und nur 12% der Vegetarierinnen konnten Gallensteine nachgewiesen werden.

Leguminosen erhöhen die Cholesterinkonzentration der Gallenflüssigkeit und begünstigen mit großer Wahrscheinlichkeit die Entstehung von Cholesteringallensteinen.

20 gesunde Versuchspersonen verzehrten bei isokalorischer Ernährung mit konstanter Nährstoffaufnahme während je einem Monat in der Kontrollphase keine und in der Versuchsphase 120 g Leguminosen täglich. In der Versuchs- und Kontrollphase unterschied sich die Zusammensetzung der Gallenflüssigkeit signifikant. Die Cholesterinkonzentration stieg unter Leguminosen an und die Phospholipidkonzentration sank.

Zusätzlich nahm die Serum-Cholesterinkonzentration – überwiegend die LDL-Fraktion – unter Leguminosen im Mittel um 9% ab. Die Ursache dieses Effekts ist unbekannt. Möglicherweise sind **Saponine,** die mit mehr als 6% in Leguminosen enthalten sind, dafür verantwortlich.

In Tierversuchen konnte unter Gabe von Saponinen eine Steigerung der Cholesterinkonzentration in der Gallenflüssigkeit nachgewiesen werden (Lit. bei [219]).

Ernährungstherapie

Ernährungstherapeutische Ansätze zielen einerseits auf die Primärprävention des Gallensteinleidens und ggf. die Rezidivprophylaxe, andererseits auf die Vermeidung steinbezogener Beschwerden und Komplikationen. Im Falle von Übergewicht ist eine langsame Reduktion des Körpergewichts unter Vermeidung zyklischer Gewichtsschwankungen und längerer Fastenperioden angezeigt. (In kontrollierten Studien konnte das mit einer Gewichtsreduktion verbundene Steinrisiko durch Einnahme eines Ursodeoxycholsäure-Präparats vermindert werden.)

Bei künstlicher Ernährung ist der enterale Zugangsweg dem parenteralen vorzuziehen. Schwieriger scheint es, durch diätetische Maßnahmen vorhersagbar die klinische Symptomatik von Gallensteinträgern zu beeinflussen.

Nur große Fettmengen können durch plötzliche Kontraktion der Gallenblase und eine hierdurch bedingte Austreibung von Steinen, eine Kolik auslösen. Ein im Normbereich liegender Fettgehalt der Kost hat keine negativen Effekte.

> Nach Cholezystektomie sind besondere diätetische Maßnahmen nicht erforderlich.

Für eine fettarme, sog. Galleschonkost, wie sie früher empfohlen wurde, gibt es keine Indikation. Hierfür sprechen alle bisher durchgeführten Untersuchungen, mit denen der therapeutische Wert einer fettarmen Galleschonkost bewiesen werden sollte.

Der wiederholt gemachte Versuch, die Häufigkeit abdomineller Beschwerden nach dem Genuss von Fett und ballaststoffreichem Gemüse mit nachweisbaren Erkrankungen der extrahepatischen Gallenwege zu korrelieren, schlug immer fehl.

> Price befragte 142 Frauen im Alter zwischen 50 und 70 Jahren zu Nahrungsmittelunverträglichkeiten und Beschwerden nach Fettverzehr und korrelierte die Angaben mit der Häufigkeit röntgenologisch nachweisbarer, pathologischer Befunde an den Gallenwegen. Hierbei ergab sich, dass dyspeptische Beschwerden von 53% in der Gruppe mit normalem Cholezystogramm und

> von 50% in der Gruppe mit pathologischem Röntgenbefund der Gallenblase angegeben wurden. Eine reine Fettintoleranz fand sich bei normalem Gallenblasenbefund in 28% und bei pathologischem Befund nur in 4% der Fälle (Lit. bei [149]).

Zu entsprechenden Ergebnissen an insgesamt 1000 Patienten kamen andere Autoren, die ebenfalls keine positive Korrelation zwischen pathologischen Röntgenbefunden an der Gallenblase und dyspeptischen Beschwerden bzw. Nahrungsmittelunverträglichkeiten fanden.

> Mogadam u. Mitarb. [207] untersuchten mit Ultraschall den Einfluss von Testmahlzeiten mit mehr als 30 bzw. weniger als 15 g Fett auf die Gallenblasenkontraktion. Hierbei fanden sich keine Unterschiede, sodass die Autoren zu dem Schluss kamen, dass der fettarmen Diät zur Vermeidung von Beschwerden bei Cholelithiasis keine Bedeutung zukommt (➤ Kap. 3.1).

Zusammenfassend lässt sich sagen, dass sämtliche Bemühungen, den Wert einer Gallenschonkost durch Vergleichsuntersuchungen zu beweisen, fehlschlugen. Hieraus ergibt sich, dass es eine spezielle Diät für die Erkrankungen der Gallenwege nicht gibt.

> Dem Kranken sollte eine ausgewogene Ernährung in Form **leichter Vollkost** empfohlen werden.

➕ 003 Literatur

4 Erkrankungen des Stoffwechsels*

4.1 Adipositas

Abweichungen vom Normgewicht bedingt durch Vermehrung der Körpermasse, vorwiegend des Fettanteils, werden als Fettsucht (Adipositas) bezeichnet.

Bei Vermehrung des Fettgewebes und damit des Körpergewichts über einen gewissen Grenzwert hinaus nimmt die Zahl verschiedener Erkrankungen zu und die Lebenserwartung ab. Daher hat man sich lange darum bemüht, den Körpergewichtsbereich zu ermitteln, der bei einer gegebenen Körperlänge mit dem geringsten Krankheitsrisiko und der größten Lebenserwartung einhergeht.

> Früher glaubte man, dieses **„Idealgewicht"** aus dem Zahlenmaterial amerikanischer Lebensversicherungsgesellschaften errechnet zu haben. Da die den Berechnungen zugrunde liegenden Daten in den USA, einem Land mit gemischtrassiger Bevölkerung, unter nicht einheitlichen Messbedingungen ermittelt wurden, erwiesen sich die so genannten „Idealgewichte" als unbrauchbar.

Aus der Vielzahl von Formeln zur Errechnung des relativen Körpergewichts – d.h. des auf die Körpergröße bezogenen Gewichts – kommt dem **Body-Mass-Index (BMI)** die größte Bedeutung zu. Dieser international anerkannte und eingeführte Index (auch als Quetelet-Index bezeichnet) berechnet sich wie folgt:

$$BMI = KG[kg] \div KL[m]^2$$

Da der BMI am besten mit der durch direkte Messung ermittelten Fettgewebsmasse des Körpers korreliert, kommt ihm bei der Beurteilung des Risikos

von Übergewicht und Adipositas eine entscheidende Bedeutung zu.

Mit Hilfe eines **Nomogramms** (➤ Abb. 4.1) lässt sich der BMI bei bekanntem Körpergewicht und bekannter Körperlänge leicht ermitteln. Größe und Gewicht werden mit einer Geraden verbunden, in deren Fortsetzung sich der Body-Mass-Index ablesen lässt. Entsprechend den Angaben in ➤ Tabelle 4.1 werden Körpergewichtsklassen mit unterschiedlichen Gesundheitsrisiken unterschieden. So steigt beispielsweise die kardiovaskuläre Mortalität nach Ergebnissen der Framingham-Studie ab einem BMI von 24,4 deutlich an.

Aufgrund von Daten großer Lebensversicherungsgesellschaften ist zu berücksichtigen, dass der mit der niedrigsten Mortalität korrelierende BMI-

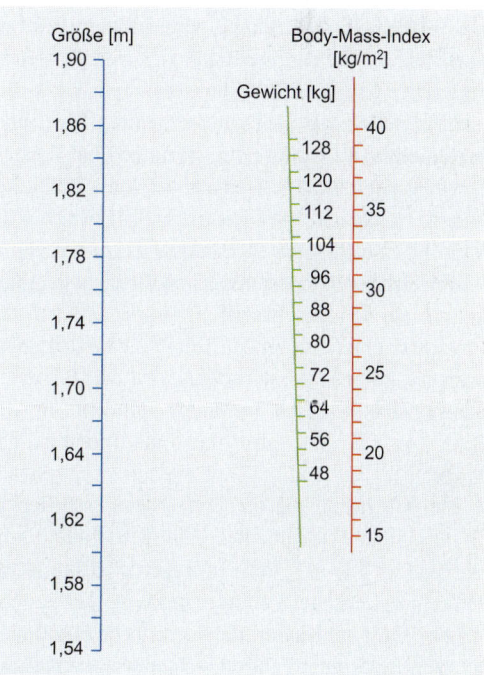

Abb. 4.1 Nomogramm zur Ermittlung des Body-Mass-Index (BMI).

---

* Überarbeitet und aktualisiert von Dr. Walter Burghardt.

Tab. 4.1 Gewichtsklassifikation bei Erwachsenen mittels Body-Mass-Index (BMI) (nach WHO 2000, Hauner et al. [310]).

Kategorie	BMI (kg/m²)	Risiko für Begleiterkrankungen
Untergewicht	< 18,5	niedrig
Normalgewicht	18,5–24,9	durchschnittlich
Übergewicht Präadipositas Adipositas Grad I Adipositas Grad II Adipositas Grad III	≥ 25 • 25–29,9 • 30–34,9 • 35–39,9 • ≥ 40	• gering erhöht • erhöht • hoch • sehr hoch

Bereich mit dem Alter ansteigt. Höheres Lebensalter bedeutet einen höheren Normgewichtsbereich.

Die Klassifikation der Adipositas so wie in ➤ Tabelle 4.1 dargestellt, basiert auf Daten, die in westlichen Populationen, d.h. bei Kaukasiern ermittelt wurden. Sie können nicht auf andere ethnische Gruppen übertragen werden. So hatten bei gleicher Körperfettmasse, gleichem Alter und Geschlecht Afroamerikaner einen 1,3- und Polynesier einen 4,5-fach höheren BMI als Kaukasier. Im Gegensatz hierzu lag der BMI bei Chinesen, Äthiopiern, Indonesiern und Thais um 1,9; 4,6; 3,2 bzw. 2,9 niedriger [52]. Es variiert folglich die Beziehung zwischen dem Erkrankungsrisiko und dem BMI bei den verschiedenen ethnischen Gruppen. So finden sich adipositasassoziierte Erkrankungen wie Diabetes mellitus Typ 2, Hypertonie und Fettstoffwechselstörungen bei Asiaten bereits gehäuft unterhalb eines BMI von 25 [52]. Bei Asiaten ist folglich bereits bei einem BMI zwischen 23 und 24,9 eine Therapie des Übergewichts angezeigt.

Abweichend von der aktuellen Gewichtsklassifikation, die den Oberbegriff „Übergewicht" für alle Gewichtsklassen mit einem BMI ≥ 25 vorsieht, also auch die Adipositas einschließt, wird der Terminus **Übergewicht** vielfach synonym lediglich für die BMI-Stufe 25–29,5, also die **Präadipositas,** gebraucht.

Die von der WHO für Erwachsene festgelegten Grenzwerte zur Definition von Übergewicht und Adipositas (➤ Tab. 4.1) können wegen alters- und geschlechtsspezifischer Veränderungen der Körperfettmassen nicht auf Kinder und Jugendliche übertragen werden. Bei Kindern ändert sich altersabhängig das Verhältnis von Muskel- und Knochenmasse zur Fettmasse. Dies ist besonders während der Pubertät ausgeprägt. Bei Jungen entfällt der pubertäre BMI-Anstieg hauptsächlich auf eine Zunahme der Magermasse, bei Mädchen hingegen steigt die Fettmasse an. Um Übergewicht und Adipositas bei Kinder und Jugendlichen in Deutschland definieren zu können, wurden aus Daten von 17 bereits existierenden Studien BMI-Perzentilen berechnet, die es ermöglichen, Unter- und Übergewicht bzw. Adipositas bei Kinder und Jugendlichen bis zum 18. Lebensjahr zu ermitteln. Die „Arbeitsgemeinschaft Adipositas im Kindes- und Jugendalter" empfiehlt in ihren Richtlinien die 90. und 97. Perzentile zur Definition von Übergewicht und Adipositas [142] (➤ Abb. 4.2a und b).

Es wurde eine Reihe weiterer Formeln angegeben, um das „normale" Körpergewicht zu errechnen. Für die Praxis von Bedeutung ist die **Broca-Formel.** Sie lautet:

$$\text{Broca-Gewicht} = \text{Körperlänge}\,[\text{cm}] - 100$$

(Beispiel: Normalgewicht bei einer Körperlänge von 170 cm = 70 kg).

Ein Vorteil des Broca-Gewichts ist die Tatsache, dass es jederzeit ohne Rechenaufwand ermittelt werden kann. Der sog. **Broca-Index** oder das Relativgewicht nach Broca in Prozent wird wie folgt berechnet:

$$\text{Broca-Index} = \text{KG} \div \text{Broca-Gewicht}$$

(Beispiel: Broca-Gewicht = 70 kg, wirkliches Körpergewicht = 90 kg. Folglich beträgt der Broca-Index 1,3. Entspricht das effektive Körpergewicht dem Relativgewicht nach Broca, so beträgt der Broca-Index 1,0).

Für die Definition des erwünschten relativen Körpergewichts können verschiedene Kriterien herangezogen werden:
- relatives Körpergewicht und Lebenserwartung (Gesamtmortalität)
- relatives Körpergewicht und Begleitkrankheiten (Gesamtmorbidität)
- relatives Körpergewicht und Risikofaktoren.

4.1.1 Häufigkeit

Die **Zahl Adipöser** hat während der letzten Jahrzehnte in den Industrieländern ständig zugenommen (in den USA Zunahme der Adipositas binnen

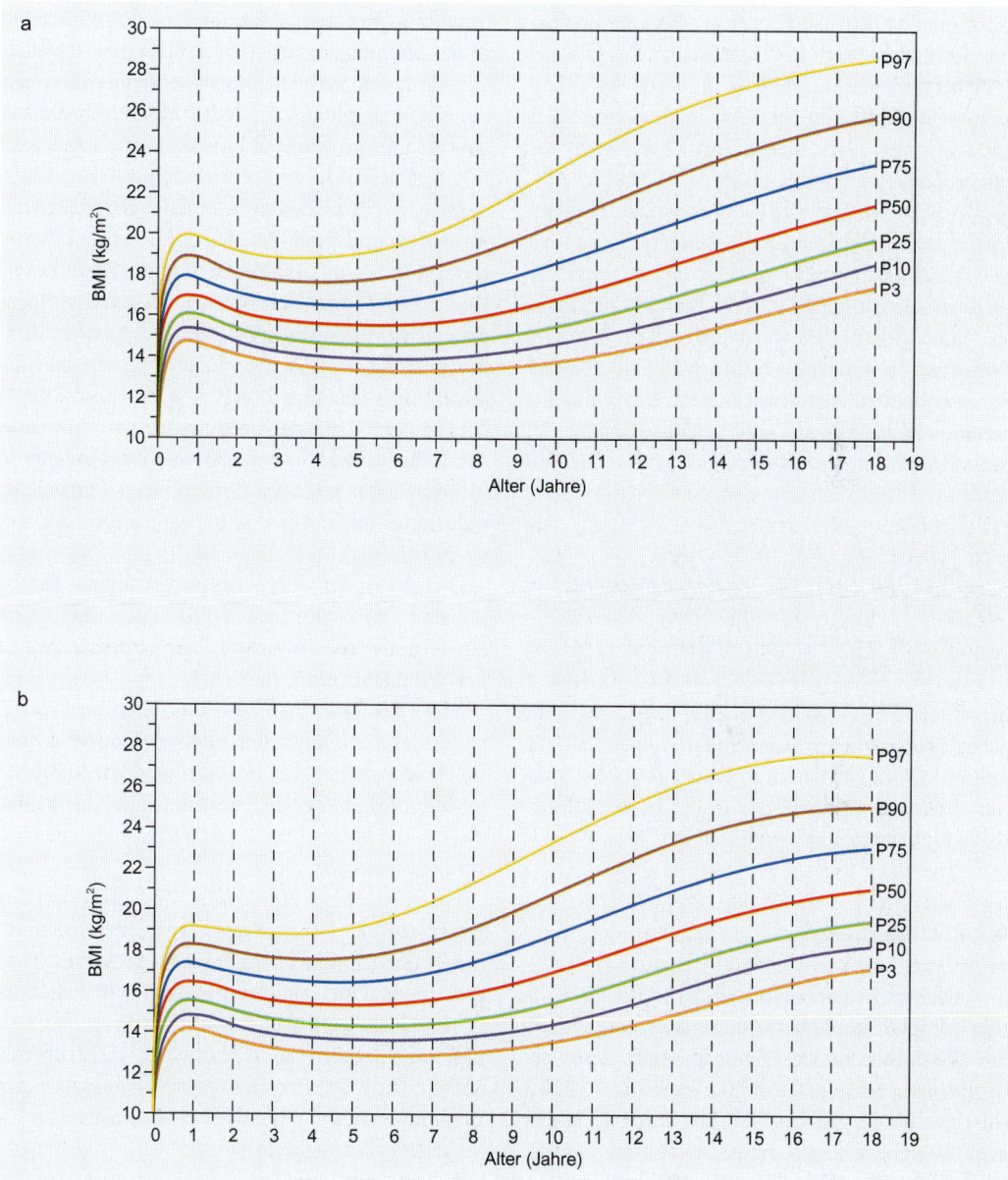

Abb. 4.2 Perzentile für den Body-Mass-Index von Jungen (a) und Mädchen (b) im Alter von 0 bis 18 Jahren (Kronmeyer-Hauschild et al. [142]).

einer Dekade um 8%, in Deutschland um 7%). In Deutschland sind rund 50% der erwachsenen Männer und 35% der erwachsenen Frauen mit einem BMI ≥ 25 übergewichtig und rund 18% der erwachsenen Männer und 20% der erwachsenen Frauen mit einem BMI ≥ 30 adipös [310]. Die Verteilung des Übergewichts ist altersbezogen, die stärkste Ge-

wichtszunahme findet zwischen dem 30. und 65. Lebensjahr statt.

Bei Kindern steigt als Folge von Fehlernährung und Bewegungsmangel der Anteil Übergewichtiger gleichermaßen. Jedes fünfte Kind und jeder dritte Jugendliche sind derzeit übergewichtig (Lit. bei [185]).

Langzeitstudien haben gezeigt, dass die Häufigkeit der Adipositas in der Familie und das Ausmaß des Übergewichtes während der Pubertät die bedeutendsten **Prädiktoren** für ein Übergewicht im Erwachsenenalter sind. **Kinder** mit Übergewicht haben im Erwachsenenalter ein zweifach höheres Adipositasrisiko als normalgewichtige Kinder. Die Adipositas im Kindesalter geht mit einer allgemeinen Exzessmorbidität und -mortalität, insbesondere aber vermehrten Herz-Kreislauf-Erkrankungen einher. In einigen Studien wurde belegt, dass häufiges Fernsehen bei Kindern wesentlich für die **positive Energiebilanz** mitverantwortlich ist. Es vermindert die körperliche Aktivität und steigert die Energiezufuhr in Form hochkalorischer Snacks (Lit. bei [227]).

> In den USA wird trotz der seit Jahrzehnten laufenden Bemühungen um eine Aufklärung der Bevölkerung mit einer jährlichen Steigerung von 1% Übergewichtiger bzw. Adipöser gerechnet (Lit. bei [205]).

Beobachtungen in Schwellenländern zeigen, dass die Adipositashäufigkeit zunimmt, sobald der Bevölkerung **Lebensmittel** unbegrenzt und **in verführerischer Vielfalt** zur Verfügung stehen.

4.1.2 Ursachen

Im Laufe der Evolution hat der Mensch eine Reihe sehr komplex regulierter Mechanismen entwickelt, um die Sicherung des Energiebedarfs, eine der Grundvoraussetzungen für das Überleben, zu erreichen. Da die Gefahr des Nahrungsmangels immer im Vordergrund stand und häufig Phasen unzureichender Energiezufuhr zu überbrücken waren, wurden Mechanismen entwickelt, die ein Überleben während des Mangels gewährleisten, d.h. einen Gleichgewichtszustand zwischen verfügbarer und zur Aufrechterhaltung der Körperfunktionen benötigter Energie, die sog. Energiehomöostase, gewährleisten. Da der Mensch nie während langer, den Stoffwechsel prägender Phasen im Überfluss lebte, wurden kaum Mechanismen zum Schutz vor einer zu hohen Energiezufuhr entwickelt. Die vielfältigen Mechanismen, die der Energiehomöostase zugrunde

liegen, sind genetisch fixiert und folglich individuell unterschiedlich ausgeprägt. Personen bzw. Bevölkerungsgruppen, bei denen Energiesparmechanismen besonders ausgeprägt sind –, sie haben in Notzeiten aufgrund der günstigeren Energiehomöostase bessere Überlebenschancen – entwickeln unter den modernen Lebensbedingungen in höherem Maße eine Adipositas und haben folglich eine kürzere Lebenserwartung (sog. **„Thrifty-Genotype"-Hypothese**). Heute kennt man zunehmend Genlokalisationen, die eine Adipositas begünstigen. Der jeweilige Phänotyp ist nur bei wenigen seltenen Formen der Adipositas ausschließlich durch eine bekannte Veränderung der Erbsubstanz bedingt, so z.B. beim Prader-Willi-Syndrom (angeborene stammbetonte Adipositas bei massiver Hyperphagie, Kleinwuchs, reduzierter Intelligenz und hypogonadotropem Hypogonadismus).

Die genannten, aber auch **psychosoziale Faktoren** sind für die positive Energiebilanz und die hieraus resultierende vermehrte Energiespeicherung in Form von Fett verantwortlich.

Trotz einer enormen Zahl klinisch-experimenteller, molekularbiologischer, endokrinologischer und psychologischer Befunde sind die Ansichten über die **komplexen kausalen Mechanismen,** die methodisch zum Teil nur schwer zugänglich sind, nach wie vor uneinheitlich.

Ein elementares Problem ist die **Ermittlung der Energiezufuhr** während eines längeren Zeitraumes. Ernährungsprotokolle, Ernährungsanamnesen, Wiegemethoden etc. sind mit großen methodischen Fehlern behaftet. Folglich wurde die Frage, ob Adipöse im Vergleich zu Nichtadipösen mehr Energie aufnehmen oder ihre Energieverwertung als Folge bestimmter Stoffwechseleigenschaften effizienter ist, unterschiedlich beurteilt.

Mit doppelt markiertem Wasser lässt sich die Energiebilanz ohne Angaben zur Nahrungsaufnahme ermitteln. Mit Hilfe dieser Methode konnte gezeigt werden, dass Adipöse ihre Energiezufuhr um 20–50% und Nichtadipöse um 10–30% zu niedrig einschätzen (**Underreporting**) (Lit. bei [36]). Diese Tatsache muss bei der Interpretation von Studien und bei der Beratung Adipöser, mehr als bisher geschehen, berücksichtigt werden. Tatsächlich hat die Gesamtenergiezufuhr in den letzten 30 Jahren um rund 15% zugenommen [309].

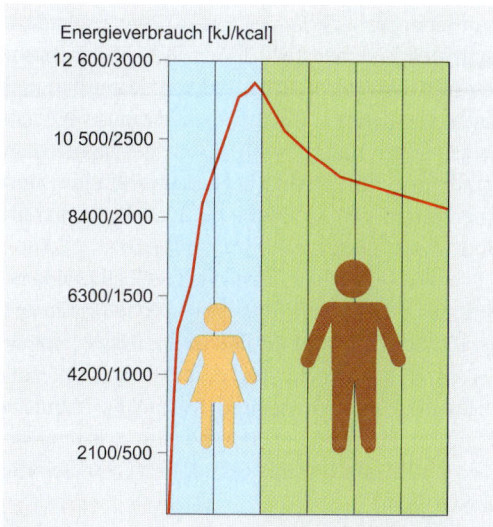

Energieverbrauch [kJ/kcal]

Abb. 4.3 Energiebedarf in Abhängigkeit vom Lebensalter.

Tab. 4.2 Adipositas, Fettverteilung und Vererblichkeit (nach Bouchard et al. [34]).

Adipositastyp	Genetischer Effekt	Charakterisierung
Typ I	25%	Vermehrung der Gesamtkörperfettmasse (m > 15%, w > 25%)
Typ II	30–35%	Vermehrung des abdominellen und Stammfetts (android-abdomineller Fettverteilungstyp)
Typ III	50%	Vermehrung des viszeralen Fettdepots
Typ IV	30–35%	Vermehrung des gluteal-femoralen Fettgewebes (gynoider Fettverteilungstyp)

Ein weiterer wichtiger, häufig nicht beachteter Faktor ist der bei **zunehmendem Lebensalter geringer werdende Energiebedarf** (➤ Abb. 4.3).

> Wird bei zunehmendem Lebensalter die Energiezufuhr nicht reduziert, so kann das Beibehalten der Ernährungsgewohnheiten alleinige Ursache einer Gewichtszunahme sein.

Die erhebliche **interindividuelle Varianz** des Körpergewichtes in einer unter gleichen Bedingungen lebenden Population ist in erheblichem Maße von den eingangs genannten genetischen Faktoren abhängig.

➕ 061 Text: Stoffwechselvarianten bei Adipositas

> Hierfür sprechen beispielsweise Untersuchungen an **getrennt aufwachsenden eineiigen Zwillingen,** deren BMI sich weitgehend identisch verhält. Der BMI korrelierte mit dem der leiblichen Mutter, nicht aber mit dem der Adoptivmutter und bei Überfütterungsversuchen fand sich bei eineiigen Zwillingen eine identische Gewichtszunahme und auch eine vergleichbare Körperfettverteilung.

Aufgrund epidemiologischer Daten kann man die Adipositas in verschiedene Typen mit unterschiedlichem **Fettverteilungsmuster** (➤ Tab. 4.2) und unterschiedlicher Vererblichkeit gliedern [34].

Ein weiterer, an dem komplexen System der Gewichtsregulation beteiligter Faktor ist das **sympathische Nervensystem.** Adrenalin steigert die Lipolyse und den Energieumsatz. Die Thermogenese wird durch eine erhöhte Aktivität des sympathischen Nervensystems gesteigert und durch selektive β-Blocker gehemmt.

Bei etwa 30% der Adipösen fand sich, gemessen an der Plasma- und Urin-Noradrenalinkonzentration, eine reduzierte Aktivität des sympathischen **Nervensystems** [295]. Auch in prospektiven Studien zur Gewichtsentwicklung war eine verminderte Aktivität des sympathischen Nervensystems mit einer Gewichtszunahme korreliert [326].

> Die Bedeutung weiterer Hormone für die Regulation der Nahrungsaufnahme, für den Energiestoffwechsel und die Depotfettbildung ist noch lückenhaft. 1994 wurde das Fettgewebshormon Leptin entdeckt. Diese ausschließlich in Fettgewebe gebildete **Signalsubstanz** wird **bei zunehmendem Depotfett** vermehrt synthetisiert. Durch ihre Wirkung auf Zentren im Hypothalamus wirkt sie hemmend auf die Futteraufnahme und steigernd auf die Bewegungsaktivität und den Energieumsatz, somit **hemmend auf eine Vermehrung des Depotfettes.**

Das Leptin fehlt bei einer Mausmutation mit einem defekten ob-Gen. Nach Zufuhr des im Blut normaler Mäuse nachweisbaren Leptins kommt es bei diesen genetisch adipösen Tieren zu einer Abnahme des Köperfettgehalts. Das heißt, dass bei der Maus und auch bei anderen Tieren durch die Wirkung von Leptin auf die zentrale Regulation der Energiehomöostase im Hypothalamus eine unphysiologisch hohe Depotfettbildung verhindert wird. Beim Menschen erhöht sich zwar die Plasma-Leptinkonzentration mit Zunahme der Fettdepots, es kommt jedoch zu keiner Wirkung auf die hypothalamischen Zentren und folglich zu keiner bzw. nur einer unbedeutenden Hemmung der Nahrungsaufnahme. Warum der Hemmeffekt beim Menschen ausbleibt, ist unbekannt (Leptinresistenz?). Eine Abnahme der Fettdepots geht jedoch mit niedrigen Leptinkonzentrationen und gesteigertem Hungergefühl einher.

Durch geringes Depotfett und reduzierte niedrige Leptinspiegel werden eine Reihe weiterer endokriner und metabolischer Regulationsmechanismen in Gang gesetzt, die erforderlich sind, um die Energiedepots wieder aufzufüllen. Die überwiegend am Modell der ob/ob-Maus erhobenen Befunde zeigen beim Leptinmangel eine erniedrigte Körpertemperatur, Hyperphagie, einen reduzierten Energieumsatz sowie reduzierte körperliche Aktivität, Infertilität und einen gesteigerten Parasympathikotonus. Weitere Folgen einer durch Nahrungsmangel ausgelösten Minderung der Plasma-Leptinkonzentration sind Änderungen der Schilddrüsen- und Nebennierenrindenfunktion sowie der Immunfunktion. All diese Störungen bilden sich unter Leptinsubstitution zurück. Es ist bekannt, dass bei optimal ernährten Frauen der Zeitpunkt der Menarche früher liegt als bei sehr dünnen Frauen und dass extremes Untergewicht die Ovulation hemmt. Bei jungen Männern kommt es in der präpubertären Phase zu einem Anstieg der Plasma-Leptinkonzentration (➤ Abb. 4.4a und ➤ 4.4b).

Leptin aktiviert im Hypothalamus eine Signalkaskade mit Freisetzung von α-MSH, die Aktivierung des Melanincortinrezeptors 4 (MCR-4) führt dann zu einer Appetithemmung. Bei morbid Adipösen, aber auch bei Patienten mit Binge-Eating-Erkrankung sind MCR-4-Mutationen bekannt. Insgesamt sind die Fälle von monogenetisch ausgelöster Adi-

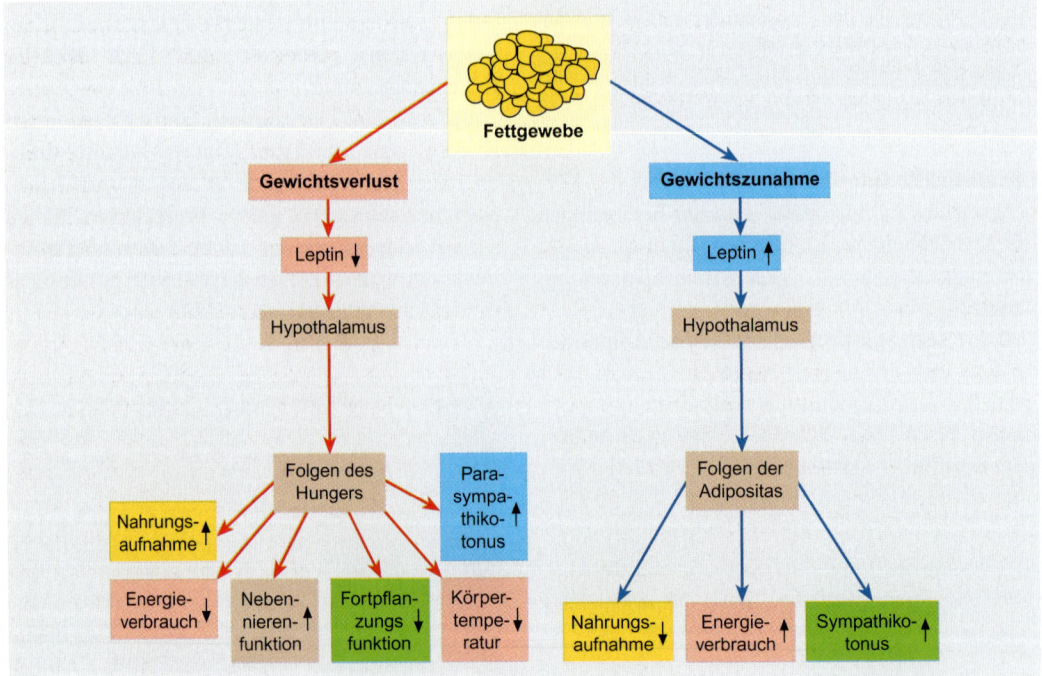

Abb. 4.4a Effekte geringer und gesteigerter Fettspeicherung auf die Leptinproduktion sowie die nachfolgenden regulierenden Impulse auf den Hypothalamus mit Beeinflussung des Energiestoffwechsels, der Nahrungsaufnahme und endokriner und nervaler Regulationsmechanismen.

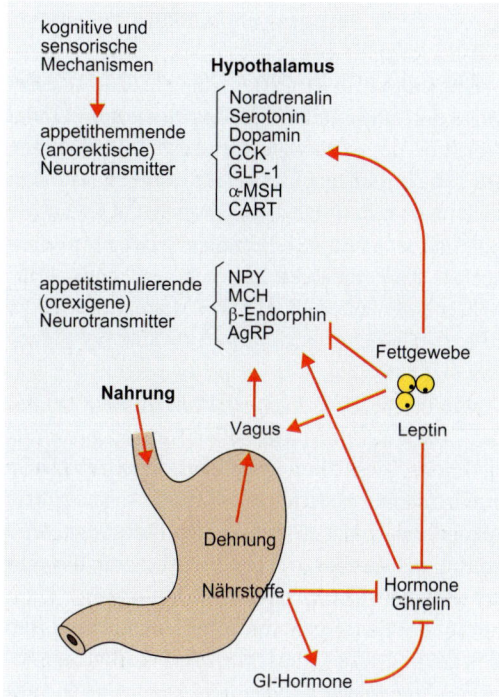

Abb. 4.4b Regulation von Nahrungsaufnahme und Sättigung im Wechselspiel von Magen, Hypothalamus und Fettgewebe. CCK = Cholezystokinin; GLP-1 = Glucagon-like-Peptid-1; α-MSH = α-Melanozyten-stimulierendes Hormon; CART = Co-caine Amphetamine Related Transcript; NPY = Neuropeptid Y; MCH = Melanin-concentrating Hormone; AgRP = Agouti-rela-ted Peptide. (Mod. nach Erdmann et al., Med. Welt 59 (2008) 83–92 [334]).

positas jedoch selten, bei der Mehrzahl der überge-wichtigen Menschen ist von einer polygenetischen Ätiologie auszugehen.

Ghrelin („**g**rowth **h**ormone **rel**eas**in**g hormone") ist ein weiteres Hormon, das die Nahrungsaufnah-me und folglich das Körpergewicht reguliert. Es wird überwiegend von neuroendokrinen Zellen im Fundus des Magens gebildet, sodass nach totaler Gastrektomie die Plasmakonzentration auf 65% ab-fällt. Weitere Syntheseorte sind der Darm und die Alphazellen des Pankreas. Die Plasmakonzentrati-on steigt während des Fastens und fällt unmittelbar nach Nahrungsaufnahme ab. Hieraus ist zu schlie-ßen, dass Ghrelin ein appetitanregendes Hormon ist. Diese Annahme wurde im Tierexperiment und an gesunden Versuchspersonen bestätigt. Mit Gh-relinantagonisten könnte u.U. die Nahrungsauf-nahme und folglich das Körpergewicht reduziert

werden. Gegen eine solche mögliche Indikation spricht die Tatsache, dass bei Adipositas die Ghre-linkonzentration ohnehin bereits niedrig liegt [202].

Auch einige Neurotransmitter und Neuropeptide sind in den vielschichtigen Mechanismen der Hun-ger- und Sättigungsregulation involviert. Ein starker Stimulator für die Nahrungsaufnahme ist z.B. das Neuropeptid Y. Dieses Neuropeptid hat eine appetit-anregende Wirkung. Es interagiert mit anderen, die Nahrungsaufnahme beeinflussenden Substanzen. Ein Teil der appetithemmenden Wirkung von Lep-tin scheint auf einer Hemmung der Neuropeptid-Y-Wirkung und die Appetitsteigerung durch Ghrelin auf einer Stimulation der Neuropeptid-Y-Synthese zu beruhen.

Bei der normalen Regulation der Nahrungsauf-nahme führt die Füllung des Magens mit resultie-render Dehnung der Magenwand zu einem Signal (via Nervus vagus) an hypothalamische Zentren mit Auslösung des Sättigungsgefühls und Freisetzung appetithemmender (anorexigener) Neurotransmit-ter. Hierbei wird Eiweiß ein größerer Sättigungsef-fekt zugesprochen als Kohlenhydraten und Fett. Ins-gesamt ist ein differenter Einfluss der Makronähr-stoffe auf Ausmaß und Dauer von Hunger- und Sät-tigungsgefühl sowie Größe und Energiegehalt der Folgemahlzeit gering. Für die Auslösung des Sätti-gungssignals ist die Nahrungsmenge, nicht der Ener-giegehalt entscheidend, Flüssigkeiten spielen bei ra-scher Magenpassage kaum eine Rolle.

Inwieweit **Darmhormone** (z.B. Cholezystokinin, CCK; Glucagon-like-Peptid-1, GLP-1; Peptid YY, PYY) in physiologischen Konzentrationen einen we-sentlichen Anteil an der Auslösung des Sättigungssi-gnals (und der Anregung der Thermogenese) haben, ist unklar. Beobachtungen an Menschen mit Zu-stand nach Gastrektomie sprechen gegen einen be-deutsamen eigenständigen Effekt. Ein Wiedereinset-zen des Hungergefühls wird durch spontane hypo-thalamische Sekretion stimulierender (orexigener) Neurotransmitter gesteuert, hinzu kommt ein Sti-mulus seitens des im Magen in der Nüchternphase verstärkt gebildeten Ghrelins. Diese Mechanismen der Steuerung von Sättigung und Hunger können durch (kognitive und sensorische) Außenreize ver-ändert oder ganz überspielt werden (➤ Abb. 4.4b, [334]).

4

Zwei weitere für die Primärprävention wichtige Fragen im Zusammenhang mit der Ätiologie der Adipositas betreffen die **pränatale Prägung** (fetale Programmierung) des Stoffwechsels und die **frühkindliche Ernährung.** Mit beiden sind nicht genetische (epigenetische) Prägungen des Stoffwechsels für lebenslange Krankheitsanlagen, so auch für die Adipositas möglich. Als Belege für diese bisher wenig beachteten und untersuchten Einflüsse gelten Ergebnisse epidemiologischer Untersuchungen, die zeigen, dass Kinder von Müttern mit Schwangerschaftsdiabetes (Gestationsdiabetes) im späteren Leben häufiger adipös sind und einen Diabetes mellitus entwickeln. Untersuchungen an großen Fallzahlen in Kanada und Deutschland ergaben, dass gestillte Kinder mit einer geringeren Wahrscheinlichkeit im späteren Leben Adipositas entwickeln. Es muss angenommen werden, dass die Nährstoffrelation bzw. bestimmte Inhaltsstoffe der Muttermilch in der frühen Kindheit prägend auf den Stoffwechsel wirken. Das bedeutet, Stillen in der ersten Lebensphase hat ebenfalls positiv prägende Einflüsse auf den Stoffwechsel des Kindes [139, 10].

Adipösen ist eine gewisse **Bewegungsarmut** eigen, eine Eigenschaft, die offenbar nicht Folge, sondern eine der möglichen Teilfaktoren bei der Entstehung des Fettansatzes ist. Das individuelle körperliche Aktivitätsmuster ist offenbar einer der Faktoren, welche die interindividuell unterschiedliche Neigung zum Fettansatz erklären. In einer wissenschaftlichen Studie wurde bei Adipösen mit einem BMI von 33 kg / m^2 im Vergleich zu Normalgewichtigen mit einem BMI von 23 kg / m^2 ein um 350 kcal pro Tag verminderter aktivitätsbezogener thermogenetischer Energieverlust ermittelt [315].

Weiterhin konnte gezeigt werden, dass der Energieverbrauch unabhängig von körperlicher Arbeit und sportlicher Aktivität durch die individuell unterschiedlich ausgeprägte Körpermotorik erheblich mitbestimmt wird und die sehr unterschiedliche Neigung zur Entwicklung von Übergewicht und Adipositas miterklärt [154]. Das Gleiche gilt für die individuell unterschiedliche Fähigkeit, bei einer über dem Bedarf liegenden Energiezufuhr die **Thermogenese** in einem Maße zu steigern, dass keine bzw. nur eine begrenzte Gewichtszunahme erfolgt ("nonexercise activity thermogenesis") [153]. Auf diese Möglichkeit einer **Luxuskonsumption** wurde bereits

Anfang des vorherigen Jahrhunderts hingewiesen (Lit. bei [86]).

Eine weitere, in der Praxis häufig beobachtete Ursache der Adipositas ist die Appetitsteigerung und Zunahme des Körpergewichts nach **Unterbrechen des Tabakmissbrauchs.** In einer Studie an 5000 Personen hatten Raucher das niedrigste und Exraucher während 10 Jahre nach Beendigung des Abusus das höchste Körpergewicht. Abbruch des Abusus führt während der ersten 10 Jahre bei Männern im Mittel zu einer Gewichtszunahme von 4,4 und bei Frauen von 5,0 kg [69].

Wie im ➤ Kap. 1.9.3 beschrieben, wird bei hohem regelmäßigem Alkoholkonsum rein rechnerisch ein Großteil des täglichen Energiebedarfes durch Alkohol gedeckt. In welchem Ausmaß diese Alkoholzufuhr das Körpergewicht beeinflusst, wird kontrovers diskutiert. Verantwortlich für die sehr unterschiedlichen Angaben zum Einfluss von Alkohol auf das Körpergewicht in der Literatur sind zum Teil methodische Unterschiede und die fehlende Berücksichtigung von Lebensstilfaktoren wie Rauchen, körperliche Aktivität etc. [124a]. Eine neuere umfangreiche Studie an Männern (n = 7608) in der all diese Faktoren berücksichtigt wurden, kam während einer Beobachtungszeit von 5 Jahren zu folgendem Ergebnis: Der altersadäquate BMI und die Wahrscheinlichkeit für einen BMI in der höchsten Quintile (> 28) korrelierte zu Studienbeginn und am Ende der Untersuchung mit der Höhe des Alkoholkonsums. Hierbei nahmen zu Versuchsbeginn schlanke Teilnehmer (BMI < 25) mit größerer Wahrscheinlichkeit zu, als solche mit einem BMI ≥ 25. Es fand sich eine dosisabhängige Beziehung zwischen Alkoholzufuhr und Körpergewicht. Diese Korrelation war besonders bei Nichtrauchern ausgeprägt. Die Autoren kommen zu dem Schluss, dass ein regelmäßiger Alkoholkonsum von mehr als 30 g Alkohol pro Tag eine Gewichtszunahme zur Folge hat [277a].

Zu den an der Entstehung einer Adipositas beteiligten Faktoren zählen auch psychische Störungen und Abweichungen vom normalen Essverhalten. Es gibt Beweise dafür, dass die **Regulation der Nahrungsaufnahme** durch Hunger, Appetit und Sättigung beim Adipösen gestört ist. Nach Pudel [207] ist die Steuerung dieser drei Gefühle, die beim Normalgewichtigen eine ausgeglichene Energiebilanz gewährleistet, bei übergewichtigen Menschen derart verändert, dass die Energieaufnahme den Energiebedarf übersteigt.

✚ 062 Text: Appetit- und Sättigungsstörung

Bekannt ist weiterhin die durch seelisch-psychische Belastung ausgelöste gesteigerte Nahrungsaufnahme **(hyperphage Reaktion),** die zum Kummerspeck führt. Man nimmt an, dass das Essen hierbei eine Ersatzhandlung darstellt, wobei der mit dem Essen verbundene Genuss als Kompensation gewählt wird.

Am Zustandekommen einer Überernährung sind mit großer Wahrscheinlichkeit auch **falsche erzieherische Maßnahmen** beteiligt.

Zwingt man ein Kind dann, wenn es angibt, satt zu sein, unter Androhung von Strafe oder durch Versprechen einer Belohnung, seinen Teller leer zu essen, so schaltet man den natürlichen, die Nahrungsaufnahme steuernden Regelmechanismus aus. Es besteht die Gefahr, wie entsprechende Beobachtungen gezeigt haben, dass solche Kinder im späteren Leben die Menge der aufgenommenen Nahrung mehr am zufälligen Angebot als an dem durch Hunger- und Sättigungsgefühl angezeigten Bedürfnis orientieren (verhaltenstherapeutische Maßnahmen siehe bei [208]).

Als **latent Adipöse** (oder dünne Dicke!) bezeichnet man Normalgewichtige, die zum gleichen Essverhalten neigen wie Adipöse. Sie halten ihr Körpergewicht nur durch gezügelte, kontrollierte Nahrungsaufnahme im Normbereich.

In diesem Zusammenhang ist die Tatsache von Interesse, dass die Adipositas in den verschiedenen **sozialen Schichten** unterschiedlich häufig vorkommt. Bei entsprechenden statistischen Erhebungen ergab sich eine sechsfach höhere Zahl an adipösen Frauen in sozial niedrigen Schichten gegenüber den in sozial gehobenen Verhältnissen lebenden Frauen (➤ Abb. 4.5).

Von praktisch-klinischer Bedeutung ist auch die Tatsache, dass die Mehrzahl der **Psychopharmaka** über eine **Appetitsteigerung** die Entstehung der Adipositas begünstigt. Dies gilt besonders für Serotonin-Antagonisten. Sie stimulieren das Verlangen nach kohlenhydratreichen, süß schmeckenden Lebensmitteln (Lit. bei [19]).

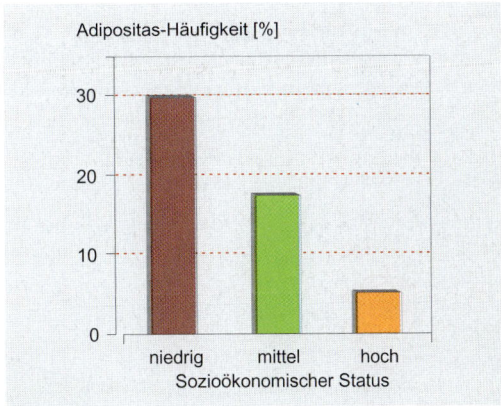

Abb. 4.5 Abnehmende Häufigkeit der Adipositas mit steigendem sozioökonomischen Status (nach Penick u. Stunkart [199]).

4.1.3 Relatives Körpergewicht und Lebenserwartung

Übergewicht begünstigt Morbidität und Mortalität.

Aufgrund epidemiologischer Daten prognostisch günstige Bereiche und solche mit beginnender Risikosteigerung abzugrenzen, ist schwierig, sodass nicht selten **voneinander abweichende Angaben** existieren. Die Gründe hierfür liegen überwiegend in sich unterscheidenden Methoden der Datenerhebung, in der fehlenden Berücksichtigung ethnischer Unterschiede, von durchgemachten Erkrankungen, Rauch- und Trinkgewohnheiten etc. Dies trifft auch für die Beziehung zwischen Körpergewicht und Sterblichkeit zu.

So kommt im Gegensatz zu den Angaben in ➤ Abb. 4.6 eine Metaanalyse US-amerikanischer und skandinavischer Daten zu dem Ergebnis, dass die höchste Lebenserwartung bei nicht rauchenden Männern weißer Hautfarbe ab dem 50. Lebensjahr bei einem BMI zwischen 24 und 27 liegt. Dies ist ein Bereich, der nach den geltenden Empfehlungen bereits an der Schwelle zum Übergewicht liegt [267]

Die **negativen Folgen** der Adipositas finden sich bei Männern ausgeprägter als bei Frauen und sind im höheren weniger als im mittleren Lebensalter ausgeprägt.

In den meisten Studien findet sich bei einem unter der Norm liegenden relativen Körpergewicht eine Zunahme der Mortalität (➤ Abb. 4.6). Es ist nicht entschieden, ob ein wirklicher Kausalzusammen-

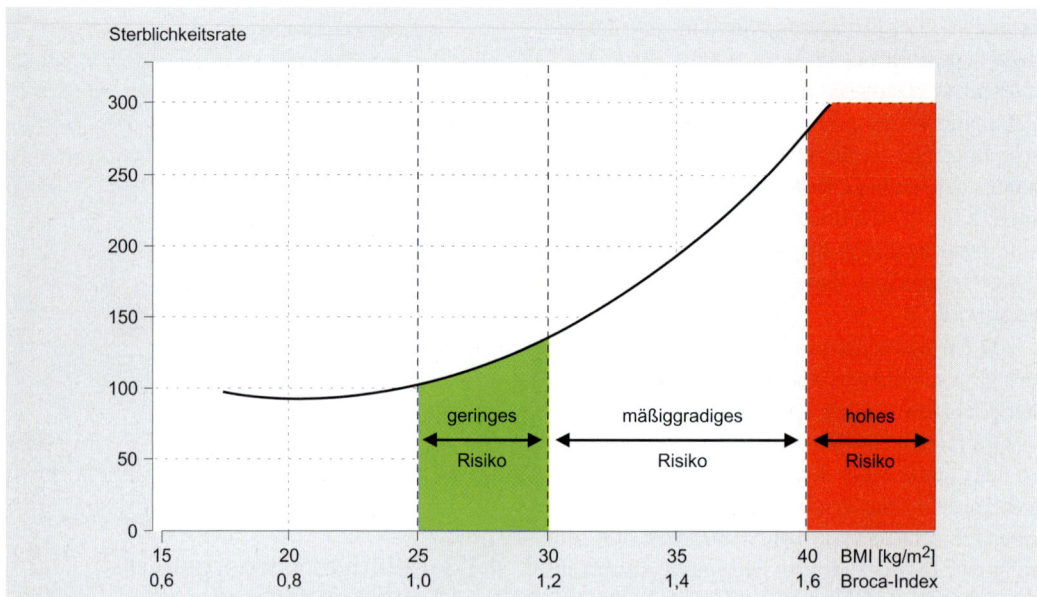

Abb. 4.6 Relative Mortalität (niedrigste Sterblichkeitsrate = 100) in Abhängigkeit vom Körpergewicht nach Daten des „Pooling Project" 1978. BMI = Body-Mass-Index.

hang oder der Lebensstil, z.B. hoher Zigarettenkonsum oder unerkannte Erkrankungen, hierfür verantwortlich sind [146].

Es ist grundsätzlich zu fragen, ob es richtig ist, das optimale Körpergewicht an der Mortalität zu orientieren. Viele zum Tode führende Erkrankungen gehen bereits lange Zeit vor Diagnosestellung mit einem niedrigen Körpergewicht einher. Deshalb sollten bei Studien zur Ermittlung des optimalen Körpergewichts Daten von Personen eliminiert werden, bei denen es bereits fünf Jahre vor ihrem Tode zu einer Gewichtsabnahme kam. Auf das Zigarettenrauchen wurde bereits hingewiesen. Raucher haben im Mittel niedrige Körpergewichte, aber eine höhere Mortalität. In einer Studie, die nur Nichtraucher enthielt und frühe Todesfälle nicht berücksichtigte, ergab sich eine lineare Beziehung zwischen Körpergewicht und Mortalität vom niedrigsten bis zum höchsten BMI ohne Hinweis auf einen U-förmigen Kurvenverlauf [387].

Prävention der Adipositas

Für eine Prävention der Adipositas spricht, dass die Erkrankung mit zunehmender Dauer und Ausprägung immer komplexer wird, dass Begleit- und Folgeerkrankungen der Adipositas nicht immer reversibel sind und dass die Ressourcen des Gesundheitssystems für eine adäquate Behandlung an ihre Grenzen stoßen.

Ziel ist zunächst eine Gewichtsstabilisierung, die Begrenzung der Gewichtszunahme im Erwachsenenalter und eine moderate Gewichtssenkung in der Phase der Präadipositas.

Präventive Schritte sollten bereits im Kindesalter erfolgen (z.B. Beratungen in Familien mit erhöhtem Adipositasrisiko), die Beratung Erwachsener erweist sich als schwierig. Angeraten wird eine Ernährung nach den Empfehlungen der DGE: Die Nahrung sollte fettmoderat, polysaccharid- und ballaststoffreich sein, Lebensmittel mit geringer Energiedichte sollten bevorzugt werden. Auf eine ausreichende körperliche Aktivität ist zu achten, sportliche Betätigung im Sinne eines Ausdauertrainings ist gewünscht.

4.1.4 Relatives Körpergewicht und Begleitkrankheiten

Die Adipositas fördert die Entstehung einer Vielzahl von Erkrankungen. Die wichtigsten sind in ➤ Tabelle 4.3 zusammengefasst.

Tab. 4.3 Begleiterkrankungen und Komplikationen von Übergewicht und Adipositas (nach WHO 2000 und evidenzbasierter Leitlinie 2007, Hauner et al. [310]).

Stoffwechsel-störungen	Störungen des Kohlenhydratstoffwechsels (Insulinresistenz, gestörte Glucosehomöostase, Diabetes mellitus Typ 2)
	Störungen des Lipidstoffwechsels
	Hyperurikämie/Gicht
	Störungen der Homöostase (Steigerung der Gerinnung, Hemmung der Fibrinolyse)
	chronische Inflammation (z.B. CRP-Erhöhung)
Kardiovaskuläre Erkrankungen	arterielle Hypertonie, linksventrikuläre Hypertrophie, Herzinsuffizienz
	koronare Herzkrankheit
	Schlaganfall
Pulmonale Komplikationen	obstruktives Schlafapnoe-Syndrom, Hypoventilationssyndrom
	restriktive Ventilationsstörungen
Gastrointestinale Erkrankungen	Cholezystolithiasis, akute und chronische Cholezystitis
	nicht alkoholische Fettleberhepatitis
	gastroösophageale Refluxkrankheit
Hormonelle Störungen	Frauen: Hyperandrogenämie und polyzystisches Ovar-Syndrom (PCO)
	Männer: erniedrigte Testosteron-Spiegel
	Störungen der Fertilität
Tumorerkrankungen	Frauen: Endometrium, Zervix, Ovarien, Mamma, Niere, Kolon
	Männer: Prostata, Kolon, Gallenblase, Pankreas, Leber, Niere, Ösophagus
Erkrankungen des Bewegungsapparates	Coxarthrose, Gonarthrose, Polyarthrose
	degeneratives Wirbelsäulensyndrom
Weitere Probleme	Allgemeinbeschwerden (z.B. verstärktes Schwitzen, Belastungsdyspnoe, Gelenkbeschwerden)
	Einschränkungen der Aktivitäten des täglichen Lebens (ADL), Verminderung der Lebensqualität
	erhöhtes Unfallrisiko
	erhöhtes Operations- und Narkoserisiko
	Schwangerschaftskomplikationen
	psychosoziale Konsequenzen (Depression, Ängstlichkeit, soziale Isolation)

Von besonderer praktisch-klinischer Bedeutung ist das **metabolische Syndrom** (Diabetes mellitus Typ 2 oder gestörte Glucosehomöostase, Hyperlipoproteinämie und Hypertonie, > Kap. 4.2), das sich auf dem Boden einer **Adipositas** überwiegend **vom androiden Typ** entwickelt. (Die Zusammenhänge zwischen Adipositas und den in > Tabelle 4.3 genannten Erkrankungen werden überwiegend bei der Besprechung der einzelnen Erkrankungen behandelt.)

Nach weithin anerkannter klinischer Erfahrung stellt ein Übergewicht von mehr als 20% nach Broca (entspricht einem BMI von 29) eine eindeutige **Indikation zur Gewichtsreduktion** dar. Unter Berücksichtigung des bereits ab einem BMI von 25 steigenden Risikos (> Abb. 4.6) sollten die Bemühungen um ein Normalgewicht, wenn möglich, bereits früher einsetzen.

Hierbei müssen **psychosoziale Gegebenheiten** berücksichtigt werden. Ein aus medizinischer Sicht optimales Körpergewicht ist für viele extrem schwer zu erreichen und auf Dauer zu stabilisieren. Auch das persönliche Befinden muss bei Empfehlungen zur Gewichtsreduktion mitberücksichtigt werden („**Wohlfühlgewicht**").

4.1.5 Risikofaktor Adipositas

Bei Erwachsenen mit einem Übergewicht über 30% (im Mittel etwa 50%) nach Broca liegen in neun von zehn Fällen eine oder mehrere Störungen (Hypertonie, Fettstoffwechselstörung, Störung der Glucosetoleranz, Hyperurikämie) vor, die die Entstehung **kardiovaskulärer Erkrankungen** begünstigen.

Da diese Veränderungen durch Gewichtsreduktion gebessert oder „geheilt" werden können, stellt ein Übergewicht dieses Ausmaßes bereits ohne gezielten Nachweis der genannten Risikofaktoren eine begründete Indikation zur Gewichtsreduzierung dar.

Obwohl sich die mittlere Lebenserwartung in dem Maße reduziert und Risikofaktoren in dem Maße zunehmen, wie das relative Körpergewicht über den Normbereich ansteigt, sind weniger die Fettmasse als die **Fettverteilung** für die Folgeerkrankungen verantwortlich (> Abb. 4.7).

Ein steigender BMI geht mit einer zunehmenden Verkürzung der Lebenserwartung einher. Mit höhe-

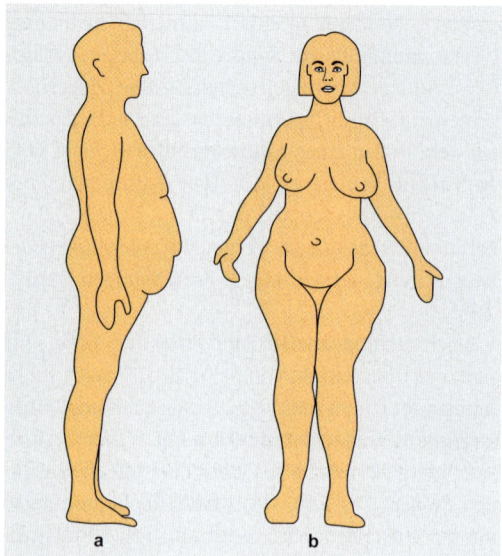

Abb. 4.7 Unterschiedliche Verteilung des Körperfettes. a) Androide (abdominelle oder viszerale) Adipositas; b) gynoide (gluteofemorale oder periphere) Adipositas.

rem Alter schwächt sich das Mortalitätsrisiko von adipösen Patienten ab. Die Wirkung der Adipositas auf die Mortalität hat sich in den letzten 30 Jahren verringert.

Der metabolisch relevante Adipositastyp ist die **androide (viszerale) Form.** Diese auch als abdominelle Adipositas bezeichnete Form ist gekennzeichnet durch eine Fettansammlung im Bereich des Stammes, wobei das Fett nicht nur subkutan, sondern auch intraabdominell gespeichert ist („Apfeltyp"). Die Masse des viszeralen Fetts korreliert eng mit dem metabolischen und kardiovaskulären Risiko (z.B. für die Entwicklung eines Diabetes mellitus oder einer koronaren Herzerkrankung).

Vergleichsweise gering ist das Gesundheitsrisiko bei der **gynoiden Form** (periphere Adipositas) mit einer Fetteinlagerung im Hüft- und Oberschenkelbereich („Birnentyp").

Der BMI ist ein schlechter Parameter zur Abschätzung des viszeralen Depotfettes.

Zur Quantifizierung des intraabdominellen Fettes eignet sich die Computertomographie (CT). Ein in Nabelhöhe angefertigtes CT erlaubt, die **Relation zwischen subkutanem und intraabdominellem Fett** zu messen, ein Parameter, der zur Risikoabschätzung Vorteile gegenüber dem BMI bietet (Lit. bei [125]).

Wie bereits erwähnt, ist ein leicht auch in der Praxis verfügbares Maß für die Fettverteilung das **Verhältnis von Taillen- zu Hüftumfang** (Waist-to-Hip-Ratio). Ein Umfangsverhältnis von über 1,0 bei Männern und über 0,85 bei Frauen spricht für eine androide (überwiegend intraabdominelle) Fettverteilung.

Taillenumfang:
- bei Frauen:
  – über 80 cm: mäßig erhöhtes Risiko
  – über 88 cm: deutlich erhöhtes Risiko
- bei Männern:
  – über 94 cm: mäßig erhöhtes Risiko
  – über 102 cm: deutlich erhöhtes Risiko.

Auch die mit einfacher technischer Ausrüstung durchführbare Messung des elektrischen Körperwiderstandes (Bioelektrische Impedanzanalyse, BIA, ➤ Kap. 18.2.2) kann die Fettmasse des Körpers erfassen und von einer „Magermasse" (**Lean Body Mass**) abgrenzen. Allerdings fehlt bislang eine Evaluation durch große Studien.

Trotz eines im Normbereich liegenden BMI kann der Anteil an viszeralem Fett so hoch sein, dass hieraus ein metabolisches Syndrom (➤ Kap. 4.2) resultiert.

Herz-Kreislauf-Erkrankungen, Hyperlipoproteinämie

In einer Reihe prospektiver Studien wie beispielsweise der Nurses' Health Study (➤ Abb. 4.8) wurde gezeigt, dass eine positive Korrelation zwischen der Höhe des BMI und dem relativen Risiko von Herz-Kreislauf-Erkrankungen besteht. Dabei ist, wie bereits besprochen, das **viszerale Fett der entscheidende Risikofaktor.** Diese Form der Adipositas begünstigen:

- die Hypertriglyceridämie
- niedrige HDL-Werte
- hohe Apo-Lipoprotein-B-Konzentration.

Im Gegensatz dazu ist eine Hypercholesterinämie vergleichsweise selten.

Als kardiovaskuläre Risikofaktoren finden sich weiterhin vermehrt eine Hyperinsulinämie, eine Hyperfibrinogenämie, eine erhöhte Aktivität der Lipoproteinlipase und eine gesteigerte Lipidoxidation.

Die **Hyperinsulinämie,** eine Folge der Insulinresistenz bei vermehrtem abdominellem Fett, verstärkt die negativen Effekte pathologischer Lipidparameter.

Genetische Faktoren sind wesentlich für die Entwicklung einer abdominellen Adipositas und folglich auch für die Insulinresistenz.

Hypertonie

Auch die essentielle Hypertonie zählt zum metabolischen Syndrom, d.h., ihre Manifestation wird durch

Übergewicht (➤ Abb. 4.10) und hier wiederum eine Vermehrung des viszeralen Depotfettes begünstigt.

> In einer großen US-amerikanischen Studie lag das Hypertonierisiko bei abdomineller Adipositas um den Faktor 2–3 höher [192]. In einer Therapiestudie an adipösen Frauen mit Bluthochdruck korrelierte der therapeutische Effekt nicht mit der Abnahme des BMI, sondern nur mit der Abnahme des intraabdominellen Fettes sowie der Nüchtern-Plasma-Glucosekonzentration und einer Besserung des oralen Glucosetoleranztestes [125].

Das Ergebnis dieser Untersuchung stützt die Vorstellung, dass die **Insulinresistenz bei Adipositas** mit ursächlich für die Entstehung der Hypertonie verantwortlich ist.

Zur Genese des Hochdrucks tragen vor allem auch eine vermehrte renale Natrium- und Wasserretention bei. Zudem wird in Adipozyten das potente vasokonstriktorische Hormon Angiotensin II gebildet.

Die Hypertonie nimmt wie alle übrigen adipositasassoziierten Folgekrankheiten auch bei Kindern und Jugendlichen zu. Adipöse haben in diesem Lebensalter im Vergleich zu Kontrollen ein etwa dreifach höheres Hypertonierisiko [253].

Diabetes mellitus Typ 2

Die Bedeutung des Übergewichtes für Entstehung und Verlauf des Typ-2-Diabetes wird in ➤ Kap. 4.3 besprochen. Dafür, dass insbesondere die Vermehrung des viszeralen Fettes den entscheidenden Risikofaktor für die Manifestation des Typ-2-Diabetes und für eine verminderte Glucosetoleranz darstellt, spricht eine Vielzahl epidemiologischer Studien. In den ➤ Abbildungen 4.9 und ➤ 4.10 sind zur Demonstration der Beziehung zwischen BMI und Diabeteshäufigkeit die Ergebnisse zweier Studien dargestellt.

Adipositasassoziierte Herzinsuffizienz („adipositas related cardiomyopathy")

Unabhängig vom Blutdruck tritt bei einer Adipositas mit steigendem BMI echokardiographisch eine

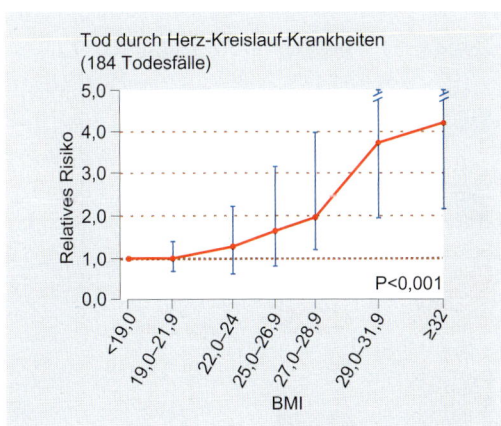

Abb. 4.8 Mortalität in der Nurses' Health Study. 16-jährige Beobachtung von 115 000 US-amerikanischen Krankenschwestern (Manson et al. [165]).

zunehmende linksventrikuläre Hypertrophie, eine Dilatation und eine gestörte Füllungs- und Pumpfunktion auf, die letztlich eine Herzinsuffizienz zur Folge hat. Bereits in der Framingham-Studie fand sich bei Adipösen in etwa 55% der Fälle eine Herzin-

suffizienz. Die der Erkrankung zugrunde liegenden pathophysiologischen Mechanismen sind unbekannt. Unter einer Reduktion des Körpergewichtes kommt es zur Rückbildung der genannten Funktionsstörungen [290].

Nicht alkoholische Fettleber

Diese Form der Fettleber ist vermehrt bei der Adipositas per magna zu finden. Sie kann in eine Leberzirrhose übergehen. Die erhöhte Insulinresistenz ist offenbar ein wesentlicher ätiologischer Faktor. Ein geringer Alkoholkonsum scheint das Risiko zu verringern [54].

Arteriosklerose

Gemessen an der Wanddicke der Arteria carotis communis beschleunigt die abdominelle Adipositas das Fortschreiten der Arteriosklerose. Bei gleichzeitig hohen LDL-Cholesterinkonzentrationen ist die Progression erwartungsgemäß besonders ausgeprägt [147]. In koronarangiographischen Studien konnte gezeigt werden, dass die bereits bekannte, bei viszeraler Adipositas häufig nachweisbare Hypertriglyce-

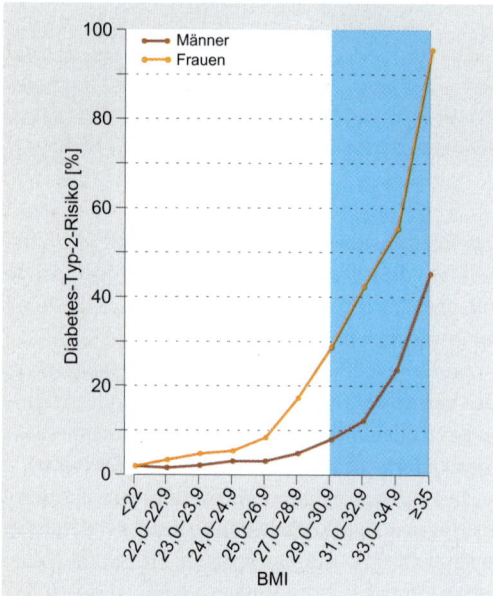

Abb. 4.9 Beziehung zwischen BMI und dem Diabetes-Typ-2-Risiko (Prentice [206]).

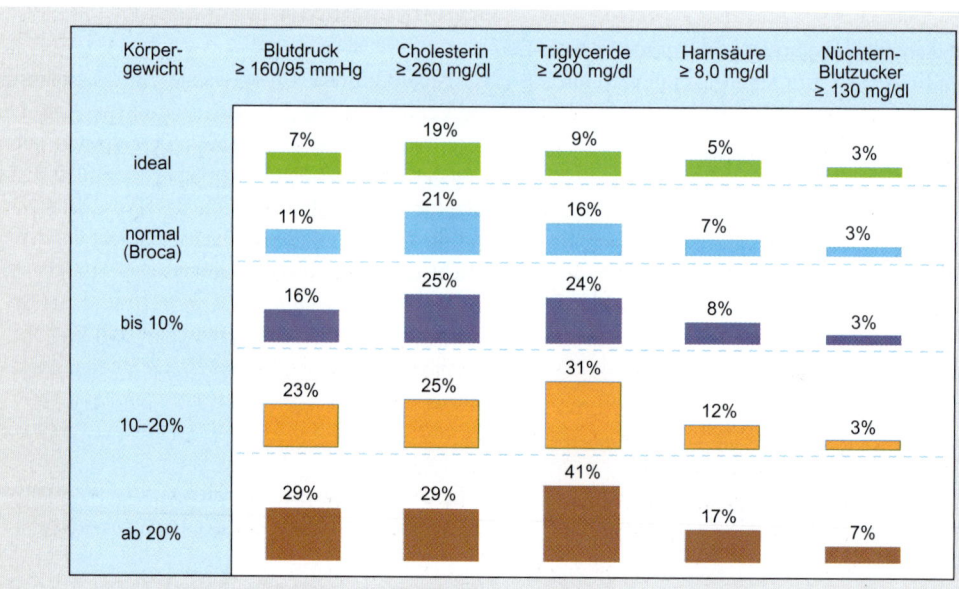

Abb. 4.10 Risikofaktoren in Abhängigkeit vom Körpergewicht bei 30- bis 60-jährigen Männern (zit. nach Schlierf et al. [236]).

ridämie oft in Verbindung mit erhöhten Nüchternblutzuckerkonzentrationen ein erhebliches Koronarskleroserisiko darstellt. Dabei korrelierte der Wert des Taillenumfanges als Maß für das viszerale (intraabdominale) Fett besser als der BMI mit den morphologischen Veränderungen der Koronarien [26].

Obstruktive Schlafapnoe

Es kommt während des Schlafes zur Obstruktion im oberen Pharynx. Die Ursachen sind u.a. eine starke Muskelrelaxation und ein verstärkter Fettansatz im Halsbereich. Nur etwa 30% der Patienten sind nicht adipös. Es gibt auch Fälle von extremer Adipositas ohne Schlafapnoe. Nach der Obstruktion kommt es zur Hypoxie und zu einem plötzlichen Wiedereinsetzen der Atmung. Die Folgen der Hypoxie sind eine Beeinträchtigung der Hirnfunktion und vermehrte Müdigkeit am Tag mit herabgesetzter Fahrtüchtigkeit. Nur bei einem Teil der Fälle spricht die Schlafapnoe auf eine Gewichtsreduktion an [162].

Ernährungstherapie

Jede ausgeprägte Adipositas durchläuft die Phase des geringen Übergewichts. Bereits in dieser Frühphase sollte die Therapie einsetzen. Für die **frühe Kontrolle des Körpergewichts** spricht auch die Tatsache, dass sich bereits in diesem Stadium, wie in ➤ Abb. 4.10 demonstriert wird, negative Auswirkungen auf kardiovaskuläre Risikofaktoren finden.

> Gewichtsabnahmen sollten **kontinuierlich** und **langsam** – etwa während einer Zeit, die der der Gewichtszunahme entspricht – erfolgen.

Ungünstig ist ein **ständiger Wechsel** zwischen hohem und relativ niedrigem Körpergewicht, wobei die Gewichtsabnahme meist durch drastische, kurzzeitige Maßnahmen **(Crash-Diäten)** erfolgt.

So steigt beispielsweise bei sehr schneller Gewichtsreduktion das **Risiko der Gallensteinbildung.** Fettsüchtige haben eine gesteigerte Syntheserate für Cholesterin und häufig eine erhöhte Cholesterinkonzentration in der Gallenflüssigkeit. Die Folge

hiervon ist die in einer Vielzahl von Studien belegte höhere Gallensteinrate.

Während der Phase der Gewichtsreduktion kommt es zu einer zusätzlichen **Steigerung der Cholesterinkonzentration** in der Gallenflüssigkeit und damit einer besonderen Gefährdung hinsichtlich der Cholesterinsteinbildung. Eine energie- und fettarme Reduktionskost fördert die Steinbildung weiterhin wegen der **nur geringen Stimulation der Gallenblasenkontraktion.**

Wiederholte Gewichtsreduktionen mit nachfolgendem Wiederanstieg des Körpergewichtes sollten somit im Interesse einer Gallensteinprophylaxe vermieden werden.

In einer prospektiven Studie konnte auch gezeigt werden, dass häufige Reduktionskuren mit anschließend immer wiederkehrendem Anstieg des Körpergewichts die **Gefahr einer koronaren Herzkrankheit** und damit die Gesamtsterblichkeit steigern [158].

Das Auf und Ab des Körpergewichts bei wiederholten, nur kurze Zeit dauernden Phasen einer Reduktionsdiät (englisch: **„yo-yo-dieting"**, „weight cycling") macht offenbar langfristig eine Gewichtsabnahme immer schwieriger. Darüber hinaus kommt es zwischen den kurzen Diätphasen relativ schnell wieder zu einem Anstieg des Körpergewichts.

Nach der evidenzbasierten Leitlinie der Fachgesellschaften [310] sind Indikationen für eine Behandlung übergewichtiger/adipöser Menschen:
- ein BMI ≥ 30 oder
- Übergewicht mit einem BMI zwischen 25 und 29,9 und gleichzeitiges Vorliegen:
  - übergewichtsbedingter Gesundheitsstörungen (z.B. Hypertonie, Typ-2-Diabetes) oder
  - eines abdominellen Fettverteilungsmusters oder
  - von Erkrankungen, die durch Übergewicht verschlimmert werden, oder
  - eines hohen psychosozialen Leidensdrucks.

Therapieziele werden nach dieser Leitlinie [310] wie folgt formuliert:
- langfristige Senkung des Körpergewichts
- Verbesserung adipositasassoziierter Risikofaktoren und Krankheiten
- Verbesserung des Gesundheitsverhaltens (energieadäquate Ernährung, regelmäßige Bewegung)

- Reduktion von Arbeitsunfähigkeit und vorzeitiger Berentung
- Stärkung der Selbstmanagementfähigkeit und Stressverarbeitung
- Steigerung der Lebensqualität.

> Da die vermehrte Depotfettbildung Folge einer positiven Energiebilanz ist, kann die Therapie der Adipositas nur in einer Verringerung der Energiezufuhr oder Steigerung des Energieverbrauchs bestehen.

Der **tägliche Energiebedarf** pro kg Körpergewicht beträgt:
- bei Bettruhe etwa 80–100 kJ (20–25 kcal)
- bei leichter körperlicher Tätigkeit 130 kJ (32 kcal)
- bei mittelschwerer körperlicher Tätigkeit 150 kJ (37 kcal)
- bei schwerer körperlicher Tätigkeit 160–200 kJ (40–50 kcal).

Nach retrospektiver Analyse deutscher Datenbanken wurde kürzlich folgende Formel zur Berechnung des Ruheenergieverbrauchs (Grundumsatz, GU) angegeben [321]:
- BMI > 25 bis < 30:

$$GU [MJ/d] = 0,045 \times KG [kg] \\ +1,006 \times Geschlecht^* - 0,015 \times Alter [J] + 3,407$$

- BMI ≥ 30:

$$GU [MJ/d] = 0,05 \times KG [kg] \\ +1,103 \times Geschlecht^* - 0,016 \times Alter [J] + 2,924$$

* Geschlecht: weiblich = 0, männlich = 1, KG = Körpergewicht

Da 1 kg Fettgewebe ca. 29 300–31 400 kJ (7000 – 7500 kcal) entspricht, muss die tägliche Energiezufuhr dann, wenn das Körpergewicht um 1 kg verringert werden soll, während etwa 7 Tagen um 4180 kJ (1000 kcal) unter dem täglichen Bedarf liegen.

Die **klinische Erfahrung** zeigt, dass sich bei der Mehrzahl der Adipösen diese vorausberechnete Gewichtsreduktion nicht erreichen lässt. Grund hierfür ist eine bei einem Teil der Patienten geringere **nahrungsinduzierte Thermogenese** (spezifisch-dynamische Wirkung), die bei Gesunden etwa zwischen 8 und 15% des täglichen Energieverbrauchs schwankt.

> Der Grundumsatz reduziert sich unter hypokalorischer Ernährung individuell unterschiedlich. Diese **Adaptation,** die bei Adipösen besonders ausgeprägt sein kann, erklärt die immer wieder zu beobachtende Diskrepanz zwischen Energiezufuhr mit einer Reduktionsdiät und effektiver Gewichtsabnahme (Lit. bei [212]).

Bevor diese Erklärung angezeigt ist, müssen **Diätfehler** und **passagere Wasserretentionen** als Ursache für das Nichtansprechen der diätetischen Maßnahme ausgeschlossen werden. Auf die Schwierigkeit, die Höhe der Energiezufuhr exakt zu erfassen (sog. Underreporting) wurde bereits in ➤ Kap. 4.1.2 hingewiesen.

Zum **Verständnis des Gewichtsverhaltens** unter Gabe einer Reduktionskost muss zusätzlich Folgendes berücksichtigt werden: Liegt die Energiezufuhr mit der Nahrung unter dem täglichen Energiebedarf, so hat der Organismus die Möglichkeit, das **Energiedefizit aus Glykogen, Eiweiß und Fett** zu decken. Alle drei Substanzen binden in der Zelle Wasser in unterschiedlichem Ausmaß.

Abzüglich des Wassers beträgt der **Energiegehalt:**
- 17 kJ (4 kcal) / g Glykogen
- 17 kJ (4 kcal) / g Eiweiß
- 38 kJ (9 kcal) / g Fett.

Da jedoch Glykogen und Eiweiß die vierfache Menge Wasser binden, Fett aber nur die 0,5-fache Menge, ergibt sich für die drei genannten Energielieferanten einschließlich des gebundenen Wassers ein Energiegehalt von 0,8 / g Glykogen, 0,8 / g Körpereiweiß und 6 / g Körperfett.

Hieraus resultiert, je nachdem, ob vorwiegend Glykogen bzw. Eiweiß oder Fett zur Energiebedarfsdeckung mobilisiert werden, ein völlig unterschiedliches Gewichtsverhalten.

Bei einem **Energiedefizit** von 4180 kJ / Tag (1000 kcal) kommt es dann, wenn die fehlende Energie lediglich aus Eiweiß und Glykogen gedeckt wird, zu einer Reduktion des Körpergewichtes von 1250 g, hingegen bei ausschließlicher Deckung des Energiedefizites aus Fett zu einer Abnahme von 167 g / Tag.

Unter Berücksichtigung des unterschiedlichen Energiegehalts und der unterschiedlichen Wasserbindung erklärt sich auch das in der **Initialphase** der Körpergewichtsreduktion relativ schnelle und das etwa ab dem 10. Behandlungstag relativ langsame Abnehmen des Körpergewichts.

Ist z.B. die Energiebilanz mit 2100 kJ / Tag (500 kcal) negativ, so ist vom 1. bis zum 8. Behandlungstag u.U. mit einer täglichen Gewichtsreduktion von etwa 600 g zu rechnen, da während dieser Zeit die Glykogendepots entleert werden. Würde ab dem 10. Behandlungstag etwa der Fehlbetrag von 2100 kJ (500 kcal) täglich durch Mobilisation von Depotfett gedeckt, so wäre nur noch eine tägliche Gewichtsreduktion von etwa 80 g zu erwarten.

Obwohl Diagnostik und kausale Therapie so einfach erscheinen, sind die **Langzeitergebnisse** in der Fettsuchtbehandlung in hohem Maße unbefriedigend.

Die **Ursache** dafür, dass das Stabilisieren des durch Verringerung der Energiezufuhr erreichten Körpergewichts so schwierig ist, wird durch die genannte **Adaptation an einen geringeren Energiebedarf** miterklärt. Es kann folglich das am Ende einer Phase der Gewichtsabnahme erreichte Gewicht nur dann beibehalten werden, wenn die Energiezufuhr dem vergleichsweise geringen Bedarf entspricht.

Dass es schwierig ist, ohne Reduktion der Energiezufuhr, nur durch **vermehrte körperliche Aktivität** ein über der Norm liegendes Körpergewicht zu normalisieren, demonstriert ➤ Tabelle 4.4.

Es ist schwierig, den Erfolg von diätetischen Verfahren zu beurteilen und zu bewerten. Eine Zusammenstellung der wichtigsten in der Literatur mitgeteilten Beurteilungskriterien findet sich bei H. Liebermeister [156]. Positive Berichte beziehen sich oft auf das Ergebnis am Ende einer Behandlungsphase. Der Wert eines Therapiekonzeptes kann aber nur am Langzeiterfolg gemessen werden. Wie bereits besprochen, haben kurzfristige Abnahmen des Körpergewichtes keinen Einfluss auf die Entstehung von Folgekrankheiten.

Zur **Beurteilung** ambulanter Reduktionsprogramme schlägt die Deutsche Adipositasgesellschaft zusammen mit drei weiteren Ernährungsgesellschaften folgende **Kriterien** vor:

Tab. 4.4 Energieverbrauch bei bestimmten Formen der körperlichen Betätigung in Relation zum Energiegehalt von Schokolade (100 g Vollmilchschokolade entsprechen etwa 2310 kJ = 550 kcal).

	Energieverbrauch / Stunde		entsprechende Menge an Schokolade
	kcal	kJ	g
Wandern	300	1255	55
Radfahren	400	1674	73
Tennisspielen	350	1464	64
Tanzen	240	1004	44
Reiten	240	1004	44

- Ein ambulantes Adipositastherapieprogramm sollte ein Jahr nach Beginn bei mindestens 50% der Teilnehmer eine Gewichtsabnahme von wenigstens 5%, bei mindestens 20% der Teilnehmer eine Gewichtsabnahme von wenigstens 10% aufweisen (auf der Basis einer Intension-to-treat-Analyse).
- Neben der Gewichtssenkung ist eine Verbesserung von mit der Adipositas assoziierten Risikofaktoren wie Hypertonie, Dyslipoproteinämie und Diabetes mellitus zu fordern.
- Weitere Kriterien für ein erfolgreiches Langzeitmanagement sind die Verbesserung des Gesundheitsverhaltens (gesunde Ernährung nach den Empfehlungen der DGE, regelmäßige körperliche Bewegung sowie die Steigerung der Lebensqualität [100].

Folgende **diätetisch-therapeutischen Maßnahmen** stehen zur Verfügung:
- alleinige Reduktion des Fettverzehrs
- energiereduzierte Mischkost
- totales Fasten (Nulldiät) und modifiziertes Fasten
- energiereduzierte Lebensmittel, Füll- und Quellstoffe, Süßstoffe
- Formeldiäten
- Diäten mit extremen Nährstoffrelationen.

Wichtig ist es, den Patienten vor Behandlungsbeginn in einem Informationsgespräch über die Risiken der Adipositas und die **Probleme einer langfristigen Stabilisierung** des normalen Körpergewichtes aufzuklären. Hierbei muss als erstes ein **realistisches Zielgewicht** angesteuert werden. Bei einem deutlich über der Norm liegenden Körpergewicht ist es unrealistisch und desillusionierend bei Therapiebeginn das Normalgewicht als Behandlungsziel zu nennen. Oft können bereits mit einer Reduktion von wenigen Kilogramm Begleitkrankheiten wie Diabetes mellitus Typ 2 oder Hypertonie wesentlich gebessert werden.

Folgendes Vorgehen hat sich in der Praxis bewährt:

- **Motivationsgespräche** mit Erklärung der Adipositasrisiken, **Aufklärung** über unsinnige vielversprechende Wunderdiäten, die mit gewisser Regelmäßigkeit in der Laienpresse häufig mit unseriösem, kommerziellem Hintergrund propagiert werden etc.
- Führen eines **Ernährungsprotokolls**, um die bisherigen Ernährungsgewohnheiten und -fehler abschätzen zu können.
- Empfehlung einer Mischkost mit einer Reduktion der Energiezufuhr um ca. 500 kcal täglich bei gleichzeitiger Steigerung der körperlichen Aktivität. Besprechung der sich aus dem Ernährungsprotokoll ergebenden bisher oft aus Unkenntnis begangenen Diätfehler.
- Je nach Verhalten des Körpergewichtes und Akzeptanz der empfohlenen energiereduzierten Mischkost weitere Reduktion der Energiezufuhr.
- Auf Wunsch des Patienten Besprechung der Möglichkeiten, voll bilanzierte Formeldiäten zumindest in der Frühphase in das Diätkonzept zu integrieren oder einer **zeitweisen medikamentösen Unterstützung** der diätetischen Maßnahmen unter Hinweis darauf, dass langfristig nur eine dem Energiebedarf angepasste Ernährung sinnvoll ist.

Alleinige Reduktion des Fettverzehrs

Durch eine Begrenzung der Fettaufnahme auf etwa 60 g pro Tag (bei nicht limitiertem Verzehr von Kohlenhydraten) kann ein Energiedefizit von täglich etwa 500 kcal und eine Körpergewichtsreduktion von 3–4 kg innerhalb eines halben Jahres erreicht werden. Auch für eine Gewichtsstabilisierung nach erfolgter Gewichtsabnahme ist das Konzept geeignet.

Energiereduzierte Mischkost

Die energiereduzierte Mischkost ist die sinnvollste diätetische Maßnahme zur Reduktion des Körpergewichts. Bei entsprechender Beratung gewährleistet sie eine **ausreichende Deckung des Bedarfs an essentiellen Nährstoffen** und erlaubt es dem Patienten, mehr als dies bei anderen Diätformen der Fall ist, seine Essgewohnheiten hinsichtlich der Qualität trotz Einschränkung der Quantität weitgehend beizubehalten.

Die **Gesamtenergie** wird auf 3300, 4200 oder 6300 kJ (800, 1000 oder 1500 kcal) pro Tag reduziert, wobei die 4200-Kilojoule-Reduktionskost („1000-Kalorien-Reduktionskost") die klassische Variante darstellt. Wenn man von einem mittleren täglichen Gesamtenergiebedarf von 9600 kJ (2300 kcal) ausgeht, so beträgt das **Energiedefizit** bei einer 4200-Kilojoule-Kost mindestens 4200 J (1000 kcal) täglich.

Beim strikten Einhalten einer solchen Kostform ist folglich rein rechnerisch ein **Gewichtsverlust** von 1 kg / Woche zu erwarten. Dies entspricht der klinischen Erfahrung, nach der es bei der Mehrzahl der Adipösen im Mittel zu einem Gewichtsverlust von 1–1,5 kg / Woche kommt.

Die **„1000-Kalorien-Mischkost"** wird meist wie folgt zusammengesetzt:

- ca. 70 g Protein
- ca. 40 g Fett
- ca. 100 g Kohlenhydrate.

Hierbei sollten die Kohlenhydrate, um einen möglichst großen **Fülleffekt** zu erzielen, in Form von Gemüse und Vollkornprodukten gegeben werden. Zucker, Weißmehlprodukte etc. sind zu meiden. Inwieweit durch eine Änderung der Kohlenhydrat-Fett-Relation in einer Reduktionskost der Therapieeffekt optimiert werden kann, wird später diskutiert. Das Gleiche gilt für die Mahlzeitenhäufigkeit.

Die **Erfolgsrate** unter energiereduzierter Mischkost ist, da die Mehrzahl der Patienten eine solche Diät nicht ausreichend lange beibehält, ungenügend. Die Erfahrung einer Vielzahl von Untersuchungen zeigt, dass Langzeiterfolge der kalorienreduzierten Mischkost in der Therapie der Adipositas Grad II–III maximal 10–20% betragen.

So fanden Janke u. Mitarb. [121], dass von 320 Adipösen 50% nach 4–5 Wochen die Kur bereits abbrachen.

Als **Beschwerden,** die mitbestimmend für das Beenden der Kur waren, wurden angegeben: Hunger, Schwindelgefühl, Schwäche, Zustände von Ohnmacht, nervöse Reizbarkeit, Verstimmung, Magenbeschwerden, Erbrechen, Kopfschmerzen und Durchfälle.

Nach einer Zusammenstellung der in der Literatur angegebenen Erfolge mit energiereduzierter Mischkost, zum Teil in Kombination mit Medikamenten, kam es nur bei 8–29% zu einer Gewichtsreduktion von mehr als 7 kg, während eine Gewichtsreduktion von 15 kg und mehr bei 0–7% erreicht wurde.

Die Forderung der optimalen Bedarfsdeckung an essentiellen Nährstoffen wird hinsichtlich des Bedarfs an Eiweiß und essentiellen Fettsäuren nicht erfüllt.

Wegen eingeschränkter Patientencompliance und letztlich nicht zufriedenstellender Langzeitergebnisse wird mittlerweile die **„mäßig energiereduzierte Mischkost"** favorisiert. Hierbei wird bei eingeschränkter Zufuhr aller Makronährstoffe lediglich ein Energiedefizit von 500–800 kcal pro Tag angestrebt. Ein gesteigerter Verzehr von pflanzlichen Produkten senkt die Energiedichte der Nahrung bei Erhalt der Sättigung. Die Ernährungsform ist weitgehend nebenwirkungsfrei, langfristig durchführbar und wirksam (mittlerer Gewichtsverlust in Jahresfrist 5 kg [310] und darf als derzeitige Standardtherapie der Adipositas angesehen werden.

„Very low caloric diets" (VLCD) - Kostformen mit 1674–3348 kJ (400–800 kcal) werden von vielen Untersuchern als besonders effektiv beschrieben. Es gibt jedoch auch Kritiker, die anführen, dass die schnelle Gewichtsabnahme wesentlich durch Verlust von Wasser und möglicherweise auch fettfreier Körpermasse bedingt ist [79].

Unter den Diäten (in aller Regel **Formeldiäten),** die meistens nur etwa 1674 kJ (400 kcal) pro Tag enthalten, werden mittlere Abnahmen des Körpergewichtes von 30 kg bei Männern und 31 kg bei Frauen berichtet, wobei 60% der Männer und 49% der Frauen mehr als 18 kg abnehmen.

Totales Fasten

Totales Fasten, auch als **Nulldiät** bezeichnet, ist der weitestgehende therapeutische Schluss aus der Tatsache, dass die Adipositas ein **Bilanzproblem** ist. Bei völligem Nahrungsentzug werden nur Wasser, Vitamine und Mineralstoffe zugeführt.

Da der Organismus einen **Minimalbedarf an Protein** hat, wird während des Fastens kontinuierlich Eiweiß, vorwiegend **aus der Muskulatur,** mobilisiert. Aufgrund der Stickstoffausscheidung mit dem Harn wurde die Menge an täglich abgebautem körpereigenem Protein mit 12–25 g berechnet. Da sich bei fehlender Eiweißzufuhr ein **Eiweißsparmechanismus** einstellt, liegt der Abbau körpereigenen Proteins zu Therapiebeginn noch höher.

Bei dem hohen Wasseranteil von ca. 80% der fettfreien Körpermasse kommt es während des totalen Fastens bereits aufgrund des **Eiweißabbaus** zu einem Gewichtsverlust von etwa 80–120 g täglich.

Dieser kontinuierliche Vorgang der Eiweißmobilisierung unter den Bedingungen der Nulldiät kann bei extrem langem Fasten von mehr als 100 Tagen zu **Komplikationen** führen. So wurden, möglicherweise durch den extremen Eiweißmangel bedingt, morphologische Veränderungen am Herzmuskel bei den seltenen Todesfällen, die unter totalem Fasten beschrieben wurden, beobachtet. Weiterhin konnten bei totalem Fasten EKG-Veränderungen als möglicher Ausdruck einer durch Eiweißmangel ausgelösten **Myokardschädigung** von einigen Untersuchern nachgewiesen werden.

In welchem Maße der Organismus in der Lage ist, unter den Bedingungen der Nulldiät den Eiweißbedarf und somit die Mobilisierung von körpereigenem Eiweiß einzuschränken, zeigt die in ➤ Abb. 4.11 dargestellte, mit zunehmender Fastendauer zurückgehende Stickstoffausscheidung im Harn.

Der **Energiebedarf** wird unter den Bedingungen der Nulldiät, abgesehen von den in geringem Ausmaß anfallenden Aminosäuren, aus Neutralfett gedeckt. Es kommt folglich zu einem Anstieg der Konzentration von **freien Fettsäuren** und **Ketokörpern** im Serum. Das Gehirn, das seinen Energiebedarf bei normaler Ernährung weitgehend aus Glucose deckt, stellt sich unter diesen Extrembedingungen auf die Verbrennung von Ketokörpern, insbesondere von β-Oxybuttersäure um.

4

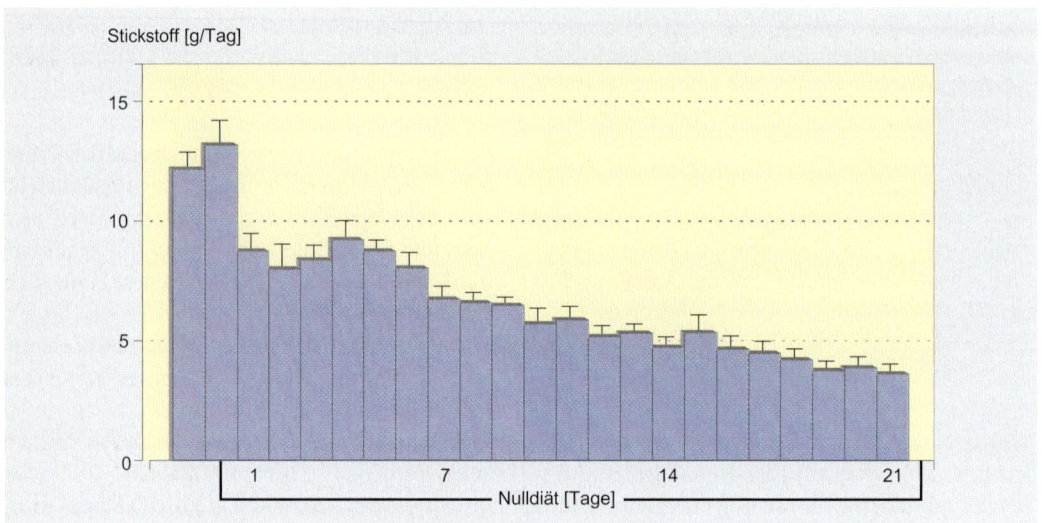

Abb. 4.11 Stickstoffausscheidung im 24-Stunden-Urin ($\overline{X} \pm$ SD) von 12 adipösen Frauen während zweitägiger isokalorischer Kost und anschließender 21-tägiger Nulldiät (nach Göschke [84]).

> Beim mehrwöchigen vollständigen Fasten werden etwa 95% des Energiebedarfs durch Fett und nur etwa 5% durch den Abbau von körpereigenem Eiweiß gedeckt.

Von praktischer Bedeutung ist das Verhalten der **Harnsäurekonzentration** im Serum. Da die Fähigkeit der Niere zur Harnsäureausscheidung, offenbar bedingt durch die **Ausscheidung von Ketokörpern,** gehemmt wird, kommt es zu einem Anstieg der Harnsäurekonzentration im Serum. Diese Erhöhung kann bei vorbestehender Gicht zum **Gichtanfall** führen. Eine Kontrolle der Harnsäurekonzentration im Serum und eventuelle Behandlung mit Allopurinol bzw. einem Urikosurikum sind erforderlich.

Um einer **Azidose** vorzubeugen, muss beim totalen Fasten auf eine ausreichende Urinproduktion geachtet werden. Die **Flüssigkeitszufuhr** in Form von kalorienfreien Getränken sollte 3 l / Tag nicht unterschreiten.

Darüber hinaus können sich als **Komplikationen** orthostatische Kreislaufregulationsstörungen, Nausea, Erbrechen und bei längerer Fastendauer Haarausfall, der jedoch reversibel ist, einstellen.

Die **Gewichtsreduktion** ist bei völligem Nahrungsentzug erwartungsgemäß sehr hoch und wird im Mittel für Frauen mit 380 g und für Männer mit 450 g pro Tag angegeben. Trotz des bei lang dauerndem Fasten als nicht unbedenklich erscheinenden

Verlustes von Körperproteinen wird totale Nahrungskarenz auch für längere Zeiträume – es wurden Fastenkuren von mehr als 200 Tagen beschrieben – toleriert.

Grundsätzlich sollten Fastenkuren, insbesondere bei längerer Dauer, nur **unter stationären Bedingungen** erfolgen und eine Zeitdauer von maximal 100 Tagen nicht überschreiten.

Da jede Gewichtsreduktion nur dann sinnvoll ist, wenn das **erreichte Gewicht auch beibehalten** wird und nach Beendigung der Therapie nicht wieder eine Gewichtszunahme erfolgt, muss eine eingehende Unterrichtung bezüglich der nach Beendigung der Fastenkur einzuhaltenden Diät im Sinne einer den Bedarf nicht überschreitenden Nährstoffzufuhr erfolgen.

Die in der Literatur mitgeteilten unterschiedlichen **Langzeiterfolge** – sie schwanken zwischen 0 und 85% – sind offenbar auf die unterschiedliche Betreuung der Patienten während und nach der Kur zurückzuführen.

Wegen des genannten, relativ hohen Eiweißverlustes, der möglichen Komplikationen und des fehlenden Lernens im Umgang mit einer dem Bedarf angepassten Mischkost, wurde das totale Fasten in der Adipositastherapie verlassen.

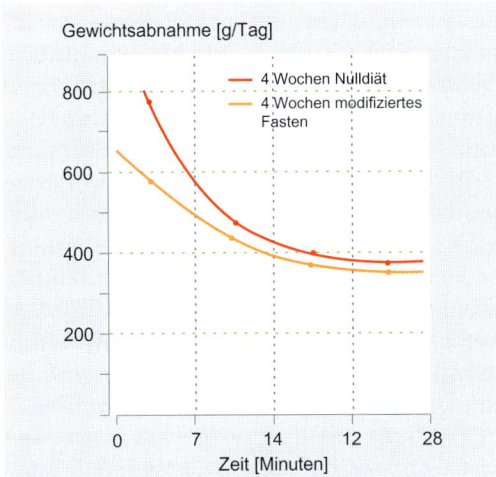

Abb. 4.12 Verlauf der mittleren täglichen Gewichtsabnahme bei 81 Probanden unter Nulldiät und bei 19 Probanden unter modifiziertem Fasten (nach Ditschuneit et al. [53]).

Proteinsparendes Fasten

Totales Fasten wurde durch das sog. „proteinsparende Fasten" ersetzt. Weitere Bezeichnungen sind modifiziertes Fasten und im englischsprachigen Schrifttum: „protein-sparing modified fast" (PSMF), „modified fast", „protein-sparing" fast oder „protein-supplemented fast".

Wie den Bezeichnungen zu entnehmen ist, soll mit dieser Form der Behandlung dem bei totalem Fasten nicht unerheblichen **Abbau von körpereigenen Proteinen** (**>** Abb. 4.12) **entgegengewirkt** werden.

In **Bilanzuntersuchungen** konnte gezeigt werden, dass sich bei ausschließlicher Ernährung mit 30 g biologisch **hochwertigem Eiweiß** etwa in Form von Magerquark oder Eiklar nach etwa zweiwöchiger Behandlung eine ausgeglichene Stickstoffbilanz einstellt.

Zu **EKG-Veränderungen** und einer Reihe von Todesfällen kam es in den USA dann, wenn die genannte Proteinmenge über längere Zeit in Form von **Proteinhydrolysaten** verzehrt wurde, wobei Eiweiße geringer biologischer Wertigkeit als Ausgangssubstanzen dienten.

Das proteinsparende Fasten in der genannten Form kann aufgrund **gesetzlicher Bestimmungen** mit **industriell hergestellten Formeldiäten** in der Bundesrepublik nicht mehr durchgeführt werden.

Nach § 14a der Diätverordnung müssen diätetische Lebensmittel, die zur Behandlung der Adipositas bestimmt sind, folgende Anforderungen erfüllen:

> In einer Tagesration darf der Anteil an biologisch hochwertigem Eiweiß 50 g, der Gehalt an essentiellen Fettsäuren 7 g und der Gehalt an Kohlenhydraten 90 g nicht unterschreiten. Bestimmte Zusätze von Vitaminen und Mineralstoffen sind vorgeschrieben.

Diese Vorschriften sind nicht verbindlich, wenn Mahlzeiten oder eine Tagesration für Übergewichtige nach ärztlicher Anweisung hergestellt und im Rahmen einer Verpflegung im Krankenhaus oder in einer vergleichbaren Einrichtung verabreicht werden, sofern die abweichende Zusammensetzung medizinisch indiziert ist (§ 14a, Abs. 3).

Die **Vorteile** des modifizierten Fastens gegenüber dem totalen Fasten werden wie folgt angegeben:
- Die **Eiweißbilanz** ist ausgeglichen.
- Die Fastenbehandlung muss, bis zum Erreichen des Normal- bzw. Idealgewichts nicht unterbrochen werden.
- Der Patient hat das Gefühl einer gewissen Sättigung.
- Das **Allgemeinbefinden** und die allgemeine **Leistungsfähigkeit** während der Behandlung sind deutlich besser als bei der Nulldiät.
- Psychologisch fühlt sich der Patient sehr viel besser durch den „Arzt" behandelt, was ein festeres Vertrauensverhältnis schafft und dem Patienten die Angst nimmt, eventuell doch durch das lange Fasten bleibende Gesundheitsschäden davonzutragen.
- Im Blut bleiben Gesamteiweiß, Albumin und Kreatinin im Gegensatz zum totalen Fasten weitgehend konstant. Hyperlipidämien werden stärker gesenkt und die Harnsäure steigt weniger stark an [53].

> Die mittlere tägliche **Abnahme des Körpergewichts** unterscheidet sich unter modifiziertem Fasten nicht von der bei totalem Fasten (**>** Abb. 4.12).

Bei anderen **Varianten** des totalen Fastens werden zur Deckung des Vitamin- und Mineralstoffbedarfs

4

Obstsäfte und Gemüsebrühe mit einem geringen Kohlenhydratanteil gegeben wie z.B. beim Saftfasten nach Buchinger.

> Es muss beachtet werden, dass bei sehr niedriger Energiezufuhr Herzrhythmusstörungen mit plötzlichem Herztod auftreten können.

Selbst dann, wenn die tägliche Proteinzufuhr mit einer sog. „very low caloric diet" etwa 130 g beträgt, kann es bei manchen Übergewichtigen zu EKG-Veränderungen kommen. Hierbei handelt es sich um Verlängerungen der QT-Zeit, um ventrikuläre Tachykardien und Kammerflimmern. Diese Veränderungen werden auch als **„hypokalorische EKG-Veränderungen"** bezeichnet. Die Empfindlichkeit des Myokards gegenüber solchen Störungen ist offenbar individuell sehr unterschiedlich.

Es wird angenommen, dass es bei sehr schneller Gewichtsabnahme, auch dann, wenn eine gewisse Eiweißzufuhr erfolgt, bei manchen Personen zu recht erheblichen Mobilisierungen von Körpereiweiß einschließlich Eiweiß aus dem Myokard kommt, die das Organ elektrisch instabil machen (Lit. bei [183]).

Diäten mit extremen Nährstoffrelationen

Seit Ende des 19. Jahrhunderts wird versucht, durch zum Teil extreme Veränderung der üblichen **Kohlenhydrat-Fett-Relation** in Kostformen zur Reduktion des Körpergewichtes die Effektivität zu verbessern. Während bis vor etwa 20 Jahren häufig fettreiche, relativ kohlenhydratarme Diäten empfohlen wurden, sind es derzeit kohlenhydratreiche, fettarme Varianten.

Kohlenhydratarme, relativ fettreiche Reduktionskost

Bereits Mitte und Ende des 19.Jahrhunderts wurde von Harvey in England und von Epstein [51] in Deutschland die Beobachtung gemacht, dass Fettsüchtige dann an Körpergewicht verlieren, wenn die **Kohlenhydrate weitgehend aus der Kost elimi-**

niert werden, d.h. wenn ohne Limitierung der Gesamtenergiezufuhr eine vorwiegend aus Fett und Eiweiß bestehende Kost aufgenommen wird.

In neuerer Zeit wurde die Frage, ob relativ fettreich, aber kohlenhydratarm zusammengesetzte Kostformen Vorteile bei der Behandlung der Adipositas bieten, erneut untersucht. In vergleichenden bis zu 50 Tage dauernden Therapiestudien konnten die Vorteile einer fettbetonten (ca. 100 g Fett pro Tag), kohlenhydratarmen (ca. 40 g Kohlenhydrate pro Tag), niedrig kalorischen (ca. 1350 kcal pro Tag) Reduktionskost bestätigt werden [210]. Eine solche Kostform hat einen relativ hohen Sättigungseffekt.

Es ist somit die Gefahr eines Abbruchs der Diätbehandlung wegen eines unzureichenden Sättigungswerts der Kost gering. Hat sich der Patient an die zu Beginn ungewohnte Kostzusammenstellung gewöhnt, so kann die Diät bei voller Leistungsfähigkeit beliebig lange beibehalten werden. Weiterhin ist im Vergleich zu einer isokalorischen energiereduzierten Kost die Abnahme des Körpergewichts signifikant höher.

Bei allen bisher mit einer relativ fettreichen Diät Behandelten kam es dann, wenn die Cholesterin- und Triglyceridkonzentration im Serum zu Versuchsbeginn über der Norm lag, während der Behandlung zu einer **Normalisierung der Lipidkonzentration.** Die Befürchtung, eine solche Diät wirke arteriosklerosefördernd, ist somit unbegründet [210].

Dieser seit langem diskutierte **positive Effekt der Kohlenhydratrestriktion** fand wenig Anerkennung und wurde bei der vorherrschenden Ansicht, nur die Fettreduktion sei bei der Adipositastherapie sinnvoll, bisher in klinischen Studien wenig untersucht. Erst neuere vergleichende Therapiestudien bestätigen, dass eine Kohlenhydratrestriktion bei relativ hoher Fett- und Proteinzufuhr während einer Behandlungsdauer von 6 Monaten das Körpergewicht Adipöser in signifikant höherem Maße senkt als eine kohlenhydratreiche relativ fettarme Diät [233a]. In einer der Studien wurden 132 hochgradig Adipöse (BMI > 40) zum Teil mit Diabetes mellitus oder metabolischem Syndrom während 6 Monate entweder mit einer kohlenhydratarmen (Kohlenhydratzufuhr max. 30 g / Tag) Diät ohne Fett- und Proteinlimitierung bzw. einer fettarmen, kohlenhydratreichen, energiereduzierten Diät behandelt. Neben der signifikant höheren Abnahme des Körpergewichtes kam es unter Kohlenhydratrestriktion auch zu einer ausgeprägteren Senkung der Serum-Triglyceride, einem deutlicheren Anstieg der Insulinsensitivität und bei Diabetikern zu einer Verbesserung der Diabeteseinstellung [233a]. In einer zweiten Studie wurden beide Kostformen während eines Zeitraumes von 12 Monaten an 63 Adipösen verglichen. Die Reduktion des Körpergewichtes war nach 3 und 6 Monaten unter kohlenhydratarmer Ernährung signifikant höher, nach 12 Monaten war der Gruppenunterschied nicht mehr signifikant [70a].

Die **Ursache** dieser intensiveren Gewichtsreduktion bei Kohlenhydratrestriktion ist unbekannt.

Dass es sich lediglich um die Folge einer vermehrten Wasserausscheidung handelt, wie von manchen Autoren angenommen wird, ist nicht wahrscheinlich. Eine solche Mehrausscheidung, insbesondere bedingt durch die bei geringer Kohlenhydratzufuhr einsetzende Glykogenmobilisierung – 1 g Glykogen bindet 3–4 g Wasser – würde allenfalls Gewichtsdifferenzen während einer kurzen, nicht aber einer bis zu 60 Tagen dauernden Versuchszeit erklären.

Eine Reihe von Befunden spricht für eine **Stoffwechselsteigerung** als Ursache der intensiveren Gewichtsreduktion unter Gabe einer kohlenhydratarmen, relativ fettreichen Diät.

So konnten japanische Untersucher an Ratten eine gesteigerte Sauerstoffaufnahme und vermehrte Wärmeproduktion unter fettreicher Ernährung nachweisen (Lit. bei [294]). Bei gesunden, normalgewichtigen Versuchspersonen fand sich unter fettreicher Ernährung eine Steigerung des Energieumsatzes.

Weitere Überlegungen über die Ursache der Gewichtsreduktion beziehen sich auf den Energieverlust in Form von Ketokörpern mit dem Harn, auf eine Hemmung des Appetitzentrums durch Ketokörper oder eine Appetithemmung als Folge des hohen Proteinanteils der Nahrung, auf eine geringere Nahrungsaufnahme als Folge der begrenzten Auswahl an Lebensmitteln und auf die Freisetzung gastrointestinaler Hormone mit Wirkung auf die zentrale Appetitregulation.

Kohlenhydratreduzierte, fettreiche Diäten werden in bestimmten Zeitabständen in der Laienpresse propagiert bzw. in reißerischer Aufmachung in Buchform veröffentlicht. Beispiele sind die sog. **Punkte-Diät** oder **Atkins-Diät.** Hierbei wird der Verzehr von Fett und Eiweiß unbeschränkt empfohlen, die Aufnahme von Kohlenhydraten hingegen stark reduziert. Die Autoren gehen davon aus, dass sich die Gesamtenergiezufuhr bei vorwiegend aus Fett und Eiweiß bestehender Ernährung, unterstützt durch die sich entwickelnde Ketose, in einem Maße reduziert, dass letztlich eine hypokalorische Ernährung und folglich eine Gewichtsreduktion resultieren. Wegen der **unkontrollierten Zufuhr** von Fetten **gesättigter Fettsäuren** und möglicherweise hieraus resultierender Erhöhung der Cholesterinkonzentration im Serum, sind solche Diäten **abzulehnen.**

Kohlenhydratreiche fettarme Kostformen

Basis der heute häufig empfohlenen fettkontrollierten, kohlenhydratliberalen Diät sind sowohl epidemiologische Daten, die zeigen, dass das Körpergewicht positiv mit dem Fett- und negativ mit dem Kohlenhydratkonsum korreliert (Lit. bei [98,190]) (➤ Abb. 4.13), als auch Befunde über die De-novo-Synthese von Fettsäuren (**Lipacidogenese**) aus Kohlenhydraten (➤ Kap. 1). Hierbei wird als Argument für den nicht limitierten Verzehr kohlenhydratreicher Lebensmittel angeführt, dass eine Umwandlung in Fettsäuren nur dann erfolgt, wenn die Energiebilanz positiv ist und dass die De-novo-Synthese von Fettsäuren mit einem **Energieverlust** von ca. 25% einhergeht (Lit. bei [64, 98]).

In einer Studie an normal- und übergewichtigen Versuchspersonen wurde nach Ermittlung der für die Gewichtskonstanz erforderlichen Energie bei Messung der Kohlenhydrat- und Fettoxidation gezielt mit 50 Energie% Kohlenhydraten bzw. 50 Energie% Fett überernährt. Während der **kohlenhydratreichen Überernährung** kam es zu einem fortlaufenden Anstieg der Kohlenhydratoxidation wie auch des Gesamtenergieverbrauches, wobei allerdings noch zwischen 75 und 85% der überschüssigen Energie gespeichert wurde. Die **fettreiche Überernährung** hatte hingegen kaum einen Einfluss auf die Fettsäureoxidation und den Energieverbrauch. Hierunter wurden zwischen 90 und 95% der zusätzlichen Nahrungsenergie gespeichert. Übergewichtige Versuchspersonen reagierten auf die Überernährungsphasen nur unwesentlich anders als Normalgewichtige.

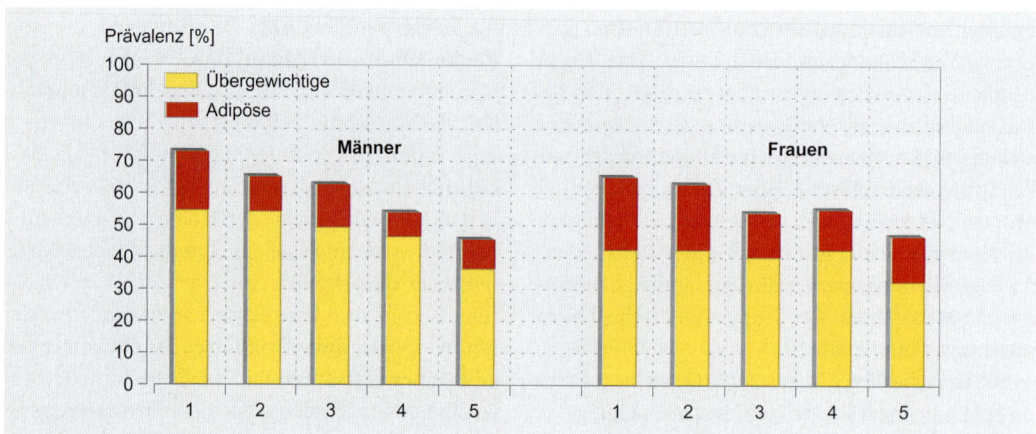

Abb. 4.13 Die Prävalenz von Übergewicht und Adipositas bei 11 626 schottischen Männern und Frauen, gruppiert in Quintilen entsprechend dem Verzehr von Kohlenhydraten (Getreideprodukte, Obst, Gemüse, Saccharose etc.). 1. Perzentile geringster, 5. Perzentile höchster Kohlenhydratverzehr (Chi^2-Test: $p < 0,001$ für jede Gruppe) (nach Bolton-Smith und Woodward 1994, zit. nach Noack [190]).

Das Ergebnis dieser Studie zeigt, dass jede Form der Überernährung zu einer Erhöhung des Körpergewichtes führt. Bei hohem Kohlenhydratanteil kommt es zu einer **Thermogenesesteigerung („Luxuskonsumption"),** die wahrscheinlich durch den glucoseinduzierten Anstieg des Insulinspiegels vermittelt wird. Hohe Insulinspiegel stimulieren die Sympathikusaktivität und steigern so den Energieverbrauch [112].

Auf diesen Befunden basiert die fettreduzierte Mischkost mit 40–80 g Fett pro Tag bei **weitgehender Liberalisierung der Kohlenhydrate.** Die Befürworter weisen darauf hin, dass der bevorzugte Verzehr kohlenhydratreicher Lebensmittel mitbedingt durch das vergleichsweise große Volumen einen **hohen Sättigungseffekt** besitzt und folglich Therapieabbrüche wegen Hungers weitgehend vermieden werden (Lit. bei [63, 64]).

In einer Langzeitstudie von 18 Monaten wurden die Vorteile des genannten Therapieprinzips bestätigt [63].

Um **Langzeiterfolge** zu erreichen, soll bei der fettkontrollierten, kohlenhydratliberalen Strategie auf das Zählen von Kalorien verzichtet werden. Die Anhänger dieses Vorgehens gehen davon aus, dass der **Verzicht auf das Kalorienzählen** – hierdurch waren Diätanleitungen bisher gekennzeichnet – Gegenregulationen vermieden, die letztlich für das Therapieversagen verantwortlich sind.

Häufig wird die Meinung vertreten, **Zucker** habe im Vergleich zu einer entsprechenden Menge an komplexen Kohlenhydraten einen besonders ungünstigen Effekt bei der Entstehung und Therapie der Adipositas.

Ob im Rahmen einer fettarmen kohlenhydratreichen Reduktionskost die Kohlenhydrate in komplexer Form oder zu einem wesentlichen Teil als Saccharose gegeben werden, beeinflusst das Gewichtsverhalten Adipöser nicht.

Dies wurde in vergleichenden Untersuchungen mit 43% bzw. 4% der Gesamtenergie als Saccharose belegt [259].

Neben diesen für eine Fettrestriktion sprechenden Befunden gibt es auch **Gegenargumente** und Untersuchungsergebnisse, die nicht für ein solches diätetisches Vorgehen sprechen.

So erhielten beispielsweise zwei Gruppen von insgesamt 43 Adipösen unter stationären Bedingungen während sechs Wochen eine mit nur 15 Energie% kohlenhydratarme bzw. mit 45 Energie% kohlenhydratreiche Reduktionskost mit insgesamt 4200 kJ / Tag (1000 kcal / Tag). In beiden Gruppen kam es zur gleichen Gewichtsabnahme bei einer am Versuchsende identischen Körperfettmasse und gleichem Taillen-Hüft-Umfang [85].

Im Widerspruch stehen darüber hinaus epidemiologische Daten. Trotz eines seit Jahren rückläufigen Fettverzehrs in den USA nimmt die Häufigkeit der Adipositas zu.

Wenn die Reduktion des Fettkonsums bei Liberalisierung des Kohlenhydratverzehrs der Schlüssel zur Lösung des Adipositasproblems wäre, dann sollte es hier nicht zu einer kontinuierlichen Zunahme der Adipositas von etwa 1% pro Jahr kommen (Lit. bei [225]), obwohl:

- etwa drei von vier Erwachsenen regelmäßig fettreduzierte Lebensmittel verzehren
- 93% der Befragten angeben, den Fettverzehr zu verringern und fettfreie Produkte zur Gewichtsreduktion einzusetzen
- aufgrund von NHANES III (Nutrition Examination Study) der mittlere Fettkonsum zwischen 1976 und 1980 sowie 1988 und 1991 um 11% sank.

Dieses als „**American Paradox**" bezeichnete Phänomen wird versucht, mit einem **kompensatorischen Mehrverzehr kohlenhydrat- bzw. eiweißreicher Lebensmittel** zu erklären.

Fettarme Produkte besitzen in den USA mittlerweile eine hohe Geschmacksqualität, sodass sie sich von solchen mit normalem Fettgehalt nicht mehr unterscheiden. Eine weitere Erklärung ist die seit Jahren **zunehmende körperliche Inaktivität,** als Ursache einer positiven Energiebilanz trotz diätetischer Maßnahmen.

Führende Epidemiologen versuchen mittlerweile zu beweisen, dass die Betonung der Fettreduktion zur Abnahme des Körpergewichtes falsch ist. Sie weisen darauf hin, dass die Annahme, ein steigender Fettkonsum in Schwellenländern sei die Ursache der dort steigenden Adipositasprävalenz, falsch ist, da eine Vielzahl weiterer Faktoren wie Verringerung der körperlichen Aktivität und eine permanent ausreichende Verfügbarkeit von Lebensmitteln nicht berücksichtigt würden. Es wird weiterhin darauf hingewiesen, dass in europäischen Ländern keine positive Beziehung zwischen dem mittleren nationalen Fettkonsum und dem mittleren BMI bei Männern besteht. Bei Frauen findet sich sogar eine negative Korrelation zwischen Fettverzehr und Körpergewicht. Es werden weiterhin eine Reihe experimenteller Studien zitiert, die zeigen, dass sich die Energiezufuhr in Form von Fett und Kohlenhydraten bezüglich der Energiespeicherung gleich verhält. Dies gilt für Langzeitstudien. Ergebnisse von Kurzzeitstudien zeigen meist einen ausgeprägten körpergewichtssteigernden Effekt von Fett, sind aber für die Frage der Adipositasprävention und -therapie nicht von Bedeutung [288].

Anhänger der Vorstellung, dass für Prophylaxe und Therapie von Übergewicht und Adipositas die Energiezufuhr in Form von Fett und Kohlenhydraten gleichzusetzen ist, empfehlen lediglich Fette mit einfach und mehrfach ungesättigten Fettsäuren zu bevorzugen und gesättigte bzw. trans-Fettsäuren zu reduzieren.

Die genannten Argumente, die den Wert einer Fettrestriktion infrage stellen, werden von anderen Autoren zu widerlegen versucht. Sie führen als Beweis für die Überlegenheit einer Fettreduktion bei limitierter bzw. freier Wahl der Kohlenhydratmenge insgesamt vier Metaanalysen von gut kontrollierten Langzeitstudien an. In den einzelnen Studien lag unter Fettrestriktion der Gewichtsverlust um 2,4 bis 2,79 kg höher als in den Kontrollgruppen mit normaler Fettzufuhr. Für die Reduktion der Fettzufuhr um 1% wurde eine Abnahme des Körpergewichts von 0,28 kg errechnet [16].

Der Einfluss von Fett auf die Energiebilanz ist, wie sowohl tierexperimentelle als auch Humanstudien zeigen, nicht nur von der Fettmenge, sondern auch von dem Fettsäuremuster abhängig. Nach dem Verzehr mehrfach ungesättigter Fettsäuren kommt es im Vergleich zu gesättigten Fettsäuren zu einem höheren Ruheumsatz und einer höheren nahrungsinduzierten Thermogenese (Lit. bei [16]).

Diskutiert wird auch die Möglichkeit, durch teilweisen Ersatz des üblichen Nahrungsfettes durch **Fette mittelkettiger Fettsäuren (MCT)** die Reduktion des Körpergewichtes zu begünstigen. Der Energiegehalt von MCT beträgt 8,3 kcal / g im Vergleich zu 9,3 kcal / g bei LCT, dem üblichen Nahrungsfett. Ersetzt man LCT teilweise durch MCT, so kommen neben der genannten Differenz im Brennwert zusätzlich bestimmte Stoffwechseleffekte von MCT zur Geltung, die eine körpergewichtsreduzierende Wirkung zur Folge haben [29]. Es fand sich bei adipösen Frauen eine reduzierte Oxidation von langkettigen, nicht aber von mittelkettigen Fettsäuren. Unter Gabe einer Mischung von MCT und LCT lag die Lipidoxidation höher als unter der gleichen Menge an LCT. In einer vergleichenden Studie an übergewichtigen Frauen mit einem BMI > 30 konnte der reduzierende Effekt von MCT auf das Körpergewicht belegt werden. Verglichen wurde das Verhalten des Körpergewichtes und der Körperzusammensetzung unter Gabe einer isoenergetischen Diät (578,4 kcal / Tag), angereichert mit MCT oder LCT. Registriert wurden neben dem Körpergewicht das Appetit- und Sättigungsverhalten, die Ketokörperkonzentration im Plasma etc. Der günstige Einfluss von MCT auf das Körpergewicht wurde bestätigt. Die MCT-Gruppe zeigte während der ersten zwei Wochen eine signifikant höhere Gewichtsabnahme. Der Anteil des Körperfettes am gesamten Gewichtsverlust war im Vergleich zur LCT-Gruppe größer. In der MCT-Gruppe war die Plasma-Konzentration an Ketokörpern höher, das Hungergefühl weniger stark ausgeprägt und das Sättigungsgefühl größer als in der Vergleichsgruppe. Diese Unterschiede waren während der ersten zwei Wochen der Behandlung deutlich, nahmen aber während der dritten und vierten Woche kontinuierlich ab. Die vergleichende Therapiestudie zeigt, dass dann, wenn in einer weit unter dem Energiebedarf liegenden Reduktionsdiät LCT zum Teil durch MCT ersetzt wird, während zwei Wochen eine vermehrte Reduktion des Körperfettes bei geringerem Verlust an fettfreier Körpermasse (proteinsparender Effekt) zu beobachten ist [143]. Aufgrund dieser begrenzt vorliegenden Befunde ist anzunehmen, dass MCT während etwa zwei Wochen im Vergleich zu LCT einen günstigen Effekt auf die Gewichtsreduktion hat. Durch Adaptation des Stoffwechsels ist diese Wirkung offenbar nur kurzfristig.

Fasst man die Studienergebnisse mit kohlenhydratarmen, relativ fettreichen und kohlenhydratreichen, fettarmen Kostformen zusammen, zeigt sich, dass Patienten innerhalb eines halben Jahres unter der kohlenhydratarmen Diät mehr Gewicht verlieren und die Serum-Triglyceride stärker absinken. Nach Verlauf eines Jahres besteht im Hinblick auf das Gewichtsverhalten kein Unterschied mehr zwischen beiden Diätformen. Bei fettreicher Ernährung ergab sich eine Tendenz zu höheren LDL-Cholesterinwerten, sodass ein höheres kardiovaskuläres Risiko nicht auszuschließen ist. Ferner fanden sich erhöhte Serum-Konzentrationen von Harnstoff und Harnsäure. Fettreich ernährte Patienten wiesen eine geringere Langzeitcompliance auf. Für eine Abkehr von den bisherigen langfristigen Ernährungsempfehlungen einer energieangepassten, ausgewogenen, fettmodifizierten Diät, reich an komplexen Kohlenhydraten, gegebenenfalls in Verbindung mit Lebensstiländerungen (regelmäßige körperliche Bewe-

gung), besteht nach den vorliegenden Daten kein Anlass. Die Möglichkeit, mit einer kohlenhydratarmen Kost im kurzfristigen Ansatz rascher Gewicht zu verlieren, bleibt erhalten.

Eine randomisierte Studie mit 160 übergewichtigen Teilnehmern (BMI 27–42) verglich vier verschiedene Diäten (Atkins-, Ornish-, Weight-Watchers-, Zone-Diät) im Hinblick auf Gewichtsabnahme, kardiale Risikofaktoren und Compliance. Nach einem Jahr wurde ein signifikanter, aber mäßiger Gewichtsverlust registriert, in allen Gruppen hatten 25% der Teilnehmer mehr als 5% und 10% der Teilnehmer mehr als 10% des Ausgangsgewichts verloren (eine differente Gewichtsabnahme fand sich im Gruppenvergleich nicht). Ebenso zeigte sich nach einem Jahr die HDL-LDL-Relation signifikant gebessert [302].

In einem ersten Untersuchungsansatz über zwei Jahre verglich jüngst eine internationale Interventionsstudie unter Einschluss von 322 Personen mit moderatem Übergewicht (BMI 30–31) die Effekte einer kalorienbegrenzten fettarmen Diät, einer kalorienbegrenzten mediterranen Diät und einer nicht kalorienbeschränkten kohlenhydratarmen Kost. Dabei wurden durchschnittliche Gewichtsverluste von 2,9, 4,4 und 4,7 kg erreicht (bzw. von 3,3, 4,6 und 5,5 kg, sofern man nur die Daten der Teilnehmer auswertete, die die 24-monatige Studienintervention vollständig durchhielten). Die Abnahme des Quotienten aus Gesamt- und HDL-Cholesterin war in der kohlenhydratarmen Gruppe mit 20% signifikant höher als in der fettarmen Gruppe mit 12%. In der Untergruppe der Studienteilnehmer mit Diabetes wurden die relevanten Stoffwechselparameter (Nüchtern-Plasma-Glucose, Insulinspiegel) in der mediterranen Gruppe am günstigsten beeinflusst. Die Autoren werten die Studienergebnisse dahingehend, dass im Hinblick auf eine Gewichtsabnahme eine mediterrane wie eine kohlenhydratarme Kost effektive Alternativen zu einer fettarmen Diät sind und dass im Übrigen persönliche Präferenzen und metabolische Überlegungen die Entscheidung für die Diätauswahl beeinflussen sollten [335].

Energiereduzierte Lebensmittel, Ballaststoffe

Ausgehend von der Tatsache, dass die Adipositas die Folge einer zu hohen Energiezufuhr ist, und dass die Empfehlung, die Energiezufuhr in Form einer kalorienreduzierten Mischkost so einzuschränken, dass ein normales Körpergewicht resultiert, nur unzureichend befolgt wird, bemüht man sich, Lebensmittel mit reduziertem Energiegehalt herzustellen, d.h. unter Beibehalten von Geschmack und Aussehen den Energiegehalt eines Lebensmittels durch Zusatz kalorienfreier Stoffe zu reduzieren.

Es wird die „Energiedichte" der Nahrung, die in den Industrienationen durch besondere Verarbeitung und Auswahl von Lebensmitteln, insbesondere den zunehmenden Mangel an Ballaststoffen, immer höher wird, durch einen Zusatz von Wasser oder unverdaulichen Füll- und Quellstoffen herabgesetzt.

So ist es z.B. möglich, den **Wassergehalt** von Margarine in einem Ausmaß zu erhöhen, dass ihr Fettanteil auf 40% reduziert wird. Der Energiegehalt einer solchen mit Wasser angereicherten Margarine ist im Vergleich zu dem von Butter oder Margarine um 50% herabgesetzt.

Eine weitere Möglichkeit bietet der Zusatz **unverdaulicher Füllstoffe** oder der **Ersatz von Zucker durch Süßstoff.** Nach dem Lebensmittelgesetz können Natriumalginat, Johannisbrotkernmehl und Guarmehl der Nahrung als unverdauliche Füllstoffe zugesetzt werden.

Unter Berücksichtigung des sehr komplexen Zustandekommens des Sättigungsgefühls ist es fraglich, ob „kalorienfreie" Füll- und Quellstoffe nur durch ihren **Fülleffekt im Gastrointestinaltrakt,** insbesondere im Magen, wirken. Es ist naheliegend, anzunehmen, dass auch der Vorgang des Kauens, der **Kontakt der Nahrung** mit Mund- und Pharynxschleimhaut und die **Geschmacks- und Geruchsempfindung** hierbei mitwirken. Dem „Einbau" dieser Stoffe in Lebensmittel – ohne dass Konsistenz, Geschmack und Aussehen verändert werden – kommt somit sicher eine gewisse Bedeutung zu.

Eine Möglichkeit, den Fettanteil der Kost zu reduzieren, sind die bereits diskutierten **Fettersatzstoffe** (➤ Kap. 1.3.6). In diesem Zusammenhang muss noch mal darauf hingewiesen werden, dass der Wert fettreduzierter Lebensmittel angezweifelt wird, da der Rückgang des Fettkonsums in einer Bevölkerungsgruppe nicht mit dem erwarteten Effekt auf das Gewichtsverhalten einhergeht. Am eindrucksvollsten ist das Beispiel der USA (American Paradox), wo in der Zeit zwischen 1976 und 1991 die Prävalenz des Übergewichts um über 30% anstieg, obwohl der prozentuale Anteil von Fett an der Gesamtenergiezufuhr im Mittel um 10% reduziert wurde [103].

> Wahrscheinlich haben die Ballaststoffe eine größere Bedeutung für die Entstehung der Adipositas als für ihre Therapie.

Nach Heaton [101] begünstigt der Verzehr von stärke- und zuckerhaltigen Lebensmitteln, denen durch industrielle Bearbeitung die Ballaststoffe ganz oder weitgehend entzogen wurden, die Entwicklung der Adipositas. Ein Meiden solcher Produkte, insbesondere von Zucker und kleiearmen Getreideprodukten, wäre folglich die sinnvollste Maßnahme zur Therapie, aber insbesondere zur **Prophylaxe des Übergewichts.** Die Energiezufuhr wird aus folgenden Gründen durch einen hohen **Anteil an Ballaststoffen** in der Nahrung reduziert:

- Aufgrund des von Ballaststoffen eingenommenen Volumens ist der Anteil an verwertbarer Energie geringer, zumal eine Reihe unverdaulicher Kohlenhydrate zusätzlich ein **hohes Wasserbindungsvermögen** haben.
- Nahrung, reich an Ballaststoffen, erfordert langes Kauen. Hierdurch kommt es schneller zu einem **Sättigungsgefühl,** da langes Kauen zu einer vermehrten Speichel- und Magensaftsekretion und folglich einer **intensiveren Magenfüllung** führt. Wahrscheinlich sind auch die Verweildauer der Speise in der Mundhöhle und die Länge der Kontaktzeit zwischen Nahrung und Mundschleimhaut mit am Zustandekommen des Sättigungsgefühls beteiligt. So kann man z.B. 330 ml Limonade bzw. Colagetränk (1 Flasche) – das entspricht etwa 670 kJ (160 kcal) – in 1–2 Minuten trinken, während man, um die gleiche Menge an Energie in Form von Obst aufzunehmen, 300 g Äpfel (etwa 2 Stück), 260 g Birnen, 160 g Bananen oder 300 g Pflaumen verzehren müsste.
- Ballaststoffe reduzieren in gewissem Umfang die **Ausnutzung von Nährstoffen** im Intestinaltrakt. So konnte gezeigt werden, dass die Energieausnutzung unter einer ballaststoffarmen Diät 97%, unter einer ballaststoffreichen hingegen 92,5% betrug. Pro Gramm aufgenommener unverdaulicher Kohlenhydrate konnte eine Reduktion der Energieausnutzung um 0,16% erreicht werden.
- Es konnte gezeigt werden, dass dann, wenn **Zucker zusammen mit Ballaststoffen** verzehrt wird, der postprandiale Anstieg der Glucosekonzentration im Serum geringer ist als bei Zucker-

verzehr ohne zusätzliche Aufnahme von Ballast-stoffen (> Abb. 1.47).

Da die hohe Blutglucosekonzentration hohe Insulinaktivitäten zur Folge hat, Insulin wiederum die Lipolyse hemmt und die Lipogenese fördert, könnte der Mangel an Ballaststoffen auch aufgrund dieses Zusammenhangs die Adipositasentstehung begünstigen.

Die Bedeutung des **glykämischen Index** kohlenhydratreicher Lebensmittel für die Höhe der postprandialen Insulinkonzentration im Serum und das metabolische Syndrom werden im > Kap. 4.2 u. 4.3 besprochen.

Ergebnisse der in der Literatur mitgeteilten Therapiestudien mit Ballaststoffpräparaten bzw. Diäten mit unterschiedlich hohem Ballaststoffgehalt sind widersprüchlich. Die Mehrzahl der Untersucher berichtet jedoch über eine **Verringerung des Hungergefühls** unter Gabe eines aus Getreide- und Zitrusballaststoffen bestehenden Präparates bei gesunden Versuchspersonen [221] bzw. über eine signifikant ausgeprägtere Reduktion des Körpergewichts [257]. Dieser positive Effekt konnte mit Präparaten, ausschließlich aus Weizenkleie bestehend, nicht erzielt werden. Insgesamt handelt es sich immer um Kurzzeitstudien mit einer maximalen Länge von drei Monaten.

Formeldiäten

Formeldiäten sind Nährstoffgemische mit konstantem Nährstoffgehalt. Diese industriell hergestellten Lebensmittel kommen in flüssiger Form, als Pulver oder Granulat in den Handel.

Der Vorteil von Formeldiäten liegt in ihrem **konstanten Gehalt an essentiellen Nährstoffen** und Energie, der gewährleistet, dass der Patient, ohne berechnen und wiegen zu müssen, eine gewünschte tägliche Energie- und Nährstoffmenge einhalten kann.

Da Formeldiäten nur wenige Möglichkeiten zur Variation des Geschmacks bieten, werden sie meist nach kurzer Zeit wegen der **Eintönigkeit des Geschmacks** abgelehnt. Ein weiterer Grund zur Ablehnung ist die flüssige oder breiige Konsistenz. Die Tatsache, nicht kauen zu müssen, wird nach einiger Zeit als sehr störend empfunden. Aus den genannten Gründen werden Formeldiäten in der Mehrzahl

der Fälle nicht so lange eingehalten, bis es zu einer ausreichenden Gewichtsreduktion gekommen ist.

Die **Nährstoffrelation** und die pro Tag empfohlene Energie- und Nährstoffmenge der im Handel erhältlichen Formeldiäten ist unterschiedlich.

Der Gesetzgeber schreibt in der Verordnung über diätetische Lebensmittel (**Diätverordnung**) die Anforderungen an solche Diäten vor. (Gesetzliche Bestimmungen zur Herstellung von bilanzierten Diäten siehe „Proteinsparendes Fasten" und > Kap. 18.3.)

Formeldiäten können, nach den aktuellen Leitlinien als Steigerung der diätetisch-therapeutischen Maßnahmen direkt nach der energiereduzierten Mischkost eingestuft, im Rahmen einer Mahlzeitenersatzstrategie flexibel eingesetzt werden. Dabei werden 1–2 Hauptmahlzeiten pro Tag durch Formulaprodukte (z.B. Eiweißgetränke, Riegel; Energiegehalt 200 kcal) ersetzt. Bei einer Reduktion der täglichen Energiezufuhr auf 1200–1600 kcal wird nach drei Monaten ein Gewichtsverlust von 6,5 kg, nach zwei Jahren von über 10 kg erreicht [323, 304].

Ein anderer Ansatz ist die alleinige Ernährung mit Formeldiäten, womit täglich etwa 800–1200 kcal zugeführt werden. Hier können Gewichtsreduktionen von 0,5–2 kg pro Woche über einen Zeitraum von 12 Wochen erreicht werden. Kostformen mit sehr niedriger Energiezufuhr unter 800 kcal / Tag sind lediglich bei adipösen Patienten angezeigt, die aus medizinischen Gründen rasch abnehmen sollen.

Gute Therapieerfolge wurden mit einem **ganzheitlichen interdisziplinären Langzeittherapieprogramm,** das gemeinsam von Ärzten, Diätassistenten, Psychologen und Physiotherapeuten betreut wird, erzielt. Es besteht aus einem sechsmonatigen Kernprogramm und einem ebenso langen Folgeprogramm.

In den ersten drei Monaten wird bei diesem kommerziellen Diätprogramm – die besten Erfahrungen existieren mit einem Optifast-Programm – ausschließlich mit 750–800 kcal / Tag in Form einer Formeldiät ernährt. Die voll arbeitsfähigen Teilnehmer treffen sich einmal in der Woche für etwa drei Stunden zu einer ärztlichen Besprechung, zu psychologischer Gruppentherapie und Physiotherapie. Im Anschluss an die ausschließliche Ernährung mit einer Formeldiät wird das Einhalten einer kalorienreduzierten Mischkost trainiert. Ein Sportprogramm sollte nach Möglichkeit beibehalten werden.

Die **Erfolge** dieses Programms sind sehr gut. Im Durchschnitt beträgt der Gewichtsverlust bei Frauen mit einem durchschnittlichen BMI von 38 etwa 22 kg, bei Männern mit einem durchschnittlichen BMI von 39 etwa 28 kg in sechs Monaten. Die Langzeiterfolge liegen nach drei bzw. fünf Monaten zwischen 60 und 70% (Lit. bei [280, 281]).

Mahlzeitenhäufigkeit

Es konnte wiederholt gezeigt werden, dass der Verzehr häufiger kleiner über den Tag verteilter Mahlzeiten („nibbling") günstiger ist als der Verzehr von zwei bis drei großen Einzelmahlzeiten. Als Erklärung für den günstigeren Effekt bei Verteilung der Gesamtenergie auf mehrere, z.B. fünf kleine Mahlzeiten werden angeführt:

- ein ausgeglichenes Hungerprofil, durch das der Verzehr großer Einzelmahlzeiten verhindert wird
- keine großen Mahlzeiten in der zweiten Tageshälfte – wie es bei Adipösen häufig der Fall ist –, in der die Tendenz zur Fettspeicherung aufgrund einer zu dieser Zeit höheren Insulinsekretion gesteigert ist
- nach großen Einzelmahlzeiten stellt sich oft eine Phase körperlicher Inaktivität mit entsprechend reduziertem Energieverbrauch ein etc. (Lit. bei [134]).

Alkoholkonsum

In manchen Bevölkerungsgruppen werden 5 bis 10% des täglichen Energiebedarfes durch Alkohol gedeckt. Bei Alkoholikern steigt der Anteil auf bis zu 50%. Nach Angaben des Ernährungsberichtes der DGE 2000 liegt der Konsum in der Bundesrepublik bei Männern zwischen 25 und 51 Jahren derzeit im Durchschnitt bei 5,9% und bei Frauen der gleichen Altersgruppe bei 4,0% der Energiezufuhr (➤ Kap. 1.9.3). Wird Alkohol in moderater Menge meist zu den Mahlzeiten konsumiert, so wird dadurch die Aufnahme der übrigen Nahrung nicht reduziert, das heißt, die Alkoholenergie addiert sich zur Energie-

aufnahme durch die üblichen Mahlzeiten (Alkoholaddition). Die Entstehung von Übergewicht und Adipositas wird gefördert. Auch epidemiologische Studien bestätigen die positive Beziehung zwischen moderater Alkoholzufuhr und Häufigkeit bzw. Ausmaß des Übergewichtes. Bei exzessivem Alkoholkonsum ändert sich das Essverhalten. Es werden zunehmend weniger „normale" Lebensmittel verzehrt und der Energiebedarf wird weitgehend durch Alkohol gedeckt (Alkoholsubstitution). Die Adipositas ist in solchen Situationen selten und Zeichen der Mangelernährung nehmen zu (➤ Kap. 1.9.1).

Für die Energiebilanz haben auch die beiden enzymatischen Abbauwege des Alkohols Bedeutung, der Abbau über Alkoholdehydrogenase (ADH) und über das mikrosomale äthanoloxidierende System (MEOS) (➤ Kap. 1.9.1). Bei chronisch hohem Alkoholkonsum wird Alkohol mehrheitlich über das MEOS abgebaut, ein Abbauweg, der letztlich negativ auf die Energiebilanz wirkt und erklärt, warum chronisch hoher Alkoholkonsum trotz hoher Energiezufuhr nicht zu Übergewicht und Adipositas führt (Lit. bei [261, 184]).

Coffein

In mehreren Studien wurde eine Steigerung der Thermogenese nach Kaffeekonsum gemessen. Wirksam war lediglich das coffeinhaltige Getränk. Die aufgenommene Dosis betrug etwa 4 mg Coffein / kg Körpergewicht. Beim Vergleich von Personen mit normalem Körpergewicht mit Adipösen lag die Steigerung bei Schlanken signifikant höher [59, 113].

Außenseiterdiäten

Immer dann, wenn Therapieerfolge schwer zu erzielen sind, ist die Zahl der Therapievorschläge groß und Außenseiter mit wissenschaftlich unbegründeten Konzepten, aber auch unseriöse Geschäftemacher finden reichlich Anhänger. So gibt es auch unter Hunderten von Diäten zur Reduktion des Körpergewichts viele, die mit völlig unbegründeten Vorstellungen argumentieren.

4

Da die meisten Kostformen nur während kurzer Zeit praktiziert werden, bestehen auch dann, wenn ihre Zusammensetzung aus ernährungsphysiologischer Sicht falsch ist, kaum gesundheitliche Gefahren (Lit. bei [219]).

Der Arzt sollte Außenseiterdiäten, die von Patienten gefordert oder begonnen werden, nicht rundweg ablehnen. Er ist gehalten, das Konzept nach der Ausgeglichenheit der Ernährung im Hinblick auf Makro- und Mikronährstoffe und mögliche Risiken zu beurteilen. Er sollte es wertschätzen, dass sich der Patient aktiv mit der Thematik einer Ernährungsumstellung befasst und ihn unter Berücksichtigung individueller Wünsche auf einen wissenschaftlich begründeten, richtigen Weg leiten.

Chirurgische Therapieverfahren (Adipositaschirurgie, bariatrische Chirurgie)

Befürworter einer operativen Therapie der Adipositas gehen davon aus, dass eine „krankhafte Fettsucht" (engl. „morbid obesity") mit einem BMI > 40 mit diätetischen Maßnahmen nicht bzw. nicht ausreichend zu beeinflussen ist. Bei der erheblichen Gefahr hieraus resultierender Erkrankungen ist nach Abwägen der Risiken ein operatives Vorgehen gerechtfertigt.

In den westlichen Industriestaaten hat die Zahl adipositaschirurgischer Eingriffe in den letzten Jahren erheblich zugenommen. Zunehmend bieten chirurgische Kliniken diese von vielen adipösen Patienten nachgefragte Behandlung an. Gleichwohl muss aus Qualitätsgründen gefordert werden, dass diese Eingriffe nur in spezialisierten Einrichtungen, die über ausreichende Erfahrung und das gesamte Repertoire der operativen adipositasspezifischen Techniken einschließlich der Verfahren für Rezidiveingriffe verfügen, vorgenommen werden.

Prinzip aller Verfahren ist es, eine negative Energiebilanz ohne aktives Zutun des Patienten zu erreichen.

Die Leitlinien der Fachgesellschaften [310] zeigen ein wissenschaftlich abgesichertes und gleichzeitig pragmatisches Vorgehen auf. Eine chirurgische Intervention ist zur erwägen bei:

- Adipositas Grad III (BMI ≥ 40) oder
- Adipositas Grad II (BMI ≥ 35) mit erheblichen Komorbiditäten (z.B. Diabetes mellitus Typ 2).

Zuvor sollte ein suffizienter, über wenigstens 6–12 Monate reichender konservativer Therapieansatz nachweislich gescheitert sein. Die Patientenauswahl hat unter Nutzen-Risiko-Abwägung nach strengen Kriterien zu erfolgen [328]. Die Patienten müssen über das operative Verfahren, seine Risiken und Langzeitfolgen vollständig aufgeklärt und für den Eingriff, vor allem aber für die postoperative Nachbehandlung im Langzeitverlauf ausreichend motiviert sein. Das Hinzuziehen eines Psychiaters oder Psychotherapeuten bei der Vorbereitung der Operation ist nicht grundsätzlich erforderlich, jedoch bei Patienten mit Verdacht auf Vorliegen einer depressiven, psychotischen oder Suchterkrankung (Drogen, Alkohol) angezeigt. Essstörungen, speziell das Binge-Eating-Syndrom, stellen heute keine prinzipielle Kontraindikation für adipositaschirurgische Verfahren mehr dar [301].

Die Entscheidung über das operative Verfahren (restriktiv, malabsorptiv, kombiniert) richtet sich zunächst nach dem Ausmaß der morbiden Adipositas und den Begleiterkrankungen, daneben nach dem individuellen Risiko und auch nach dem Wunsch des Patienten. Kooperative Patienten mit einem BMI < 50 sind geeignet für restriktive Verfahren, wohingegen Patienten mit einem BMI ≥ 50 eher von malabsorptiven oder Kombinationsverfahren profitieren.

Im Einzelnen finden folgende chirurgische Verfahren (nach Möglichkeit mit laparoskopischer Technik) Anwendung (> Abb. 4.14):

- restriktive Verfahren
  - vertikale Gastroplastik
  - anpassbares Magenband („gastric banding")
  - Schlauchmagen („sleeve resection")
- malabsorptive Verfahren
  - Magenbypass
  - biliopankreatische Diversion mit/ohne Duodenal-Switch (Pyloruserhalt).

➕ 063 Text: Chirurgische Therapieverfahren bei Adipositas

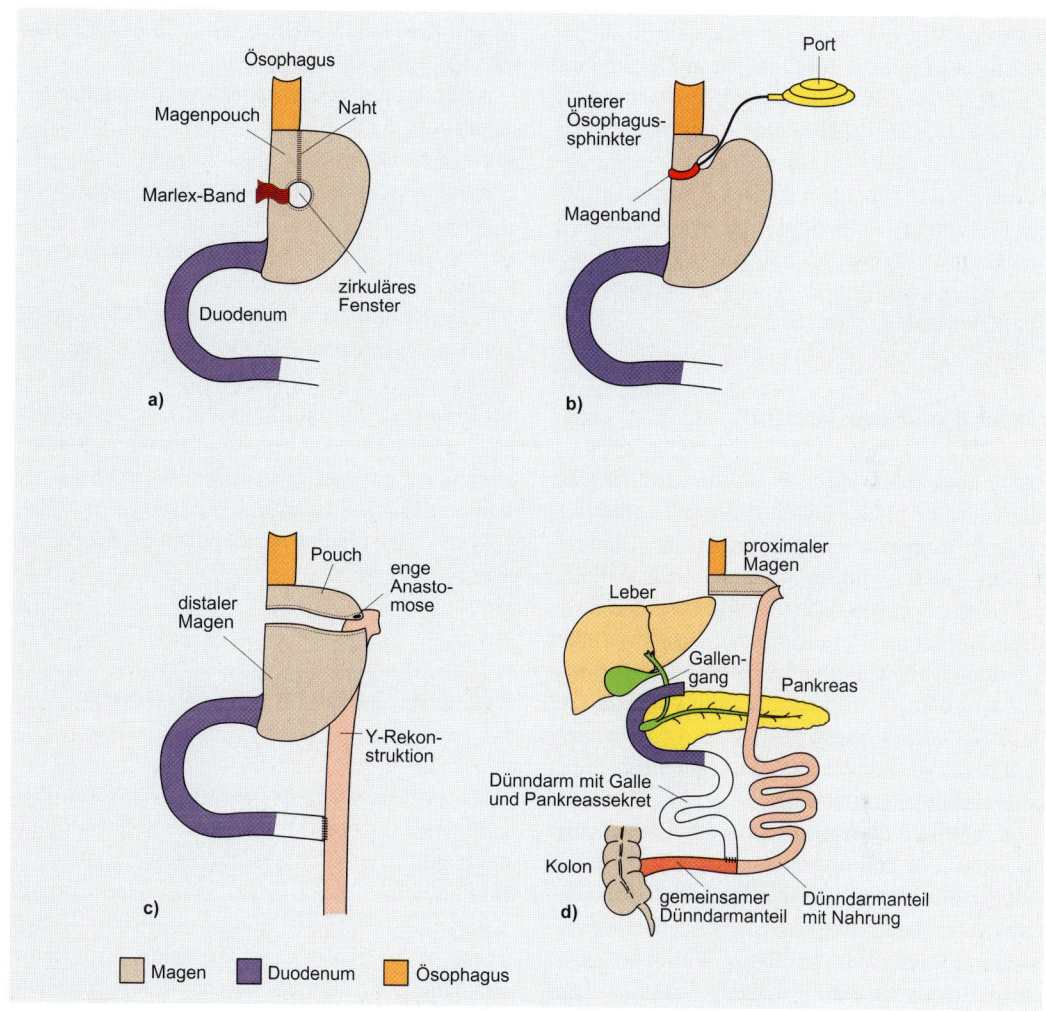

Abb. 4.14 Adipositaschirurgie. a: vertikale Gastroplastik; b: Magenband; c: Magenbypass; d: biliopankreatische Diversion (nach B. Husemann: Zukunft der Adipositaschirurgie. Dtsch. Ärztebl. 100 (2003) A 1356–1366 [312]).

Nachbetreuung nach adipositaschirurgischen Maßnahmen

Patienten mit Zustand nach adipositaschirurgischen Maßnahmen bedürfen einer langfristigen und konsequenten Nachbetreuung. Dies ist bei Anwendung malabsorptiver Verfahren in sehr viel höherem Maße der Fall als bei restriktiven Verfahren. Wissenschaftlich fundierte, etablierte und allgemein akzeptierte Nachsorgekonzepte sind derzeit allerdings nicht verfügbar.

Die Patienten müssen zu einer bewussten Nährstoffzufuhr angehalten werden. Einerseits soll eine neuerliche Gewichtszunahme vermieden, andererseits eine ausreichende Versorgung mit Makro- und Mikronährstoffen sowie Flüssigkeit sichergestellt werden. Patienten nach restriktiver Operation müssen sich an das reduzierte Magenvolumen gewöhnen, sollten aber eine Dilatation des Restmagens nicht provozieren. Konzentrierte Kohlenhydrate und fettreiche Lebensmittel sind eher zu meiden, eiweißreiche Lebensmittel ausreichend zu verzehren. Zur Vermeidung von Intoleranzen, sind neue Nahrungsmittel nur schrittweise in den postoperativen Kostplan aufzunehmen. Die Erstellung eines Mahlzeitenprotokolls ist sinnvoll. Während Patienten nach restriktiven Operationen nicht generell relevante Nährstoffdefizite entwickeln und einer Substitution von Mineralien und Mikronährstoffen routinemäßig nicht bedürfen, werden nach malabsorptiven Operationen zumeist Defizite an Vitaminen, Mineralstoffen und Eiweiß festgestellt, die eine Supplementierung erfordern. Vornehmlich berichtet werden Mangelzustände von Vitamin B_{12}, Folsäure, Eisen, Vitamin A, Kalium, Calcium und Magnesium. Das genaue Vorgehen der Substitution richtet sich dem erfolgten Operationsverfahren, nach (regelmäßigen) Laborkontrollen und individuellen Besonderheiten.

Medikamentöse Therapie

Bisher nur partiell bekannte nervale und humorale Mechanismen sind wesentlich am Zustandekommen von **Hunger** und **Sättigung** beteiligt. Die Freisetzung von Neurotransmittern und deren Wirkung auf Zentren im Hypothalamus sind wesentliche Bestandteile der dem Hunger- und Sättigungsgefühl zugrunde liegenden, sehr komplexen **Regulationsmechanismen.** Es wird versucht, mit Pharmaka auf diese Abläufe so einzuwirken, dass die Nahrungsaufnahme reduziert und so die Abnahme des Körpergewichts begünstigt wird.

Die **klinische Bedeutung** dieser sog. „Appetitzügler" wird sehr kontrovers beurteilt. Viele Befunde und Ergebnisse vergleichender Therapiestudien sprechen jedoch dafür, dass sie – vorausgesetzt Nebenwirkungen sind eindeutig ausgeschlossen – den Erfolg einer diätetischen Behandlung verbessern können.

Bisher mussten wiederholt zur Adipositasbehandlung zugelassene Medikamente wegen **Nebenwirkungen** vom Markt genommen werden.

Die Indikation für eine zusätzliche medikamentöse Therapie zur Gewichtssenkung wird unter folgenden Voraussetzungen gesehen [310 bzw. 322]:

- Patienten mit einem BMI ≥ 30 ohne ausreichenden Erfolg einer Basistherapie, entsprechend einer fehlenden Gewichtsabnahme über 5% oder einer Wiederzunahme des Gewichts in 3–6 Monaten
- Patienten mit einem BMI ≥ 27 und zusätzlichen gravierenden Risikofaktoren und/oder Komorbiditäten ohne Erfolg einer Basistherapie
- Gewichtsabnahme von wenigstens 2 kg in 4 Wochen als Voraussetzung für eine Fortführung der medikamentösen Therapie.

Es gibt drei Möglichkeiten, die Adipositastherapie medikamentös zu unterstützen. Dies sind:

- die Beeinflussung der Appetit- und Sättigungsregulation
- die Stoffwechselsteigerung
- die Hemmung der intestinalen Nährstoffausnutzung.

Derzeit stehen Substanzen aus der erst- und letztgenannten Gruppe zur Verfügung.

Andere Substanzen wie Diuretika, Wachstumshormone, Amphetamine und Thyroxin kommen wegen ungesicherter Wirkung oder gefährlicher Nebenwirkungen für die Behandlung der Adipositas nicht in Betracht. Für das Antidiabetikum Metformin ist ein geringer gewichtssenkender Effekt von 1–2 kg nachgewiesen [327].

➕ 064 Text: Medikamentöse Therapie bei Adipositas

4.2 Metabolisches Syndrom

Das gemeinsame Vorkommen von **Adipositas** (speziell vom androiden Typ), **Diabetes mellitus Typ 2 oder gestörter Glucosehomöostase, Hyperlipoproteinämie** (Hypertriglyceridämie, erniedrigtes HDL-Cholesterin, vermehrtes Auftreten kleiner dichter LDL-Partikel) und **arterieller Hypertonie** bezeichnet man als metabolisches Syndrom (andere Bezeichnungen sind Syndrom X, tödliches Quartett, „Reaven syndrome"). Vielfach wird eine **Hyperurikämie bzw. Gicht** dazu gezählt, ebenso ein **proinflammatorischer** (erhöhte Werte von CRP, Fibrinogen, Leukozyten) und **prothrombotischer Status** (erhöhte Plasma-Spiegel von Gerinnungsfaktoren, reduzierte Fibrinolyseparameter). Die aktuellen Kriterien für die Diagnose eines metabolischen Syndroms sind in ➤ Tabelle 4.5 dargestellt.

Patienten mit metabolischem Syndrom sind die klassische Risikogruppe für die Entwicklung einer **vorzeitigen Arteriosklerose.** Das Risiko für kardiovaskuläre Komplikationen ist um das 3- bis 5-Fache erhöht.

An der Entwicklung des metabolischen Syndroms haben **genetische Faktoren, Lifestyle-Faktoren und Umwelteinflüsse** ursächlich Anteil. Monogenetische Ursachen von Adipositas und metabolischem Syndrom sind selten und betreffen vorwiegend das Kindesalter. Es handelt sich meist um Mutationen des Melanocortin-Rezeptor-4(MCR-4)-Gens. Seit kurzem bekannte Mutationen im FTO-Gen (Chromosom 16) sind offensichtlich weiter verbreitet (jeder sechste Europäer ist Träger der Genvariante) und bedingen bei den Betroffenen ein höheres Körpergewicht, bei ungünstigen Lebensgewohnheiten und Umwelteinflüssen auch eine massive Adipositas und ein hohes Risiko für Typ-2-Diabetes. Während die Rolle genetischer Faktoren bei der Entwicklung von Adipositas und metabolischem Syndrom noch nicht klar definiert ist, liegt der Einfluss von Umweltfaktoren wie hyperkalorische Ernährung und Bewegungsmangel auf der Hand.

Die **Insulinresistenz** wird als primärer ätiologischer Faktor bei der Entstehung des metabolischen Syndroms angesehen. Naturgemäß ist eine Trennung vom Einfluss einer primären Adipositas kaum möglich, da eine Insulinresistenz praktisch immer mit einer Adipositas einhergeht und eine zunehmende Fettmasse eine Insulinresistenz fördert. Entscheidend ist die viszerale Fettansammlung im Rahmen der abdominellen Adipositas. Die zentrale Bedeutung des viszeralen Fettes ist aus der Tatsache ersichtlich, dass selbst bei normalem BMI die Voraussetzungen für ein metabolisches Syndrom gegeben sind, wenn eine Vermehrung des viszeralen Fettes besteht (➤ Abb. 4.15).

➕ 065 Text: Dyslipidämie

Von zentraler Bedeutung sind die **muskuläre und hepatische Insulinresistenz** mit erhöhten Insulinspiegeln (➤ Abb. 4.16). Von Insulinresistenz spricht man, wenn die biologische Antwort auf eine bestimmte Insulinkonzentration geringer ist als erwartet. Trotz dieser Insulinresistenz kann der Glucosestoffwechsel in der Frühphase durch eine gesteigerte Insulinsekretion kompensiert werden, sodass kein klinisch manifester Diabetes nachweisbar ist. Die

Tab. 4.5 Kriterien für die Diagnose eines metabolischen Syndroms nach AHA / NHLBI (Grundy et al. [307]).

Taillenumfang	≥ 102 cm (M*) bzw. ≥ 88 cm (F*)
Triglyceride	≥ 150 mg / dl (1,7 mmol / l) oder Medikation
HDL-Cholesterin	< 40 mg / dl (1,0 mmol / l) (M*) bzw. < 50 mg / dl (1,3 mmol / l) (F*) oder Medikation
Blutdruck	≥ 130 mmHg systolisch oder ≥ 85 mmHg diastolisch oder Medikation
Nüchternglucose	≥ 100 mg / dl (5,6 mmol / l) oder Medikation

Beurteilung: Diagnose metabolisches Syndrom bei Vorliegen von ≥ 3 Kriterien

* M = Männer, F = Frauen

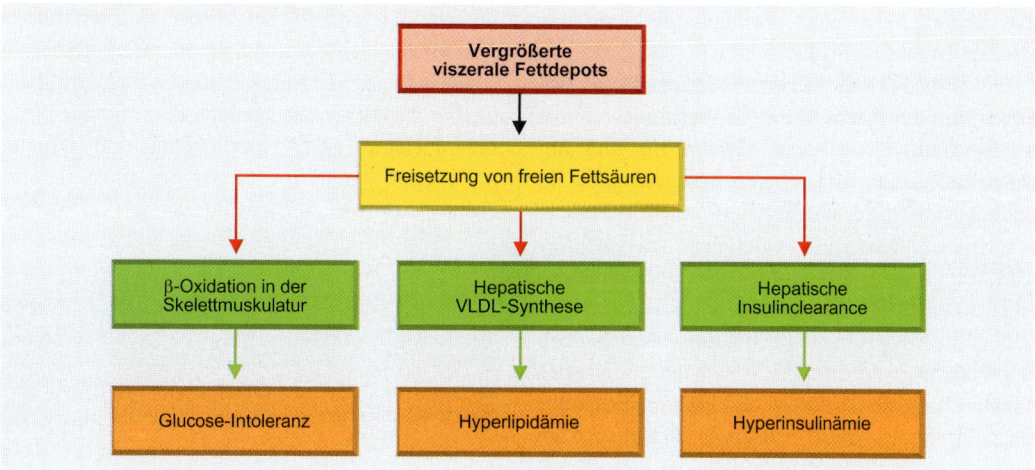

Abb. 4.15 Vermehrte Freisetzung freier Fettsäuren bei androider Fettsucht und ihre zentrale Bedeutung für die Entstehung des metabolischen Syndroms.

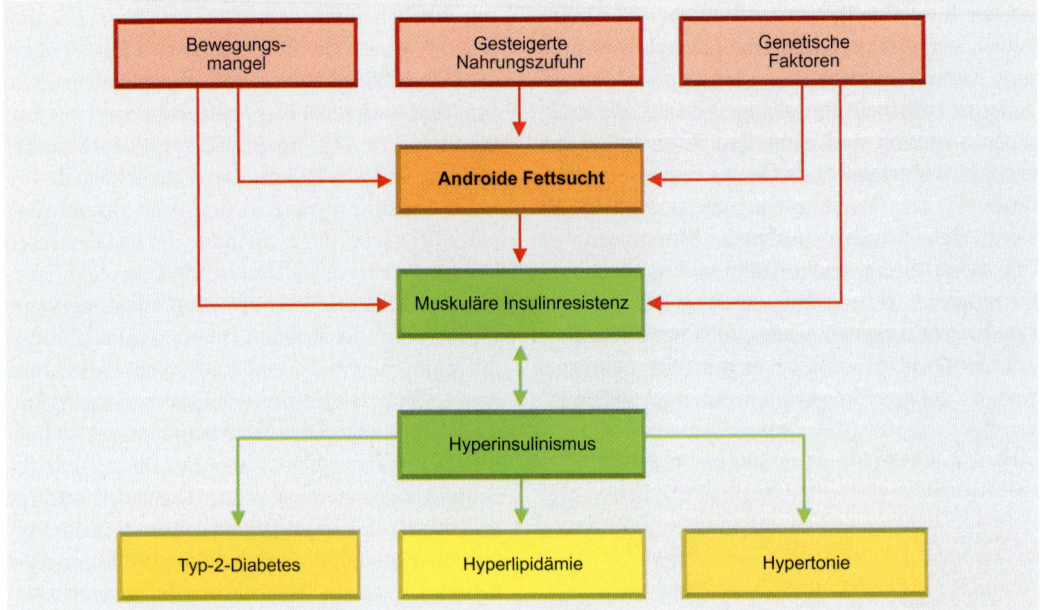

Abb. 4.16 Zusammenhänge zwischen androider Fettsucht, muskulärer Insulinresistenz, Hyperinsulinismus und Entstehung von Typ-2-Diabetes, Hyperlipidämie und Hypertonie.

Insulinresistenz ist die Voraussetzung für die Entstehung des Typ-2-Diabetes, aber auch für alle anderen nicht immer obligat zu dem Syndrom zählenden Störungen.

Die Insulinresistenz (weiter gefördert durch hohe Blutzuckerspiegel) führt zu einer verminderten Glucoseutilisation in der Muskulatur und zu einer verstärkten hepatischen Gluconeogenese, im Bereich des Körperfetts zu einer verminderten Hemmung der Lipolyse durch Insulin.

Die pathophysiologischen Zusammenhänge zwischen Insulinresistenz und der Entstehung von Fettstoffwechselstörungen und **Hypertonie** sind nur teilweise bekannt. Wahrscheinlich begünstigt die Insulinresistenz die renale Natrium- und Wasserrückresorption und induziert so eine Volumenexpansion. Diskutiert werden auch Einflüsse auf die Gefäßwandmuskulatur und die intrazelluläre Calciumkonzentration, die wiederum die Entstehung einer essentiellen Hypertonie begünstigen. Neben der gesteigerten Lipolyse und der dadurch verursachten Erhöhung der Konzentration freier Fettsäuren kommt auch der erst unvollständig bekannten Rolle des Fettgewebes als endokrines Organ eine Bedeutung beim Zustandekommen des metabolischen Syndroms zu.

Auch der systemische **Hormonstatus** ist unter dem Einfluss des metabolischen Syndroms verändert. So ist die Hypothalamus-Hypophysen-Nebennieren-Achse gestört, im Blut finden sich erhöhte Cortisolwerte im Tagesverlauf (zudem kann das viszerale Fettgewebe Cortisol produzieren). Auch der Sexualhormonhaushalt ist alteriert. Es finden sich erniedrigte Testosteronspiegel bei Männern, erhöhte Testosteronspiegel bei Frauen und veränderte Konzentrationen hormonbindender Globuline.

Die als Folge der kurz skizzierten pathophysiologischen Mechanismen häufigen Erkrankungen Diabetes mellitus Typ 2, Hyperlipidämie und Hypertonie wurden bereits im Kapitel Adipositas besprochen.

> Neben der genetischen Prädisposition ist die Adipositas als Folge von Überernährung und Bewegungsmangel (➤ Abb. 4.17) der auslösende Faktor. Hiermit ist die Therapie dieses für die **Primärprävention** wichtigen Syndroms vorgegeben.

Zur Rolle der Ernährung bei der Prävention und der Therapie des metabolischen Syndroms wird auf die

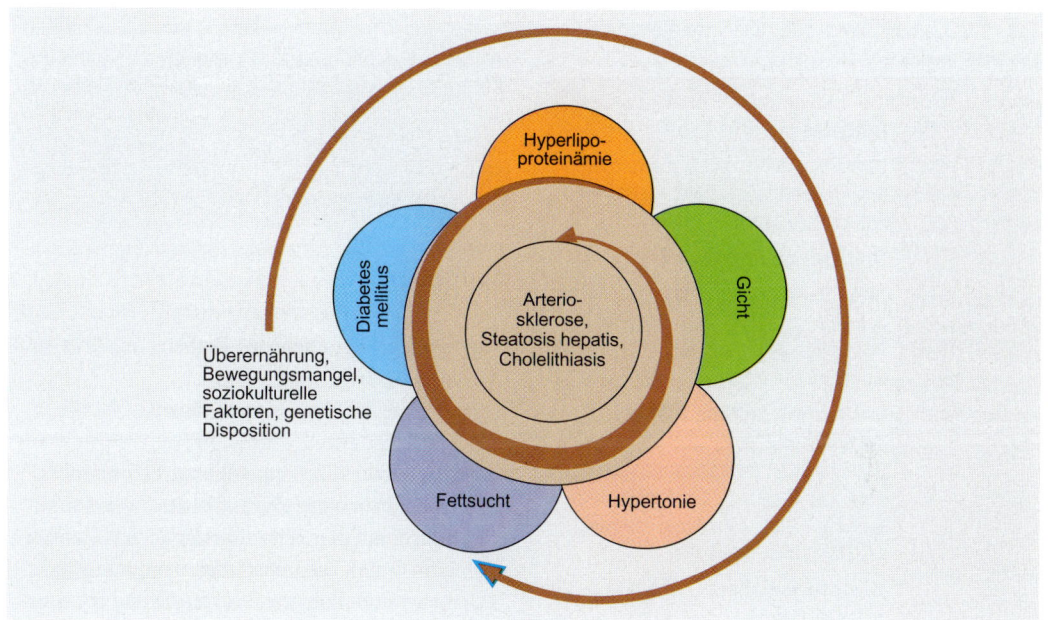

Abb. 4.17 Synopsis des metabolischen Syndroms (nach Hanefeld u. Leonhadt [95]).

Besprechung der einzelnen Stoffwechsel- und kardiovaskulären Erkrankungen verwiesen.

4.3 Diabetes mellitus*

Der Diabetes mellitus ist eine chronische Störung des Kohlenhydratstoffwechsels mit absolutem oder relativem Insulinmangel, Hyperglykämien nüchtern und postprandial sowie konsekutiver Störung anderer Stoffwechselprozesse mit Organschäden.

Ätiologie

Diabetes mellitus (Zuckerharnruhr) ist keine einheitliche Erkrankung, sondern eine Gruppe heterogener klinischer Syndrome, die mit einer Störung

des Glucosestoffwechsels, aber auch anderer Stoffwechselstörungen einhergehen.

Zugrunde liegen entweder:
- eine verminderte oder fehlende Insulinproduktion als Folge von Schädigungen der β-Zellen
- die Synthese eines strukturell veränderten Insulins

oder:
- das synthetisierte und sezernierte Insulin kann am Erfolgsorgan nicht bzw. nicht ausreichend wirksam werden.

Die **Folgen** sind ein Anstieg der Blutglucosekonzentration, eine Glucosurie und später Folgen der erhöhten Blutglucosekonzentration an verschiedenen Organsystemen, Fettstoffwechselstörungen etc.

Die Klassifikations- und Diagnosekriterien für den Diabetes mellitus mussten im Laufe der Jahre immer wieder aufgrund neuer Erkenntnisse geändert werden. Derzeit gilt eine Neufassung der Amerikanischen Diabetes-Gesellschaft in Abstimmung mit der WHO aus dem Jahre 1997 [263] (➤ Tab. 4.6). Die neue Klassifikation orientiert sich an ätiologischen Gesichtspunkten und verlässt die frühere, vorwiegend an der Therapie ausgerichtete Einteilung. Auf diese Weise werden die Begriffe wie IDDM („insulin dependent diabetes mellitus") und NIDDM

* Deutscher Diabetiker Bund e.V., Bundesgeschäftsstelle, Goethestr. 27, 34119 Kassel, Tel.: 0561/7034770, Fax: 0561/7034771, E-Mail: info@diabetikerbund.de, Internet: http://www.diabetikerbund.de

Tab. 4.6 Klassifikations- und Diagnosekriterien des Diabetes mellitus.

Klassifikation	Diagnosekriterien
I	**Diabetes mellitus Typ 1**
	Zerstörung der β-Zellen, die zum absoluten Insulinmangel führt, meist immunologische Ursache
II	**Diabetes mellitus Typ 2**
	Umfang der Störung reicht vom Vorliegen einer Insulinresistenz mit relativem Insulinmangel bis zum Sekretionsdefizit mit Insulinresistenz
III	andere, meist **seltene Diabetestypen** wie genetische Defekte der β-Zellfunktion oder Erkrankungen des exokrinen Pankreas, z.B. fortgeschrittene Pankreatitis, Pankreasteilresektion, Hämochromatose etc.
IV	**Gestationsdiabetes** (Schwangerschaftsdiabetes)

(„non insulin dependent diabetes mellitus") eliminiert und ausschließlich durch die Bezeichnung Typ-1- bzw. Typ-2-Diabetes ersetzt.

Klinik

Da der Diabetiker die Glucose nicht ausreichend in den Stoffwechsel einschleusen kann, kommt es zu einem **Anstieg der Blutglucosekonzentration** (Normalwerte im venösen und kapillären Vollblut 74–109 mg / dl bzw. 4,5–6,0 mmol / l). Dieser Anstieg der Zuckerkonzentration im Blut hat wiederum eine Erhöhung des osmotischen Drucks und ein Überschreiten der Nierenschwelle für Glucose, die bei etwa 160–180 mg / dl liegt, zur Folge. Ab einer gewissen Konzentration im Blut (**Nierenschwelle**) werden auch solche Stoffe, die unter physiologischen Bedingungen nicht im Harn nachweisbar sind, ausgeschieden, was im vorliegenden Fall zur Zuckerausscheidung, der **Glucosurie,** führt.

Da der Zucker im Harn eine gewisse Menge Wasser als Lösungsmittel benötigt, kommt es zur **Polyurie.** Steigerung des osmotischen Drucks und Wasserverlust über die Niere führen zu einem starken Durstgefühl und damit zu einer **Polydipsie.**

Anlass zur ärztlichen Untersuchung und damit zur Diagnosestellung sind folglich oft Polydipsie und Polyurie. Zusätzlich führen Gewichtsabnahme und die hohe Zuckerkonzentration im Harn und im Gewebe zu erhöhter Infektanfälligkeit, insbesondere zu Harnblasen- und Nierenbeckenentzündungen und entzündlichen Erscheinungen an der Haut wie Furunkel und Karbunkel.

Diagnostik

Diagnostische Kriterien des Diabetes mellitus sind (ADA 1997/2003):

- Symptome des Diabetes und Plasma-Glucose $\geq$ 200 mg / dl bzw. 11,1 mmol / l (Glucose im kapillären Vollblut $\geq$ 200 mg / dl bzw. 11,1 mmol / l) zu einem beliebigen Zeitpunkt des Tages (ohne Rücksicht auf den Zeitpunkt der letzten Mahlzeiteneinnahme). Die klassischen Symptome des Diabetes sind: Polyurie, Polydipsie und ein sonst nicht zu erklärender Gewichtsverlust.

oder:

- Nüchtern-Plasma-Glucose $\geq$ 126 mg / dl bzw. 7,0 mmol / l (Glucose im kapillären Vollblut $\geq$ 110 mg / dl bzw. 6,1 mmol / l). Nüchtern bedeutet: keine Kalorienzufuhr für wenigstens 8 Stunden.

oder:

- 2-Stunden-Plasma-Glucose $\geq$ 200 mg / dl bzw. 11,1 mmol / l (Glucose im kapillären Vollblut $\geq$ 200 mg / dl bzw. 11,1 mmol / l) während eines oGTT, Testdurchführung nach WHO-Richtlinien mit 75 g Glucose (oder äquivalenter Menge hydrolysierter Stärke) aufgelöst in Wasser.

4.3.1 Diabetes mellitus Typ 1

Ätiologie und Klinik

Der Diabetes mellitus Typ 1 (früher als jugendlicher Diabetes bezeichnet) ist eine chronische organspezifische autoimmune Erkrankung, die durch eine selektive Zerstörung der Insulin produzierenden β-Zellen der Langerhans-Inseln des Pankreas hervorgerufen wird. Charakteristisch ist das Auftreten von humoraler (Antikörper) und zellulärer Autoimmunität, assoziiert mit einer gestörten Immunregulation bei genetisch prädisponierten Personen. Klinische Konsequenz ist ein absoluter Insulinmangel [297].

Die **Inzidenz** des Diabetes mellitus Typ 1 ist in den einzelnen Populationen sehr unterschiedlich. Die beiden Extreme sind Finnland mit einer sehr hohen und Japan mit einer niedrigen Erkrankungshäufigkeit. Hierfür können sowohl genetische als auch Umweltfaktoren verantwortlich sein. Die **Prävalenz** des Diabetes mellitus Typ 1 liegt in Deutschland bei 0,3%.

⊞ 066 Text: Diabetes mellitus (Pathophysiologie, Genetik)

Zum Manifestwerden des Typ-1-Diabetes bedarf es wahrscheinlich der Interaktion Gen–Umwelt (anders ist kaum erklärbar, dass bei eineiigen Zwillingen nur in etwa 30–50% beide Individuen an einem Diabetes mellitus Typ 1 erkranken). Als potentielle exogene Faktoren, die auf dem Boden der genetischen Prädisposition das gegen die β-Zellen gerichtete autoimmune zerstörerische Geschehen in Gang setzen, gelten Virusinfektionen, Impfungen, toxische Substanzen, aber auch Nahrungskomponenten.

So fand sich beispielsweise eine positive statistische Korrelation zwischen der Höhe des **Kaffeekonsums** und der Inzidenz an Typ-1-Diabetes. Finnland hat den weltweit höchsten Kaffeeverbrauch pro Kopf der Bevölkerung und gleichzeitig die höchste Rate an Typ-1-Neuerkrankungen jährlich, während Länder mit niedrigem Kaffeekonsum wie Japan oder Australien, auch sehr niedrige Neuerkrankungsraten aufweisen. Da die Halbwertszeit von Coffein während der Schwangerschaft verlängert ist und Coffein über die Plazenta in den Fetus übertritt, wird eine **intrauterine Schädigung der β-Zellen** als mögliche Ursache eines später auftretenden Typ-1-Diabetes diskutiert [269].

Dass **Kuhmilchproteine** bei fehlendem oder nur kurzem Stillen die Entstehung eines Diabetes mellitus im Kindesalter begünstigen, ist trotz zum Teil widersprüchlicher Befunde wahrscheinlich. So konnte beispielsweise in einer Fall-Kontroll-Studie an 346 diabetischen Kindern und der gleichen Zahl gesunder Kontrollen gezeigt werden, dass die nicht diabetischen Kinder länger gestillt wurden und folglich später Kuhmilch erhielten, als die Diabetiker. Bei einer Ernährung mit Kuhmilchprodukten vor dem 8. Lebenstag fand sich eine um mehr als das Doppelte erhöhte Diabeteshäufigkeit [81].

Insgesamt nimmt die Inzidenz des Typ-1-Diabetes zu und der Krankheitsbeginn liegt früher als vor Jahrzehnten. Es wird angenommen, dass die Rate an Neuerkrankungen im Jahre 2010 um 40% höher liegen wird als 1997. In Europa und Israel steigt derzeit die Inzidenz um 3–4%. Dieser Anstieg liegt in manchen osteuropäischen Ländern noch höher. Als Ursache für dieses Phänomen wurden bei der sehr heterogenen polygenetischen Erkrankung verschiedene Umwelteinflüsse als Manifestationsfaktoren diskutiert. Dies sind fehlendes oder zu kurzes Stillen und frühe Ernährung mit Kuhmilch, die Folge häufiger Impfungen, der Rückgang von Infekten im frühen Kindheitsalter und weitere Folgen der modernen Hygiene (vgl. Hygiene-Hypothese, ➤ Kap. 3.4.10) [17].

Experimentelle und epidemiologische Befunde sprechen dafür, dass eine **Vitamin-D-Supplementierung** in der frühesten Kindheit das Risiko der Entstehung eines Diabetes mellitus Typ 1 verringert (siehe Vitamin D, ➤ Kap. 1.7.1).

4.3.2 Diabetes mellitus Typ 2

Beim **Typ-2-Diabetes** geht in mindestens 90% der Fälle eine langjährige Adipositas voraus (➤ Abb. 4.18).

Ätiologie

Der Diabetes mellitus Typ 2 ist gekennzeichnet durch eine **Hyperglykämie** auf dem Boden einer (vorwiegend muskulären und hepatischen) **Insulinresistenz** und eines relativen **Defekts der Insulinsekretion.** Meist liegt eine unterschiedlich ausgeprägte Kombination beider Störungen vor, auch können beide Störungen eigenständig durch genetische oder Umwelteinflüsse geprägt werden.

Der Diabetes mellitus Typ 2 ist bekanntermaßen oft mit anderen Stoffwechsel- und kardiovaskulären Erkrankungen kombiniert, speziell mit Adipositas, Dyslipidämie und Bluthochdruck (metabolisches Syndrom). Die vorhandene Anzahl von Komponenten des metabolischen Syndroms bestimmt die Entwicklung des Diabetes mellitus. In wissenschaftlichen Studien konnte die Insulinresistenz als Parameter mit dem besten Vorhersagewert für die Ent-

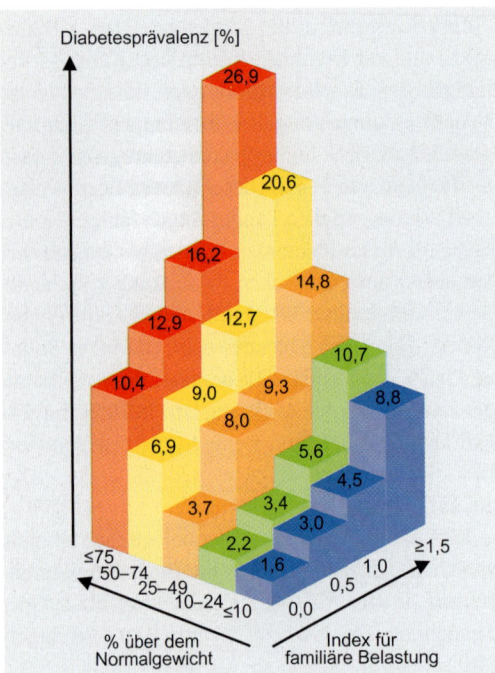

Diabetesprävalenz [%]

26,9
20,6
16,2
14,8
12,9 12,7
10,7
10,4 9,0 9,3
8,8
8,0
6,9 5,6
4,5
3,7 3,4
3,0
2,2
1,6 1,0
0,5
0,0

≤75
50–74
25–49
10–24 ≤10
≥1,5

% über dem
Normalgewicht

Index für
familiäre Belastung

Abb. 4.18 Diabetesprävalenz bei über 30 000 weißen Frauen in den USA in Abhängigkeit vom Körpergewicht und von der familiären Belastung (Morris [181]).

stehung eines Typ-2-Diabetes identifiziert werden. Hier besteht ein enger Bezug zu genetischen Faktoren und zur Adipositas.

Zunehmendes Körpergewicht und reduzierte körperliche Bewegung begünstigen die Diabetes-Typ-2-Entwicklung. Adipositas führt zu einer reduzierten peripheren Glucoseaufnahme, aber auch zu einer reduzierten Sensitivität der β-Zelle auf Glucose. Lange Zeit war das pathophysiologische Konzept der Entwicklung des Diabetes mellitus Typ 2 geprägt durch den Begriff **„Hyperinsulinismus"**. Danach führt die Insulinresistenz, d.h. die verminderte Empfindlichkeit gegenüber körpereigenem Insulin, zu einer kompensatorischen Hyperinsulinämie.

Um seine biochemischen Wirkungen entfalten zu können, muss Insulin an membranständige spezifische Rezeptoren, die sog. Insulinrezeptoren, gebunden werden. Die Zahl der Rezeptoren auf der Zelloberfläche wird durch verschiedene Faktoren variiert. Der Plasma-Insulinspiegel ist negativ mit der Anzahl peripherer Insulinrezeptoren korreliert, d.h., hohe Insulinspiegel reduzieren die Zahl der Insulin-

rezeptoren. Dieses Phänomen wird auch als **Down-Regulation** bezeichnet.

Die häufigste **Ursache** für eine solche Down-Regulation ist eine hyperkalorische Ernährung mit der hierdurch bedingten chronisch vermehrten Insulinsekretion. Die Verminderung der Insulinrezeptoren treibt den Insulinbedarf weiter in die Höhe, die steigende Insulinkonzentration im Serum wiederum hat eine noch stärkere Rezeptor-Down-Regulation zur Folge.

Das entgegengesetzte Phänomen, eine Vermehrung der Insulinrezeptoren, wird als **Up-Regulation** bezeichnet. Hierzu kommt es im Hungerzustand und bei körperlicher Aktivität. Wichtige Ansätze für die Therapie des Typ-2-Diabetes, die Normalisierung des Körpergewichts durch verminderte Energiezufuhr und das körperliche Training, finden hier ihre Erklärung.

In der **Phase der Hyperinsulinämie** sind die Normalisierung des Körpergewichtes, Steigerung der körperlichen Aktivität und u.U. die Gabe nicht insulinotroper Substanzen wie Acarbose und Metformin angezeigt. Diesen folgt die **Phase der Normo- bzw. Hypoinsulinämie.** Erst dann sind insulinotrope Substanzen und später Insulin angezeigt.

Das **genetische Risiko** für Typ-2-Diabets beruht zumeist auf einer polygenetischen Ursache, eine monogenetische Ätiologie ist selten. Die nachgewiesenen genetischen Alterationen beziehen sich sowohl auf die Insulinfreisetzung wie auf die Insulinwirkung (Rezeptor- und Postrezeptordefekte). Die Erblichkeit für Typ-2-Diabetes konnte durch Familien- einschließlich Zwillingsuntersuchungen sowie Erhebungen in unterschiedlichen ethnischen Gruppen eindrucksvoll belegt werden. So beträgt die Erkrankungsrate bei eineiigen Zwillingen 90%, und das Erkrankungsrisiko eines erstgradig Verwandten eines Typ-2-Diabetikers ist 10-mal höher als bei unauffälliger Familienanamnese.

Aber auch bei genetischer Prädisposition ist der Einfluss von **Umweltfaktoren** groß. Es wird angenommen, dass genetische Faktoren die Variabilität in der Insulinsensitivität zu 50% bedingen, Adipositas und physischer Fitness wird ein Anteil von 25% zugeschrieben [300].

So genannte Naturexperimente demonstrieren immer wieder die Tatsache, dass Überernährung und Adipositas **Manifestationsfaktoren** für diesen Diabetestyp sind. So sank beispielsweise, bedingt durch die unzureichende Versorgung mit Lebensmitteln, am Ende des Zweiten Weltkrieges und in den darauffolgenden Jahren die Zahl der Diabetiker in Deutschland auf extrem niedrige Werte. Bei Volksgruppen, etwa in Indien und Afrika, die ihre traditionelle Lebens- und Ernährungsweise aufgeben und bei denen es als Folge zunehmend geringer werdender körperlichen Aktivität und Umstellung auf hochkalorische westliche Ernährung bei einem hohen Prozentsatz zu einem Übergewicht kommt, steigt die Zahl der Diabetiker bis zu der in westlichen Industrieländern bekannten Häufigkeit an.

Die **Adipositas** als Schrittmacher des Diabetes mellitus war den Ärzten bereits lange vor der Entdeckung des Insulins und dem Wissen um pathophysiologische Mechanismen des Glucosestoffwechsels bekannt. Der Franzose Bouchard beobachtete im Jahre 1870 während der Belagerung von Paris mit zunehmendem Mangel an Lebensmitteln und Rückgang des Körpergewichts eine Besserung bei Diabetikern. Die in ➤ Abb. 4.19 dargestellte Diabetesmortalität in England und Wales demonstriert den positiven Effekt einer Lebensmittelrationierung auf die Sterblichkeit bei dieser Erkrankung [90].

Die Manifestation eines Typ-2-Diabetes kann auch durch Störungen der embryonalen/fetalen Entwicklung begünstigt werden. Ein stark vermindertes Geburtsgewicht ist ebenso mit einem höheren Diabetesrisiko assoziiert wie ein Geburtsgewicht über 4000 g (durch mütterliche Hyperglykämie). Schließlich kann ein Typ-2-Diabetes auch durch pharmakologische Einwirkungen manifest werden (Glucocorticoide, Betablocker, Thiazide u.a.).

Auf die seit Jahren zunehmende Häufigkeit von Übergewicht und Adipositas bei Kindern und Jugendlichen wurde bereits hingewiesen (➤ Kap 4.1.1). Die Folge ist, dass der früher als „Altersdiabetes" bezeichnete Typ-2-Diabetes heute zunehmend in dieser frühen Lebensphase auftritt. In Studien aus den USA wird von einem Anstieg der Häufigkeit um den Faktor 10 in der Zeit von 1982 bis 1994 berichtet und gezeigt, dass im Jahre 1996 ein Drittel aller neu diagnostizierten Fälle von Diabetes mellitus bei Jugendlichen zwischen 10 und 19 Jahren als Typ 2 klassifiziert wurde. In machen Regionen Japans ist als Folge der hohen Adipositasprävalenz der Typ 2 bereits die häufigste Form des Diabetes bei Jugendlichen (Lit. bei [224]).

Eine Variante des Typ-2-Diabetes ist der autosomal-dominant vererbliche **Maturity-Onset Diabetes of the Young (MODY)**, bei dem mehrere Typen unterschieden werden. Diese Form des Diabetes mellitus manifestiert sich vor dem 25. Lebensjahr. Immunologische Marker oder besondere HLA-Typen finden sich nicht. Diese Form des Diabetes mel-

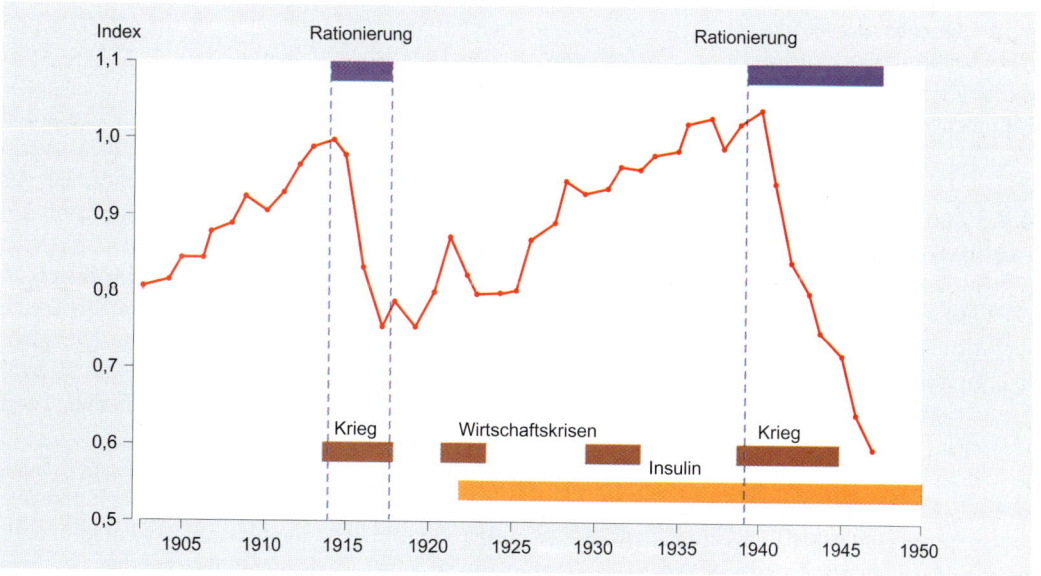

Abb. 4.19 Die Diabetesmortalität in England und Wales in der ersten Hälfte des 20. Jahrhunderts (nach Himsworth [110]).

litus lässt sich in aller Regel einige Zeit ohne Gabe von Fremdinsulin behandeln.

Schwangerschaftsdiabetes

Der **Schwangerschaftsdiabetes** (Gestations-Diabetes-mellitus, GDM) tritt erstmals in der Schwangerschaft auf. Es besteht eine mittlere Häufigkeit von 4%. Adipositas und familiäre Belastung sind begünstigende Faktoren.

Die Deutsche Diabetes-Gesellschaft empfiehlt aufgrund der weitreichenden Akut- und Langzeitfolgen, bei jeder Schwangeren ein Screening auf Gestationsdiabetes entweder mit einem einzeitigen oralen Glucosetoleranztest (oGTT) mit 50 g Glucose oder mit einem zweizeitigen oGTT-Screening mit 50 g und 75 g Glucose durchzuführen. Eine Untersuchung sollte zwischen der 24. und 28. Schwangerschaftswoche erfolgen.

Das Screening sollte bereits im ersten Trimenon liegen, wenn einer der folgenden Risikofaktoren vorliegen:
- Alter > 30 Jahre
- BMI über 27 kg / m^2
- Diabetes bei Eltern oder Geschwistern
- GDM in einer vorangegangenen Schwangerschaft
- Kindgewicht bei vorangegangener Schwangerschaft > 4500 g
- vorangegangene Totgeburt.

Gefordert wird jedoch auch ein generelles Screening, da das selektive Vorgehen bis zu 30–40% der GDM-Fälle nicht erfasst.

4.3.3 Komplikationen des Diabetes mellitus

Die Gefahren für den Diabetiker bestehen im Coma diabeticum, im hypoglykämischen Schock (Coma hypoglycaemicum) und in den sog. diabetischen Spätschäden, die sich vorwiegend am Gefäßsystem abspielen.

Akutkomplikationen

Coma diabeticum

Beim Coma diabeticum unterscheidet man zwei Formen:
- ketoazidotisches hyperosmolares Koma (meist bei Typ-1-Diabetes)
- nicht azidotisches hyperosmolares Koma (meist bei Typ-2-Diabetes).

Einige Autoren grenzen zusätzlich ein lactazidotisches Koma ab.

Das Coma diabeticum ist die Folge verschiedener, durch einen Insulinmangel ausgelöster, pathophysiologischer Vorgänge. Dies sind die durch verringerten Glucoseverbrauch bedingte **Hyperglykämie** und eine **Hyperosmolarität** des Blutes. Darüber hinaus kommt es unter Insulinmangelbedingungen zu einer **Steigerung der Lipolyse** im Fettgewebe, zum Anstieg der freien Fettsäuren im Serum und, bedingt durch den einsetzenden gesteigerten Fettsäureabbau, zu einem vermehrten Anfall von Acetyl-CoA.

Acetyl-CoA wiederum kondensiert zu Acetessigsäure, die zum Teil in β-Hydroxybuttersäure und Aceton umgewandelt wird. Eine weitere Folge des Acetyl-CoA-Anstiegs ist eine **Steigerung der Gluconeogenese,** was wiederum Hyperglykämie und Hyperosmolarität begünstigt.

Die unmittelbaren **Folgen** von Hyperglykämie und Hyperosmolarität sind ein Wasserentzug des Gewebes (Dehydratation) und ein vermehrter Wasser- und Elektrolytverlust über die Niere. Dehydratation, Elektrolytverschiebungen und die durch den Anstieg von β-Hydroxybuttersäure und Acetessigsäure bedingte Azidose sind die wesentlichen, das Zentralnervensystem schädigenden und damit komaauslösenden Faktoren.

Die **häufigste Form** des diabetischen Komas ist die ketoazidotische hyperosmolare Form. Bei älteren Patienten findet sich gelegentlich die nicht azidotische hyperosmolare Form, deren klinische Symptomatik sich kaum von der ketoazidotischen Form unterscheidet.

Die **Lactatazidose** wird meistens ausgelöst durch eine Kreislaufinsuffizienz als Folge eines Infektes. Der Blut-pH-Wert ist unter 7,25 erniedrigt und die Glucosekonzentration im Blut nicht erhöht.

Klinische Zeichen des ketoazidotischen Coma diabeticum sind Benommenheit bis tiefe Bewusstlosigkeit (die Bezeichnung „diabetisches Koma" wird bereits für Patienten angewandt, die zentralnervöse Ausfälle zeigen, ohne bewusstlos zu sein), acetonischer (obstartiger) Geruch der Ausatmungsluft und vertiefte, sog. Kussmaul-Atmung (die hierdurch vermehrte Abgabe von Kohlendioxid dient dem Ausgleich der Azidose). Weitere klinische Zeichen sind die Produktion großer Harnmengen, Durst, Exsikkose, Gewichtsabnahme, Übelkeit, Kopfschmerzen, körperliche Schwäche und Kreislaufinsuffizienz.

> Ein Coma diabeticum erfordert umgehendes Handeln. Zunächst muss der Flüssigkeitsverlust durch parenterale Wasser- und Elektrolytzufuhr ausgeglichen, dann der Blutzucker durch kontinuierliche Insulingabe langsam gesenkt werden. Bei zu rascher Normalisierung des Blutzuckers ist der Patient durch Entwicklung lebensgefährlicher Flüssigkeitsverschiebungen im Gehirn (**Disäquilibrium-Syndrom**) bedroht.

Die **Komagefahr** ist bei Stresszuständen, die mit einem erhöhten Insulinbedarf einhergehen, so z.B. bei fieberhaften Infekten, starker körperlicher Beanspruchung und operativen Eingriffen, besonders groß. Ursache eines diabetischen Komas kann auch eine technisch unzureichende Insulinzufuhr sein. Im Übrigen wird jeder vierte Diabetiker (insbesondere vom Typ 1) durch ein Coma diabeticum erst auf seine Stoffwechselstörung aufmerksam (Manifestationskoma).

Hypoglykämie, hypoglykämischer Schock

Blutzuckerwerte unter 40 mg / dl bedeuten definitionsgemäß eine **Hypoglykämie,** ebenso Blutzuckerwerte zwischen 40–50 mg / dl bei gleichzeitigem Vorliegen typischer Hypoglykämiesymptome.

Zu einer Hypoglykämie kann es beim Diabetiker dann kommen, wenn er die Insulindosis (oft aus Versehen) steigert, ohne gleichzeitig die Kohlenhydrataufnahme zu erhöhen, oder wenn er bei gleich bleibender Insulindosis die Kohlenhydratzufuhr reduziert bzw. die körperliche Aktivität steigert. Einen vergleichbaren Einfluss wie Insulin haben insulino-trope Antidiabetika (Sulfonylharnstoffe). Auch Alkoholgenuss kann eine Hypoglykämie provozieren.

> Die meisten Diabetiker erkennen den drohenden hypoglykämischen Schock. Hypoglykämie führt zu Heißhunger, gesteigerter Reizbarkeit, Unruhe, Zittern, Schweißausbruch, Herzklopfen, Kopfschmerzen und Konzentrationsschwäche.
> Bei Wahrnehmung dieser Symptome können sie dem Schock durch die Aufnahme von Zucker vorbeugen (Jeder Diabetiker, insbesondere der zu Hypoglykämien neigende, muss stets Zucker mit sich führen!).
> Bei Fortschreiten der zentralnervösen Ausfälle können sich Krämpfe, schlaganfallsähnliche Bilder, Eintrübung, Koma (hypoglykämischer Schock) und schließlich eine zentrale Atem- und Kreislaufstörungen entwickeln.

Von der genannten Hypoglykämie des Diabetikers, ausgelöst durch eine unzureichende Abstimmung von Kohlenhydratverzehr und Gabe von Insulin bzw. oralen Antidiabetika oder durch extreme körperliche Belastung, muss die **reaktive Hypoglykämie** (postprandiale Hypoglykämie) abgegrenzt werden. Hierunter versteht man Hypoglykämien, die eine gewisse Zeit nach kohlenhydratreichen Mahlzeiten auftreten.

Unterschieden werden reaktive Hypoglykämien nach Magenoperation (Dumpingsyndrom nach partieller und totaler Gastrektomie, ➤ Kap. 3.3.5), bei Magenentleerungsstörungen (diabetische Gastroparese), in der Frühphase des Diabetes mellitus (bevor ein Diabetes manifest wird, findet sich nicht selten eine Tendenz zu Hypoglykämien) und idiopathische Hypoglykämien, bei denen sich eine auslösende Ursache nicht nachweisen lässt. Zum Abfall der Blutglucosekonzentration kommt es bei Magenresezierten meist 2–3 Stunden und bei der diabetischen Form 4–5 Stunden nach der Nahrungsaufnahme.

Zur **differentialdiagnostischen Abgrenzung** der durch reaktive Hypoglykämie ausgelösten Symptomatik und Sicherung der Diagnose sind verschiedene Scoresysteme entwickelt worden (u.a. Sigstad-Score [248]). Für eine erforderliche Abgrenzung gegenüber Nüchtern- und Spontanhypoglykämien, auch bei Personen ohne bekannten Diabetes mellitus (z.B. bei Vorliegen eines insulinproduzierenden Tumors, bei Hypoglycaemia factitia), müssen ggf.

ergänzend die Blutspiegel von Insulin und C-Peptid bestimmt werden.

Bei der Behandlung einer Hypoglykämie wird zwischen einer leichten Form der Hypoglykämie mit erhaltenem Bewusstsein und einer schweren Form mit erforderlicher Fremdhilfe unterschieden. In erstem Fall werden 10–20 g Traubenzucker oder auch Haushaltszucker oral zugeführt (auch in Form eines Getränkes), in letzterem wird konzentrierte Glucoselösung intravenös verabreicht. In Notfallsituationen wird Glucagon intramuskulär oder subkutan injiziert. Hierfür sind kommerzielle Notfallkits verfügbar.

Stets sollte, soweit möglich, die Ursache einer Hypoglykämie erfasst und beseitigt werden. Patient und Angehörige müssen in der frühzeitigen Erkennung von Hypoglykämiesymptomen geschult werden.

Diabetische Spätschäden

Bei lange bestehendem Diabetes mellitus, in seltenen Fällen auch bereits in der Frühphase der Erkrankung, entwickeln sich arteriosklerotische Gefäßveränderungen, die sog. **diabetische Angiopathie.** Befallen sind sämtliche Abschnitte des arteriellen Gefäßsystems, sowohl die Endabschnitte der arteriellen Strombahn (sog. diabetische **Mikroangiopathie)** als auch die großen arteriellen Gefäße.

Die häufigste Komplikation des Typ-2-Diabetes ist die **koronare Herzkrankheit.** Etwa 65% aller Todesursachen entfallen auf diese Gefäßerkrankung. Das Risiko einer Koronargefäßerkrankung liegt je nach Statistik um den Faktor 2–5 über dem der nicht diabetischen Durchschnittsbevölkerung. **Genetische Faktoren** sind wesentlich für die Häufigkeit und das Ausmaß der diabetischen **Makroangiopathie** mitbestimmend. Ein wesentlicher Risikofaktor ist die diabetische Dyslipoproteinämie. Es findet sich meist ein erhöhtes Gesamtcholesterin, eine Hypertriglyceridämie und ein erniedrigtes HDL-Cholesterin. Die LDL-Cholesterinkonzentration liegt oft im Normbereich. Bei den LDL des Diabetikers handelt es sich aber meist um kleine, dichte Partikel (small-dense LDL), die aufgrund ihrer Zusammensetzung besonders atherogen sind.

Die Mikroangiopathie manifestiert sich vorwiegend an der Netzhaut (Retina) des Auges als **Retinopathia diabetica** und als **Nephropathia diabetica** (Glomerulosklerose, Kimmelstiel-Wilson-Erkrankung) an der Niere. Während die erstgenannte Komplikation bei zunehmender Verschlechterung der Sehkraft zum Erblinden führen kann, geht die diabetische Glomerulosklerose, deren Hauptsymptome Bluthochdruck und Albuminurie sind, mit einer zunehmenden Einschränkung der Nierenfunktion einher und führt letztlich zur Urämie. In den westlichen Industrieländern ist die terminale Niereninsuffizienz als Folge eines Diabetes mellitus zur häufigsten Indikation für die Dialysebehandlung geworden.

Eine Nephropathie kann sich sowohl bei Typ-1- als auch bei Typ-2-Diabetes entwickeln. Beim Typ-1-Diabetes stellt sich diese Komplikation nach 15–20 Jahren Diabetesdauer bei etwa 30–40% der Patienten ein. **Genetische Faktoren** erhöhen auch hier das Erkrankungsrisiko.

Zur Mikroangiopathie kommt es darüber hinaus an den Enden der Extremitäten, insbesondere im Bereich der Zehen. Die Folge ist eine erhebliche Mangeldurchblutung, die letztlich zum Gewebsuntergang, der **Gangrän,** führt.

> Eine **exakte Einstellung** des Diabetes mellitus mit Diät und Insulin ist die sicherste Möglichkeit, der Angiopathie vorzubeugen.

Bei immer schlechter Stoffwechsellage fanden sich bei 20-jähriger Diabetesdauer in 91% diabetische Spätschäden, bei immer guter Stoffwechsellage nur in 7% [49]. Neben der **Stoffwechselführung** ist die Häufigkeit und Ausprägung der diabetischen Mikroangiopathie von der **Erkrankungsdauer** abhängig.

➤ Abb. 4.20 demonstriert am Beispiel der diabetischen Retinopathie die Bedeutung von Erkrankungsdauer und Stoffwechselführung.

✚ 067 Text: Makro- und Mikroangiopathie (Pathophysiologie)

Von großer klinischer Bedeutung ist die **diabetische Nephropathie.** Zu der diabetestypischen Entwicklung einer **Glomerulosklerose (Morbus Kimmelstiel-Wilson)** kommen bei der Entstehung der Erkrankung bei Typ-2-Diabetikern mit metaboli-

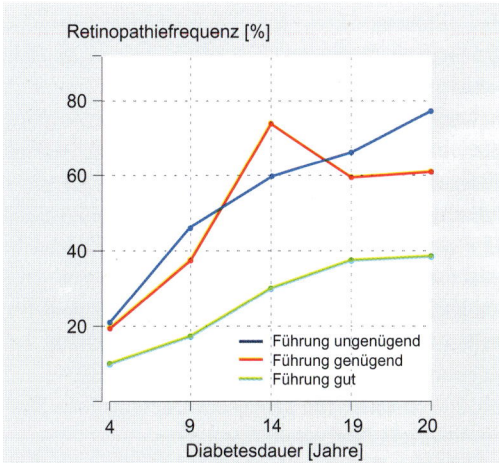

Retinopathiefrequenz [%]

Abb. 4.20 Retinopathiefrequenz in Abhängigkeit von der Diabetesdauer sowie von der Stoffwechseleinstellung. Bei guter Stoffwechseleinstellung betrug die Retinopathiefrequenz 16%, bei genügender 39% und bei ungenügender 51% (nach Bartram et al. [22]).

schem Syndrom noch andere, vorwiegend vaskuläre Schädigungen hinzu. Nach zehnjährigem Diabetesverlauf leiden 25% der Patienten unter einer diabetischen Nephropathie, nach 20-jährigem Verlauf haben 20% der Typ-2-Diabetiker eine terminale Niereninsuffizienz entwickelt, bei Typ-1-Diabetikern liegt der Prozentsatz noch höher. Neben der Diabetesdauer ist natürlich die Güte der Stoffwechseleinstellung für Ausmaß und Fortschreiten der Nierenschädigung maßgebend. Man unterscheidet **verschiedene Stadien** der diabetischen Nephropathie. Frühsymptom ist eine Mikroalbuminurie (Albuminausscheidung > 20 mg / l), später abgelöst durch eine Makroalbuminurie (Albuminausscheidung > 200 mg / l). Bereits im ersten Stadium der Nephropathie mit noch normalem Serum-Kreatinin bestehen die typischen diabetischen vaskulären und metabolischen Komplikationen (Blutdruckanstieg, Dyslipidämie, koronare Herzkrankheit, periphere und zentrale arterielle Verschlusskrankheit, Retinopathie, Neuropathie). Im zweiten Stadium mit ansteigendem Serum-Kreatinin schreiten diese Komplikationen rasch fort, ebenso die Niereninsuffizienz bis zum terminalen Organversagen (Kreatinin-Clearance < 15 ml / min).

> Von praktischer Bedeutung im Zusammenhang mit der diätetischen Therapie des Diabetes mellitus sind **gastrointestinale Motilitätsstörungen.**

Sie entstehen wahrscheinlich überwiegend als Folge einer Dysfunktion des Nervus vagus im Rahmen einer generalisierten, autonomen Neuropathie. Betroffen sein können alle Abschnitte des Gastrointestinaltrakts.

Am **Magen** führen die Motilitätsstörungen zu **Entleerungsverzögerungen** (Gastroparesis diabeticorum), die wiederum Nausea, Erbrechen, frühzeitiges Sättigungsgefühl etc. auslösen können. Eine schwierige Diabeteseinstellung kann u.U. die Folge einer erheblichen Verzögerung der Magenentleerung sein.

Häufigstes Symptom einer **gestörten Dünndarmfunktion** bei Diabetikern ist eine sporadische, wässrige Diarrhö mit voluminösen Stühlen, die in vielen Fällen nachts auftritt. Die Nährstoffresorption im Darm wird durch diese Passagebeschleunigung offenbar nur unwesentlich beeinflusst.

Am **Kolon** kann es zu ungenügenden Reaktionen der Motilität auf Nahrungsaufnahme kommen, eine Störung, die eine Obstipation zur Folge haben kann. Letztlich ist die bei Diabetikern häufige Stuhlinkontinenz die Folge einer unzureichenden Innervation des Schließmuskels.

Die diabetischen Spätschäden am Auge – **diabetische Retinopathie** und **Makulopathie** – sind die häufigsten Ursachen für ein reduziertes Sehvermögen und Erblindung beim Diabetes. Die Häufigkeit der Retinopathie steigt mit der Dauer des Diabetes (> Abb. 4.20). Die Retinopathie findet sich beim Typ-1-Diabetes nach einer Krankheitsdauer von 15 Jahren in etwa 25% und bei einer Krankheitsdauer von 20 Jahren bei über 50% der Fälle.

> Sowohl bei Typ-1- als auch bei Typ-2-Diabetes ist eine optimale Stoffwechseleinstellung bei normalem Blutdruck die beste Möglichkeit, der diabetischen Retinopathie vorzubeugen.

Das klinische Bild der **diabetischen Neuropathie** variiert je nach Lokalisation und Ausprägung der Nervenschädigung. Die Symptome reichen von Missempfindungen und Hyperästhesien in Extremitäten bis hin zu akut einsetzenden Nackenschmerzen und Sensibilitätsstörungen. Die diffuse motorische Polyneuropathie geht mit generalisierter Muskelatrophie und -schwäche, meist ohne Schmerzen und Sensibilitätsstörungen, einher.

Die **diabetische autonome Neuropathie** geht ebenfalls mit einer sehr variablen Symptomatik von Störungen der Thermoregulation und Schweißsekretion bis hin zu Impotenz, Blasenstörungen, orthostatischer Kreislaufregulationsstörung und gastrointestinalen Symptomen einher.

Der sog. **diabetische Fuß,** der sich bei etwa 15–25% aller Diabetiker entwickelt, ist bei gut der Hälfte der betroffenen Patienten auf eine Neuropathie zurückzuführen (neuropathischer diabetischer Fuß), bei den übrigen auf vorherrschende arteriosklerotisch bedingte Durchblutungsstörungen (ischämischer diabetischer Fuß). Am neuropathischen, gefühllosen Fuß kommt es durch mechanischen Druck, besonders im Bereich der Fußsohle, zu lokalen, teilweise sehr tief reichenden, schlecht abheilenden, schmerzlosen Ulzerationen. Rein ischämische Veränderungen bis hin zur vollständigen Gewebsnekrose (Gangrän) im Rahmen einer peripheren arteriellen Verschlusskrankheit betreffen zumeist den Zehen- und Vorfußbereich. In vielen Fällen der Entwicklung eines diabetischen Fußsyndroms kommen gleichzeitig neuropathische und ischämische Mechanismen zum Tragen.

4.3.4 Therapie des Diabetes mellitus

Ernährungstherapie

Ernährungsempfehlungen für Diabetiker sollen helfen, durch eine **ausgeglichene Bilanz zwischen Nährstoffzufuhr und Insulin** (endogen produziert oder Fremdinsulin) bzw. Serum-Glucose senkenden Medikamenten und körperlicher Aktivität:

- eine möglichst normale Serum-Glucosekonzentration zu gewährleisten
- die Serum-Lipidkonzentration soweit wie möglich zu normalisieren
- die Energiezufuhr so zu bemessen, dass bei Erwachsenen ein normales Körpergewicht und bei Kindern eine normale körperliche Entwicklung gewährleistet ist.

Bei Frauen muss der Energiebedarf während Schwangerschaft und Laktation optimal gedeckt werden.

Diese Bilanz muss so beschaffen sein, dass **akute Komplikationen** eines mit Insulin behandelten Diabetes mellitus wie Hypoglykämien (durch plötzliche Erkrankungen, z.B. Infekte und vermehrte körperliche Aktivität) und **Spätkomplikationen** (diabetische Mikroangiopathie, Hypertonie, Arteriosklerose etc.) möglichst **vermieden** und die präventiv-medizinischen Erkenntnisse der Ernährungsforschung berücksichtigt werden (in Anlehnung an [72]).

Eine optimale Therapie geht einher mit einer **Normalisierung folgender Messwerte:**
- Blutglucosekonzentration
- Serum-Lipidkonzentration
- HbA_1-Konzentration im Blut.

Ferner sind ein normales Körpergewicht sowie Glucose- und Acetonfreiheit des Harns anzustreben.

Die Ernährungstherapie basiert beim Typ-1- bzw. Typ-2-Diabetes auf unterschiedlichen pathophysiologischen Gegebenheiten. Während beim Typ-1-Diabetes ein kompletter bzw. hochgradiger **Insulinmangel** vorliegt, ist beim Typ-2-Diabetes – dies gilt zumindest für die Anfangsphase der Erkrankung – der Insulinspiegel im Plasma normal oder erhöht. Die Wirkung des Insulins ist jedoch insbesondere als Folge einer Adipositas herabgesetzt. Es besteht eine mehr oder weniger ausgeprägte **Insulinresistenz.**

Diabetes mellitus Typ 1

Die derzeit zur Verfügung stehenden Möglichkeiten zur **Blutzuckerselbstkontrolle,** zur Wahl von Insulinpräparaten mit unterschiedlicher Wirkdauer, der Insulinapplikation mit programmierten Pumpen und der sog. intensivierten Insulintherapie machen es möglich, **individuelle Ernährungsgewohnheiten** (sowohl die Wahl von Lebensmitteln als auch die Zahl und den Energiegehalt der Mahlzeiten) weitgehend selbst zu bestimmen.

Zur Vermeidung von diabetischen Spätschäden muss durch exaktes Abstimmen von Insulindosis und Kohlenhydratzufuhr eine **weitgehende Normoglykämie** angestrebt werden.

Da der Diabetes mellitus als solches schon mit einem erhöhten Arterioseroserisiko einhergeht, müssen zusätzlich alle Regeln zur **Vermeidung der Risikofaktoren** Bluthochdruck und **Hyperlipoproteinamie** berücksichtigt werden.

Diabetes mellitus Typ 2

Die mit dem oralen Glucosetoleranztest (oGTT) zu diagnostizierende eingeschränkte Glucosetoleranz („impaired glucose tolerance", IGT) ist ein wesentlicher Risikofaktor für die Entstehung eines Typ-2-Diabetes. Bereits in diesem Vorstadium sollte die Therapie einsetzen. Nach den Leitlinien der Deutschen Diabetes-Gesellschaft ist ein oGTT angezeigt bei einer gestörten Nüchtern-Glucose sowie bei normaler Nüchtern-Glucose, wenn andere Risikofaktoren und ein höheres Patientenalter vorliegen.

Dass durch Intervention in diesem Vorstadium die Manifestation eines Typ-2-Diabetes in hohem Maße verhindert werden kann, zeigt beispielsweise die finnische Diabetes-Präventionsstudie [270]. Es wurden insgesamt 5222 Männer und Frauen entweder einer Kontroll- oder Interventionsgruppe zugeteilt. Die Intervention bestand aus einer Reduktion des Körpergewichtes, einer Reduktion der Gesamtfettzufuhr sowie der Fette gesättigter Fettsäuren, einer Erhöhung des Ballaststoffverzehrs und Steigerung der körperlichen Aktivität. Bei einer mittleren Versuchsdauer von 3,2 Jahren wurde das Risiko der Diabetesentstehung in der Interventionsgruppe im Vergleich zur Kontrollgruppe um 58% gesenkt. Die Risikoverringerung korrelierte mit dem Maß der Änderung des Lebensstils.

Ziel der diätetischen Behandlung ist es:

- die periphere Insulinempfindlichkeit und damit die Glucoseverwertung zu verbessern, um somit basale Stoffwechselalterationen des metabolischen Syndroms günstig zu beeinflussen
- die Blutglucosekonzentration soweit wie möglich zu normalisieren (durch Verteilung der Kohlenhydrate auf ein erforderliches Maß an Einzelmahlzeiten und Auswahl der kohlenhydratreichen Lebensmittel)
- begleitende Stoffwechselstörungen (Übergewicht, Dyslipidämie) zu bessern (durch angepasste Energie- und Modifikation der Fettzufuhr)

- wie beim Typ-1-Diabetes Risiken arteriosklerotischer Gefäßerkrankungen zu reduzieren.

Energiehaushalt und Körpergewicht

Die Bedeutung des **Übergewichts** für die Manifestation des Typ-2-Diabetes wurde bereits dargestellt (> Abb. 4.18). Bei einem BMI > 25 besteht für Diabetiker eine deutlich erhöhte Mortalität, in der Nurses' Health Study konnte eine Risikoerhöhung bereits ab einem BMI > 22 festgestellt werden.

Übergewichtige sollten also die Energiezufuhr reduzieren oder den Energieverbrauch steigern, bis der BMI-Zielwert von 18,5–24,9 für Erwachsene erreicht ist, danach ist eine neue Gewichtszunahme zu vermeiden. Übergewichtige Personen, denen es nicht gelingt, abzunehmen, sollten zumindest zu Maßnahmen motiviert werden, die eine weitere Gewichtszunahme verhindern. In einem hohen Prozentsatz wird die Diabeteseinstellung durch eine Normalisierung oder zumindest Reduktion des Körpergewichts erreicht oder erheblich erleichtert (> Abb. 4.21).

> Selbst geringe Senkungen des Körpergewichts können, wie > Abb. 4.22 demonstriert, Insulinempfindlichkeit und Glucosetoleranz erheblich verbessern, zudem werden die Plasma-Lipide gesenkt.

Alle diätetischen Möglichkeiten zur **Reduktion des Körpergewichts** können bei adipösen Diabetikern angewandt werden.

Es ist sinnvoll, sehr energiearme Diäten bei Diabetikern nur unter strenger ärztlicher Kontrolle einzusetzen.

Nach Normalisierung des Körpergewichts ist eine dem Bedarf entsprechende, das Normalgewicht garantierende Energiezufuhr zu fordern.

Der **Nährstoff-** und **Energiebedarf** des Diabetikers unterscheidet sich nicht von dem des Stoffwechselgesunden.

Orale Antidiabetika sollten bei Typ-2-Diabetes erst dann eingesetzt werden, wenn sich trotz Reduktion des Körpergewichts keine im Normbereich liegende Blutglucosekonzentration einstellt.

Typ-2-Diabetiker, die mit Insulin behandelt werden, benötigen bei erheblichem **Übergewicht** meist

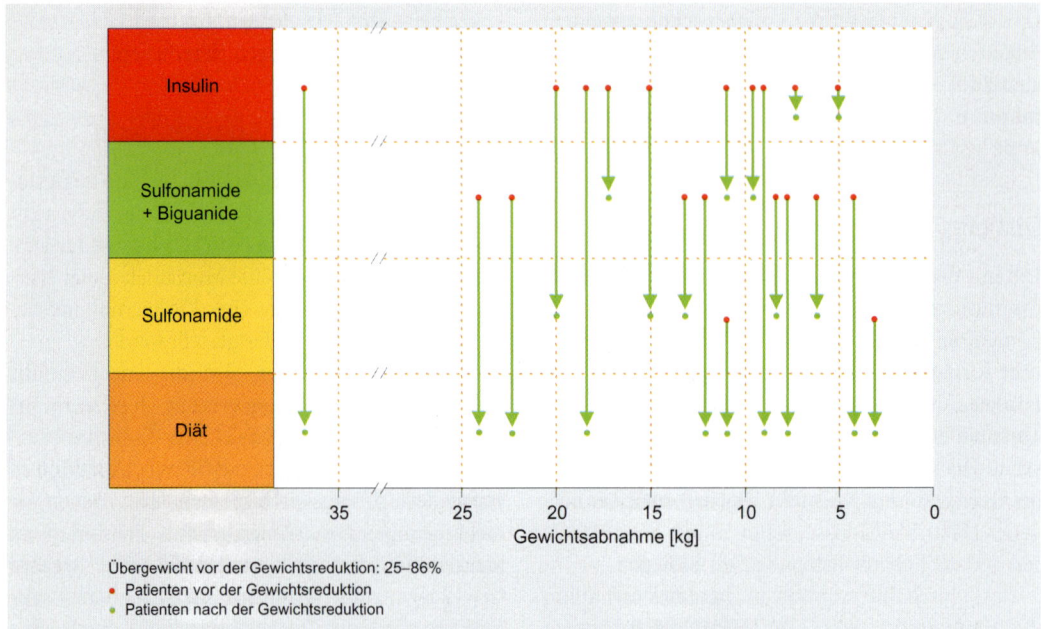

Abb. 4.21 Medikamentöse bzw. diätetische Behandlung von 20 übergewichtigen Diabetikern (14 Frauen und 6 Männer, 38 bis 69 Jahre) in Abhängigkeit von der innerhalb eines Jahres erreichten Gewichtsreduktion (nach Mehnert [172]).

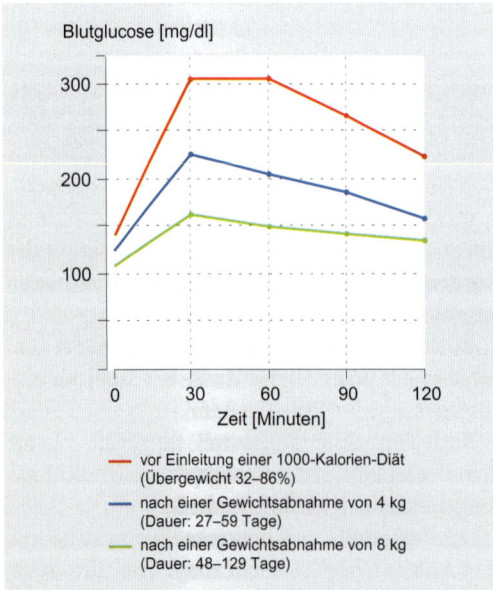

Abb. 4.22 Orale Glucosebelastung (100 g / 400 ml Wasser) bei 8 übergewichtigen Diabetikerinnen im Alter von 43–62 Jahren (nach Mehnert [171]).

wichtsreduktion häufig der Insulinbedarf gesenkt und insgesamt eine bessere Stoffwechseleinstellung erreicht werden.

Eiweiß

Die Eiweißaufnahme liegt in den meisten westlichen Industrieländern bei 10–20% der Gesamtenergiezufuhr. Bei Patienten mit Diabetes mellitus (Typ 1 und Typ 2) liegt sie mit 15–20% eher höher als in der altersentsprechenden übrigen Bevölkerung. Versuchte man in Frühzeiten der Diätetik dem renalen Eiweißverlust bei diabetischer Nierenerkrankung mit einer entsprechend hohen Zufuhr zu begegnen, weiß man seit Jahrzehnten um die Bedeutung einer ausreichenden, aber moderaten Proteinzufuhr.

Ein vergleichsweise niedriger Eiweißverzehr erleichtert in der Praxis zudem die Realisierung einer fettarmen Diät, da eiweißreiche tierische Lebensmittel wie Käse, Wurst und oft auch Fleisch den Fettverzehr steigern.

sehr hohe Insulindosen und erreichen trotzdem oft keine befriedigende Stoffwechseleinstellung. Bei übergewichtigen Typ-1-Patienten kann durch Ge-

Obwohl die bereits genannten Empfehlungen einen Anteil von 10 bis 20% an der Gesamtenergie angeben, lässt sich eine relativ fettarme Kost bei mehr als 15% der Energie in Form von Eiweiß schlecht realisieren.

> Ein wesentlicher Grund für eine relativ niedrige Eiweißzufuhr ist die Tatsache, dass sich die **diabetische Nephropathie** unter einer hohen Eiweißzufuhr schneller entwickelt als unter einer niedrigen Zufuhr.

Eine optimale Einstellung der Blutzuckerkonzentration und des Blutdruckes verringert das Erkrankungsrisiko. Das Fortschreiten der Nierenerkrankung kann durch eine moderate Eiweißrestriktion (0,58 mg / kg Körpergewicht / Tag), ohne dass es hierdurch zu Zeichen der Mangelernährung kommt, verzögert werden [140].

> Auch in einer Reihe weiterer Studien an insulinpflichtigen Diabetikern mit fortschreitender Niereninsuffizienz konnte unter langfristiger Gabe einer Diät mit einem nur geringen Anteil (40–50 g / Tag) an biologisch hochwertigem Eiweiß ein signifikanter Rückgang der Albuminurie, ein deutlich verzögertes Fortschreiten der Niereninsuffizienz und ein günstigeres Blutdruckprofil nachgewiesen werden [45, 67].

Wie erwähnt, verzehren Diabetiker mehr Eiweiß als die altersentsprechende Allgemeinbevölkerung. Auch weisen viele Typ-1-Diabetiker eine glomeruläre Hyperfiltration auf. Allerdings konnten viele Studien eine Korrelation zwischen üblicher Proteinaufnahme und beginnender Nephropathie (Mikroalbuminurie) nicht finden. Lediglich bei Typ-1-Diabetikern mit den Zeichen einer manifesten Nephropathie konnte in mehrjährigen randomisierten Untersuchungen durch Proteinrestriktion eine Reduktion der Albuminurie und eine Verbesserung der glomerulären Filtrationsrate erreicht werden. Um Mangelerscheinungen zu vermeiden, sollte die Proteinzufuhrrate nicht unter 0,6 g / kg Normalgewicht pro Tag gesenkt werden.

Für Typ-2-Diabetiker ist die Studienlage weniger klar. Bezüglich Herkunft und Qualität der verzehrten Eiweiße hatten Untersuchungen zunächst ergeben, dass bei erhöhter Eiweißzufuhr aus pflanzlichen Quellen ein geringerer Anstieg der Albuminurie resultiert als bei Verwendung tierischer Proteine [266]. Fasst man die aktuelle Studienlage zusammen (kritisch anzumerken ist mehrheitlich eine kurze Studiendauer), ergeben sich jedoch keine klaren Präferenzen.

Nach den aktuellen evidenzbasierten Ernährungsempfehlungen [318] gilt:

- Patienten ohne Nephropathie können 10–20% der Gesamtenergie in Form von Protein aufnehmen.
- Bei Typ-1-Diabetikern mit manifester Nephropathie sollte die Proteinaufnahme im unteren Bereich der akzeptablen Bandbreite liegen (0,8 g / kg Normalgewicht / Tag).
- Für Typ-1-Diabetiker mit beginnender Nephropathie und für Typ-2-Diabetiker mit manifester oder beginnender Nephropathie liegt nicht genügend Evidenz vor, um eine Empfehlung zur Proteinbegrenzung aussprechen zu können.
- Es existiert nicht genügend Evidenz, um Empfehlungen für eine zu bevorzugende Proteinqualität zu geben.

Fett

Fette als Hauptenergieträger spielen für das Übergewicht von Patienten mit Diabetes eine bedeutsame Rolle. Nicht nur eine Reduktion, sondern auch eine Modifikation der Fettzufuhr kann hilfreich sein.

Der Austausch von gesättigten Fettsäuren durch ungesättigte Fettsäuren (mit Ausnahme von trans-Fettsäuren) oder durch Kohlenhydrate senkt bei Nichtdiabetikern und Diabeteskranken das LDL-Cholesterin, wie kontrollierte Untersuchungen zeigen. Dabei ist der Einfluss verschiedener gesättigter Fettsäuren auf das Serum-Cholesterin durchaus unterschiedlich. So verhält sich Stearinsäure weitgehend neutral.

Gesättigte Fettsäuren steigern die postprandiale Hyperinsulinämie und begünstigen arteriosklerotische Gefäßveränderungen. Interventionsstudien bestätigen konsequenterweise eine verbesserte Insulinempfindlichkeit nach Austausch von gesättigten durch ungesättigte Fettsäuren in der Diät.

Trans-Fettsäuren haben ungünstige Effekte auf LDL-Cholesterin, HDL-Cholesterin und Lipoprotein (a), sie begünstigen zudem die Entwicklung eines Diabetes mellitus.

4

Die Verbesserung der **Insulinsensitivität** durch einen vergleichsweise hohen Anteil an **einfach ungesättigten Fettsäuren** führte vor Jahren zu einer Umstellung der Ernährungsempfehlungen bei Diabetes mellitus.

> In einer randomisierten Cross-over-Studie an Typ-2-Diabetikern konnte eindeutig belegt werden, dass eine Kost mit 50% der Energie in Form von Fett mit einem **hohen Anteil an Monoensäuren** (33% der Gesamtenergie) und nur 35% der Gesamtenergie als Kohlenhydrate im Vergleich zu einer kohlenhydratreichen Kost mit 25% der Energie als Fett und 60% als Kohlenhydrate (überwiegend in Form komplexer Kohlenhydrate) einen signifikant günstigeren Einfluss auf Parameter des Kohlenhydrat- und Lipidstoffwechsels hat [76].
> In weiteren Studien konnte der positive Effekt eines Austausches von Kohlenhydraten gegen Fette einfach ungesättigter Fettsäuren, insbesondere auf das die Makroangiopathie bei Typ-2-Diabetikern begünstigende Lipoproteinprofil bestätigt werden (Lit. bei [293]).

Die genannten Befunde, die Anlass waren, zur Deckung des Energiebedarfs verstärkt Fette mit einfach ungesättigten Fettsäuren bei gleichzeitiger Reduktion der Kohlenhydratzufuhr zu empfehlen, basierten auf Kurzzeitstudien von 2–6 Wochen. Sie wurden durch Ergebnisse von Langzeitstudien nicht in vollem Umfang bestätigt. Wurden bei Typ-2-Diabetikern während eines Zeitraumes von 6 Monaten 10% der Energie in Form von Monoenfettsäuren entweder durch ballaststoffreiche oder ballaststoffarme Kohlenhydrate ersetzt, so kam es zu keiner Verschlechterung der Blutzucker- bzw. Lipidwerte im Serum [268]. Dieser Befund zeigt erneut, dass der Einfluss von Ernährungsfaktoren auf Stoffwechselparameter in Kurzzeitversuchen nur schwer zu erfassen ist.

Von diesen Ergebnissen ausgehend formulierten die Europäische, die Amerikanische und die Deutsche Diabetes-Gesellschaft 1995 Empfehlungen für die diätetische Behandlung des Diabetes mellitus, die wiederholt aktualisiert wurden. Es wird darauf hingewiesen, dass die Ernährungsempfehlung für Diabetiker der für die gesunde Allgemeinbevölkerung weitgehend entspricht.

Durch Kohlenhydrate und Fette werden 80–90% der Gesamtenergie gedeckt. Davon sollten weniger als 10% auf Fette gesättigter und transungesättigter Fettsäuren entfallen. Bei erhöhtem LDL-Cholesterin kann eine weitere Reduktion auf unter 8% sinnvoll sein. Der Anteil an mehrfach ungesättigten Fettsäuren sollte 10% der Gesamtenergie nicht übersteigen. Diese Empfehlung zur Begrenzung beruht auf einer möglichen erhöhten Lipidoxidation und der möglichen Reduktion von HDL-Cholesterin. Auf eine ausreichende Zufuhr an ω-3-Fettsäuren aus tierischen und pflanzlichen Quellen soll geachtet werden (vgl. Relation von ω-6- zu ω-3-Fettsäuren, ➤ Kap. 1.3).

Die Relation zwischen Kohlenhydraten und Fetten einfach ungesättigter Fettsäuren ist in Abhängigkeit vom Ausmaß der Adipositas, der Höhe der LDL- und Triglyceridkonzentration im Serum und dem Verhalten der Blutglucosekonzentration bzw. dem Insulinbedarf individuell festzusetzen.

Die Ergebnisse vergleichender Studien mit hohem Kohlenhydratgehalt bzw. hohem Anteil an einfach ungesättigten Fettsäuren wurden bereits besprochen.

Ein Austausch von gesättigten Fettsäuren durch mehrfach ungesättigte ω-6-Fettsäuren (z.B. Linolsäure) hat ähnlich günstige Effekte auf Blutfette und Insulinempfindlichkeit wie der Austausch gegen einfach ungesättigte Fettsäuren. Allerdings birgt eine höhere Zufuhr mehrfach ungesättigter ω-6-Fettsäuren das Risiko einer Lipidperoxidation, weshalb die Zufuhr unter 10% der Gesamtenergieaufnahme liegen sollte.

Seit der Einführung des Insulins in die Therapie (Bantig und Best entdeckten 1922 Insulin als wesentliches regulierendes Hormon des Glucosestoffwechsels) variierten die **Empfehlungen für die Kohlenhydrat-Fett-Relation** bei konstanter Empfehlung für die Proteinzufuhr je nach Kenntnisstand bis heute.

➤ Tabelle 4.7 demonstriert die im Laufe der Zeit wechselnden Angaben für die Zusammensetzung der Diabeteskost am Beispiel der amerikanischen Empfehlungen.

Der Verzehr von ω-3-Fettsäuren kann das Risiko eines Herztodes oder Schlaganfalls verringern. Gleichwohl wird der Einsatz von ω-3-Fettsäuren nicht unkritisch gesehen.

Tab. 4.7 Empfehlungen für die nach jeweiligem Wissensstand optimale Nährstoffrelation einer Diabetesdiät (modifiziert nach [194]).

Jahr	Kohlenhydrate [%]	Eiweiß [%]	Fett [%]
vor 1921		Hungerkuren	
1921	20	10	70
1950	40	20	40
1971	45	20	35
1986	< 60	12–20	< 30
1994	*	10–20	*
2000	*	10–20	*

* Weniger als 10% Fette gesättigter Fettsäuren, ca.10% Fette mehrfach ungesättigter Fettsäuren bei Einhaltung der wünschenswerten Relation zwischen ω-6- und ω-3-Fettsäuren, restliche Energie je nach Körpergewicht, Triglyceridkonzentration i.S., Verhalten der Blutglucosekonzentration etc. verteilt auf Kohlenhydrate und Fette einfach ungesättigter Fettsäuren.

Beim Einsatz von **Fischöl,** etwa zur Therapie der bei Typ-2-Diabetikern häufigen Hypertriglyceridämie, kann sich die Glucosetoleranz verschlechtern [68].

Der Effekt von ω-**3-Fettsäuren** auf den Lipoproteinstoffwechsel unterscheidet sich offenbar bei Diabetikern und Stoffwechselgesunden.

Bei 10 Männern mit insulinpflichtigem Diabetes mellitus kam es unter Gabe von ω-3-Fettsäuren in Form von Fischöl nach drei Wochen zu einem signifikanten Abfall der Triglyceridkonzentration und zu einem signifikanten Anstieg des Gesamtcholesterins, des LDL- und HDL-Cholesterins, wobei insbesondere die HDL$_2$-Fraktion anstieg. Bei Stoffwechselgesunden änderten sich die genannten Parameter nur gering. Keinen Einfluss hatte die Gabe von Fischöl auf die Nüchtern-Blutzuckerkonzentration, die HbA$_1$-Konzentration und den Insulinbedarf bei Diabetikern [180].
In einer weiteren Studie an insulinbedürftigen Typ-1-Diabetikern kam es unter der Gabe von täglich 7,7 g ω-3-Fettsäuren ebenfalls zu einem signifikanten Abfall der Serum-Triglyceridkonzentration bei geringem Anstieg des Gesamtcholesterins und des HDL-Cholesterins ohne signifikante Änderung der LDL-Cholesterinfraktion. Das Verhalten der Blutzuckerkonzentration und die Höhe des Insulinbedarfs wurden nicht signifikant verändert [148].

Offensichtlich werden durch ω-3-Fettsäuren diabetische Stoffwechsellage und Cholesterinwerte nur marginal ungünstig beeinflusst, hingegen arteriosklerotische Komplikationen vermindert. Da das optimale Verhältnis zwischen ω-6- und ω-3-Fettsäuren in der Diabeteskost unklar ist, gelten die bekannten Empfehlungen für die Allgemeinbevölkerung.

Die aktuellen evidenzbasierten **Ernährungsempfehlungen** sehen zusammenfassend folgende alimentäre Fettzufuhr vor [318]:
- gesättigte und transungesättigte Fettsäuren < 10% der Gesamtenergie (bei erhöhtem LDL-Cholesterin < 8% der Gesamtenergie)
- mehrfach ungesättigte Fettsäuren < 10% der Gesamtenergie
- Gesamtfettaufnahme < 35% der Gesamtenergie
- einfach ungesättigte Fettsäuren 10–20% der Gesamtenergie
- Gesamtfettaufnahme < 30% zur Erleichterung der Gewichtsabnahme bei Übergewicht
- angemessene Aufnahme von ω-3-Fettsäuren (2–3 Portionen Fisch pro Woche, Rapsöl, Sojaöl, Nüsse, einige grünblättrige Gemüse)
- Cholesterinaufnahme < 300 mg pro Tag (bei erhöhtem LDL-Cholesterin weitere Reduktion).

Kohlenhydrate

Die Empfehlungen für die Kohlenhydratzufuhr resultieren aus den Beschränkungen für die Aufnahme von Fett und Eiweiß. Es existiert eine Vielzahl von Studien zu der Frage, ob eine mäßig kohlenhydrathaltige Kost, reich an einfach ungesättigten Fettsäuren, oder eine kohlenhydratreiche Kost, reich an komplexen Kohlenhydraten und Ballaststoffen, die bessere Wahl für die glykämische Kontrolle und die günstige Beeinflussung der Serum-Lipide ist. Die Studienergebnisse belegen keinen signifikanten Unterschied. Eine geringe Kohlenhydratzufuhr ist angezeigt bei Patienten mit Hypertriglyceridämie. Bei hoher Fettzufuhr muss die energetische Komponente berücksichtigt werden.

Die Anpassung der Kohlenhydratzufuhr an die Bedingungen einer Therapie mit oralen Antidiabetika oder Insulin ist ausgiebiger Gegenstand der Diabetikerschulung.

Die evidenzbasierten Empfehlungen für die Kohlenhydratzufuhr lauten:

- Die Kohlenhydrataufnahme kann zwischen 45 und 60% der Gesamtenergie liegen.
- Bei Typ-1- und Typ-2-Diabetikern leiten metabolische Charakteristika zu der geeigneten Kohlenhydrataufnahme innerhalb der empfohlenen Bandbreite.
- Für Personen mit Diabetes findet sich keine Begründung zur Empfehlung von Kostformen mit geringem Kohlenhydratanteil.
- Gemüse, Hülsenfrüchte, Obst und Vollkorngetreideprodukte sollten Bestandteil der Kost sein. Die Kost sollte reich an Ballaststoffen sein und einen niedrigen glykämischen Index haben.
- Menge, Art und Verteilung der Kohlenhydrate über den Tag sollen zu einer langfristig normnahen glykämischen Kontrolle beitragen. Bei Behandlung mit Insulin oder oralen Antidiabetika sollen Zeitpunkt und Dosierung der Medikation mit der Menge und Art der Kohlenhydrate abgestimmt werden.

Ballaststoffe, glykämischer Index

Seitdem der **Einfluss von Ballaststoffen** auf die intestinale Resorption und die postprandiale Glucosekonzentration (➤ Abb. 1.47) näher untersucht wurde, hat die diätetische Behandlung des Diabetes mellitus eine Reihe neuer Impulse erfahren. Untersuchungen an gesunden Versuchspersonen haben ergeben, dass die verschiedensten Ballaststoffe (Guar, Traganth, Methylzellulose etc.) die **postprandiale Glucosekonzentration und Insulinfreisetzung vermindern.**

Die besten Effekte wurden mit **Guar,** einem Polygalaktomannan aus dem Endosperm der in Indien und Pakistan angebauten Guarbohne erzielt (Lit. bei [240]).

Trotz dieser positiven Effekte ließ sich dieser Ballaststoff wegen seiner **hohen Viskosität** und der dadurch bedingten schlechten Akzeptanz nicht in größerem Maße in die praktische Diättherapie einführen.

Ziel der diätetischen Therapie sollte es sein, den **Ballaststoffgehalt** der Kost durch Verwendung von ursprünglichen, nicht raffinierten Lebensmitteln zu erhöhen, um hiermit die Diabeteseinstellung zu verbessern.

In einer Reihe von Studien (Lit. bei [240]) konnte eindeutig belegt werden, dass ballaststoffreiche Diäten **alle Parameter des Kohlenhydratstoffwechsels** von Typ-1- und Typ-2-Diabetikern **verbessern.** Es kommt zu einer positiven Beeinflussung:

- der Nüchtern- und postprandialen Blutzuckerwerte
- der Glucoseausscheidung im Urin
- des glykosylierten Hämoglobins (HbA$_1$).

Bei sulfonylharnstoffabhängigen Diabetikern können die oralen Antidiabetika häufig abgesetzt oder zumindest niedriger dosiert werden, bei insulinpflichtigen Diabetikern, die mehr als 30 E Insulin täglich benötigen, kann die **Insulindosis gesenkt,** bei denen, deren Bedarf unter 30 E täglich liegt, kann auf exogene Insulingaben meist verzichtet werden (Lit. bei [6, 124]).

Da viele Studien zum Wirkeffekt der Ballaststoffe mit Reinsubstanzen wie z.B. Guar oder mit supplementierten Lebensmitteln durchgeführt wurden, jedoch oft der Fettgehalt in Versuchs- und Kontrolldiäten nicht identisch war etc., erfolgte während 6 Wochen eine gut kontrollierte Studie an Typ-2-Diabetikern mit Kostformen unterschiedlichen Ballaststoffgehaltes ohne Verwendung von Ballaststoffsupplementen oder Anreicherung mit Ballaststoffen. Die Kontrolldiät enthielt 24 g Ballaststoffe, davon 8 g wasserlöslich. Die Versuchsdiät war in Anlehnung an eine mediterrane Ernährung reich an Obst und Gemüse und hatte einen Ballaststoffgehalt von 50 g pro Tag bei einem Anteil von 25 g wasserlöslichen Ballaststoffen. Unter der ballaststoffreichen Variante mit hohem Anteil an wasserlöslichen Ballaststoffen kam es zu einer signifikanten Verbesserung der Blutglucosekonzentration, einer Verringerung der Glucosurie, einem Abfall der Plasma-Lipide und der Plasma-Insulinkonzentration [42].

Untersuchungen über den Einfluss von verschiedenen Lebensmitteln auf die **postprandiale Glucosekonzentration** haben gezeigt, dass sich Lebensmittel, unabhängig vom jeweiligen Ballaststoffanteil, sehr unterschiedlich verhalten.

> Auf diesen Befund war, unabhängig von der derzeitigen Kenntnis über Ballaststoffe, von Otto u. Mitarb. [196] bereits 1971 hingewiesen worden.

In > Abb. 4.23 sind postprandiale Glucose- und Insulinkonzentrationen nach dem Verzehr von Glucose und verschiedenen kohlenhydratreichen Lebensmitteln dargestellt. Hierbei zeigt sich deutlich die **unterschiedliche Höhe** der Blutglucosekonzentration trotz des Verzehrs gleicher Kohlenhydratmengen.

Dies veranlasste dazu, einen sog. **glykämischen Index** aus der Fläche unter der postprandialen Blutglucosekurve zu ermitteln, wobei der Prozentsatz angegeben wird, der im Vergleich zur Aufnahme der gleichen Kohlenhydratmenge in Form von Glucose resultiert (> Tab. 4.8).

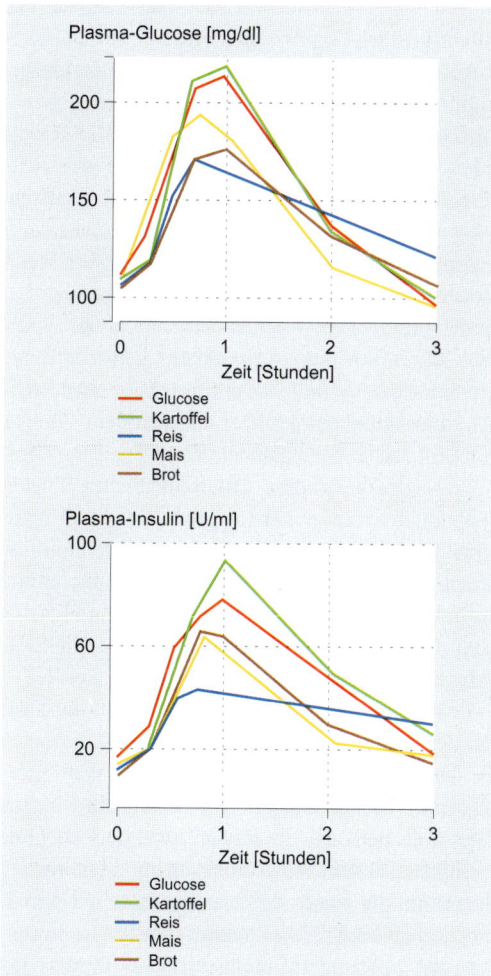

Abb. 4.23 Mittlere Plasma-Glucose- und -Insulinkonzentration nach dem Verzehr von 50 g Glucose bzw. 50 g Kohlenhydraten in Form verschiedener Lebensmittel bei Diabetikern (nach Otto et al. [196]).

Der sich oft erheblich unterscheidende glykämische Index lässt sich nicht allein mit dem **unterschiedlichen Ballaststoffgehalt** erklären. Welche Faktoren im Einzelnen hierfür verantwortlich sind, ist unbekannt. Diskutiert werden **Enzyminhibitoren,** so z.B. α-Amylasehemmer, die in Getreide vorkommen, Lektine, Phytate, Tannine, Stärke-Protein- bzw. Stärke-Fett-Verbindungen etc. Vieles spricht auch dafür, dass am Zustandekommen des therapeutischen Effekts Einflüsse von Ballaststoffen auf die **Freisetzung gastroenteropankreatischer Hormone** beteiligt sind.

Der in > Abb. 4.24 dargestellte positive Effekt von **Hülsenfrüchten** wurde von Simpson u. Mitarb. [250] auf die Brauchbarkeit im Rahmen der diätetischen Diabetesbehandlung überprüft.

> In einer randomisierten Studie erhielten 18 nicht insulinabhängige Diabetiker während 6 Wochen eine Diät mit 60% der Energie in Form von Kohlenhydraten, 64% der Kohlenhydrate stammten aus Hülsenfrüchten. Eine Kontrollgruppe erhielt eine traditionelle Diabetesdiät mit 40% der Energie in Form von Kohlenhydraten, 40% in Form von Fett und 20% als Eiweiß. Trotz des hohen Kohlenhydratgehalts war die ballaststoffreiche Kost mit einem hohen Anteil an Leguminosen, gemessen an verschiedenen Laborparametern, der traditionellen Diabetesdiät überlegen.

Wie bereits erwähnt, lässt sich der **unterschiedliche Effekt** der verschiedenen **kohlenhydratreichen Lebensmittel** auf die Blutglucosekonzentration nach dem derzeitigen Stand der Kenntnisse nur unzureichend erklären. Die langsamere Freisetzung und Re-

Tab. 4.8 Glykämischer Index (nach Jenkins [122]).

Lebensmittel	Index [%]
Glucose	100
Saccharose	59
Weißbrot	69
Reis, geschält	72
Spaghetti	50
Linsen	29
Bohnen	36
Äpfel (Golden Delicious)	39
Bananen	62

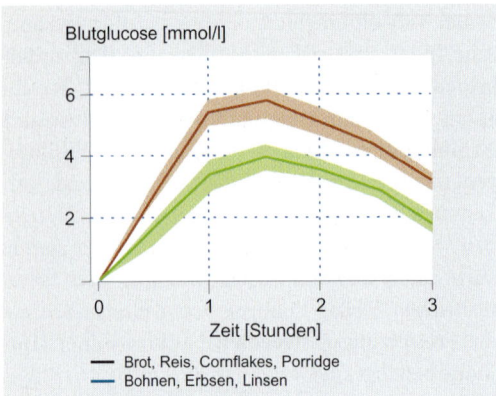

Abb. 4.24 Mittlere Blutglucosekonzentration bei Diabetikern (n = 12) nach dem Verzehr von 50 g Kohlenhydraten (nach Simpson et al. [250]).

sorption der Glucose aus den ballaststoffreichen, voluminösen, schwerer aufschließbaren Lebensmitteln im Vergleich zu ballaststoffarmen mit hoher Energiedichte erklärt diesen Effekt nur zum Teil.

Folgende **Beispiele** veranschaulichen die für die Praxis der Diabetestherapie so wichtigen unterschiedlichen Effekte kohlenhydratreicher Lebensmittel auf die Blutglucosekonzentration. Es wird gezeigt, dass ein **ausschließliches Orientieren an der Kohlenhydratmenge unzureichend** ist.

- Erhitztes führt im Vergleich zu rohem Weizenvollkornschrot bei gesunden Versuchspersonen zu signifikant höheren postprandialen Blutzucker- und Insulinkonzentrationen, bei Typ-2-Diabetikern sind die postprandialen Serum-Glucosekonzentrationen nach dem Verzehr von rohem Vollkornschrot in Form von Müsli signifikant geringer als unter einem isokalorischen, im Kohlenhydratgehalt gleichen kliniküblichen Frühstück [247].
- Die Bedeutung des **zusammen mit einem kohlenhydratreichen Lebensmittel verzehrten Fettes** und den unterschiedlichen Effekt verschiedener Kohlenhydratträger auf das Verhalten der Blutglucosekonzentration zeigt eine Untersuchung von Wakhloo u. Mitarb. [275].
- In welchem Ausmaß die verschiedenen Komponenten einer Mahlzeit und nicht nur die Menge an Kohlenhydraten den Insulinbedarf von Diabetikern bestimmen, zeigt das Ergebnis folgender Untersuchung von Schrezenmeir u. Mitarb. [241].

Bei zehn Typ-1-Diabetikern wurde mit der sog. Clamp-Technik der Insulinbedarf nach dem Verzehr folgender Frühstücksvarianten mit gleichem Kohlenhydratanteil und gleichem Energiegehalt bestimmt:
- englisches Frühstück mit gebratenem Speck, Ei, Zwiebeln und Bohnen
- kontinentales Frühstück aus Brötchen mit Butter und Marmelade
- Milchfrühstück.

Nach dem englischen Frühstück wurde signifikant weniger Insulin benötigt, um die Blutglucosekonzentration im Normbereich zu halten, als nach dem kontinentalen Frühstück. Der Insulinbedarf des Milchfrühstücks lag zwischen beiden.

Auch das **Ausmaß der mechanischen Zerkleinerung,** etwa beim Kauen, und verschiedene **lebensmitteltechnologische Verfahren** können den intestinalen Stärkeabbau und damit die Höhe der postprandialen Glucosekonzentration erheblich variieren.

So werden Mais-, Reis- und Kartoffelstärke dann wesentlich schneller abgebaut und resorbiert, wenn moderne industrielle Techniken, wie etwa das Extruderverfahren, angewandt werden [35]. Bei Typ-2-Diabetikern war die postprandiale Glucosekonzentration nach dem Verzehr von Brot mit grober Partikelgröße signifikant geringer als nach dem Verzehr von Brot aus fein gemahlenem Mehl [9].

Trotz der genannten unterschiedlichen Effekte kohlenhydratreicher **Lebensmittel** auf die Blutglucosekonzentration und der modifizierenden Einflüsse von Fettgehalt der Nahrung, Art der Zubereitung etc. müssen die Kohlenhydrate, um einen möglichst kontinuierlichen Einstrom der Glucose in die Blutbahn zu erreichen, **über den Tag verteilt** werden.

Es können zwei verschiedene Regime, die Lastminderung und Lastabstimmung unterschieden werden. Bei Patienten mit vorhandener, aber eingeschränkter Insulinsekretion bzw. Insulinwirkung (Typ-2-Diabetiker), die weder Insulin noch orale Antidiabetika erhalten, kommt es im Wesentlichen darauf an, die einzelnen Belastungen so gering wie möglich zu halten. Dies gelingt durch eine Verteilung der Nahrung auf möglichst viele (etwa sechs) kleine Mahlzeiten. Der Kohlenhydratgehalt der Mahlzeiten ist nicht von Bedeutung.

Eine **Lastabstimmung** ist dann erforderlich, wenn hypoglykämisierende Substanzen verabreicht werden. Bei dieser medikamentösen, blutzuckersenkenden Therapie müssen die Blutglucose erhöhenden Mahlzeiten zeitlich und quantitativ auf die Wirkung der blutzuckersenkenden Medikamente abgestimmt werden, um Hypo- bzw. Hyperglykämien zu vermeiden [239].

> Bewährt hat sich eine Verteilung der Kohlenhydrate auf 5–6 Mahlzeiten (1. Frühstück, 2. Frühstück, Mittagessen, Vesper, Abendessen, u.U. Spätmahlzeit).

Würde man, wie dies bei der Mehrzahl Stoffwechselgesunder der Fall ist, die Kohlenhydrate auf nur drei Mahlzeiten pro Tag verteilen, so würde es infolge eines relativen Insulinmangels nach den Mahlzeiten

zu starken Blutzuckererhöhungen kommen (**>** Abb. 4.25).

Frei gewählt werden kann die Kohlenhydratmenge bei der später zu besprechenden sog. intensivierten Einstellung.

Die aktuellen evidenzbasierten Ernährungsempfehlungen lauten wie folgt:
- Typ-1- und Typ-2-Diabetiker sollten zum Verzehr natürlich vorkommender Lebensmittel, die ballaststoffreich sind, ermuntert werden.
- Die Ballaststoffaufnahme sollte idealerweise bei mehr als 40 g / Tag (oder 20 g pro 1000 kcal / Tag) liegen; die Hälfte davon sollten lösliche Ballaststoffe sein.
- Geeignet ist der tägliche Verzehr von mindestens fünf Portionen ballaststoffreichem Gemüse oder

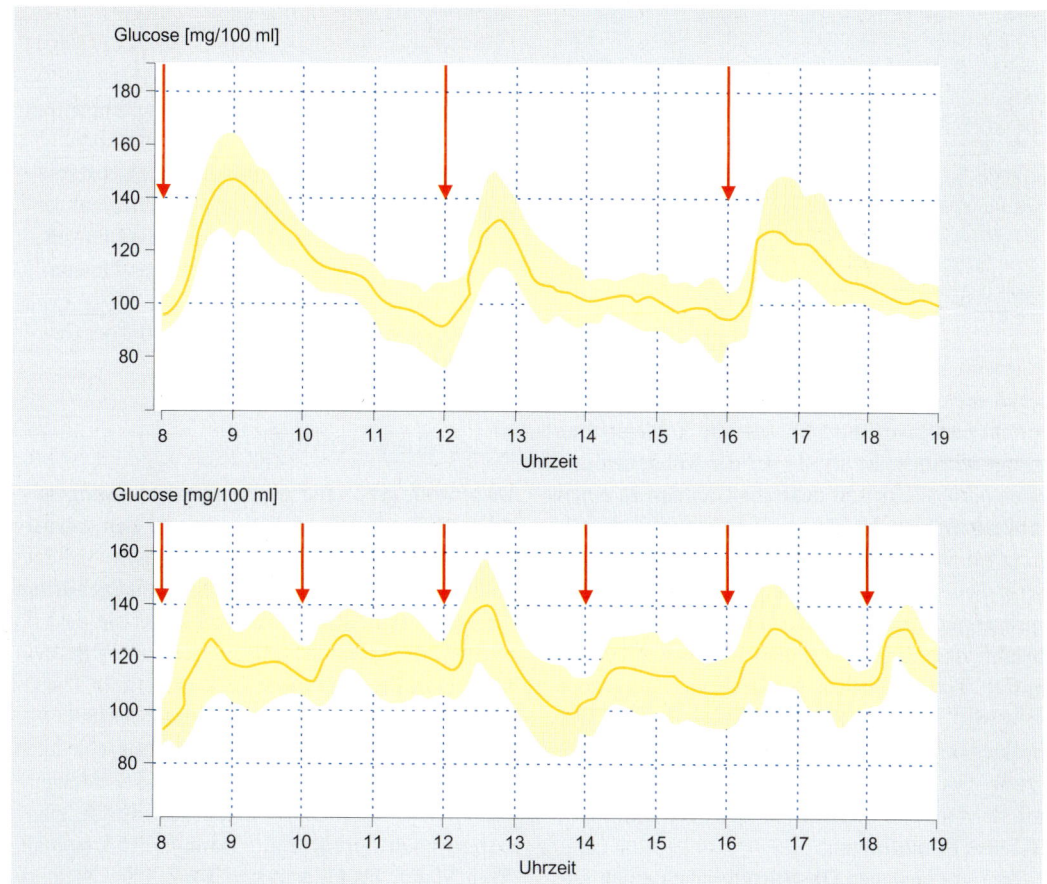

Abb. 4.25 Mediane und 95%-Vertrauensgrenze der Blutglucose nach Zufuhr von drei bzw. sechs isokalorischen Mahlzeiten (↓) bei sieben Patienten mit pathologischer Glucosebelastung. 8400 kJ / Tag (= 2000 kcal) verteilt auf drei bzw. sechs Mahlzeiten (50% Kohlenhydrate, 30% Fett, 20% Eiweiß) (nach Sailer [231]).

Früchten und mindestens vier Portionen Hülsenfrüchten pro Woche.

- Getreideprodukte sollten ballaststoffreich sein und ganze Körner enthalten.
- Kohlenhydratreiche Nahrungsmittel mit niedrigem glykämischen Index sind eine geeignete kohlenhydratreiche Wahl.

Saccharose

Entgegen der früher vertretenen Ansicht haben moderate Mengen von **Saccharose,** zusammen mit einer Mahlzeit verzehrt, keinen negativen Effekt auf die Blutglucosekonzentration bei Diabetikern.

> Sowohl bei Typ-1- als auch bei Typ-2-Diabetikern kam es unter isokalorischen Bedingungen dann, wenn 20 bzw. 25 g Saccharose zusammen mit einer Mahlzeit verzehrt wurden, zu keinen negativen Effekten auf die Blutglucosekonzentration. Auch während einer Beobachtungszeit von sechs Wochen fanden sich keine Veränderungen der HBA_1-Konzentration im Vergleich zur Kontrolldiät [43, 200, 252].
> Die Autoren kommen zu dem Schluss, dass geringe Mengen an Zucker, zusammen mit einer ballaststoffreichen Kost verzehrt, den Glucosestoffwechsel von Diabetikern nicht negativ beeinflussen.

Während sich die Amerikanische Diabetesgesellschaft für ein Aufheben der Zuckerrestriktion ausspricht und davon ausgeht, dass die Kohlenhydratmenge wichtiger ist als die Art der Kohlenhydrate, raten europäische und deutsche Gremien zu einem moderaten Verzehr, da eine ausgewogene Ernährung zur Vermeidung von Spätschäden von besonderer Bedeutung ist. Würde jede Begrenzung – so wird argumentiert – aufgehoben, so bestünde die Gefahr, dass Zucker in **Form fettreicher Lebensmittel** (Torten, Kuchen, Speiseeis etc.) aufgenommen wird, wodurch das Adipositas- und das Arterioskleroserisiko vergrößert würden. Die „Verpackung" des Zuckers in einer ballaststoffreichen Diät, wie sie von den Untersuchern meist gewählt wurde, ist selten gewährleistet.

Die verschiedenen **Obstsorten** haben einen sehr unterschiedlichen Gehalt an Glucose und Saccharose bzw. dem insulinunabhängig verwertbaren Fruchtzucker (> Tab. 4.9).

Tab. 4.9 Durchschnittliche Zuckergehalte verschiedener Früchte (nach Brownlee u. Hammes [39], Tab. 3.9).

	g Zucker / 100 g essbarem Anteil		
	Glucose	Fructose	Saccharose
Äpfel	1,8	5,9	2,1
Birnen	1,3	5,6	1,1
Orangen	2,4	2,6	3,2
Mandarinen	1,1	1,3	5,1
Grapefruits	2,1	2,3	2,4
Pfirsiche	1,0	1,1	4,6
Aprikosen	1,1	0,5	5,8
Zwetschgen	2,2	1,2	5,2
Kirschen	6,1	5,4	0,2
Erdbeeren	2,0	2,1	1,1
Himbeeren	1,8	2,0	1,5
Heidelbeeren	2,3	3,3	0,2
Trauben	6,6	6,5	0,5

Nach den evidenzbasierten Ernährungsempfehlungen:

- kann, wenn gewünscht und die Blutglucosespiegel befriedigend sind, eine moderate Aufnahme freier Zucker (bis zu 50 g / Tag) in die Diät von Typ-1- und Typ-2-Diabetikern eingeschlossen werden
- sollte die Aufnahme freier Zucker 10% der Gesamtenergie nicht überschreiten.

Zuckeraustauschstoffe

Diese Stoffe gehören in die Gruppe der **Süßungsmittel,** wobei sie sich im Gegensatz zu den intensiv schmeckenden Süßstoffen technologisch wie Saccharose verarbeiten lassen und einen **maßgeblichen Energiewert** besitzen. Man bezeichnet sie deshalb auch als **nutritive** Zuckeraustauschstoffe. Synonym werden die Bezeichnungen Zuckersubstitute, Ersatzzucker oder Zuckerzusatzstoffe verwendet [89].

Nach der 1994 vom Ministerrat verabschiedeten **EU-Süßungsmittel-Richtlinie** sind ohne Mengenbegrenzung folgende Zuckeraustauschstoffe zugelassen: E420 Sorbit, E421 Mannit, E953 Isomalt, E965 Maltit, E966 Lactit und E967 Xylit. Nicht zu den Süßungsmitteln im Sinne der EG-Süßungsmittel-Richtlinie gehört der in der Diabetesdiät eingesetzte Zuckeraustauschstoff Fructose (Fruchtzucker). Er ist chemisch gesehen ein Zucker (Monosaccharid) und kein Zusatzstoff.

Die als Zuckeraustauschstoffe bezeichneten Kohlenhydrate, die im Vergleich zur Glucose **langsamer resorbiert** und im Stoffwechsel **insulinunabhängig abgebaut** werden, schmecken süß und eignen sich folglich dazu, den in der Diabetesdiät bis vor wenigen Jahren noch unerwünschten Küchenzucker als Süßmittel weitgehend zu ersetzen. Die genannten Zuckeraustauschstoffe können grundsätzlich – wie sich aus dem Schema in ➤ Abb. 1.2 ergibt – in Glucose umgewandelt werden.

Das **Ausmaß der Resorption** ist jedoch unterschiedlich und zum Teil sehr gering. Nicht resorbierte Zuckeraustauschstoffe gelangen in tiefere bakteriell besiedelte Darmabschnitte, wo sie, wie etwa die Lactose beim Lactasemangelsyndrom (➤ Abb. 3.11) oder Sorbit und Fructose bei Sorbit- und Fructoseintoleranz (➤ Kap. 3.4.9), **fermentiert** werden, und Diarrhöen und Flatulenz auslösen. Bei großen individuellen Unterschieden bewegen sich die Toleranzschwellen für Einzeldosen bei nicht adaptierten Personen zwischen 10–20 g für Mannit und 70 g für Fructose [89].

Nach Verzehr der am häufigsten eingesetzten Zuckeraustauschstoffe Sorbit und Xylit ist ab einer Dosis von etwa 40 g / Tag mit einem **Anstieg der Blutglucosekonzentration** zu rechnen. Ein Großteil der Patienten entwickelt bei dieser Tagesdosis bereits **intestinale Nebenwirkungen** (vgl. Fructose- und Sorbitintoleranz, ➤ Kap. 3.4.9).

Da die Zuckeraustauschstoffe innerhalb des nicht zu Intoleranzerscheinungen führenden Dosisbereichs resorbiert werden, sind sie den übrigen Kohlenhydraten energetisch gleichzusetzen.

Der **Sinn von Zuckeraustauschstoffen** wird zunehmend infrage gestellt. Gegen ihren Einsatz sprechen

- die genannten, relativ häufigen intestinalen Intoleranzen
- die Tatsache, dass Saccharose in begrenztem Maße eingesetzt werden kann
- die Begünstigung der Hypertriglyceridämie, Hyperurikämie und Lactaterhöhung im Serum
- die Gefahr, dass unter Verwendung von Zuckeraustauschstoffen hergestellte Diabetikersüßwaren ohne Berücksichtigung des Energiehaushaltes verzehrt werden etc.

Diätprodukte für Diabetiker Bei sog. Diabetikerlebensmitteln handelt es sich überwiegend um Süßwaren, die unter Verwendung von Zuckeraustauschstoffen hergestellt sind. Der Fettgehalt dieser Produkte ist oft vergleichsweise hoch. Die Aufschrift „für Diabetiker geeignet" ist irreführend und suggeriert dem Patienten einen besonderen Nutzen für die Gesundheit und den Krankheitsverlauf. Ihnen kommt in der Praxis keine Bedeutung zu.

Süßstoffe

Eine weitere Möglichkeit zur Befriedigung des „Süßbedürfnisses" des Diabetikers bieten die chemischen Süßstoffe. Nach der EU-Süßungsmittel-Richtlinie aus dem Jahre 1994, die in nationales Recht umgesetzt wurde (vgl. Zuckeraustauschstoffe), sind folgende Süßstoffe zugelassen: E950 Acesulfam-K, E951 Aspartam, E952 Cyclamat, E954 Saccharin, E955 Sucralose, E957 Thaumatin, E959 Neohesperidin DC.

Der Insulinbedarf wird durch Süßstoffe nicht beeinflusst. Die Substanzen Saccharin, Cyclamat und Azesulfam-K liefern keine Energie.

Der Süßstoff **Aspartam** ist ein Dipeptidester, bestehend aus den Aminosäuren Asparaginsäure und Phenylalanin, die mit Methanol verknüpft sind. Diese Bestandteile werden im Organismus verstoffwechselt und liefern 17 kJ / g (4 kcal). Aufgrund der hohen Süßkraft und der geringen Einsatzmenge ist der **Energiegehalt** jedoch praktisch **zu vernachlässigen.**

> Wegen des Phenylalaninanteils soll Aspartam bei Patienten mit einer Phenylketonurie (PKU) (➤ Kap. 4.6.1) nicht eingesetzt werden.

Die **Süßkraft** der einzelnen Süßstoffe wird von einer Reihe von Faktoren wie Temperatur, pH-Wert etc. beeinflusst und ist somit keine konstante Größe.

Die chemische Struktur, die Süßkraft im Vergleich zu Saccharose, die physikalischen Eigenschaften und der mögliche Beigeschmack bzw. Geschmack bei Überdosierung, sind in ➤ Tabelle 4.10 zusammengefasst.

Nach in der Bundesrepublik durchgeführten Befragungen nehmen etwa 70% aller Diabetiker regel-

4

Tab. 4.10 Eigenschaften von Süßstoffen (Spektrum, 1998).

Eigenschaften / Süßstoffe	Saccharin	Cyclamat	Aspartam	Acesulfam	Thaumatin	Neohesperidin DC
Chemische Struktur/Zusammensetzung	Benzoesäuresulfimid	Cyclohexylaminosulfonat (Natrium- und Calciumcyclamate)	Dipeptid aus L-α-Asparagin, L-Phenylalanin als Methylester	Dihydrooxathiazindioxid-Kalium	Polypeptidgemisch aus süß schmeckenden Proteinen Thaumatin I und Thaumatin II	Neohesperidindihydrochalcon
Süßkraft im Vergleich zu Zucker	450–550	30–35	200	200	2000–3000	400–600
Geschmack	angenehmer Süßgeschmack, in hohen Konzentrationen leicht bitterer Nachgeschmack	angenehmer Süßgeschmack, mit steigenden Konzentrationen leichter Beigeschmack	guter, reiner Süßgeschmack, zuckerähnlich, ohne Beigeschmack	in hohen Konzentrationen leicht bitter-metallischer Beigeschmack	lakritzartiger Beigeschmack	lakritz- bzw. mentholartiger Beigeschmack
Physikalische Eigenschaften	in heißem Wasser gut löslich, sehr stabil, gut lagerfähig	sehr gut wasserlöslich, stabil	gut wasserlöslich, bei Erhitzen und längerer Lagerung instabil	sehr gut wasserlöslich, hitzestabil	sehr gut wasserlöslich, bei Erhitzen instabil	begrenzt wasserlöslich, hitzestabil

mäßig Süßstoffe. Die Ermittlung des mittleren täglichen Verbrauchs ergab, dass die Mehrzahl weit unterhalb der von der WHO angegebenen Höchstdosis lag.

Tierexperimentelle Befunde, die für eine mutagene und karzinogene Wirkung der Süßstoffe Cyclamat und Saccharin sprachen und zum Teil zum Verbot von Süßstoffen führten, wurden durch neuere Befunde widerlegt.

Vergleichsweise wenig bekannt sind **Thaumatin,** ein Protein aus der westafrikanischen Katemfefrucht, und **Neohesperidin** (DC Dihydrochalcon), ein Süßstoff, der durch Hydrierung aus einem in Zitrusfrüchten vorkommenden Flavonoid hergestellt wird.

Die Süßkraft von Thaumatin ist etwa 2000- bis 3000-fach höher als die der Saccharose, während Neohesperidin etwa 400- bis 600-mal süßer schmeckt, wobei die **Intensität** sehr von der Zusammensetzung der Nahrung abhängig ist. Beide Süßstoffe haben einen **geschmacksverstärkenden Effekt,** insbesondere auf den bereits vorhandenen Süßgeschmack von Lebensmitteln.

Bei der Wahl uneinheitlicher Versuchsanordnungen wird die Frage nach einer **Beeinflussung des Hungergefühls, der Regulation des Körpergewichts, der kephalischen Insulinsekretion und der Blutzuckerregulation** durch die Süßstoffe Aspartam, Acesulfam, Cyclamat und Saccharin nicht einheitlich beantwortet (Lit. bei [94]). In einer Studie wurden 14 gesunden Versuchspersonen während 18 Tagen die genannten Süßstoffe bzw. Saccharose nach einem Cross-over-Design in wässriger Lösung bei etwa gleicher Süßintensität oder Wasser verabreicht. Die wässrigen Süßstofflösungen bewirkten wie Wasser zu keinem Zeitpunkt statistisch signifikante Veränderungen der Plasma-Insulinkonzentrationen. Süßstoffe hatten im Vergleich zu Wasser auch keinen Einfluss auf die maximale Plasma-Insulinkonzentration [94].

Broteinheit

Der insulinbedürftige Typ-1-Diabetiker und der auf Injektionen von Fremdinsulin angewiesene Typ-2-Diabetiker müssen die Zufuhr verwertbarer Kohlenhydrate und die Insulindosis so aufeinander abstimmen, dass möglichst permanent eine Normoglykämie besteht. Damit dies realisiert werden kann, muss der Patient den **Kohlenhydratgehalt der Lebensmittel** kennen und in der Lage sein, die **erforderliche Verteilung** auf die Mahlzeiten vorzunehmen.

Um bei dem in Lebensmitteln unterschiedlichen Gehalt an Kohlenhydraten dem Patienten den Umgang mit den verschiedenen Kohlenhydratträgern zu erleichtern und eine von Tag zu Tag weitgehend konstante Zufuhr an Kohlenhydraten zu ermöglichen, wurde bereits vor über 100 Jahren als Bezugseinheit die Weißbroteinheit (WBE) mit 12 g Kohlenhydraten, später in Broteinheiten umbenannt, vorgeschlagen. Andere Autoren bzw. Diabetesgesellschaften setzen eine Broteinheit (BE) bzw. Kohlenhydrateinheit (KE) gleich 10 g Kohlenhydrate.

> Eine Broteinheit entspricht der Kohlenhydratmenge einer dünnen Scheibe Brot.

Mit Hilfe von Austauschtabellen kann die einer Broteinheit entsprechende Menge anderer kohlenhydratreicher Lebensmittel entnommen werden, sodass der Patient die Möglichkeit hat, kohlenhydratreiche Lebensmittel wie Brot, Kartoffeln, Reis, Obst etc. gegeneinander auszutauschen. Da der Kohlenhydratgehalt der Lebensmittel großen Schwankungen unterliegt, kann die Broteinheit nur der **groben Orientierung** dienen.

Darüber hinaus ist, wie bereits bei der Definition des glykämischen Index besprochen (> Tab. 4.8), der Effekt eines kohlenhydratreichen Lebensmittels auf die Blutglucosekonzentration nicht nur von der Menge an Kohlenhydraten, sondern von vielen anderen, das jeweilige Lebensmittel charakterisierenden Faktoren und von den übrigen **Komponenten einer Mahlzeit** (z.B. dem Fettanteil) abhängig.

> Eine Bewertung der Lebensmittel und Mahlzeiten ausschließlich nach dem Gehalt an Brot-/Kohlenhydrateinheiten führt zu einer unzureichenden Berücksichtigung des besonders für die diätetische Behandlung der Typ-2-Diabetiker wichtigen Gesamtenergie- und Fettgehaltes.

Wegen der genannten erheblichen **Schwankungsbreite des Kohlenhydratgehaltes** von Lebensmitteln, der im Mittel 20–30% beträgt, wird von dem Ausschuss Ernährung der Deutschen Diabetes-Gesellschaft vorgeschlagen, nicht mehr starr an einer Festlegung der Kohlenhydrataustauscheinheiten auf 10 bzw. 12 g Kohlenhydrate festzuhalten und die ge-

nannten Schwankungen in höherem Maße zu berücksichtigen.

Beim **praktischen Umgang** mit Kohlenhydrataustauscheinheiten soll Folgendes in höherem Maße bedacht und berücksichtigt werden:

- Kohlenhydrataustauscheinheiten sind irrelevant für Typ-2-Diabetiker mit Übergewicht, d.h. für mehr als 80% aller Diabetiker.
- Kohlenhydrataustauscheinheiten machen Sinn für die Minorität der insulinbehandelten Diabetiker.
- Die Austauscheinheiten BE und KE sind nicht als Berechnungseinheiten, sondern als Schätzeinheiten zur praktischen Orientierung von insulinbehandelten Diabetikern anzusehen.
- **Lebensmittelportionen,** die 10–12 g verwertbare Kohlenhydrate enthalten, können **gegeneinander ausgetauscht** werden. Nach praktischer Erfahrung entsprechen solche Lebensmittelportionen praktikablen Größen. Das Einschätzen der Portionen kann orientiert an Küchenmaßen erfolgen.
- Wesentlich zur **Erfolgskontrolle** der richtigen Ernährung bei Diabetes mellitus ist die Bestimmung des Körpergewichts, der Blutglucose-, HBA_1- und Blutfettkonzentration sowie des Blutdrucks [155].

Alkohol

Der Diabetiker kann grundsätzlich Alkohol aufnehmen, wenn er als **Energieträger** berücksichtigt wird. Bei Untersuchungen über den Einfluss von Äthylalkohol auf das Blutzuckertagesprofil von Diabetikern, die mit Insulin bzw. oralen Antidiabetika eingestellt waren, zeigte sich eine **vermehrte Neigung zu Hypoglykämien,** sodass als Ausgleich für den Verzehr der „Alkoholkalorien" keinesfalls „Kohlenhydratkalorien" eingespart werden dürfen. Alkohol sollte also, wenn gewünscht, in moderater Menge (bis 10 g pro Tag bei Frauen und bis 20 g pro Tag bei Männern) und am besten zusammen mit einer kohlenhydrathaltigen Mahlzeit konsumiert werden.

> Wird abends Alkohol in größeren Mengen aufgenommen, so kann sich nach einer nächtlichen, vom Patienten nicht bemerkten Hypoglykämie am Morgen eine **reaktive Hyperglykämie** einstellen.

Wird deren Ursache nicht erkannt, so kommt es zu einer nicht indizierten Erhöhung der Insulindosis. Der Patient muss, um solchen Fehlbeurteilungen vorzubeugen, dann, wenn er nicht auf Alkohol verzichten will, den behandelnden Arzt über seine **Trinkgewohnheiten** informieren [201].

Da die koronare Herzkrankheit die häufigste Todesursache bei Diabetikern ist, wurde im Rahmen der Physicians' Health Study auch untersucht, ob moderater Alkoholkonsum, so wie bei Nichtdiabetikern beschrieben, das koronare Mortalitätsrisiko senkt (> Kap. 1.9 und > 4.4.4). Das relative, durch koronare Herzkrankheit bedingte Mortalitätsrisiko fiel sowohl bei Diabetikern als auch den Nichtdiabetikern (Kontrollen) mit steigendem Alkoholkonsum. Die Autoren empfehlen moderate Mengen Alkohol zusammen mit den Mahlzeiten zu konsumieren. Bei guter Einstellung des Diabetes ist keine negative Wirkung auf die Blutglucosespiegel zu erwarten [4]. Für geringe Alkoholmengen wurde auch eine verbesserte Insulinempfindlichkeit berichtet.

Moderater Alkoholgenuss hat somit günstige Wirkungen auf das kardiovaskuläre System. Er hebt das HDL-Cholesterin an, reduziert die Gerinnungsneigung des Blutes und verringert die Lipidoxidation. Eine Begrenzung des Alkoholgenusses ist jedoch erforderlich bei Übergewicht, Bluthochdruck und Hypertriglyceridämie.

Chrom

Die Bedeutung dieses Spurenelementes für den Glucosestoffwechsel und möglicherweise auch für den Verlauf des Diabetes mellitus wurde bereits besprochen (> Kap. 1.8.3).

> In einer prospektiven Studie an 180 Typ-2-Diabetikern kam es bei den Probanden im Vergleich zu Placebo unter Gabe von 100 µg bzw. 500 µg Chrom 2-mal täglich nach zwei Monaten zu signifikant positiven Effekten auf die Konzentration an HbA_{1c}, Glucose, Insulin und Cholesterin im Serum [7].

Vitamin E

Eine Reihe von Befunden, wie beispielsweise eine vermehrte Lipidoxidation, hohe Konzentrationen an Oxi-LDL etc. sprechen für einen oxidativen Stress bei Diabetes mellitus [226].

Sowohl beim Typ-1- als auch beim Typ-2-Diabetes finden sich **Defizite an Antioxidanzien.** Der erhöhte oxidative Stress begünstigt die **Entwicklung von Spätkomplikationen.** Darüber hinaus wird die Entstehung des Typ-2-Diabetes wahrscheinlich durch ein Defizit an Antioxidanzien gefördert. Den Vitaminen C und E sowie Harnsäure kommt offenbar eine zentrale Bedeutung bei der Aufrechterhaltung des antioxidativen Schutzes zu [169]. Epidemiologische Daten sprechen auch dafür, dass die Höhe der Serum-Carotinoidkonzentration die Insulinresistenz und Glucosetoleranz positiv beeinflusst [70].

> Dafür, dass **oxidativer Stress an der Pathogenese beteiligt** ist, spricht das Ergebnis einer in Ostfinnland durchgeführten prospektiven Untersuchung an 944 Männern ohne Hinweis auf einen gestörten Glucosestoffwechsel. Nach Bestimmung der Vitamin-E-Konzentration im Plasma fand sich nach vierjähriger Beobachtungszeit bei 45 Männern ein Typ-2-Diabetes bzw. eine eindeutig pathologische Glucosetoleranz. Unter Berücksichtigung aller übrigen Risikofaktoren ergab sich eine eindeutige Beziehung zwischen niedriger Vitamin-E-Plasma-Konzentration und dem Risiko für einen Typ-2-Diabetes. Bei niedrigen Plasma-Konzentrationen war das Diabetesrisiko um den Faktor 3,9 erhöht.

Die Untersucher weisen darauf hin, dass Zellen der **Langerhans-Inseln** grundsätzlich eine vergleichsweise geringe Aktivität an antioxidativen Enzymen und geringe Konzentration an antioxidativen Vitaminen aufweisen und somit wahrscheinlich gegenüber freien Radikalen besonders empfindlich sind.

> Gestützt wird diese Vermutung durch die Tatsache, dass sich bei Versuchstieren mit Substanzen, die die Bildung freier Radikale begünstigen (Alloxan, Streptozotocin), ein Diabetes mellitus erzeugen lässt.

Aus dem Ergebnis dieser prospektiven Studie wird der Schluss gezogen, dass eine **optimale Versor-**

gung des Organismus mit Vitamin E mit großer Wahrscheinlichkeit das **Risiko,** an einem Typ-2-Diabetes zu erkranken, **reduziert** [232].

Trotz lückenhafter Kenntnisse über die pathobiochemischen Voraussetzungen **diabetischer Spätschäden** kann davon ausgegangen werden, dass hierbei auch freien Radikalen eine Bedeutung zukommt und folglich eine optimale Versorgung mit Antioxidanzien Spätkomplikationen vorbeugt.

Nicht entschieden ist die Frage, ob sich durch eine Supplementation mit Antioxidanzien, insbesondere mit Vitamin E, entscheidende Laborparameter und der Gesamtverlauf des Diabetes mellitus positiv beeinflussen lassen. Dafür, dass einer optimalen Versorgung mit Vitamin E eine protektive Bedeutung zukommt, sprechen Ergebnisse großer prospektiver epidemiologischer Studien, wie z.B. der Nurses' Health Study. Diabetikerinnen in der Quintile mit der höchsten Zufuhr an Vitamin E hatten im Vergleich zu den Patientinnen der niedrigsten Quintile ein um 34% geringeres Risiko einer koronaren Herzerkrankung [226]. Kurzzeitstudien an kleinen Kollektiven sprechen dafür, dass mit pharmakologischen Vitamin-E-Dosen (500–1000 mg / Tag) sowohl die für die Entstehung der Makroangiopathie mitverantwortliche und bei Diabetikern meist erhöhte oxidierte LDL-Fraktion als auch die Menge an glykosylierten Proteinen reduziert ist [41].

Weiterhin lässt sich mit pharmakologischen Vitamin-E-Dosen offenbar die **Insulinwirkung bei Diabetikern verbessern** [198].

Andere Autoren konnten die positiven Effekte nicht bestätigen [74, 213].

Die langjährige Hoffnung, mit antioxidativen Supplementen die Gesundheit stärken sowie Erkrankungen und deren Fortschreiten vorbeugen zu können, ist nach den Ergebnissen großer randomisierter Studien aus den letzten Jahren ausgeprägter Ernüchterung gewichen. In einer großen Metaanalyse mit Einschluss von 232 606 Personen führte die Supplementierung von β-Carotin, Vitamin A und Vitamin E sogar zu vermehrter Gesamtsterblichkeit [299]. Diabetologische Fachgesellschaften raten bei der aktuellen Evidenzlage von einer Vitamin-E-Supplementierung ab.

Orale Antidiabetika

Eine rein diätetische Einstellung des Diabetes mellitus ist möglich, solange der Organismus die zur Aufrechterhaltung einer im Normbereich liegenden Blutzuckerkonzentration erforderliche Insulinmenge bereitstellt.

Ist dies nicht der Fall, so muss mit oralen Antidiabetika die Insulinsekretion stimuliert bzw. die periphere Glucoseutilisation verbessert oder Insulin durch subkutane Injektion zugeführt werden. Folgende Substanzen mit unterschiedlichen Wirkmechanismen stehen als orale Antidiabetika zur Verfügung.

Biguanide

Aus dieser Gruppe oraler Antidiabetika ist in Deutschland ausschließlich Metformin (maximale Tagesdosis 2000 mg) zugelassen. Biguanide fördern die periphere Glucoseverwertung (Steigerung der Glucoseaufnahme in Fettgewebe und Muskulatur) und hemmen die hepatische Gluconeogenese.

Sulfonylharnstoffe

Sulfonylharnstoffe, wovon mehrere unterschiedliche Präparate im Handel sind, sensibilisieren die β-Zellen und verbessern die verzögerte bzw. verminderte Insulinsekretion. Bei primär gutem Ansprechen kommt es im Laufe der Zeit trotz Dosissteigerung unter Gabe von Sulfonylharnstoffen zu einer Verschlechterung der Stoffwechseleinstellung. Mit einem solchen **Sekundärversagen** ist in 5–10% der Fälle pro Jahr zu rechnen.

Glinide (prandiale Glucoseregulatoren)

Beim Gesunden kommt es nach der Nahrungsaufnahme zu einer biphasischen Insulinsekretion. Die erste Phase kontrolliert den unmittelbaren postprandialen Glucoseanstieg. Fällt diese erste Phase der Insulinsekretion beim Typ-2-Diabetes und bei der gestörten Glucosetoleranz aus, so kommt es zu einer unmittelbaren postprandialen Hyperglykämie, einem eigenständigen Risikofaktor für die Arteriosklerose. Die prandialen Glucoseregulatoren Nateglinid und Repaglinid normalisieren die frühe Phase

4

der Insulinsekretion und verhindern die pathologischen postprandialen Blutglucosespitzen.

Die Insulinfreisetzung ist glucoseabhängig. Je höher postprandial die Blutglucosekonzentration steigt, umso ausgeprägter ist die Insulinfreisetzung. Zu dem mahlzeitenbezogenen Blutzuckeranstieg kommt es im Vergleich zu den übrigen oralen Antidiabetika nicht.

Glitazone

Eine Insulinresistenz – das verminderte Ansprechen der Zielorgane auf Insulin – führt langfristig zu einer Entgleisung des Glucosestoffwechsels und zur Manifestation des Typ-2-Diabetes. Der Resistenz liegt eine Verminderung von Transportproteinen zugrunde, die Glucose in die Zelle einschleusen. Meist geht die Insulinresistenz der Manifestation eines Typ-2-Diabetes um Jahre voraus. Glitazone wirken regulierend auf die der gestörten Insulinwirkung zugrunde liegenden intrazellulären Mechanismen ein. Sie verbessern die Nutzung des zirkulierenden Insulins, entsprechend einer Reduktion der Insulinresistenz von Fettgewebe, Muskulatur und Leber („Insulinsensitizer"), und senken ohne weitere Erhöhung der Insulinspiegel die Blutzuckerkonzentration.

Die Glucoseresorption verzögernde Substanzen

Zu den oralen Antidiabetika im weiteren Sinne gehören auch Substanzen, die die **intestinale Glucoseresorption verzögern** und folglich die postprandialen Glucosekonzentrationen senken. Dazu gehören **viskositätssteigernde Ballaststoffe** wie etwa **Guarmehl** (➤ Kap. 1.11.5) und Substanzen, die kompetitiv Enzyme des intestinalen Kohlenhydratabbaus hemmen. Zur letzteren Gruppe gehört der α-**Glucosidasehemmer Acarbose.**

Acarbose hemmt den Stärkeabbau im oberen Dünndarm und verzögert somit die Glucoseresorption. Die Folge ist eine Abflachung der postprandialen Blutglucosekurve.

Inkretinanaloga und Inkretinabbau-Hemmstoffe

Die Inkretine (Darmhormone) GLP-1 („glucagon-like peptide-1") und GIP („glucose-dependent-insulinotropic-peptide") stimulieren postprandial die Insulinsekretion und hemmen die Glucagonsekretion, die hepatische Gluconeogenese und die Magenentleerung. Bei Typ-2-Diabetes wurde ein reduzierter Inkretineffekt nachgewiesen.

✚ 068 Text: Indikationen der Medikamente

Insulintherapie

Beim Typ-1-Diabetes muss von Krankheitsbeginn an und beim Typ-2-Diabetes dann, wenn mit oralen Antidiabetika eine Normalisierung der Blutglucosekonzentration nicht mehr möglich ist, **Fremdinsulin** injiziert werden. Bei der konventionellen Insulintherapie wird 1- bis 3-mal täglich ein Intermediärinsulin oder eine Mischung aus Intermediär- und Normalinsulin appliziert. Das Wirkprofil des Insulins bestimmt Menge und Verteilung der pro Tag zu verzehrenden Kohlenhydrate.

Die fehlende Möglichkeit, dem jeweiligen Verlangen entsprechend die Nahrungsaufnahme flexibel zu gestalten, bedeutet für den Diabetiker u.U. eine erhebliche Belastung und Minderung der Lebensqualität. Es hat sich deshalb die sog. intensivierte Einstellung (**Basis-Bolus-Konzept**) durchgesetzt.

Ausgehend von der Tatsache, dass die Insulinsekretion des Gesunden in eine basale und eine mahlzeitenabhängige Sekretion unterteilt werden kann, injiziert der Diabetiker morgens und abends je eine Dosis eines **Verzögerungsinsulins** mit langer Halbwertszeit, d.h. 2-mal täglich ein Intermediär- bzw. 1-mal täglich ein Langzeitinsulin. Mit diesen beiden Injektionen werden etwa 40–50% der täglich benötigten Insulinmenge zur Aufrechterhaltung eines **Basisspiegels** appliziert.

Zusätzlich müssen mahlzeitenbezogene und blutzuckerabhängig wechselnde Mengen eines schnell wirksamen **Normalinsulins** etwa 15–20 Minuten vor der Mahlzeit als Bolus injiziert werden (bei Verwendung von schnell wirkenden Insulinanaloga, sog. Kunstinsulinen, kann ein Spritz-Ess-Abstand weitgehend vermieden werden). Die erforderliche

Insulinmenge errechnet sich aus dem aktuellen Blutzuckerspiegel, der vor jeder Mahlzeit vom Patienten selbst bestimmt wird, und aus der Menge an Kohlenhydraten in BE, die zur Mahlzeit verzehrt werden soll.

In aller Regel ist der **Insulinbedarf** morgens am höchsten, sodass 1,5–2,5 IE / BE, mittags 1 IE / BE und abends 1–1,5 IE / BE injiziert werden müssen.

Erhöhte präprandiale Blutzuckerwerte müssen bei der Berechnung der Insulindosis berücksichtigt werden. Im Bereich 100–200 mg / dl kann man pro Einheit Insulin mit einem Blutzuckerabfall von ca. 30 mg / dl rechnen, bei Werten zwischen 200 und 300 mg / dl mit nur 15–20 mg / dl.

Eine **intensivierte Insulintherapie** lässt sich auch nach dem Prinzip der kontinuierlichen subkutanen Insulininfusion mit einer Insulinpumpe verwirklichen. Eine Indikation besteht besonders in der Schwangerschaft, bei ausgeprägter frühmorgendlicher Hyperglykämie (Dawn-Phänomen) und bei schweren Diabeteskomplikationen (diabetische Neuropathie, diabetische Gangrän).

> Unbedingte Voraussetzung für diese Art der Diabeteseinstellung ist eine **optimale Schulung** des Patienten.

Oft wird bei Beibehaltung einer Behandlung mit etablierten oralen Antidiabetika, meist Sulfonylharnstoffen, eine Insulintherapie mit Applikation eines Verzögerungsinsulins (basalinsulinunterstützte orale Therapie, „bed-time-insulin") oder – mahlzeitenbezogen – eines Normalinsulins (prandiale oder supplementäre Insulintherapie) ergänzt.

Schwangerschaft

Die Diät der schwangeren Diabetikerin unterscheidet sich nicht von der üblichen Diabetesdiät. In den ersten beiden Trimestern sollte die **Gewichtszunahme** nicht mehr als 1 kg pro Monat und im letzten nicht mehr als 1,5 kg pro Monat betragen.

Hormonelle Faktoren begünstigen Stoffwechselentgleisungen während der Schwangerschaft, wobei wahrscheinlich das von der Plazenta gebildete Chorionwachstumshormon mit einem insulinanta-

gonistischen Effekt für den **Insulinmehrbedarf** im letzten Trimester verantwortlich ist.

> Zu Beginn der Schwangerschaft besteht eine erhöhte Gefahr der Hypoglykämie.

Die diätetische Disziplin und die Überwachung müssen, da sowohl die Frucht als auch die Schwangere erheblich durch die genannten Stoffwechselentgleisungen gefährdet werden können, besonders groß sein (Schwangerschafts-/Gestationsdiabetes, ➤ Kap. 4.3.2).

➕ 069 Text: Laborchemische Kontrolle der Diabeteseinstellung

4.4 Hyperlipoproteinämie, Arteriosklerose

Physiologie und Pathophysiologie

Das Problem eines „**Normalwertes**" für die Cholesterin- und Triglyceridkonzentration im Serum wurde über Jahre kontrovers diskutiert. Aufgrund der zurzeit vorliegenden Ergebnisse einer Vielzahl epidemiologischer Studien lässt sich Folgendes feststellen: Einen Schwellenwert für beide Lipidkonzentrationen gibt es nicht. Die Beziehungen zwischen der Höhe der Lipidkonzentration im Serum und dem koronaren Risiko sind fließend.

> Empfehlungen für wünschenswerte Lipidkonzentrationen müssen immer in Relation zur Höhe des Risikos einer arteriosklerotischen Gefäßerkrankung gemacht werden, wobei das Zusammenwirken aller Risikofaktoren berücksichtigt werden muss (➤ Abb. 4.26).

In ➤ Tabelle 4.11 sind die **Laborparameter** zusammengefasst, die im Rahmen von Routineuntersuchungen die Diagnose einer therapiebedürftigen Fettstoffwechselstörung ermöglichen.

Belegt durch große Statistiken steigt das **Risiko von koronaren Herzerkrankungen** ab einer Gesamtcholesterinkonzentration von 180 mg / dl linear an.

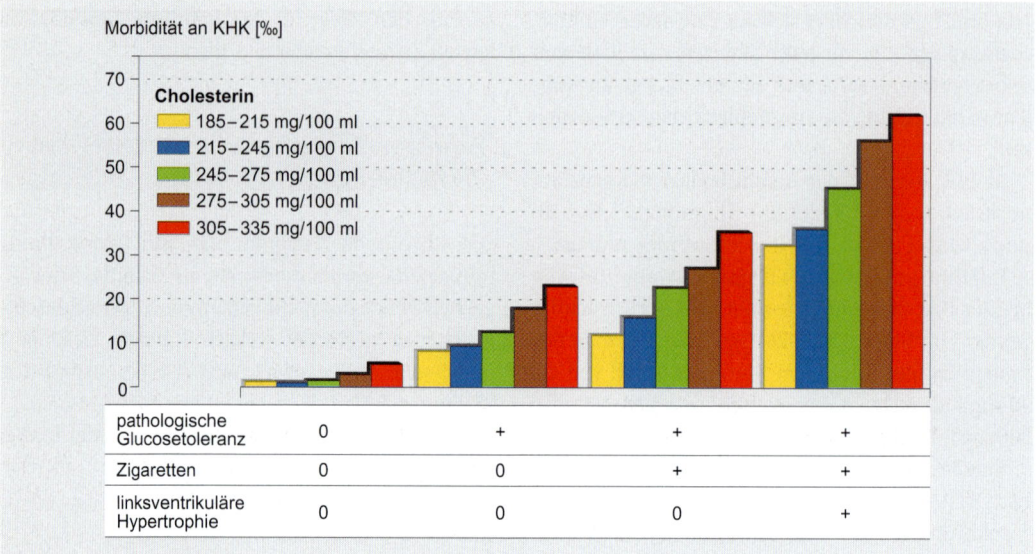

Abb. 4.26 Die Morbidität an koronaren Herzerkrankungen (KHK) in Abhängigkeit von der Höhe der Serum-Cholesterinkonzentration und weiterer Risikofaktoren nach Daten der Framingham-Studie (Kannel et al. [126]).

Tab. 4.11 Bewertung von Gesamtcholesterin- und LDL-Cholesterinkonzentrationen im Serum.

200 mg / dl (< 5,2 mmol / l)	wünschenswertes Cholesterin
200–240 mg / dl (5,2–6,2 mmol / l)	grenzwertig hohes Cholesterin
> 240 mg / dl (> 6,2 mmol / l)	erhöhtes Serum-Cholesterin
130 mg / dl (> 3,4 mmol / l)	wünschenswertes LDL-Cholesterin
130–160 mg / dl (3,4–4,1 mmol / l)	grenzwertig hohes LDL-Cholesterin
> 160 mg / dl (> 4,1 mmol / l)	erhöhtes LDL-Cholesterin
> 45 mg / dl (> 1,2 mmol / l)	wünschenswertes HDL-Cholesterin
150–200 mg / dl (1,7–2,3 mmol / l)	wünschenswerte Triglyceride

Einer **Therapie** bedarf die grenzwertige Hypercholesterinämie insbesondere dann, wenn gleichzeitig weitere Risikofaktoren wie Bluthochdruck, Zigarettenrauchen, Diabetes mellitus und niedrige HDL-Cholesterinkonzentrationen vorliegen.

Retro- und prospektive Studien haben gezeigt, dass neben der Höhe der Gesamtcholesterin- die LDL-Cholesterinkonzentration im Serum mit der Häufigkeit koronarer Herzerkrankungen positiv korreliert, während die Höhe der HDL-Cholesterinkonzentration eine inverse Beziehung zeigt.

Der **wichtigste Risikofaktor** ist die **LDL-Cholesterinkonzentration** im Plasma. Ergebnisse großer epidemiologischer Studien haben gezeigt, dass oberhalb einer LDL-Konzentration von 100 mg / dl bei einer HDL-Konzentration von weniger als 50 mg / dl das Risiko einer koronaren Herzerkrankung steigt. Die Risikosteigerung liegt bei einer LDL-Konzentration von 160 mg / dl bereits um das 3- bis 4-Fache und bei einer LDL-Konzentration von 200 mg / dl und gleichzeitig niedrigem HDL-Cholesterin um den Faktor 20–25 höher.

Die wasserunlöslichen Plasma-Lipide Cholesterin, Triglyceride und Phosphatide (Phospholipide) werden als **makromolekulare Komplexe** mit spezifischen Proteinen als sog. **Lipoproteine** im Blut transportiert.

Die Dichte dieser Komplexe zwischen Lipiden und Trägereiweiß muss, da die Dichte der Lipide geringer ist als die der Proteine, immer unter der von reinem Protein liegen. Die **Dichte eines Lipoproteins** wird umso niedriger sein, je höher sein Lipidanteil ist.

Aufgrund der unterschiedlichen Dichte sedimentieren die verschiedenen Lipoproteine bei der Zentrifugation unterschiedlich (➤ Abb. 4.27). Man hat somit die Möglichkeit, mit Hilfe einer Ultrazentrifuge Aussagen über die **quantitative Zusammensetzung** der Lipoproteine zu machen.

Unterschieden werden drei Dichtegrade:
- hohe Dichte und folglich mit einem relativ hohen Proteinanteil („high density lipoproteins" = HDL)
- niedrige Dichte („low density lipoproteins" = LDL)
- sehr niedrige Dichte („very low density lipoproteins" = VLDL).

Während bei den HDL das **Lipid-Protein-Verhältnis** 5 : 50 beträgt, reicht es bei den VLDL bis zu einer Relation von 99 : 1.

Sämtliche Lipide können von den genannten vier Fraktionen transportiert werden. Es dominieren jedoch die Phosphatide in der HDL-, die Triglyceride in der VLDL- und das Cholesterin in der LDL-Fraktion. Durch Ultrazentrifugation lässt sich die HDL-Fraktion in drei Unterfraktionen – HDL$_1$, HDL$_2$ und HDL$_3$ – auftrennen. Die HDL$_1$-Fraktion wird wahrscheinlich durch cholesterinreiche Ernährung gesteigert.

Den Proteinanteil der Lipoproteine bezeichnet man als **Apolipoproteine.** Apolipoproteine haben unterschiedliche Aminosäuresequenzen und unterschiedliche funktionelle Eigenschaften.

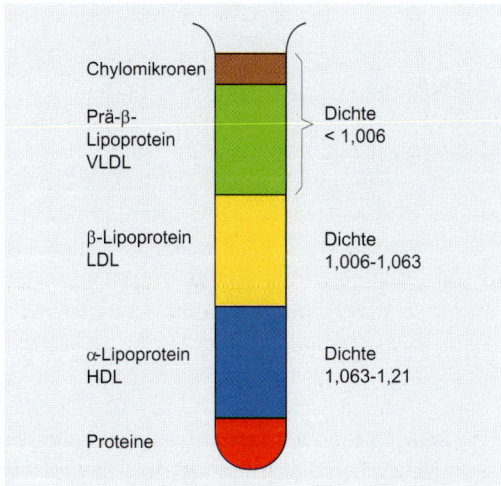

Abb. 4.27 Schematische Darstellung der Trennung von Chylomikronen, Plasma-Lipoproteinen und Proteinen mit der Ultrazentrifuge. VLDL = „very low density lipoproteins"; LDL = „low density lipoproteins"; HDL = „high density lipoproteins".

Die **physiologische** und **pathophysiologische Bedeutung** der Apolipoproteine ist noch nicht völlig geklärt. Es besteht jedoch kein Zweifel daran, dass Apolipoproteinen beim Lipidstoffwechsel und auch bei der Atherogenese eine entscheidende Bedeutung zukommt. Sie steuern den Metabolismus der Lipoproteine durch Aktivierung oder Hemmung von Enzymen und sind für die Bindung an spezielle Rezeptoren verantwortlich.

Nach der Resorption von Fettsäuren und deren Reveresterung in der Dünndarmmukosa (➤ Kap. 1.3) werden aus Triglyceriden, Cholesterin, weiteren Lipiden und speziellen Apolipoproteinen (Apo B-48, Apo A) **Chylomikronen** synthetisiert und an die Lymphe abgegeben. Chylomikronen sind die größten und an Triglyceriden reichsten Lipoproteine (➤ Abb. 4.28).

➕ 070 Text: Fettstoffwechsel

Beim **Lipoprotein (a)** handelt es sich um eine Plasmafraktion, die neben Apo B noch ein spezifisches Apolipoprotein, das Apo (a), enthält. Die physiologische Funktion des Lipoproteins (a) ist noch weitgehend unklar. Das Lipoprotein (a) ist sehr cholesterinreich und findet sich in epidemiologischen Studien häufig bei Personen mit koronarer Herzerkrankung. Apolipoprotein (a) findet sich in besonders hoher Konzentration bei Patienten mit einer heterozygoten familiären Hypercholesterinämie. Alle derzeit vorliegenden Befunde sprechen dafür, dass hohe Konzentrationen an diesem Lipoprotein mit einem hohen **kardiovaskulären Risiko** einhergehen.

In ➤ Abb. 4.29 sind die wesentlichen Fakten des Cholesterinstoffwechsels in vereinfachter Form dargestellt. Dünndarm und Leber synthetisieren beim Gesunden mehr als 95% des Körpercholesterins und sind auch die wesentlichen Syntheseorte für Lipoproteine.

Eine Vermehrung der Plasma-Lipide bzw. Lipoproteine wird als Hyperlipidämie bzw. **Hyperlipoproteinämie** bezeichnet. Symptomatische Hyperlipidämien sind Folgen von Erkrankungen, z.B. Diabetes mellitus, gestörtem Galleabfluss (Cholestase), Hypothyreose etc., während primäre oder familiäre Hyperlipidämien genetisch bedingt sind.

Die erstgenannte Gruppe kann kausal durch Heilung der Grundkrankheit behandelt werden, während bei den primären Hyperlipidämien nur eine symptomatische **Therapie** infrage kommt.

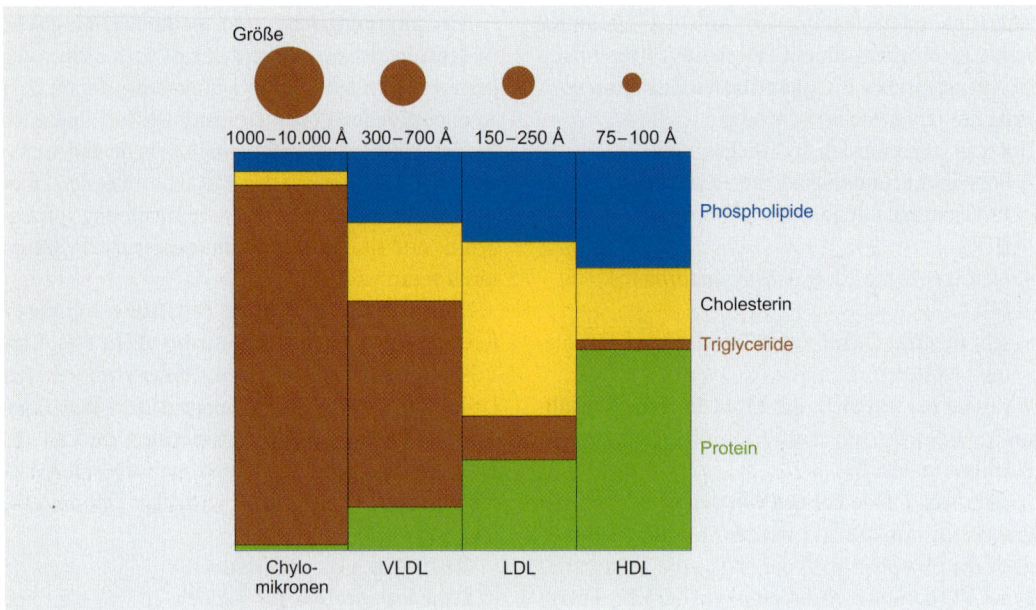

Abb. 4.28 Zusammensetzung der Lipoproteine.

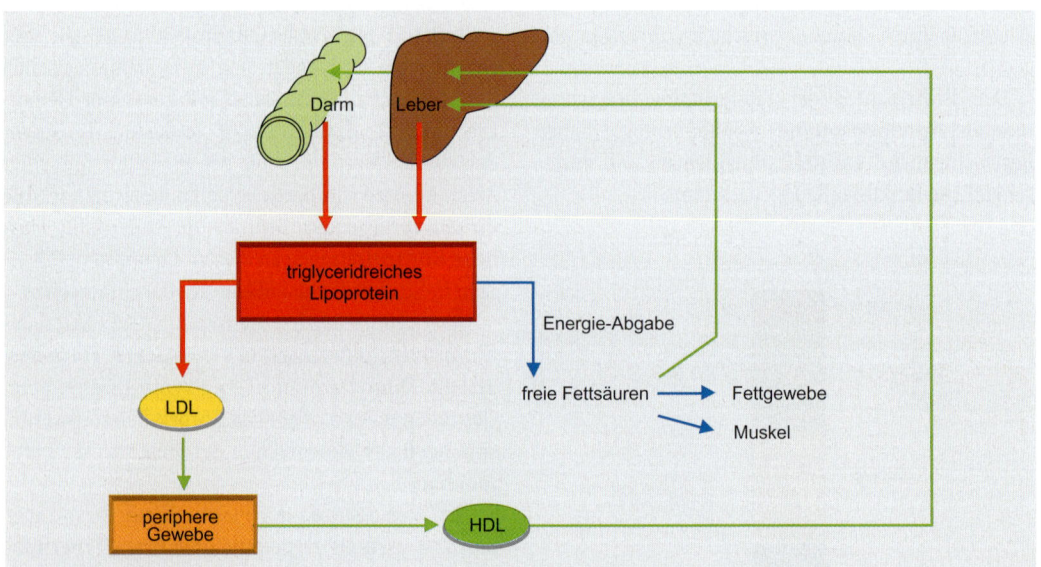

Abb. 4.29 Der hauptsächliche Stoffwechselweg des Cholesterins im Menschen.

Da eine Hyperlipidämie ohne Vermehrung der für die Löslichkeit der Lipide erforderlichen Trägerproteine nicht möglich ist, sollte man die exaktere Bezeichnung Hyperlipoproteinämie (oder Hyperlipoproteidämie) vorziehen.

Je nach Relation der Lipide zueinander und der unterschiedlichen Konzentration der Lipoproteine im Plasma kann man diese Fettstoffwechselstörung in verschiedene, meist auch mit unterschiedlichen klinischen Symptomen einhergehende **Gruppen** einteilen. Nach dem Vorschlag von Frederickson und Levy unterscheidet man fünf Typen, die in ➤ Tabelle 4.12 zusammen mit den wichtigsten klinischen Symptomen und den häufigsten Komplikationen aufgeführt werden.

Besonders häufig ist die **Hyperlipoproteinämie Typ IV.** Sie geht einher mit einer Vermehrung der endogenen, d.h. in der Leber synthetisierten Triglyceride, während das Serum-Cholesterin normal oder nur mäßig erhöht ist. Arteriosklerotische Gefäßerkrankungen und eine gleichzeitig nachweisbare diabetische Stoffwechsellage sind bei dieser Form häufig. Da die Vermehrung des endogenen Plasma-Triglycerids durch eine hyperkalorische, insbesondere kohlenhydratreiche Kost begünstigt wird, werden dem Typ IV zuzuordnende Stoffwechselstörungen auch als **„kohlenhydratinduzierte Hyperlipidämien"** bezeichnet.

Häufig ist weiterhin der **Typ II,** eine Form der Hyperlipoproteinämie, die sehr häufig mit arteriosklerotischen Gefäßerkrankungen einhergeht. Dieser Typ wird unterteilt in den Typ IIa mit einer Vermehrung der LDL-Lipoproteine und folglich einer Erhöhung der Cholesterinkonzentration und den Typ IIb mit einer zusätzlichen Vermehrung der VLDL-Lipoproteine und der Triglyceridkonzentration im Serum.

Die übrigen in ➤ Tabelle 4.12 aufgeführten Typen sind zum Teil sehr selten. Die Hyperlipoproteinämien verteilen sich etwa wie folgt auf die verschiedenen Typen:

- Typ IV: 50–60% (–80%)
- Typ IIb: 22–25%
- Typ IIa: 10–15%
- Typ III: 1–5%
- Typ V: 1–5%
- Typ I: extrem selten.

Die auf Unterschieden in der Lipid-Elektrophorese beruhende Einteilung der Hyperlipoproteinämien nach Frederickson wird nicht allen praktischen Bedürfnissen gerecht. Sie unterteilt nicht nach primären und sekundären Fettstoffwechselstörungen und die Abgrenzung der Typen ist nach heutigem Kenntnisstand relativ willkürlich. In der klinischen Praxis findet diese Einteilung jedoch immer noch Anwendung.

Vorzuziehen ist eine Einteilung nach pathophysiologischen, nicht nach phänotypischen Gesichtspunkten [333]:

- (LDL-)Hypercholesterinämien
- Hypertriglyceridämien
- gemischte Hyperlipidämien
- (Hypo-Alpha-Lipoproteinämie)
- (Lipoprotein-(a)-Hyperlipoproteinämie)
- sekundäre Dyslipidämien.

4.4.1 Polygene Hypercholesterinämie

Hierunter versteht man die heute häufigste Form der Hypercholesterinämie, wie sie sich bei einer ge-

Tab. 4.12 Einteilung der Hyperlipoproteinämien nach Frederickson (n = normal, ↑ = gering erhöht, ↑↑ = stark erhöht).

Typ	Lipoproteinmuster	Plasma	Lipidkonzentration	Symptome	Arterioserosisrisiko
I	Hyperchylomikronämie	milchig trüb	Triglyceride ↑↑ Cholesterin n oder ↑	Hepatosplenomegalie, eruptive Xanthome, abdominelle Koliken	gering
IIa	LDL vermehrt	normal	Triglyceride n Cholesterin ↑↑	Xanthome, arteriosklerotische Gefäßveränderungen	sehr groß
IIb	LDL ı VLDL vermehrt		Triglyceride ↑ Cholesterin ↑↑		
III	atypisches LDL + VLDL	klar oder trüb	Triglyceride ↑↑ Cholesterin ↑↑	Xanthome, arteriosklerotische Gefäßveränderungen	sehr groß
IV	VLDL vermehrt	klar oder trüb	Triglyceride ↑ oder ↑↑	Xanthome, Hepatosplenomegalie, Diabetes mellitus, Pankreatitis	groß
V	Hyperchylomikronämie, VLDL vermehrt	trüb	Triglyceride ↑↑ Cholesterin ↑	Xanthome, abdominelle Koliken	gering

wissen genetischen Prädisposition unter der in westlichen Industrieländern üblichen **hyperkalorischen, relativ fettreichen Ernährung** bei einem großen Teil der Bevölkerung nachweisen lässt. Die Genveränderungen betreffen Enzyme und Proteine des Fettstoffwechsels.

Das **laborchemische** Charakteristikum ist eine Erhöhung der LDL-Cholesterinkonzentration auf etwa 70% des Gesamtcholesterins. Somit entspricht dieser Typ im Wesentlichen dem Typ IIa nach Frederickson. Immer dann, wenn eine familiäre Form der Hyperlipoproteinämie oder eine sekundäre LDL-Erhöhung ausgeschlossen wurde und die Gesamtcholesterinkonzentration 200 mg / dl bei einer Vermehrung des LDL-Cholesterins über 130 mg / dl überschreitet, muss an das Vorliegen einer polygenen Hypercholesterinämie gedacht werden.

> Diese Form der Fettstoffwechselstörung geht mit einem erhöhten Arteriosklerose- und Infarktrisiko einher. Vorzeitig aufgetretene arteriosklerotische Erkrankungen finden sich in der Familienanamnese meist nicht.

4.4.2 Monogene Hypercholesterinämie

> Monogene Hypercholesterinämien beruhen auf Genmutationen, die den LDL-Rezeptor oder seine Liganden betreffen. Der Erbgang ist autosomal-dominant. Je nach homozygoter oder heterozygoter Ausprägung der Störung finden sich mäßig bis sehr stark erhöhte LDL-Cholesterinkonzentrationen, es besteht ein hohes bis sehr hohes Arteriosklerosrisiko mit der Gefahr eines Herzinfarktes bereits im Kindes- oder Jugendalter.

Bei der **familiären Hypercholesterinämie** besteht eine Mutation des LDL-Rezeptorgens, die ein Fehlen (homozygote Form) oder einen Mangel der LDL-Rezeptoren (heterozygote Form) bedingt.

Beim **familiären Defekt des Apolipoproteins B-100** besteht eine Mutation des Apolipoprotein-B-Gens, es kommt durch Defekt des einzigen Apolipoproteins des LDL zu einer gestörten LDL-Rezeptorbindung und zu einem eingeschränkten LDL-Metabolismus. Beschrieben sind vorwiegend heterozygote Formen.

4.4.3 Weitere Fettstoffwechselstörungen (Dyslipidämien)

Bei der **familiären kombinierten Hyperlipoproteinämie** mit autosomal-dominantem Erbgang, jedoch geringer Penetranz, produziert die Leber vermehrt Apolipoprotein B 100 und damit VLDL- und LDL-Partikel. Der genetische Defekt ist bisher nicht bekannt. Neben einer Hypertriglyceridämie besteht auch eine mäßige LDL-Hypercholesterinämie. Typisch ist die Kombination dieser mäßigen LDL-Hypercholesterinämie mit vorzeitig auftretender koronarer Herzkrankheit in der Familienanamnese.

Bei der **familiären Dysbetalipoproteinämie (familiäre Hyperlipoproteinämie Typ III)** mit autosomal-rezessivem bzw. polygenem Erbgang kommt es infolge eines Apolipoprotein-E-Defekts zur Anhäufung von Chylomikronen und VLDL-Remnants, es finden sich teilweise deutlich erhöhte Triglycerid- und Cholesterinwerte, das Arteriosklerosrisiko ist bereits in jungen Jahren erhöht.

Bei der **familiären Hypertriglyceridämie** mit autosomal-dominantem Erbgang und geringer Penetranz führen übersteigerte hepatische Triglyceridsynthese und gestörter VLDL-Abbau zu hohen Serum-Triglyceriden mit der Ausbildung von Xanthomen und der Gefahr einer Pankreatitis, aber auch einer koronaren Herzkrankheit.

4.4.4 Arteriosklerose und Herzinfarkt

Die Entstehung dieser progredienten von der Intima ausgehenden degenerativen Veränderung der Arterienwand ist sehr komplex und trotz jahrzehntelanger Bemühungen nur unvollständig bekannt.

➕ 071 Text: Arteriosklerose (Pathophysiologie)

Bereits in den 60er Jahren des vorigen Jahrhunderts veröffentlichte epidemiologische Studien ergaben eine direkte Beziehung zwischen der Höhe der Gesamtcholesterinkonzentration im Serum und der Häufigkeit arteriosklerotischer Gefäßerkrankungen, insbesondere des Herzinfarktes, in den untersuchten Populationen.

Später konnte gezeigt werden, dass nicht das Gesamtcholesterin, sondern lediglich der Anteil an LDL-Cholesterin das Arterioskleroserisiko steigert, während HDL-Cholesterin eine protektive Wirkung besitzt.

Erst Jahre später wurde erkannt, dass vorwiegend der Anteil an oxidiertem LDL für die Schädigung der Gefäßwand und die Lipideinlagerung verantwortlich ist.

Damit haben sich die **Möglichkeiten einer Ernährungsprophylaxe** noch vergrößert.

Während die Gesamtcholesterinkonzentration und die HDL-LDL-Relation, abgesehen von der genetischen Disposition vom Ausmaß der Überernährung, der Höhe des Fettverzehrs, dem Fettsäuremuster, der körperlichen Aktivität, dem Ballaststoffverzehr etc. abhängig sind, wird das **Ausmaß der LDL-Oxidation** wesentlich von der Zufuhr an Antioxidanzien, insbesondere den Vitaminen E, C und Carotinoiden, bestimmt. Gleichwohl waren die Ergebnisse von Interventionsstudien mit solchen Substanzen bei Menschen bisher enttäuschend [319].

Weitere wichtige Risikofaktoren sind der Bluthochdruck, das Zigarettenrauchen und der Diabetes mellitus.

Das Ausmaß der **arteriosklerotischen Wandveränderungen** und der Zeitpunkt, ab dem sie klinisch in Erscheinung treten, sind von der Zahl der Risikofaktoren, ihrer Intensität und der Zeitdauer der Einwirkung abhängig.

Eine Studie, in der die Beziehung zwischen der Höhe der Gesamtcholesterinkonzentration im Serum in Verbindung mit den Risikofaktoren Rauchen, gestörte Glucosetoleranz und Linksherzhypertrophie (als Folge einer Hypertonie) und der Häufigkeit koronarer Herzerkrankungen als erstes demonstriert wurde, war die Framingham-Studie [126], deren Ergebnisse in ➤ Abb. 4.30 dargestellt sind.

Obwohl bei deutlich über der Norm erhöhtem Gesamtcholesterin auch immer die LDL-Konzentration erhöht ist, lässt sich bei einer weiteren Auswertung von Daten der genannten Framingham-Studie eindeutig zeigen, dass das **Koronarrisiko** mit zunehmendem Anteil an LDL-Cholesterin steigt, während es bei hoher HDL-Cholesterinkonzentration vergleichsweise niedrig ist (➤ Abb. 4.30) [126].

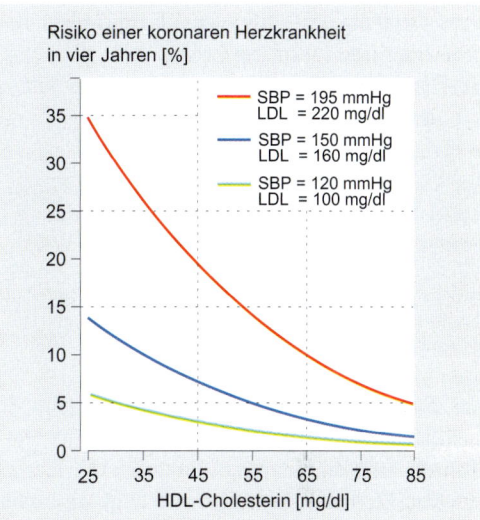

Abb. 4.30 Koronarrisiko in Beziehung zum HDL-Cholesterinspiegel. Untersuchtes Kollektiv: 55-jährige Männer der Framingham-Studie. Nachbeobachtungszeit: 24 Jahre (SBP = systolischer Blutdruck, LDL = „low density lipoprotein") (nach Grafe [86]).

Neben dem LDL-Cholesterin, insbesondere in oxidierter Form, gilt das **Lipoprotein (a)** als wesentlicher Risikofaktor für koronare Herzerkrankungen. Die Konzentration dieses, dem LDL ähnlichen cholesterinreichen Lipoproteins, ist in höherem Maße als die der übrigen Lipoproteine **genetisch festgelegt** und lässt sich weder durch diätetische noch durch medikamentöse Maßnahmen wesentlich beeinflussen.

Als **Grenzwerte** für seine Konzentration im Plasma gelten 25–30 mg / dl. In einer Vielzahl von Studien konnte eine ausgeprägte Korrelation zur koronaren Herzerkrankung gezeigt werden, die bei gleichzeitig hohen LDL-Spiegeln besonders hoch ist.

Das National Cholesterol Education Program (Adult Treatment Panel III) des amerikanischen National Heart, Lung, and Blood Institute (NHLBI) nennt als Therapieziele bei Hyperlipoproteinämien (NCEP ATP III 2001, ergänzt 2004):

- Gesamtcholesterin < 200 mg / dl
- HDL-Cholesterin: ≥ 40 mg / dl
- LDL-Cholesterin:
  - < 160 mg / dl (keine KHK; 0–1 RF; niedriges kardiovaskuläres Risiko
  - < 130 mg / dl (keine KHK, ≥ 2 RF, mittleres kardiovaskuläres Risiko

4

- < 100 mg / dl (KHK oder -RF-Äquivalent, hohes kardiovaskuläres Risiko
- [< 70 mg / dl (optional bei sehr hohem Risiko)]
- Triglyceride: < 200 mg / dl.

KHK = koronare Herzkrankheit; RF = Risikofaktor; kardiovaskuläres Risiko = Risiko für eine kardiovaskuläres Ereignis in 10 Jahren < 10% (niedrig), ≤ 20% (mittel), > 20% (hoch); KHK-RF-Äquivalent = andere arteriosklerotische Erkrankung (periphere AVK, abdominelles Aortenaneurysma, symptomat. Carotis-AVK), Diabetes mellitus, multiple Risikofaktoren mit hohem kardiovaskulärem Risiko.

Das National Cholesterol Education Program des amerikanischen National Heart, Lung, and Blood Institute fasst die Hauptrisikofaktoren mit Einfluss auf LDL-Cholesterinzielwerte wie folgt zusammen (NCEP 2001, ergänzt 2004):

- Zigarettenrauchen
- Bluthochdruck (≥ 140 / 90 mmHg oder antihypertensive Medikation)
- erniedrigtes HDL-Cholesterin (< 40 mg / dl)[*]
- positive Familienanamnese für vorzeitige koronare Herzkrankheit (< 55 Jahre [Männer] bzw. < 65 Jahre [Frauen] bei Verwandten ersten Grades)
- Alter (≥ 45 Jahre [Männer] bzw. ≥ 55 Jahre [Frauen]).

[*] HDL ≥ 60 mg / dl = „negativer" Risikofaktor (→ Abzug eines Risikofaktors von Gesamtrechnung).

An weiteren Risikofaktoren mit Einfluss auf die LDL-Zielwerte werden genannt:

- Lifestyle-Risikofaktoren: Adipositas, körperliche Inaktivität, atherogene Diät
- endogene Risikofaktoren: Lipoprotein (a), Homocystein, prothrombotische/proinflammatorische Faktoren, gestörte Nüchternglucose, subklinische arteriosklerotische Erkrankung.

Auch **triglyceridreiche Lipoproteine** erhöhen das atherogene Risiko und müssen entgegen früherer Ansicht therapiert werden. Eine Reihe prospektiver Studien, so z.B. die Prospective Cardiovascular Munster Study (PROCAM) belegt, dass die Nüchtern-Hypertriglyceridämie häufig in Kombination mit niedrigem HDL einen unabhängigen kardialen Risikofaktor darstellt [15].

Am häufigsten sind die sekundären Hypertriglyceridämien als Folge:
- eines Alkoholabusus
- eines nicht optimal eingestellten Diabetes mellitus
- einer Adipositas (metabolisches Syndrom).

Hyperchylomikronämien als Folge angeborener Fettstoffwechselstörungen (Typ I und V nach Frederickson, ➤ Tab. 4.12) können mit Mikrozirkulationsstörungen und hierdurch bedingter akuter Pankreatitis, koronaren Mangeldurchblutungen, etc. einhergehen.

Die häufigste und schwerwiegendste Folge arteriosklerotischer Gefäßveränderungen ist der **Herzinfarkt.** Hierbei handelt es sich um einen umschriebenen Untergang von Herzmuskelgewebe als Folge einer lokalen Unterversorgung mit Sauerstoff (Hypoxie oder Anoxie). Die mangelnde bzw. völlig aufgehobene Sauerstoffversorgung ist meist bedingt durch den thrombotischen Verschluss eines den Herzmuskel versorgenden Gefäßes (➤ Abb. 4.31), wobei sich das Gerinnsel in einem arteriosklerotisch veränderten Gefäßabschnitt entwickelt.

Die **Häufigkeit** des Herzinfarktes ist in den verschiedenen Ländern unterschiedlich. Morbiditäts- und Mortalitätsraten haben eine deutlich unterschiedliche Tendenz. Während die Inzidenz an koronaren Herzerkrankungen in Westeuropa, Nordamerika und Australien seit Jahren kontinuierlich sinkt, steigt sie in den osteuropäischen Ländern einschließlich der früheren Sowjetunion überwiegend bei Männern an (➤ Abb. 4.32).

Der **Rückgang** an koronaren Herzerkrankungen wird auf zunehmend geringeren Zigarettenverbrauch, Verbesserung der Ernährung, vermehrte körperliche Aktivität und bessere medikamentöse Therapiemöglichkeiten der Hyperlipoproteinämie und des Bluthochdruckes zurückgeführt.

Genetischen Faktoren kommt offenbar nur eine untergeordnete Bedeutung zu. Hierfür sprechen Ergebnisse epidemiologischer Studien. So erkranken beispielsweise in den USA unter westlichen Lebensbedingungen lebende Japaner gleichermaßen häufig an koronaren Herzerkrankungen wie Amerikaner europäischer Herkunft, während die Infarkthäufigkeit in Japan weit unter der von US-Amerikanern liegt.

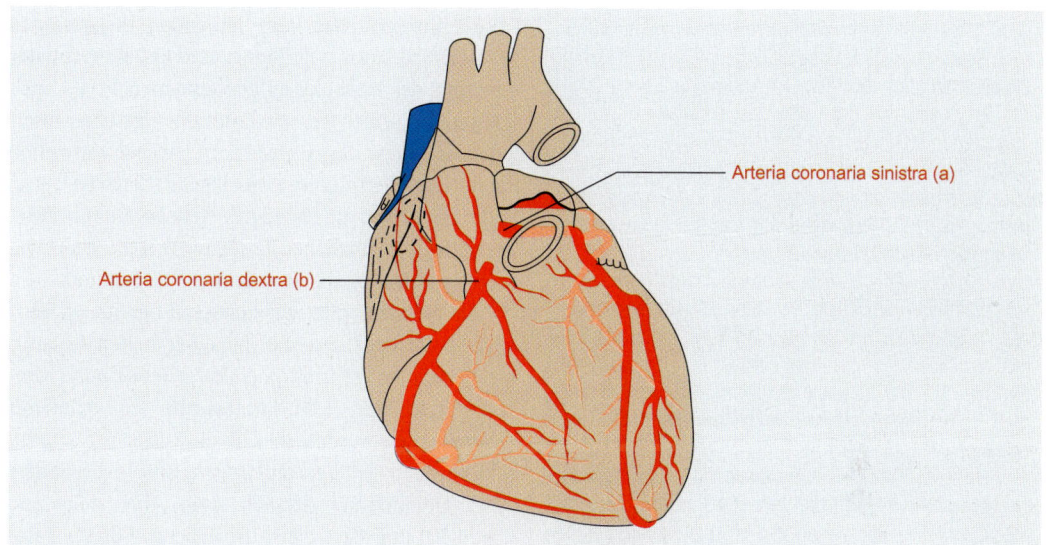

Abb. 4.31 Koronargefäßsystem. a) linke Koronararterie; b) rechte Koronararterie.

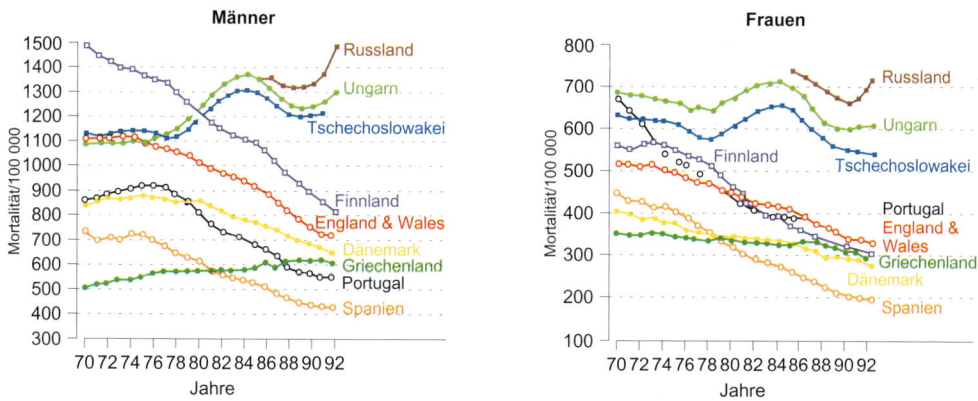

Abb. 4.32 Mortalität an kardiovaskulären Erkrankungen in west- und osteuropäischen Ländern bei Männern und Frauen im Alter von 45–74 Jahren (Sans et al. [234]).

Es steht außer Zweifel, dass den Umweltbedingungen, und hierbei wiederum der **Ernährungsweise,** eine entscheidende Bedeutung zukommt.

Ernährungsprophylaxe und Ernährungstherapie

Die Vorstellungen über einen Zusammenhang zwischen Ernährung und Herzinfarkt wurden insbesondere durch folgende Tatsachen und Untersuchungsergebnisse geprägt: Das unfreiwillige Großexperiment des Zweiten Weltkriegs hatte gezeigt, dass in den Ländern mit einer mehrere Jahre dauernden Mangelernährung ischämische Herzerkrankungen praktisch nicht vorkamen, während die Infarktrate in Ländern ohne wesentliche Beeinträchtigung der Lebensmittelversorgung, wie etwa in den USA, unbeeinflusst blieb.

Typisch für die kalorisch knappe Ernährung in Notzeiten ist insbesondere der **geringe Fettverzehr** bei vergleichsweise **hohem Ballaststoff-** und **Stärkeanteil** der Nahrung.

Groß angelegte, weltweit durchgeführte epidemiologische Untersuchungen, insbesondere von Keys [133], hatten ergeben, dass die Rate der ischämischen Herzerkrankungen positiv mit der Höhe des Verzehrs von Fetten gesättigter Fettsäuren und mit der Höhe der Zufuhr von Nahrungscholesterin korreliert. Weiterhin fand sich eine positive Korrelation zwischen Zufuhr von gesättigten Fettsäuren bzw. Cholesterin mit der Nahrung und der Serum-Cholesterinkonzentration.

Länder mit hoher Sterblichkeit an koronaren Herzerkrankungen haben den höchsten Fett- und Cholesterinverzehr, während Länder mit geringer Sterblichkeitsrate einen vergleichsweise geringen Fettverzehr – in Japan z.B. nur 18–25% der Gesamtenergie im Vergleich zu über 40% in den meisten westlichen Industrieländern – aufwiesen.

Eine weitere Stütze für die Annahme, dass **Ernährungsfaktoren** eine wesentliche Bedeutung bei der Entwicklung der Arteriosklerose und folglich auch des Herzinfarktes zukomme, waren tierexperimentelle Befunde, die gezeigt hatten, dass der Arteriosklerose ähnliche Wandveränderungen der Gefäße durch Cholesterinfütterung erzeugt werden können. Darüber hinaus ließen sich bei Untersuchungen an gesunden Probanden eine Erhöhung des Serum-Cholesterinspiegels durch einen hohen Anteil von Fetten gesättigter Fettsäuren in der Kost und eine Senkung durch Gabe mehrfach ungesättigter Fettsäuren erzielen.

Diese nur stichwortartig wiedergegebenen Befunde führten zusammen mit der Tatsache, dass sich Cholesterin in großer Menge in den arteriosklerotischen Plaques findet, zu der Vorstellung, dass die **Höhe der Serum-Cholesterinkonzentration** in erheblichem Maße die Entstehung der Arteriosklerose begünstigt. Die Höhe der Serum-Cholesterinkonzentration hängt, abgesehen von der Menge des mit der Nahrung aufgenommenen Cholesterins, besonders von der Menge des verzehrten Fettes gesättigter Fettsäuren ab.

Die ursprüngliche Vorstellung, dass nur mehrfach ungesättigte Fettsäuren die Serum-Cholesterinkonzentration senken und die einfach ungesättigten Fettsäuren, insbesondere die im Olivenöl reichlich vorkommende Ölsäure, weder steigernd noch senkend wirken, wurde mittlerweile revidiert. Auch die früher vertretene Annahme, dass das Nahrungscholesterin entscheidend die Serum-Cholesterinkonzentration mitbestimmt, hat sich nicht bestätigt (➤ Kap. 1.4).

Die während vieler Jahre laufenden Diskussionen um die Bedeutung von **Menge** und **Fettsäuremuster** des mit der Nahrung aufgenommenen Fettes wurden nicht immer frei von Emotionen geführt. Interessengruppen, die entweder am Umsatz von Fetten gesättigter Fettsäuren (vorwiegend tierische Fette) oder mehrfach ungesättigter Fettsäuren (überwiegend Fette pflanzlichen Ursprungs) interessiert waren, erschwerten oft eine sachliche Diskussion.

Als gesichert gilt, wie einleitend bereits ausführlich dargestellt, dass die mit einer hohen Gesamtcholesterinkonzentration einhergehende hohe Konzentration von **LDL-Cholesterin** (in oxidierter Form) einen wesentlichen Risikofaktor für arteriosklerotische Gefäßerkrankungen, und insbesondere den Herzinfarkt, darstellt (➤ Abb. 4.26 und ➤ 4.30) und dass die Normalisierung dieser Parameter das Risiko senkt.

Lange Zeit war die Einteilung der Risikofaktoren in eine Gruppe erster und eine Gruppe zweiter Ordnung üblich.

Risikofaktoren erster Ordnung sind danach Hypercholesterinämie, Hypertriglyceridämie, Rauchen und Hypertonie. Risikofaktoren zweiter Ordnung sind Diabetes mellitus, Übergewicht, Bewegungsmangel und Hyperurikämie.

Risikofaktoren **erster Ordnung** können für sich allein die Entwicklung einer arteriosklerotischen Gefäßerkrankung begünstigen, während Risikofaktoren **zweiter Ordnung** meist nur in Kombination mit einem oder mehreren anderen Faktoren wirksam werden.

Die überwiegende Zahl von Fettstoffwechselstörungen (polygene Hypercholesterinämie und Hypertriglyceridämie) kann mit Hilfe **diätetischer Maßnahmen** korrigiert oder doch erheblich gebessert werden. Lediglich bei der vergleichsweise seltenen familiären Hyperlipoproteinämie sind in aller Regel **Medikamente** erforderlich.

Beim Befolgen folgender allgemeiner Richtlinien für eine fettmodifizierte Kost („step 1 diet") normalisieren sich Parameter des gestörten Lipidstoffwechsels in der überwiegenden Mehrzahl der Fälle (➤ Tab. 4.13) [214].

Tab. 4.13 Fettmoderate und fettmodifizierte Ernährung (Expert Panel on Detection, Evaluation and Treatment of High Blood Cholesterol in Adults 2005).

angepasster Energiegehalt	
Kohlenhydrate	50–60%
Eiweiß	10–20%
Fett • gesättigte Fettsäuren • einfach ungesättigte Fettsäuren • mehrfach ungesättigte Fettsäuren	25–35% • < 7% • 10–15% • 7–10%
Ballaststoffe	30 g / Tag
Cholesterin	< 200 mg / Tag
Kochsalz	< 6 g / Tag

Die **evidenzbasierte Leitlinie der DGE** „Fettkonsum und Prävention ausgewählter ernährungsbedingter Krankheiten" 2006 empfiehlt folgende Relationen: Gesamtfett 30 Energie% (PAL > 1,4) bzw. 35 Energie%, gesättigte Fettsäuren 7–10 Energie%, trans-Fettsäuren < 1 Energie%, mehrfach ungesättigte Fettsäuren 7–10 Energie%, ω-6 (Linolsäure) / ω-3 (α-Linolensäure) ≤ 5 : 1 und Cholesterin < 300 mg / Tag.

Neben einer **Normalisierung des Fettstoffwechsels** wird mit einer solchen Kostform auch den Risikofaktoren Hypertonie (➤ Kap. 6) und Diabetes mellitus (➤ Kap. 4.3) vorgebeugt. Das Nutrition Commitee of the American Heart Association empfiehlt in den Dietary Guidelines 2000 [141] für die Bevölkerung weniger quantitative Angaben zur Nährstoff- und Energiezufuhr, sondern dafür bestimmte Gruppen von Lebensmitteln sowie das Beibehalten eines die Gesundheit fördernden Körpergewichtes und gibt allgemeine Ernährungshinweise. Ergänzend werden Ratschläge für spezielle Risikogruppen wie Diabetiker, Hyperlipämiker und Personen mit bereits bestehenden Herz-Kreislauf-Erkrankungen gegeben.

Die den Empfehlungen für eine gesunde Ernährung der DGE weitgehend entsprechenden Ernährungsempfehlungen lauten:

- Allgemeine Empfehlung für eine gesunde Ernährung: Verwende eine Vielzahl von Früchten, Gemüsen, Vollgetreideprodukten, fettarme Milchprodukte, Fisch, Hülsenfrüchte, Geflügel und mageres Fleisch.
- Für ein angemessenes Körpergewicht: Orientiere die Energieaufnahme am Energieverbrauch.
- Für eine wünschenswerte Serum-Cholesterinkonzentration: Begrenze die Fette mit gesättigten Fettsäuren und ersetze sie durch Fette mehrfach ungesättigter Fettsäuren aus Nüssen, Fisch, Gemüse und Hülsenfrüchten.
- Für einen wünschenswerten Blutdruck: Reduziere den Kochsalz- und Alkoholkonsum, achte auf ein normales Körpergewicht und bevorzuge Gemüse, Früchte und fettarme Milchprodukte.

Diese Ratschläge gelten auch für Kinder ab dem zweiten Lebensjahr.

Im Folgenden werden Einflüsse von Nährstoffen, Genussmitteln und anderen Inhaltsstoffen der Nahrung auf Parameter des Fettstoffwechsels und das Arterioskleroserisiko im Detail besprochen.

Fette

In einer Vielzahl epidemiologischer Studien und Interventionsstudien konnte gezeigt werden, dass ein hoher Verzehr von Fetten gesättigter Fettsäuren mit hohen Serum-Cholesterinkonzentrationen und vergleichsweise großer Häufigkeit von koronaren Herzerkrankungen einhergeht, während Kostformen mit hohem Anteil an mehrfach ungesättigten Fettsäuren entgegengesetzte Effekte haben.

Das Ergebnis dieser Studien hat zu der **pauschalen Verallgemeinerung** geführt, die besagt, Fette gesättigter Fettsäuren steigern und solche mehrfach ungesättigter Fettsäuren verringern das Arterioskleroserisiko.

Untersuchungen **gesättigter Fettsäuren mit unterschiedlicher Kettenlänge** ergaben, dass nur Triglyceride von Fettsäuren mit mehr als 12 C-Atomen den Cholesterinspiegel steigern. Dies trifft jedoch nicht zu für die Stearinsäure (C 18 . 0), sondern nur für Laurinsäure (C 12 : 0), Myristinsäure (C 14 : 0) und Palmitinsäure (C 16 : 0). Auch diese drei gesättigten Fettsäuren besitzen einen unterschiedlichen Effekt. Manche Befunde sprechen dafür, dass **Myristinsäure** einen mehr als 4-fach höheren cholesterinspiegelsteigernden Effekt besitzt als **Palmitinsäure.**

Stearinsäure verhält sich neutral, d.h., sie hat weder einen cholesterinspiegelsteigernden noch einen -senkenden Effekt.

4

Diese Befunde zeigen, wie wenig exakt es ist, pauschal alle Fette mit einem hohen Anteil an gesättigten Fettsäuren gleich zu bewerten (Lit. bei [272]). So liegt beispielsweise der Gehalt an Myristinsäure mit 16 und 18% in Palmkern- und Kokosfett sehr hoch, während er in Schweinefett nur ca. 2% beträgt.

Bei den Bemühungen, die Serum-Cholesterinkonzentration durch eine optimale Relation zwischen gesättigten, einfach ungesättigten und mehrfach ungesättigten Fettsäuren niedrig zu halten, muss Folgendes berücksichtigt werden:

> Der **positive Effekt ungesättigter Fettsäuren** kommt erst dann wesentlich zum Tragen, wenn die Gesamtfettzufuhr die wünschenswerte Menge von etwa 30 Energieprozent überschreitet.
> Gelingt es, die **Gesamtfettzufuhr** unter diesen Grenzwert zu senken, so verliert das Fettsäuremuster hinsichtlich der Cholesterinspiegelsenkung an Bedeutung.

Wie der cholesterinspiegelsenkende Effekt der ungesättigten Fettsäuren zustande kommt, ist nicht geklärt. Als **Wirkmechanismus** wird sowohl eine vermehrte Ausscheidung von Steroiden mit der Galle als auch eine Beeinflussung der Cholesterinsynthese im Organismus diskutiert.

Gesättigte Fettsäuren reduzieren die Aufnahmefunktion des LDL-Rezeptors und erhöhen die Cholesterinsyntheserate in der Zelle. Werden nun gesättigte Fettsäuren gegen ungesättigte ausgetauscht, wird diese Hemmung des LDL-Rezeptors aufgehoben.

Bis vor wenigen Jahren wurde angenommen, **einfach ungesättigte Fettsäuren,** insbesondere die Ölsäure, würden eine Mittelstellung einnehmen, d.h. die Serum-Cholesterinkonzentration weder steigern noch senken.

Epidemiologische Daten zur Beziehung zwischen der Höhe des Verzehrs von Olivenöl und der Häufigkeit von Herzinfarkten hatten bereits Hinweise darauf gegeben, dass diesem Öl mit seinem Ölsäureanteil von etwa 75% ein positiver Effekt zukommt. Bei der Interpretation dieser epidemiologischen Studien muss berücksichtigt werden, dass in Mittelmeerländern, in denen bis zu 30% der Gesamtenergie in Form von Olivenöl aufgenommen wird, mit der sog. **„mediterranean diet"** auch weitere protektive Nährstoffe, etwa Vitamin C, Carotin und wasserlösliche Ballaststoffe wie Pektin reichlich verzehrt werden.

Hiervon ausgehend konnte in experimentellen Studien belegt werden, dass ein Ersatz von Fetten gesättigter Fettsäuren durch Fette reich an Ölsäure (z.B. Olivenöl) in gleichem Maße die Serum-Cholesterinkonzentration senken wie Fette mehrfach ungesättigter Fettsäuren.

> Während die Abnahme des Gesamtcholesterins unter mehrfach ungesättigten Fettsäuren nicht nur die LDL-, sondern auch die HDL-Fraktion betrifft, kommt es unter Olivenöl **nur zu einer Abnahme von LDL-Cholesterin** [19, 76, 174].

> Aufgrund der Ergebnisse wird deshalb empfohlen, wenn es nicht gelingt, die in westlichen Industrieländern insgesamt zu hohe Fettzufuhr zu senken, den **Anteil an gesättigten** soweit wie möglich **gegen einfach ungesättigte Fettsäuren auszutauschen** [167].

Der p/s-Wert (p/s-factor, „polyunsaturated fatty acids/saturated fatty acids"), das Verhältnis der mehrfach ungesättigten zu gesättigten Fettsäuren in der Nahrung, hat aufgrund der neuen Erkenntnisse seine praktische Bedeutung weitgehend verloren. Während der Zeit, als man ausschließlich den mehrfach ungesättigten Fettsäuren einen senkenden Effekt auf die Serum-Cholesterinkonzentration beimaß, sollte der **p/s-Wert** etwa 1,0–1,5 betragen. Das bedeutet, dass pro Gramm gesättigter Fettsäuren 1,0–1,5 g mehrfach ungesättigte Fettsäuren mit der Nahrung aufgenommen werden sollten.

Die Höhe der Cholesterin- und Triglyceridkonzentration im Serum, die HDL-LDL-Relation und das Risiko, an einem Herzinfarkt zu erkranken, wird nicht nur von der Höhe des Verzehrs von gesättigten, einfach ungesättigten und mehrfach ungesättigten Fettsäuren der ω-6-Reihe wie etwa der Linolsäure wesentlich mitbestimmt, sondern auch von der Zufuhr an mehrfach ungesättigten Fettsäuren der ω-3-Reihe, im Wesentlichen der **Eicosapentaensäure** (> Kap. 1.3).

In einer Reihe epidemiologischer Studien konnte gezeigt werden, dass die Rate an Herzinfarkten bei den in Grönland lebenden **Eskimos** gering ist, während in Dänemark lebende Eskimos die gleiche Infarktrate aufweisen wie Mitteleuropäer.

Dieser Befund spricht dafür, dass Umweltfaktoren, wahrscheinlich die **Ernährung,** für den Unterschied verantwortlich sind. Es konnte weiterhin gezeigt werden, dass die LDL-, VLDL-Cholesterin- und Triglyceridkonzentration im Plasma bei Eskimos niedriger liegt als bei Dänen bzw. in Dänemark lebenden Eskimos und dass alters- und geschlechtsbedingte Unterschiede in der Lipidkonzentration bei den unter ursprünglichen Umweltbedingungen in Grönland lebenden Eskimos weniger ausgeprägt sind, als dies bei der außerhalb Grönlands lebenden Bevölkerung der Fall ist (Lit. bei [61, 62]).

Darüber hinaus fand sich bei den Ureinwohnern arktischer Regionen eine **deutlich verlängerte Blutungszeit.** Von diesen epidemiologischen Studien ausgehend wurde nach den für die Unterschiede verantwortlichen Ernährungsfaktoren gefahndet.

Die **Kost der Eskimos** ist hoch kalorisch, reich an Fett, Cholesterin und tierischem Protein, enthält wenig mehrfach ungesättigte Fettsäuren vom Linolsäuretyp und ist arm an Ballaststoffen. Damit wären alle Voraussetzungen für eine die Arteriosklerose begünstigende Ernährung gegeben. Eine wesentliche Besonderheit ist jedoch der hohe Gehalt an ω-3-Fettsäuren, der letztlich für die geringe Häufigkeit arteriosklerotischer Gefäßerkrankungen und die genannten blutchemischen Besonderheiten verantwortlich gemacht wird.

Der **protektive Effekt** dieser Fettsäuren, und hier insbesondere der **Eicosapentaensäure** (C20 : 5ω-3), die sich vorwiegend im **Fett von Kaltwasserfischen** finden, während sie in Pflanzenfetten und dem Depotfett unserer Haustiere nur in sehr geringer Konzentration vorkommen ($>$ Tab. 4.14), wird wie folgt erklärt: Der Mensch bildet aus hoch ungesättigten ω-3-Fettsäuren spezielle Prostazykline, Thromboxane und Leukotriene ($>$ Abb. 4.33), die eine Reihe von **antiarteriosklerotischen Wirkungen** besitzen. Sie senken im Serum die Triglycerid-, LDL- und VLDL-Konzentration, erniedrigen den Blutdruck und vermindern die Thrombozytenaggregation.

Zu einer Senkung der Gesamtcholesterinkonzentration kommt es offenbar nur durch Reduktion der LDL-Fraktion bei hohen Ausgangswerten. Hierbei wird die HDL-Fraktion erhöht (Lit. bei [272]).

Diese Erkenntnisse über die Wirkungen der aus Eicosapentaensäure gebildeten **Prostaglandine** und **Leukotriene** haben zusammen mit Ergebnissen bereits genannter epidemiologischer Untersuchungen zu der Vorstellung geführt, dass der in der Kost westlicher Industrieländer sehr niedrige Anteil an ω-3-Fettsäuren wesentlich für die Häufigkeit arteriosklerotischer Gefäßerkrankungen mitverantwortlich ist.

Es wird angenommen, dass der **Urmensch** eine relativ fettarme, aber an ω-3-Fettsäuren relativ reiche Kost verzehrte ($>$ Abb. 2.4), die erst nach dem Sesshaftwerden und dem zunehmenden Verzehr der an ω-3-Fettsäuren armen Fette von Haustieren geringer wurde. Unser nach dieser Vorstellung auf einen relativ hohen Verzehr von ω-3-Fettsäuren eingestellter Stoffwechsel hat sich während der vergleichsweise kurzen Zeit, seitdem sich bedingt durch Landwirtschaft und Viehzucht die Ernährung grundlegend änderte, noch nicht umgestellt, woraus sich die Neigung zur Arterioskleroseentwicklung erklärt (Lit. bei [279]).

Es wurde bereits darauf hingewiesen, dass unsere derzeitigen Kenntnisse über die Bedeutung von Ernährungs- und Lebensstilfaktoren bei der Entstehung der Arteriosklerose auf den Daten großer prospektiver epidemiologischer Studien beruhen. In den letzten Jahrzehnten sind mehr als 30 solcher Studien durchgeführt und ausgewertet worden. Wesentlich waren besonders die Ergebnisse der Nurses' Health Study **(NHS)** und Health Professionals Follow-up Study **(HPFS).**

In die 1976 begonnene NHS wurden 121 700 Krankenschwestern aus 11 US-Bundesstaaten im Alter zwischen 30 und 55 Jahren aufgenommen. Mit Fragebögen wurden medizinische Daten, Lebensstilfaktoren und Ernährungsgewohnheiten erfasst. Im Abstand von zwei Jahren erhob man die Daten insbesondere im Hinblick auf kardiovaskuläre Risikofaktoren erneut. In der 1986 begonnenen HPFS wurden im Abstand von vier Jahren bei 51 529 Personen – tätig in verschiedenen Bereichen der Medizin – im Wesentlichen die gleichen Daten erfasst.

Die Auswertung der Studie ergab, dass die Gesamtfettzufuhr nicht mit der Höhe des koronaren Risikos korreliert.

Tab. 4.14 Prozentuale Verteilung von ω-6 und ω-3-mehrfach-ungesättigten-Fettsäuren in tierischen und pflanzlichen Fetten (nach Schacky et al. [235]).

	Linolsäure (18 : 2ω-6)	Arachidonsäure (20 : 4ω-6)	α-Linolensäure (18 : 3ω-3)	Eicosapentaensäure (20 : 5ω-3)	Gesättigte Fettsäuren
Viel ω-6-Fettsäuren					
Pflanzenmargarine	40–65	–	0–7	–	18–30
Sonnenblumenöl	20–75	–	1	–	4–20
Maisöl	34–62	–	1	–	8–19
ω-6-Fettsäuren, viel gesättigte Fettsäuren					
Haustiere:					
Schwein	5–8	1	1	–	40–60
Schweineleber	14	15	1–2	–	30–50
Rind*	1–5	1	1–7	0,5–1,5	20–70
Geflügel*	15–30	0–2	1–4		25–35
Milch*	2–30	–	1–3	0,5–1,5	40–65
Eigelb	10	1,5	–	–	25–35
Butter	1	0	–		60
ω-6- und ω-3-Fettsäuren, wenig Fett					
grüne Blätter, Gemüse	2–5	–	30–60	–	5–12
Wildtiere	1–6	1	1–2	–	40–65
Viel ω-3-Fettsäuren					
Fische:					
Makrele	1	1	1	10	35
Hering	2	1	1	5–15	30
Lachs	1–2	1	1	7–15	15
Forelle	5	2	6	5–7	10
Lebertran/Fischöle	2	–	–	10–18	17
Leinöl	–	–	40–65	–	15
Rapsöl	20	–	10	–	8
Olivenöl	10	–	10	–	14
Sojaöl	54	–	8	–	15
Walnussöl	53	–	10	–	10
Perillaöl**	bis 42	–	bis 50	–	ca. 10

* Je nach Fütterung mit an Linol- bzw. α-Linolensäure reicher Nahrung.
** Öl aus Samen der Schwarznessel (Perilla frutescens), Anbau in asiatischen Ländern.

Für die Praxis lässt sich der Schluss ziehen, dass der koronaren Herzerkrankung durch möglichst weitgehenden Ersatz der Fette gesätigter Fettsäuren bzw. von trans-Fettsäuren (> Kap. 1.3.3) durch Fette einfach- und mehrfach ungesättigter Fettsäuren vorgebeugt werden kann. Besonders ausgeprägt war der negative Einfluss von Fetten reich an trans-Fettsäuren. 2% der Gesamtenergiezufuhr als Triglycerid von trans-Fettsäuren erhöhte das Koronarrisiko um 53%. Diese Risikosteigerung beruht auf einer Erhöhung von LDL-Cholesterin bei gleichzeitiger Senkung von HDL-Cholesterin im Plasma.

Während in den Empfehlungen früher ausschließlich den ω-6-Fettsäuren, insbesondere der in Keimölen reichlich enthaltenen Linolsäure eine protektive Wirkung zugesprochen wurde, konnte in einer Reihe von Studien – dies gilt auch für die NHS und HPFS – gezeigt werden, dass sich dieser günstige Effekt offenbar für ω-3-Fettsäuren in noch höherem Maße nachweisen lässt. Dies gilt sowohl für die im

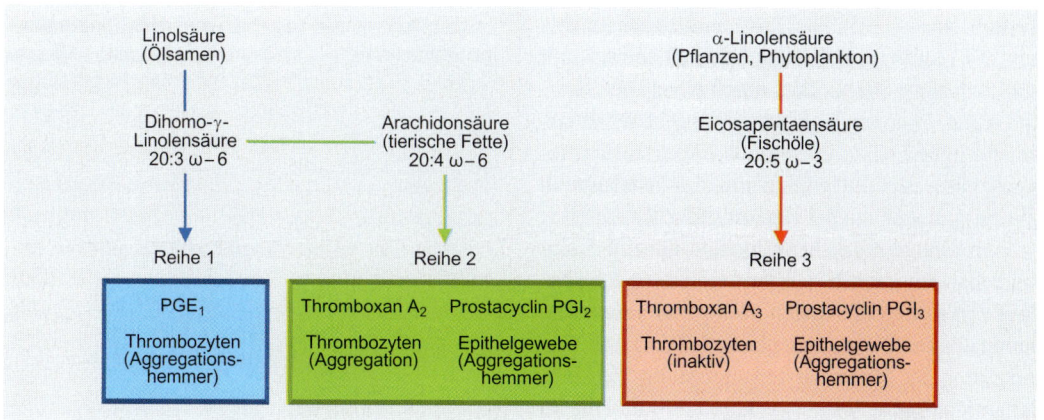

Abb. 4.33 Synthese von Eicosanoiden aus mehrfach ungesättigten Fettsäuren mit unterschiedlichen Effekten auf die Thrombozytenaggregation.

Fischöl reichlich enthaltene Eicosapentaen- und Docosahexaensäure als auch für die in manchen Pflanzenölen, z.B. Raps-, Soja- und Leinsamenöl vorkommende α-Linolensäure.

Die ausschließlich in Pflanzenölen vorkommende α-Linolensäure muss in die biologisch wirksame Eicosapentaensäure umgewandelt werden. Aufgrund der Enzymausstattung des Menschen läuft diese Umwandlung im Vergleich zu der bei manchen Tieren nur langsam ab (➤ Kap. 1.3.7). Wegen der begrenzten Bereitstellung von Eicosapentaensäure aus der pflanzlichen Vorstufe wurde der protektive Effekt oft als gering eingeschätzt. Sowohl die NHS und HPFS als auch andere prospektive epidemiologische Studien haben jedoch eindeutig einen Rückgang der Infarkthäufigkeit und der Infarktletalität in Abhängigkeit von der Höhe des Verzehrs an Triglyceriden mit hohem α-Linolensäureanteil gezeigt. Sowohl in der NHS und HPFS als auch in einer Reihe weiterer Studien konnte belegt werden, dass ein regelmäßiger hoher Konsum von α-Linolensäure mit einer vergleichsweise niedrigen KHK-Rate einhergeht. In Interventionsstudien mit erfolgreicher sekundärer Prävention der KHK war α-Linolensäure in Mengen von 1,8–2,0 g / Tag wirksam (Eicosapentaen- und Docosahexaensäure waren dagegen in der primären Prävention von KHK-Todesfällen bereits in Dosen von 250 mg / Tag effektiv).

Neben den genannten protektiven Effekten der ω-3-Fettsäuren auf den Lipoproteinstoffwechsel, die Thrombozytenfunktion und den erhöhten Blutdruck, die letztlich das Risiko der Koronarsklerose senken,

Tab. 4.15 α-Linolensäuregehalt einiger Lebensmittel (nach Connor [48]).

Lebensmittel	α-Linolensäuregehalt (%)
Leinsamenöl	50,8
Sojaöl	7,0
Rapsöl	9,3
Olivenöl	0,6
Maiskeimöl	1,0
Kokosöl	Spuren
Walnüsse geröstet	6,8
Haselnüsse geröstet	0,2
Mandeln geröstet	0,4
Erdnüsse geröstet	Spuren

wird durch ω-3-Fettsäuren auch das Risiko von Herzrhythmusstörungen reduziert. Dies gilt sowohl für die Eicosapentaensäure in Fisch und Fischöl [251] als auch für die α-Linolensäure in Pflanzenölen (Lit. bei [115, 48]). In tierexperimentellen und einer Reihe klinischer Studien konnte der antiarrhythmische Effekt von ω-3-Fettsäuren belegt werden. Das Risiko des plötzlichen Herztodes sowohl bei bestehender Koronarsklerose als auch bei intakten Koronargefäßen wird durch Fischöl bzw. α-linolensäurenreiche Pflanzenöle (➤ Tab. 4.15) gesenkt.

Die Bedeutung des antiarrhythmischen Effektes der ω-3-Fettsäuren war besonders eindrucksvoll bei Patienten mit koronarer Herzkrankheit und Zustand nach Herzinfarkt. So konnte in der italienischen GISSI-Studie [319] durch tägliche Gabe von 850 mg ω-3-

Fettsäuren aus Fischöl bei Postinfarktpatienten eine um 20% reduzierte Gesamtsterblichkeit und eine um 45% reduzierte Sterblichkeit durch plötzlichen Herztod erreicht werden. Wahrscheinlich geht der antiarrhythmische Effekt auf Veränderungen an den Ionenkanälen nach Integration von ω-3-Fettsäuren in die Plasmamembran der Herzmuskelzellen zurück.

Eine weitere mögliche Indikation für eine Langzeitbehandlung mit ω-3-Fettsäuren ist die **Prophylaxe von Restenosierungen** nach perkutaner transluminaler koronarer Angioplastie (PTCA). Die Verringerung der Thrombozytenaggregation, der antiinflammatorische Effekt (> Kap. 1.3.7) und die im Tierversuch nachgewiesene Verminderung der Intimahyperplasie waren die Voraussetzungen für die Durchführung entsprechender Therapiestudien.

> Die in der Literatur mitgeteilten Ergebnisse sind diskrepant. Eine Metaanalyse aus dem Jahre 1993 kommt zu einem positiven Ergebnis. In den Studien mit erneuter Koronarangiographie zur Erfolgskontrolle konnte durch Therapie mit Fischöl die Restenoserate im Vergleich zur Kontrollgruppe um etwa 14% herabgesetzt werden. Als tägliche ω-3-Fettsäurendosis werden 3–6,5 g angegeben [75].
>
> In einer neueren Studie an 551 Patienten, bei denen 8 g ω-3-Fettsäuren täglich mit Maiskeimöl als Placebo verglichen wurde, konnte dieser positive Effekt nicht bestätigt werden [151].
>
> Positiv war hingegen der Einfluss von ω-3-Fettsäuren bei **Patienten mit einem koronaren Venenbypass.** Von 610 Patienten kam es bei 27% unter Fischöl und bei 33% unter Placebo zu einer Stenosierung des Bypasses [66].

Es erhebt sich deshalb die Frage, ob der protektive Effekt nur mit Supplementen oder auch mit entsprechendem Fischanteil einer realistischen Kostform zu erzielen ist. Nach einer Vielzahl weltweit zu dieser Frage durchgeführten Studie verringert ein **regelmäßiger Fischverzehr** von ein bis zwei Fischmahlzeiten pro Woche bereits das koronare Risiko.

Offen bleibt die Frage, ob dieser positive Effekt lediglich Folge der relativ geringen Aufnahme von ω-3-Fettsäuren oder anderer noch **nicht bekannter Inhaltsstoffe** aus Fisch ist [246].

Epidemiologische Daten aus Holland sprechen dafür, dass regelmäßiger Fischverzehr möglicherweise auch das **Apoplexierisiko** senkt [132].

> Studien zur Verringerung von Reinfarkten **(Sekundärprophylaxe)** mit einer Diät, reich an mehrfach ungesättigten ω-6-Fettsäuren, bei geringem Anteil an gesättigten Fettsäuren, verliefen überwiegend negativ. Lediglich dann, wenn zusätzlich der Verzehr von fettem Fisch, reich an ω-3-Fettsäuren, empfohlen wurde, konnte zwei Jahre nach dem Infarkt die Mortalitätsrate um 29% signifikant gesenkt werden (Lit. bei [160]).
>
> Auch mit einer **mediterranen Kost** (reich an Obst, Gemüse etc.) mit besonders hohem Anteil an α-Linolensäure konnte die Rate an Reinfarkten signifikant gesenkt werden. Da die gewählte Kostform möglicherweise verschiedene protektive Bestandteile enthält, lässt sich nicht eindeutig entscheiden, welche Bedeutung dem hohen Gehalt an α-Linolensäure zukommt (Lit. bei [160]).

Eine Expertenrunde fasst die Empfehlungen zur Prophylaxe und Therapie kardiovaskulärer Erkrankung mit ω-3-Fettsäuren wie folgt zusammen:

1. Der Verzehr von fettem Fisch 1- bis 2-mal pro Woche reduziert die Infarktmortalität.
2. Bei Zustand nach Herzinfarkt reduzieren 3 g ω-3-Fettsäuren in Form von Fischöl unabhängig von der übrigen Therapie die kardiale Mortalität.
3. Mit 4 g ω-3-Fettsäuren in Form von Fischöl wird das Risiko des Verschlusses eines koronaren Venenbypasses reduziert und mit 1–4 g / Tag das kardiale Risikoprofil bei bestehender Hyperlipoproteinämie verringert.
4. Es wird zunehmend bestätigt, dass 1% der täglichen Energiezufuhr in Form von α-Linolensäure das Risiko eines Herzinfarktes sowie die Mortalität bei bestehenden Herzerkrankungen reduziert [191].

Neuere Daten belegen die Wirksamkeit bereits kleiner Mengen von ω-3-Fettsäuren. Die aktuelle evidenzbasierte Leitlinie 2006 der DGE zu Fettkonsum und Prävention der KHK fasst gepoolte Analyseergebnisse aus 20 Studien zusammen und bestätigt – wie bereits genannt – die Wirksamkeit von 250 mg Eicosapentaen- und Docosahexaensäure pro Tag in der primären Prävention von KHK-Todesfällen. Bei α-Linolensäure ist mit 1,8 bis 2,0 g pro Tag eine erfolgreiche sekundäre Prävention der KHK möglich.

Eine gewisse Bedeutung kommt den **trans-Fettsäuren** bei der Entstehung arteriosklerotischer Gefäßerkrankungen zu. Die Ergebnisse prospektiver amerikanischer Studien zur Bedeutung der verschiedenen Fettsäuren wurden bereits zitiert. Trans-Fettsäuren entstehen bei der Hydrierung mehrfach ungesättigter Fettsäuren (➤ Kap. 1.3). Die in Lebensmitteln vorkommenden trans-Fettsäuren sind entweder unter dem **Einfluss von Mikroorganismen** im Pansen von Wiederkäuern oder bei der **Härtung pflanzlicher Öle** entstanden.

Die Zufuhr an trans-Fettsäuren in der Bundesrepublik Deutschland ist gering (➤ Tab. 1.4 u. ➤ Kap. 1.3.3). Da in Schnellimbissrestaurants der USA seit Mitte der 80er Jahre des vorigen Jahrhunderts überwiegend **hydrierte Pflanzenöle** mit einem hohen Anteil an trans-Fettsäuren verwendet werden, kann die Aufnahme in bestimmten sozialen Schichten, die überwiegend diese Restaurants besuchen, 24–35% der Gesamtenergiezufuhr betragen [109].

> Verzehren gesunde Versuchspersonen während je drei Wochen eine Testdiät mit 10% gesättigten, einfach ungesättigten bzw. trans-Fettsäuren, so kommt es zu folgenden Änderungen der Cholesterin- und Lipoproteinkonzentration im Serum: Die Gesamtcholesterinkonzentration liegt unter Gabe gesättigter Fettsäuren am höchsten und unter einfach ungesättigten Fettsäuren (Ölsäure) am niedrigsten, während die Cholesterinkonzentration unter trans-Fettsäuren eine Mittelstellung einnimmt. Entsprechend verhält sich die Konzentration an LDL-Cholesterin. **HDL-Cholesterin** ist unter Gabe von trans-Fettsäure reicher Ernährung **reduziert** und unter den beiden anderen Fettsäuren identisch [174].

Welcher Mechanismus den genannten Effekten von trans-Fettsäure auf Parameter des Fettstoffwechsels zugrunde liegt, ist unzureichend bekannt. Diskutiert werden **negative Einflüsse auf** verschiedene Rezeptoren, insbesondere **den LDL-Rezeptor** (Lit. bei [163]).

Die **Bedeutung der trans-Fettsäuren für das Arterioskleroserisiko** wird bei einem Anteil von max. 4% an der Gesamtenergiezufuhr als gering eingeschätzt. Eine höhere Zufuhr, wie sie etwa bei bestimmten sozialen Schichten der USA nachweisbar ist, dürfte das Arterioskleroserisiko wesentlich beeinflussen.

Andere Autoren [163] sehen in dem seit Jahrzehnten zunehmenden Verzehr von **partiell hydrierten Pflanzenfetten** eine wesentliche Ursache für die hohe Rate an koronaren Herzerkrankungen in den meisten westlichen Industrieländern.

> In Kurzzeitversuchen von 3 Wochen kam es beim Ersatz von 10% Triglyceriden gesättigter Fettsäuren (Laurin-, Myristin- und Palmitinsäure) durch das Triglycerid von trans-Fettsäuren zu einem signifikanten Anstieg der Lipoprotein-(a)-Konzentration. Dies ist ein weiterer Hinweis auf mögliche negative Effekte von trans-Fettsäuren [176].

Trotz der seit Jahrzehnten durchgeführten unübersehbaren Zahl an Untersuchungen zur Frage der quantitativ und qualitativ optimalen Zufuhr an Nahrungsfett, gibt es weiterhin offene Fragen und kontroverse Diskussionen. Unstrittig ist der Vorteil einer Verringerung gesättigter Fettsäuren bei niedrigem Anteil an trans-Fettsäuren.

> Zur Verringerung des Arterioskleroserisikos muss also entweder eine fettarme, kohlenhydratreiche oder eine Kost mit einem relativ hohen Anteil an einfach- und mehrfach ungesättigten Fettsäuren mit einer optimalen Relation von ω-3- zu ω-6-Fettsäuren bei moderatem Kohlenhydratanteil praktiziert werden.

Da die erstgenannte Variante mit einer Erniedrigung sowohl der LDL- als auch der HDL-Fraktion bei Erhöhung der VLDL-Lipoproteine einhergeht, ist kein wesentlich positiver Effekt zu erwarten. Im Gegensatz hierzu ist eine Kost mit etwa 30% der Energie überwiegend in Form einfach und mehrfach ungesättigter Fettsäuren praktikabler und geht mit einer Verbesserung der HDL-LDL-Relation einher.

In Anlehnung an die mediterrane Ernährung wird ein Anteil der Ölsäure von 15–16% an der Gesamtenergiezufuhr empfohlen [90, 130].

➕ 085 Tabelle zur Assoziation zwischen Fettkonsum und ausgewählten ernährungsbedingten Krankheiten.

Nahrungscholesterin

Verglichen mit dem Gehalt an gesättigten Fettsäuren hat der Choleseringehalt der Nahrung einen relativ geringen Einfluss auf die Serum-Cholesterinkonzentration. Die Bedeutung des Nahrungscholesterins für die Höhe der Serum-Cholesterinkonzentration wird aber widersprüchlich beurteilt. Der entscheidende Grund für die sich zum Teil widersprechenden Versuchsergebnisse ist die Tatsache, dass das Ausmaß der Cholesterinresorption in erheblichem Maße von **Art und Menge** der **gleichzeitig aufgenommenen Nahrung** abhängig ist.

Einer Formeldiät zugesetztes kristallines Cholesterin wird offenbar anders resorbiert als das in Lebensmitteln, etwa Eidotter, Fleisch etc., enthaltene Cholesterin [145]. Darüber hinaus ist der Einfluss des Nahrungscholesterins auf die Höhe der Serum-Cholesterinkonzentration von der **Ausgangskonzentration des Cholesterins im Serum** abhängig. Die in vielen Studien gefundene direkte Korrelation zwischen Cholesterinzufuhr und Serum-Cholesterinkonzentration, wie sie in ➤ Abb. 4.34 dargestellt ist, konnte nicht von allen Untersuchern bestätigt werden.

Üblicherweise wird etwa die Hälfte des mit der Nahrung zugeführten Cholesterins aus dem Darm resorbiert. Das Resorptionsmaximum beträgt pro Tag 300–500 mg.

Weitere Einzelheiten über die Beeinflussung der endogenen Cholesterinsynthese durch Nahrungscholesterin und den Einfluss verschiedener Ernährungsfaktoren auf die Resorption des mit der Nahrung aufgenommenen Cholesterins sind in ➤ Kap. 1.4 dargestellt.

> Bei **Hypercholesterinämikern** sollte trotz der genannten Widersprüche die tägliche Cholesterinaufnahme 300 mg nicht übersteigen.

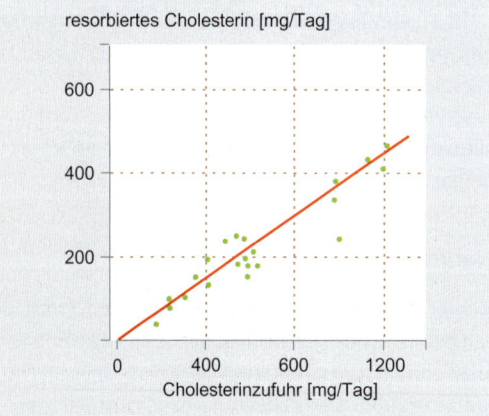

Abb. 4.34 Beziehung zwischen täglicher Cholesterinzufuhr mit der Nahrung und pro Tag resorbierter Menge an Cholesterin beim Menschen (nach Kudchodkar et al. [145]).

Da Cholesterin nur in **Lebensmitteln tierischer Herkunft** enthalten ist, wird automatisch mit einer an Fetten gesättigter Fettsäuren armen Diät die Cholesterinzufuhr verringert.

> Die kritische Bewertung der in der Literatur mitgeteilten Befunde über eine **Beziehung zwischen Nahrungscholesterin und Serum-Cholesterinkonzentration** durch Hegstedt [102] ergab, dass innerhalb des für die Praxis relevanten Bereiches von 0–400 mg Cholesterin / 4180 kJ (1000 kcal) in aller Regel eine **lineare** Beziehung besteht. Es kann davon ausgegangen werden, dass 1 mg Cholesterin / 4180 kJ (1000 kcal) / Tag die Serum-Cholesterinkonzentration etwa um 0,1 mg / dl erhöht. Das würde bedeuten, dass bei einer Gesamtenergieaufnahme von 10 MJ / Tag (250 kcal) eine Erhöhung der Gesamtcholesterinaufnahme um 100 mg / Tag die Serum-Cholesterinkonzentration etwa um 4 mg / dl erhöhen würde. Andere Autoren konnten lediglich Erhöhungen des Serum-Cholesterins von 2 mg / dl pro täglicher Mehrzufuhr von Nahrungscholesterin von 100 mg ermitteln.

Widersprüchliche Ergebnisse von Studien, insbesondere dann, wenn sie an kleinen Gruppen durchgeführt wurden, können auch Folge des individuell unterschiedlichen Ansprechens auf Nahrungscholesterin sein **(Hypo- und Hyperresponder)** [27]. Zusätzlich muss berücksichtigt werden, dass auch der die Serum-Cholesterinkonzentration steigernde Effekt von gesättigten Fettsäuren individuell sehr unterschiedlich ist [91].

Phytosterine

➤ Kap. 1.4.

Oxycholesterin

In tierischen Lebensmitteln, im Plasma und Gewebe von Mensch und Tier finden sich eine Reihe verschiedener Cholesterinoxidationsprodukte (COPS), deren Bedeutung für die Entstehung der Arteriosklerose nur unzureichend untersucht ist. Aufgrund tierexperimenteller Befunde besitzen einige dieser Substanzen eine **erhebliche gefäßschädigende Wirkung.**

Bei Patienten mit schnell fortschreitender Arteriosklerose der Carotis fanden sich besonders hohe

Plasma-Konzentrationen. Ein **Defizit an Antioxidanzien** begünstigt offenbar die Entstehung von Cholesterinoxidationsprodukten im Organismus [157].

Proteine und proteinreiche Lebensmittel

Die Frage einer Beeinflussung der Serum-Lipidkonzentration und des Infarktrisikos durch proteinreiche Lebensmittel konzentriert sich auf folgende Punkte:

- Bestehen Unterschiede zwischen tierischem und pflanzlichem Protein?
- Welche Bedeutung kommt dem Muskelfleisch als Lebensmittel, reich an Eisen mit hoher Bioverfügbarkeit, zu?
- Bestehen Unterschiede zwischen rotem Fleisch, z.B. Rindfleisch, und weißem Fleisch (Geflügel)?

Sowohl tierexperimentelle als auch am Menschen erhobene Befunde sprechen für einen **cholesterinspiegelsenkenden Effekt pflanzlicher Proteine** [40]. Der Wirkmechanismus ist unbekannt.

Positive Berichte existieren insbesondere über das **Sojaprotein.** Eine Senkung von Gesamt- und LDL-Cholesterin kann erreicht werden sowohl durch einen Austausch von tierischem Eiweiß gegen Sojaprotein als auch durch zusätzliche Sojaproteinzufuhr. Der cholesterinsenkende Effekt ist größer bei höheren Ausgangskonzentrationen des Serum-Cholesterins.

Die unterschiedliche **Lysin-Arginin-Relation** von tierischem Protein bzw. Sojaprotein wird als mögliche Ursache diskutiert [291].

> In zwei Studien, in denen gleiche Mengen an tierischem und pflanzlichem Protein in Form von Milch- bzw. Sojaprotein verabreicht wurden, konnte gezeigt werden, dass sich die Serum-Cholesterinkonzentration bei Probanden mit primär erhöhter Serum-Cholesterinkonzentration unter Sojaprotein signifikant senkt, während sich dieser Effekt bei Versuchspersonen mit im Normbereich liegender Cholesterinkonzentration nicht nachweisen ließ [71, 177].

Bei einer kritischen Sichtung der zu dieser Problematik vorliegenden Befunde kommen die meisten Autoren jedoch zu dem Schluss, dass pflanzliche Proteine den Serum-Cholesterinspiegel nur unwesentlich senken. Sie führen die in der Literatur immer wieder mitgeteilten positiven Effekte in erster Linie auf **Begleitsubstanzen pflanzlicher Lebensmittel** wie Pflanzensterine, Fette mit hohem Anteil an ungesättigten Fettsäuren, wasserlösliche Ballaststoffe und den geringen Gehalt an Cholesterin zurück [21, 284].

> In einer sechs Monate dauernden Studie verzehrten 70 postmenopausale Frauen pro Tag 40 g Protein entweder als Casein + fettfreies Milchpulver oder Sojaprotein mit hohem oder niedrigem Gehalt an Isoflavonen (siehe sekundäre Pflanzenstoffe, Phytoöstrogene, ➤ Kap. 1.7.5). Während sich die Gesamtcholesterinkonzentration im Serum in keiner der Gruppen veränderte, kam es in beiden Gruppen unter Sojaprotein unabhängig vom Gehalt an Isoflavonen zu einer signifikanten Zunahme von HDL- und Abnahme von LDL-Cholesterin bei signifikanter Steigerung der LDL-Rezeptoraktivität.

Dieser Befund stützt die Annahme, dass dem unterschiedlichen Aminosäuremuster der Proteine und weniger dem Gehalt an Begleitsubstanzen eine Bedeutung zukommt [23].

Die Herzinfarktrate liegt bei **Vegetariern** niedriger als bei nach Geschlecht, Alter und sozioökonomischem Status vergleichbaren Personen, die Fleisch verzehren.

> In einer prospektiven 12 Jahre dauernden Studie, an der über 6000 Vegetarier teilnahmen, lag die standardisierte Mortalitätsrate (die Mortalität der Gesamtbevölkerung = 100) an ischämischen Herzerkrankungen mit 51 bei Fleischessern signifikant über der von 28 bei Vegetariern [264].

Da die vegetarische Ernährung jedoch nicht nur durch den Verzicht auf Fleisch gekennzeichnet ist, sondern Vegetarier vergleichsweise mehr Gemüse, Früchte, Getreideprodukte, Hülsenfrüchte und Nüsse verzehren und folglich die Zufuhr an gesättigten Fettsäuren niedrig und an ungesättigten Fettsäuren höher liegt, insgesamt mehr Kohlenhydrate und Ballaststoffe verzehrt werden etc., darf der positive Effekt der vegetarischen Ernährung **nicht ausschließlich auf den Verzicht von Fleisch** zurückgeführt werden.

So findet sich beispielsweise eine positive Beziehung zwischen der Höhe des Fleisch- und Wurstverzehrs und der Höhe der Gesamtcholesterinkonzentration im Serum (> Abb. 4.35) [33]. Auch andere Autoren fanden günstigere Lipidparameter bei Vegetariern als bei Gemischtköstlern [219].

Es gibt jedoch auch Hinweise darauf, dass mit Fleisch aufgenommenes **Eisen** über eine **Steigerung des oxidativen Stresses** (> Kap. 1.8.3 und > 16) das Infarktrisiko steigert. Häm- und Myoglobineisen haben im Vergleich zu Eisen pflanzlicher Lebensmittel einen hohen Ausnutzungsgrad. Zusätzlich steigert Fleisch- und Fischverzehr die **Resorption von Nicht-Häm-Eisen** (> Kap. 1.8.3). Ein regelmäßiger und hoher Fleischverzehr bedeutet folglich optimale Versorgung, u.U. sogar **Überladung des Organismus mit Eisen.**

Ausgehend von einer prospektiven finnischen Studie, bei der sich ein signifikant höheres Infarktrisiko bei Männern mit Serum-Ferritinkonzentrationen über 200 μg/l als Ausdruck einer über dem Durchschnitt liegenden Eisenzufuhr fand, wird diskutiert, ob eine Eisenüberladung auf dem Wege über eine vermehrte Freisetzung freier Radikale die Arterioskleroseentstehung fördert [233]. Weitere epidemiologische Studien konnten diesen Verdacht nicht bestätigen [182].
Aufgrund von In-vitro-Untersuchungen muss trotz widersprüchlicher Ergebnisse epidemiologischer Studien eine vermehrte LDL-Oxidation bei Eisenüberladung dann diskutiert werden, wenn die Konzentration an Antioxidanzien im Gewebe nicht optimal ist [193].

Die insbesondere in den USA häufig vertretene Vorstellung, Rindfleisch habe im Vergleich zu Geflügel, unabhängig vom Fettanteil, einen ungünstigeren Effekt auf Serum-Lipidparameter, wurde in verschiedenen vergleichenden Untersuchungen überprüft. Dann, wenn der Gehalt an Fett gesättigter Fettsäuren identisch war, hatten beide Fleischsorten keine unterschiedliche Wirkung auf die Gesamtcholesterin-, LDL- und HDL-Cholesterinkonzentration im Serum [242].

Das für die Herzinfarkthäufigkeit charakteristische, seit langer Zeit bekannte **Nord-Süd-Gefälle** gilt auch als Beweis dafür, dass der vegetarisch orientierten Ernährung ein protektiver Effekt zukommt. Als Beweis gilt das Ergebnis der Ende der 1950er Jahre begonnenen **Seven-Country-Study** [216].

Rund 12 000 Männer aus Italien, Griechenland, Jugoslawien, den Niederlanden, Finnland, USA und Japan wurden während eines Zeitraumes von 15 Jahren beobachtet. Die **Infarktmortalität** lag in Griechenland mit 120 pro 10 000 am niedrigsten, während die Infarktsterblichkeit mit 972 pro 10 000 in Finnland am höchsten lag. Neben **genetischen Faktoren** werden diese erheblichen Unterschiede insbesondere auf die **Ernährung** zurückgeführt.

Die in Griechenland (Kreta) übliche Ernährung beinhaltet einen vergleichsweise hohen Anteil an Brot, Obst und Gemüse und einen hohen Anteil an einfach ungesättigten Fettsäuren in Form von Olivenöl bei geringem Anteil an Fleisch und tierischen

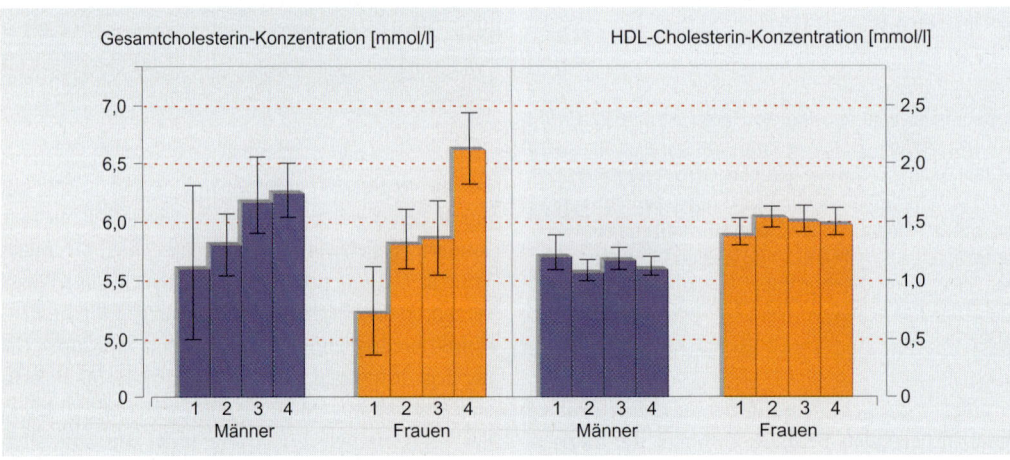

Abb. 4.35 Mittelwerte der Gesamt- und HDL-Cholesterinkonzentration in Abhängigkeit vom durchschnittlichen Fleisch- und Wurstwarenkonsum (1: höchstens einmal pro Woche, 2: zwei- bis dreimal pro Woche, 3: vier- bis sechsmal pro Woche, 4: täglich) (nach Bodenmann et al. [33]).

Fetten. Diese **mediterrane Kost** beinhaltet, wie bereits an anderer Stelle ausgeführt, neben der günstigen Fettsäurekomponente eine Reihe weiterer Bestandteile – einschließlich des regelmäßigen Weinkonsums –, die das Arterioskleroserisiko senkt.

Die Auswertung der Daten von 80 082 Frauen der Nurses' Health Study, die während einer Beobachtungszeit von 14 Jahren erhoben wurden, ergaben keine Hinweis darauf, dass mit steigender Proteinzufuhr das Infarktrisiko zunimmt. Hierbei wurde die Gesamtenergie- und Fettzufuhr berücksichtigt. Es ergab sich jedoch eine Reduktion der Infarkthäufigkeit in dem Maße, in dem die Energie aus Kohlenhydraten durch Energie aus Proteinen ersetzt wurde [115].

Kohlenhydrate

Findet in der normalen Nahrung ein Ersatz gesättigter Fettsäuren durch Kohlenhydrate statt, ist mit einer Reduktion der Serum-Spiegel von Gesamt- und LDL-Cholesterin zu rechnen. Auch das HDL-Cholesterin wird leicht gesenkt.

Kontrovers wird die Frage der **kohlenhydratinduzierten Hypertriglyceridämien** diskutiert. Im Kurzzeitversuch kommt es dann, wenn man den Kohlenhydratanteil der Kost bei isokalorischer Reduktion des Fettanteils erhöht, zu einem individuell unterschiedlich ausgeprägten Anstieg der Serum-Triglyceridkonzentration. Dies gilt sowohl für Gesunde als auch für Patienten mit einer Hyperlipoproteinämie vom Typ II–V.

Dieser kohlenhydratinduzierte Anstieg ist jedoch offenbar nur **vorübergehend.** Werden die Probanden über Wochen kontrolliert – entsprechende Untersuchungen wurden beispielsweise bei Gefängnisinsassen in Südafrika durchgeführt –, so schwindet die Hypertriglyceridämie. Dieser Befund erklärt die Tatsache, dass Bevölkerungsgruppen mit geringem Fett- und hohem Kohlenhydratverzehr niedrigere mittlere Serum-Triglyceridkonzentrationen aufweisen als Populationen mit einer umgekehrten Kohlenhydrat-Fett-Relation.

Trotzdem gibt es Hinweise darauf, dass die Gruppe der Hypertriglyceridämiker nicht homogen ist und möglicherweise einzelne Patienten auch auf Dauer unter hohem Kohlenhydratverzehr hohe Serum-Triglyceridkonzentrationen aufweisen.

So können beispielsweise Patienten mit einer **durch Hypertriglyceridämie induzierten Pankreatitis** über viele Jahre mit einer kohlenhydratarmen Kost gut kontrolliert und frei von erneuten Pankreatitisschüben gehalten werden (Lit. bei [3]).

Bei Typ-IV-Hyperlipoproteinämie kommt es, wie die in ➤ Abb. 4.36 dargestellten Befunde zeigen, unter kohlenhydratarmer, fettreicher Ernährung zwar zu niedrigen Triglyceridkonzentrationen in der Nüchternphase, nicht aber nach Nahrungsaufnahme.

Ob die Hypertriglyceridämie die Entstehung der Arteriosklerose begünstigt, wurde lange Zeit kontrovers diskutiert. Ergebnisse epidemiologischer Untersuchungen sind widersprüchlich. Eine wesentliche Schwierigkeit bei der Interpretation der bei solchen Studien erhobenen Befunde ist die Tatsache, dass die **Hypertriglyceridämie** nur selten isoliert vorkommt und **meist mit anderen Risikofaktoren vergesellschaftet** ist. Trotzdem gilt es heute als gesichert, dass triglyceridreiche Lipoproteine ebenfalls den arteriosklerotischen Gefäßprozess begünstigen. Offenbar wird das kardiovaskuläre Risiko im Wesentlichen durch die Zusammensetzung der triglyceridreichen Lipoproteine bestimmt.

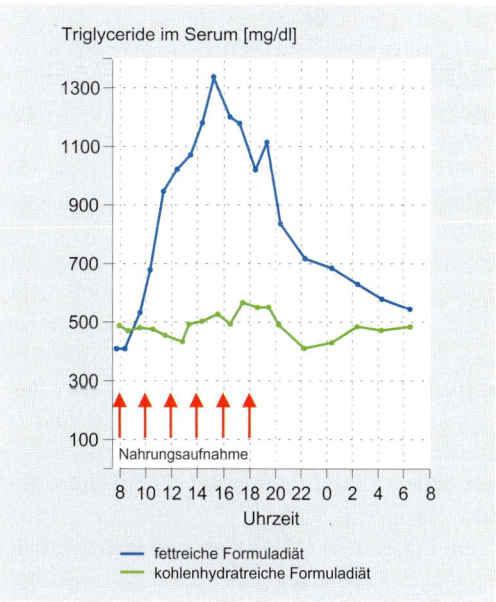

Abb. 4.36 Mittlere Triglyceridkonzentration im Serum (Tagesprofil) bei Hyperlipoproteinämie Typ IV unter isokalorischer kohlenhydratreicher und fettreicher Formeldiät (nach Schlierf et al. [237]).

Wesentlich für den Einfluss von Kohlenhydraten auf die Lipid- und Lipoproteinkonzentration im Serum ist der **glykämische Index** (➤ Kap. 4.3) der kohlenhydratreichen Lebensmittel.

Nachdem in prospektiven epidemiologischen Studien gezeigt werden konnte, dass sich unter kohlenhydratreicher Ernährung mit hohem Ballaststoffanteil sowohl das Risiko für koronare Herzerkrankungen als auch für Diabetes mellitus Typ 2 verringert (Lit. bei [73]), konnte in einer Langzeitstudie an über 1400 Personen eine signifikant negative Korrelation zwischen der HDL-Cholesterinkonzentration im Serum und der Höhe des glykämischen Index der verzehrten Kohlenhydrate belegt werden. Der glykämische Index war von größerem **Einfluss auf die HDL-Konzentration** als Menge und Art des Nahrungsfettes [73].

Dieser Befund ist deshalb von praktischer Bedeutung, weil die zur Arterioskleroseprophylaxe empfohlene **fettarme Ernährung** zwangsläufig **kohlenhydratreich** ist.

> Werden die Kohlenhydrate überwiegend in Form von Lebensmitteln mit hohem glykämischen Index verzehrt, so werden sowohl LDL- als auch HDL-Cholesterin erniedrigt.
> Werden Lebensmittel mit niedrigem glykämischen Index bevorzugt, so bleibt die unerwünschte HDL-Cholesterinsenkung aus.

Ballaststoffe

Bereits in ➤ Kap. 1.11 wurde der Einfluss von Ballaststoffen auf den Gallensäure- und Cholesterinstoffwechsel dargestellt und darauf hingewiesen, dass vor allem wasserlösliche, von der Kolonflora **leicht fermentierbare Ballaststoffe,** wie etwa Pektin oder Haferkleie, und weniger die wasserunlöslichen, z.B. in der Weizenkleie reichlich vorkommenden Ballaststoffe, die Serum-Cholesterinkonzentration senken.

Die Empfehlung einer **ballaststoffreichen Ernährung** ist Bestandteil aller Empfehlungen **zur Reduktion des Arterioskleroserisikos.** Sie basieren im Wesentlichen auf den Ergebnissen epidemiologischer Studien, in denen gezeigt wurde, dass Populationen mit einem hohen Verzehr von ballaststoffrei-

chen Lebensmitteln wie Obst, Gemüse und Getreideprodukten, wie etwa die Bevölkerung der Mittelmeerländer **(mediterrane Diät),** Vegetarier oder bestimmte Religionsgruppen, sehr niedrige Serum-Lipidkonzentrationen und geringe Infarktraten aufweisen.

Da die Ernährung der genannten Bevölkerungsgruppen jedoch nicht nur reich an Ballaststoffen ist, sondern auch einen geringen Fett- und Cholesteringehalt mit meist hohem Anteil an mehrfach und einfach ungesättigten Fettsäuren aufweist und zusätzlich reich an Antioxidanzien und pflanzlichem Protein ist, wird es schwer, die **Bedeutung einer Komponente,** wie etwa der Ballaststoffe, zu beweisen.

> Grundsätzlich ist die Empfehlung einer möglichst ballaststoffreichen Ernährung unabhängig von ihren möglichen spezifischen Effekten **immer sinnvoll,** da sich hiermit zwei wesentliche Forderungen zur Arterioskleroseprophylaxe – eine relativ geringe Energie- und Fettzufuhr – am leichtesten realisieren lassen.

Dass jedoch Ballaststoffe einen **direkten Einfluss auf die Lipid- und Lipoproteinkonzentration** im Serum nehmen, wurde in einer Vielzahl von Untersuchungen belegt.

> So kam es nach zweiwöchiger Gabe von je 36 g **Pektin** bzw. **Guarmehl** zu einer mittleren Senkung der Serum-Cholesterinkonzentration um 36 bzw. 29 mg / dl. Kein Effekt fand sich nach der gleichen Menge **Weizenkleie** [123].

Cholesterinspiegelsenkend wirken sowohl **Hafer-** als auch **Gerstenkleie** und Ballaststoffe aus **Leguminosen.**

> Besonders gut untersucht wurde Psyllium. Es hat einen hohen Anteil an wasserlöslichen Ballaststoffen. Werden 10 g in zwei bis drei Einzeldosen täglich in Kombination mit einer fettreduzierten Kost aufgenommen, so kommt zum Effekt der Diät im Vergleich zum Placebo zusätzlich eine Senkung des Gesamtcholesterins um 3–6% und des LDL-Cholesterins um 5–9%. HDL-Cholesterin und Triglyceridkonzentrationen im Serum werden nicht beeinflusst.

Wird Psyllium zusammen mit einer typischen fettreichen Ernährung aufgenommen, so liegen die Reduktion des Gesamcholesterins bei 5–15% und die der LDL-Cholesterinkonzentration bei 8–20%. Wie die Cholesterinsenkung unter wasserlöslichen Ballaststoffen zustande kommt, ist nicht eindeutig geklärt. Wesentlich scheint die vermehrte Gallensäureausscheidung mit der Fäzes zu sein. Die hierdurch erforderliche vermehrte Neusynthese von Gallensäuren aus Cholesterin reduziert den Cholesterinpool. Ein weiterer Effekt beruht auf der bakteriellen Fermentation wasserlöslicher Ballaststoffe im Kolon. Die dabei entstehenden kurzkettigen Fettsäuren werden zum Teil von der Kolonschleimhaut resorbiert und mit dem Pfortaderblut zur Leber transportiert. Propionat hemmt hier die Cholesterinsynthese (➤ Kap. 1.11.5) (Lit. bei [8]).

Mineralstoffgehalt des Trinkwassers

In den verschiedenen Teilen der Welt wurde die Beziehung zwischen der Rate an arteriosklerotischen Gefäßerkrankungen und dem **Härtegrad** des Trinkwassers untersucht. Hierbei fanden sich niedrigere Raten an arteriosklerotischen Gefäßerkrankungen in Gegenden mit hartem Trinkwasser.

Da sich hartes und weiches Wasser insbesondere durch die **Calciumkonzentration** unterscheiden, wird diesem Mineral die größte Bedeutung als protektivem Faktor beigemessen (➤ Abb. 4.37).

Unterschiedlich hoch sind jedoch auch die Konzentrationen anderer Mineralstoffe. So wird z.B. vermutet, dass die in weichem Wasser höhere Konzentration von **Blei** – nach Befunden aus England enthält hartes Wasser im Durchschnitt 23,6 ppm und weiches Wasser 33,5 ppm Blei – **arterioskleroseförderend** wirkt.

Auch eine Untersuchung in verschiedenen Regionen Schwedens bestätigte die inverse Beziehung zwischen dem Härtegrad des Trinkwassers und der Infarkthäufigkeit. Aufgrund der hier erhobenen Daten wird ein möglicher protektiver Effekt der mit dem Härtegrad korrelierenden **Magnesiumkonzentration** im Trinkwasser diskutiert [93]. Auch das Ergebnis einer Fall-Kontroll-Studie an über 850 Infarktpatienten bestätigte, dass hohe Magnesiumkonzentrationen im Trinkwasser mit einer signifikant geringeren Infarktmortalität einhergehen. Das Trinkwasser der Quartile mit dem geringsten Risiko hatte eine Magnesiumkonzentration von ≥ 9,8 mg / l [229].

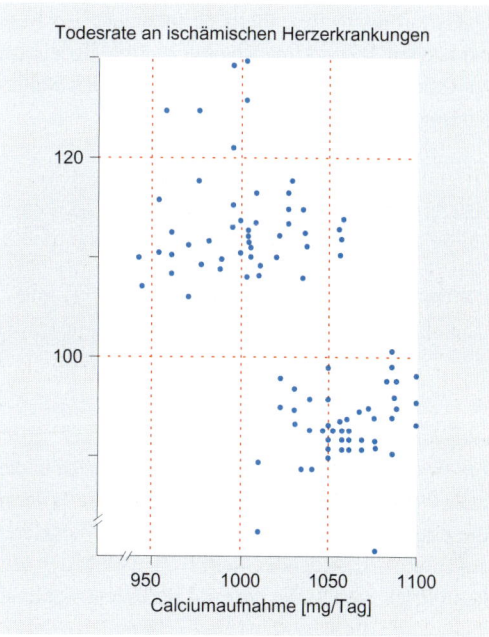

Todesrate an ischämischen Herzerkrankungen

Calciumaufnahme [mg/Tag]

Abb. 4.37 Beziehung zwischen der täglichen Calciumaufnahme und der Todesrate an ischämischen Herzerkrankungen (nach Knox [136]).

Sollten sich die Beziehungen zwischen dem Härtegrad des Trinkwassers und der Arterioskleroseentwicklung bestätigen, so wäre eine **künstliche Enthärtung** des Trinkwassers **abzulehnen.** Es hat jedoch nicht an kritischen Stellungnahmen gegen einen solchen Kausalzusammenhang gefehlt [109].

Antioxidanzien

Entgegen früherer Ansicht ist nicht die Konzentration von Gesamtcholesterin oder HDL-Cholesterin, sondern das **oxidierte LDL-Cholesterin** ein wesentlicher Risikofaktor für die Arteriosklerose. Aufgrund zytotoxischer Eigenschaften schädigt es Endothelien, stimuliert die Freisetzung chemotaktischer Faktoren, die eine Anlagerung von Monozyten und deren Umwandlung in Makrophagen begünstigen. Oxidiertes LDL hemmt weiterhin die positiven Wirkungen des von den Endothelzellen gebildeten NO.

Über LDL-Rezeptoren der Makrophagen in der Gefäßwand werden in erster Linie oxidierte LDL-Partikel aufgenommen. Sie wandeln Makrophagen in die für die frühe Arteriosklerose typischen **Schaumzellen** um. Substanzen, die LDL vor einer

Oxidation durch freie Radikale schützen, den Antioxidanzien, kommt folglich eine zentrale Bedeutung zu. Oxidativ modifiziertes LDL besitzt noch weitere atherogene Effekte (➤ Kap. 4.4.4)

Die für den Schutz der LDL-Partikel entscheidenden Antioxidanzien sind neben einer Reihe körpereigener Substanzen wie Superoxiddismutase, Katalase, Glutathionperoxidase etc., Substanzen, die mit der Nahrung aufgenommen werden, wie Vitamin E, Carotinoide und Flavonoide.

Aufgrund ihrer Funktion als **Radikalfänger** schützen sie die mehrfach ungesättigten Fettsäuren in den LDL-Partikeln vor Oxidation und verhindern damit die Entstehung von oxidiertem LDL. Sie blockieren auf einer entscheidenden, sehr frühen Stufe den sehr komplexen Prozess der Arterioskleroseentwicklung.

Das ebenfalls als Antioxidans wichtige **Vitamin C** hat die Aufgabe, das beim Abfangen freier Radikale oxidierte Vitamin E zu reduzieren und so wieder als aktives Vitamin E zur Verfügung zu stellen.

Ergebnisse epidemiologischer Studien stimmen in diesem durch biochemische und tierexperimentelle Studien belegten Konzept über die Bedeutung von Antioxidanzien für die Arterioskleroseentstehung überein. So fand sich bei Männern im mittleren Lebensalter aus verschiedenen europäischen Ländern eine inverse Korrelation zwischen der Mortalität an ischämischen Herzerkrankungen und der Vitamin-E-Konzentration im Plasma [80].
In einer multizentrischen fallkontrollierten Studie wurde als Maß für die **Carotinaufnahme mit der Nahrung** die β-Carotin-Konzentration im Fettgewebe bestimmt. Auch hier ergab sich eine inverse Korrelation zwischen dem Infarktrisiko und der Konzentration von Carotin. In der Quintile mit der höchsten Carotinkonzentration lag die Infarkthäufigkeit um 44% niedriger als in der Quintile mit der niedrigsten Carotinkonzentration.
Noch ausgeprägter war der **protektive Effekt bei Rauchern.** Die Risikominderung betrug hier zwischen der höchsten und der niedrigsten Quintile 60% [127].

Möglicherweise ist jedoch die β-**Carotin-Konzentration** im Plasma und Fettgewebe nur ein Indikator für einen hohen Verzehr von Gemüse und Obst, während der koronarprotektive Effekt auf dem hohen Anteil an anderen Substanzen, z.B. einem der bei vielen Untersuchungen **nicht erfassten Carotinoide** beruht. Hierfür spricht das Ergebnis einer Multicenter-Studie in zehn europäischen Ländern, bei der sich ein Schutzeffekt des Carotinoids **Lycopin** sichern ließ [138].

Es sind viele Inhaltsstoffe in Obst und Gemüse, deren kardioprotektive Eigenschaften sich bei einem hohen Verzehr dieser Lebensmittel addieren oder potenzieren. Hierfür sprechen Ergebnisse einer Reihe epidemiologischer Studien, z.B. einer großen amerikanischen prospektiven Studie, in der bei 960 Personen in einem Zeitraum von im Mittel 19 Jahren der Einfluss des Ernährungsverhaltens auf die Häufigkeit des Auftretens von bestimmten Erkrankungen bzw. Todesursachen untersucht wurde. Es fand sich eine inverse Beziehung zwischen der Höhe des Obst- und Gemüseverzehrs und der Häufigkeit kardiovaskulärer Erkrankungen, zerebraler Insulte, aber auch der Gesamtmortalität. Bei der Auswertung der Daten wurden weitere Risiko- bzw. Schutzfaktoren wie Rasse, Geschlecht, Rauch- und Trinkgewohnheiten, körperliche Aktivität, Diabetes mellitus, Fettverzehr etc. berücksichtigt [24].

Auch in bereits früher publizierten epidemiologischen Studien wurde der gefäßprotektive Effekt von Obst und Gemüse nachgewiesen (Lit. bei [99]). Wie bereits besprochen, muss davon ausgegangen werden, dass die protektive Wirkung von Obst und Gemüse darauf beruht, dass die Effekte verschiedener Inhaltsstoffe, insbesondere von Vitaminen, Carotinoiden und sekundären Pflanzenstoffen, die zum Teil sowohl antioxidativ als auch antithrombotisch wirken (➤ Kap. 1.7.5), und die wasserlöslichen Ballaststoffe wirksam werden. Auf dieser Kombination protektiver Inhaltsstoffe pflanzlicher Lebensmittel und möglichen sich ergebenden synergistischen Effekten beruht die Empfehlung der DGE zum Schutz vor Karzinomen, degenerativen Gefäßerkrankungen, Katarakt und weiteren degenerativen Erkrankungen, fünfmal am Tag Obst und Gemüse zu verzehren.

Vor diesem Hintergrund muss die Frage diskutiert werden, inwieweit die Schutzeffekte auch mit Supplementen, die oft nur eine Substanz oder eine Kombination verschiedener Substanzen in meist sehr hoher Konzentration enthalten, möglich sind. Da die Vielzahl der Beobachtungs-, Fall-Kontroll-

und Interventionsstudien zur Primär- und Sekundärprophylaxe von koronaren Herzerkrankungen mit Supplementen hier nicht besprochen werden kann, wird auf eine kritische zusammenfassende Darstellung und Sichtung verwiesen [99].

Ausgehend von den Ergebnissen einiger epidemiologischer Studien und der Tatsache, dass dem oxidierten LDL bei der Entstehung arteriosklerotischer Gefäßerkrankungen eine zentrale Bedeutung zukommt, werden seit Jahren Supplemente mit hohen, weit über dem Bedarf liegenden Dosen antioxidativer Vitamine und β-Carotin zur Primär- und Sekundärprophylaxe koronarer Herzerkrankungen empfohlen. Mittlerweile wurde der durch einen hohen Werbeaufwand geförderte Enthusiasmus über den vorbeugenden Effekt hoher Dosen an Antioxidanzien gedämpft. Ergebnisse großer randomisierter Interventionsstudien an über 110 000 Männern und Frauen in den USA und Europa konnten keinen Schutz vor arteriosklerotischen Gefäßveränderungen nachweisen. Zum Teil ergaben sich Hinweise auf negative Auswirkungen bei der Zufuhr unphysiologisch hoher Dosen an Antioxidanzien sowohl auf die Häufigkeit koronarer Herzerkrankungen als auch auf die Gesamtmortalität [109a]. Eine Metaanalyse von sieben randomisierten Studien bestätigt dieses negative Ergebnis. Es ergab sich unter der Gabe von Vitamin E keine Reduktion kardialer und zerebraler Gefäßerkrankungen und unter der Einnahme von β-Carotin-Supplementen kam es zu einer geringen, aber signifikanten Steigerung der Gesamtmortalität. Eine weitere Metaanalyse von 19 Studien unter hoch dosierter Vitamin-E-Supplementierung (≤ 400 IU / Tag) fand in gleicher Weise einen Anstieg der Gesamtmortalität. Die Autoren warnen aufgrund ihrer Ergebnisse vor einer Supplementation mit β-Carotin und Vitamin E [274a, 320].

Auch eine unlängst publizierte Metaanalyse von 68 kontrollierten Studien mit über 230 000 Teilnehmern konstatierte für eine Behandlung mit Vitaminsupplementen von β-Carotin, Vitamin A und Vitamin E unter den Bedingungen einer Primär- und Sekundärprävention für verschiedene Erkrankungen eine eher gesteigerte Mortalität. Vitamin C und Selen verhielten sich im Hinblick auf eine verzögerte oder vorzeitige Sterblichkeit neutral [299].

Nach derzeitigem Wissensstand ist davon auszugehen, dass mit einer Mischkost, die reich an Obst und Gemüse ist, sowie bei Verwendung von Fetten mit einer optimalen Relation zwischen ω-3- und ω-6-Fettsäuren und hohem Gehalt an α-Tocopherol die für die Arteriosklerose- und Tumorprävention ausreichende Menge an antioxidativen Nährstoffen aufgenommen wird.

Die verwirrende Studienlage der letzten Jahre zum Thema Antioxidanzien in der Prävention mit Vorherrschen positiver epidemiologischer Kohortenstudien und negativer Interventionsstudien macht Empfehlungen zu erwünschten Plasma-Konzentrationen und Zufuhrraten nahezu unmöglich.

Das Hohenheimer Konsensusgespräch zum Thema „Antioxidative Vitamine in der Prävention" [30] kam zu folgenden Aussagen: Plasma-Konzentrationen, die als Maß für eine primäre Prävention bei gesunden Erwachsenen angesehen werden, setzen im Wesentlichen eine ausreichende Aufnahme voraus, die durch Ernährung erreichbar sein sollte. Als optimal werden aufgrund von Werten aus Ernährungsstudien beim Erwachsenen folgende **Plasma-Konzentrationen** antioxidativer Vitamine angenommen:

- α-Tocopherol > 30 µmol / l
- Vitamin C > 50 µmol / l
- β-Carotin > 0,4 µmol / l.

Aus der Beziehung zwischen hohen Plasma-Werten und geringer Morbidität bzw. Mortalität an koronaren Herzerkrankungen (das Gleiche gilt für neoplastische Erkrankungen) kann angenommen werden, dass die Plasma-Konzentration den für die Prävention dieser Erkrankungen notwendigen individuellen Versorgungsstand hinreichend widerspiegelt: Plasma-Werte, die etwa 15–20% unter den präventiven Schwellenwerten liegen, sind mit einer statistischen Verdoppelung des Risikos assoziiert.

Gesunden Erwachsenen, die keinem speziellen oxidativen Stress unterliegen, wurde zur Aufrechterhaltung **präventiver Plasma-Spiegel** (s. o.) eine tägliche Zufuhr von:

- ca. 75–150 mg Vitamin C
- ca. 15–30 mg Vitamin E
- ca. 2–4 mg β-Carotin

vorgeschlagen. (Es können nur Bereiche angegeben werden, da die Reaktion der Plasma-Konzentration auf eine gegebene Zufuhr individuell variiert.)

Zigarettenraucher haben einen Mehrbedarf an Vitamin C (ca. 50–100 mg / Tag) und β-Carotin, möglicherweise auch an anderen Antioxidanzien wie Vitamin E.

Bei regelmäßigem Verzehr von rohem Obst, insbesondere Zitrusfrüchten, ist die Zufuhr von 75 bis maximal 150 mg **Vitamin C** gewährleistet. Nach der VERA-Studie [107] verzehren jedoch 10–15% der Männer und 15% der Frauen selten Obst und Gemüse; das Gleiche gilt für Raucher und Personen mit chronischem Alkoholabusus.

Der tägliche Zufuhrbereich für β-**Carotin** wird nur bei einer Gemüsezufuhr (insbesondere tief grüne und orangefarbene Gemüsesorten) von 200–250 g / Tag bei einem derzeitigen Durchschnitt von 120 g / Tag sichergestellt.

15–30 mg **Vitamin E** können bei entsprechender Sachkenntnis realisiert werden. Dies erfordert jedoch die Zufuhr von Pflanzenölen, in welchen das Verhältnis von Vitamin E (α-Tocopherol) zu hoch ungesättigten Fettsäuren relativ hoch ist.

Eine optimale Versorgung mit Vitamin E kann erschwert werden, wenn reichlich Fette mit hohem Anteil an mehrfach ungesättigten Fettsäuren bei gleichzeitig geringem Gehalt an α-Tocopherol verzehrt werden. Zum Schutz vor Oxidation ist in polyensäurereichen Fetten eine adäquate Menge an Vitamin E (nach Empfehlung der DGE pro Gramm zweifach ungesättigter Fettsäuren 0,5 mg Vitamin E pro Tag) erforderlich.

> Dies bedeutet, dass mit gesteigerter Zufuhr von mehrfach ungesättigten Fettsäuren auch die Aufnahme von Vitamin E gesteigert werden muss, wenn ein optimaler Schutz vor freien Radikalen gewährleistet sein soll.

Manche Fette, reich an mehrfach ungesättigten Fettsäuren, verfügen über einen hohen Vitamin-E-Anteil, enthalten sogar mehr von diesem antioxidativen Vitamin, als zu ihrem Schutz vor Oxidation erforderlich ist. Sie tragen zu einer **positiven Vitamin-E-Bilanz** bei. Dazu zählen Weizenkeimöl, **Sonnenblumenöl, Haselnussöl etc.**

Andere Fette wie etwa Saffloröl haben eine negative oder ausgeglichene Bilanz wie etwa Maiskeimöl oder Butter (Lit. bei [30]).

Das weltweit, insbesondere in den USA häufig verzehrte **Sojaöl** enthält als Antioxidans überwiegend γ-Tocopherol mit einer nur sehr geringen Vitamin-E-Wirkung. Reichlicher Verzehr dieses Öls begünstigt folglich eine **negative Vitamin-E-Bilanz** (> Kap. 1.7.1).

Angereicherte Lebensmittel und/oder **Supplemente** sind nicht generell, sondern nur bei bestimmten Erkrankungen (z.B. rheumatoider Arthritis) indiziert, wenn sich eine gezielte Ernährung nicht dauerhaft realisieren lässt. Im Falle von Supplementierungen sollte ein **ausgewogenes Verhältnis** der drei antioxidativen Vitamine angestrebt werden. Es wird das Verhältnis Vitamin E : Vitamin C : β-Carotin als 1 : 2 : 0,1 vorgeschlagen (z.B. 30 mg Vitamin E, 60 mg Vitamin C, 3 mg β-Carotin täglich).

Nicht nutritive Wirkstoffe, sekundäre Pflanzeninhaltsstoffe (Phytochemicals, Plant-chemicals, Non-nutrient Compounds)

Neben den antioxidativen Vitaminen und Carotinoiden finden sich in pflanzlichen Lebensmitteln weitere, früher wenig beachtete und untersuchte Inhaltsstoffe mit antioxidativer Wirkung.

Es sind zu den Polyphenolen gehörende **Flavonoide,** wasserlösliche Substanzen, die sich in Obst, Gemüse, Gewürzen und Genussmitteln wie Wein und Tee finden (> Tab. 4.16). Etwa 95% aller in einer holländischen Durchschnittskost enthaltenen Flavonoide entfallen auf Quercetin, Kaempherol, Myricetin, Apigenin und Luteolin. **Quercetin** ist das häufigste Pflanzenphenol in den bei uns üblichen Lebensmitteln [336].

Tab. 4.16 Flavonoidaufnahmen in verschiedenen Ländern (nach Hertog et al. [337]).

Land	Aufnahme (mg / Tag)	Hauptquellen
Japan	70	Tee, Zwiebel, Äpfel
Finnland	3	Äpfel, Zwiebel
Niederlande	23	Zwiebel
Italien	34	Rotwein
Kroatien	58	Zwiebel
Griechenland	17	Zwiebel, Äpfel, Wein
USA	12	Zwiebel, Äpfel

In der Studie von Hertog [336] entfielen die im Mittel aufgenommenen Flavonoide zu 61% auf schwarzen Tee, zu 13% auf Zwiebeln und zu 19% auf Äpfel. Die mittlere **Gesamtflavonoidzufuhr** pro Tag lag bei 26 mg.

In einer prospektiven epidemiologischen Studie (Zutphen-Elderly-Studie) an über 800 Männern im Alter von 65–84 Jahren fand sich, unter Berücksichtigung der verschiedenen Risikofaktoren, der Zufuhr von antioxidativen Vitaminen etc. während einer Beobachtungszeit von 5 Jahren eine signifikante inverse Beziehung zwischen der Zufuhr von Flavonoiden und der Mortalität an Herzinfarkt [104].

Auch nach einer Gesamtstudiendauer von 10 Jahren bestätigte sich die genannte inverse Beziehung.

Nicht bestätigt werden konnte der protektive Effekt von Flavonoiden in einer prospektiven amerikanischen Studie. Die Autoren kommen zu dem Schluss, dass die Menge an Flavonoiden – im Mittel etwa 20 mg pro Tag – die typischerweise in den USA aufgenommen werden, keine nachweisbaren Schutzfaktoren darstellen [222].

In manchen Bevölkerungsgruppen werden mit regelmäßig konsumiertem **Rotwein** relativ große Mengen von Flavonoiden aufgenommen (siehe „French Paradox", ➤ Abb. 4.38).

Ergebnisse weiterer Studien zur Beziehung zwischen der Zufuhr an Phytochemicals und der Häufigkeit koronarer Herzerkrankungen aus Finnland, England, Japan etc. waren widersprüchlich. Der zum Teil fehlende Nachweis einer protektiven Wirkung wird mit der Tatsache erklärt, dass Risikofaktoren wie Zigarettenrauchen, hoher Fettkonsum etc. bei der Beurteilung nicht ausreichend berücksichtigt wurden (Lit. bei [129]).

Flavonoide finden sich in Kakao und hieraus hergestellten Produkten. Zur Überprüfung der biologischen Verfügbarkeit und Wirksamkeit im Organismus wurde in einer Studie an gesunden Versuchspersonen unter einer typischen amerikanischen Mischkost mit niedrigem Flavonoidgehalt und einer entsprechenden Kost mit Zusatz von 22 g Kakaopulver und 16 g dunkler Schokolade täglich während 4 Wochen die Wirksamkeit verglichen. Es fand sich unter Gabe von Kakao eine Steigerung der antioxidativen Kapazität des Serums mit eindeutiger Verringerung der LDL-Oxidation und ein Anstieg der HDL-Konzentration im Serum um 4% (vgl. Polyphenole, ➤ Kap. 1.7.5) [277].

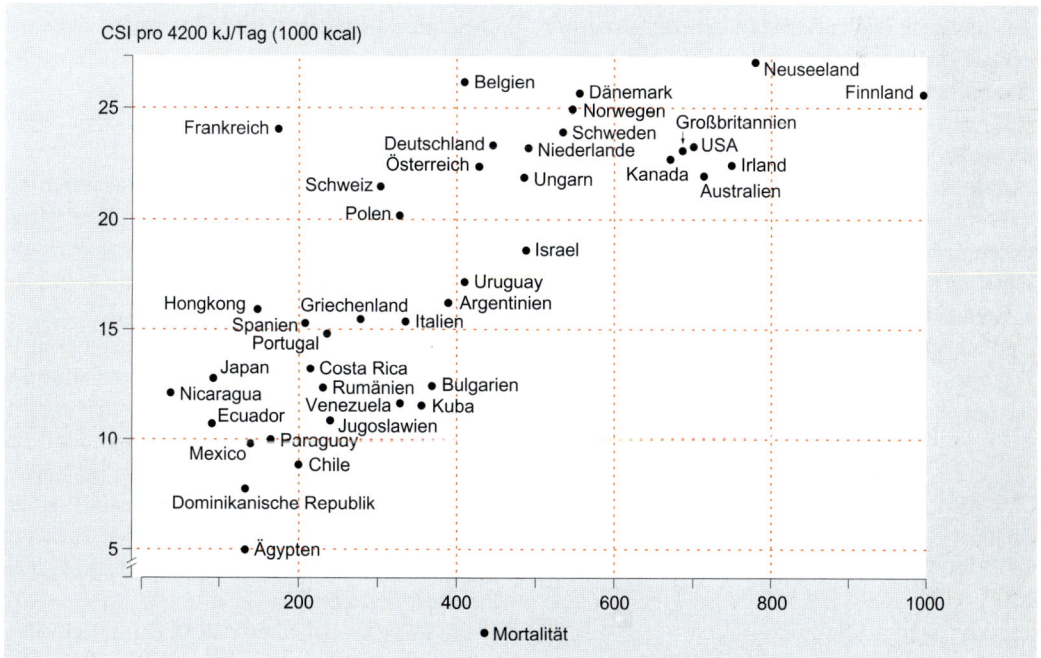

Abb. 4.38 Mortalität pro 100 000 Männer im Alter von 55–64 Jahren in 40 Ländern in Abhängigkeit vom CSI (= Index zur Erfassung des Arterioskleroserisikos) [CSI = (1,01 × Gramm gesättigte Fette) + (0,05 × mg Cholesterin)] (Connor et al. [47]).

Sekundäre Pflanzenstoffe wirken vorwiegend antioxidativ, daneben stärken sie die Funktion des Endothels und wirken prokoagulatorischen Effekten entgegen. Die günstige antiatherogene Wirkung von sekundären Pflanzenstoffen ist kaum auf eine Einzelsubstanz zu beziehen, wahrscheinlich bedingt die Summe dieser Stoffe in Pflanzen die Schutzwirkung.

Die Bedeutung der Phytosterine für die Höhe der Serum-Cholesterinkonzentration ist in ➤ Kap. 1.4 beschrieben.

Knoblauch

In altägyptischen Schriften aus der Zeit um 1550 v. Chr. wird Knoblauch bereits als Heilmittel bei einer Vielzahl von Erkrankungen genannt. Bis heute gilt Knoblauch als Prophylaktikum und Heilmittel für viele Erkrankungen.

Seit langem wird ihm ein positiver Effekt auf das Gefäßsystem, insbesondere eine **antiarteriosklerotische Wirkung** nachgesagt. Nachdem die Wirkung, wie die vieler pflanzlicher Heilmittel, nie exakt belegt worden war und die Anwendung ausschließlich auf Erfahrung und Spekulation beruhte, wurden in neuerer Zeit zunehmend exakte Therapiestudien durchgeführt.

Die Bewertung der Studienergebnisse wird durch die meist unterschiedlichen Versuchsbedingungen erschwert. Dies betrifft insbesondere die unterschiedlichen Darreichungsformen von der unbehandelten Zwiebel über Trockenpulver bis hin zu verschiedenen Extrakten.

Knoblauchextrakte besitzen z.B. im Vergleich zu einer unbehandelten Zwiebel bzw. einem schonend hergestellten Trockenpulver nur einen geringen therapeutischen Effekt (Lit. bei [137]).

> So kam es beispielsweise in einer Studie bei 50 Männern mit mäßiger Erhöhung der Serum-Cholesterinkonzentration unter Gabe von zweimal 300 mg Knoblauchtrockenpulver täglich zu einer signifikanten Senkung der Gesamtcholesterin- und LDL-Cholesterinkonzentration [1], während in einer weiteren Studie unter ähnlichen Versuchsbedingungen mit Knoblauchöl kein Effekt erzielt werden konnte [26].

Unter Gabe von Knoblauch wurden beschrieben:

- Erniedrigung von Gesamtcholesterin und Triglyceriden
- Erhöhungen der fibrinolytischen Aktivität
- eine Verringerung der Thrombozytenaggregation
- gefäßerweiternde Wirkungen und Blutdrucknormalisierungen.

Die möglichen **biochemischen Grundlagen** eines prophylaktischen Effektes sind nur unvollständig bekannt. Neben einer nachgewiesenen Hemmung der Cholesterinsynthese in der Leber durch Knoblauchextrakte [245] verringern möglicherweise die in relativ hoher Konzentration enthaltenen Terpene und Phenolverbindungen die Bildung von oxidiertem LDL-Cholesterin.

Während sich Metaanalysen von früheren, unter sehr heterogenen Bedingungen durchgeführten Studien in ihren Aussagen über die Senkung der Serum-Cholesterin- und -Triglyceridkonzentration widersprachen [187], kommt eine neue Metaanalyse, die nur randomisierte, doppelblind-placebokontrollierte Untersuchungen berücksichtigte, zu einem positiven Ergebnis. In 10 von 13 Studien fand sich eine signifikante Reduktion der Cholesterinkonzentration im Serum unter einer 8- bis 24-wöchigen Gabe einer Knoblauchzubereitung [255].

Alkohol

In ➤ Kap. 1.9 wird die Bedeutung **moderaten Alkoholkonsums** für die Prophylaxe koronarer Herzkrankheiten ausführlich besprochen. Sowohl retrospektive als auch prospektive Studien (➤ Abb. 1.36) bestätigen die **Schutzwirkung** [78, 118, 215, 258].

Die vergleichsweise geringe Infarkthäufigkeit in Ländern mit regelmäßigem Weinkonsum wird u.a. mit der protektiven Wirkung des Alkohols erklärt. Dies gilt besonders für Frankreich. Hier ist der Herzinfarkt trotz eines hohen Verzehrs von gesättigten Fettsäuren und eines hohen Tabakkonsums signifikant niedriger als in vergleichbaren Ländern (➤ Abb. 4.38). Dieses Phänomen wird als „**French Paradox**" bezeichnet.

Die Tatsache, dass der Wein in Frankreich überwiegend **zum Essen** getrunken wird, wodurch sich die Alkoholresorption verzögert, soll die positive Wirkung noch steigern.

Die Erhöhung der Blutalkoholkonzentration während einer relativ langen Zeitspanne deckt sich zeitlich mit der **Phase der postprandialen Hyperlipidämie.** Da Alkohol Gerinnungsparameter beeinflusst, insbesondere die Thrombozytenaggregation verringert, wird die durch hohen Fettverzehr gesteigerte, arteriosklerotische Gefäßprozesse begünstigende Gerinnungsaktivität reduziert [215].

Von zusätzlicher Bedeutung sind relativ hohe Konzentrationen von **Antioxidanzien** aus der Gruppe der **Polyphenole,** die sich besonders im Rotwein finden. Sie erhöhen die antioxidative Aktivität des Serums (> Abb. 4.39) und wirken der Bildung von oxidiertem LDL entgegen [168].

Nach dem Konsum von **Rotwein** im Vergleich zu Weißwein lässt sich ein signifikanter Anstieg der Polyphenolkonzentration und der antioxidativen Aktivität bei gleichzeitiger Abnahme von oxidiertem LDL im Plasma nachweisen. Der gleiche positive Effekt konnte mit einem alkoholfreien Polyphenolextrakt aus Rotwein nachgewiesen werden [175]. Weiterhin fand sich in Untersuchungen an Endothelzellkulturen unter Zusatz von Polyphenolen aus Rotwein eine signifikante Verringerung der Synthese des vasokonstriktorisch wirkenden Peptides Endothelin-1, von dem ein die Koronarsklerose fördernder Effekt bekannt ist. Dieser Hemmeffekt war unter Zugabe von Polyphenolen aus rotem Traubensaft deutlich geringer ausgeprägt, sodass davon auszugehen ist, dass die entscheidenden Wirksubstanzen während der Herstellung des Weines aus den Schalen gelöst werden. [50].

Der **antiatherogene Effekt** von Alkohol wird erklärt mit:
- der bereits genannten Beeinflussung von Gerinnungsparametern (Hemmung der Thrombozytenaggregation, Steigerung der fibrinolytischen Aktivität) [220]
- einer Steigerung der HDL-Konzentration im Serum [249].

Obwohl die genannten Eigenschaften der nur im Rotwein in höherer Konzentration vorkommenden Polyphenole dafür sprechen, dass von allen alkoholischen Getränken Rotwein die größte protektive Wirkung zukommt, ist die Diskussion um den unterschiedlichen Schutzeffekt von Wein, Bier und Schnaps noch nicht beendet. Es gibt Hinweise darauf, dass die niedrige Gesamtmortalität und die geringe Rate an Herzkrankheiten sowie Karzinomen bei Weintrinkern im Vergleich zu Bier- und Schnapstrinkern eine Folge von Lebensstilfaktoren ist. Weintrinker gehören überwiegend zu einer höheren sozioökonomischen Schicht, haben eine bessere Ausbildung, sind ernährungsbewusster etc., sodass möglicherweise der Schutzeffekt des Alkohols entscheidend ist und weiteren Inhaltsstoffen nur eine untergeordnete Bedeutung zukommt [20].

Obwohl die protektive Wirkung eines mäßigen Alkoholkonsums unbestritten ist, muss bei den bekannten **Problemen des regelmäßigen Alkoholkonsums** und der Gefahr, eine Abhängigkeit zu provozieren (> Kap. 1.9), sehr kritisch die Frage diskutiert werden, ob Alkoholkonsum im Rahmen der Arterioskleroseprophylaxe propagiert werden darf.

Im Rahmen der Physicians' Health Study konnte prospektiv während fünf Jahren an über 5000 Infarktpatienten auch eine signifikant geringere Gesamtmortalität bei moderatem Alkoholkonsum nachgewiesen werden. Die Autoren schlagen vor, den moderaten Konsum unter Berücksichtigung der Alkoholrisiken mit in die Empfehlungen zur Sekundärprävention einzubeziehen [186].

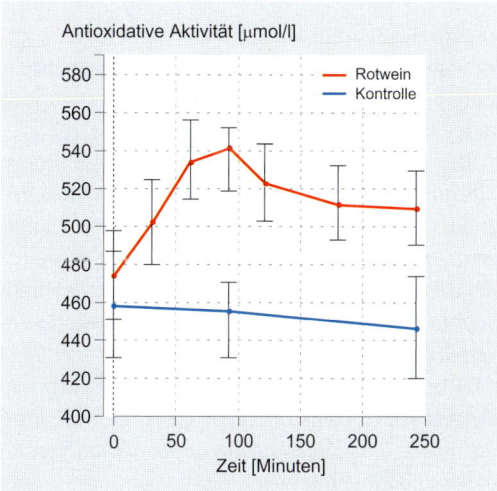

Abb. 4.39 Einfluss von Rotwein (5,7 ml Bordeaux / kg / KG während 30 Minuten) auf die antioxidative Aktivität im Serum bei gesunden Versuchspersonen (Maxwell et al. [168]).

Coffein und coffeinhaltige Getränke

Das mit Kaffee, Tee und Colagetränken konsumierte Coffein gilt als die weltweit am häufigsten aufgenommene **pharmakologisch aktive Substanz.**

Trotz einer Vielzahl epidemiologischer und experimenteller Studien zur Frage, ob Coffein, und insbesondere das weltweit am häufigsten getrunkene coffeinhaltige Getränk, der Kaffee, die Serum-Lipidparameter negativ beeinflusst und letztlich das Infarktrisiko steigert, ist diese Frage nicht eindeutig entschieden.

Eine lipidlösliche Fraktion des Kaffees steigert die Konzentration von Gesamtcholesterin, LDL-Cholesterin, Triglyceriden und Apolipoprotein B. Diese Fraktion des Kaffees wird durch **Kaffeefilter** zu mehr als 80% eliminiert [2]. Es handelt sich um **Diterpene** (Cafestol, Kahweol), von denen sich in nicht gefiltertem Kaffee etwa 1–2 g / l finden, in gefiltertem dagegen nur 10 mg / l.

Instantkaffee ist weitgehend frei von diesen, die Serum-Cholesterinspiegel steigernden Substanzen. Dieser Effekt wurde von verschiedenen Autoren bestätigt.

Die Befunde zeigen, dass der **Art der Zubereitung** des Kaffees eine große Bedeutung zukommt. In epidemiologischen Studien wurde diese Tatsache meist nicht ausreichend berücksichtigt, sondern lediglich die Zahl der pro Tag konsumierten Tassen Kaffee erfasst.

> Die Mehrzahl epidemiologischer Studien spricht aufgrund von zwei Metaanalysen nicht dafür, dass der regelmäßige Kaffeekonsum, bei Berücksichtigung der Tatsache, dass starker **Kaffee- und Zigarettenkonsum** häufig kombiniert sind, das Herzinfarktrisiko steigert [131, 178].
> In einer prospektiven, schwedischen Studie an 6765 Männern zwischen 51 und 59 Jahren fand sich keine Beziehung zwischen der Höhe des Kaffeekonsums (überwiegend gefilterter Kaffee) und der Häufigkeit von Herzinfarkten. Lediglich bei starken Kaffeetrinkern (9 Tassen / Tag und mehr) fand sich ein Trend zu einer höheren Infarktrate [228].

Neben dem genannten Unterschied zwischen gefiltertem und nicht gefiltertem Kaffee muss weiterhin berücksichtigt werden, dass **coffeinfreier Kaffee** die LDL- und Apolipoprotein-B-Konzentration mehr steigert als coffeinhaltiger Kaffee [260].

> Die Empfehlung für die Praxis lautet beim derzeitigen Wissensstand: Personen mit einem erhöhten Infarktrisiko sollten – falls größere Mengen Kaffee getrunken werden – Filterkaffee bevorzugen, da er vergleichsweise geringe Mengen an Diterpenen enthält [260]. Auch der Genuss von Espresso ist möglich.

In mehreren Studien fand sich im Vergleich zur Kontrollphase ohne Kaffeekonsum sowohl mit gefiltertem als auch mit ungefiltertem Kaffee ein Anstieg der Homocysteinkonzentration im Serum, ohne dass sich die Serum-Konzentration an Folsäure, Vitamin B_6 und B_{12} veränderte. Welcher Inhaltsstoff das bewirkt, ist unbekannt [274]. Da in epidemiologischen Studien nie eine positive Beziehung zwischen der Höhe des Kaffeekonsums und dem Infarktrisiko gefunden wurde, dürfte dem Anstieg keine praktische Bedeutung zukommen.

Der ebenfalls coffeinhaltige **schwarze Tee** hat keinen Effekt auf Parameter des Fettstoffwechsels. Diese Tatsache beweist, dass nicht das Coffein, sondern andere Inhaltsstoffe des Kaffees für die beschriebenen Wirkungen verantwortlich sind.

Hyperhomocysteinämie

Die toxische Aminosäure Homocystein wird im Organismus aus Methionin gebildet. Ihre enzymatische Entgiftung ist von einer ausreichenden Versorgung mit Vitamin B_6, B_{12} und Folsäure abhängig.

Bei der **Homocysteinurie,** einer angeborenen Störung des Homocysteinstoffwechsels, der neben anderen Enzymdefekten in erster Linie ein Mangel an dem Enzym Cystathionin-β-Synthetase zugrunde liegt, kommt es neben einer Reihe weiterer Komplikationen sehr früh zu pathologischen Veränderungen der Arterienwände.

Homocystein schädigt die Gefäßendothelien und steigert die Thrombozytenadhäsion. Es wird auch postuliert, dass Homocystein die Oxidation von Lipiden und Lipoproteinen fördert.

An Personen mit arteriosklerotischen Gefäßerkrankungen erhobene Befunde sprechen dafür, dass eine unabhängig von der genannten Stoffwechselstörung auftretende **Erhöhung der Homocysteinkonzentration** im Serum einen von Hyperlipidämie, Bluthochdruck und Zigarettenrauchen unabhängigen **Risikofaktor für den Herzinfarkt** darstellt [254].

> Eine Vielzahl an Befunden stützt die diskutierte Bedeutung von Homocystein als Risikofaktor. So fand sich, wie in ➤ Abb. 4.40 dargestellt, bei 30- bis 69-jährigen gesunden Männern aus Ländern mit unterschiedlicher Häufigkeit kardiovaskulärer Erkrankungen eine streng positive Beziehung (r = 0,71) zwischen der mittleren Plasma-Homocysteinkonzentration und der Sterblichkeit an koronaren Herzerkrankungen [5].

Die **Ursache** der Hyperhomocysteinämie wird in einer unzureichenden Versorgung mit den Vitaminen B_6, B_{12} und Folsäure gesehen (➤ Kap. 1.7.2). Besonders in höherem Lebensalter findet sich eine inverse Korrelation zwischen der Konzentration der genannten Vitamine und von Homocystein im Serum. Unter Verbesserung der Vitaminversorgung normalisiert sich die Homocysteinkonzentration [244].

Die primär sehr überzeugenden Befunde für die Annahme, Homocystein sei ein unabhängiger Risikofaktor für arteriosklerotische Gefäßveränderungen werden zunehmend, soweit es mäßige Erhöhungen betrifft, aufgrund folgender Befunde angezweifelt: In einigen prospektiven Studien fand sich lediglich eine geringere bzw. fehlende Beziehung zwischen der Homocysteinkonzentration im Serum und der Häufigkeit koronarer Herzerkrankungen. Weiterhin gibt es Hinweise darauf, dass die erhöhte Konzentration an Homocystein Folge einer durch andere Risikofaktoren wie Hypertonie, Zigarettenrauchen etc. ausgelösten Arteriosklerose, insbesondere der Nierengefäße ist. Die durch Gefäßschäden der Niere beeinträchtigte Funktion der Organe geht mit einer geringeren Metabolisierung von Homocystein einher. Die Hyperhomocysteinämie wäre folglich ein Marker und nicht eine der Ursachen der Arteriosklerose [243]. Dass die Homocysteinkonzentration trotz berechtigter Unsicherheiten doch von klinischer Relevanz ist, zeigen Untersuchungen an Patienten nach perkutaner Koronarangioplastie. In einer exakt kontrollierten Studie hatten Patienten unter Substitution mit Folsäure, Vitamin B_6 und B_{12} im Vergleich zur Placebogruppe sowohl niedrigere Plasma-Homocysteinkonzentrationen als auch signifikant weniger Restenosen [238].

Ascorbinsäure, Milchfaktor, Lecithin

Der Effekt hoch dosierter Gaben **Ascorbinsäure** auf die Serum-Lipidkonzentration wird widersprüchlich beurteilt. Eine Reihe von Autoren berichtet über **positive Effekte.**

Unter Gabe von 1 g Ascorbinsäure pro Tag während 10 Wochen wurden signifikante Steigerungen der HDL-Cholesterinkonzentration und unter bis zu 3 g pro Tag Senkungen der Gesamtcholesterinkonzentration und Steigerungen der HDL-Konzentration im Serum berichtet [11].

Umstritten ist weiterhin der sog. **„Milchfaktor".**

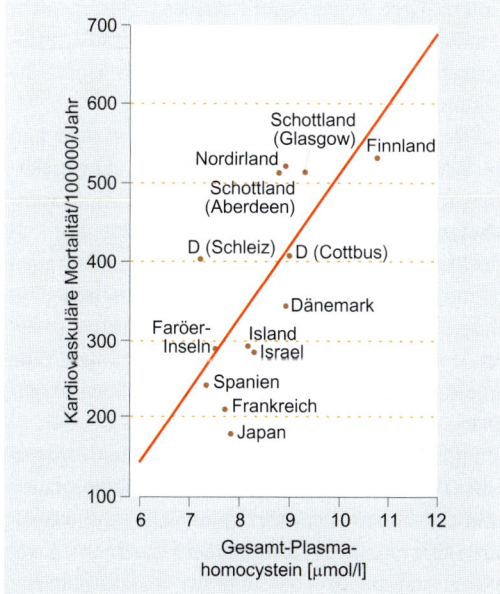

Abb. 4.40 Beziehung zwischen der Plasma-Homocysteinkonzentration und der Sterblichkeit an kardiovaskulären Erkrankungen nach Angaben der WHO.

> Es gibt an Versuchstieren und am Menschen erhobene Befunde, die dafür sprechen, dass ein nicht näher bekannter Bestandteil der Milch einen den Serum-Cholesterinspiegel senkenden Effekt hat. Die bisher erhobenen Befunde sind jedoch so widersprüchlich, dass derzeit zu diesem hypothetischen Faktor nicht Stellung genommen werden kann [114, 223].

Nach einer kritischen Sichtung der in der Literatur mitgeteilten Befunde senkt **Lecithin** die Serum-Cholesterinkonzentration nur in dem Ausmaß, in dem mit diesem Phospholipid mehrfach ungesättigte Fettsäuren, insbesondere Linolsäure, aufgenommen werden. Keine Untersuchung spricht dafür, dass Lecithin einen spezifischen, die Serum-Cholesterinkonzentration senkenden Effekt, hat [137].

L-Arginin

Bei der Besprechung der endothelialen Dysfunktion (> Kap. 4.4.4) wurde bereits auf die NO-Synthese im Endothel und deren Bedeutung für die Entstehung der Arteriosklerose sowie auf die Möglichkeit hingewiesen, durch Gabe von L-Arginin die Syntheserate zu steigern.

Sickstoffmonoxid (NO) wird aus der semiessentiellen Aminsäure L-Arginin durch das Enzym NO-Synthase synthetisiert. NO ist der wirksamste bekannte Vasodilatator. Eine Reihe kardiovaskulärer Risikofaktoren wie Tabakkonsum, Hypertonie und Hypercholesterinämie reduzieren die biologische Aktivität von NO und verringern dadurch die Flussgeschwindigkeit in den Gefäßen. NO wirkt weiterhin dem endothelialen oxidativen Stress, einer wesentlichen Komponente der Arterioskleroseentstehung, entgegen (Lit. bei [32]).

Es muss davon ausgegangen werden, dass diese Wirkungen von NO für die Arterioskleroseentstehung wesentlich sind und dass eine Verringerung dieser pathophysiologischen Mechanismen den degenerativen Prozess verlangsamt. Erste Behandlungsversuche mit L-Arginin-Supplementen verliefen positiv. Mit einer üblichen ausgewogenen Mischkost werden täglich etwa 5–6 g L-Arginin aufgenommen. Durch zusätzliche Gabe von zweimal 3,3 g [170] oder zweimal 8 g L-Arginin pro Tag [31] – andere Autoren benutzen ähnliche Dosierungen – konnte die klinische Symptomatik bei Claudicatio intermittens der Beine als Folge einer ausgeprägten Arteriosklerose signifikant gebessert werden.

Kritik an diätetischen Maßnahmen zur Verringerung des Infarktrisikos

Nicht ausreichend wurden bei der Interpretation epidemiologischer Studien die genetischen Faktoren, so z.B. der **Apolipoprotein-E-Polymorphismus** und seine Bedeutung für die Arterioskleroseentstehung berücksichtigt. Das Gleiche gilt für die Beurteilung ernährungstherapeutischer Maßnahmen. Es existieren die Isoformen Apo E2, E3 und E4. Apolipoprotein E ist für die Bindung von Chylomikronen, Chylomikronenremnants und anderen Lipoproteinen an Rezeptoren mitverantwortlich.

Bei Untersuchungen von Populationen fanden sich höhere Serum-Cholesterinkonzentrationen in Kombination mit **Apo E4** und niedrigere mit **Apo E2**. So findet sich beispielsweise bei der Bevölkerung Finnlands, einer Population mit hohen Serum-Cholesterinkonzentrationen und einem hohen Infarktrisiko, Apo E4 signifikant häufiger als Apo E2, während sich bei der Bevölkerung Japans, mit einer vergleichsweise niedrigen Serum-Cholesterinkonzentration und niedriger Infarktrate, eine umgekehrte Relation findet. Es gibt Hinweise darauf, dass Personen mit Apo E4 auch bei niedriger Fettzufuhr mit der Nahrung mehr Nahrungscholesterin resorbieren.

Diese Befunde müssen bei der Interpretation epidemiologischer Befunde zur Frage der Beziehung zwischen Fettverzehr, Serum-Cholesterinkonzentration und Infarkthäufigkeit berücksichtigt werden. Unterschiede in der Infarktinzidenz müssen nicht immer bzw. ausschließlich durch das Ernährungsverhalten, sondern können auch durch genetische Faktoren mitbedingt sein.

Wie in den > Abbildungen 4.26, > 4.38 und > 4.41 dargestellt, wurde in einer Vielzahl von Studien immer wieder belegt, dass ab einer **Serum-Cholesterinkonzentration** von etwa **200 mg / dl** das Risiko, an einem Herzinfarkt zu erkranken bzw. zu sterben, steigt. Dies ist eine rein **statistische,** auf Untersuchungsergebnissen großer Kollektive basierende **Aussage.** Sie besagt nicht, dass in jedem Falle eine Reduktion der Serum-Cholesterinkonzentration das Arterioskleroserisiko reduziert.

Immer wieder vorgebrachte **Argumente gegen eine Therapie** der mäßigen Hypercholesterinämie sind eine höhere Sterblichkeit an nicht kardiovaskulären Erkrankungen, insbesondere Karzinomen, sowie gewaltsamem Tod, und bei medikamentöser Behandlung die zusätzlich hohen Kosten, einschließlich eventueller Nebenwirkungen der Medikamente bei Langzeitanwendung.

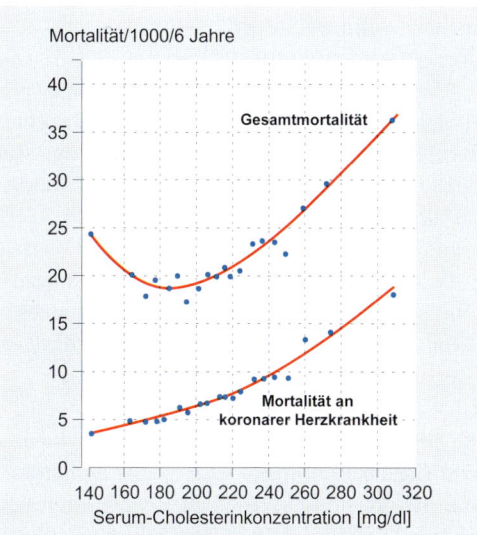

Abb. 4.41 Alterskorrelierte Mortalität bei Männern in Abhängigkeit von der Serum-Cholesterinkonzentration (Mittelwerte basieren auf Daten von 361 662 Männern des Multiple Risk Factor Intervention Trial) (Martin et al. [166]).

Bei **mäßiger Erhöhung der Gesamtcholesterinkonzentration** (bis etwa 240 mg / dl) sind in erster Linie zusätzliche Risikofaktoren wie Rauchen und Hypertonie zu beseitigen und die allgemeinen Regeln einer gesunden Ernährung bei normalem Körpergewicht zu beachten.

Dies gilt besonders dann, wenn Verwandte ersten Grades an einer koronaren Herzerkrankung leiden.

Ob und wenn ja, ab welchem Ausmaß eine **Senkung der Serum-Cholesterinkonzentration** (unter diätetischer oder medikamentöser Therapie) die Häufigkeit koronarer Herzerkrankungen, die Infarktmortalität und die Gesamtmortalität beeinflusst, wird aufgrund vorliegender Studien nicht einheitlich beurteilt.

Eine Metaanalyse von 19 Studien kommt zu dem Ergebnis, dass jede Senkung der Cholesterinkonzentration um 1% mit einem Rückgang der Inzidenz koronarer Herzerkrankungen von 2,5% einhergeht.
Wegen der auch bei dieser Analyse nachweisbaren Zunahme der Todesfälle nicht koronarer Ursache, fand sich bis zu einer Senkung der Cholesterinkonzentration um etwa 8% kein signifikanter Rückgang der Gesamtmortalität. Erst ab einer **Senkung** der Cholesterinkonzentration im Serum um mehr als 8% kam es zu einer signifikanten Abnahme der Gesamtmortalität [111].

Für das praktische Vorgehen bei der Hyperlipoproteinämie wird als erste Maßnahme eine cholesterinspiegelsenkende Diät (**„step 1 diet"**) gefordert.

Um zu klären, ob mit einer solchen Ernährungsumstellung ein ausreichender Langzeiteffekt zu erzielen ist, wurden 16 Studien (Primär- und Sekundärprävention) mit einer Laufzeit von sechs Monaten und länger ausgewertet.
Die Abnahme der Cholesterinkonzentration schwankte zwischen 0 und maximal 4%. Nur unter wesentlich strengeren, von Hochrisikopatienten praktizierten diätetischen Maßnahmen (weitere Reduktion von Gesamtfett, gesättigten Fettsäuren und Cholesterin), kam es zu einer mittleren Abnahme der Serum-Cholesterinkonzentration von 6,5 bis 15,5% des Ausgangswerts.
Die Autoren kommen zu dem Schluss, dass mit der sog. „step 1 diet", die zur Verringerung des koronaren Risikos erforderliche Senkung der Serum-Cholesterinkonzentration nicht zu erreichen ist [211].
Andere Autoren [149] kamen aufgrund der Analyse von 41 prospektiven Kohorten- und Interventionsstudien zu einem positiven Ergebnis. Sie fanden während eines Zeitraumes von wenigen Jahren eine Cholesterinspiegelsenkung im Mittel um 23 mg / dl (0,6 mmol / l).

Zur Erreichung dieses Zieles waren umfassende **Aufklärungen der Öffentlichkeit** sowie **Deklarationen des Nährwerts** von Lebensmittcln im Einzelhandel, in Restaurants und Kantinen erforderlich.

Diese Senkung des Gesamtcholesterinspiegels um 23 mg / dl würde rechnerisch mit einer Reduktion des Risikos von koronaren Herzerkrankungen bei 40-Jährigen um ca. 50%, bei 50-Jährigen um ca. 40%, bei 60-Jährigen um ca. 30% und ab dem 70. Lebensjahr um ca. 20% verbunden sein. Die Reduktion des Risikos würde sich mit zunehmender Dauer der Cholesterinspiegelsenkung noch weiter steigern.

Nur vier Studien erlaubten detaillierte Aussagen über mögliche unterschiedliche Auswirkungen bei Männern und Frauen. Drei randomisierte Studien ergaben bei Frauen eine signifikante Reduktion koronarer Herzkrankheiten, deren Ausmaß der bei Männern entsprach. In einer Studie konnte kein Effekt bei Frauen nachgewiesen werden.

Ein Beweis für den positiven Effekt diätetischer und medikamentöser Maßnahmen sind angiographisch nachweisbare **Rückbildungen arteriosklerotischer Veränderungen** an den Koronargefäßen.

> Bereits lange Zeit bevor die Angiographie zur Verfügung stand, gab es Hinweise auf eine Rückbildung arteriosklerotischer Wandveränderungen. So fanden sich beispielsweise bei Sektionen von Kriegsgefangenen des Zweiten Weltkrieges, die lange Zeit unter Hungerbedingungen leben mussten, wesentlich weniger arteriosklerotische Veränderungen an der Aorta und den Koronargefäßen, als aufgrund des Lebensalters zu erwarten war.
> Auch bei Patienten, die aufgrund verschiedener Grundkrankheiten hochgradig abmagern, finden sich vergleichsweise gering ausgeprägte arteriosklerotische Gefäßveränderungen, sodass eine Rückbildung angenommen werden muss.

Auch die **Rückbildung von Xanthomen** der Haut unter gezielter diätetischer Therapie gibt einen Hinweis darauf, dass eine Mobilisation abgelagerter Lipide grundsätzlich möglich ist.

> In der sog. **„Lifestyle Heart-Study"** kam es unter einer auch als **Ornish-Diät** bezeichneten Ernährung mit nur ca. 10% der Gesamtenergie als Fett, einer täglichen Cholesterinzufuhr von 5–7 mg, einem hohen Anteil an Hülsenfrüchten und Vollgetreideprodukten und folglich einer täglichen Ballaststoffzufuhr von 50–70 g, Protein in Form von Magermilchprodukten und Tofu etc. in Kombination mit einer umfassenden Änderung der Lebensweise (Rauchverbot, Stressbewältigungstraining etc.) und körperlichem Training bei 28 Patienten im Vergleich zu 20 Kontrollen mit üblicher Therapie aufgrund von Daten der quantitativen Koronarangiographie zu signifikanten Rückbildungen von Stenosierungen. Insgesamt konnten bei den Teilnehmern der Versuchsgruppe in 82% regressive Veränderungen belegt werden [195].
> In einer weiteren Studie wurde während 39 Monaten eine Gruppe ausschließlich diätetisch behandelt, eine weitere erhielt zusätzlich zur fettmodifizierten Diät Colestyramin und eine dritte Gruppe diente als Kontrolle. Koronarangiographien wurden zu Beginn und nach Versuchsende durchgeführt. Bei der Analyse der koronarangiographischen Befunde zeigte sich eine Progression der koronaren Herzkrankheit bei 46% der Kontrollpatienten, bei 15% der Probanden, die ausschließlich mit Diät und bei 12% derer, die zusätzlich mit Colestyramin behandelt wurden [278]. Eine Reihe weiterer Studien kamen zu ähnlich positiven Ergebnissen.

Risiko niedriger Serum-Cholesterinkonzentrationen

In praktisch allen Studien zur Frage der Beziehung zwischen Serum-Cholesterinkonzentration und Mortalität fand sich ein U-förmiger Verlauf der Mortalitätskurve, das heißt:
- mit zunehmender Cholesterinkonzentration steigt die Mortalität an koronaren Herzerkrankungen
- bei sehr niedrigen Cholesterinkonzentrationen von etwa 160 mg / dl und weniger steigt die Rate an nicht kardiovaskulären Todesursachen (> Abb. 4.41).

Die **Gründe** für die vergleichsweise hohe Gesamtmortalität bei niedriger Cholesterinkonzentration sind weitgehend unbekannt. Bestimmte Interessengruppen, die weniger an exakten wissenschaftlichen Daten und einer das Arterioskleroserisiko der Bevölkerung verringernden Information als am Absatz von tierischen Fetten und Eiern interessiert sind, nutzen dieses Phänomen für ihre Werbung und warnen vor dem Risiko einer Senkung des Serum-Cholesterins. Andere verharmlosen die erhöhte Mortalität und versuchen, sie ausschließlich mit schwerwiegenden, zur Zeit des Studienbeginns bereits existenten, aber nicht diagnostizierten Erkrankungen, zu erklären.

Anlässlich einer Konferenz des National Heart, Lung and Blood Institute der USA [119] wurden alle weltweit zu dieser Problematik erhobenen Befunde mit folgendem Ergebnis analysiert:

> Es kommt bei Männern und Frauen unterhalb einer Serum-Cholesterinkonzentration von 160 mg / dl aufgrund verschiedener Erkrankungen zu einem **signifikanten Anstieg der nicht kardiovaskulären Mortalität.**

Eventuell präexistente Erkrankungen und Alkohol- und Zigarettenkonsum wurden bei der Interpretation der Befunde berücksichtigt.

> Die alterskorrelierte Mortalität lag im Vergleich zu der bei einer Gesamtcholesterinkonzentration von 160–199 mg / dl unterhalb von 160 mg / dl bei Männern als Folge maligner Tumoren um etwa 20% und für eine andere Gruppe – weder kardiovaskulärer noch maligner Erkrankungen (insbesondere Erkrankungen des Respirations- und Gastrointestinaltraktes) – um etwa 40% höher.

Abgesehen von einer geringeren Rate an malignen Tumoren waren die Daten der Frauen denen der Männer vergleichbar. Die Häufigkeit der meisten Erkrankungen nahm mit fallender Cholesterinkonzentration zu. Dass sehr niedrige Cholesterinkonzentrationen im Serum zur Mortalität von verschiedenen Erkrankungen in kausaler Beziehung stehen, wird nicht mehr bezweifelt. Eine Erklärung hierfür gibt es nicht.

Die Autoren weisen auf die Vielzahl von **Funktionen des Cholesterins** wie Beeinflussung der Fluidität und Permeabilität von Zellmembranen, Beeinflussung von transzellulären Informationsübertragungen etc. hin, **ohne** dass sich bisher konkrete Anhaltspunkte für **Beziehungen zu pathophysiologischen Vorgängen** ergeben.

Serum-Cholesterin und depressives Syndrom

Kontrovers wird die Frage diskutiert, ob niedrige Serum-Cholesterinkonzentrationen eine depressive Stimmungslage und, letztlich hierdurch bedingt, die Suizidgefahr begünstigen. Gestützt wird diese Annahme durch eine **höhere Suizidrate** und andere Formen eines gewaltsamen Todes nach **Senkung der Serum-Cholesterinkonzentration** in primären Interventionsstudien.

Darüber hinaus fanden sich Zeichen eines depressiven Syndroms bei älteren Männern um und über 70 Jahre signifikant häufiger bei niedrigen Serum-Cholesterinkonzentrationen. Diese inverse Beziehung konnte bei jungen Männern nicht nachgewiesen werden [179].

Solche Beobachtungen wurden von anderen Untersuchern nur zum Teil bestätigt. In einer sechsjährigen prospektiven Studie an nahezu 4000 Männern und Frauen über 65 Jahre fand sich zwar eine Zunahme des depressiven Syndroms mit zunehmendem Lebensalter, jedoch keine inverse Korrelation mit der Serum-Cholesterinkonzentration [38].
In einer prospektiven placebokontrollierten Studie an 621 Personen mit einer mittleren Gesamtcholesterinkonzentration von 271 mg / dl kam es unter Behandlung mit **Simvastatin** während einer Behandlungszeit von 152 Wochen bei einer hochsignifikanten Senkung der Serum-Cholesterinkonzentration zu keiner mit speziellen Fragebögen erfassbaren Änderung der Gemütsverfassung [276].

Eine Metaanalyse von 40 Studien kam zu dem Schluss, dass die **Depression** als häufigste Ursache von Suiziden selbst **zu niedrigen Cholesterinwerten führt** und dass bei einer entsprechenden Behandlung der Depression die Serum-Cholesterinkonzentration wieder ansteigt. Hinweise darauf, dass niedrige Cholesterinkonzentrationen im Serum die Ursache für Depressionen sind, ergaben sich nicht [149].

Da hohe Serum-Cholesterinkonzentrationen auch im höheren Lebensalter das Herzinfarktrisiko noch steigern, besteht offenbar kein Grund, wegen der Gefahr, eine depressive Stimmung auszulösen, auf cholesterinsenkende Maßnahmen zu verzichten.

Für einen möglichen Einfluss der Serum-Cholesterinkonzentration auf die **Stimmungslage** sprechen auch tierexperimentelle Befunde. Unter einer fett- und cholesterinarmen Ernährung nimmt die Aggressivität von Primaten zu, die zerebrale Serotoninkonzentration und die Zahl von Serotoninrezeptoren sinkt.

Nebenwirkungen eines hohen Verzehrs von ω-6-Fettsäuren

Kontrovers wird seit Jahren die Frage diskutiert, ob eine **isolierte Erhöhung des Anteils an Linolsäure** im Rahmen der Arterioskleroseprophylaxe mit unerwünschten Nebenwirkungen, insbesondere einer erhöhten Rate an Kolon- bzw. Mammakarzinomen und Gallensteinen einhergeht.

Es konnte gezeigt werden, dass der Verzehr gleicher Mengen von Fetten mit unterschiedlichem Fettsäuremuster sowohl bei Versuchstieren als auch bei Menschen die Karzinogenese im Dickdarm sehr unterschiedlich beeinflusst.
ω-6-ungesättigte Fettsäuren – hierzu gehört die Linolsäure – hatten im Vergleich zu Fetten gesättigter Fettsäuren, dem an Ölsäure reichen Olivenöl bzw. dem an ω-3-Fettsäuren reichen Fischöl einen wesentlich größeren, die Tumorentstehung begünstigenden Effekt. Diese tierexperimentellen Befunde decken sich mit Ergebnissen einiger epidemiologischer Studien [283].

Nach neueren experimentellen Studien ist insbesondere das Verhältnis von ω-3- zu ω-6-Fettsäuren in der Nahrung für die der **Tumorentstehung** zugrunde liegenden Störungen von Zellteilungsmechanismen verantwortlich. Eindeutige Belege für eine Förderung der Entstehung von Kolonkarzinomen durch einen Linolsäureanteil von etwa 10 g pro Tag, wie er derzeit empfohlen wird, liegen nicht vor (WHO-Consensus-Konferenz 1996). Die D-A-CH-Referenzwerte empfehlen 7% der Nahrungsenergie in Form mehrfach ungesättigter Fettsäuren (Relation ω-6- zu ω-3-Fettsäuren wie 5 : 1) bei einer Gesamtfettaufnahme von maximal 30% der Gesamtenergiezufuhr.

Ähnlich ist die Situation beim Mammakarzinom.

> Auch hier sprechen tierexperimentelle Studien für einen begünstigenden Effekt einer hohen Fettzufuhr bei einer protektiven Wirkung von ω-3-Fettsäuren. Die Metaanalyse prospektiver epidemiologischer Studien bei der insgesamt 4980 Fälle von Mammakarzinom ausgewertet wurden, ergab jedoch keinen Beweis dafür, dass die Höhe der Gesamtfettzufuhr, der Anteil an gesättigten, einfach ungesättigten oder mehrfach ungesättigten ω-6-Fettsäuren oder die Zufuhr von tierischem oder pflanzlichem Fett für eine Risikoveränderung der Mammakarzinominzidenz verantwortlich ist [116].

Als weiterer möglicher negativer Effekt der polyensäurereichen Ernährung wird eine **vermehrte Gallensteinbildung** diskutiert, nachdem bei Sektionen dann mehr (in 34%) Gallensteine gefunden wurden – die Gallensteinhäufigkeit in der Kontrollgruppe betrug 14% –, wenn über längere Zeit eine polyensäure- und phytosterinreiche, cholesterinarme Diät eingehalten wurde.

Erklärt wird die Zunahme von Gallensteinen mit einer die Gallensteinbildung begünstigenden Relationsverschiebung zwischen Cholesterin, Gallensalzen und Phospholipiden in der Gallenflüssigkeit. Nachuntersuchungen verliefen jedoch auch hier negativ, sodass die Frage des genannten Kausalzusammenhanges noch offen ist (> Kap. 3.7.9).

4.5 Hyperurikämie und Gicht (Arthritis urica)

Physiologie und Pathophysiologie

Die im Organismus anfallende Harnsäure wird zu etwa 20–30% über den Darm, der Hauptanteil jedoch über die Niere ausgeschieden. Beim Gesunden liegt die **Harnsäurekonzentration im Serum** zwischen 2 und 7 mg / dl.

Der Harnsäurebestand des Körpers resultiert aus der **Zufuhr** und Ausscheidung. Die Zufuhr zum Harnsäurepool des Organismus erfolgt einerseits aus der endogenen Neusynthese, die bei etwa 350 mg / Tag liegt, und andererseits aus Nahrungspurinen (exogene Purinzufuhr) mit mehr als 300 mg / Tag.

Die Beziehung zwischen der oralen Nukleinsäurezufuhr in Form von RNS bzw. DNS und der **täglichen Harnsäureausscheidung** über die Niere bzw. der Plasma-Harnsäurekonzentration ergibt sich aus > Abb. 4.42.

Bei der Gicht handelt es sich um eine **angeborene Harnsäurestoffwechselstörung,** der in etwa 99% der Fälle eine Störung der renalen (tubulären) Harnsäureausscheidung zugrunde liegt. Bei weniger als 1% der Patienten besteht eine vermehrte endogene Harnsäuresynthese durch verschiedene Enzymdefekte im Purinstoffwechsel. Von diesen **primären** (familiären) Formen von Hyperurikämie und Gicht sind **sekundäre** abzugrenzen, beispielsweise bei Niereninsuffizienz, azidotischer Stoffwechsellage oder durch Anfall großer Mengen von Harnsäure bei zytostatischer Chemotherapie maligner Erkrankungen.

Ab einer Harnsäurekonzentration im Serum von mehr als etwa 6,5 mg / dl ist die **Löslichkeitsgrenze** erreicht, d.h., es besteht die Gefahr einer Harnsäureausfällung.

Die erbliche Stoffwechselanomalie kann sich durch **exogene Faktoren** wie hyperkalorische Ernährung, exzessiven Genuss von Fleisch, Alkoholabusus etc. klinisch manifestieren. Hierfür spricht die Tatsache, dass die Gicht in Notzeiten extrem selten ist.

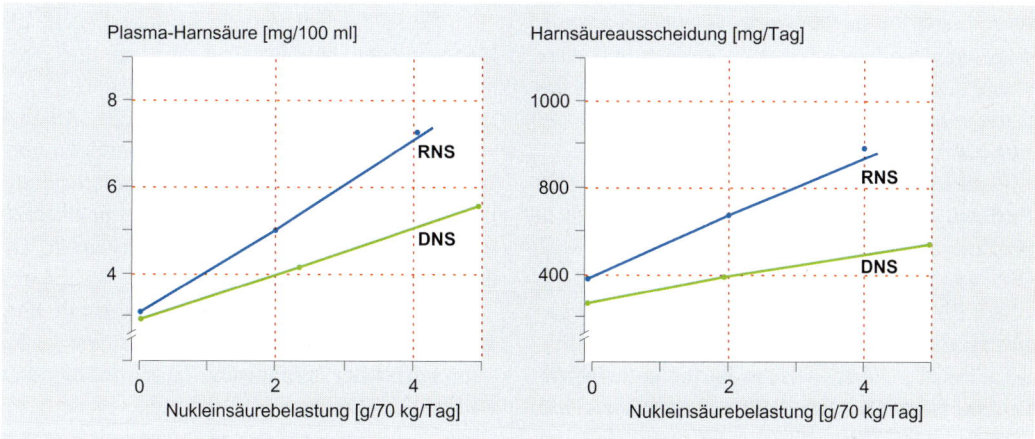

Abb. 4.42 Quantitative Beschreibung der Beziehung zwischen Serum-Harnsäure bzw. renaler Harnsäureausscheidung und Purin-belastung (als RNS bzw. DNS) bei gesunden jungen Männern (nach Zöllner et al. [296]).

Klinik

Das **Krankheitsbild** der Gicht entsteht durch Abla-gerungen der in Form von Natriumurat auskristalli-sierenden Harnsäure, vorwiegend in Gelenkkapseln und -knorpel, der Ohrmuschel und den Nierentubu-li. Die sich in Knoten (Gichtknoten) ablagernden Harnsäurekristalle bezeichnet man als Tophi. Am häufigsten ist die sog. Podagra, eine akute Arthritis urica des Großzehengrundgelenkes.

Das Verhältnis der **Erkrankungshäufigkeit** bei Männern und Frauen beträgt etwa 10 : 2. Die Gicht, die früher als Krankheit der Reichen und Privilegier-ten galt, findet sich heute als Folge der allgemeinen kalorischen Überernährung und zunehmenden Ver-ringerung der körperlichen Aktivität in etwa 1–2% der Durchschnittsbevölkerung. Nach der Framing-ham-Studie erleiden 2,8% aller Männer vor dem 65. Lebensjahr einen Gichtanfall. Der erste Gichtanfall tritt bei Männern meist in der vierten, bei Frauen in der sechsten Lebensdekade (nach Wegfall der uriko-surischen Östrogenwirkung) auf.

Von einer **chronischen Gicht** spricht man dann, wenn es in mehreren Gelenken zu Harnsäureablage-rungen, entzündlichen Reaktionen sowie Knorpel- und Knochenzerstörungen mit arthritischen Ge-lenkveränderungen kommt.

Gefährdet ist der Gichtkranke durch die häufige Nieren-beteiligung (Gichtniere), die zur Niereninsuffizienz bzw. auf dem Weg über einen nephrogenen Hochdruck zur Herzinsuffizienz führen kann.

Ernährungsprophylaxe und Ernährungstherapie

Die Behandlung der Gicht besteht, abgesehen von der diätetischen Therapie, vorwiegend in der Gabe sog. **Urikosurika,** Substanzen, die die Harnsäure-ausscheidung über die Niere steigern, und **Xanthin-oxidasehemmern,** Stoffen, die das Enzym Xanthin-oxidase (➤ Kap. 1.6) und somit die Harnsäuresyn-these hemmen.

Die in westlichen Industrieländern häufige Über- und Fehlernährung begünstigt die Entstehung einer Hyperurikämie und letztlich der Gicht. Dies hat zur Folge, dass bei etwa 29% der Männer in Süddeutsch-land eine Hyperurikämie (Harnsäurekonzentration im Serum > 7 mg / dl) gefunden wurde und dass et-wa 3% aller Männer bis zum 65. Lebensjahr einen Gichtanfall erleiden [87].

Ziel der Ernährungsempfehlungen bei Hyperurikämie und Gicht muss es deshalb sein, durch Normalisierung der Energiezufuhr sowie des Körpergewichtes und durch Ver-ringerung der Purinzufuhr der Harnsäurebildung im Orga-nismus entgegenzuwirken (➤ Tab. 4.17) (Lit. bei [128]).

Da etwa 80% der im Stoffwechsel anfallenden Harnsäure über die Niere eliminiert werden und diese renale Ausscheidung als Folge eines genetischen Defektes reduziert ist, kann nur so ein Anstieg der Serum-Harnsäure vermieden werden.

Reduziert werden muss die **Gesamtzufuhr von Purinen,** die sich sowohl in tierischen als auch in pflanzlichen Lebensmitteln als Bausteine der RNS, DNS, von Nukleotiden, Nukleosiden etc. finden.

Der **Puringehalt** von rohen Lebensmitteln kann sich durch Lagerung, Zubereitungsverfahren etc. ändern. Darüber hinaus werden Purine **unterschiedlich resorbiert** (➤ Abb. 4.42), sodass sich das Ausmaß der Harnsäuresynthese nicht unmittelbar aus den in Nährwerttabellen angegebenen Mengen an Nahrungspurinen ableiten lässt.

Ergebnisse neuerer Analyseverfahren ergaben **höhere Purinkonzentrationen in pflanzlichen Lebensmitteln,** als es vielen Angaben in Nährwerttabellen entspricht. Beim Kochen und Braten von Fleisch treten zum Teil erhebliche Mengen an Purinen aus, sodass in den verzehrfertigen Lebensmitteln der Puringehalt deutlich erniedrigt ist.

Zusätzlich konnte gezeigt werden, dass durch thermische Behandlung aus purinhaltigen Substanzen leichter resorbierbare Spaltprodukte entstehen, sodass letztlich der Verlust wieder partiell ausgeglichen wird.

Zu berücksichtigen ist weiterhin die Tatsache, dass die mit der Nahrung aufgenommenen Purine zum Teil **im Körper wieder verwendet** und somit nicht zu Harnsäure abgebaut werden.

Neben der Höhe der Purinzufuhr und dem Ausmaß der Resorption der einzelnen Purine wird die Harnsäurekonzentration im Serum durch **weitere Ernährungsfaktoren** mitbestimmt.

Genannt wurde bereits die Überernährung und die daraus resultierende **Adipositas.** Übergewicht begünstigt aufgrund eines noch nicht bekannten Mechanismus die Entstehung der Hyperurikämie. Neben einer geringen Purinzufuhr mit der Nahrung ist dies ein Grund für das extrem seltene Auftreten der Gicht in Notzeiten. Die **Normalisierung des Körpergewichtes** ist wichtiger Bestandteil der Therapie.

Entgegen früherer Ansicht **steigert Eiweiß die Harnsäureausscheidung** über die Niere und senkt folglich die Serum-Harnsäurekonzentration.

Nach dem Konsum größerer Mengen **Alkohol** kommt es als Folge einer Hyperlactazidämie zu einer Verringerung der renalen Harnsäureausscheidung. Berücksichtigt werden muss beim Verzehr alkoholischer Getränke darüber hinaus der Puringehalt von Bier (auch alkoholfreiem Bier).

Gehemmt wird die Harnsäureelimination über die Niere weiterhin durch **Ketokörper,** wie sie bei sehr **fettreicher Ernährung,** aber insbesondere während des Fastens (➤ Kap. 4.1.5) vermehrt anfallen.

Von den in ➤ Tabelle 4.17 genannten diätetischen Maßnahmen ist die **Reduktion der Purinzufuhr** die wichtigste. Zum besseren Verständnis für den Patienten wird der Puringehalt der Lebensmittel am besten als „Harnsäure" angegeben (➤ Tab. 4.18).

> Bei der Bewertung einzelner Lebensmittel muss berücksichtigt werden, dass auch relativ purinarme Lebensmittel wie manche Gemüse dann, wenn sie in größerer Menge verzehrt werden, eine wesentliche Purinquelle darstellen.

Die Empfehlungen der ➤ Tabelle 4.17 können in der Praxis als purinarme Diät mit max. 500 mg Harnsäure / Tag oder 3000 mg Harnsäure / Woche bzw. als streng purinarme Diät mit max. 300 mg Harnsäure / Tag oder 2000 mg Harnsäure / Woche umgesetzt werden [248].

Da insbesondere Fisch, Fleisch, Innereien und Fleischextrakt einen hohen Puringehalt aufweisen,

Tab. 4.17 Diät bei Hyperurikämie und Gicht (nach Kasper et al. [128]).

- Purinreiche Innereien sind ungünstig, ebenso Haut von Fisch, Geflügel und Schwein.
  Fleischmahlzeit nur *einmal* am Tag (max. 125 g).
  Gemüse (z. B. Hülsenfrüchte) enthalten auch Purine.
  Purinfreie Eiweißquellen: Milch und Ei.
  Kochen ist günstiger als braten.

- Höchstens *eine* Portion eines alkoholischen Getränks zu einer Hauptmahlzeit.

- Übergewicht → Sollgewicht.

Tab. 4.18 Harnsäuregehalt [mg] in verschiedenen Lebensmitteln pro 100 g, pro 420 kJ (100 kcal) und pro Portion (nach Wolfram [292]).

	Harnsäure [mg / 100 g]	kcal [100 g]	Harnsäure [mg / 100 kcal]	Portion [g]	Harnsäure [mg / Portion]
Schweinefleisch	150	289	52	150	225
Rindfleisch	140	154	91	150	210
Kalbfleisch	150	103	146	150	225
Hühnerkeule	160	109	147	150	240
Forelle	200	108	185	200	400
Karpfen	150	120	125	150	225
Bohnen (weiß)	180	279	65	50	90
Bohnen (grün)	42	31	135	150	63
Erbsen	150	67	224	150	225
Schwarzwurzeln	70	14	500	150	105
Rosenkohl	60	29	207	150	90
Spinat	50	11	455	200	100
Blumenkohl	45	18	250	150	68
Chinakohl	25	11	227	50	12
Spargel	25	15	167	200	50
Feldsalat	24	10	240	30	7

erreicht man bereits durch **Umstellen der Eiweißzufuhr** auf Milch, Milchprodukte und Eier, also eine **ovolactovcgctabile Kost,** eine erhebliche Reduktion der Purinzufuhr. Tee, Kaffee und Kakao kann der Gichtkranke entgegen früherer Ansicht aufnehmen, da die hierin enthaltenen Xanthinbasen offenbar nicht zu einer Harnsäureerhöhung führen.

Wichtig ist weiterhin eine **ausreichende Wasserzufuhr** von etwa 2 l / Tag, damit durch Zunahme der Diurese die Harnsäureausscheidung über die Niere steigt.

4.6 Seltene, einer diätetischen Behandlung zugängliche Stoffwechselkrankheiten*

Von der Vielzahl zum Teil extrem seltener, angeborener Stoffwechselerkrankungen – es handelt sich um **erbliche Enzymdefekte** – ist nur ein kleiner Teil diätetisch behandelbar.

---

* **Adressen zur Beratung bei seltenen Stoffwechselkrankheiten:** Deutsche Interessengemeinschaft Phenylketonurie und verwandte angeborene Stoffwechselstörungen e.V. (DIG-PKU); Geschäftsstelle: Hansjörg Schmidt, Narzissenstr. 25, 90768 Fürth; Telefon: 0911 / 9791034, Fax: 0911 / 9764717; Internet: http://www.dig-pku.de. Arbeitsgemeinschaft für Pädiatrische Diätetik (APD); Agnes van Teeffelen-Keithoff, UKM Klinik und Poliklinik für Kinderheilkunde, Albert-Schweitzer-Str. 33, 48149 Münster; Telefon: 0251 / 8347759/58, Fax: 0251 / 8349560, E-Mail: vanteef@uni-muenster.de, Internet: http://www.netzwerk-apd.de. Gemeinnützige Elterninitiative Galaktosämie e.V., Im Talgarten 25, 66386 St. Ingbert; Telefon: 06151 / 957515; E-Mail: galakto1@galaktosaemie.de, Internet: http://www.galaktosaemie.de.

Die Krankheitszeichen entwickeln sich entweder unmittelbar nach der Geburt oder erst nach Monaten. Die **Symptome** sind bedingt durch:

- pathologische Anhäufung der nicht hinreichend abbaubaren Nährstoffe oder ihrer Stoffwechselprodukte
- Unfähigkeit, bestimmte Wirkstoffe im Körper – meist Hormone oder spezifische Proteine (z.B. Gerinnungsfaktoren) – zu synthetisieren
- Bildung atypischer Stoffwechselprodukte, deren Anhäufung im Organismus Schäden auslöst.

Entscheidend ist bei angeborenen Stoffwechselkrankheiten die **Früherkennung.** Die Therapie muss einsetzen, bevor irreversible Schäden entstanden sind.

4.6.1 Phenylketonurie

Eine der häufigsten angeborenen Stoffwechselerkrankungen – in Deutschland ist etwa jedes zehntausendste Neugeborene erkrankt – ist die Phenylketonurie.

Ätiologie und Klinik

Die Aminosäure Phenylalanin wird unter dem Einfluss eines Enzymsystems der Leber in **Tyrosin** umgewandelt. Bei der Phenylketonurie ist als Folge eines angeborenen Enzymdefektes die **Umwandlungsrate herabgesetzt.**

Das sich ansammelnde Phenylalanin wird zum Teil in Phenylbrenztraubensäure umgewandelt. Die **Phenylbrenztraubensäure,** u.U. auch die erhöhte Konzentration von Phenylalanin, führt zu einer **Hirnschädigung,** die Schwachsinn zur Folge hat.

Therapie

Die **Therapie** besteht in einer phenylalaninarmen Kost, in der alle essentiellen Aminosäuren ausreichend enthalten sind, während der Gehalt an Phenylalanin dem individuellen Bedarf des Kindes angepasst ist.

Eine solche diätetische Behandlung wird ermöglicht durch den Einsatz von **Eiweißhydrolysaten,** aus denen Phenylalanin teilweise entfernt wurde.

Monatliche Kontrollen des Phenylalaninspiegels im Blut sind zur **Überprüfung der Diät** erforderlich. Bei Konzentrationen über 8–10 mg / 100 ml muss die Zufuhr an Phenylalanin gesenkt, bei Werten unter 5 mg / 100 ml erhöht werden. Bei Konzentrationen über 15 mg / 100 ml ist mit bleibenden Hirnschäden zu rechnen.

Der Süßstoff Aspartam besteht zu 56% aus Phenylalanin und darf folglich bei den Patienten nicht verwendet werden (➤ Kap. 4.3).

Da fast sämtliche tierischen und pflanzlichen Proteine etwa 5% Phenylalanin enthalten, ist das **Realisieren** einer phenylalaninarmen Diät schwierig.

Die **Basis** bilden eiweißarme Produkte wie Stärke aus Weizen, Reis und Mais, Pflanzenöle, milchfreie Margarine, Zucker, Obstsäfte, Bienenhonig etc. Sämtliche eiweißhaltigen Lebensmittel wie Brot, Kartoffeln, Obst, Gemüse etc. müssen mit Hilfe spezieller Lebensmitteltabellen berechnet werden.

Mit Hilfe der **Gentechnologie** ist es möglich, in Zukunft phenylalaninfreie bzw. -arme Gemüse und Obstsorten herzustellen. Hierdurch könnte die Ernährung der Patienten wesentlich abwechslungsreicher gestaltet werden.

Bei konsequenter diätetischer Therapie entwickeln sich die Patienten normal und kommen ins geschlechtsreife Alter.

Kinder von Frauen mit Phenylketonurie (**maternale Phenylketonurie**) werden oft mit einer durch die Phenylketonurie der Mutter induzierten Schädigung des zentralen Nervensystems und mit Fehlbildungen geboren. Eine konsequente phenylalaninarme Ernährung ab der Konzeption gibt nur einen gewissen Schutz vor einer Schädigung in der Embryonalphase. Der **Phenylalaninembryofetopathie** kann offenbar nur durch eine streng phenylalaninarme Diät bereits zum Zeitpunkt der Konzeption vorgebeugt werden.

In einer internationalen multizentrischen Studie hatten Säuglinge von Müttern, die zum Zeitpunkt der Konzeption unter streng phenylalaninarmer Kost Phenylalaninblutwerte von unter 600 mmol / l aufwiesen, ein normales Geburtsgewicht, einen normalen Kopfumfang und keine Fehlbildungen.

Säuglinge von Müttern mit lockerer Diät, die erst während der Schwangerschaft eine strenge Diät einhielten, hatten unter der Norm liegende Geburtsgewichte und Kopfumfänge. Darüber hinaus fanden sich in dieser Gruppe vermehrt Fehlbildungen.

Aufgrund dieser Studien muss angenommen werden, dass nur eine strenge, vor der Konzeption begonnene Diät eine Phenylalaninembryofetopathie verhindert [58].

4.6.2 Ahornsirupkrankheit

Ätiologie und Klinik

Hierbei handelt es sich um einen angeborenen Enzymdefekt, als dessen Folge der **Abbau verzweigtkettiger Aminosäuren** (Valin, Leucin, Isoleucin) gestört ist. Die Ausscheidung der Aminosäuren bzw. ihrer Umwandlungsprodukte mit dem Harn führt zu einem charakteristischen Geruch, der zu der Krankheitsbezeichnung geführt hat.

Ohne Therapie tritt bereits in den ersten Lebenswochen infolge **Schädigung des zentralen Nervensystems** der Tod ein.

Therapie

Die **Therapie** mit einer isoleucin-, leucin- und valinarmen Diät muss bereits einsetzen, bevor neurologische Schäden entstanden sind. Da alle biologisch hochwertigen Eiweiße einen hohen Anteil an den genannten Aminosäuren haben, wird versucht, den Eiweißbedarf mit Aminosäuregemischen aus reinen L-Aminosäuren zu decken.

4.6.3 Angeborene Störungen des Kohlenhydratstoffwechsels

Der primäre Lactasemangel (➤ Kap. 3.4.6) und die Glucose-Galaktose-Malabsorption (➤ Kap. 3.4.9) wurden bereits besprochen.

Selten beobachtet wird die **Saccharose-Isomaltose-Malabsorption** als Folge eines Mangels entsprechender Disaccharidasen. Da Isomaltose als Spaltprodukt der Stärke nur in geringer Menge anfällt, schwinden die durch den Disaccharidübertritt in das Kolon ausgelösten Diarrhöen unter einer Diät frei von Saccharose (Küchenzucker). Der Stärkegehalt der Diät hat nur bei exzessiv hoher Zufuhr gastrointestinale Symptome zur Folge.

Bei der **Galaktoseintoleranz** (Galaktosämie) fehlen Enzyme, die bei der Umwandlung von Galaktose in Glucose beteiligt sind (➤ Abb. 1.2). **Galaktose-1-Phosphat,** das sich infolge des genannten Enzymdefektes im Organismus anhäuft, verursacht Leberschäden, Katarakte und eine geistige Retardierung.

Früh einsetzende **galaktosefreie Ernährung** kann die genannten Schädigungen verhindern. Dies bedeutet, da Milch der einzige Galaktoselieferant ist (1 Molekül Milchzucker besteht aus 1 Molekül Glucose und 1 Molekül Galaktose), eine **milchfreie Ernährung.** Industriell hergestellte Milchersatzpräparate ermöglichen eine optimale Ernährung der an dieser Stoffwechselerkrankung leidenden Säuglinge.

Bei der **hereditären Fructoseintoleranz** ist die Aktivität des Enzyms Aldolase B stark reduziert. Dieses Enzym katalysiert den zweiten Schritt der Fructoseassimilation. Die Folge ist eine **Anreicherung von Fructose-1-Phosphat** in der Darmwand, der Leber und den Nieren.

Die **klinische Symptomatologie** besteht je nach Höhe der Fructosezufuhr aus Erbrechen, Dystrophie, Hepatomegalie mit späterem Übergang in Zirrhose, Proteinurie etc. (➤ Kap. 18.4.2). Die Häufigkeit dieser Erkrankung mit einem autosomal-rezessiven Erbgang wird in der Schweiz auf 1 : 20 000 geschätzt. Hiervon ausgehend kann in der Bundesrepublik Deutschland mit 3000 Patienten gerechnet werden (Lit. bei [144]).

Bei den **Glykogenspeicherkrankheiten** (Glykogenosen) handelt es sich um Störungen des Glykogenaufbaus und des Glykogenabbaus. Die Möglichkeit der Blutzuckerregulation durch Mobilisation von Glucose aus Glykogenvorräten ist bei diesen Erkrankungen nicht möglich. Bei der häufigsten Form der Glykogenosen, dem **Typ I (v. Gierke),** ist sowohl die Bereitstellung von Glucose durch Glykogenabbau als auch die Gluconeogenese aus Aminosäuren, Fructose und Galaktose nicht möglich.

Bei diesem Defekt sowohl des Glykogenabbaus als auch der Gluconeogenese muss durch **möglichst kontinuierliche Glucoseapplikation** eine Normoglykämie erreicht werden.

4.6.4 Akute intermittierende hepatische Porphyrie

Ätiologie und Klinik

Es handelt sich um eine geschlechtsgebunden dominant vererbte Erkrankung, die Frauen etwas häufiger als Männer befällt und im Allgemeinen in den mittleren Lebensjahren (20. bis 40. Lebensjahr) in Erscheinung tritt.

Ursache ist eine Störung des Porphyrinstoffwechsels. Sie geht einher mit einer vermehrten Synthese von δ-Aminolävulinsäure, woraus wiederum eine gesteigerte Bildung nachfolgender Stoffwechselprodukte, insbesondere von Porphobilinogen resultiert.

Diese Substanzen sind für das Zustandekommen der **Krankheitserscheinungen** – insbesondere kolikartige abdominelle Schmerzen, Erbrechen, Übelkeit, Ileus, neurologische Symptome wie Lähmungen, epileptiforme Anfälle und depressive Zustände – verantwortlich.

Hunger- und Fastenperioden können eine akute metabolische Krise auslösen. Gleichzeitiger Alkoholkonsum potenziert die klinische Symptomatik.

Therapie

Zwischen dem Kohlenhydratanteil der Nahrung und der Ausscheidung der Porphyrinvorläufer und Porphyrine besteht eine reziproke Beziehung. Durch eine **hohe Kohlenhydratzufuhr** (Glucose und Fructose) kommt es bei den meisten Patienten zu einem Rückgang der klinischen Symptomatik, wenn die Kohlenhydratzufuhr zu Beginn der Krise erfolgt. Klinische Besserung tritt in der Regel nach 4–6 Ta-

gen ein. Synchron mit der klinischen Besserung kommt es zu einem Abfall in der Exkretion von Porphyrinmetaboliten. Die Glucose- und Fructoseapplikation erfolgt während der Krise intravenös.

Prophylaktisch sollten Kranke mit einer akuten hepatischen Porphyrie kohlenhydratreich ernährt werden.

Akuttherapie   500–600 g Kohlenhydrate pro Tag über Sonde oder intravenös. Bei abnormaler Glucosetoleranz zusätzlich Gabe kleiner Insulindosen.

Prophylaxe   Etwa 400 g Kohlenhydrate, 120 g Protein und 50 g Fett pro Tag und Alkoholkarenz (Lit. bei [56, 57]).

4.6.5 Angeborene Störungen des Lipidstoffwechsels

Die sog. primären Hyperlipoproteinämien müssen bereits im Kindesalter diagnostiziert und konsequent behandelt werden, da nur so der früh entstehenden Arteriosklerose vorgebeugt werden kann (> Kap. 4.4).

4.6.6 Angeborene Störungen des Eisen- und Kupferstoffwechsels

Hämochromatose und Morbus Wilson > Kap. 3.7.7 und > 3.7.8.

4.6.7 Favismus

Favismus ist eine vorwiegend **im Mittelmeerraum** vorkommende Erbkrankheit. Es findet sich ein Mangel an **Glucose-6-Phosphat-Dehydrogenase** in Erythrozyten. Hierdurch bedingt lösen in der **Saubohne (Vicia faba)** enthaltene Substanzen eine hämolytische Anämie aus.

Die **Symptome** sind Übelkeit, Erbrechen, Durchfall, Bauchschmerzen und Schwindelgefühl, in schweren Fällen hämolytische Anämie, Fieber, Oligurie und Anurie. Diese Symptome treten 5–24 Stunden nach der Nahrungsaufnahme auf und sind insbesondere bei Kindern so stark ausgeprägt, dass es nicht selten zu Todesfällen kommt.

Auch der **eingeatmete Blütenstaub der Saubohne** kann die gleiche Symptomatik auslösen.

In Mitteleuropa ist dieser angeborene Enzymdefekt extrem selten (Lit. bei [14]).

4.6.8 Homocysteinurie

Hyperhomocysteinämie ➤ Kap. 4.4.

➕ 004 Literatur

5 Erkrankungen der Niere

Physiologie, Pathophysiologie und Klinik

Die **Aufgabe** der Niere besteht darin, die Zusammensetzung der extrazellulären Flüssigkeit, insbesondere des Blutplasmas, konstant zu halten. Trotz Resorption von Wasser, Elektrolyten etc. aus dem Darm und des Einstroms von Stoffwechselendprodukten wie Harnstoff, Harnsäure etc. in die Blutbahn wird bei normaler Funktion des Organs ein sehr enger Konzentrationsbereich der gelösten Substanzen gewährleistet.

✚ 072 Text: Physiologie der Niere

Zusammenfassend kann man die **Funktion der Niere** wie folgt beschreiben:

- **Ausscheidung** wasserlöslicher, nicht proteingebundener Substanzen, die entweder im Stoffwechsel entstehen, wie z.B. Harnstoff, Harnsäure etc., oder als körperfremde Substanzen zugeführt werden, wie etwa Pharmaka und deren Metaboliten.
- **Regulation** des Elektrolyt- und Wasserhaushalts und über eine Protonen- und Bikarbonatausscheidung Regulation des Säure-Basen-Haushalts. Der pH-Wert des Blutes und der extrazellulären Flüssigkeit liegt ziemlich exakt bei 7,4 und ist nur geringen Schwankungen unterworfen. Sinkt der Blut-pH-Wert unter 7,35, so spricht man von **Azidose** und bei einem Anstieg auf Werte über 7,45 von **Alkalose.** Die Aufnahme saurer und basischer Nahrung, die Bildung von sauren und alkalischen Substanzen im Stoffwechsel und die Salzsäurebildung im Magen sind die wesentlichen Faktoren für einen Abfall bzw. Anstieg des Blut-pH-Wertes (s. Säure-Basen-Haushalt, ➤ Kap. 1.8.1).
- **Endokrine Funktionen** der Niere, wie Bildung von Erythropoetin, einem Hormon, das den Reifungsprozess der Erythrozytenvorstufen im Knochenmark beschleunigt und dessen Sekretion von der Sauerstoffsättigung des Blutes abhängig ist, die Bildung von 1,25-Dihydroxycholecalciferol (➤ Kap. 1.7.1), von Renin und Prostaglandinen. Aus der großen Zahl von Nierenerkrankungen haben die Folgenden im Zusammenhang mit der diätetischen Behandlung besondere Bedeutung.

5.1 Akute diffuse Glomerulonephritis

Unter dem Begriff „akute Glomerulonephritis" werden pathogenetisch uneinheitliche, **entzündliche Erkrankungen der Glomeruli** zusammengefasst.

Sie treten vorwiegend bei Kindern und Jugendlichen im Anschluss an einen Streptokokkeninfekt (Angina, Scharlach etc.) auf. Immunkomplexablagerungen an den glomerulären Kapillaren setzen einen akuten Entzündungsprozess in Gang.

Das **klinische Bild** ist charakterisiert durch Hämaturie, Proteinurie, Ödembildung, Blutdrucksteigerung und infolge Engstellung der Kapillarstrombahn eine Blässe der Haut.

In der Mehrzahl der Fälle heilt die Erkrankung **ohne Restschaden an der Niere** aus.

> Kommt es nicht zur Ausheilung, so entwickelt sich nach unterschiedlich langem Verlauf – bei der **subakuten** Glomerulonephritis in relativ kurzer Zeit, bei der **chronischen Glomerulonephritis** im Laufe von Monaten oder Jahren – eine **Niereninsuffizienz**.

Nach Literaturangaben heilen im Kindesalter 80% der akuten Glomerulonephritiden folgenlos aus, im Erwachsenenalter hingegen nur etwa 65%.

Ernährungstherapie

Nach den Empfehlungen von Volhard (1931) wurde die akute Glomerulonephritis in der Anfangsphase mit Nulldiät, d.h. einer Hunger- und Durstkur, behandelt. Dieses lange Zeit anerkannte, diätetisch-therapeutische Vorgehen ist mittlerweile überholt.

Ob sich die durch Immunkomplexablagerungen ausgelösten Veränderungen an der Niere überhaupt durch diätetische Maßnahmen beeinflussen lassen, ist zweifelhaft, zumindest nie exakt bewiesen worden.

> Der Diät kommen bei der Behandlung der akuten Glomerulonephritis zwei Bedeutungen zu:
> - Die Zufuhr von Wasser, Eiweiß und Elektrolyten muss bei oligoanurischen Verlaufsformen der Funktion angepasst werden.
> - Den Folgen einer verminderten Natriumexkretion, dies sind Hypervolämie und Bluthochdruck, weiterhin eine Ödemneigung, die sich häufig als periorbitales Ödem, seltener als generalisiertes Ödem mit Ergüssen in Pleura- und Bauchhöhle, Hirnödem etc. manifestiert, kann durch eine natriumarme Ernährung entgegengewirkt werden.

In der **akuten Krankheitsphase** ist die Diät „salzlos", maximal 1 g Kochsalz (17 mmol Natrium) pro Tag.

Mit zunehmender **Besserung der Nierenfunktion,** Normalisierung der Harnstoffkonzentration im Serum und Normalisierung der Blutdruckwerte werden Wasser, Eiweiß und Kochsalz zugelegt.

Aus Sicherheitsgründen wird auch dann, wenn weder Ödeme noch Hypertonie oder Harnstoffretention nachweisbar sind, eine **relativ salzarme** (3–4 g Kochsalz / Tag) und **eiweißarme** (etwa 40 g Eiweiß / Tag) **Diät** für eine gewisse Zeit eingehalten.

Die Kochsalzbeschränkung wird so lange beibehalten, bis sich keine Tendenz zur Ödembildung bzw. Hypertonie mehr nachweisen lässt.

5.2 Chronische Glomerulonephritis

Bei der chronischen Glomerulonephritis kommt es zu einer **Sklerosierung von Glomerulusgefäßen** und damit zum Ausfall von Glomeruli bzw. Nephronen. Dieser sich langsam fortsetzende Untergang von Funktionseinheiten der Niere führt schließlich zur **Niereninsuffizienz.**

Nur ein Teil der Erkrankungen lässt sich von einer akuten Glomerulonephritis herleiten, während bei anderen die Ätiologie unklar ist.

Neben der langsam zunehmenden Niereninsuffizienz finden sich bei der chronischen Glomerulonephritis eine **Hypertonie** und eine **Albuminurie** unterschiedlicher Intensität.

Eine klinische Symptomatik fehlt oft oder ist nur sehr diskret. Häufig wird die Erkrankung zufällig im Rahmen einer Routineuntersuchung oder bei der Fahndung nach der Ursache einer Hypertonie entdeckt.

Je nach Stadium sind die Nieren als Folge des Gewebsuntergangs verkleinert **(Schrumpfnieren).**

Laborchemisch findet sich als Zeichen einer eingeschränkten Nierenfunktion eine Erhöhung der **Kreatinin-** bzw. **Harnstoffkonzentration** im Serum.

Eine kausale Therapie der Erkrankung ist nicht bekannt.

Ernährungstherapie

Eine spezifische Diät, die den Verlauf der chronischen Glomerulonephritis beeinflusst, ist nicht bekannt.

> Eine frühzeitige **Reduktion der Eiweißzufuhr** verzögert das Fortschreiten und somit die Entwicklung einer Niereninsuffizienz.

Auch bei anderen chronischen Nierenerkrankungen konnte das Fortschreiten einer Niereninsuffizienz durch frühzeitige Eiweißrestriktion verlangsamt werden [34].

Je nach Grad des Bluthochdrucks wird die tägliche Kochsalzzufuhr auf 1 g (17 mmol Natrium) bei schwersten, auf 3–4 g Kochsalz (51–68 mmol Natrium) bei mittelgradigen und leichten Formen reduziert.

Eine **Reduktion der Natriumzufuhr** ist auch je nach Ausmaß der Ödemneigung bei der nephrotischen Verlaufsform erforderlich.

5.3 Nephrotisches Syndrom

Als nephrotisches Syndrom bezeichnet man unabhängig von der Pathogenese eine **Schädigung der Glomerulusschlingen,** die mit einer erhöhten Durchlässigkeit für Plasmaproteine, insbesondere der kleinmolekularen Albuminfraktion, einhergeht. Es können jedoch auch α-, β- und γ-Globuline ausgeschieden werden.

Die **Folge des Eiweißverlustes** ist eine Hypalbuminurie mit Abfall des kolloidosmotischen Drucks im Blut und folglich einer Ödembildung. Im weiteren Verlauf entwickelt sich eine Niereninsuffizienz.

Die **Ursache** eines nephrotischen Syndroms können Infekte, die Glomerulonephritis, Intoxikationen mit Quecksilber, Arsen, Gold und verschiedenen Medikamenten, eine diabetische Glomerulosklerose etc. sein.

Von einem nephrotischen Syndrom spricht man dann, wenn die Proteinurie über 3 g, nach Angaben mancher Autoren über 5 g pro Tag liegt.

Die pro Tag mit dem Harn ausgeschiedene Menge an Eiweiß kann 30 g übersteigen und in seltenen Fällen bis zu 100 g erreichen.

Es kommt zu einer Vermehrung der Lipoproteine im Serum (**sekundäre Hyperlipoproteinämie Typ II oder IV**) mit einer Erhöhung der Triglycerid- und Gesamtcholesterinkonzentration. Hierdurch wird das **Arterioskleroserisiko,** wahrscheinlich auch das Fortschreiten der Nierenerkrankung, erheblich gefördert. Es besteht folglich eine dringende Indikation zur Behandlung der **Hyperlipoproteinämie** [11].

Ernährungstherapie

Bei dem meist hochgradigen renalen Eiweißverlust, der mehr als 30 g / Tag betragen kann, wurde, um den Aminosäurebedarf bei der gesteigerten Proteinsynthese zu decken, bisher eine **eiweißreiche Ernährung** mit 1,5–2,0 g Protein pro kg Körpergewicht täglich empfohlen.

> Es wurde davon ausgegangen, dass bei einer Steigerung der renalen Eiweißausscheidung um 4 g / 24 Std. eine Erhöhung der oralen Eiweißaufnahme um 10 g erforderlich wird. Da eine Proteinurie bis zu maximal 5 g / 24 Std. die Konzentration der Plasmaeiweiße meist nicht beeinträchtigt, wurde bei Proteinurien bis zu dieser Höhe auf eine Erhöhung des Eiweißanteils der Kost verzichtet.

Bei den Bemühungen, den durch Steigerung der Syntheserate bedingten **Mehrbedarf an Eiweiß** zu kompensieren, muss jedoch berücksichtigt werden, dass das Ausmaß der Proteinurie mit der Höhe der Eiweißkonzentration im Plasma steigt (**Clearance-Gesetz**). Infolge der Hypoproteinämie und des hierdurch bedingten Flüssigkeitsaustritts aus der Gefäßbahn entwickelt sich beim nephrotischen Syndrom ein **sekundärer Hyperaldosteronismus.** Die hierdurch gesteigerte Natriumretention macht somit eine Reduktion der Natriumzufuhr erforderlich.

Aufgrund neuerer Erkenntnisse über den Einfluss der Proteinzufuhr, insbesondere in Form von Fleisch, auf das Fortschreiten einer chronischen Niereninsuffizienz muss auch das Diätkonzept beim nephrotischen Syndrom revidiert werden.

> In einer Reihe von Untersuchungen konnte gezeigt werden, dass unter einer relativ **proteinarmen Diät** mit täglich 0,8 g Eiweiß pro kg Körpergewicht im Vergleich zu 1,6 g das Ausmaß der Albuminurie bei einer nur unwesentlichen Reduktion der Albuminsynthese geringer war. Unter der vergleichsweise geringen Eiweißzufuhr war der **Albuminkatabolismus** jedoch signifikant **erniedrigt.** Das Fortschreiten der dem nephrotischen Syndrom zugrunde liegenden Nierenerkrankung wird mit großer Wahrscheinlichkeit durch die geringere Eiweißzufuhr verzögert.

Auch in weiteren Studien wurde der positive **Effekt der Proteinrestriktion** bestätigt.

> Unter einer strengen Reduktion der Eiweißzufuhr auf nur 0,3 g / kg Körpergewicht bei Supplementierung mit 10–20 g essentiellen Aminosäuren pro Tag kam es bei initial nur wenig eingeschränkter Glomerulusfiltration zu lang dauernden Remissionen, sodass anschließend eine weitgehend normale Ernährung praktiziert werden konnte [43].

> Die Proteinzufuhr beim nephrotischen Syndrom muss aufgrund der neuen Erkenntnisse in Abhängigkeit vom Ausmaß der Proteinurie relativ niedrig bemessen sein.

Das **Risiko einer Proteinmangelversorgung** ist hierbei zu berücksichtigen [24, 25].

Bei den Bemühungen um eine ausgeglichene Stickstoffbilanz muss immer auf eine **ausreichende Deckung des Energiebedarfs** geachtet werden.

Zur Behandlung der Hyperlipoproteinämie hat sich eine **streng vegetarische Diät** reich an Sojaprodukten mit niedrigem Fettanteil in Form von einfach- und mehrfach ungesättigten Fettsäuren bei insgesamt relativ niedriger Gesamteiweißzufuhr bewährt. Unter einer solchen Ernährung kam es zu deutlichen **Senkungen der LDL-Cholesterinkonzentration** im Serum und einem Rückgang der Proteinurie [11].

5.4 Nephropathia gravidarum

Es handelt sich um eine **Schwangerschaftskomplikation unbekannter Ursache,** die insbesondere im letzten Drittel der Gravidität auftritt. Andere Bezeichnungen sind Toxämie, Schwangerschaftstoxikose, Spätgestose oder EPH(edema, proteinuria, hypertension)-Gestose.

Die typische Symptomatik besteht in **Hypertonie, Ödemneigung** und **Proteinurie.** Zu dieser renalen Symptomatik kann bei der Präklampsie eine zerebrale Symptomatik mit Kopfschmerzen, Ohrensausen, Sehstörungen etc. und schließlich bei der Eklampsie tonisch-klonische Krämpfe und Bewusstlosigkeit hinzukommen. Der Bluthochdruck ist häufig das erste Symptom.

Ernährungstherapie

Natriumarme, flüssigkeitsbilanzierte Ernährung.

5.5 Diabetische Nephropathie

Wie bereits besprochen (> Kap. 4), sind etwa 30% aller dialysepflichtigen Patienten chronisch niereninsuffiziente Diabetiker. Rund 50% aller Typ-1-Diabetiker entwickeln im Mittel 20 Jahre nach Diagnosestellung eine Niereninsuffizienz auf dem Boden einer diabetischen Nephropathie [14].

073 Text: Diabetische Nephropathie (Verlauf)

Wird eine Mikroalbuminurie diagnostiziert, so sollte ab diesem Zeitpunkt darauf geachtet werden, dass die üblichen Empfehlungen von 0,8 g Eiweiß/kg Körpergewicht nicht überschritten werden. Bei Einschränkung der Nierenfunktion (Serum-Kreatinin > 1,5 mg / dl) sollte eine Eiweißreduktion auf 0,6 g/kg Körpergewicht erfolgen. Bei deutlicher Reduktion der Proteinzufuhr ist zur Vermeidung einer Katabolie auf eine ausreichende Energiezufuhr zu achten.

In Langzeitstudien konnte nachgewiesen werden, dass auch bei fortgeschrittener Niereninsuffizienz die Progression der Nierenschädigung durch konsequentes Einhalten einer eiweißreduzierten Diät verzögert werden kann.

Die Mikroalbuminurie geht mit einem erhöhten kardiovaskulären Risiko einher. Nach Daten großer epidemiologischer Studien liegt das Risiko des kardiovaskulären Todes bei normalalbuminurischen Typ-2-Diabetikern bei 0,7% pro Jahr. Bei mikroalbuminurischen Patienten ist das Risiko um das 1,6- bis 2,7-Fache erhöht (Lit. bei [45]).

5.6 Adipositasassoziierte Glomerulopathie, Adipositas und präexistente Nierenerkrankungen

Eine Schädigung der Nierenfunktion als Folge der zunehmend häufiger werdenden Adipositas wird im Vergleich zu anderen Folgekrankheiten relativ wenig beachtet. Als Folge einer Adipositas können sich eine renale Hyperzirkulation, eine glomeruläre Hyperfiltration sowie eine gesteigerte Natriumrückresorption im proximalen Tubulus entwickeln. Erkennbar wird die renale glomeruläre Nierenschädigung an einer **Mikroalbuminurie** bzw. **Proteinurie,** deren Ausmaß direkt mit dem BMI korreliert. Als Ursache werden eine glomeruläre Hypertonie sowie hormonelle und metabolische Faktoren diskutiert.

Übergewicht und Adipositas gelten auch als Risikofaktoren bei präexistenten Nierenerkrankungen und bei reduzierter Nierenmasse. So erhöht Übergewicht bei einseitiger Nephrektomie die Häufigkeit von Proteinurie und Niereninsuffizienz um das 8-Fache, es verschlechtert die Transplantationsprognose Nierentransplantierter, verschlechtert die Prognose bei einer diabetischen Nephropathie etc. (Lit. bei [26]).

5.7 Hyperlipoproteinämie, Hyperhomocysteinämie und Defizit an Antioxidanzien

Die kardiovaskuläre Mortalität bei chronischer Niereninsuffizienz ist gesteigert. Dies gilt insbesondere für Hämodialysepatienten, deren Mortalität als Folge kardiovaskulärer Erkrankungen je nach Statistik fünf- bis zwanzigmal über der der Durchschnittsbevölkerung liegt. Durch Reduktion von Risikofaktoren wie Hyperlipoproteinämie, Hyperhomocysteinämie, oxidativem Stress etc. muss versucht werden, das Risiko zu minimieren.

Hyperlipoproteinämien (➤ Kap. 4.4) finden sich häufig bei akutem und chronischem Nierenversagen, nach Nierentransplantationen und beim nephrotischen Syndrom.

Eine wesentliche **Ursache** ist eine Beeinflussung des Lipoproteinabbaus durch Hemmung des Lipoproteinlipasesystems.

Die Lipoproteine sind pathologisch zusammengesetzt. Der Triglyceridgehalt der LDL und VLDL ist erhöht, der Cholesterinanteil der HDL vermindert.

Die Hemmung des Lipoproteinabbaus hat eine Zunahme der Triglyceridkonzentration im Plasma zur Folge. Es überwiegen deshalb Hyperlipoproteinämien vom Typ IV [22].

Von prognostischer und folglich praktischer Bedeutung sind Fettstoffwechselstörungen besonders bei Patienten mit dialysepflichtiger Niereninsuffizienz, bei denen sich in der Mehrzahl eine Hyperlipidämie findet.

> Neben den üblichen diätetischen Maßnahmen bei Hyperlipoproteinämien (➤ Kap. 4.4) haben sich Fette, reich an **ω-3-Fettsäuren** (Fischöl), bewährt.

Neben dem Effekt auf die Hypertriglyceridämie haben diese mehrfach ungesättigten Fettsäuren eine positive Wirkung auf den Blutdruck und die Fließeigenschaften des Blutes. Unter Gabe von Fischölkapseln kam es bei Patienten mit chronischer Hämodialyse sowohl zu signifikanten Senkungen des systolischen und diastolischen Blutdrucks als auch der Gesamtcholesterin- und Triglyceridkonzentration im Serum [18, 42]. Zur Hyperlipoproteinämie nach Nierentransplantation ➤ Kap. 19.2.

Ein weiterer, die Arteriosklerose begünstigender Risikofaktor bei chronischer Niereninsuffizienz ist die **Hyperhomocysteinämie.** Die toxische Aminosäure Homocystein (➤ Kap. 1.7.2 und ➤ 4.4) wird glomerulär filtriert, im Tubulussystem rückresorbiert und anschließend im Nierenparenchym abgebaut [5]. Unter der Hämodialyse kommt es weiterhin zu einer Erniedrigung der Folsäurekonzentration im Plasma, wodurch zusätzlich zum verminderten Abbau auch die Synthese von Homocystein gesteigert wird. Es ist eine Supplementierung der Vitamine Folsäure, B_6 und B_{12} angezeigt.

In einer prospektiven Studie konnte bei Dialysepatienten mit präexistenter kardiovaskulärer Erkrankung unter täglicher Gabe von 800 IU Vitamin E/T im Vergleich zu einer Placebogruppe die Rate an Herzinfarkten signifikant gesenkt werden. Die mittlere Therapiedauer betrug 519 Tage [4].

5.8 Akutes Nierenversagen

Entwickelt sich innerhalb von Stunden oder wenigen Tagen eine Anurie (24-Stunden-Harnmenge weniger als 100 ml) oder eine Oligurie (24-Stunden-Harnmenge weniger als 400 ml) mit nachfolgender Urämie, so spricht man von einem **akuten Nierenversagen.** Die morphologischen oder funktionellen Veränderungen, die zum Nierenversagen führen, sind voll **reversibel.**

> Ursache des akuten Nierenversagens ist ein rascher Abfall der glomerulären Filtrationsrate mit Rückgang der Harnmenge (Oligo- bis Anurie). Es folgt ein Anstieg harnpflichtiger Substanzen im Blut.
> Man unterscheidet ein prärenales akutes Nierenversagen als Folge eines Volumenmangels (Blutung, Flüssigkeitsverlust etc.), eines Blutdruckabfalles oder toxischer Schäden (Schwermetalle, pflanzliche und tierische Toxine wie beispielsweise EHEC [➤ Kap. 3.4.1] oder Pilztoxine, nephrotoxische Pharmaka) und ein renales bzw. postrenales Nierenversagen.

Während der Zeit der Diureseeinschränkung von 2–3 Wochen ist eine **Dialysebehandlung** erforderlich. Auf die Phase der An- bzw. Oligurie folgt eine Phase der Polyurie mit täglichen Harnmengen von mehreren Litern. Nach etwa einem halben Jahr hat sich im Allgemeinen die Nierenfunktion normalisiert.

Die **metabolischen Störungen** bei akutem Nierenversagen werden von der die Funktionsstörungen auslösenden Grundkrankheit erheblich mitbestimmt. Im Vordergrund steht ein **gesteigerter Proteinkatabolismus** mit vermehrter Aminosäurefreisetzung aus der Skelettmuskulatur und **gesteigerter Gluconeogenese.** Als Folge einer peripheren Insulinresistenz und gesteigerten Gluconeogenese kommt es zur Hyperglykämie.

Ernährungstherapie

Die Prognose des akuten Nierenversagens ist bei der sehr heterogenen Ätiologie unterschiedlich. Sie kann in erheblichem Maße durch eine optimale **Deckung des Bedarfs an Energie** und **essentiellen Amino-** säuren verbessert werden. Nach bisher in der Literatur mitgeteilten Studien sinkt die Letalität von 64% unter ausschließlicher Gabe von Glucose auf im Mittel 42% unter einer kompletten parenteralen Ernährung.

Patienten mit komplikationslosem Verlauf und normalem Ernährungsstatus, die voraussichtlich binnen 5 Tagen zu einer normalen Ernährung zurückkehren können, benötigen keine spezielle Ernährungstherapie. Bei Vorliegen einer **Mangelernährung** muss jedoch frühzeitig mit einer Ernährungstherapie begonnen werden.

> Um die Funktion des Gastrointestinaltrakts zu erhalten, sollte immer dann, wenn es die klinische Situation erlaubt, enteral ernährt werden [12].

5.9 Chronische Niereninsuffizienz[*]

Ein **fortschreitender Untergang von Nierengewebe** führt zur chronischen Niereninsuffizienz.

Folge ist ein Anstieg harnpflichtiger Substanzen, insbesondere von Harnstoff, Harnsäure und Kreatinin im Serum. Zusätzlich entwickelt sich eine metabolische Azidose, da die Fähigkeit der Niere, Wasserstoffionen auszuscheiden, abnimmt.

Während des ersten Stadiums, der sog. **vollen Kompensation,** kommt es trotz erheblicher Einschränkungen der Organfunktion bei normaler Eiweißzufuhr zu keinem Anstieg harnpflichtiger Substanzen im Serum.

Steigen Harnstoff- und Kreatininkonzentration im Serum an, ohne dass es hierdurch zu Intoxikationserscheinungen kommt, spricht man von der **kompensierten Retention.**

Erst ab einer Harnstoffkonzentration von etwa 150 mg / dl, wobei sich Appetitlosigkeit und gastrointestinale Beschwerden einstellen, spricht man von der Präurämie, die bei einem weiteren Fortschreiten der Insuffizienz in die **Urämie** übergeht.

***

[*] Dialysepatienten Deutschlands e.V., Bundesverband, Weberstr. 2, 55130 Mainz

Das Ausmaß urämischer Symptome und der Zeitpunkt ihrer Manifestation korrelieren nur locker mit der Harnstoff- und Kreatininkonzentration im Serum. Die urämischen Symptome werden nicht durch diese beiden, sondern durch andere, **beim Eiweißabbau anfallende Substanzen** wie Guanidinessigsäure, Methylguanidin, Phenolderivate, mittelmolekulare, nicht näher identifizierte Peptide etc. ausgelöst.

Erhöhte Eiweißaufnahme und hierdurch bedingte vermehrte Produktion harnpflichtiger Substanzen oder unzureichende Wasserzufuhr, die einen Rückgang der Ausscheidung harnpflichtiger Substanzen zur Folge hat, können zu einem Anstieg dieser Stoffe im Serum und folglich zum Übergang vom Stadium der Kompensation in die **Dekompensation** führen.

➕ 074 Text: Urämie (Klinik)

Gelingt es nicht, die Konzentration harnpflichtiger Substanzen im Serum durch Diät, Diuresesteigerung oder künstliche Niere (Dialyse) zu senken, so kommt es zum Tod im **Coma uraemicum.**

Eine weitere Möglichkeit der Therapie ist die **Nierentransplantation,** die Übertragung einer gesunden menschlichen Niere (➤ Kap. 19).

Nach Untersuchungen von Brenner u. Mitarb. [7] hat die **Höhe der Eiweißzufuhr** mit der Nahrung einen Einfluss auf das Fortschreiten von chronischen Nierenerkrankungen und ist mitverantwortlich für die sich mit zunehmendem Lebensalter entwickelnde Glomerulosklerose und die hierdurch bedingte Abnahme der glomerulären Filtration.

Nach proteinreicher Ernährung steigen die renale Durchblutung und die glomeruläre Filtration an. Diese Fähigkeit der Niere zur **kurzfristigen Funktionssteigerung** wird mit dem in entwicklungsgeschichtlich früher Zeit phasenweise hohen Proteinverzehr erklärt. Die Niere kann ihre Funktion unter hoher Proteinzufuhr steigern, um die vermehrt anfallenden harnpflichtigen Substanzen zu eliminieren.

Während früher, bevor der Mensch systematisch Ackerbau und Viehzucht betrieb, auf eine Phase hoher in aller Regel eine Phase mit nur geringer Eiweißzufuhr folgte, liegt die Proteinaufnahme derzeit in den westlichen Industrieländern konstant hoch, meist beträgt sie mehr als 100 g / Tag.

Die hierdurch bedingte **permanente Stimulation** der Niere zu einer Höchstleistung soll – hierfür sprechen auch Ergebnisse tierexperimenteller Untersuchungen – den Verlauf chronischer Nierenerkran-

kungen und die Entwicklung einer Glomerulosklerose negativ beeinflussen.

Wie die durch proteinreiche Ernährung induzierte Hyperfiltration der Niere zustande kommt, ist weitgehend unbekannt. Für eine die Hyperfiltration begünstigende Wirkung spezieller Aminosäuren spricht die Tatsache, dass die Progredienz der Niereninsuffizienz unter **vegetarischem Protein** weniger ausgeprägt ist als unter dem Verzehr von tierischem Protein.

Beide Proteine unterscheiden sich im Wesentlichen durch einen **geringeren Gehalt** pflanzlicher Eiweiße **an Glycin, Arginin, Phenylalanin** und Methionin (Lit. bei [15]).

Bei der Ernährung Niereninsuffizienter muss berücksichtigt werden, dass die Bedarfsdeckung mit **Histidin** unzureichend sein kann. Diese Aminosäure ist im frühen Kindesalter essentiell, während der gesunde Erwachsene sie in begrenztem Umfang synthetisieren kann, sodass sie für diese Lebensphase als **semiessentiell** anzusehen ist.

Bei niereninsuffizienten Patienten werden signifikant erniedrigte Plasma-Konzentrationen von Histidin gemessen, die durch diätetische Maßnahmen und den Aminosäureverlust bei der Dialyse noch verstärkt werden können. Insbesondere bei chronisch niereninsuffizienten Kindern wurden erhebliche **Histidindefizite** gemessen.

Wird die Aminosäure Histidin Hämodialysepatienten zusätzlich zur Kost in Form von Tabletten verabreicht, so kommt es zu einem Anstieg der Histidinkonzentration im Serum und einem Anstieg der Konzentration von Hämoglobin, Transferrin, Ferritin, Präalbumin etc. [29].

Bei der zwei- bis dreimal pro Woche während mehrerer Stunden durchgeführten Dialyse kann die beim Gesunden kontinuierliche Funktion der Niere, d.h. Regulation der Plasma-Konzentration an Elektrolyten und harnpflichtigen Substanzen, des Wasser- und Säure-Basen-Haushaltes etc., nicht in vollem Umfang normalisiert werden.

> Während der Behandlung sowohl mit intermittierender Hämodialyse als auch mit Peritonealdialyse (CAPD = „**c**ontinuous **a**mbulatory **p**eritoneal **d**ialysis") treten nicht nur harnpflichtige Substanzen in das Waschwasser über, sondern auch solche, deren **Entfernung aus dem Blut nicht erwünscht** ist.

Dies gilt insbesondere für Elektrolyte und Aminosäuren, in geringem Ausmaß auch für wasserlösliche Vitamine.

Dem Körper werden während einer zehnstündigen Dialyse etwa 10 g Aminosäuren entzogen.

Ernährungstherapie bei nicht dialysepflichtiger und dialysepflichtiger Niereninsuffizienz

Bevor die Kliniker definierte Kenntnisse über Histologie und Pathophysiologie der Niere hatten, war – ähnlich wie bei vielen anderen Erkrankungen – das Schonprinzip die Grundlage der Nierendiät. Da Harnstoff und Kochsalz neben Wasser die mengenmäßig an der Spitze stehenden Bestandteile des Harns sind, glaubte man, das kranke Organ durch eine Reduktion der Wasser-, Eiweiß- und Kochsalzzufuhr zu schonen und den Heilungsprozess so fördern zu können.

Heute ist bekannt, dass Wasser, Harnstoff und Natrium glomerulär filtriert werden und dass die Filtration lediglich vom hydrostatischen Druck in den Glomeruluskapillaren abhängig ist, ohne dass hierbei aktive energieverbrauchende Sekretionsvorgänge ablaufen.

Eine pauschale Kochsalz- und Eiweißrestriktion bei Nierenerkrankungen unter der Vorstellung, hierdurch das Organ zu schonen, entbehrte zur damaligen Zeit einer exakten Grundlage und basierte nicht auf entsprechenden Kenntnissen der Pathophysiologie. Neuere Untersuchungen haben jedoch gezeigt, dass durch **Eiweißrestriktion** das Fortschreiten chronischer Nierenerkrankungen verzögert wird.

> Ziel ernährungstherapeutischer Maßnahmen bei Nierenerkrankungen ist es, die Bildung von harnpflichtigen Substanzen und Urämietoxinen zu minimieren, eine Mangelernährung zu vermeiden und dem Fortschreiten der Nierenerkrankung und ihren Folgekrankheiten entgegenzuwirken.

Eiweißzufuhr

Bereits vor über 70 Jahren wurde von Volhard darauf hingewiesen, dass der Verlauf einer chronischen Niereninsuffizienz durch eine **Reduktion der Eiweißzufuhr** auf 20–30 g / Tag bei ausreichender Deckung des Energiebedarfs positiv beeinflusst wird.

> Ausgehend von den bereits genannten Befunden von Brenner u. Mitarb. [7] wurde in einer Reihe von Therapiestudien überprüft, ob mit Hilfe einer Eiweißrestriktion der **Verlauf einer chronischen Niereninsuffizienz** positiv beeinflusst werden kann.

Die Mehrzahl der älteren prospektiven Studien bestätigen den protektiven Einfluss einer Eiweißrestriktion, während neuere Studien den Effekt nicht bzw. nur partiell bestätigen konnten. Als Gründe für die Diskrepanz in den Studienergebnissen werden methodische Unzulänglichkeiten, insbesondere das nicht korrekte Einhalten der verordneten Proteinmenge angegeben.

> So konnte durch Verringerung der Proteinzufuhr auf 0,6 g / kg Körpergewicht und bei bereits höhergradig eingeschränkter Funktion auf 0,4 g / kg Körpergewicht in Form einer **lactovegetabilen Kost** während zwei Jahren an einem Kollektiv von 228 Kranken überwiegend mit einer chronischen Glomerulonephritis im Vergleich zur Kontrollgruppe ein signifikant geringerer Funktionsverlust nachgewiesen werden. Entsprechende Befunde wurden auch an Kindern mit fortgeschrittener chronischer Niereninsuffizienz unterschiedlicher Ätiologie erhoben [8, 34].
> In einer prospektiven Studie an Typ-1-Diabetikern mit diabetischer Nephropathie und einer Einschränkung des Glomerulusfiltrats auf ein Drittel bis ein Zehntel der Norm kam es unter konventioneller Ernährung nach Umstellung auf eine im Eiweißgehalt stark reduzierte und zur Deckung des Bedarfs an essentiellen Aminosäuren gezielt supplementierte Kost zu keinem weiteren Fortschreiten der Niereninsuffizienz [15]. Auch andere Autoren konnten den positiven Effekt einer Eiweißrestriktion bei diabetischer Nephropathie bestätigen.

Wie bereits besprochen, scheinen **pflanzliche Proteine** aufgrund ihres Aminosäuremusters tierischem Protein überlegen zu sein.

Von manchen Untersuchern wird darauf hingewiesen, dass es bei einer Empfehlung, die Proteinzufuhr auf 0,4–0,6 g / kg Körpergewicht zu reduzieren, zu einer **Proteinmangelversorgung** kommen kann und die Ernährungsumstellung oft eine unzureichende Deckung des Energiebedarfs mit Abnahme des Körpergewichts zur Folge hat (Lit. bei [32]).

Die Gefahr einer Mangelernährung kann wesentlich durch das bei chronischer Niereninsuffizienz **herabgesetzte Geruchsempfinden** begünstigt werden. Diese Beeinträchtigung, die sich bereits bei geringer Funktionseinschränkung der Niere, aber insbesondere ab einer Kreatinin-Clearance von weniger als 50 ml / Minute nachweisen lässt, wird in der Praxis wenig bedacht [17].

Derzeit wird für Patienten mit nicht dialysepflichtiger chronischer Niereninsuffizienz bei einem Glomerulusfiltrat von < 25 ml / Minute dann, wenn der Energiebedarf optimal gedeckt ist, eine proteinreduzierte Kost mit 0,6 g Protein pro Kilogramm Körpergewicht empfohlen. Metaanalysen von Langzeitstudien belegen, dass unter einer solchen proteinreduzierten Ernährung, die gleichzeitig mit einer reduzierten Phosphatzufuhr einhergeht, das Fortschreiten der Niereninsuffizienz deutlich verlangsamt wird. Obwohl belegt werden konnte, dass bei einer Proteinzufuhr von 0,75 g / kg Körpergewicht täglich die Erkrankung schneller fortschreitet, sollte diese höhere Proteinzufuhr dann akzeptiert werden, wenn der Patient nicht in der Lage ist, die optimale Proteinrestriktion zu realisieren und die Gefahr besteht, dass hierdurch keine ausreichende Energiezufuhr garantiert werden kann.

Bei chronischer Niereninsuffizienz lassen sich erhebliche **Störungen des Aminosäurestoffwechsels** nachweisen, die wahrscheinlich für eine Reihe pathologischer Stoffwechselvorgänge und klinischer Symptome mitverantwortlich sind. Dies gilt z.B. für:

- die Bildung toxischer Substanzen
- die negative Stickstoffbilanz
- den Verlust von Skelettmuskulatur
- die Enzephalopathie
- Störungen des Kohlenhydratstoffwechsels etc.

Da es bei der Niereninsuffizienz in erster Linie zur Retention der beim Eiweißabbau anfallenden harnpflichtigen Substanzen kommt, muss – wie bereits besprochen – die Eiweißzufuhr mit der Nahrung dem Grad der verbliebenen **Restfunktion der Nieren** angepasst werden, wenn ein Ansteigen der Konzentration harnpflichtiger Substanzen auf wesentlich über der Norm liegende Werte verhindert werden soll.

➤ Abb. 5.1 demonstriert, dass bei jedem Grad der Nierenfunktionseinschränkung die Höhe der **Harnstoff-Stickstoff-Konzentration im Serum** als

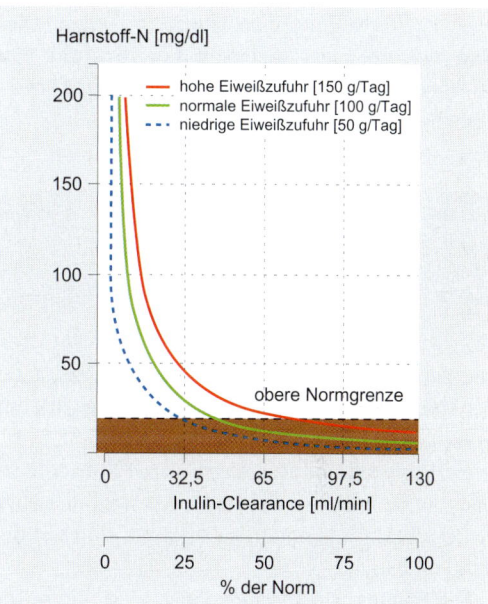

Abb. 5.1 Das Verhalten der Harnstoff-Stickstoff-Konzentration im Serum in Abhängigkeit von der Nierenfunktion bei unterschiedlich hoher Eiweißaufnahme.

Maß für die Konzentration harnpflichtiger Substanzen abhängig ist von der Menge des zugeführten Nahrungseiweißes.

Die Abszisse zeigt als Maß für die Nierenfunktion die mit der Inulin-Clearance gemessene glomeruläre Filtrationsrate (oben) bzw. die glomeruläre Filtration in Prozent der Norm (unten), und die Ordinate die Harnstoff-Stickstoff-Konzentration im Serum.

Eine im Normbereich liegende Konzentration von Harnstoff-Stickstoff lässt sich mit einer proteinarmen Diät (50 g / Tag) trotz einer Einschränkung der glomerulären Filtration auf etwa 25% noch erreichen, während eine eiweißreiche Kost (150 g / Tag) bereits bei einer glomerulären Filtration von weniger als 60% einen Anstieg der Harnstoff-Stickstoff-Konzentration über die Norm zur Folge hat.

Ab einer Serum-Harnstoffkonzentration von etwa 150 mg / dl, d.h., ab dem Stadium der Präurämie ist mit Beschwerden zu rechnen. Ab diesem Stadium muss die Eiweißzufuhr reduziert werden.

Die Erfahrung hat jedoch gezeigt, dass man bereits bei einer **Harnstoffkonzentration** von etwa **100 mg / dl** die Eiweißzufuhr reduzieren soll, um einen Anstieg in den Bereich zu vermeiden, in dem gastrointestinale Erscheinungen etc. auftreten können. Dies lässt sich mit einer **täglichen Eiweißzufuhr von 35–40 g**, das entspricht etwa 0,5–0,6 g / kg Körpergewicht, erreichen.

> Ab einer Harnstoffkonzentration im Serum von mehr als 150 mg / dl muss die Eiweißaufnahme auf jeden Fall beschränkt werden, da sonst der Übergang in die Urämie droht.

Die Substanzen, durch die der Vergiftungszustand der Urämie ausgelöst wird (**Urämietoxine**) sind im Einzelnen nicht genau bekannt (➤ Kap. 5.8). Kreatinin, Harnstoff und Harnsäure, deren Konzentrationen im Serum dazu dienen, das Ausmaß der Niereninsuffizienz quantitativ zu erfassen, sind weitgehend untoxisch.

Die Bildung von Urämietoxinen wird durch **Reduktion der Eiweißzufuhr** verringert. Unterschreitet man die genannte Eiweißmenge jedoch über längere Zeit, so ist eine ausreichende Deckung des Proteinbedarfs nicht mehr gewährleistet, wenn man sich nicht besonderer diätetischer Maßnahmen und ausgesuchter, **biologisch hochwertiger Proteinträger** bedient.

> Nach der Definition von Thomas (1909) gibt die **biologische Wertigkeit des Eiweißes** an, wie viele Teile Körperstickstoff durch 100 Teile Nahrungsstickstoff vertreten werden können.

Gewöhnlich bezieht man sich auf **Vollei als Bezugsprotein** und definiert wie folgt:

> Die biologische Wertigkeit ist die reziproke Zahl des Minimalbedarfs bei ausgeglichener Bilanz, verglichen mit der Wertigkeit von Vollei, die gleich 100 gesetzt wird.

➤ Tabelle 5.1 gibt eine Zusammenstellung der biologischen Wertigkeit von Proteinen und Proteingemischen, die in der menschlichen Ernährung häufig vorkommen.

Eine Erklärung zur zweiten Definition findet sich in ➤ Abb. 5.2. Hieraus ist ersichtlich, dass die biologische Wertigkeit eines Proteins umso höher liegt,

Tab. 5.1 Biologische Wertigkeit von Proteinen und Proteingemischen beim Menschen (Jekat, Kofrányi, zit. nach Lagemann et al. [27]).

Vollei und Kartoffeln	(35% / 65%)	137
Vollei und Milch	(71% / 29%)	122
Vollei und Weizen	(68% / 32%)	118
Bohnen und Mais	(52% / 48%)	101
Vollei		100
Kartoffeln		90–100
Kuhmilch		84–88
Rindfleisch		83–92
Edamer Käse		85
Schweizer Käse		84
Soja		84
Reis		83
Roggenmehl		76–83
Grünalgen		81
Mais		72–76
Bohnen		73
Weizenmehl		59

je geringer die Proteinmenge pro Kilogramm Körpergewicht ist, mit der noch eine ausgeglichene Stickstoffbilanz aufrechtzuerhalten ist.

Wird der Eiweißbedarf mit **Protein niedriger biologischer Wertigkeit** gedeckt, so müssen vergleichsweise große Mengen an Eiweiß verzehrt werden, was wiederum einem **hohen Anfall an toxischen Eiweißabbauprodukten** gleichkommt.

So ist bei ausgeglichener Stickstoffbilanz eine Reduktion der Eiweißzufuhr unter 35–40 g täglich möglich, wenn nach dem Vorschlag von Giovannetti und Maggiore einer weitgehend eiweißfreien, den Kalorienbedarf deckenden Grundkost eine geringe Menge eines Proteins mit sehr hoher biologischer Wertigkeit zur Deckung des Bedarfs an essentiellen Aminosäuren zugesetzt wird (**selektiv-proteinarme Diät**) [16].

Hiermit werden dem Organismus die für die Proteinsynthese erforderlichen **Aminosäuren in einer optimalen Relation** angeboten, sodass nur ein sehr geringer Teil abgebaut wird.

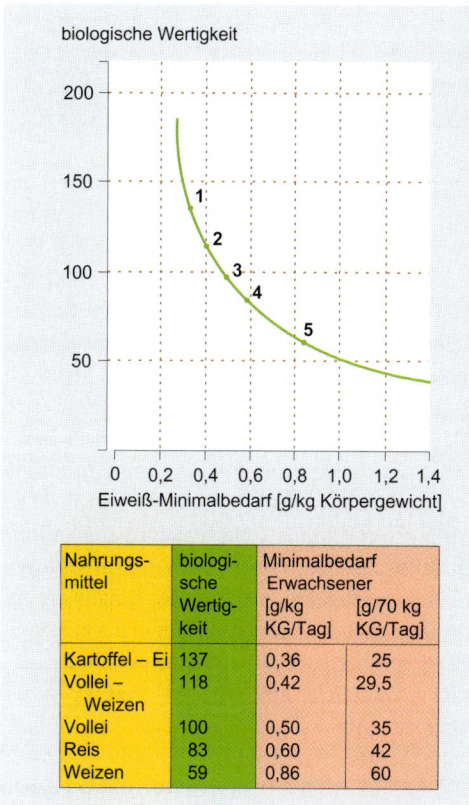

Nahrungs-mittel	biologi-sche Wertig-keit	Minimalbedarf Erwachsener [g/kg KG/Tag]	[g/70 kg KG/Tag]
Kartoffel – Ei	137	0,36	25
Vollei – Weizen	118	0,42	29,5
Vollei	100	0,50	35
Reis	83	0,60	42
Weizen	59	0,86	60

Abb. 5.2 Biologische Wertigkeit und Eiweiß-Minimalbedarf (nach Kofrányi [25]). Nach der Grafik lässt sich der Minimalbedarf eines Erwachsenen von 70 kg berechnen (siehe tabellarische Aufstellung).

> Eine wichtige Voraussetzung dafür, dass keine Aminosäuren zur Energiegewinnung abgebaut werden, ist eine ausreichende Deckung des Energiebedarfs durch Fett und Kohlenhydrate.

Bevor Blutreinigungsverfahren (Hämo- und Peritonealdialyse) als Ersatz für die exkretorische Funktion der Niere in ausreichender Zahl zur Verfügung standen, musste versucht werden, die urämische Intoxikation so lange wie möglich mit Hilfe selektiv proteinarmer Kostformen zu verhindern. Nachdem heute die Dialysebehandlung flächendeckend möglich ist, haben diese Diätformen an praktischer Bedeutung verloren.

Während die genannten italienischen Autoren eine den Essgewohnheiten ihres Landes angepasste Diät, bestehend aus eiweißarmen Teigwaren, Fett, Gemüse und als Quelle biologisch hochwertigen

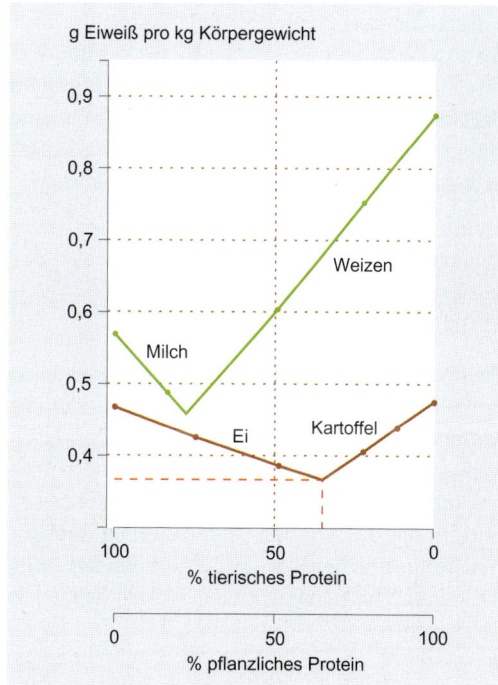

Abb. 5.3 Ermittlung des Minimalbedarfs an Protein beim Menschen. Alleinige Eiweißquelle sind Ei- und Kartoffel- bzw. Milch- und Weizeneiweiß (nach Lagemann et al. [27]). Aus den dargestellten Messwerten ergibt sich: Die geringste, zur Aufrechterhaltung einer ausgeglichenen Stickstoffbilanz erforderliche Menge an Ei- und Kartoffelprotein von 0,35 g / kg Körpergewicht wird bei einer Mischung von 35% Ei- und 65% Kartoffelprotein erreicht.

Proteins zwei Hühnereiern (12–16 g Eiweiß) täglich, empfohlen, wurde für die deutschen Essgewohnheiten von Kluthe und Quirin eine als **„Kartoffel-Ei-Diät"** bezeichnete Kost angegeben. Diese Diät basiert auf der Tatsache, dass die Kombination von Kartoffel- und Eiprotein ein Eiweißgemisch mit besonders hoher biologischer Wertigkeit ergibt (➤ Abb. 5.3) [25].

Inwieweit der Proteinbedarf des Körpers durch ein bestimmtes Eiweiß bzw. Eiweißgemisch gedeckt wird, lässt sich mit Hilfe der **Stickstoffbilanz** ermitteln: aufgenommene Stickstoffmenge minus der mit dem Stuhl und Urin ausgeschiedenen Stickstoffmenge ergibt die Stickstoffbilanz.

Wird mehr Stickstoff ausgeschieden als aufgenommen, so ist die **Bilanz negativ**, d.h., es wird **körpereigenes Eiweiß abgegeben**.

Liegt die aufgenommene Stickstoffmenge über der ausgeschiedenen, so ist die **Bilanz positiv,** was gleichbedeutend ist mit einer **Eiweißneubildung im Organismus.** Befinden sich Stickstoffzufuhr und -ausscheidung in einem Gleichgewicht, so ist die Differenz gleich Null, d.h., die Bilanz ist ausgeglichen.

> Eine ausgeglichene Stickstoffbilanz ist bei niereninsuffizienten Patienten anzustreben.

Die Eiweißmenge, mit der eine ausgeglichene Stickstoffbilanz erreicht werden kann, hängt von der **Aminosäurezusammensetzung des Nahrungseiweißes** ab. Je mehr Qualität und Quantität der Aminosäuren im Nahrungseiweiß optimale Voraussetzungen für die Synthese körpereigenen Proteins bieten, umso geringer wird die Eiweißmenge sein, mit der sich eine ausgeglichene Stickstoffbilanz erzielen lässt.

> Das bedeutet, die Proteinmenge, mit der sich eine ausgeglichene Stickstoffbilanz erzielen lässt, liegt umso niedriger, je höher die biologische Wertigkeit des Nahrungseiweißes ist.

Manche Eiweißgemische haben eine besonders hohe biologische Wertigkeit, d.h., mit einer relativ geringen Menge der Proteinmischung lässt sich eine ausgeglichene Stickstoffbilanz erzielen. Solche **optimalen Kombinationen verschiedener Nahrungseiweiße** bieten sich als Eiweißquelle für die Diät Niereninsuffizienter an, bei denen eine möglichst geringe Gesamtproteinmenge pro Tag gefordert wird.

➤ Abb. 5.3 zeigt den **günstigen Ergänzungseffekt von tierischen und pflanzlichen Proteinen.** Während auf der Ordinate die Eiweißmenge in Gramm pro Kilogramm Körpergewicht angegeben ist, mit der sich eine ausgeglichene Bilanz erzielen lässt, kann auf der Abszisse das jeweilige Mischungsverhältnis der beiden Eiweiße abgelesen werden. Das am jeweiligen Schnittpunkt der beiden Geraden auf der Abszisse angegebene Mischungsverhältnis – es beträgt dann, wenn der Proteinbedarf aus Kartoffel- und Eiereiweiß gedeckt wird, 35% Eiereiweiß und 65% Kartoffeleiweiß – gibt den Minimalbedarf an Protein an.

> Aufgrund dieser Untersuchungen ist von allen bisher untersuchten Eiweißmischungen die Kombination von Kartoffel- und Eiereiweiß in einem Verhältnis von 3 : 2 das Proteingemisch mit der biologisch höchsten Wertigkeit.

Die bereits genannte „Kartoffel-Ei-Diät" basiert auf dieser Tatsache [25]. Sinkt das Glomerulusfiltrat unter 3–5 ml / Minute, so ist die **Grenze für den Einsatz** der „Kartoffel-Ei-Diät" erreicht. Eine Weiterbehandlung kann nun durch Dialyse erfolgen.

Eine weitere Möglichkeit der eiweißarmen Ernährung bei chronischer Niereninsuffizienz stellt die sog. **„Schwedendiät"** dar. Hierbei handelt es sich nicht, wie bei der beschriebenen „Kartoffel-Ei-Diät", um eine selektiv proteinarme Diät, sondern Eiweiß kann innerhalb des erlaubten Bereichs von 20–25 g / Tag frei gewählt werden. Der Patient hat somit die Möglichkeit, Fleisch, Fisch und Wurst in geringen Mengen zu verzehren und damit die Ernährung abwechslungsreicher zu gestalten. Um den Aminosäurebedarf optimal zu decken, müssen pro Tag zusätzlich 6,5 g essentielle Aminosäuren, etwa das 2- bis 3-Fache des Minimalbedarfes, in Form von Tabletten eingenommen werden [3].

Welcher der beiden Diäten der Vorzug zu geben ist, muss aufgrund der Akzeptanz entschieden werden.

Wichtig ist, wie bereits erwähnt, dass der **Energiebedarf** (ca. 147 kJ / kg KG = 35 kcal / kg KG) vorwiegend durch Kohlenhydrate optimal gedeckt wird. Ist dies nicht der Fall, so werden die auf den Bedarf abgestellten Proteine bzw. Aminosäuren in mehr oder weniger großem Umfang katabolisiert.

Insbesondere das bei niereninsuffizienten **Kindern** oft stark verzögerte **Längenwachstum** ist in erheblichem Maße Folge einer unzureichenden Deckung des Energiebedarfs und der hieraus resultierenden Rückwirkungen auf die Proteinversorgung. Ausreichende Energiezufuhr hat bei einem hohen Prozentsatz der Kinder eine Normalisierung des Längenwachstums zur Folge.

Die Harnstoffkonzentration im Serum kann bei Kranken mit chronischer Niereninsuffizienz auch durch eine **Erhöhung des Ballaststoffanteils** der Kost gesenkt werden. Wahrscheinlich beruht dieser Effekt auf:

- einer vermehrten Stickstoffausscheidung mit der Fäzes

- einer Änderung der Intestinalflora mit geringerer Ammoniakproduktion im Darmlumen [33].

Flüssigkeits- und Elektrolytzufuhr

Die Fähigkeit der Niere, Wasser auszuscheiden, nimmt mit zunehmender Insuffizienz des Organs ab. Wird dieser Tatsache nicht Rechnung getragen, so können sich infolge eines **Wasseraustritts aus der Kapillarstrombahn** schwere Schädigungen in Form eines Hirn- und Lungenödems einstellen.

> Andererseits muss, um eine maximale Ausscheidung harnpflichtiger Substanzen über die Niere zu erreichen, die Wasserzufuhr so hoch wie möglich sein, da eine vermehrte Wasserausscheidung der tubulären Rückresorption harnpflichtiger Substanzen entgegenwirkt.

Die **tägliche Wasserzufuhr** orientiert sich am Verhalten des Körpergewichts und an der pro 24 Stunden produzierten Harnmenge. Es sollte die pro Tag zugeführte Wassermenge die Menge des 24-Stunden-Harns + 500 ml nicht überschreiten, wobei die Norm überschreitende, intestinale Wasserverluste und der vermehrte Wasserverlust über die Haut und mit der Ausatmungsluft bei Fieber (pro Zentigrad Tempertursteigerung eine Mehrzufuhr von 100 ml Wasser) berücksichtigt werden müssen.

Die **Natrium**- und Kaliumzufuhr kann bei der Niereninsuffizienz nicht pauschal gehandhabt werden. Eine natriumarme (3 g Kochsalz = 51 mmol Natrium / Tag) bzw. streng natriumarme Diät (1 g Kochsalz = 17 mmol Natrium / Tag) ist bei Ödembildung und Hypertonie angezeigt. Besteht ein Wasser- und Elektrolytgleichgewicht, so kann eine normal gesalzene Diät gegeben werden.

> Natriumarme Ernährung kann den chronisch Niereninsuffizienten dann, wenn sie unkontrolliert und ohne Indikation gegeben wird, gefährden.

Der Niereninsuffiziente scheidet auch bei natriumfreier Ernährung zwischen 30 und 80 mmol Natrium / Tag aus, während beim Gesunden die Natriumausscheidung sistiert. Die sich so entwickelnde **Natriumverarmung** hat bei der chronischen Nie-

reninsuffizienz eine Hypovolämie, eine Minderdurchblutung der Nieren und folglich einen weiteren Funktionsrückgang des Organs zur Folge.

Der Urämiker ist infolge der stark verminderten Fähigkeit zur Kaliumausscheidung in hohem Maß durch eine **Hyperkaliämie** gefährdet. Besonders kaliumreiche Lebensmittel sind zu meiden. Durch das Weggießen des Kochwassers von Gemüse bzw. das mehrmalige Wässern von Kartoffeln können etwa zwei Drittel des Kaliumgehalts entfernt werden.

Bei zunehmender Verringerung der Nierenfunktion sinkt die Phosphatelimination und es entwickelt sich eine **Hyperphosphatämie.** Die hieraus resultierende Störung des Calcium-Phosphat-Produkts führt zur Bildung von Calciumhydrogenphosphat-Komplexen im Serum und zu deren Ablagerung in verschiedenen inneren Organen, Gefäßen und Weichteilen. Die hierdurch bedingte Hypokalzämie führt zu einer vermehrten Parathormonsekretion, was letztlich das Bild des **sekundären Hyperparathyreoidismus** mit renaler Osteodystrophie zur Folge hat [21].

Es ist bekannt, dass es bei fortgeschrittener chronischer Niereninsuffizienz zu einer **bakteriellen Fehlbesiedelung** des Darmes kommt. Hieraus resultieren eine vermehrte Produktion von Urämietoxinen und eine zusätzliche Verschlechterung des Ernährungszustandes (Lit. bei [38]). Es gibt Hinweise darauf, dass durch Gabe probiotischer Mikroorganismen diese Fehlbesiedelung reduziert werden kann (**>** Kap. 2.2.3) und sich als Folge die Konzentration an Dimethylamin und Nitrosodimethylamin im Serum verringert sowie der Ernährungszustand der Patienten bessert [38, 13].

Ernährung bei Hämo- und Peritonealdialyse

Neben der im Vordergrund stehenden Gefahr einer Störung des Elektrolyt- und Wasserhaushaltes kommt es bei Langzeitdialyse zu **Beeinträchtigungen des Ernährungszustandes,** insbesondere einer **Protein-Energie-Malnutrition.** Die Hauptursachen sind eine Anorexie als Urämiefolge bei ungenügender Dialyse, weiterhin die nicht seltene Herzinsuffizienz, Depressionen, Schlafstörungen, gastrointestinale Störungen wie Durchfälle oder eine Gastroparese bei Diabetikern. Der häufige Proteinmangel ist mitbedingt durch den Aminosäure- und Peptidverlust während der Dialyse. Da der Dialysebeginn oft herausgezögert wird, sind die Patienten häufig bereits vor Dialysebeginn in einem schlechten Ernährungszustand.

Die Bedeutung eines optimalen Ernährungszustandes zeigt sich ganz besonders deutlich an der Beziehung zwischen **Serum-Albuminkonzentration** und **Überlebensrate**. Bereits bei einer Albuminkonzentration von unter 34 g / l steigt die Mortalität um das 3-Fache und unter 25 g / l um das 14-Fache (Lit. bei [2]).

Der Energiebedarf liegt sowohl bei der Hämo- als auch der Peritonealdialyse bei 30–35 kcal / kg Körpergewicht und Tag. Die Proteinzufuhr soll bei der Hämodialyse 1,0–1,2 und bei der Peritonealdialyse, wegen des größeren Aminosäureverlustes, bei 1,5–1,8 g / kg Körpergewicht und Tag liegen. Mehr als 50% sollen auf Eiweiß mit einer hohen biologischen Wertigkeit entfallen. Zu beachten ist der Phosphor-Eiweiß-Quotient.

Intradialytische parenterale Ernährung

Eine für den Patienten einfache und zuverlässige Methode einer Protein-Energie-Malnutrition vorzubeugen bzw. sie zu therapieren, ist die intravenöse Verabreichung einer Nährlösung, bestehend aus einer Fettemulsion, Aminosäuren und Dextrose. Die Energiemenge liegt bei 1000–1200 kcal / Dialyse [2].

Es besteht, wie besprochen, bei eingeschränkter Nierenfunktion die Gefahr der **Hyperphosphatämie**. Da der im Dialysestadium erforderliche Verzehr von Lebensmitteln reich an Protein mit hoher biologischer Wertigkeit meist mit einer relativ hohen Phosphatzufuhr einhergeht, müssen häufig **phosphatbindende Substanzen** eingesetzt werden, um die Serum-Phosphatkonzentration nicht über 1,8 mmol / Tag ansteigen zu lassen.

> Nur eiweißreiche Lebensmittel mit hohem Protein- und vergleichsweise niedrigem Phosphatgehalt sollten verzehrt werden.

Ein Maß für die Relation der beiden Nährstoffe zueinander ist der **Phosphor-Eiweiß-Quotient** (mg Phosphor / g Protein). Einen Phosphor-Eiweiß-Quo-

tienten von 8–9 besitzen Münster- und Harzer Käse, Rind-, Schweine- und Hammelfleisch. Der Quotient von Milch beträgt 20, von Emmentaler Käse 22 und von Schmelzkäse 40.

Die **Phosphatzufuhr** mit der Nahrung sollte zwischen 25 und 39 mmol / Tag (0,8–1,2 g / Tag) liegen (Lit. bei [35]).

Im **Dialysestadium** ist die Gefahr von Elektrolytstörungen besonders groß. Die **Natriumzufuhr** sollte bei der Hämodialyse auf 60–100 mmol / Tag, das entspricht 1,4–2,4 g Natrium bzw. 3,5–6,0 g Kochsalz / Tag, beschränkt werden. Bei der Peritonealdialyse ist eine Natriumrestriktion nicht erforderlich.

Wegen der bereits genannten Gefahr der Hyperkaliämie, muss bei der Hämodialyse die **Kaliumzufuhr** auf 40–60 mmol / Tag (1,6–2,4 g Kalium) reduziert werden. Bei der Peritonealdialyse kann auch die Kaliumzufuhr großzügiger gehandhabt werden.

Eine große Belastung bedeutet in vielen Fällen die **Beschränkung der Flüssigkeitszufuhr** auf maximal 1,5 l / Tag in den Phasen zwischen den Dialysen. Wird mehr Flüssigkeit zugeführt, so verlängert sich die Dialysedauer und in Extremfällen kommt es zu lebensbedrohlichen Lungen- und Hirnödemen. Langfristig wird aufgrund der **Volumenbelastung** die Entwicklung einer Linksherzinsuffizienz begünstigt.

Beobachtet werden muss auch die Versorgung mit **wasserlöslichen Vitaminen.** Zu einer Mangelversorgung kann es kommen, da sie in gleicher Weise wie Aminosäuren in die Dialyseflüssigkeit übertreten. Weitere Gründe für eine Mangelversorgung sind eine unzureichende Zufuhr mit der Nahrung und möglicherweise eine bei der Urämie gestörte Resorption.

Das nicht seltene Defizit an **Folsäure** geht mit einer Erhöhung der Homocysteinkonzentration im Serum einher (> Kap. 1.7.2).

> Zur Sicherung der Bedarfsdeckung empfiehlt sich die Gabe von Polyvitaminpräparaten ohne Zusätze fettlöslicher Vitamine, v.a. **ohne Vitamin A.**

Die an Trägerproteine gebundenen fettlöslichen Vitamine gehen bei der Dialyse nur in unbedeutendem Umfang verloren.

Bei chronischer Niereninsuffizienz finden sich **Störungen des Vitamin-A- und Vitamin-D-Stoffwechsels.**

So ist die Konzentration von retinolbindendem Protein erhöht, wodurch hohe, zu **toxischen** Nebenwirkungen führende **Vitamin-A-Konzentrationen** im Serum begünstigt werden.

Die Konzentration von biologisch aktivem Vitamin D ist hingegen im Serum chronisch Niereninsuffizienter häufig vermindert. Hieraus resultiert die nicht seltene **Osteomalazie.** Ursache ist neben einer möglicherweise nicht optimalen Deckung des Bedarfs mit der Nahrung eine verringerte Umwandlung des 25-Hydroxy-Vitamin D_3 in 1,25-Dihydroxy-Vitamin D_3 in den erkrankten Nieren (➤ Kap. 1.7). Aber auch die Bildung von 25-Hydroxy-Vitamin D_3 in der Leber ist bei Niereninsuffizienz offenbar vermindert.

5.10 Nierensteine (Nephrolithiasis)

In epidemiologischen Studien wurde gezeigt, dass die Prävalenz des Harnsteinleidens seit Jahrzehnten in den hoch industrialisierten Ländern steigt. Nach dem Zweiten Weltkrieg nahm die Häufigkeit der Urolithiasis in Deutschland parallel zum wirtschaftlichen Aufschwung zu. Die Prävalenz liegt derzeit bei 5% (➤ Abb. 5.4) [44]. Die Zunahme wird mit den sich ändernden Ernährungs- und Lebensgewohnheiten erklärt.

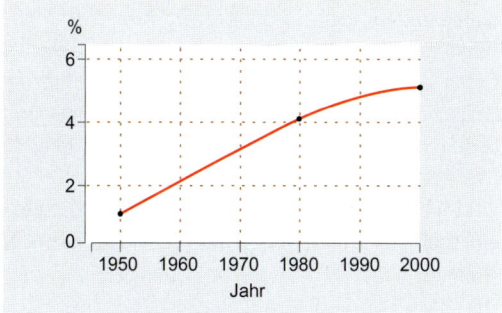

Abb. 5.4 Veränderung der Prävalenz des Harnsteinleidens in Deutschland seit 1950 (nach Müller et al. [44]).

Harnsteine sind das Symptom verschiedener Erkrankungen. Es müssen folglich nach der Entfernung bzw. dem spontanen Abgang von Steinen die Ursachen ermittelt und – soweit möglich – vorbeugende Maßnahmen eingeleitet werden, um einer erneuten Harnsteinbildung vorzubeugen. Eine Voraussetzung für dieses Vorgehen ist eine chemische Analyse der Steine. Ohne dieses Vorgehen muss in Abhängigkeit von der Zusammensetzung der Steine in 50 bis zu 100% der Fälle mit einem Rezidiv gerechnet werden.

Ursachen einer Auskristallisation und damit einer Steinbildung im Nierenbecken können sein:

- eine erhöhte Konzentration zur Steinbildung fähiger Substanzen im Harn
- eine Änderung des Harn-pH-Wertes
- Abflussbehinderung
- Infekte etc.

Die Therapie von Nierensteinen konnte durch Entwicklung neuer endoskopischer Verfahren und der Lithotripsie in den letzten zwei Jahrzehnten erheblich verbessert werden. Erweitert hat sich auch die Kenntnis über die dem Steinleiden zugrunde liegenden metabolischen Störungen, sodass nach Steinentfernung eine konsequente Rezidivprophylaxe möglich ist. Hierbei kommt der Ernährung eine zentrale Bedeutung zu.

Flüssigkeitszufuhr

Nierensteine entwickeln sich in **Notzeiten** seltener als in Zeiten mit ausreichender Ernährung, wie die Beobachtungen während des letzten Krieges, der Nachkriegszeit und der anschließenden Phase mit ausreichender Ernährung erneut bewiesen haben. Diese Beziehung zwischen Ernährung und Steinbildung kommt möglicherweise dadurch zustande, dass in Notzeiten die Menge an aufgenommenem Wasser im Vergleich zu der Menge an auszuscheidenden gelösten Harnbestandteilen sehr groß ist.

Bereits Hippokrates war bekannt, dass eine große tägliche Harnmenge der Nierensteinbildung entgegenwirkt.

Bei Nierensteinkranken muss die **Flüssigkeitszufuhr** so bemessen sein, dass mindestens 1,5–2 l, wenn möglich 2,5 l Harn täglich ausgeschieden werden. Hiermit wird eine Verdünnung der steinbildenden Substanzen im Harn erreicht. Cystinsteinpatienten sollten ein tägliches Harnvolumen von mindestens 3,5 l erreichen.

Die **Löslichkeit lithogener Harnbestandteile** ist nicht nur vom Harnvolumen, sondern in hohem Maße auch vom pH-Wert und von inhibitorischen Substanzen abhängig. Diese Faktoren werden durch die **Art der Getränke** bestimmt, sodass im Rahmen der Rezidivprophylaxe auch darauf zu achten ist.

Harnneutrale Getränke haben keinen messbaren Einfluss auf den Harn-pH-Wert:

- Leitungswasser
- bikarbonat- und mineralstoffarme Mineralwässer
- Früchtetees etc.

Getränke dieser Art kommen unabhängig von der Steinzusammensetzung bei der Harndilution zur Anwendung.

Harnalkalisierende Getränke, hierzu zählen insbesondere bikarbonatreiche Mineralwässer und Zitrussäfte, sind bei rezidivierenden Calciumoxalat- und Harnsäuresteinen angezeigt (Lit. bei [39]).

Harnsäuernde Getränke sind sulfatreiche und hydrogenkarbonatarme Mineralwässer sowie Preiselbeersaft. Sie sind indiziert bei Calciumphosphat- und Struvitsteinpatienten.

Ungeeignete Getränke für alle Harnsteinpatienten sind alkoholische Getränke, insbesondere Bier und Wein, zuckerhaltige Erfrischungs- und Colagetränke, coffeinhaltiger Kaffee und schwarzer Tee.

Calciumzufuhr

Eine zentrale Bedeutung kommt der **Calciumausscheidung** mit dem Harn zu, da Calcium wesentlicher Bestandteil der Oxalat- und Phosphatsteine ist. Zu einer **erhöhten Urinkonzentration** an Calcium kommt es bei:

- Hyperparathyreoidismus
- Vitamin-D-Überdosierung
- körperlicher Inaktivität und dadurch bedingter Mobilisation von Calcium im Knochen.

Patienten mit idiopathischer Urolithiasis haben bei normaler Calciumzufuhr mit der Nahrung in 40–60% eine über der Norm liegende Harn-Calciumausscheidung (normal bis 300 mg / Tag).

Hierfür scheint eine **gesteigerte intestinale Calciumresorption** – beim Gesunden werden unter normalen Ernährungsbedingungen etwa 10–25% des mit der Nahrung aufgenommenen Calciums resorbiert – verantwortlich zu sein.

Als **Ursache** für diese Resorptionssteigerung wird eine vermehrte Produktion von 1,25-Dihydroxy-Vitamin D_3 diskutiert. Es gibt Hinweise darauf, dass bei über 50% der Fälle von Nephrolithiasis eine Hyperkalziurie als Folge einer gesteigerten intestinalen Calciumresorption vorliegt (Lit. bei [1]).

Aufgrund der Tatsache, dass die rezidivierende Nierensteinbildung häufig mit einer Hyperkalziurie einhergeht, wurde der Schluss gezogen, dass eine **Reduktion der Calciumzufuhr** mit der Nahrung die **Rezidivgefahr verringert.** In einer groß angelegten prospektiven Studie an über 45 000 Männern konnte jedoch diese Annahme **nicht bestätigt** werden. Eine hohe Calciumzufuhr ging sogar mit einer vergleichsweise geringen Inzidenz an symptomatischen Nierensteinen einher, da bei normaler bzw. hoher Calciumzufuhr im Darmlumen mehr Calcium zur Verfügung steht, um Oxalsäure zu binden und so die Oxalsäureresorption und damit auch ihre Ausscheidung über die Niere zu verringern [10].

Der in den verschiedenen Regionen unterschiedlich hohe **Calciumgehalt des Trinkwassers** hat offenbar keinen Einfluss auf die Inzidenz calciumhaltiger Harnsteine. Eine hohe Natriumausscheidung korreliert mit einer hohen Calcium- und eine hohe Kaliumausscheidung mit einer niedrigen Calciumausscheidung im Harn. Hoher **Kochsalzkonsum** gilt als ein die Nephrolithiasis begünstigender Faktor [9]. In einer großen prospektiven Studie an Männern mit rezidivierenden Calciumoxalatsteinen wurde gezeigt, dass eine Ernährung mit reduziertem Anteil an tierischem Protein (52 g / Tag) und an Kochsalz bei normaler Calciumzufuhr das Risiko von Oxalatsteinen in signifikant höherem Maße senkt als die traditionell verordnete calciumarme Diät [6]. Es ist bekannt, dass eine hohe Zufuhr an tierischem Protein die Calciumausscheidung mit dem Harn und das Osteoporoserisiko steigern (➤ Abb. 8.5).

Möglicherweise hat die **Höhe des Zuckerverzehrs** einen Einfluss auf die Calciumausscheidung über die Niere.

Untersuchungen an gesunden Versuchspersonen ergaben beim Vergleich der Calciumausscheidung unter hohem und niedrigem Zuckerverzehr zwar keine Unterschiede in der 24-Stunden-Ausscheidung, in einzelnen Harnportionen wurden jedoch unter zuckerreicher Ernährung sehr hohe Calciumkonzentrationen gemessen. Da diese Spitzen zeitlich mit der höchsten Oxalsäureausscheidung zusammenfielen, könnte dem hohen Zuckerkonsum eine Bedeutung bei der Nierensteinbildung zukommen.

Oxalsäurezufuhr

Die Oxalsäurezufuhr hat offenbar nur einen **geringen Einfluss** auf den Oxalsäuregehalt des Harns. Etwa 10% der mit dem Harn ausgeschiedenen Oxalsäure entstammen der Nahrung. Der Oxalsäuregehalt einer Normalkost ist gering.

Die bekanntesten **oxalsäurereichen Nahrungsmittel** sind Kakaoprodukte, Spinat, Rhabarber und Rote Bete. Relativ hoch ist noch der Oxalsäuregehalt von schwarzem Tee und Pfefferminztee.

Tomaten, die immer wieder als oxalsäurereich deklariert werden, gehören zu den oxalsäurearmen Gemüsesorten. Die falsche Information beruht auf einer vor Jahren publizierten fehlerhaften Konzentrationsangabe.

Obwohl nur ein geringer prozentualer Anteil der oral aufgenommenen Oxalsäure resorbiert wird, kommt es nach dem Genuss oxalsäurereicher Lebensmittel zu einer deutlichen Mehrausscheidung von Oxalsäure im Harn. **Calciumoxalatkristalle** können während dieser Phase vermehrt im Urin nachgewiesen werden.

So kann beispielsweise ein übermäßiger **Kakaokonsum** (100 g Kakao enthalten etwa 400–650 mg Oxalsäure) bei Kindern mit einer Neigung zu Nierensteinbildung die Gefahr der Steinentstehung erhöhen.

Nach einer Untersuchung von Lagemann u. Mitarb. [27] kam es bei Kindern mit Calciumoxalatsteinen, die an zwei aufeinander folgenden Tagen einen Kakaotrunk mit 30 g Kakaopulver / m² Oberfläche verzehrten, zu einem Anstieg der Oxalatausscheidung von im Mittel 14,5 auf 22 mg im 24-Stunden-Harn.

Oxalsäure **entsteht im Stoffwechsel** als Endprodukt von Glyoxalat (> Kap. 3.4.8). Der Gesunde scheidet

pro Tag unter Normalkost weniger als 40 mg mit dem Harn aus.

Erkrankungen des Dünndarms können mit einer vermehrten Oxalsäureresorption bzw. einer Mehrproduktion von Oxalsäure einhergehen und folglich die Ursache einer Hyperoxalurie sein (> Kap. 3.4.14).

Der **Calciumgehalt** der Nahrung beeinflusst das Ausmaß der Oxalsäureresorption, da sich Calcium mit Oxalsäure zu dem praktisch unlöslichen und damit nicht resorbierbaren **Calciumoxalat** verbindet. Eine hohe Calciumzufuhr vermindert folglich die intestinale Oxalsäureresorption [10].

Die Vorstellung, Oxalsäure entstehe beim Abbau von Ascorbinsäure und die Oxalsäureausscheidung im Harn werde folglich durch eine hohe Zufuhr an Vitamin C gesteigert, beruht auf methodischen Fehlern.

In Untersuchungen an gesunden Versuchspersonen konnte gezeigt werden, dass eine Supplementierung der Kost mit Vitamin C bis zu einer täglichen Zufuhr von 3 × 5 g über 5 Tage, die Oxalsäureausscheidung über die Niere nicht beeinflusst [18].

Es ist bekannt, dass im Kolon Oxalsäure in Abhängigkeit von der Konzentration resorbiert wird. Ein bisher wenig beachteter, die Oxalsäurekonzentration im Kolon und damit das Ausmaß der Resorption mitbestimmender Faktor, ist die Besiedelung mit dem anaeroben Bakterium **Oxalobacter formigenes.** Dieses die Oxalsäure abbauende Bakterium findet sich ab dem 9. Lebensmonat als Bestandteil der normalen Darmflora. Im Alter von 6 bis 8 Jahren lässt sich Oxalobacter formigenes bei fast 100% aller gesunden Kinder nachweisen.

Die Oxalsäurekonzentration im Kolonlumen und folglich das Ausmaß der Oxalurie wird wesentlich durch die Dichte der Besiedelung mit Oxalobacter formigenes mitbestimmt. Unter wiederholter und längerfristiger Behandlung mit **Breitbandantibiotika** kommt es zu einer erheblichen Reduktion bzw. einem Verschwinden dieses Bakteriums im Kolon und folglich einer vermehrten Oxalsäureresorption im Kolon.

Dies ist beispielsweise der Fall bei Patienten mit einer **zystischen Pankreasfibrose** (> Kap. 3.6.4), die wegen rezidivierender Infekte häufig während längerer Zeit mit Antibiotika behandelt werden müssen. Die bei dieser angeborenen Erkrankung bekannte Neigung zur Hyperoxalurie und zu Oxalatsteinen wird als Folge der durch entsprechende Untersuchungen belegten Verminderung einer Besiedelung mit Oxalobacter formigenes erklärt [36].

Phosphatzufuhr

Ein weiteres, in Nierensteinen häufiges Anion ist das Phosphat. Die Urin-Phosphatausscheidung ist von der Höhe der oralen Phosphorzufuhr abhängig. Folgende Lebensmittel haben einen besonders hohen Phosphorgehalt:

- Hart- und Schnittkäse 400–636 mg / 100 g
- Leber 306–364 mg / 100 g
- Fleisch und Fisch 90–266 mg / 100 g
- getrocknete Hülsenfrüchte 378–424 mg / 100 g
- Kakao 656 mg / 100 g
- Nüsse 290–674 mg / 100 g.

Purinzufuhr

Als Folge der geringen Purin- und Eiweißzufuhr sind in Notzeiten sowohl die Gicht (> Kap. 4.5) als auch Harnsäuresteine selten.

Die Auskristallisation von Harnsäure ist vom **Harn-pH-Wert** abhängig. Eine Erhöhung des Harn-pH-Wertes von 5,0 auf 6,5 erhöht die Löslichkeit um das 10-Fache.

> Von großer Wichtigkeit für die Bildung von Harnsäuresteinen ist die Tatsache, dass die meisten purinreichen Lebensmittel, die zu einer Mehrproduktion von Harnsäure führen (> Kap. 4.5) gleichzeitig senkend auf den Harn-pH-Wert wirken.

Die Auskristallisation von Harnsäure wird weiterhin beim Harnsäuresteinbildner durch die bei diesen Patienten niedrigen Harn-pH-Werte (**„Säurestarre"** **um pH 5,5**) begünstigt.

Da die Löslichkeit aller Kristallbildner wesentlich vom Harn-pH-Wert abhängig ist, versucht man insbesondere durch eine **Wahl der Getränke** die Einstellung des Harns auf den jeweils erwünschten pH-Bereich zu unterstützen.

Proteinzufuhr

In einer Reihe epidemiologischer Studien fand sich eine positive Beziehung zwischen der Höhe des Verzehrs an tierischem Protein und der Häufigkeit von Nierensteinen. Die Erkrankungshäufigkeit ist geringer, wenn überwiegend pflanzliche Proteine verzehrt werden (Lit. bei [30]). Die Ursache hierfür ist eine gesteigerte Calciumausscheidung mit dem Harn bei hohem Konsum an tierischem Eiweiß und die bereits genannte Hypozitraturie. Eine wesentliche Ursache für die vermehrte Calciumausscheidung über die Niere dürfte die latente Azidose unter hohem Proteinkonsum (> Abb. 8.5) sein. Das Gleiche gilt für die Hypozitraturie.

Zitronensäurekonzentration im Harn

Die über die Niere ausgeschiedene Zitronensäure hemmt in erheblichem Maße durch Komplexbildung mit Calcium, Beeinflussung der Konzentration an ionisiertem Calcium im Harn etc. die Nierensteinbildung (Lit. bei [30]). Nur etwa 2% der über die Niere ausgeschiedenen Zitronensäure entstammen der Nahrung, insbesondere Obst und Gemüse. Der überwiegende Anteil kommt aus dem Intermediärstoffwechsel und wird im Rahmen der Regulation des Säure-Basen-Haushaltes über die Niere ausgeschieden. Unter hoher Zufuhr an tierischem Protein besteht die Tendenz zu einer metabolischen Azidose (> Abb. 8.5), die mit einer reduzierten renalen Ausscheidung an Zitronensäure einhergeht. Diese Hypozitraturie als Folge eines hohen Proteinverzehrs begünstigt die Nierensteinbildung. Die Zitratausscheidung über die Niere lässt sich durch den Konsum alkalisierender Getränke und den Verzehr pflanzlicher Lebensmittel, insbesondere von Obst und Gemüse steigern.

➕ 005 Literatur

6 Bluthochdruck (Hypertonie)

Physiologie, Pathophysiologie und Klinik

Die Hypertonie ist eine der häufigsten Erkrankungen in den hoch industrialisierten Ländern. Aufgrund umfangreicher prospektiver epidemiologischer Studien, deren Ergebnisse im Laufe der letzten Jahre ausgewertet wurden, war es möglich, zunehmend exaktere Angaben zum Blutdruck-Normbereich zu machen, d.h. Angaben zu dem Bereich, ab dem das Risiko von Folgekrankheiten ansteigt.

Bei der Risikobewertung des Blutdrucks und damit auch dem therapeutischen Vorgehen muss immer das Gesamtrisikoprofil des Patienten berücksichtigt werden. Nationale und internationale Fachgesellschaften haben die Klassifikation des Bluthochdrucks auf der Basis neuer Erkenntnisse mehrmals modifiziert.

Das Joint National Committee on Prevention, Detection, Evaluation, and Treatment of High Blood Pressure (JNC 7 Report) [6] empfiehlt in seinem Report 2003 vier Blutdruckbereiche (> Tab. 6.1). Personen im prähypertensiven Stadium haben im Vergleich zu den im Normbereich liegenden ein zweimal höheres Risiko, eine Hypertonie zu entwickeln. Es wird darauf hingewiesen, dass unabhängig von anderen Risikofaktoren eine direkte Beziehung

zwischen der Höhe des Blutdruckes und der Entstehung kardiovaskulärer Erkrankungen besteht und dass das Risiko an einem Herzinfarkt, einer Herzinsuffizienz, einem apoplektischen Insult oder einer Niereninsuffizienz zu erkranken, mit zunehmender Höhe und Dauer des Blutdruckes ansteigt. Jeder Anstieg des Blutdruckes um 20 mmHg systolisch oder 10 mmHg diastolisch in dem Blutdruckbereich zwischen 115 / 75 und 185 / 110 mmHg verdoppelt die Wahrscheinlichkeit einer kardiovaskulären Erkrankung in der Altersphase zwischen 40 und 70 Jahren (> Abb. 6.1).

> Tabelle 6.2 zeigt die aktuellen Leitlinien der deutschen Hochdruckliga zur Definition und Klassifikation der Blutdruckstufen. Fallen die systolischen oder diastolischen Druckwerte in verschiedene Kategorien, so gilt die höhere Kategorie.

Bei der Bewertung des Risikos von Folgekrankheiten einer Hypertonie, insbesondere kardiovaskulärer Erkrankungen, muss das Gesamtrisikoprofil beachtet werden. Das Gleiche gilt für die Therapieindikation. Beim Vorhandensein weiterer Risikofaktoren wie z.B. Diabetes mellitus und Hyperlipoproteinämie, steigt das Risiko für Herz-Kreislauf-Erkrankungen in jedem Stadium der Hypertonie an. In dem „JNC 7 Report" wird die Bedeutung von Lebensstiländerungen (> Tab. 6.3) als die primäre Maßnahme für die Therapie des Blutdruckes besonders betont.

Je nach Ursache unterscheidet man die primäre und sekundäre Hypertonie:
- Von **primärer Hypertonie** oder essentieller Hypertonie spricht man dann, wenn sich keine organische Ursache für die Druckerhöhung nachweisen lässt.
- **Sekundäre Hypertonien** sind bedingt durch Erkrankungen der Nieren, Funktionsstörungen endokriner Drüsen, Gefäßanomalien etc.

Tab. 6.1 Klassifizierung des Bluthochdrucks für Erwachsene ab 18 Jahren (Chobanian et al. [6]).

Blutdruckklassifikation	RR systolisch (mmHg)	RR diastolisch (mmHg)
Normal	< 120	< 80
prähypertensives Stadium	120–139	80–89
Hypertonie Stadium 1	140–159	90–99
Hypertonie Stadium 2	≥ 160	≥ 100

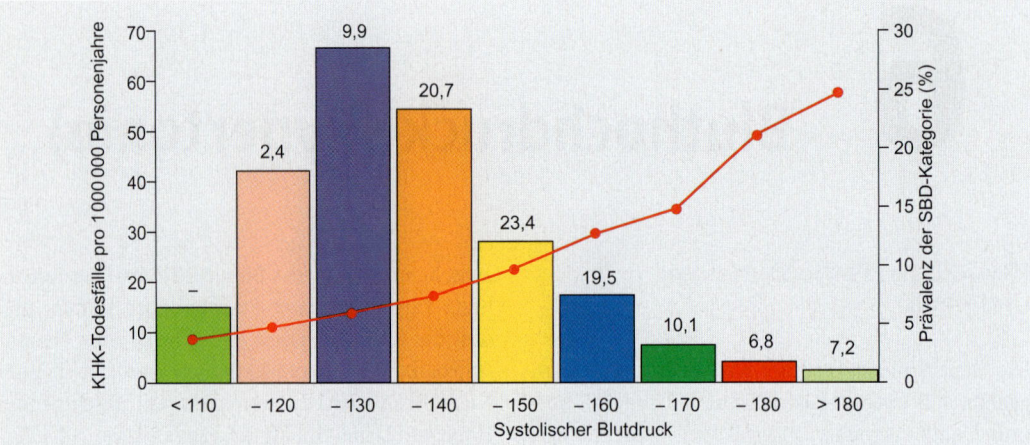

Abb. 6.1 Zusammenhang zwischen der Höhe des systolischen Blutdruckes und der Sterberate an Herz-Kreislauf-Krankheiten. Die Linie gibt die Sterberate pro 10 000 Personenjahre an (linke Ordinate). Die Säulen zeigen die Häufigkeit der jeweiligen Blutdruck-kategorie in % (rechte Ordinate). Die Werte am oberen Rand bezeichnen den Prozentsatz aller blutdruckbedingten Todesfälle in den einzelnen Kategorien (Übersterblichkeit oder Attributivrisiko; Referenzkategorie SBD < 110 mmHg) [29].

Tab. 6.2 Definitionen und Klassifikation der Blut-druckstufen (mmHg) [42].

Kategorie	systolisch	diastolisch
optimal	< 120	< 80
normal	120–129	80–84
noch normal	130–139	85–89
Stufe 1 Hypertonie (leicht)	140–159	90–99
Stufe 2 Hypertonie (mittel)	160–179	100–109
Stufe 3 Hypertonie (stark)	≥ 180	≥ 110
isolierte systolische Hypertonie	≥ 140	< 90

Etwa 80% aller Hypertonien sind **essentiell.** Von den restlichen 20% entfallen etwa 15% auf **renale Hypertonien.**

Die Häufigkeit der Hypertonie steigt mit dem Lebensalter an. Im internationalen Vergleich hat Deutschland die höchste Hypertonie-Prävalenz (➤ Abb. 6.2):

Wie bereits angedeutet (➤ Tab. 6.3), darf bei der Behandlung und Beratung der Hypertoniker nicht nur die Normalisierung des Druckwertes das Ziel sein, sondern es müssen die hochdruckassoziierten Erkrankungen, die das kardiovaskuläre Risiko wesentlich mitbestimmen, in das Therapiekonzept ein-

bezogen werden. Über 80% aller Hypertoniker haben z.T. mehrere Komorbiditäten wie Adipositas, Glucoseintoleranz, niedrige HDL- und hohe LDL-Konzentrationen im Serum etc.

Adipositas

Die Bedeutung der bei genetischer Disposition unter Überernährung entstehenden viszeralen Fettsucht für die Genese der Hypertonie, wurde bereits im Zusammenhang mit der Adipositas (➤ Kap. 4.1.5) und dem metabolischen Syndrom (➤ Kap. 4.2) besprochen.

Bei der Beurteilung des Blutdruckes Adipöser ist auf die exakte Druckmessung zu achten. Wird die Blutdruckman-schette nicht dem Oberarmumfang angepasst, so kommt es zu falschen Messergebnissen. Liegt der Oberarmum-fang unter 33 cm, so wird mit einer 13 cm breiten Man-schette gemessen. Ab 33 cm Umfang muss die Breite 15 cm und ab einem Umfang von 41 cm 17 cm betragen. Werden diese Regeln nicht beachtet, zeigt das Messgerät oft falsch hohe Werte an.

Da die Region des Handgelenkes bei Übergewichtigen und Adipösen meist im Normbereich liegt, hat sich die Messung am Handgelenk bei dieser Personengruppe bewährt.

Tab. 6.3 Lifestyle-Modifikation bei Hypertonie*.

Modifikation	Empfehlung	Ungefähre Reduktion des syst. Blutdruckwertes
Gewichtsreduktion	Erhaltung eines normalen Gewichts (BMI 18,5–14,9)	5–22 mmHg / kg Gewichtsverlust
DASH-Ernährungsplan	eine Diät reich an Früchten, Gemüse und fettarmen Milchprodukten mit einem geringen Anteil an gesättigten Fettsäuren und Gesamtfett	8–14 mmHg
Natriumreduktion	Reduktion der Natriumaufnahme auf nicht mehr als 100 mEq / l (2,4 g Natrium oder 6 g Natriumchlorid)	2–8 mmHg
körperliche Aktivität	regelmäßige aerobe körperliche Aktivität, z.B. flottes Gehen (mind. 30 Min. pro Tag an fast allen Wochentagen)	4–9 mmHg
moderater Alkoholkonsum	Konsum beschränken: nicht mehr als 2 Drinks am Tag für Männer und 1 Drink für Frauen und sehr leichte Personen	2–4 mmHg

DASH: dietary approaches to stop hypertension
* Um das gesamte kardiovaskuläre Risiko zu reduzieren, sollte mit dem Rauchen aufgehört werden. Die Effekte der einzelnen Maßnahmen sind dosis- und zeitabhängig und können für den Einzelnen auch größer ausfallen [6].

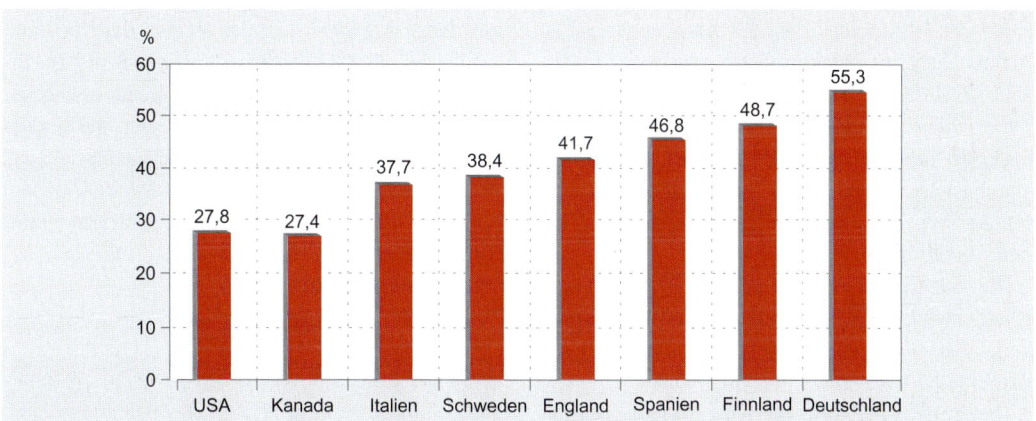

Abb. 6.2 Prävalenz der Hypertonie (systolisch ≥ 140 mmHg, diastolisch ≥ 90 mmHg ohne Einnahme blutdrucksenkender Medikamente) in sechs europäischen und zwei nordamerikanischen Bevölkerungen. Männer und Frauen, 35–64 Jahre (nach Wolf-Maier et al. [46]).

Ob, wie bisher angenommen, der Hyperinsulinämie bei der Entstehung des Hochdruckes eine zentrale Bedeutung zukommt, ist nicht eindeutig geklärt. Gegen diese Annahme spricht z.B. die Tatsache, dass hohe Insulinspiegel beim Vorliegen eines insulinproduzierenden Tumors (Insulinom) nicht mit einer Hypertonie einhergehen.

In einer Vielzahl epidemiologischer Studien wurde die Bedeutung der Adipositas für die Entstehung der Hypertonie belegt. So fand sich in der HYDRA-Studie bei 34,3% der normalgewichtigen, 60,4% der übergewichtigen und über 70% der adipösen Patienten eine Hypertonie [19].

Besonders die viszerale Adipositas geht mit einer erhöhten Hypertonieprävalenz einher. In großen prospektiven Studien wie beispielsweise der Framingham-Studie fand sich bei Adipösen in Abhängigkeit vom BMI eine Zunahme der Hypertonieprävalenz bis zum Sechsfachen im Vergleich zu Normalgewichtigen.

Trotz offener Fragen zur Pathophysiologie der Hypertonie bei Adipositas steht fest, dass die Gewichtsreduktion ohne gleichzeitige Kochsalzrestriktion die entscheidende primäre Maßnahme zur Normalisierung des Blutdruckes darstellt [30]. Bei einer Abnahme des Körpergewichtes um 2 kg kann es bereits zu einer deutlichen Drucksenkung und positiven Änderung pathophysiologischer Vorgänge wie Verminderung der Sympathikusaktivität und der Kochsalzsensibilität, einer Erniedrigung des Plasma-Insulinspiegels und der intrazellulären Calciumkonzentration etc. kommen, die für die Hochdruckentstehung entscheidend sind. Adipöse mit einer mäßigen Hypertonie sind in der Regel ohne Medikamente nur durch Normalisierung bzw. Reduktion des Körpergewichtes zu therapieren.

Die bei hyperkalorischer Ernährung zwangsläufig höhere Kochsalzzufuhr begünstigt zusätzlich die Entstehung einer Hypertonie bei Übergewicht.

Kochsalz

Von allen Ernährungsfaktoren steht die Kochsalzbzw. Natriumzufuhr seit Jahrzehnten im Mittelpunkt der Diskussion. Dass Kochsalz neben vielen anderen Ernährungsfaktoren bei gegebener genetischer Disposition wesentlich für die Entstehung der Hypertonie mitverantwortlich ist und dass eine Kochsalz- bzw. Natriumrestriktion den systolischen und diastolischen Blutdruck senkt und die Wirkung von Antihypertensiva steigert, wurde in einer Vielzahl von Studien belegt.

Die von nationalen und internationalen wissenschaftlichen Gesellschaften immer wieder geforderte Reduktion der Natriumzufuhr basiert auf diesen Fakten [19].

Der **Appetit auf Kochsalz** wird im Laufe des Lebens erworben. Die meisten Naturvölker haben eine sehr niedrige mittlere tägliche Kochsalzzufuhr, die selten 5 g überschreitet. Je niedriger der mittlere tägliche Kochsalzverzehr liegt, umso geringer ist in diesen Populationen die Rate an Hypertonikern.

Erfolgt eine Umstellung auf **westliche Ernährungsweise** und folglich eine Zunahme des Kochsalzverzehrs, so steigt die Hypertonierate (> Abb. 6.3). Bei den Bevölkerungsgruppen, denen Kochsalz unbegrenzt zur Verfügung steht, liegt die mittlere tägliche Kochsalzzufuhr zwischen 10 und 20 g (in Extremfällen darüber).

Die Höhe der mittleren täglichen Kochsalzzufuhr in der Bundesrepublik Deutschland liegt nach Angaben des Ernährungsberichtes der DGE 2004 bei Männern über 19 Jahren bei 9,7 und bei Frauen bei 7,1 g / Tag. Nach Angaben des Robert-Koch-Instituts

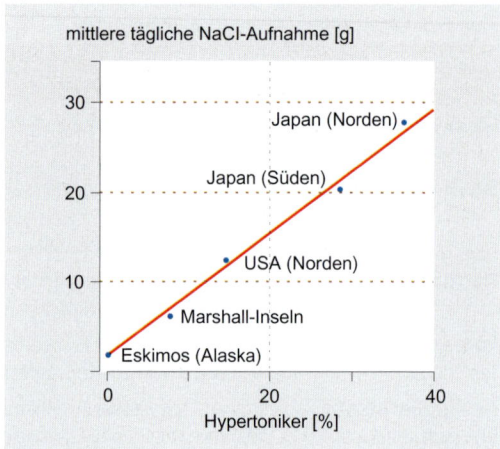

Abb. 6.3 Beziehung zwischen der mittleren täglichen Kochsalzzufuhr und der mittleren prozentualen Häufigkeit der Hypertonie in verschiedenen Bevölkerungsgruppen.

aus dem Jahre 2002 liegt der Median der Kochsalzzufuhr derzeit bei Männern zwischen 18 und 24 Jahren bei 9,25 g und sinkt mit zunehmendem Lebensalter auf 7,0 g bei 65- bis 75-Jährigen. Bei Frauen liegen die entsprechenden Werte bei 6,0 bzw. 5,75 g. Nicht erfasst wurde das Zu- oder Nachsalzen von Speisen, sodass der tatsächliche Natrium- bzw. Kochsalzkonsum die hier angegebenen Werte wahrscheinlich übersteigt.

> Ein erheblicher Teil der Kochsalzzufuhr erfolgt **„verborgen"** in Form industriell hergestellter Produkte.

In der Bundesrepublik Deutschland werden mit Brot und Backwaren rund 30%, mit Fleisch und Wurstwaren über 30% der täglichen Natriumchloridaufnahme zugeführt.

Primär natriumarmen Lebensmitteln wie z.B. Gemüse wird bei der Konservierung Kochsalz oft in großer Menge zugesetzt, sodass aus einem primär natriumarmen durch die **industrielle Bearbeitung** ein natriumreiches Lebensmittel werden kann (> Tab. 6.4).

Auch in den im Handel erhältlichen Gemüsesäften kann der Kochsalzgehalt mit bis zu 10 g / l hoch sein. Der Natrium- bzw. Kochsalzgehalt in Mineralwässern ist sehr unterschiedlich. Nur solche mit einem Natriumgehalt unter 150 mmol / l gelten als geeignet für Hypertoniker.

Tab. 6.4 Veränderungen im Natrium- und Kaliumgehalt von Erbsen, berechnet auf je 100 g verzehrfertige Portion.

Zubereitungsform	Na [mg]	K [mg]
frisch	0,9	380
sterilisiert (in Dosen, ohne Gemüsewasser)	230	180
tischfertig serviert, mit Salz und gesalzener Butter	?	?

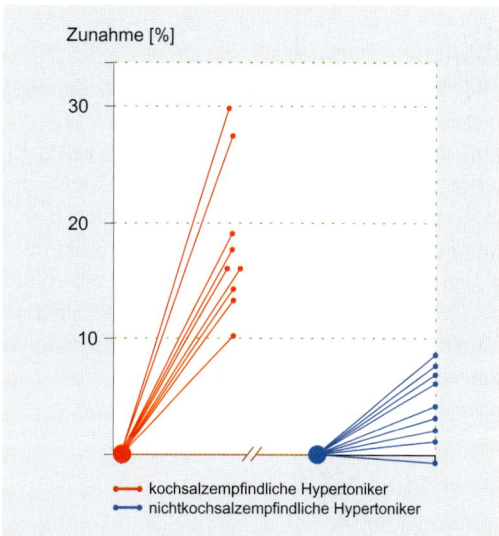

Abb. 6.4 Prozentuale Zunahme des mittleren Blutdrucks bei kochsalzempfindlichen und nicht kochsalzempfindlichen Hypertonikern nach diätetischer Umstellung auf kochsalzreiche Diät (Kawasaki [16]).

Der **Natriumbedarf** des Erwachsenen ist mit 2–3 g Kochsalz pro Tag gedeckt. Die **Geschmacksschwelle** für Kochsalz liegt bei Hypertonikern höher als bei Normotonikern. Eine Erhebung in den USA ergab, dass Hypertoniker stark gesalzene Speisen bevorzugen und folglich mehr als viermal so viel Kochsalz verzehren wie eine normotone Kontrollgruppe [35]. Bedingt durch den hohen Kochsalzverzehr, stieg die Wasseraufnahme auf das Doppelte an.

> Nicht alle epidemiologischen Studien konnten den Kausalzusammenhang zwischen der Höhe des mittleren Kochsalzverzehrs und der Hypertoniehäufigkeit in einer Population bestätigen.
> Dies gilt besonders für einen Bereich von 125–250 mmol Natrium pro Tag (7,4–14,8 g Kochsalz) dann, wenn homogene Populationen untersucht wurden [28, 31]. Die Tatsache, dass neben dem Natrium noch eine Reihe **weiterer,** zum Teil nur wenig untersuchter **Ernährungsfaktoren** die Entstehung einer Hypertonie mitbestimmen, muss bei der Interpretation berücksichtigt werden.

Experimentelle Befunde sprechen dafür, dass die **Natriumrückresorption** in der Niere durch eine hohe Chloridkonzentration gesteigert wird. **Chlorid** erhöht offenbar auch die Bereitschaft der glatten Gefäßmuskulatur zur Kontraktion. Diese Befunde zeigen, dass, mehr als bisher angenommen, auch den Anionen eine Bedeutung zukommt. Endgültige Aussagen über den pathophysiologischen Mechanismus können jedoch wegen nur unzureichender gezielter Untersuchungen zu dieser Problematik nicht gemacht werden [18, 22].

Zur **Entstehung der Hypertonie** unter hoher Natriumzufuhr bestehen folgende Vorstellungen: Bei essentieller Hypertonie ist die Fähigkeit der Niere, Natrium auszuscheiden, wahrscheinlich auf ein hö-

heres Niveau eingestellt, sodass eine **höhere Natriumretention** und hieraus ein höherer intrazellulärer Natriumgehalt resultiert.

Aus methodischen Gründen lässt sich dieser höhere intrazelluläre Natriumgehalt insbesondere in Erythrozyten nachweisen.

Die Gefäßwandmuskulatur wird von pressorisch wirkenden Substanzen dann, wenn ihr Natriumgehalt hoch liegt, besonders intensiv zur Kontraktion angeregt.

Der **Niere** kommt beim Entstehen der essentiellen Hypertonie eine Bedeutung zu.

> Dies wird durch Befunde an spontan hypertensiven Ratten gestützt. Überträgt man Nieren von hypertensiven auf normotensive Ratten bzw. umgekehrt, so entwickelt sich ein Hochdruck bzw. schwindet eine vorhandene Hypertonie.

Das **Ausmaß der Blutdrucksteigerung** unter vermehrter Kochsalzzufuhr ist individuell unterschiedlich. Diese **Variation in der Kochsalzsensitivität** (➤ Abb. 6.4) darf jedoch nicht dahingehend interpretiert werden, dass eine Therapie mit kochsalzreduzierter (natriumreduzierter) Kost nur bei „Salzempfindlichen" angezeigt sei [37].

Eine hohe Kochsalzzufuhr führt praktisch immer zum Bluthochdruck. Das Ausmaß der Drucksteigerung ist jedoch unterschiedlich [16].

Eine hohe Kochsalzsensitivität findet sich beispielsweise bei Afrikanern. So ist bei Afroamerikanern die Hypertonie wesentlich häufiger, wird früher manifest und neigt mehr zur Entwicklung des Stadiums 2 als bei der weißen US-Bevölkerung. Die Folgen sind bei dieser Bevölkerungsgruppe eine um 80% höhere Mortalität an Apoplexie und eine um 320% höhere Rate an hypertoniebedingten fortgeschrittenen Stadien einer Nierenschädigung.

Nutzen und Risiken einer Kochsalzrestriktion

Eine Vielzahl epidemiologischer Studien belegt, dass die Prävalenz von Hypertonie und ihren Folgekrankheiten in Populationen mit hohem Kochsalzkonsum höher liegt. Zusätzlich senkt eine kochsalzarme Ernährung, insbesondere bei älteren Hypertonikern, den Blutdruck signifikant. Trotzdem wird immer wieder in Frage gestellt, ob die von nationalen und internationalen Institutionen empfohlene generelle Senkung der Kochsalzzufuhr auf etwa 6 g pro Tag gerechtfertigt ist.

Autoren, die sich aufgrund neuerer Auswertungen epidemiologischer Studien **kritisch** äußern, geben zu bedenken, dass:
- wahrscheinlich die individuell optimale Kochsalzzufuhr erheblich variiert
- die komplex zusammengesetzte Nahrung insgesamt und weniger Einzelkomponenten für die Entstehung bestimmter Erkrankungen und für die Lebenserwartung verantwortlich sind (so steigt beispielsweise die Gesamtenergiezufuhr mit steigender Kochsalzzufuhr)
- es Hinweise auf **negative Effekte** einer Kochsalzrestriktion gibt.

So ergab beispielsweise eine Auswertung der Daten von 11 348 Personen während etwa 15–20 Jahren in der National Health and Nutrition Examination Study (NHANES I), dass die Gesamtsterblichkeit mit abnehmender Kochsalzzufuhr entgegen der Erwartung signifikant anstieg. Diese **negative Beziehung** ergab sich auch für die Mortalität an Herz-Kreislauf-Erkrankungen [2].

Die Autoren kommen zu dem Schluss, dass das Ergebnis dieser Studie zusammen mit weiteren entsprechenden, in der Literatur mitgeteilten Befunden nicht dazu berechtigt, eine generelle **Empfehlung zur Reduktion der Kochsalzzufuhr auszusprechen.**
Auch die Metaanalyse von 56 Studien zum Einfluss der Kochsalzrestriktion auf das Blutdruckverhalten bei Hypertonikern und Normotonikern ergab **nur bei älteren Hypertonikern einen signifikant blutdrucksenkenden Effekt.** Auch hier kommen die Autoren zu dem Ergebnis, dass es für eine generelle Begrenzung der Kochsalzzufuhr der gesunden Bevölkerung keinerlei wissenschaftliche Basis gibt [26].
Kritiker erkennen die genannten Studienergebnisse, die Zweifel an den derzeitigen Empfehlungen zur Kochsalzzufuhr aufkommen lassen, wegen angeblicher methodischer Mängel und falscher Interpretation nicht an [21, 38].

Kalium, Calcium, Magnesium

Es gibt eine Reihe klinischer und tierexperimenteller Untersuchungen, die darauf hinweisen, dass die Entstehung der Hypertonie nicht nur von der Höhe der Natriumzufuhr, sondern auch vom **Natrium-Kalium-Verhältnis** in der Nahrung abhängig ist.

Ein in Relation zum Natriumkonsum hoher Kaliumkonsum schwächt die hypertensiogene Wirkung von Natrium ab.

In den Ländern mit hohem Kochsalzkonsum wird durchschnittlich drei- bis sechsmal so viel Natrium wie Kalium mit der Nahrung aufgenommen. Fleischfressende Tiere nehmen vier- bis fünfmal mehr Kalium als Natrium und Pflanzenfresser 12- bis 20-mal mehr Kalium als Natrium auf. Dass in Populationen mit hoher Kaliumzufuhr die essentielle Hypertonie vergleichsweise selten vorkommt, wurde in einer Reihe epidemiologischer Untersuchungen belegt (Lit. bei [11]).

In experimentellen Studien am Menschen konnte die **Bedeutung von Kalium** für die Entstehung der essentiellen Hypertonie ebenfalls belegt werden.

In einer Untersuchung an Normotonikern kam es unter kaliumarmer Ernährung während 9 Tagen bei konstanter Kochsalzzufuhr zu einem signifikanten Anstieg des Blutdrucks. Darüber hinaus reagierten die Versuchspersonen unter Kaliumdepletionen nach Infusion von 2 l einer isotonischen Kochsalzlösung während 4 Stunden mit einem signifikanten Anstieg des arteriellen Blutdrucks, während der Blutdruck in der Versuchsphase mit normaler Kaliumzufuhr unverändert blieb.

Diese Befunde zeigen, dass zumindest im Kurzzeitversuch das Blutdruckverhalten in hohem Maße von der Kaliumzufuhr mit der Nahrung bestimmt wird [20].

Eine Metaanalyse von 19 klinischen Studien zur Frage des Einflusses von Kalium auf die Blutdruckregulation kommt zu dem Ergebnis, dass eine **orale Kaliumsupplementation** den Blutdruck signifikant senkt. Hieraus wird geschlossen, dass eine Erhöhung der Kaliumzufuhr mit der Nahrung einen Beitrag zur Verringerung der Hypertoniehäufigkeit in der Durchschnittsbevölkerung leistet [5].

Auch anderen Elektrolyten, so beispielsweise dem Calcium und **Magnesium,** kommt wahrscheinlich eine Bedeutung bei der Regulation des Blutdrucks zu.

So konnte z.B. in Therapieversuchen eine eindeutige Drucksenkung durch tägliche Einnahme von 365 mg Magnesium nachgewiesen werden, ein Befund, der auch von anderen Autoren bestätigt wurde [40].

Trotz zum Teil widersprüchlicher Befunde über die Bedeutung von **Calcium** für die Blutdruckregulation sprechen Ergebnisse großer epidemiologischer Studien dafür, dass eine optimale Calciumversorgung das Hypertonierisiko verringert.

Insbesondere eine vergleichsweise niedrige Calciumaufnahme von 400–600 mg / Tag erhöht das Hypertonierisiko (Lit. bei [31]).

Insgesamt sind die positiven Befunde zum Effekt von Calcium und Magnesium jedoch nicht ausreichend, um eine höhere Zufuhr im Rahmen der Therapie zu empfehlen.

Alkohol

Regelmäßiger Konsum von etwa 30 g Alkohol pro Tag hat einen blutdrucksenkenden, ein deutlich höherer Konsum hingegen einen drucksteigernden Effekt.

Unter Reduktion des Alkoholkonsums konnten eindeutige Senkungen des Blutdrucks belegt werden [24] (➤ Tab. 6.3).

Die der Blutdrucksteigerung zugrunde liegenden pathophysiologischen Mechanismen sind weitgehend unbekannt. Möglicherweise kommt dem **Kalium**- und **Magnesiumverlust** mit dem Harn bei regelmäßigem hohem Alkoholkonsum eine Bedeutung zu (Lit. bei [17]).

Ein Vergleich von Alkohol in Form von Bier oder Rotwein ergab keinen unterschiedlichen Effekt auf den Blutdruck. Alkoholfreier Rotwein zeigte keine Wirkung, sodass angenommen werden kann, dass die im Rotwein enthaltenen Polyphenole nicht wirksam sind, sondern der Einfluss auf den Blutdruck ausschließlich vom Alkoholgehalt der Getränke abhängig ist.

Vegetarische Ernährung

Auch unter der **mediterranen Ernährung** mit einer Reihe Komponenten, wie sie der vegetarischen Ernährung eigen sind, liegen die Blutdruckwerte ebenso wie die Serum-Lipidkonzentrationen und die Rate an koronaren Herzerkrankungen niedriger, wie dies beispielsweise in der Seven Countries Study, aber auch in anderen Studien gezeigt werden konnte (Lit. bei [10]).

Die immer wieder gemachte Beobachtung, dass der Blutdruck bei Populationen mit rein **vegetarischer Ernährung** unabhängig von der Kochsalzzufuhr niedriger liegt als bei solchen, die regelmäßig Lebensmittel tierischen Ursprungs verzehren, und dass auch der altersabhängige Blutdruckanstieg ausbleibt, belegt, dass wesentliche Inhaltsstoffe, unabhängig vom Natriumchlorid, die Blutdruckregulation mit beeinflussen.

Dieser positive Effekt auf das Blutdruckverhalten könnte neben dem höheren Gehalt an Kalium, Magnesium und dem bei Vegetariern meist niedrigeren

Körpergewicht auch Folge des **unterschiedlichen Fettsäuremusters** sein.

Die vegetarische enthält ebenso wie die mediterrane Kost im Vergleich zur Mischkost mehr **Ölsäure, α-Linolensäure** und **Linolsäure,** keine bzw. weniger Arachidonsäure und weniger gesättigte Fettsäuren und trans-Fettsäuren.

Obwohl die Ergebnisse von Studien über den Einfluss von einfach ungesättigten Fettsäuren und von mehrfach ungesättigten ω-6-Fettsäuren auf den Blutdruck zum Teil widersprüchlich sind, konnte in einer Reihe von Untersuchungen der **blutdrucksenkende Effekt von Ölsäure** gut belegt werden [10].
Auch die in **Fischöl** in hoher Konzentration vorkommenden **ω-3-Fettsäuren** zeigen dosisabhängig eine Senkung des Blutdrucks bei Hypertonikern. Zu therapeutisch relevanten Verringerungen kommt es jedoch erst bei einer Aufnahme von etwa 15 g ω-3-Fettsäuren täglich, einer Dosis, die lediglich in Form von Fischöl-Kapseln zugeführt werden kann (Lit. bei [27]).

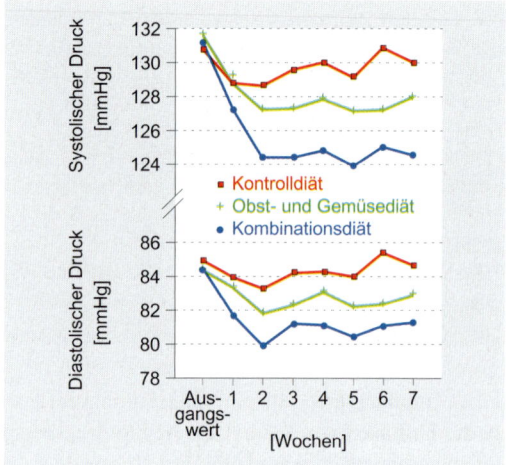

Abb. 6.5 Das Verhalten des mittleren systolischen und diastolischen Blutdrucks unter einer Ernährung reich an Obst und Gemüse bzw. Obst, Gemüse und fettarmen Milchprodukten im Vergleich zu einer Kontrolldiät bei konstanter Natriumzufuhr und konstantem Körpergewicht (Appel et al. [3]).

Dass es unter einer vegetarisch betonten Ernährung bei unveränderter Natriumzufuhr und konstantem Körpergewicht bei Personen mit Blutdruckwerten im obersten Normbereich bzw. mäßiger Hypertonie zu **signifikanten Senkungen des Blutdrucks** kommt, wurde in der DASH-Studie (Dietary Approaches to Stop Hypertension) eindeutig belegt (➤ Abb. 6.5) [3].

459 Versuchspersonen erhielten während einer dreiwöchigen Vorperiode eine der US-amerikanischen Ernährung entsprechende Kontrolldiät mit wenig Obst, Gemüse und Milchprodukten. Anschließend wurde randomisiert aufgeteilt in folgende drei Gruppen: Fortsetzung der Kontrolldiät, Ernährung reich an Gemüse und Obst (acht- bis zehnmal täglich) oder Ernährung mit gleich hohem Obst- und Gemüseanteil bei zusätzlich vermehrtem Verzehr fettarmer Milchprodukte (zwei- bis dreimal täglich).
Das in ➤ Abb. 6.5 dargestellte Blutdruckverhalten während der achtwöchigen Versuchsdauer zeigt hochsignifikante Senkungen sowohl des systolischen als auch des diastolischen Blutdruckes, wobei die Kombination von Gemüse, Obst und mageren Milchprodukten den ausgeprägtesten Effekt ergab. Der drucksenkende Effekt der Kombinationsdiät war bei mäßiggradiger Hypertonie ausgeprägter als bei den normotonen Versuchspersonen.
Die Autoren weisen darauf hin, dass die mit diätetischen Maßnahmen erreichte Drucksenkung **dem Ausmaß der medikamentösen Drucksenkung entspricht.**

Die DASH-Diät ist mittlerweile in den USA Bestandteil von offiziellen Ernährungsempfehlungen zur Therapie der Hypertonie (➤ Tab. 6.3).

In einer Folgestudie [34] wurde an Personen mit und ohne Hypertonie untersucht, ob der blutdrucksenkende Effekt der DASH-Diät durch zusätzliche Reduktion der Natriumzufuhr gesteigert werden kann. Hierzu wurde sowohl in einer Gruppe mit amerikanischer Normalkost als auch in einer Gruppe mit DASH-Diät während 30 Tagen die Natriumzufuhr reduziert. Je eine Gruppe erhielt 150 mmol Natrium = 8,7 g Kochsalz (entspricht der mittleren täglichen Natriumzufuhr in den USA), weitere Gruppen 100 bzw. 50 mmol Natrium pro Tag = 5,8 bzw. 2,9 g Kochsalz. Zu Blutdrucksenkungen kam es bei Personen mit Normo- und Hypertonie sowohl unter einer Natriumrestriktion unter 100 mmol / Tag bei der Gruppe mit amerikanischer Normalkost als auch unter DASH-Diät. Der Effekt der Natriumrestriktion war dosisabhängig am ausgeprägtesten, wenn die DASH-Diät mit geringer Kochsalzzufuhr kombiniert wurde.

Ein blutdrucksenkender und z.T. auch die Endothelfunktion und die Insulinsensitivität verbessernder Effekt sowie eine blutdrucksteigernde Wirkung wurde auch bei weiteren Lebensmitteln und Nährstoffen beschrieben. So fand sich in epidemiologischen Studien eine positive Beziehung zwischen hohem Verzehr von **Kakao** und niedrigem bzw. normalem Blutdruck sowie geringer kardiovaskulärer Mortalität [41]. An freiwilligen Versuchspersonen konnte im Kurzzeitversuch ein blutdrucksenkender Effekt von dunkler Schokolade gezeigt werden, während weiße Schokolade keine Wirkung zeigte [45].

Blutdrucksenkend wirkt wahrscheinlich auch eine hohe, weit über dem Bedarf liegende Zufuhr an **Folsäure**. Nach Daten der Nurses' Health Study I hatten Frauen mit einer Zufuhr von 1000 μg / Tag im Vergleich zu solchen mit weniger als 200 μg / Folsäure / Tag signifikant seltener eine Hypertonie [44].

Tomantenextrakt wirkte in einer kontrollierten Studie an Hypertonikern blutdrucksenkend. Eine antihypertensive Wirkung des in der Tomate reichlich enthaltenen Carotinoids Lycopin (➤ Kap. 1) wird diskutiert [43].

Bereits lange bekannt ist der blutdrucksteigernde Effekt von **Lakritze**. Der Süßholzextrakt bzw. sein Hauptinhaltsstoff Glycyrrhizin wirken über den Einfluss auf den Aldosteron- und Cortisolstoffwechsel drucksteigernd.

Ernährungsprophylaxe und -therapie

Wie die bereits besprochenen Ergebnisse mit der DASH(**D**ietary **A**pproaches to **S**top **H**ypertension)-Diät zeigen [3, 34], ist für die Praxis am sinnvollsten eine Kostform reich an Obst, Gemüse, fettarmen Milchprodukten, mit zusätzlichen Vollgetreideprodukten, Geflügel, Fisch, Nüssen, bei geringem Anteil an rotem Fleisch, Süßwaren und süßen Getränken, mit niedrigem Gehalt an Gesamtfett und gesättigten Fettsäuren, in Kombination mit einer moderaten Natriumrestriktion (➤ Tab. 6.3).

Kochsalzrestriktion

Nach Festlegung einer Konsenuskonferenz der Deutschen Akademie für Ernährungsmedizin über den Stellenwert der **Kochsalzrestriktion** in der Prävention und Behandlung der Hypertonie [9] sind die **Ziele** der verminderten Kochsalzzufuhr:
- die primäre Prävention der essentiellen Hypertonie
- die nicht medikamentöse Behandlung einschließlich der Einsparung blutdrucksenkender Medikamente bei Bluthochdruck.

Neben einer Gewichtsabnahme bei Übergewicht, Einschränkung der Alkoholaufnahme, sowie regelmäßiger körperlicher Aktivität ist aufgrund vieler kontrollierter Therapiestudien die Verringerung der Natriumzufuhr wichtigster Bestandteil der Hochdrucktherapie.

> Zur Prävention empfiehlt die Deutsche Gesellschaft für Ernährung für den Erwachsenen eine Zufuhr von 5 g Natriumchlorid (2 g Natrium entsprechend) pro Tag.

Die Kochsalzrestriktion kann erfolgen in Form:
- einer streng kochsalzarmen Kost mit bis zu 1 g Kochsalz (17 mmol Natrium)
- einer kochsalzarmen Diät mit bis zu 3 g Kochsalz (51 mmol Natrium)
- der mäßig kochsalzarmen Diät mit etwa 6 g Kochsalz (102 mmol Natrium) pro Tag.

Die **streng kochsalzarme Diät** ist relativ schwer zu realisieren. Sie kommt kaum noch zur Anwendung.

Die **mäßig kochsalzarme Kost** ist überwiegend für die ambulante Behandlung u.U. in Kombination mit blutdrucksenkenden Medikamenten oder der DASH-Diät geeignet. Die Verwendung von diätetischen Lebensmitteln mit geringem Kochsalzgehalt kann bei der Herstellung einer natriumarmen Diät hilfreich sein.

Nach der Verordnung für diätetische Lebensmittel [23] dürfen Lebensmittel unter der Bezeichnung „**natriumarm**" bzw. „**kochsalzarm**" nur dann in den Handel gebracht werden, wenn pro 100 g verzehrfertiger Ware weniger als 120 mg Natrium enthalten sind. Der **Grenzwert** für „streng kochsalzarm" liegt bei 40 mg Natrium / 100 g Ware.

Nach der derzeit gültigen **Nährwert-Kennzeichnungsverordnung** ist es möglich, bei einigen Lebensmitteln des allgemeinen Verzehrs auf eine Natriumverminderung dann hinzuweisen, wenn festgelegte Höchstwerte des Natriumgehalts nicht überschritten werden (Höchstmenge an Natrium in 100 g verzehrfertigem Lebensmittel bei Brot und Backwaren, Fertiggerichten, Suppen, Soßen, Erzeugnissen aus Fisch etc. 250 mg, Kartoffelerzeugnissen 300 mg, Kochwürsten 400 mg, Käse 450 mg, Brühwürsten und Pökelwaren 500 mg).

Verzichtet man auf besonders kochsalzreiche Lebensmittel und setzt den Speisen bei der Zubereitung kein Kochsalz zu, so entspricht die pro Tag aufgenommene Kochsalzmenge etwa 5–6 g (85–102 mmol Natrium).

> Tabelle 6.5 zeigt die von Arab und Mitarb. [4] mit Hilfe von Ernährungsprotokollen bei 20- bis 40-jährigen Heidelberger Frauen und Männern ermittelten Hauptquellen der Kochsalz(Natrium)-Zufuhr. Die Kenntnis dieser Daten ist eine wesentliche Voraussetzung für die Beratung von Patienten über die Möglichkeiten der Realisierung einer kochsalzarmen Diät.

Eine **streng kochsalzarme Diät** eignet sich, wie bereits erwähnt, wegen der Schwierigkeit, sie exakt herzustellen, und der erheblichen Beeinträchtigung der Geschmacksqualität nur für **kurzfristige Behandlungsperioden unter stationären Bedingungen.** Auch eine Diät mit 3 g Kochsalz stellt wegen des Geschmacksunterschiedes im Vergleich zur Normalkost noch eine erhebliche Anforderung an den Willen und das Durchhaltevermögen des Patienten.

Pflanzliche Gewürze, Zwiebeln, Pfeffer, Paprika etc. können zur Geschmacksverbesserung in beliebig hoher Menge der Nahrung zugesetzt werden.

Tab. 6.5 Hauptquellen für die Zufuhr von Natrium mit Lebensmitteln (nach Arab et al. [4]).

	%	Mittelwert [g / Woche]
Gebäck	31,2	5,73
Fleischwaren	26,2	4,81
Brot	18,5	3,40
Käse	8,6	1,58
Fisch, Fischwaren	4,4	0,80
Fleisch	4,2	0,78
Gesamt	93,1	17,10

Eine gewisse Hilfe sind auch **Kochsalzersatzmittel.** Sie haben einen hohen Kaliumanteil, wodurch die Natrium-Kalium-Relation der Diät zugunsten des Kaliums verschoben wird. Wie bereits ausgeführt, kommt offenbar nicht nur der absoluten Natriumzufuhr, sondern auch der Natrium-Kalium-Relation

sowohl für die Entstehung als auch für die Therapie der essentiellen Hypertonie Bedeutung zu.

Eine für wenige Tage geeignete weitgehend kochsalzfreie Ernährung lässt sich ohne großen küchentechnischen Aufwand erreichen mit den sog. Kartoffeltagen (1 kg Kartoffeln / Tag ohne Salz gekocht), Obsttagen (1–1,5 kg Obst / Tag), Saft- und Rohkosttagen.

Eine besondere Bedeutung kam vor Bekanntwerden potenter Antihypertonika der **Kempner-Reisdiät** zu, die sich nach Angaben des Autors wie folgt zusammensetzt: 250–350 g Reis (trocken, ungekocht) in Wasser oder Fruchtsaft **ohne Zusatz von Kochsalz** und Fett kochen. Enthält das Leitungswasser mehr Natrium als 20 mg / l, so wird der Reis mit destilliertem Wasser gekocht. Als **Zusätze** sind Obst und Obstsäfte erlaubt. Zucker kann nach Belieben zugesetzt werden.
Bei längerer Anwendung ist die Gabe eines **Polyvitaminpräparats** angezeigt. Die tägliche **Gesamtkalorienzufuhr** beträgt etwa 8400 kJ (2000 kcal), bei einer Eiweißzufuhr von etwa 20 g und einer Natriumzufuhr von 150 mg (2,6 mmol Natrium).
Kempner erzielte mit dieser Diät beste Behandlungserfolge. Während von einer Kontrollgruppe mit normaler Kochsalzzufuhr nach einem Jahr noch 50% und nach 3 Jahren nur noch 15% lebten, betrug die Überlebensrate der Hypertoniker unter Reisdiät nach 4 Jahren 83%, während nach einem Jahr noch alle lebten.

Die Annahme, eine moderate Reduktion der Kochsalzzufuhr begünstige eine Reihe von Erkrankungen und hätte als Folge einer ungünstigen Auswahl von Lebensmitteln eine Mangelversorgung mit manchen essentiellen Nährstoffen zur Folge, ist unbegründet und entbehrt jeder wissenschaftlichen Grundlage [39].

Neben der Natriumrestriktion gibt es folgende, **nicht pharmakologische Möglichkeiten** der Hochdruckbehandlung.

Reduktion des Körpergewichts

Nach den Ergebnissen der Intersalt-Studie, bei der weltweit in 52 Zentren über 10 000 Männer und Frauen erfasst wurden, war die Korrelation zwischen der Häufigkeit von Adipositas und Hypertonie von allen untersuchten Parametern am ausgeprägtesten [15].

So wie bei den koronaren Herzerkrankungen begünstigt insbesondere der Fettansatz im Abdominalbereich (**androider Fettsuchttyp**) die Hypertonie. Dieser positiven Korrelation entsprechend, konnte in einer Reihe von Studien, unabhängig vom Natrium- und Kaliumgehalt der Nahrung, unter Reduktion des Körpergewichts eine signifikante Senkung des Blutdrucks erreicht werden (Lit. bei [1]). Die Erklärung hierfür ist in den pathophysiologischen Grundlagen des **metabolischen Syndroms** (➤ Kap. 4.2) zu sehen.

Alkohol

Bei vorausgegangenem regelmäßigem Alkoholkonsum kommt es unter Verringerung des Konsums, unabhängig vom Natrium- und Kaliumgehalt der Diät, zu einer Senkung erhöhter Blutdruckwerte. Dies gilt insbesondere für Personen mit hochgradigem Alkoholkonsum (Lit. bei [1]).

Nahrungsfett

Auf die widersprüchlichen Ergebnisse von Untersuchungen zum Einfluss verschiedener Fettsäuren auf den Blutdruck wurde bereits hingewiesen [27, 36]. Der positive Effekt von Monoensäuren und mehrfach ungesättigten ω-3-Fettsäuren gilt als weitgehend gesichert (Lit. bei [10, 27]).

Vegetarische Ernährung

Die in der Literatur bereits seit Jahrzehnten immer wieder mitgeteilten Befunde zur Blutdrucksenkung unter Kostformen mit einem hohen Anteil an Lebensmitteln pflanzlichen Ursprungs bzw. einer geringen Prävalenz der Hypertonie bei Vegetariern (Lit. bei [1, 32, 33]) wurde erneut durch die bereits besprochenen Studien zur DASH-Diät bestätigt und haben Eingang in die Empfehlungen zur Hochdrucktherapie und -prophylaxe gefunden (➤ Tab. 6.3).

Coffeinhaltige Getränke

Der Genuss von Kaffee oder Tee – je nach Zubereitung werden mit einer Tasse 50–135 mg Coffein aufgenommen – hat nur einen geringen blutdrucksteigernden Effekt, der mit maximal 10 mmHg während 1–3 Stunden angegeben wird.

> Es besteht somit kein Grund, wenn man von extremen Druckwerten absieht, dem Hypertoniker den Genuss von Kaffee und Tee zu verbieten.

Eine Reihe von Studien spricht dafür, dass der geringgradige blutdrucksteigernde Effekt nur bei coffeinabstinenten Personen nachweisbar ist. Bei regelmäßigem Kaffee- bzw. Teegenuss besteht eine **Toleranz gegenüber Coffein,** sodass sich ein entsprechender blutdrucksteigernder Effekt nicht nachweisen lässt.

Auch die meisten epidemiologischen Studien sprechen dafür, dass Coffein das Risiko, eine Hypertonie zu entwickeln, nicht steigert (Lit. bei [11, 14]).

Ascorbinsäure

Ausgehend von epidemiologischen Studien, in denen eine inverse Korrelation zwischen Ascorbinsäurezufuhr und Hypertonie sowie ihren Folgekrankheiten beschrieben wurde, wurden kontrollierte Langzeitstudien mit 500 mg Ascorbinsäure täglich per os bei Normo- und Hypertonikern durchgeführt. Es kam zu signifikanten Senkungen des systolischen Blutdrucks. Der dem drucksenkenden Effekt zugrunde liegende Wirkmechanismus ist nicht bekannt [12, 7].

➕ 006 Literatur

7 Erkrankungen des Myokards

Physiologie, Pathophysiologie und Klinik

Die **Aufgabe des Herzens** besteht darin, die Zirkulation des Blutes aufrechtzuerhalten und damit die Voraussetzungen für einen optimalen Gasaustausch in Lunge und Gewebe, ein ausreichendes Angebot an Substraten für den Gewebsstoffwechsel und den Abtransport und die Ausscheidung von Stoffwechselendprodukten zu gewährleisten.

Das in einem geschlossenen Gefäßsystem zirkulierende Blut hat im Bereich seiner Endaufzweigungen, dem Kapillarsystem, getrennt durch die dünne, aus Endothelzellen bestehende Kapillarwand, Kontakt mit jeder einzelnen Zelle. Zwischen dem Blutplasma und dem Interzellulärraum findet ein ständiger **Flüssigkeitsaustausch** statt, d.h. Wasser und kleinmolekulare gelöste Substanzen können sowohl aus den Kapillaren austreten als auch wieder in das Kapillarlumen einströmen. Unter physiologischen Bedingungen halten sich Austritt und Rückstrom die Waage.

> Übersteigt der Flüssigkeitsaustritt den Rückstrom in das Gefäßlumen, so entwickelt sich ein **Ödem**. Übersteigt der Rückstrom den Flüssigkeitsaustritt, so kommt es zu einer Gewebsaustrocknung **(Exsikkose)**.

Das **Gleichgewicht im Flüssigkeitstransport** ist von verschiedenen Größen abhängig. Die wichtigsten sind:
- der Blutdruck in der Kapillare (hydrostatischer Druck)
- der Gewebsdruck
- der kolloidosmotische Druck des Plasmas.

Der **hydrostatische Druck** verringert sich vom arteriellen zum venösen Teil der Kapillaren hin, während der von außen wirkende **Gewebsdruck** und der **kolloidosmotische Druck** weitgehend konstant bleiben bzw. der kolloidosmotische Druck gering zunimmt.

Misst man die im Bereich der Kapillaren auf das Plasma wirkenden Kräfte, so ergibt sich etwa die in ➤ Abb. 7.1 angegebene Größenordnung.

Im arteriellen Schenkel der Kapillarstrombahn treten infolge Überwiegens des hydrostatischen Drucks Wasser und niedermolekulare Substanzen aus der Gefäßbahn aus, während mit zunehmendem Druckabfall in den Kapillaren des venösen Schenkels der kolloidosmotische Druck des Plasmas größer

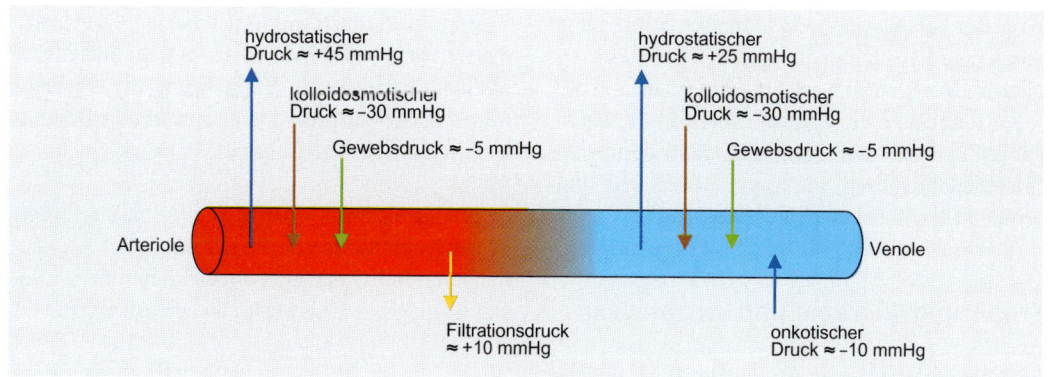

Abb. 7.1 Schematische Darstellung der den Flüssigkeitsaustritt und -rückstrom im Bereich der Kapillaren regulierenden Faktoren.

wird als der hydrostatische Druck. Folglich strömt Flüssigkeit wieder zurück in die Kapillaren.

Dieser Flüssigkeitsaustausch durch die Kapillarwand befindet sich **beim Gesunden** im Gleichgewicht, wobei noch ergänzt werden muss, dass ein Teil der aus der Blutbahn austretenden Flüssigkeit in Form der Lymphe abfließt, die sich in größeren Lymphgefäßen vereinigt und schließlich wieder in das Venensystem einmündet.

7.1 Ödem

Zu einem Ödem und somit einem Überwiegen der Kräfte, die einen Flüssigkeitsaustritt zur Folge haben, kann es kommen, wenn der intrakapillare Druck steigt.

Dies geschieht beispielsweise bei der **Herzinsuffizienz,** bei der der Rückfluss venösen Blutes zum Herzen verringert ist, folglich der venöse Druck steigt und den Rückstrom von Flüssigkeit aus dem Gewebe in die Kapillarstrombahn herabsetzt.

Ein weiteres Beispiel ist die Drucksteigerung im Pfortaderkreislauf bei der **Leberzirrhose,** wobei es aufgrund des gleichen Mechanismus zu einem Flüssigkeitsaustritt, in diesem Falle in Form des Aszites, in die freie Bauchhöhle kommt.

Eine weitere Ursache intravasaler Druckerhöhung kann eine vermehrte Natrium- und Wasserretention z.B. bei **gesteigerter Aldosteronproduktion** sein, die ebenfalls eine Steigerung des intravaskulären Drucks zur Folge hat.

Zur Ödembildung kommt es bei einer Verringerung des kolloidosmotischen Drucks, z.B. bedingt durch eine Hypalbuminämie bei Leberzirrhose, enteralen Eiweißverlust, nephrotisches Syndrom etc.

Auch direkt an der Kapillare angreifende Schädigungen können durch Permeabilitätssteigerung zur Ödembildung führen, wie dies z.B. bei Entzündungen und allergischen Reaktionen der Fall ist.

Ernährungstherapie und -prophylaxe

Eine **Wasserretention** in der Blutbahn bzw. in Form von Ödemen ist nur möglich, wenn Natriumionen

retiniert werden. 8 g Kochsalz (136 mmol Natrium) „binden" etwa 1 l Wasser.

> Verringert man die Natriumzufuhr bzw. erhöht man mit Hilfe von Diuretika die Natriumausscheidung über die Niere, so erreicht man eine Ausschwemmung der Ödeme.

Es empfiehlt sich demnach, wie bei der Hypertonie besprochen, eine mehr oder weniger strenge **Beschränkung der Natriumzufuhr.**

Auch hier hat die Möglichkeit, die Kochsalzausscheidung medikamentös zu steigern, dazu geführt, dass die streng kochsalzarme Diät nicht mehr eingesetzt wird. Wird die Natriumzufuhr reduziert, so kann die Wasserzufuhr normal bleiben, da Wasser ohne Natrium auch bei Herzinsuffizienz ausgeschieden wird.

Eine Diätform mit niedrigem Natriumgehalt ist die sog. **Karell-Diät,** bei der der Patient lediglich 800 ml Milch / Tag erhält. Dies entspricht einer Kochsalzaufnahme von etwa 1 g (17 mmol Natrium).

Eine noch niedrigere Natriumzufuhr erreicht man mit den bei der Hochdrucktherapie bereits besprochenen **Kempner-Reistagen.** Diese und ähnliche natriumarme Kostformen wie Obst- und Safttage etc. hatten vor Einführung der Diuretika in die Therapie eine große praktisch-klinische Bedeutung.

Da der Bedarf an Energie und essentiellen Nährstoffen hiermit nicht gedeckt wird, fördern sie die Entstehung einer **kardialen Kachexie.** Die Annahme, der mit der Reduktion der fettfreien Körpermasse bei der Kachexie einhergehende geringere Sauerstoffverbrauch würde sich bei kardialer Insuffizienz positiv und eine durch gezielte diätetische Maßnahmen erreichte Vermehrung der fettfreien Körpermasse entsprechend negativ auf die Gesamtsituation der Patienten auswirken, hat sich nicht bestätigt.

Es sollte deshalb versucht werden, falls erforderlich auch mit künstlicher Ernährung, unter Verwendung von **natriumarmen Formeldiäten** bzw. Infusionslösungen der Kachexie entgegenzuwirken.

7.2 Myokardinsuffizienz

Die Myokardinsuffizienz führt zur inadäquaten Pumpleistung des Herzens. Ihre wesentlichen **Ursachen** sind:

- die koronare Mangeldurchblutung als Folge arteriosklerotischer Gefäßveränderungen
- eine langjährige myokardiale Druckbelastung durch Hypertonie
- Myokarditiden
- die dilatative Kardiomyopathie
- Herzklappenfehler
- pharmakologisch-toxikologische Schädigungen des Herzmuskels.

Zu den toxischen Myokardschädigungen gehört auch die im Rahmen der Ernährungsmedizin besonders interessierende **alkoholische Kardiomyopathie,** die sich aus bisher unbekannter Ursache bei etwa 1% der chronischen Alkoholiker entwickelt. Alte Bezeichnungen für dieses Krankheitsbild sind „Münchner Bier-Herz" und „Tübinger Wein-Herz" (➤ Kap. 1.9).

Wichtigste **Symptome der Herzinsuffizienz** sind:

- blaurote Verfärbung der Haut **(Zyanose),** insbesondere des Gesichts, der Lippen und der Fingerspitzen als Folge des geringen Sauerstoffgehalts im peripheren Blut
- **Atemnot (Dyspnoe),** bedingt durch einen Rückstau des Blutes vor dem linken Herzen und damit in der Lunge
- **Stauungsleber** – Vergrößerung der Leber infolge vermehrter Blutfüllung –, besonders bei einer Insuffizienz des rechten Herzens, wobei es zu einer ungenügenden Weiterbeförderung des venösen, zum Herzen zurückströmenden Blutes kommt
- eine **Stauung venösen Blutes** in der Magen- und Darmwand, was zu Völlegefühl, Blähungen, Inappetenz etc. führt
- ein **Austritt von Flüssigkeit** aus der Gefäßbahn in Form von Ödemen, Aszites und Pleuraergüssen als Folge einer Steigerung des hydrostatischen Drucks im venösen Teil der Kapillarstrombahn (➤ Abb. 7.1).

Alle diese Insuffizienzerscheinungen **verstärken sich bei körperlicher Belastung.**

Die **molekularen Mechanismen,** die dem fortschreitenden Myokardumbau, der letztlich zur Dysfunktion führt, zugrunde liegen, sind sehr vielschichtig und nur zum Teil bekannt. Involviert sind:

- eine Mehrproduktion des vasokonstriktiv wirkenden Endothelins
- proinflammatorische Zytokine etc.
- eine Verminderung der antioxidativen Kapazität mit hierdurch bedingten Zeichen von chronisch oxidativem Stress.

Erniedrigte Plasma-Konzentrationen an antioxidativen Vitaminen und erste Hinweise auf eine positive Wirkung von Antioxidanzien wie Vitamin E und Coenzym Q_{10} sprechen für die Bedeutung freier Radikale bei der Entstehung der Herzmuskelinsuffizienz (Lit. bei [4]).

Einen positiven Effekt auf den Verlauf der Herzinsuffizienz hat wahrscheinlich auch das Vitamin D_3. Ausgehend von In-vitro-Studien, in denen gezeigt wurde, dass Vitamin D_3 die Bildung proinflammatorischer Zytokine hemmt und die antiinflammatorischer Zytokine steigert, wurden in einer Studie Patienten mit einer Herzinsuffizienz während 9 Monaten täglich mit 50 μg Vitamin D_3 bzw. einem Placebo behandelt. In der Verumgruppe kam es zu einem signifikanten Anstieg des antiinflammatorischen Zytokins Interleukin-10. In der Placebogruppe stieg während der Beobachtungszeit der proinflammatorische Tumornekrosefaktor α an, in der Verumgruppe blieb dieses Zytokin konstant. Trotz dieser Effekte änderte sich die Überlebensrate in beiden Gruppen nicht [11].

Die Höhe der Serum-Konzentration von Homocystein korreliert positiv mit dem Grad der Herzinsuffizienz, obwohl die Konzentration an Vitamin B_{12} und Folsäure in dem untersuchten Kollektiv im Normbereich lag und folglich ein Mangel an diesen Vitaminen nicht als Ursache für die vermehrte Synthese von Homocystein verantwortlich sein kann (➤ Kap. 1.7.2). Eine Erklärung für diesen Widerspruch fehlt. Nicht geklärt ist auch die Frage, ob trotz der normalen Vitaminkonzentrationen mit einer Supplementation die Homocysteinkonzentration gesenkt und so der Krankheitsverlauf positiv beeinflusst werden kann. Offen ist auch die Frage, ob Homocystein direkt toxisch auf das Myokard wirkt oder durch Beeinträchtigung der koronaren Durchblutung die kardiale Insuffizienz begünstigt [5].

7

7.3 Kardiale Kachexie

Die seit Jahren zunehmende Verbesserung der Akuttherapie von Herzkrankheiten hat eine steigende Prävalenz der chronischen Herzinsuffizienz zur Folge. Bei einem hohen Prozentsatz dieser Patienten mit chronischer kongestiver Herzinsuffizienz entwickelt sich eine Kachexie. Zwischen 50 und 60% aller Patienten weisen eindeutige Zeichen der Mangelernährung und den für die Kachexie typischen **Verlust von fettfreier Körpermasse** auf. Der Verlust fettfreier Körpermasse betrifft nicht nur die Skelettmuskulatur, sondern alle Organe einschließlich des Herzmuskels.

Die Prognose der kardialen Kachexie ist bei einer 18-Monate-Sterberate von ca. 50% sehr schlecht.

Die **Diskrepanz zwischen Energiezufuhr und Energiebedarf** beruht im Wesentlichen auf Inappetenz, gestörter intestinaler Ausnutzung als Folge eines durch Stauung bedingten Darmwandödems und gesteigertem Energiebedarf bei vermehrter Atemarbeit und gesteigertem Sympathikotonus.

Gefördert wird die Entwicklung einer Kachexie weiterhin durch eine vermehrte Freisetzung der Zytokine **TNF-α, IL-1, IL-6, TGF-β** und **Interferon-γ.** Diese Zytokine begünstigen die Entwicklung einer Kachexie, insbesondere durch Hemmung der Nahrungsaufnahme und Begünstigung kataboler Stoffwechselvorgänge [2].

Als weitere Faktoren werden eine zelluläre Hypoxie mit Auswirkungen auf den Intermediärstoffwechsel und eine Muskelatrophie als Folge der körperlichen Inaktivität diskutiert.

Kinder mit **kongenitalen Herzfehlern** werden zwar mit normalem Körpergewicht geboren, zeigen aber anschließend eine deutlich unter der Norm liegende Zunahme des Körpergewichts. Auch hier werden sowohl unzureichende Energiezufuhr als auch vermehrter Energiebedarf für die Mangelernährung verantwortlich gemacht.

Ernährungstherapie

Bei dem reduzierten Allgemeinzustand und der als Folge des Grundleidens meist erheblichen Anorexie ist eine Verbesserung des Ernährungszustandes durch orale Ernährung meist nicht möglich. Bezogen auf das Normalgewicht soll versucht werden, die Energiezufuhr für jeweils 10 kg Untergewicht um 20% des Tagesenergiebedarfs zu erhöhen.

Grundsätzlich soll bei ausgeprägter chronischer Herzinsuffizienz die Kochsalzzufuhr, wenn möglich bei Kontrolle des Elektrolytstoffwechsels, unter 6 g / Tag reduziert werden, bei einer Flüssigkeitszufuhr von 1,5 bis 2 l / Tag. Unter enteraler energiereicher Ernährung lässt sich eine Zunahme der Muskelmasse erreichen [6] und unter oraler in Kombination mit parenteraler Ernährung konnte die postoperative Mortalität gesenkt werden [10].

7.4 Rhythmusstörungen

Im ➤ Kap. 4.4 (Ernährungsprophylaxe und -therapie) wurde bereits darauf hingewiesen, dass durch eine optimale Zufuhr an ω-3-Fettsäuren nicht nur das Risiko der Koronarsklerose, sondern auch das Risiko von Herzrhythmusstörungen als häufige Ursache des plötzlichen Herztodes reduziert wird. Dies gilt sowohl für die in Fischöl reichlich vorkommende Eicosapentaen- und Docosahexaensäure als auch für die in einigen Pflanzenölen reichlich vorkommende α-Linolensäure.

Im Tierversuch konnte gezeigt werden, dass sich experimentelle Arrhythmien weniger gut auslösen lassen, wenn die Tiere mit Fetten, reich an mehrfach ungesättigten Fettsäuren, anstelle von gesättigten Fettsäuren gefüttert werden.

Hierbei ist der protektive Effekt von ω-**3-Fettsäuren** signifikant ausgeprägter als der von ω-6-Fettsäuren. Es wird vermutet, dass die Einlagerung mehrfach ungesättigter Fettsäuren in Zellmembranen des Myokards für den Effekt verantwortlich ist.

Die Einlagerung von ω-3-Fettsäuren in die Membranen von Herzmuskelzellen stabilisiert den Ionentransport. Weiterhin haben ω-3-Fettsäuren einen antiphlogistischen sowie einen Autoimmunreaktionen hemmenden Effekt.

Für den **antiarrhythmischen Effekt** sprechen Ergebnisse sowohl epidemiologischer Studien als auch von Interventionsstudien. In der italienischen GISSI-Studie wurden Infarktpatienten (n = 11 323) mit der üblichen Standardtherapie 1 g ω-3 Fettsäuren in Form von Kapseln mit Eicosapentaen- und Docosahexaensäure-Äthylester und die Kontrollgruppe ausschließlich mit Standardtherapie behandelt. Bereits nach 3 Monaten sank die Gesamtmortalität in der Verumgruppe im Vergleich zur Kontrollgruppe um 41%. Nach 3,5 Jahren betrug die Reduktion der Mortalität noch 21%. Den größten Effekt auf das Risiko eines plötzlichen Herztodes zeigte die Supplementation mit ω-3-Fettsäuren mit über 50% nach 4 Monaten [9].

In weiteren Studien wurde bestätigt, dass eine relativ hohe Zufuhr an langkettigen ω-3-Fettsäuren in Form von Fisch oder Fischölkapseln sowohl bei vorbestehender koronarer Herzerkrankung als auch bei Personen ohne kardiale Vorerkrankung die Häufigkeit eines plötzlichen Herztodes senkt [8].

Eine inverse Relation zwischen der Konzentration langkettiger ω-3-Fettsäuren im Blut und der Zahl an plötzlichen Herztodesfällen fand sich in einer 17 Jahre dauernden prospektiven Fall-Kontroll-Studie bei primär gesunden Männern [1].

Unter Praxisbedingungen kam es bei Patienten mit Rhythmusstörungen ohne koronare Herzerkrankung unter Gabe von Fischöl (3 g / Tag) im Vergleich zu Olivenöl als Kontrolle zu einer signifikanten Reduktion, insbesondere bei supraventrikulären und ventrikulären Extrasystolen [12].

Die meisten Studien zur Prophylaxe und Therapie von Rhythmusstörungen wurden mit Fischöl, d.h. einem Gemisch aus den beiden langkettigen ω-3-Fettsäuren Eicosapentaen- und Docosahexaensäu-re durchgeführt. Obwohl diese beiden Fettsäuren die biologisch wirksamen sind, gibt es auch Studien mit Pflanzenölen, reich an der kurzkettigen α-Linolensäure, der Vorstufe der beiden genannten Fettsäuren (Kap. 1.3.7).

In der Lyon-Heart-Study [3] wurden im Rahmen der Sekundärprophylaxe nach dem ersten Herzinfarkt 506 Patienten in zwei Gruppen eingeteilt entweder mit einer α-linolensäurereichen mediterranen Diät oder der üblichen „Step-one-Diet" der American Heart Association behandelt wurden. Nach einer Studiendauer von vier Jahren wiesen die Probanden unter mediterraner Diät eine um 70% geringere Inzidenz für Herztod und nicht tödlichen Reinfarkt auf, obwohl zwischen den beiden Gruppen keine Unterschiede bei den Plasmalipiden und -lipoproteinen bestanden. Einschränkend muss bedacht werden, dass der entscheidende Unterschied beider Kostformen zwar der hohe Anteil an α-Linolensäure in der mediterranen Diät war, dass sich die Diäten aber auch in anderer Hinsicht unterschieden [3].

In der Nurses' Health Study lag das Risiko eines tödlichen Herzinfarktes in der Gruppe mit dem höchsten Verzehr an α-Linolensäure am niedrigsten, während sich keine Beziehung zwischen dem Verzehr von α-Linolensäure und nicht tödlichen kardialen Ereignissen ergab. Als Ursache des günstigen Effekts auf den tödlichen Herzinfarkt wird eine antiarrhythmogene Wirkung der α-Linolensäure angenommen [7].

➕ 007 Literatur

7

8 Erkrankungen des Skeletts und der Gelenke

8.1 Osteoporose[*]

Pathophysiologie und Klinik

Die Weltgesundheitsorganisation definiert die Osteoporose wie folgt:

> Es handelt sich um eine systemische Skeletterkrankung, die durch eine niedrige Knochenmasse und Verschlechterung der Mikroarchitektur, d.h. Auflockerung der Knochenbälkchenstruktur und Herabsetzung der Stabilität des Knochengewebes gekennzeichnet ist. Folgen sind eine Zunahme der Knochenbrüchigkeit und ein erhöhtes Frakturrisiko.

Man unterscheidet primäre und sekundäre Osteoporosen nach der Ursache, die der Calciummobilisation zugrunde liegt.

Die **primäre Osteoporose** entwickelt sich schicksalsmäßig mit zunehmendem Lebensalter (senile Osteoporose). Sie wird bei Frauen wesentlich durch den Abfall des Östradiols in der Menopause gefördert.

Bei der **sekundären Osteoporose** sind die Ursachen eindeutig. Wesentliche auslösende Faktoren sind eine Behandlung mit Corticosteroiden, endokrine Erkrankungen wie Morbus Cushing und Hypogonadismus, körperliche Immobilisation, gestörte intestinale Ausnutzung des mit der Nahrung aufgenommenen Calciums bei den mit einer Maldigestion oder Malabsorption einhergehenden Erkrankungen des Gastrointestinaltrakts etc.

➕ 075 Text: Osteoporosediagnostik

Wie bereits ausführlich dargestellt (➤ Kap. 1.8), verfügt der Organismus über **Regelmechanismen,** die auch dann eine im Normbereich liegende Serum-Calciumkonzentration gewährleisten, wenn die Aufnahme mit der Nahrung unzureichend ist.

Eine vermehrte Sekretion von **Parathormon** steigert die Calciumresorption in den Nierentubuli und verringert so den Calciumverlust mit dem Harn. Das genannte Hormon steigert weiterhin die Bildung von 1,25-Dihydroxycholecalciferol in der Niere, wodurch die Calciumresorption im Darm gesteigert wird.

Kann wegen eines zu geringen Calciumgehalts der Nahrung mit Hilfe dieser Mechanismen keine im Normbereich liegende Serum-Calciumkonzentration aufrechterhalten werden, so kommt es über eine Stimulation von Osteoklasten durch Parathormon zu einer **Mobilisation von Calcium aus dem Knochen,** der sowohl die Aufgabe eines Stützorgans als auch die eines Mineralstoffdepots hat.

> Eine optimale Calciumzufuhr mit der Nahrung ist folglich eine der Voraussetzungen für einen optimalen Kalksalzgehalt der Knochen.

Unter dem Einfluss von Östrogen lagern **Frauen** während der Pubertät Calcium in der Kortikalis der **langen Röhrenknochen** ein. Dies dient als Depot und kann während der Schwangerschaft und Stillzeit mobilisiert werden. Hierdurch wird einer möglichen Unterversorgung mit Calcium während dieser Phasen vorgebeugt. Unter Rückgang der Östrogenkonzentration während der Menopause werden diese **physiologischen Calciumdepots** wieder mobilisiert.

Aus ➤ Abb. 8.1 ist ersichtlich, dass die **Ernährung** nur einer der die Knochendichte bestimmenden Faktoren ist. So sind beispielsweise **genetische Faktoren** dafür verantwortlich, dass die Osteoporose bei manchen Bevölkerungsgruppen trotz vergleichsweise geringer Calciumzufuhr mit der Nahrung selten ist.

---

[*] Bundesselbsthilfeverband für Osteoporose e.V., Kirchfeldstr. 149, 40215 Düsseldorf.

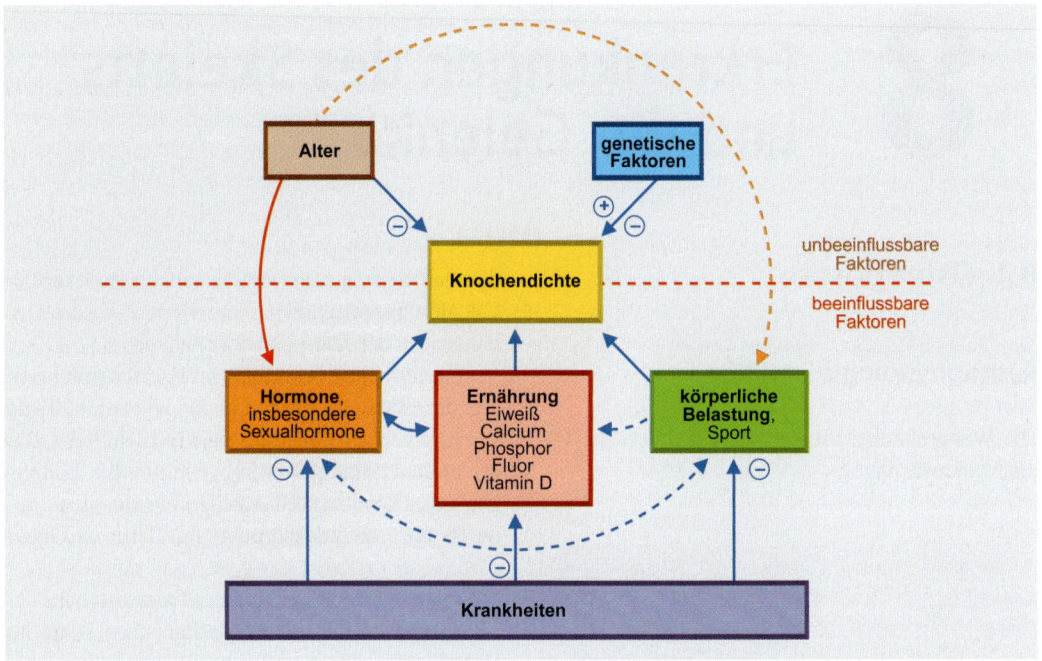

Abb. 8.1 Beeinflussbare und nicht beeinflussbare Faktoren für den Aufbau und den Erhalt des Knochens (nach [54]).

So liegt der Mineralstoffgehalt der Knochen von afroamerikanischen Frauen um bis zu 10% über dem von Frauen europäischer Herkunft. Zusätzlich retinieren Afrikaner prozentual mehr des mit der Nahrung aufgenommenen Calciums. Dies ist ein wesentlicher Grund für die bei Afrikanern weniger ausgeprägte Osteoporose und geringere Frakturrate.

Auch in der mitteleuropäischen Bevölkerung gibt es Personen mit einem genetisch bedingten sehr hohen und sehr geringen Osteoporoserisiko. Verantwortlich hierfür ist ein spezielles Gen, das bei geringerem Osteoporoserisiko für eine um das Sechsfache höhere Knochendichte verantwortlich ist.

Aufgrund von Familien- und Zwillingsuntersuchungen muss angenommen werden, dass die Erbanlage in 40 bis 60% der Fälle die Knochendichte und damit das Osteoporoserisiko wesentlich mitbestimmt. In molekulargenetischen Untersuchungen fanden sich Polymorphismen des Vitamin-D-Rezeptor-Gens, des Östrogen-Rezeptor-Gens und weiterer Gene, die mitbestimmend für die Knochendichte und folglich für das nicht von Umweltfaktoren abhängige Osteoporoserisiko sind [82].

Körperliche Belastung schützt vor einer Calciummobilisation und verzögert folglich die altersbedingte Abnahme der Knochendichte. Die **Häufigkeit der Osteoporose** in westlichen Industrieländern ist durch die heute geringe körperliche Aktivität mitbedingt.

Dem altersbedingten physiologischen Abbau von Knochensubstanz kommt eine entscheidende Bedeutung zu. Den höchsten Kalksalzgehalt und folglich die höchste mechanische Stabilität hat das Skelett zwischen dem 20. und 30. Lebensjahr (**„peak bone mass"**). Ab diesem Zeitpunkt ist die Aufbauphase beendet, d.h., es überwiegt der den Knochen abbauende Prozess der Osteoklasten gegenüber dem der aufbauenden Osteoblasten (> Abb. 8.2).

Hieraus resultiert ein am trabekulären Knochen beginnender Abbau, der sich später auch an der Kompakta fortsetzt. Aufgrund dieses **physiologischen Abbaus** verliert das Skelett etwa 1% seiner Masse pro Jahr. Dieser Prozess der Verminderung der Knochendichte, der letztlich zu einer erheblichen **Steigerung der Frakturgefahr** führt, kann dann, wenn er begonnen hat, nur noch unwesentlich durch eine Steigerung der oralen Calciumzufuhr beeinflusst werden.

Die **Prophylaxe** besteht darin, durch eine optimale Calciumzufuhr mit der Nahrung in der Phase des Knochenaufbaus für einen maximalen Mineralstoffgehalt zu sorgen.

Bei hohen Ausgangswerten verstreicht vergleichsweise lange Zeit, bis die Stabilität relevant reduziert ist.

In ➤ Abb. 8.2 ist das **Verhalten der Knochendichte** in den verschiedenen Lebensphasen dargestellt. Nur dann, wenn etwa bis zum 30. Lebensjahr eine optimale Kalksalzeinlagerung im Skelettsystem erfolgte, kann verhindert werden, dass die **Frakturgrenze** – dies gilt wegen des in der Menopause beschleunigten Abbaus von Knochenmasse insbesondere für Frauen – erreicht wird.

Die Osteoporose **manifestiert** sich, wenn keine Prophylaxe betrieben wird, etwa 10 Jahre nach Beginn der Wechseljahre. Sie betrifft überwiegend den trabekulären Knochen der Wirbel und führt letztlich zu **Wirbeldeformierungen,** vor allem Keilwirbelbildungen mit Verkrümmung und Verkürzung der Wirbelsäule. In Europa finden sich bei 10–20% aller Frauen und Männer zwischen dem 50. und 80. Lebensjahr Wirbelfrakturen [49]. Hieraus ist die große **praktisch-klinische Bedeutung** der Osteoporose ersichtlich.

Da die Rückenmuskulatur zusammen mit der Wirbelsäule eine Funktionseinheit bildet, kommt es als Folge der Wirbeldeformierungen zu **Fehlbelastungen der Rückenmuskulatur,** woraus Schmerzen (die fälschlich oft als „Rheumatismus" bezeichnet werden) resultieren.

Die senile Osteoporose betrifft auch **Männer.** Sie ist zusätzlich charakterisiert durch einen Schwund von Knochensubstanz im Bereich der Röhrenknochen, wodurch die Frakturbereitschaft etwa am Schenkelhals oder Radius erhöht wird. In ➤ Abb. 8.3 ist die altersabhängige Inzidenz an distalen Radius- und Schenkelhalsfrakturen der britischen Bevölkerung dargestellt.

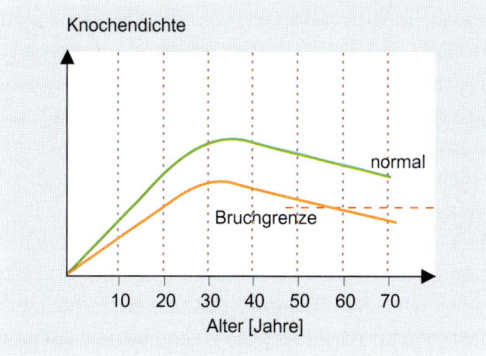

Abb. 8.2 Das Verhalten der Knochendichte mit normaler und unzureichender „peak bone mass" um das 30. Lebensjahr.

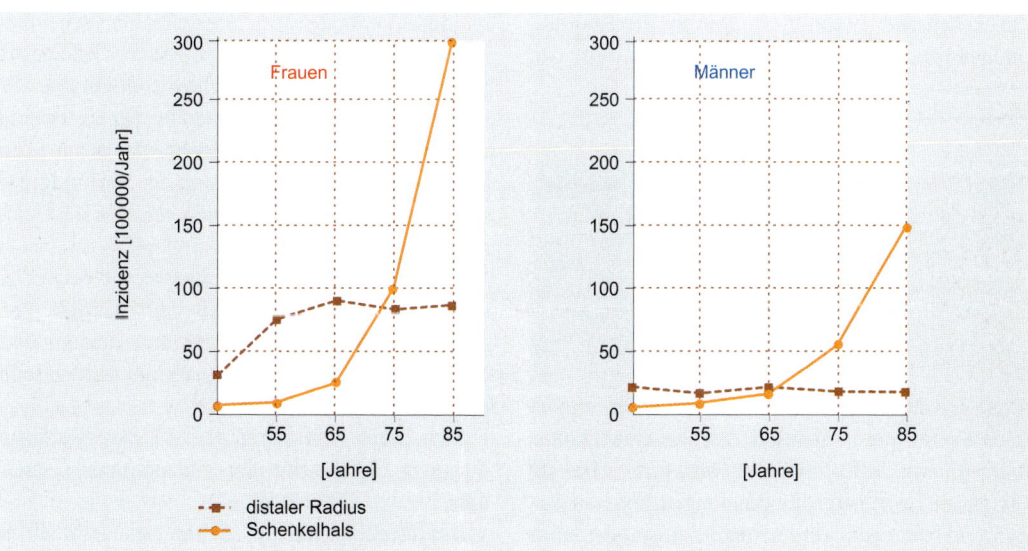

Abb. 8.3 Inzidenz an distalen Radius- und Schenkelhalsfrakturen in der britischen Bevölkerung (nach [12]).

Ernährungsprophylaxe und Ernährungstherapie

Früher wurde die Osteoporose mit der für sie charakteristischen klinischen Symptomatik und der Entwicklung des typischen Rundrückens (**Witwenbuckel**) bei Frauen im höheren Lebensalter als unabwendbar angesehen.

Seitdem die der Osteoporose zugrunde liegenden pathophysiologischen Mechanismen weitgehend bekannt sind (➤ Abb. 8.1), gibt es **Erfolg versprechende** Möglichkeiten sowohl der Prophylaxe als auch der Therapie. Hierbei kommt der Ernährung eine zentrale Bedeutung zu.

Calcium

Es besteht eine negative Korrelation zwischen der Höhe der Calciumzufuhr mit der Nahrung und der Häufigkeit von Oberschenkelhalsfrakturen als Folge einer Osteoporose im Alter. Der Knochenabbau in der Menopause kann unter **optimaler Calciumzufuhr,** insbesondere dann, wenn gleichzeitig **Östrogene** substituiert werden, deutlich verlangsamt werden [42, 46, 56, 57].

Seitdem die Bedeutung der Calciumzufuhr für das Erreichen einer optimalen „peak bone mass" und damit auch für die Stabilität des Knochens im höheren Lebensalter bekannt ist, wurden die **Empfehlungen** für die Calciumzufuhr mit der Nahrung neu festgesetzt.

> Die D-A-CH-Referenzwerte empfehlen folgende tägliche Zufuhr: Kinder der Altersstufen 1 bis 4 Jahre 600 mg. Es folgt eine stufenweise Steigerung, sodass in der Altersstufe 13 bis 14 Jahre 1200 mg zugeführt werden sollten. Für Jugendliche und Erwachsene zwischen 15 und 19 Jahren werden 1200 mg und ab dem 19. Lebensjahr 1000 mg empfohlen [54].

Diese Calciumzufuhr lässt sich – wenn auf Supplemente verzichtet werden soll – nur bei einem hohen Verzehr von Milchprodukten realisieren. Die im Vergleich zu früheren Empfehlungen höheren Zufuhrempfehlungen werden damit begründet, dass durch die zunehmend steigende mittlere Lebenserwartung die Osteoporose und deren Folgekrankheiten zunehmen.

Mit 120 mg / 100 g ist **Milch** das calciumreichste Lebensmittel. Ohne Verzehr von Milch und Milchprodukten ist eine optimale Bedarfsdeckung nicht möglich.

Insbesondere beim **Lactasemangel** (➤ Kap. 3.4.6) und bei der **Milcheiweißallergie** (➤ Kap. 3.4.10) wird die empfohlene Zufuhr nicht erreicht. In solchen Fällen sind **mit Calcium angereicherte Fruchtsäfte,** Calciumsalze in Form von Tabletten oder beim Lactasemangel der Verzehr fermentierter Milchprodukte (➤ Kap. 2.2.3), lactosereduzierte Milch bzw. eine Lactasesubstitution angezeigt. Eine weitere, in der Praxis wenig beachtete Möglichkeit zur Optimierung der Calciumversorgung sind **calciumreiche Mineralwässer,** die 150–500 mg Calcium pro Liter enthalten. Die **Bioverfügbarkeit** von Calcium aus diesen Wässern ist gleich bzw. höher als die aus Milch [29].

In Ernährungsempfehlungen werden Milch und Milchprodukte ihrem Calciumgehalt entsprechend gleich bewertet, d.h. es wird davon ausgegangen, dass sie in ihrer Wirkung auf die Knochendichte und damit im Rahmen der Osteoporoseprophylaxe alle gleich wirksam sind. Bei kritischer Betrachtung ist diese nur am Calciumgehalt gemessene Gleichsetzung jedoch nicht korrekt. Es wird – und dies gilt insbesondere für viele Käsesorten – der hohe Gehalt an Kochsalz, Polyphosphat und Protein und die hierdurch bedingte vermehrte Calciumausscheidung über die Niere nicht bedacht, sodass u.U. kein positiver Effekt auf die Knochendichte resultiert.

Auch kann der Calciumgehalt bei der Herstellung von Käse dann, wenn die Milchproteine mit Säure gefällt werden, sehr niedrig und der Natriumgehalt sehr hoch sein. Dies gilt beispielsweise für Hüttenkäse („cottage cheese").

Ein guter Kenner der Osteoporoseproblematik hat einmal gesagt, dass bei dem Bemühen um die Prophylaxe der gesteigerten Calciumausscheidung über die Nieren mehr Beachtung geschenkt werden sollte als einer optimalen Zufuhr [72].

Kleinkinder resorbieren bis zu 75%, Erwachsene nur etwa 20–40% des oral aufgenommenen Calciums.

Der Körperbestand an Calcium ist zu etwa 99% in den Knochen und Zähnen lokalisiert. Aus ➤ Abb. 8.4 ist ersichtlich, dass der Calciumstoffwechsel wesentlich vom Darm und der Niere bestimmt werden.

Im Mittel werden bei normaler Zufuhr mit der Nahrung etwa 30% des aufgenommenen Calciums resorbiert. In der Niere werden pro Tag etwa 10 g Calcium filtriert, hiervon jedoch im Tubulussystem bis zu 99,5% rückresorbiert [76].

> Das Ausmaß der **Calciumresorption** wird von den übrigen Inhaltsstoffen der Nahrung mitbestimmt.

Insbesondere bei hohem Verzehr von **Vollgetreideprodukten** konnte eine Verringerung der Calciumresorption nachgewiesen werden. Hierbei ist nicht sicher, ob dieser Effekt durch Getreideballaststoffe oder die in der Kleie reichlich enthaltene Phytinsäure bedingt ist (> Kap. 1.11.5).

Beim Verzehr **oxalsäurereicher Lebensmittel** bildet sich unlösliches, nicht resorbierbares Calciumoxalat, sodass auch hierdurch die Ausnutzung des mit der Nahrung aufgenommenen Calciums verringert wird.

Auch weitere Faktoren, zum Teil auch unabhängig von der Ernährung, sind für die nach den Ergebnissen mancher Studien extremen Schwankungen der Resorption von Calcium, die von < 10 bis > 60% betragen kann, verantwortlich. Dies gilt für die Serum-Konzentration an 25-Hydroxy-Vitamin-D und Parathormon, die intestinale Transitzeit, die Höhe des Fettanteils der Nahrung (geringer Fettanteil verringert die Resorption) etc. [73]. In prospektiven epidemiologischen Studien fand sich bei älteren Männern und Frauen eine positive Beziehung zwischen der Höhe des Obst- und Gemüseverzehrs bzw. der hiermit einhergehenden höheren Zufuhr an Kalium und Magnesium und der Höhe der Knochendichte. Eine vergleichsweise hohe Zufuhr beider Mineralstoffe ging mit einer relativ geringen Abnahme der Knochendichte im Bereich des Schenkelhalses einher. Erklärt wird dieser positive Effekt mit der Verringerung der renalen Calciumausscheidung bei hoher Kaliumzufuhr und des Alkalisierung des Harns bei hohem Obst- und Gemüsekonsum (> Abb. 8.5) [69].

Sowohl im Tierversuch als auch an gesunden Versuchspersonen konnte gezeigt werden, dass **Präbiotika** (> Kap. 2.2.3) wie Lactulose, Oligofructose, Transgalaktooligosaccharide etc. die intestinale Calciumresorption signifikant steigern. Da es nicht zu einer Zunahme der Calciumausscheidung mit dem Harn kommt, wird die Retention gesteigert. Es wird angenommen, dass die vermehrte bakterielle Synthese kurzkettiger Fettsäuren die Voraussetzung für die Calciumresorption verbessert [59, 33].

> Obwohl im Rahmen der Osteoporoseprophylaxe der Calciumzufuhr in den ersten drei Lebensjahrzehnten die entscheidende Bedeutung zukommt, kann auch im höheren Lebensalter der physiologische Abbau von Knochenmasse durch ausreichende orale Calciumzufuhr verzögert werden.

So konnte durch vergleichende Bestimmung der Knochendichte bei Frauen in der Menopause, unter Supplementierung der Kost mit Calciumsalzen, eine signifikante Verzögerung des Knochenabbaus nachgewiesen werden, wenn die Calciumzufuhr mit der Nahrung unterhalb der empfohlenen Menge lag [19]. In anderen Langzeitstudien an postmenopausalen Frauen fand sich auch dann unter Supplementierung mit Calcium ein Anstieg der Knochendichte, wenn die Zufuhr vor Studienbeginn mit 700–900 mg / Tag relativ hoch lag [84].

Trotz dieser positiven Effekte auf die Knochendichte konnte der Nutzen einer Supplementierung von Calcium (1 g / Tag) in Kombination mit Vitamin

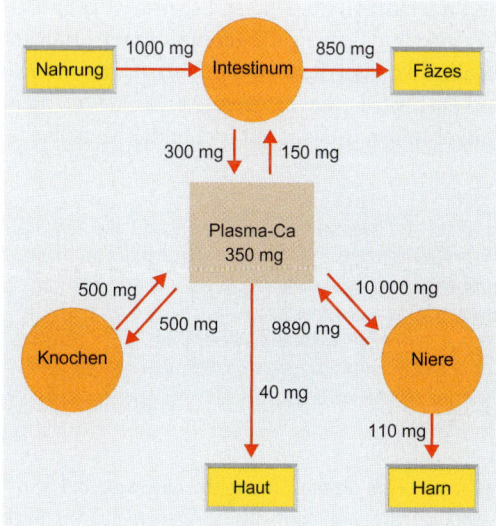

Abb. 8.4 Calciumstoffwechsel eines Erwachsenen mit ausgeglichener Calciumbilanz.

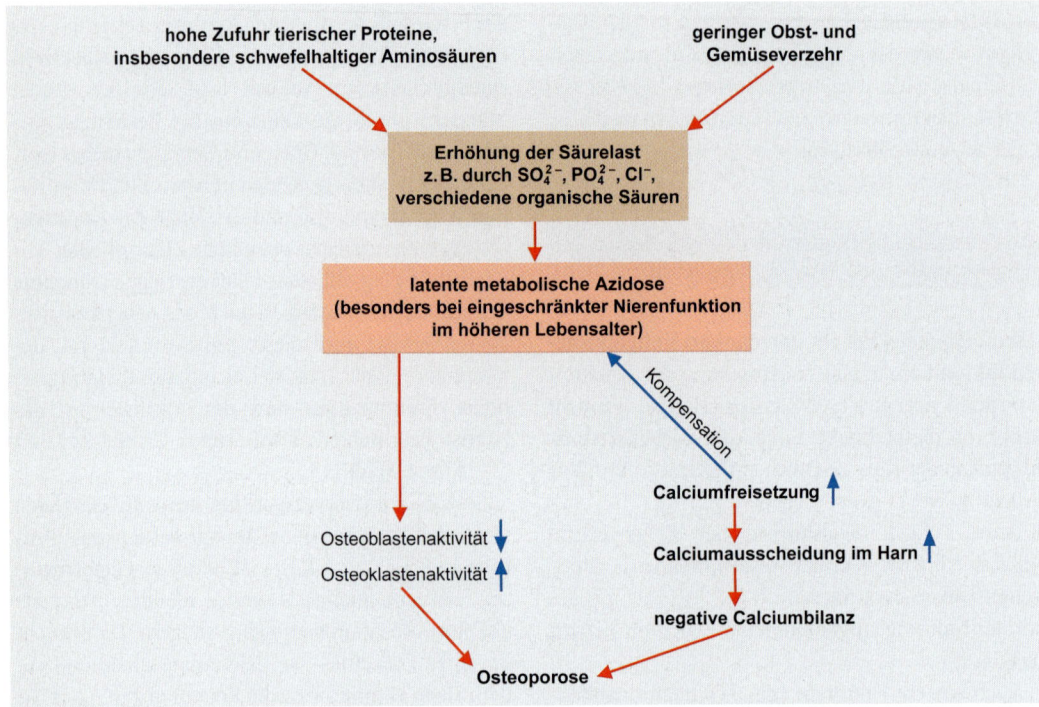

Abb. 8.5 Beziehungen zwischen der Ernährung, dem Säure-Basen-Haushalt und der Osteoporoseentstehung.

D_3 (800 IU / Tag) gemessen an der Frakturhäufigkeit in einigen großen Studien an mehreren Tausend selbstständig lebenden Frauen im Alter über 70 Jahre nicht belegt werden [83].

Bei calcium- und Vitamin-D-defizienten Personen in Alten- und Pflegeheimen führt eine Supplementierung mit 1200 mg Calcium und 800 Einheiten Vitamin D_3 zu einer Senkung nicht vertebraler Frakturen und insbesondere von proximalen Femurfrakturen (Lit. bei [10]).

Trotz der inkonsistenten Datenlage wird in den „DVO-Leitlinien Osteoporose" im Alter von mehr als 70 Jahren eine Zufuhr von 1200–1500 mg Calcium / Tag empfohlen. Diese Zufuhr ist häufig ohne Supplemente nicht zu realisieren. Bei geringer Sonnenexposition wird zusätzlich die Gabe von 400–1200 IU Vitamin D_3 / Tag empfohlen.

Proteine

Der im höheren Lebensalter nicht seltene Proteinmangel begünstigt Schenkelhalsfrakturen und verschlechtert deren Prognose. Gründe hierfür sind:

- eine Reduktion der Muskelmasse (Sarkopenie, ➤ Kap. 2.3.2) mit Beeinträchtigung der Bewegungskoordination
- eine ungenügende mechanische Abpolsterung des Gelenkbereiches.

Ein Proteindefizit im höheren Lebensalter geht darüber hinaus mit einer **geringeren Konzentration an Insulin-like growth factor-I** (IGF-I) im Plasma einher. Dies wiederum hat negative Effekte auf den Muskelstoffwechsel und auf Immunmechanismen.

In einer placebokontrollierten Studie an Patienten mit Schenkelhalsfraktur (mittleres Lebensalter 81 Jahre) konnte gezeigt werden, dass eine Optimierung der Proteinversorgung durch zusätzliche Gabe von 20 g Eiweiß täglich sowohl die Plasma-Konzentration an IGF-I erhöht als auch den Heilungs- und Rehabilitationsprozess signifikant beschleunigt [61].

Während eine **Proteinmangelernährung** bei Kindern und Jugendlichen das Längenwachstum und die „peak bone mass" negativ beeinflussen, gibt es Hinweise darauf, dass eine hohe, **über dem Bedarf**

liegende Proteinzufuhr die Calciumausscheidung mit dem Harn steigert und so die Entstehung einer Osteoporose begünstigt (Lit. bei [68]).

Studien an gesunden Versuchspersonen bestätigten den **hyperkalziuretischen Effekt** einer proteinreichen Ernährung und zeigten, dass insbesondere die **schwefelhaltigen Aminosäuren** Methionin und Cystin die renale Calciumausscheidung steigern [27]. In einer Reihe epidemiologischer Studien fand sich eine Korrelation zwischen der Höhe der mittleren täglichen Zufuhr an tierischem und pflanzlichem Protein. Die in verschiedenen Skelettbereichen gemessene Knochendichte korrelierte negativ mit der Zufuhr an tierischem und positiv mit der Zufuhr an pflanzlichem Protein. Eine entsprechende Beziehung fand sich auch zur Häufigkeit an Schenkelhalsfrakturen. Die Autoren empfehlen im Rahmen der Osteoroseprophylaxe den Verzehr tierischer zugunsten pflanzlicher Proteine zu reduzieren [23, 45, 63]. Zugrunde liegt dem akzelerierenden Effekt der hohen Zufuhr an tierischem Protein eine vermehrte Calciumausscheidung mit dem Harn als Folge einer gesteigerten Calciummobilisation aus dem Skelett. Diese Freisetzung von Calcium ist Folge einer latenten Azidose (➤ Kap. 1.8.1), bedingt durch eine vermehrte Bildung saurer Stoffwechselprodukte („acid load"), insbesondere von Sulfationen, die beim Abbau schwefelhaltiger Aminosäuren anfallen (➤ Abb. 8.5).

Im Kurzzeitversuch lassen sich bei gesunden Versuchspersonen unter Gabe einer Kostform, die die Säurelast erhöht, im Vergleich zu einer Kost (ergänzt durch ein bikarbonatreiches Mineralwasser), unter der es zu einem Basenüberschuss kommt, der Blut- und Harn-pH-Wert senken. Die erhöhte Säurelast steigert die Harncalciumausscheidung im Vergleich zu der alkalisierenden Kostform unter diesen Versuchsbedingungen um 74% ohne Steigerung der intestinalen Calciumresorption, d.h. durch Mobilisation von Calcium aus dem Skelett [13]. Die derzeitige Vorstellung über den die Osteoporose fördernden Effekt einer an tierischem Protein reichen Ernährung wurde in ➤ Abb. 8.5 darzustellen versucht. Man geht davon aus, dass sich unter einer Ernährung mit hohem Anteil an tierischem Protein bei geringem Obst- und Gemüseverzehr eine sog. latente Azidose einstellt. Die mit zunehmendem Lebensalter abnehmende Funktion der Nieren begünstigt diesen Vorgang.

Physikochemisch, aber vorwiegend durch Aktivierung der Osteoklasten- und Hemmung der Osteoblastenaktivität, kommt es zur Freisetzung von Calcium. Hierdurch wird die latente metabolische Azidose zum Teil kompensiert und die Calciumausscheidung im Harn gesteigert [55].

In experimentellen Studien konnte auch unter den Bedingungen der latenten metabolischen Azidose eine verminderte Synthese von Kollagen und weiteren Proteinen der Knochenmatrix in Osteoblasten nachgewiesen werden.

Die Aminosäure L-Lysin steigert sowohl die intestinale **Calciumresorption** als auch die **Calciumrückresorption** in der Niere [16].

Die dargestellten, sehr schlüssigen Zusammenhänge zwischen hoher Zufuhr an tierischen Proteinen → hoher Säurelast → Mobilisation von Calcium im Knochen, gefolgt von hoher Calciumausscheidung über die Niere → verminderter Knochendichte → höherer Frakturrate konnten nicht in allen Studien bestätigt werden. Bestätigt wurde die in ➤ Abb. 8.6 dargestellte positive Beziehung zwischen Proteinzufuhr und Calciumausscheidung, wobei als Ursache der hohen Calciumausscheidung eine gesteigerte intestinale Resorption nachgewiesen wurde.

Da die derzeit vorliegenden Befunde zur Beziehung zwischen Proteinzufuhr und Calciumausscheidung mit dem Harn sowie Einfluss auf die Knochendichte auf Ergebnissen von Kurzzeitstudien beruhen,

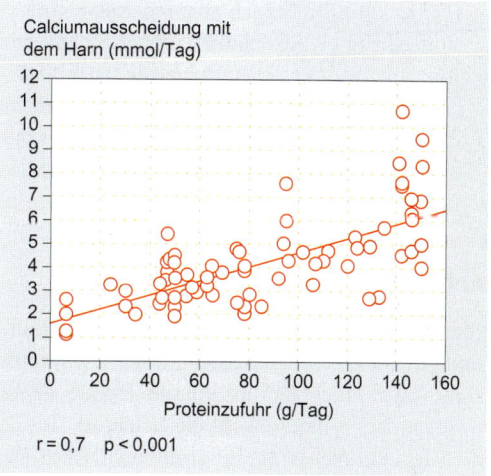

Abb. 8.6 Beziehung zwischen Proteinzufuhr mit der Nahrung und Calciumausscheidung mit dem Harn. Befunde aus 26 Studien (Kerstetter et al. [79]).

sich Änderungen im Knochenstoffwechsel aber nur langsam einstellen, können letztlich nur Interventionsstudien mit langer Laufzeit eine eindeutige Klärung bringen [79].

Alkohol

Die Aussagen über den Einfluss von Alkohol auf den Mineralsalzgehalt des Skeletts sind widersprüchlich. Die Tatsache, dass die in der Literatur mitgeteilten Befunde an Kollektiven mit sehr unterschiedlich hohem Alkoholkonsum erhoben wurden, ist wahrscheinlich für die uneinheitlichen Befunde verantwortlich.

So konnte mit Hilfe der Knochendichtemessung sowohl bei Männern als auch bei Frauen bei insgesamt **mäßigem Alkoholkonsum** in Abhängigkeit von der Dosis ein Anstieg des Knochenmineralstoffgehalts nachgewiesen werden [34].

Andere Autoren fanden bei **langjährigem chronischen Alkoholismus** – zum Teil wurde bei den Kranken bereits histologisch eine Leberzirrhose belegt – einen erheblichen Verlust von Knochenmasse [66].

Wahrscheinlich kommt es beim lang dauernden hochgradigen Alkoholmissbrauch zum Zusammenwirken verschiedener, den Knochenstoffwechsel negativ beeinflussender Faktoren:
- Alkohol hemmt bei höherer Dosierung die Aktivität von Osteoblasten.
- Die Deckung des Bedarfs an essentiellen Nährstoffen kann bei Alkoholikern unzureichend sein.
- Alkoholinduzierte Leberschäden gehen mit Störungen des Vitamin-D-Metabolismus einher.
- Bei Alkoholikern finden sich mäßiggradige Erhöhungen der Parathormonkonzentration im Serum etc. (Lit. bei [68]).

Kaffee

Die Mitteilungen über die Bedeutung von Kaffee und Coffein als Risikofaktoren für die Osteoporose sind widersprüchlich. Es konnte jedoch gezeigt werden, dass Kaffee sowohl die Calcium- als auch die Magnesiumausscheidung mit dem Harn steigert [39].

Darüber hinaus konnte bei Frauen nach der Menopause dann, wenn sie über Jahre regelmäßig mindestens zwei bis drei Tassen Kaffee tranken, eine **verminderte Knochendichte** nachgewiesen werden. Dies war insbesondere dann der Fall, wenn die Calciumzufuhr mit der Nahrung niedrig oder grenzwertig war [8, 31].

Die Ursache ist in der Tatsache zu sehen, dass jüngere Personen, die durch Kaffee (Coffein) induzierte vermehrte Calciumausscheidung durch eine Steigerung der Resorptionsrate kompensieren, während sich diese Kompensationsmöglichkeit mit zunehmendem Lebensalter verringert.

Vitamin K

Tierexperimentelle Befunde und die Tatsache, dass die Skelettbildung in utero unter Einnahme eines Vitamin-K-Antagonisten gestört sein kann, weisen darauf hin, dass Vitamin K für die Synthese von Proteinen im Knochen erforderlich ist, denen bei der **Einlagerung von Calciumapatit** eine zentrale Bedeutung zukommt.

Eine optimale Bedarfsdeckung mit Vitamin K ist Voraussetzung für die ausreichende Synthese von **Osteocalcin**, einem nicht zum Kollagen gehörenden, von den Osteoblasten gebildeten Protein der extrazellulären Knochenmatrix, das bis zu 20% des Proteins im Knochen ausmacht. Obwohl die Funktion dieses Proteins noch nicht im Detail bekannt ist, weiß man, dass seine Konzentration mit steigender Aktivität der Osteoblasten im Knochen ansteigt. Vermehrte Osteocalcinsynthese geht mit einer gesteigerten Einlagerung von Calciumsalzen im Knochen einher.

Vitamin K wird für die Bildung der γ-**Carboxyl-Glutaminsäure** benötigt. Diese Aminosäure ist Bestandteil sowohl von Gerinnungsfaktoren als auch von Osteocalcin. Die γ-Carboxyl-Glutaminsäure ermöglicht die Calciumanlagerung sowohl an Gerinnungsfaktoren als auch in Form von Calciumapatit an Osteocalcin.

Wird bei **unzureichender Deckung** des Vitamin-K-Bedarfs bzw. unter Therapie mit Antikoagulanzien vom Cumarintyp nicht ausreichend γ-Carboxyl-Glutaminsäure gebildet, so lässt sich im Plasma **nicht carboxyliertes Osteocalcin** nachweisen. Seine Konzentration korreliert sowohl mit dem Ausmaß des Vitamin-K-Mangels als auch mit dem Grad der Osteoporose.

In klinischen Studien konnte gezeigt werden, dass eine hohe Konzentration an nicht carboxyliertem Osteocalcin und auch niedrige Vitamin-K-Konzentrationen im Plasma sowohl mit einer niedrigen Knochendichte als auch mit einer höheren Rate an Frakturen einhergehen. Unter Supplementierung mit Vitamin K kam es zu einer Abnahme der Konzentration an nicht carboxyliertem Osteocalcin (Lit. bei [24]).

Ergebnisse von Studien zum **Einfluss einer Langzeitbehandlung mit Antikoagulanzien** sind nicht einheitlich. Während manche Autoren keinen Einfluss auf die Knochendichte fanden [58], konnte in anderen Studien eine Reduktion der Knochendichte um 10% im Wirbelsäulenbereich gemessen werden (Lit. bei [24]). Bei der Beurteilung solcher Studien muss jedoch berücksichtigt werden, dass eine Langzeitbehandlung mit Antikoagulanzien überwiegend bei Patienten mit koronarer Herzerkrankung erfolgt, deren körperliche Aktivität – ebenfalls ein Faktor, der die Osteoporose begünstigt – verringert ist.

Gestützt wird die **Bedeutung einer optimalen Vitamin-K-Zufuhr für die Osteoporoseprophylaxe** durch die Nurses' Health Study. Bei Frauen zwischen 38 und 74 Jahren fand sich eine inverse Beziehung zwischen der Vitamin-K-Zufuhr mit der Nahrung und dem Risiko einer Hüftfraktur. Diese Beziehung ließ sich jedoch nur bei den Frauen **ohne Östrogensubstitution** nachweisen [24].

Bei Patienten mit Wirbel- bzw. Schenkelhalsfrakturen fanden sich deutlich unter der Norm liegende Vitamin-K-Konzentrationen im Serum (Lit. bei [64]).

> Vermutlich haben ältere Menschen zur Erhaltung einer optimalen Knochendichte einen höheren Vitamin-K-Bedarf, als für die optimale Synthese von Gerinnungsfaktoren erforderlich ist.

Phosphat

Die Verschiebung der Relation zwischen Calcium und Phosphat in der Nahrung zugunsten des Phosphatgehalts hat möglicherweise einen **negativen Einfluss auf die Calciumbilanz.**

> Der im Tierversuch durch hohe Phosphatzufuhr ausgelöste **sekundäre Hyperparathyreoidismus** konnte auch in Untersuchungen am Menschen weitgehend bestätigt werden.
> Der unter hoher Phosphatzufuhr zu erwartende Knochenabbau wurde jedoch nicht bestätigt. Das früher empfohlene Verhältnis von Calcium zu Phosphor von 1 : 1 wurde folglich revidiert (Lit. bei [75]).

In den D-A-CH-Referenzwerten [54] wird darauf hingewiesen, dass im Vergleich zu Calcium die vorhandene Datenbasis zur Aufstellung von Zufuhrempfehlungen für Phosphor spärlich ist. Eine tägliche Zufuhr von etwa 700 mg wird für Erwachsene empfohlen. Wegen des vermehrten Knochenwachstums und der Gewebeneubildung in der Pubertät und Adoleszenz soll die Zufuhr auf etwa 1250 mg pro Tag erhöht werden. Wie bereits erwähnt, wird darauf hingewiesen, dass eine höhere Phosphatzufuhr mit der Nahrung, entgegen früherer Ansicht, den Knochenabbauprozess nicht erhöht und folglich kein bestimmtes Calcium-Phosphor-Verhältnis in der Nahrung eingehalten werden muss.

Vitamin D

In den D-A-CH-Referenzwerten [54] werden für Kinder ab einem Jahr und für Erwachsene 5 µg Vitamin D pro Tag empfohlen. Ab dem 65. Lebensjahr soll die tägliche Zufuhr 10 µg betragen.

Hohes Lebensalter begünstigt eine **Vitamin-D-Unterversorgung** aus folgenden Gründen:
- Abnahme des für die 1,25-Dihydroxycholecalciferolsynthese erforderlichen Enzyms 1-α-Hydroxylase in der Niere
- Abnahme der Calciumresorption im Darm wegen zunehmender Resistenz der Enterozyten gegen 1,25-Dihydroxycholecalciferol
- geringere Vitamin-D-Synthese in der Haut wegen unzureichender UV-Exposition
- altersbedingte Abnahme der Vitamin-D-Syntheseleistung in der Haut.

> Von allen Ernährungsfaktoren kommt der optimalen Versorgung mit Calcium und Vitamin D die größte praktische Bedeutung zu.

Wie sehr die Optimierung der Zufuhr dieser beiden Nährstoffe das Frakturrisiko beeinflusst, zeigt
> Abbildung 8.7. 3270 bzw. 1634 gesunde Frauen (mittleres Lebensalter 84 ± 6 Jahre) wurden prospektiv während 18 Monaten mit 1,2 g Calcium + 20 µg Vitamin D$_3$ supplementiert bzw. erhielten ein Placebo. In der supplementierten Gruppe lag am Versuchsende die Häufigkeit an Schenkelhalsfrakturen um 43% und die Zahl an nicht die Wirbelsäule

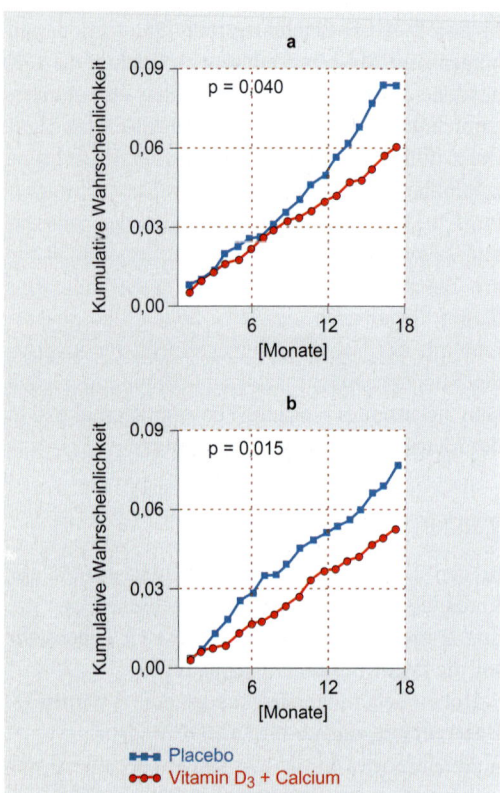

Abb. 8.7 Kumulative Wahrscheinlichkeit einer Schenkelhalsfraktur (a) bzw. Fraktur außerhalb der Wirbelsäule (b) bei postmenopausalen Frauen unter Calcium- und Vitamin-D$_3$-Supplementation bzw. Placebo (Chapuy et al. [14]).

betreffende Frakturen um 32% niedriger als in der Placebogruppe [14].

Defizite an Vitamin D sind im höheren Lebensalter häufig (➤ Kap. 2.3.2). Eine Verbesserung der Bedarfsdeckung steigert nicht nur die **Knochenmasse,** sondern verbessert auch die **Muskelfunktion.** Hierdurch wird die Sturzgefahr bei Gangunsicherheit und damit das Risiko von Schenkelhalsfrakturen reduziert. Es ist allgemein anerkannt, dass die hohe Rate an Schenkelhalsbrüchen bei Betagten durch eine Optimierung der Calcium- und Vitamin-D-Versorgung wesentlich reduziert würde.

Fluorid

Fluorid aktiviert die Osteoblasten und steigert so die Knochenmasse. Die Osteoporoseprävalenz von Senioren in Orten mit unterschiedlichem Fluoridgehalt des Trinkwassers unterscheidet sich jedoch nicht (Lit. bei [75]).

Kochsalz

Eine hohe Kochsalzzufuhr steigert die renale Calciumausscheidung, sodass es naheliegend war, anzunehmen, Kochsalz begünstige die Osteoporoseentstehung. Eine zusammenfassende Beurteilung der derzeitigen Befunde kommt jedoch zu dem Schluss, dass eine mittlere Kochsalzzufuhr von 9 g / Tag beim Gesunden das Osteoporoserisiko nicht steigert [9].

Phytoöstrogene

Östrogene haben einen knochenprotektiven Effekt. Der Abfall der endogenen Östrogenproduktion nach der Menopause geht folglich mit einer beschleunigten Abnahme des Knochenmineralgehaltes einher. In den letzten Jahren wird zunehmend untersucht, ob Pflanzeninhaltsstoffe mit einer östrogenähnlichen Wirkung (Phytoöstrogene ➤ Kap. 1.7.5) in gleicher Weise oder ähnlich wie endogene Östrogene den Knochenstoffwechsel beeinflussen und der Osteoporoseentstehung entgegenwirken.

In einer Reihe von Studien an postmenopausalen Frauen wurde unter Zufuhr von Isoflavonen aus Soja eine höhere Knochendichte bzw. ein geringerer Knochenabbau dokumentiert. Als optimale Tagesdosis werden 80–120 mg empfohlen [7]. Andere Untersucher konnten den positiven Effekt nicht bestätigen [71]. Bei peri- und postmenopausalen Frauen, die Sojaproteine im Austausch gegen tierische Proteine verzehrten, fand sich im Laufe von sechs Monaten eine Verringerung des Knochenabbaus bzw. eine Zunahme der Knochendichte. Dieser positive Effekt wird sowohl auf den hohen Gehalt an Phytoöstrogenen als auch auf den im Vergleich zu tierischem Protein geringen Anteil an schwefelhaltigen Aminosäuren zurückgeführt [12].

Auch mit einer aus anderen Pflanzen gewonnenen Mischung verschiedener Isoflavone konnten im Vergleich zu Placebo bei postmenopausalen Frauen positive Effekte auf die Knochendichte nachgewiesen werden [77].

ω-3-Fettsäuren

Weniger umfangreich untersucht wurde bisher die Bedeutung von ω-3-Fettsäuren bzw. die Relation von ω-6- zu ω-3-Fettsäuren für die Knochendichte und die Entstehung der Osteoporose. Experimentelle Studien an ovarektomierten Versuchstieren und an Zellkulturen von Proosteoblasten gaben Hinweise darauf, dass ω-3-Fettsäuren die Entstehung der postmenopausalen Osteoporose verzögern und Proosteoblasten vermehrt Marker für die Knochenneubildung freisetzen.

Bei jungen Männern fand sich eine positive Korrelation zwischen der Plasma-Konzentration von ω-3-Fettsäuren und der Knochendichte und bei älteren Männern und Frauen eine negative Korrelation zwischen hoher ω-6- sowie eine positive Beziehung zwischen der ω-3-Fettsäurezufuhr mit der Nahrung und der Knochendichte (Lit. bei [74]).

Schwangerschaft und Stillzeit

Die D-A-CH-Referenzwerte berücksichtigen den **erhöhten Calciumbedarf** während der Schwangerschaft und der Stillzeit. Trotz erhöhter Zufuhr mit der Nahrung kommt es jedoch zu einer **Mobilisation aus dem Skelett**. An jungen stillenden Frauen konnte während sechs Monaten eine Abnahme der Knochendichte von 5–7% im Bereich der Wirbelsäule und der Hüfte gemessen werden. Nach Beendigung der **Laktation** wird das Skelettdepot schnell wieder aufgebaut. Während der **Schwangerschaft** kommt es nur zu einer geringen Calciummobilisation.

Der Mehrbedarf wird wesentlich durch eine **gesteigerte intestinale Resorption** ausgeglichen. Durch eine Calciumsupplementation wird die Mobilisation aus dem Skelett sowohl während der Schwangerschaft als auch während der Laktation nur wenig beeinflusst. Das Gleiche gilt für den Calciumgehalt der Muttermilch.

> Es gibt keinerlei Hinweise darauf, dass wiederholte Schwangerschaften und Stillphasen das Risiko einer Osteoporoseentstehung erhöhen (Lit. bei [21]).

> Das Sprichwort: **„Ein Kind, ein Zahn"** wurde in einer dänischen Zwillingsstudie bestätigt. Es fand sich eine negative Korrelation zwischen der Zahl der Kinder und der Zahl an Zähnen. Das heißt, hohe Geburtenzahl geht mit einem vermehrten Verlust an Zähnen einher. Diese Beziehung war **abhängig vom Sozialstatus.** Frauen der niedrigen sozialen Gruppe verloren pro Kind einen und Frauen der oberen sozialen Schicht pro 2 Kinder einen zusätzlichen Zahn [15].

Fasten und Anorexia nervosa

Die durch Fasten induzierte metabolische Azidose (> Abb. 8.5) steigert den renalen Calciumverlust. Liegt während längerer Zeit, wie etwa bei der Anorexia nervosa, die Energiezufuhr unter dem Bedarf, so stellt sich selbst bei einer täglichen Calciumzufuhr von 1500 mg eine negative Calciumbilanz ein. Bei der Anorexia nervosa entwickelt sich weiterhin in der Mehrzahl der Fälle ein Östrogenmangel, der zusätzlich eine Reduktion des Knochenmineralgehaltes fördert (Lit. bei [76]).

Eine Reihe von Kohorten- und Fall-Kontroll-Studien ergab sowohl für Männer als auch für Frauen eine starke Abhängigkeit des Frakturrisikos vom Körpergewicht. Das Risiko einer proximalen Femurfraktur ist bei einem BMI < 20 etwa 2-fach gegenüber einem BMI > 20 erhöht [6, 86].

8.2 Rheumatische Gelenkerkrankungen

Ätiologie und Klinik

Die den rheumatischen Erkrankungen zugrunde liegenden **immunologischen Mechanismen** sind nur unzureichend bekannt.

Für die entzündlichen Reaktionen an den Gelenken, die mit Schwellung, Rötung, Schmerzen und Überwärmung einhergehen, sind Eicosanoide und Zytokine als **Entzündungsmediatoren** wesentlich mitverantwortlich.

Aufgrund der Erfahrung sowohl von Patienten als auch von Ärzten wird seit langer Zeit angenommen, dass die Ernährung sowohl die Entstehung als auch den Verlauf rheumatischer Erkrankungen mit beeinflusst.

Die seit Jahren **steigende Prävalenz** rheumatischer Erkrankungen in Ländern mit westlicher Ernährungsweise und die niedrige Erkrankungsrate in Deutschland während und unmittelbar nach dem Zweiten Weltkrieg sind ein Hinweis dafür, dass eine Ernährung reich an Fleisch und Fett die Entstehung begünstigt.

Die Tatsache, dass in Populationen mit hohem Fischverzehr und folglich vergleichsweise hoher Zufuhr an ω-3-Fettsäuren, wie Japaner und sich traditionell ernährende Eskimos, rheumatische Erkrankungen seltener beobachtet werden, spricht dafür, dass zusätzlich das Fettsäuremuster der Nahrungsfette von Bedeutung ist.

Nach derzeitigem Kenntnisstand wird die Entstehung rheumatischer Erkrankungen, die zu den Autoimmunerkrankungen zählen, durch eine genetische Disposition begünstigt. Noch unbekannte Faktoren – möglicherweise Nahrungsbestandteile oder virale Infekte – lösen bei gegebener Disposition immunologische, gegen körpereigenes Gewebe gerichtete Reaktionen aus. Die hierbei ablaufenden molekularen Reaktionen, ausgelöst durch immunkompetente Zellen, entsprechen denen bei Entzündungsreaktionen. Aus Arachidonsäure gebildete proinflammatorische Mediatoren sind entscheidend am Zustandekommen der Entzündungsreaktionen beteiligt.

Ein wesentliches Ziel der diätetischen Behandlung ist folglich die Verringerung der Synthese dieser proinflammatorischen Substanzen.

Ernährungstherapie

Unspezifische Lebensmittelintoleranz, Fasten, vegetarische Ernährung

Bereits seit Anfang des 20. Jahrhunderts gibt es Hinweise auf **Lebensmittelintoleranzen als Ursache** der rheumatischen Arthritis (ohne Sicherung der Diagnose nach derzeitigen Anforderungen) mit Berichten über eine Heilung bzw. wesentliche Besserung nach konsequenter Elimination dieser Lebensmittel. Es handelte sich um Fleisch, Milchprodukte, Gewürze, Getreide etc.

Die Ursache der Intoleranzen blieb unbekannt. Hinweise auf allergische Reaktionen ergaben weder eine Suche nach spezifischen IgE-Antikörpern noch Intrakutantests. Diskutiert wurden **unbekannte Triggermechanismen** als Auslöser für die entzündliche Reaktion [18].

Es beantworteten beispielsweise 140 „Rheumakranke" (überwiegend chronische Polyarthritis, aber auch Weichteilrheumatismus, Morbus Bechterew und Arthrosen) die Frage nach den die Symptomatik verschlimmernden Lebensmitteln mit:

- 61-mal durch Fleisch- und Wurstwaren
- 52-mal nach Verzehr hochraffinierter Kohlenhydrate (Zucker und Weißmehlprodukte)
- 68-mal nach Genussmitteln (Alkohol, Kaffee, Tee, Nikotin)
- 27-mal durch tierische Fette und Milchprodukte.

Die Befragten glaubten, eine Besserung des Leidens beobachtet zu haben:

- 40-mal nach betont pflanzlicher Kost
- 36-mal nach zeitweisem Nahrungsverzicht bzw. maßvoller Ernährung
- 57-mal nach hohem Rohkostanteil der Nahrung
- 25-mal nach dem Verzehr von Vollkornprodukten
- 17-mal nach dem Verzehr sog. naturbelassener Fette und Vollmilchprodukte [34].

In einer zusammenfassenden Darstellung von Lützner [40] werden eigene Erfahrungen und die anderer Autoren mit Fasten, Rohkost und sog. vegetabiler Vollwertkost zusammengefasst. Es wird darauf hingewiesen, dass Buchinger im Jahre 1919 nach zweimaligem Fasten von einer schweren invalidisierenden Polyarthritis genas und bis zu seinem 88. Lebensjahr nie mehr einen rheumatischen Schub hatte.

An Fallberichten wird der positive Effekt des Fastens und der vegetarischen Ernährung demonstriert. Der Autor weist darauf hin, dass immer nur Einzelne das hohe Maß an Konsequenz und Geduld für eine bei rheumatischen Erkrankungen erforderliche Langzeitdiätetik aufbringen.

In einer Cross-over-Studie an 13 Kranken mit primär chronischer Polyarthritis wurde der **Effekt des totalen Fastens** untersucht. Hierbei konnte sowohl laborchemisch als auch klinisch ein signifikant positiver Effekt des Fastens belegt werden [70].

Auch in anderen Studien wurde der positive Effekt sowohl des Fastens [50] als auch der vegetarischen Ernährung [36] bestätigt.

Der positive Effekt des Fastens und der vegetarischen Ernährung auf den entzündlichen Gelenkprozess ist Folge des **Fehlens bzw. des nur geringen Gehaltes an Arachidonsäure** mit der Nahrung und der hieraus resultierenden **Änderung im Eicosanoidstoffwechsel** [4].

Änderungen des Arachidonsäurestoffwechsels und einer verminderten Synthese von Entzündungsmediatoren, insbesondere von Leukotrien B_4, kommt eine zentrale Bedeutung beim Zustandekommen des therapeutischen Effekts sowohl beim Fasten als auch bei einer fischreichen Ernährung zu. Dies zeigten bereits ältere experimentelle Studien an Patienten mit rheumatoider Arthritis [28].

Negativ war hingegen das Ergebnis einer sehr exakten Studie, bei der während 10 Wochen an Patienten mit primär chronischer Polyarthritis eine in der amerikanischen Laienpresse häufig empfohlene und gelobte Diät – frei von Zusatzstoffen, Konservierungsmitteln, ohne Früchte, rotes Fleisch, Molkereiprodukte und Gewürze – untersucht wurde [51].

Therapie mit Fetten, reich an ω-3-Fettsäuren (Fischöl)

Die positive Wirkung von Fasten und vegetarischer Ernährung bei entzündlichen Gelenkerkrankungen ist, wie bereits dargestellt, auf eine **verminderte Synthese von Entzündungsmediatoren** zurückzuführen.

Ausgehend von diesen Erfahrungen und der Kenntnis über die Möglichkeiten, den Eicosanoidstoffwechsel durch **Änderung der Relation zwischen ω-3- und ω-6-Fettsäuren** in der Nahrung zu beeinflussen (> Kap. 1.3), wurden Therapiestudien mit Fetten, reich an ω-3-Fettsäuren, durchgeführt.

In akut entzündeten Gelenken finden sich die Eicosanoide Thromboxan A_2, Prostaglandin E_2 und Leukotrien B_4 als wesentliche Entzündungsmediatoren. Sie werden unter dem Einfluss der Enzyme Lipoxygenase und Cyclooxygenase aus Arachidonsäure gebildet (> Abb. 1.11). Je mehr **Arachidonsäure als Ausgangssubstrat** zur Verfügung steht, umso mehr der genannten Eicosanoide werden synthetisiert.

Da sich Arachidonsäure ausschließlich in tierischen Lebensmitteln findet, werden mit der in westlichen Industrieländern üblichen Kost etwa 200–400 mg / Tag, mit einer vegetarisch orientierten Kost hingegen nur etwa 50 mg / Tag aufgenommen.

Besonders **reich an Arachidonsäure** sind Eigelb mit 300 mg, Schweineschmalz mit 1700 mg, Thunfisch mit 280 mg, Kuhmilch (3,5% Fett) mit 4 mg und Kalbfleisch mit 53 mg / 100 g Lebensmittel [3].

Da Arachidonsäure im Vergleich zu anderen Fettsäuren weniger schnell verstoffwechselt wird, reichert sie sich in Zellmembranen schneller an. Sowohl beim totalen Fasten als auch unter vegetarischer Ernährung kommt es bereits nach wenigen Tagen zu einer Verringerung der Arachidonsäurekonzentration in den Blutlipiden.

Der bereits genannte positive Effekt von Fasten und vegetarischer Ernährung wird im Wesentlichen mit der hieraus resultierenden geringeren Synthese der den Entzündungsprozess fördernden Eicosanoide erklärt.

Die bei vegetarischer Ernährung meist **hohe Zufuhr an Linolsäure** wirkt sich zusätzlich positiv aus. Obwohl diese mehrfach ungesättigte Fettsäure grundsätzlich durch Kettenverlängerung und Desaturierung in Arachidonsäure umgewandelt werden kann (> Abb. 1.11), läuft diese Umwandlung bei hoher Linolsäurezufuhr (mehr als 10 g / Tag) nur in geringem Umfange ab, da Linolsäure das für die Kettenverlängerung erforderliche Enzym δ-6-Desaturase hemmt [3].

Fischöl

Die Fette bestimmter Fischarten (> Tab. 1.3, S. 10) sind reich an langkettigen ω-3-Fettsäuren, insbesondere an **Eicosapentaensäure.** Unter dem Einfluss von Lipoxygenase und Cyclooxygenase entstehen aus Eicosapentaensäure die Eicosanoide der Serie 3 (> Abb. 1.11).

Eicosapentaensäure hemmt kompetitiv die Umwandlung von Arachidonsäure in Eicosanoide und vermindert so, wie dies unter nicht steroidalen Antiphlogistika geschieht, die Synthese proinflammatorischer Substanzen.

8

> Je geringer der Verzehr von Arachidonsäure – etwa mit einer vegetarischen Kost – umso effektiver hemmt Fischöl die Synthese der Entzündungsmediatoren.

Die Dosierung der Eicosapentaensäure ist folglich wesentlich von der zur Verfügung stehenden Arachidonsäure abhängig. Der therapeutische Effekt ist umso größer, je geringer die Arachidonsäurezufuhr bereits vor Behandlungsbeginn war.

> In welch hohem Maße der therapeutische Effekt der ω-3-Fettsäuren von der gleichzeitigen Zufuhr an Arachidonsäure abhängig ist, wurde in einer achtmonatigen Studie an Patienten mit rheumatoider Arthritis demonstriert. Verglichen wurden klinische und laborchemische Parameter einer Gruppe unter üblicher Mischkost mit denen einer Gruppe unter einer vegetarisch orientierten Kost, deren Gehalt an Arachidonsäure unter 90 mg, im Mittel bei 49 mg pro Tag lag. Die Patienten beider Gruppen erhielten täglich pro 10 kg Körpergewicht eine Fischölkapsel mit einem Gehalt an ω-3-Fettsäuren von 245 mg (überwiegend Eicosapentaen- und Docosahexaensäure). Als Placebo diente Maiskeimöl. Der positive Effekt von Fischöl war gemessen an der Schwellung und Schmerzhaftigkeit der befallenen Gelenke signifikant besser unter Gabe einer arachidonsäurearmen Ernährung. Signifikant günstiger war weiterhin das Verhalten der die Aktivität der Erkrankung charakterisierenden Laborparameter [5]. Frühere Studien waren oft im Ergebnis nicht übereinstimmend. Abgesehen von einer unterschiedlichen Dosierung der ω-3-Fettsäuren dürfte hierfür das Nichtbeachten der Arachidonsäurezufuhr sowohl während der Studie als auch in der Zeit vor Versuchsbeginn, in der Arachidonsäure im Körperfett angereichert wurde, verantwortlich sein [37, 38, 65, 67].

Grundsätzlich lässt sich der gleiche Hemmeffekt auch mit der in manchen Pflanzenölen (Leinöl, Rapsöl, Sojaöl) vorkommenden α-**Linolensäure** erreichen. Die Umwandlung in Eicosapentaensäure läuft jedoch beim Menschen ähnlich wie die von Linolsäure in Arachidonsäure nur sehr langsam ab (> Kap. 1.3).

Di-homo-γ-Linolensäuren

Wie > Abb. 1.11 zeigt, handelt es sich um ein **Zwischenprodukt** bei der Umwandlung von Linolsäure in Arachidonsäure. Präformiert wird Di-homo-γ-Linolensäure nur mit wenigen Fetten, so z.B. mit

Nachtkerzenöl, Borretschöl und Öl aus Samen schwarzer Johannisbeeren, aufgenommen.

Bei einer über 10 g / Tag liegenden Zufuhr an Linolsäure ist die Umwandlung in Arachidonsäure gering, sodass sich die Di-homo-γ-Linolensäure bei oraler Gabe der genannten Öle im Organismus anreichert und für die Synthese von Eicosanoiden der Serie 1 vermehrt zur Verfügung steht.

Insbesondere **PGE$_1$** hat, wie in experimentellen Studien gezeigt werden konnte, eine **antiinflammatorische Wirkung.**

Hierauf beruhen Therapieversuche bei rheumatischen Gelenkerkrankungen. Die Behandlungsergebnisse sind nicht einheitlich. Es wird sowohl über positive [30] als auch über fehlende Wirkung [51] auf entzündliche Gelenkprozesse berichtet.

Antioxidanzien

Die pathobiochemischen Prozesse, die der vermehrten Synthese von Entzündungsmediatoren zugrunde liegen, werden auch durch antioxidative Vitamine und antioxidativ wirkende Enzymsysteme, zu deren Synthese die **Spurenelemente Selen** und **Zink** erforderlich sind, beeinflusst.

So aktivieren beispielsweise die unter dem Einfluss von freien Radikalen gebildeten Lipidperoxide Phospholipase A$_2$, die wiederum Arachidonsäure aus der Lipidmembran der Zellen freisetzt.

> Eine optimale Versorgung mit den Vitaminen A, E, C und den Spurenelementen Selen und Zink verringert die Bildung von Entzündungsmediatoren.

Die pro Tag erforderliche Menge an **Vitamin E** liegt offenbar weit über der empfohlenen Zufuhr von 12–15 mg / Tag. Hierfür spricht die bei 50–60% der Patienten mit chronischer Polyarthritis nachweisbare Mangelversorgung mit Vitamin E [35]. **Megadosen** von bis zu 1,2 g α-Tocopherol / Tag wurden empfohlen (Lit. bei [3]).

Zur Gewährleistung eines optimalen antioxidativen Potentials ist eine **ausreichende Konzentration** sämtlicher genannter **Vitamine** und **Metalloproteine** erforderlich. Die Substitution einer der genannten Substanzen, etwa von Vitamin E oder von Selen, kann die klinische Symptomatik nur dann beeinflussen, wenn alle übrigen Komponenten in ausreichender Konzentration vorhanden sind.

Als Folge des chronisch entzündlichen Prozesses ist der **Bedarf an Antioxidanzien** bei rheumatischen Erkrankungen gesteigert. Dies dürfte die Ursache dafür sein, dass 50–60% der Patienten mit chronischer Polyarthritis nicht ausreichend mit Vitamin E versorgt sind [35].

> Finnische Autoren fanden in einer 20 Jahre dauernden prospektiven Studie niedrige Vitamin-E-, β-Carotin- und Selenkonzentrationen im Serum bei den Personen, die eine rheumatoide Arthritis entwickelten.

Dieser Befund wird als Hinweis darauf interpretiert, dass eine unzureichende Versorgung mit antioxidativen Mikronährstoffen das Risiko, an einer rheumatoiden Arthritis zu erkranken, steigert [32].

Trotzdem wurde bisher nur vereinzelt über positive therapeutische Effekte einer Supplementation mit Vitamin E, C, β-Carotin und Selen berichtet. Die Dosierungen lagen weit über dem mit der Ernährung Erreichbaren [2, 43].

Der **aktivierten Arthrose** liegen pathobiochemische Mechanismen, ähnlich wie bei der chronischen Polyarthritis, zugrunde, sodass gleiche therapeutische Prinzipien wie bei der rheumatischen Erkrankung indiziert sind.

> Zusammenfassend lässt sich beim derzeitigen Wissensstand sagen, dass der Bedarf an Antioxidanzien bei Patienten mit chronischer Polyarthritis höher liegt als bei Gesunden und durch die übliche Ernährung meist nicht ausreichend gedeckt wird.

8.3 Arthrosen

Ätiologie und Klinik

Arthrosen sind degenerative Gelenkerkrankungen, die mit einer Zerstörung des hyalinen Knorpels und reaktiven Knochenwucherungen einhergehen.

Bei der Arthrose (Arthrosis deformans) kommt es altersbedingt und/oder ausgelöst durch mechanische Überbelastung, etwa bei der Adipositas oder einer Stellungsanomalie, zu degenerativen Veränderungen der Matrix, gefolgt von einer Höhenabnahme und einem Elastizitätsverlust des Knorpels mit Verringerung des Gelenkspaltes, Veränderungen des subchondralen Knochens sowie entzündlichen Reaktionen der Gelenkinnenhaut. Am häufigsten betroffen sind die Knie-, Hüft- und Wirbelgelenke. Im Vordergrund der klinischen **Symptomatik** steht der Schmerz. Von einer aktivierten Arthrose spricht man dann, wenn es zu zusätzlichen entzündlichen Reaktionen an der Gelenkinnenhaut kommt.

Ernährungstherapie

Körpergewicht

Arthrosen im Bereich der Knie- und Wirbelgelenke entwickeln sich häufig als Folge der permanenten mechanischen Mehrbelastung bei Adipositas. Die **Normalisierung des Körpergewichts** ist die wichtigste prophylaktische und therapeutische Maßnahme.

Chondroprotektiva

Während mit den in der Praxis häufig eingesetzten Analgetika und nicht steroidalen Antiphlogistika (NSAR) lediglich die Symptomatik der Arthrose therapiert wird, haben Knorpelschutzsubstanzen (Chondroprotektiva) das Ziel, den Knorpelabbau und die begleitenden entzündlichen Reaktionen zu hemmen. Chondroprotektive Substanzen sind Bestandteile der Knorpelmatrix, hergestellt aus tierischem Material. Sie werden entweder als Spaltprodukte der bei der Verdauung anfallenden Substanzen oder direkt resorbiert und vom Knorpelgewebe aufgenommen. Sie sollen das Fortschreiten des Knorpelabbaus hemmen und regenerative Vorgänge am geschädigten Gelenkknorpel fördern.

Dem Kliniker stehen zur Objektivierung des therapeutischen Effektes bei der Arthrose nur wenige Messparameter zur Verfügung. Beurteilt wird die Wirkung in erster Linie anhand der Schmerzintensität, der Reduktion des Analgetikagebrauches und des Ausmaßes der Bewegungseinschränkung befallener Gelenke.

8

Weiterhin kann im Experiment an Chondrozytenkulturen der Einfluss der Substanzen auf die Funktion der Zellen, insbesondere die Synthese von Matrixbestandteilen, untersucht werden, um Hinweise auf einen möglichen Wirkmechanismus zu bekommen.

1. Kollagen-Hydrolysate

Seit langer Zeit gilt in der Volksmedizin der Verzehr von Knochen und Knorpel bzw. hieraus hergestellten Zubereitungen als Heilmittel bei Erkrankungen und Beschwerden der Gelenke. Bereits bei Hildegard von Bingen (um 1100) finden sich Anleitungen zur Herstellung von Suppen aus Knochen und Knorpel zur Behandlung von Schmerzen in Gelenken und Gliedern.

Heute stehen für die Prophylaxe und Therapie der Arthrose Kollagen-Hydrolysate zur Verfügung. Dies sind die relativ großmolekulare Gelatine mit ca. 100 000 Da, die bei Zugabe von Wasser geliert, und ein durch enzymatische Hydrolyse weiter aufgespaltenes Kollagen mit ca. 3000 Da. Letztgenanntes Hydrolysat ist wasserlöslich. Kollagen bzw. die beiden Hydrolysate werden aus Haut (Schweineschwarte, Rinderspalt) und Knochen von zum menschlichen Verzehr freigegebenen Schlachttieren gewonnen.

Aufgrund der bereits genannten Aminosäurezusammensetzung hat Kollagen eine sehr geringe biologische Wertigkeit, sodass sein Beitrag zur Deckung des Proteinbedarfes unbedeutend ist. Sein therapeutischer Effekt bei degenerativen Gelenkerkrankungen beruht nach derzeitigem Kenntnisstand auf dem Aminosäuremuster bzw. speziellen beim intestinalen Abbau anfallenden Peptiden.

In den letzten Jahrzehnten wurden die eingangs genannten Erfahrungen der Volksmedizin in klinischen Studien bestätigt.

In einer bereits vor mehr als 10 Jahren durchgeführten Studie wurde ein Kollagen-Hydrolysat mit Hühnereiweiß als Kontrollprotein an 52 Patienten mit degenerativen Hüft- und/oder Kniegelenkserkrankungen verglichen. 10 g der Testsubstanz wurden während jeweils 60 Tage in randomisierter Reihenfolge bei einem behandlungsfreien Intervall von ca. zwei Monaten verabreicht. Als Bewertungskriterien dienten Anlauf-, Nacht-, Belastungs- und Bewegungsschmerz sowie die Druckdolenz über dem Gelenkspalt des betroffenen Gelenkes, die mit Hilfe eines Schmerz-Scores zusammenfassend beurteilt wurden, und weiterhin die Reduktion des Analgetikabedarfes. Die Endauswertung ergab unter Gelatine im Vergleich zu Hühnereiweiß eine signifikante Besserung der genannten Prüfparameter [1].

In einer placebokontrollierten Studie an über 90 geriatrischen Patienten mit arthrotisch-degenerativen Befunden an den großen Gelenken kam es unter Zufuhr von 10 g Kollagen-Hydrolysat täglich nach 6 Monaten neben einem Rückgang der Beschwerden auch zu einer signifikanten Verbesserung der Bewegungsumfänge in den betroffenen Gelenken [11].

Der therapeutische Effekt von Kollagen-Hydrolysat gilt aufgrund der kurz skizzierten Befunde und weiterer, hier nicht aufgeführter klinischer Studien als gesichert. Die erforderliche tägliche Dosis liegt bei 10 g Kollagen-Hydrolysat. Es handelt sich um eine Langzeitbehandlung. Zur positiven Wirkung auf Schmerzen und Mobilität der befallenen Gelenke kommt es erst nach längerer Therapiedauer [81]. Dass eine deutlich über der mittleren Zufuhr mit der Nahrung liegende orale Kollagen- bzw. Gelatinezufuhr einen aufgrund ihrer Zusammensetzung primär nicht zu erwartenden Effekt auf den Proteinstoffwechsel hat, zeigt die positive Wirkung auf das Wachstum und die Stabilität der Nägel und Haare. Diese im Gegensatz zu dem chondroprotektiven Effekt methodisch besser fass- und messbaren Effekte wurden sowohl in einer Reihe tierexperimenteller als auch in Humanstudien belegt [25, 44].

Auch bei Pferden konnte durch Gabe von 50 g Kollagen-Hydrolysat täglich eine signifikante Zunahme der Knorpeldicke im Fesselgelenk und ein schnelleres Wachstum des Hufhornes belegt werden [26].

Die zusätzlich zu einer den Bedarf an essentiellen Aminosäuren deckenden Kost gegebene Dosis von 10 g Kollagen-Hydrolysat hat keinerlei Nebenwirkungen. Da schwefelhaltige Aminosäuren praktisch fehlen, ist auch nicht mit einer Beeinträchtigung des Säuren-Basen-Haushaltes zu rechnen (> Kap. 1.8.1). In den USA haben Kollagen-Hydrolysate den GRAS-Status.

Im Vordergrund der Diskussion steht die Annahme, dass spezielle bei der Verdauung von Kollagen anfallende Peptide resorbiert werden, auf dem Blutweg den Knorpel erreichen und hier positiv auf die Matrix wirken. Gestützt wird diese Annahme durch tierexperimentelle Studien, in denen radioaktiv markierte Peptide nach oraler Verabreichung im Gelenkknorpel nachgewiesen werden konnten [47]. In Studien an Chondrozytenkulturen konnte weiterhin mit immunzytochemischer Technik gezeigt werden, dass eine Inkubation von Chondrozyten mit Kollagen-Hydrolysat dosisabhängig die Kollagensynthese steigert [48]. Da bei der Kollagendigestion im Darm anfallende Peptide resorbiert und in den Gelenkknorpel transportiert werden [47] und diese Peptide weiterhin die Kollagensynthese in den Chondrozyten steigern und damit die Bereitstellung eines wesentlichen Bestandteils der Knorpelmatrix verbessern, ergibt sich ein logisches Konzept zum Verständnis der positiven klinischen Befunde.

2. Glucosaminsulfat

Glucosaminsulfat ist Bestandteil von Glucosaminoglykanen, wesentlichen Bestandteilen der Knorpelmatrix und der Synovialflüssigkeit. Nach oraler Gabe werden vom Menschen etwa 90% der Substanz resorbiert [62].

In tierexperimentellen Studien fanden sich verschiedene Effekte von oral verabreichtem Glucosamin auf den Knorpelstoffwechsel. In klinischen Studien kam es unter Gabe von dreimal 500 mg Glucosamin pro Tag während 4 bis 8 Wochen im Vergleich zu Placebo zu einer signifikanten Schmerzlinderung und Verbesserung der Beweglichkeit in den befallenen Gelenken [85].

3. Chondroitinsulfat

Chondroitinsulfat ist Bestandteil vieler Gewebe einschließlich Knorpel, Sehnen und Bänder. In placebokontrollierten Langzeitstudien an Patienten mit Arthrose kam es unter oraler Gabe von dreimal 400 mg / Tag bzw. 800 mg / Tag zu einer signifikanten Rückbildung der Symptomatik (Schmerzen, Schwellung, Bewegungseinschränkung) [80, 78].

✚ 008 Literatur

9 Schilddrüse

Wesentliche Faktoren über das Spurenelement Jod (Bedarf, Bedarfsdeckung, Bedeutung für die Schilddrüsenfunktion, Jodmangelerkrankungen etc.) wurden bereits in ➤ Kap. 1.8 abgehandelt.

Physiologie, Pathophysiologie, Epidemiologie und Klinik

In der Schilddrüse werden aus der Aminosäure Tyrosin und Jod über Zwischenstufen die **Schilddrüsenhormone Thyroxin** (Tetrajodthyronin = T_4) und **Trijodthyronin** (T_3) gebildet. T_4 kann durch Dejodierung in das stärker stoffwechselwirksame T_3 umgewandelt werden.

Über 99% der Schilddrüsenhormone liegen im Blut an thyroxinbindende Proteine gebunden vor. Ihre Freisetzung erfolgt durch eine proteolytische Abspaltung. **Biologisch wirksam** ist nur das freie Hormon.

Eine entscheidende Voraussetzung für die sehr vielschichtig regulierte Synthese und Abgabe von Schilddrüsenhormon in die Blutbahn ist die **ausreichende Deckung des Jodbedarfs.**

Der Jodmangel ist weltweit der häufigste Nährstoffmangel. Ein Defizit an diesem Spurenelement geht mit einer Vielzahl von Folgekrankheiten einher. Das Spektrum reicht von fetalen Entwicklungsstörungen mit Beeinträchtigungen der zerebralen Funktion Neugeborener, bis hin zur Kropfbildung im Erwachsenenalter mit Einengung der Luftröhre.

Bei einem **Jodmangel** kommt es durch Aktivierung eines intrathyreoidalen Wachstumsfaktors zur Hypertrophie und Hyperplasie der Thyreozyten.

Während hierdurch primär eine normale Produktion der Schilddrüsenhormone erreicht wird, kommt es bei anhaltendem Jodmangel zu regressiv-zystischen Veränderungen und **Adenombildung,** dem funktionslosen „kalten" Knoten.

Darüber hinaus können sich bei lange bestehendem Jodmangel aus autonomen Schilddrüsenzellen **„heiße" Knoten** entwickeln, die unabhängig von übergeordneten Regulationszentren Thyroxin sezernieren und die häufigste **Ursache der Hyperthyreose** darstellen.

Strumen entwickeln sich überwiegend in der Wachstums- und Pubertätsphase, während der Schwangerschaft und der Stillzeit.

Frauen erkranken häufiger als Männer. Deutschland ist ein **Jodmangelgebiet** (➤ Kap. 1.8) mit einer regional unterschiedlich hohen Strumahäufigkeit.

In Deutschland leiden mehr als 20 Millionen Menschen an einer behandlungsbedürftigen Jodmangelstruma, die bei ausreichender Jodversorgung vermeidbar gewesen wäre. Derzeit hat sich die Jodversorgung verbessert, wenn auch die von der WHO geforderten 150–300 µg Jodid pro Tag noch nicht erreicht werden [3].

Ernährungsprophylaxe

Jodsalze wurden am Ende der letzten Eiszeit in erheblichem Maße durch Schmelzwasser aus unseren Böden ausgeschwemmt. Pflanzliche Lebensmittel und Trinkwasser sind folglich relativ arm an Jod. Bei der hieraus resultierenden geringen Jodaufnahme unserer Nutztiere sind auch tierische Lebensmittel relativ jodarm.

Jodreich sind Seefische und andere aus dem Meer stammende Lebensmittel. Milch und Eier können, so wie es auch beim Spurenelement Selen der Fall ist, reich an Jod sein, wenn mit Jodsalzen angereicherte Futtermittel verfüttert werden.

Einem Jodmangel und damit einer Strumaentwicklung kann durch regelmäßigen Verzehr von Seefisch (zweimal pro Woche) und durch Verwendung von jodiertem Speisesalz vorgebeugt werden (➤ Abb. 1.29) (Lit. bei [6]).

Aufgrund einer Verordnung aus dem Jahr 1989 kann in der Bundesrepublik Deutschland **jodiertes Speisesalz** sowohl im Haushalt als auch in Einrichtungen der Gemeinschaftsverpflegung und bei der Lebensmittelherstellung verwendet werden.

Trotz dieser positiven Entwicklung in den Bemühungen um eine Optimierung der Jodversorgung der deutschen Bevölkerung besteht, wie in ➤ Kap. 1 beschrieben, **noch** bei einem hohen Prozentsatz der Bevölkerung ein **Zufuhrdefizit.**

Im Ernährungsbericht der DGE 2000 wird darauf hingewiesen, dass sich die Versorgung mit Jod in den letzten 15 Jahren zwar verbessert hat, dass aber trotzdem im Mittel nur etwa zwei Drittel der empfohlenen Zufuhrmenge erreicht werden.

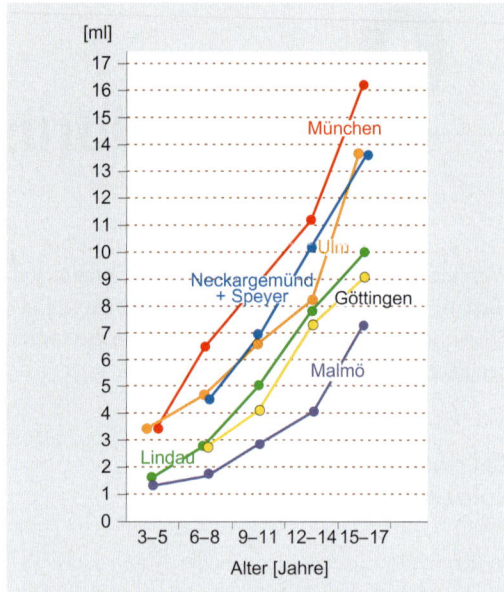

Abb. 9.1 Sonographisch gemessene mittlere Schilddrüsenvolumina (rechter plus linker Lappen) bei Kindern und Jugendlichen im Alter von 3–17 Jahren in der Bundesrepublik Deutschland im Vergleich zu gleichaltrigen Kindern aus Schweden (Homoki u. Teller [2]).

In der Bundesrepublik Deutschland gehören Schilddrüsenerkrankungen nach wie vor zu den häufigsten chronischen Leiden im Kindes- und Jugendalter. Bei sonographischen Schilddrüsenuntersuchungen konnte in München bei 30% der Schulkinder und in Göttingen bei 16% der 6- bis 16-jährigen Kinder eine Struma nachgewiesen werden, für die überwiegend ein alimentärer Jodmangel als Ursache anzusehen war.

Diesen Angaben liegt eine **WHO-Definition** zugrunde, die besagt, dass eine Schilddrüsenvergrößerung dann als **„Struma"** anzusehen ist, wenn die Seitenlappen der Schilddrüse größer sind als die Endglieder der Daumen der untersuchten Person.

Wie sehr sich das **Schilddrüsenvolumen als Indikator** für die Jodversorgung von Kindern und Jugendlichen in der Bundesrepublik Deutschland von dem in Ländern mit einer günstigeren Jodversorgung unterscheidet, demonstriert ➤ Abb. 9.1 [2].

Der „Arbeitskreis Jodmangel" formuliert die **Risiken eines Jodmangels im Kindesalter** wie folgt:

- Es ist bereits ein Risikofaktor für die Einnistung des befruchteten Eis. Fortpflanzungsstörungen sind in Jodmangelgebieten häufiger als in ausreichend mit Jod versorgten Gebieten.
- Schwangere sollten nach Feststellung der Schwangerschaft täglich 200 µg Jodid in Tabletenform einnehmen, ebenso stillende Mütter für den Zeitraum des Stillens.
- Entscheidend für die Jodversorgung des Säuglings ist der Jodgehalt der Muttermilch bzw. der Flaschennahrung. Die industriell hergestellte Säuglingsmilch enthält, je nach Fabrikat, etwa 50–150 µg Jod / 1000 ml trinkfertiger Nahrung. Damit wird der Bedarf gedeckt.
- Kleinkinder, Kinder und Jungendliche sollten regelmäßig Milch und Seefisch verzehren, dazu Brot und Backwaren sowie Fleisch und Fleischprodukte bevorzugen, die mit Jodsalz hergestellt wurden.

Die Risiken eines Jodmangels in den verschiedenen Altersstufen sind in ➤ Tabelle 9.1 zusammengefasst [1].

Von den strumigenen Substanzen kommt den **Glucosinolaten** dann eine Bedeutung zu, wenn sie regelmäßig in größerer Menge bei gleichzeitig marginaler Jodversorgung verzehrt werden („Kohlkropf"). Sie finden sich in Kruziferen (Kreuzblütlern), zu denen Kohlsorten, Meerrettich, Senf etc. gehören. Biologisch wirksam sind die bei der Zubereitung durch enzymatischen Abbau entstehenden

Tab. 9.1 Risiken eines Jodmangels von der Eieinnistung (Implantation) bis zur Pubertät.

Lebensalter	Risiko
befruchtetes Ei	Fertilitätsstörung infolge gestörter Eieinnistung
Fetus	Anstieg der Rate von Aborten, Totgeburten, Fehlbildungen
	extremer Jodmangel während der Schwangerschaft verursacht Kretinismus, schwere Fehlentwicklungen des Kindes mit Oligophrenie, Minderwuchs und typischen Stigmata wie niedrige Stirn und Skelettfehlbildungen sowie neurologische Störungen
Frühgeborene	Entwicklungsverzögerung (auch ohne Struma!)
Neugeborene	endemischer Kretinismus
	Struma connata
	Syndrom der hyalinen Membranen (Atemnotsyndrom)
	Störung der Gehirnreifung („unreifes EEG")
	Verzögerung der Skelettreifung (50%)
	Hördefekte
Säugling, Kind	Entwicklungsverzögerung
	Zurückbleiben des Wachstums
	Hörstörungen
Jugendliche(r)	Pubertätsstruma
	Störung der neurologischen und psychischen Entwicklung (psychische und koordinative Störungen)
	Lern- und Merkschwierigkeiten
	potentielles Arterioskleroserisiko (Anstieg des LDL- und Gesamtcholesterins)

Thiocyanate und **Isothiocyanate.** Sie hemmen kompetitiv die Jodidaufnahme in der Schilddrüse.

Der Rückgang der Kropfhäufigkeit in der Schweiz ist ein **Beweis für die Wirksamkeit der Kochsalzjodierung**. Einige Kantone akzeptierten diese Empfehlung sofort, andere folgten in unterschiedlichen Zeitabständen bis zum Jahre 1952.

Die Effektivität der Supplementierung des Speisesalzes lässt sich an der Häufigkeit der Wehrdienstbefreiung wegen eines Kropfes bei 19-jährigen Männern belegen. Eine Abnahme der Kropfhäufigkeit erfolgte in den Kantonen der Einführung der Jodierung entsprechend versetzt [5].

Nebenwirkungen sind durch Verzehr von jodiertem Speisesalz nicht zu erwarten. Insbesondere werden keine Schilddrüsenerkrankungen induziert.

Es können jedoch noch kompensierte, aber nicht mehr reversible Erkrankungen wie der Morbus Basedow, das autonome Adenom früher manifest und so einer gezielten Behandlung zugeführt werden (Lit. bei [4]).

Eine Allergie gegen Jod oder Jodsalze gibt es nicht. Großmolekulare Jodverbindungen wie bestimmte Kontrastmittel, Desinfektionsmittel etc. besitzen allergene Eigenschaften.

➕ 009 Literatur

10 Lunge

Physiologie, Pathophysiologie und Klinik

In der Lunge erfolgen die Oxygenierung des Blutes und die Abgabe von Kohlendioxid aus dem venösen Blut. Die in Ruhe von der Atemmuskulatur für In- und Exspiration benötigte Energie entspricht etwa 2% des Gesamtenergieverbrauchs.

Sowohl Mangelernährung als auch Adipositas können die Lungenfunktion beeinträchtigen und die Entstehung von Erkrankungen der Respirationsorgane begünstigen.

Mangelernährung

Auch die Funktion primär gesunder Respirationsorgane wird bei Malnutrition geschädigt. Dies betrifft sowohl die Atemmuskulatur als auch die Abwehrmechanismen gegenüber verschiedenen Noxen. Die Folge ist eine **erhöhte Infektanfälligkeit** und ein meist protrahierter Verlauf von Pneumonien.

Da die große, für den Gasaustausch zur Verfügung stehende Oberfläche in hohem Maße den **schädigenden Einflüssen inhalierter Noxen,** insbesondere freier Radikale, z.B. beim Zigarettenrauchen, ausgesetzt ist, findet sich in der Flüssigkeitsschicht auf der Oberfläche des Respirationstrakts eine hohe Konzentration an **Antioxidanzien.**

> Eine besondere Bedeutung kommt hierbei der **Ascorbinsäure** zu. Eine optimale Konzentration dieses Vitamins verbessert die Abwehrlage der Respirationsorgane und damit die pulmonale Funktion [8].

> Auch von anderen Untersuchern wurde bestätigt, dass eine hohe Vitamin-C-Zufuhr mit der Nahrung und hohe Plasma-Konzentrationen mit signifikant **besseren Lungenfunktionsparametern** einhergehen [19] und vor der Entwicklung einer chronischen respiratorischen Insuffizienz schützen.

Dieser Schutzeffekt betrifft nicht nur Raucher [22]. Da **Zigarettenrauch** reich an freien Radikalen ist, die die Zellpermeabilität steigern und Entzündungsreaktionen induzieren, ist der Bedarf an Antioxidanzien besonders hoch. Bei Zigarettenrauchern, die vier Tage nicht rauchten, kam es als Beweis für den hohen Bedarf an Antioxidanzien bereits zu einem signifikanten Anstieg der Plasma-Konzentrationen an Vitamin C, α-Carotin, β-Carotin und γ-Tocopherol, nicht hingegen an α-Tocopherol [6].

Eine protektive Wirkung hat darüber hinaus **Magnesium:**
- Es hat eine entscheidende Bedeutung bei der Aufrechterhaltung elektrischer Potentialdifferenzen an Zellmembranen.
- Es wirkt relaxierend auf die glatte Muskulatur der Bronchien und damit bronchodilatatorisch.
- Es stabilisiert Mastzellen etc.

Personen mit einer nur geringen Magnesiumzufuhr mit der Nahrung entwickeln mit höherer Wahrscheinlichkeit **Asthma** und **andere obstruktive Lungenerkrankungen** [5].

Malnutrition und die hierdurch verringerte immunologische Abwehr steigern die Häufigkeit pulmonaler Infekte bei Kindern im Vorschulalter. Die häufigen, mit hoher Mortalität einhergehenden **entzündlichen Erkrankungen der Atemwege** in Entwicklungsländern sind wesentlich hierdurch mitbedingt. Der bei Malnutrition zwangsläufig auch unzureichenden Versorgung mit Zink kommt bei der bekannten Bedeutung des Spurenelementes für die Infektabwehr (> Kap. 1.8.3) hierbei eine wesentliche Bedeutung zu.

Durch Supplementierung mit 10 mg Zink konnte bei 6 bis 25 Monate alten Kindern die Morbidität signifikant gesenkt werden [24].

Bei lang anhaltenden Zuständen von Unterernährung entwickeln sich auch bei jungen Individuen **Lungenemphyseme** als Folge einer herabgesetzten mechanischen Belastbarkeit des Lungengewebes.

Der Verlust von Muskelmasse bei Schwerkranken mit langfristigem Proteindefizit führt auch zu einer **Reduktion der Atemmuskulatur,** die besonders das Zwerchfell betrifft, auf das etwa 50% der Muskelarbeit bei In- und Exspiration entfallen. Hierdurch wird die bei Hypoxie erforderliche vermehrte Atemarbeit erschwert.

Epidemiologische Studien ergaben eine wesentlich höhere Mortalität an Lungenerkrankungen bei Männern (in einem hohen Prozentsatz Zigarettenraucher) mit sehr niedrigem Körpergewicht [25].

Adipositas

Übergewicht beeinträchtigt rein **mechanisch** die Atemfunktion. Darüber hinaus kommt es bei hochgradiger Adipositas zu **Fettinfiltrationen der Atemmuskulatur** und durch intraabdominelle Fettmassen zu einer **eingeschränkten Zwerchfellbeweglichkeit,** wodurch die Atemexkursionen beeinträchtigt werden (> Tab. 4.3).

Zusätzlich führt die größere Gesamtkörpermasse zu einem **vermehrten Sauerstoffverbrauch** und einer **höheren Kohlendioxidproduktion,** sodass letztlich aufgrund mehrerer von der Adipositas abhängiger Faktoren eine Ateminsuffizienz resultiert [9].

10.1 Chronisch-obstruktive Lungenerkrankungen (Chronic Obstructive Pulmonary Disease, COPD)

Unter dieser Bezeichnung werden chronische Bronchitiden mit Asthma und oft zusätzlichem Emphysem zusammengefasst. Alle Patienten mit einer COPD haben eine chronische Bronchitis, aber nur

17% der Patienten mit einer chronischen Bronchitis entwickeln eine COPD. **Klinisch** steht eine vermehrte Schleimproduktion mit oft ausgeprägter Atemnot im Vordergrund. Das Exspirium ist als Folge einer Obstruktion verlängert. Im Gegensatz zu einer nicht obstruktiven Bronchitis findet sich bei der COPD eine permanente, meist progredient irreversible Atemwegsobstruktion.

Die Patienten halten mit meist extremer Atemanstrengung unter chronischer Atemnot eine normale arterielle CO_2- und O_2-Sättigung aufrecht. Wichtigster **auslösender Faktor** ist das Zigarettenrauchen.

Mangelernährung bei COPD

Mit dem Fortschreiten der Erkrankung kommt es zu einem **Verlust von Körpergewicht** und Muskelmasse.

Die Ursache ist eine negative Energie- und Proteinbilanz, d.h., es besteht eine katabole Stoffwechsellage. Verschiedene Faktoren sind hierfür verantwortlich. Dies sind die vermehrt zu leistende Atemarbeit, eine oft ausgeprägte Inappetenz, die Schwierigkeit, bei Atemnot gleichzeitig vermehrt Nahrung aufzunehmen, um den Mehrbedarf zu kompensieren, mögliche negative Effekte von Medikamenten etc.

Eine wesentliche Bedeutung für das Zustandekommen der Anorexie kommt offenbar der vermehrten **Freisetzung von Zytokinen,** insbesondere von TNF-α (Kachexin) zu. Die Konzentrationserhöhung dieses Zytokins findet sich nur bei den Patienten mit eindeutiger Malnutrition [23].

Hinweise gibt es auf weitere neurohormonale Störungen, so z.B. des Leptins (Lit. bei [42]).

Beim Vergleich der **Energie-** und **Nährstoffzufuhr** mit anthropometrischen Parametern zur Beurteilung des Ernährungszustandes ergab sich bei der Mehrzahl der Patienten eine über den Empfehlungen für Gesunde liegende Energiezufuhr mit der Nahrung. Die trotzdem existierende Mangelernährung war Folge eines **vermehrten Energiebedarfs,** der im Mittel mit 10600 kJ / Tag (2535 kcal) bestimmt wurde.

Bestimmungen des Ruheumsatzes mit der indirekten Kalorimetrie ergaben sowohl bei mangelernährten Patienten mit chronisch-obstruktiver Lungenerkrankung als auch bei solchen, die sich noch in einem normalen Ernährungszustand befanden, einen signifikant **erhöhten Ruheumsatz.** Die Gewichtsabnahme war aufgrund der Messwerte sowohl Folge eines Verlustes von subkutanem Fett als auch von fettfreier Körpermasse [12, 28].

Diese sehr plausible Vorstellung zur Genese erklärt den Gewichtsverlust, der sich fast ausschließlich bei den **Patienten mit einem Emphysem,** nicht hingegen bei denen mit chronischer Bronchitis findet, nur unvollständig. Weiterhin kommt es unter einer gezielten Steigerung der Energie- und Nährstoffzufuhr nicht zu der erwarteten Besserung des Ernährungszustandes, sodass **weitere ätiologische Faktoren** anzunehmen sind.

Die Höhe der Mortalität bei chronisch-obstruktiven Lungenerkrankungen korreliert mit dem Ausmaß des Gewichtsverlusts. Die Abnahme des Körpergewichts stellt offenbar, unabhängig von Parametern der Lungenfunktion, einen selbstständigen Risikofaktor dar [29].

Neben einer **genetischen Disposition** sind, wie bereits erwähnt, mit der Atemluft aufgenommene **Noxen** für die Entstehung verantwortlich.

Die Schleimhaut des Respirationstraktes verfügt über einen **Schutzmechanismus** gegenüber inhalierten Substanzen, die freie Radikale freisetzen. Insbesondere Zigarettenrauch belastet aufgrund des hohen Gehaltes an freien Radikalen das antioxidative Abwehrsystem in einem solchen Maß, dass der **Bedarf an Vitamin C** höher liegt als beim Nichtraucher. Die Deutsche Gesellschaft für Ernährung empfiehlt deshalb für Raucher eine um 40 mg / Tag höhere Zufuhr. In den USA werden für Nichtraucher 60 mg, für Raucher 100 mg Vitamin C / Tag empfohlen. Wahrscheinlich reicht eine solche Erhöhung der Vitamin-C-Zufuhr nicht aus, um den durch Zigarettenrauchen ausgelösten Mehrbedarf zu kompensieren.

> Bei entsprechenden Untersuchungen wurden bei Zigarettenrauchern 150 mg / Tag benötigt, um die Serum-Konzentration zu erzielen, die Nichtraucher mit 60 mg / Tag Vitamin C erreichen [21].

Weitere Noxen sind die Luftverschmutzung, insbesondere mit Schwefeldioxid und Staubpartikeln, und chronische Infekte der oberen Luftwege.

Ernährungstherapie

Die respiratorische Insuffizienz begünstigt auf dem Boden einer chronisch-obstruktiven Lungenerkrankung – aber auch anderer Erkrankungen wie beispielsweise interstitieller Lungenerkrankungen – die Entwicklung einer Mangelernährung. Die Mangelernährung wiederum verschlechtert die respiratorische Funktion und begünstigt die Infektanfälligkeit der Lunge. Daher erhebt sich die Frage, ob mit einer **Verbesserung des Ernährungszustandes** die Gesamtsituation der Patienten zu verbessern ist.

In einer großen Zahl entsprechender Untersuchungen ließ sich bei einem gewissen Prozentsatz der Kranken die respiratorische Funktion durch **künstliche Ernährung** bessern.

> So fand sich beispielsweise unter parenteraler Ernährung während 2–4 Wochen in 37% der Fälle eine Verbesserung des maximalen Exspirationsdrucks und in 12% eine signifikante Zunahme der Körperzellmasse [13]. Andere Untersucher kamen zu entsprechenden Ergebnissen [26].

Geht man von theoretischen Überlegungen aus, so sollten Patienten mit einer respiratorischen Insuffizienz relativ fettreich und kohlenhydratarm ernährt werden, um die Bildung von CO_2, und damit die Atembelastung, möglichst gering zu halten. Dieser Vorstellung liegt die Tatsache zugrunde, dass der respiratorische Quotient von Glucose 1,0 beträgt und bei der Lipacidogenese, d.h. bei der Umwandlung von Glucose in Fett, 8,7. Da der respiratorische Quotient für Fett nur 0,7 beträgt, bedeutet dies eine vermehrte CO_2-Produktion und damit **vermehrte Atembelastung bei hoher Glucosezufuhr.**

Diese **unterschiedliche CO_2-Produktion** und das hieraus resultierende Problem einer vermehrten Atemarbeit wird noch durch den um bis zu 50–70% über der Norm liegenden Energiebedarf bei chronisch-obstruktiver Lungenerkrankung vergrößert.

Bei der im Vergleich zur Norm erforderlichen hyperkalorischen Ernährung beträgt das **Atemminutenvolumen** rein rechnerisch unter ausschließlicher Deckung des Energiebedarfs mit Kohlenhydraten bei einem um das 1,5-Fache erhöhten Ruheumsatz 10,8 l.

10

Werden 50% des Gesamtenergiebedarfs durch Fett ge-deckt, so würde sich das Atemminutenvolumen um 6 l, das entspricht 45%, **reduzieren** [15].

Bei eingeschränkter Lungenfunktion in der Entwöhnungsphase vom Respirator hat es sich bewährt, die unterschiedlich hohe CO_2-Produktion zu berücksichtigen, wenn sich die Kohlenhydrat-Fett-Relation bei gleichem Energiegehalt ändert (Lit. bei [10]).

Diese Erkenntnisse können, ohne dass eine schlüssige Erklärung bekannt ist, nach klinischer Erfahrung nicht auf Patienten mit chronischen Lungenerkrankungen wie z.B. die COPD übertragen werden. Eine supportive bilanzierte Ernährung sollte bei COPD-Patienten protein- und kohlenhydrat-betont sein und mit einem gezielten körperlichen Training verbunden werden. Diese Empfehlungen gelten auch für weitere chronische Lungenerkrankungen, die mit einer progredienten Einschränkung der Lungenfunktion einhergehen [35, 34, 31].

In prospektiven Studien konnte gezeigt werden, dass ein Gewichtsanstieg bei COPD-Patienten mit einem BMI < 25 mit einem Rückgang der Mortalitätsrate einhergeht. Der optimale BMI-Bereich scheint zwischen 23 und 27 zu liegen [40]. Ein BMI < 21 ist bereits mit einer ungünstigen Prognose verbunden.

10.2 Asthma bronchiale

Beim Asthma bronchiale handelt es sich um eine durch Entzündung bzw. spezifische Reize ausgelöste, anfallsweise mit Atemnot einhergehende chronische Erkrankung der Atemwege.

Überwiegend das Ausatmen wird durch Verkrampfen der Bronchialmuskulatur behindert.

Je nach auslösender Ursache kann man **allergische** und **nicht allergische Formen** unterscheiden. In einer Reihe von Studien konnte unter Anwendung exakter Diagnostik gezeigt werden, dass die Zahl der durch Allergene in Lebensmitteln ausgelösten Erkrankungen an Asthma bronchiale relativ gering ist. Hierbei kommt dem **doppelblind placebo-kontrollierten Suchtest** (double-blind, placebo-

controlled food challenges = DPCFCs) die entscheidende Bedeutung zu (Lit. bei [18]).

Aufgrund epidemiologischer Studien begünstigen folgende Faktoren die Entstehung der Erkrankung:
- eine westliche Lebensweise
- das Leben in Großstädten
- fehlendes oder nur kurzzeitiges Stillen
- Zigarettenrauch [3].

Stillen ist, wie Langzeitstudien belegen, von erheblicher **vorbeugender Wirkung,** sowohl bezüglich allergischer Erkrankungen der Respirationsorgane, der Haut, aber auch bezüglich Diabetes mellitus Typ 1 und wahrscheinlich chronisch-entzündlicher Darmerkrankungen. Nicht eindeutig geklärt war lange die Frage der optimalen Stilldauer. Die WHO empfiehlt eine Dauer von 6 Monaten. Offen war, ob noch längeres Stillen die Allergienhäufigkeit weiter senkt.

Eine prospektive finnische Studie an 200 Neugeborenen – 42% hatte eine positive familiäre Allergieanamnese – kam zu dem Ergebnis, dass 6 Monate ausreichen, um das Allergierisiko zu senken. Wurde 9 Monate oder länger gestillt, so lag das Risiko allergischer Erkrankungen signifikant höher als bei kürzerer Stilldauer [20].
Eine deutsche Längsschnittstudie kam zu dem Ergebnis, dass länger als 4 Monate gestillte Kinder ein höheres Allergierisiko haben als nicht gestillte. Von einem 6-monatigen Stillen profitierten nur Kinder, deren Vater eine genetische Disposition für Atopie aufwies. War nur die Mutter genetisch vorbelastet, so lag die Erkrankungshäufigkeit dann höher als bei Nichtgestillten, wenn länger als 4 Monate gestillt wurde [39].

So ergab die Untersuchung einer finnischen Geburtenkohorte von ca. 60 000 Kindern (Jahrgang 1987), dass die per sectio geborenen Kinder im Vergleich zu den vaginal geborenen signifikant häufiger an Asthma bronchiale erkrankten und häufiger positive Allergietests aufwiesen [14]. Wird der natürliche Geburtsweg umgangen, so fehlt die Primärbesiedlung des Gastrointestinaltraktes durch vaginale und perianale Keime der Mutter. Per sectio entbundene Kinder erwerben die Keimbesiedlung aus der Krankenhausumgebung.

Es gibt Hinweise darauf, dass Kinder, die in der Säuglingsphase eine Kuhmilchallergie entwickelten, mit zunehmendem Lebensalter häufiger an Asthma erkranken als die Durchschnittsbevölkerung (Lit. bei [37]).

Die häufig geäußerte Vermutung, dass **Milch** und **Milchprodukte** Asthmaanfälle bei Erwachsenen auslösen, konnte in gezielten Untersuchungen nicht bestätigt werden. Diese Gruppe von Lebensmitteln sollte nur dann gemieden werden, wenn eindeutige Befunde vorliegen [30].

Nicht eindeutig geklärt ist die Frage, in welchem Maße die **Ernährung** der Mutter **während der Schwangerschaft** bereits in utero das Risiko eines Kindes für Asthma oder andere atopische Erkrankungen beeinflusst. In einer Studie an über 1900 Kindern während der ersten 5 Lebensjahre, bei deren Müttern während der Schwangerschaft die Ernährung registriert wurde, ergab sich ein Hinweis darauf, dass eine optimale Zufuhr an den Vitaminen E und D sowie Zink, das Risiko der Neugeborenen an Asthma und allergischem Ekzem zu erkranken, reduziert. Ein hoher Verzehr an Äpfeln und Fisch sprach ebenfalls für einen protektiven Effekt (Lit. bei [41]).

Antioxidanzien und Vitamin D

Die bei atopischen Erkrankungen ablaufenden entzündlichen Vorgänge gehen mit einer vermehrten Bildung freier Sauerstoffradikale einher. Dieser oxidative Stress erfordert ein höheres Angebot antioxidativer Nährstoffe. In der Diskussion sind Ascorbinsäure, β-Carotin, α-Tocopherol, Selen und Zink (Lit. bei [37]).

Auf die Bedeutung von **Vitamin C** für den antioxidativen Schutz im Bereich der Bronchialschleimhaut wurde bereits hingewiesen (> Kap. 10.1). Es gibt Befunde, die dafür sprechen, dass Entstehung und Intensität des **exogen-allergischen Asthmas** auch von der Versorgung mit dem antioxidativen Vitamin abhängig ist.

> Unter Vitamin-C-armer Ernährung ist das Risiko, Asthma zu entwickeln, gesteigert [11].

Auch bei der Entstehung des **Anstrengungsasthmas** („exercise-induced-asthma") kommt der Vitamin-C-Versorgung offenbar eine Bedeutung zu.

> In placebokontrollierten Versuchen, in denen vor einer siebenminütigen körperlichen Belastung 2 g Ascorbinsäure gegeben wurden, konnte bei etwa 50% der Patienten ein **vorbeugender Effekt** belegt werden [7].
> In Untersuchungen an 2500 9- bis 11-jährigen Kindern waren Lungenfunktionsparameter bei hohem und regelmäßigem Verzehr von Obst am günstigsten, ohne dass hierfür ausschließlich die Vitamin-C-Zufuhr verantwortlich gemacht werden konnte (Lit. bei [4]).

Wahrscheinlich kommt auch den Carotinoiden eine protektive Bedeutung zu. Für β-**Carotin** konnte ein Schutzeffekt, gemessen an Lungenfunktionsparametern bei Rauchern belegt werden. Das Gleiche gilt für **Vitamin E** [1, 2].

> In dem Mini-Finland Health Survey wurden über 7000 gesunde Personen während 17 Jahren prospektiv untersucht. Bei den auftretenden Fällen von Asthma wurden die Konzentrationen an **Selen und α-Tocopherol** im Serum bestimmt und mit denen von gesunden Kontrollen verglichen. Bei den Personen, die Asthma entwickelten, lagen die Konzentrationen beider Substanzen signifikant niedriger als bei den Kontrollen. Der Befund stützt die Annahme, dass eine optimale Versorgung mit Antioxidanzien das Risiko, an Asthma zu erkranken, reduziert [36].

Ausgehend von Hinweisen darauf, dass **Vitamin D$_3$** Einfluss auf Immunfunktionen hat, und epidemiologische Befunde belegen, dass in Populationen mit niedriger Vitamin-D$_3$-Zufuhr die Asthmainzidenz vergleichsweise hoch liegt, wurde die Häufigkeit von Asthma bei Kindern bis zum 3. Lebensjahr mit der Vitamin-D$_3$-Zufuhr der Mütter während der Schwangerschaft korreliert. Kinder der Mütter mit der geringsten, hatten im Vergleich zu denen mit der höchsten Vitamin-D$_3$-Zufuhr die höchste Rate an Asthmaerkrankungen. Die Autoren gehen davon aus, dass neben einer Reihe weiterer Ernährungsfaktoren auch der optimalen Deckung des Vitamin-D$_3$-Bedarfs eine Bedeutung bei der Genese von Asthma zukommt [33].

Mehrfach ungesättigte Fettsäuren

ω-3-Fettsäuren haben über ihren Einfluss auf den Eicosanoidstoffwechsel einen hemmenden Effekt

10

auf die Synthese von Entzündungsmediatoren, die Freisetzung verschiedener Zytokine etc.

Positive Wirkungen auf allergische und chronisch-entzündliche Erkrankungen sind folglich denkbar.

In Ländern, wie z.B. Japan, mit einer im Vergleich zu westlichen Ländern wesentlich günstigeren Relation von ω-6- zu ω-3-Fettsäuren in der Nahrung liegt die Häufigkeit von Asthmaerkrankungen bei Kindern deutlich niedriger. Es wird folglich diskutiert, dass die in westlichen Populationen zunehmende Prävalenz allergischer Erkrankungen auch durch diese ungünstige Fettsäurerelation mit bedingt ist. In verschiedenen Studien konnte der positive Effekt von ω-3-Fettsäuren auf die Entstehung und den Verlauf von Asthma bronchiale bei Kindern bestätigt werden (Lit. bei [17]).

Kochsalz

Sowohl Ergebnisse epidemiologischer Studien als auch von Interventions- und klinisch-experimentellen Studien sprechen dafür, dass **hoher Kochsalzkonsum** die Häufigkeit des Asthmas in Populationen steigert und auch bei einzelnen Patienten die Symptomatik verstärkt.

Insgesamt sind die Ergebnisse von Studien jedoch widersprüchlich. Im Tierversuch fand sich unter hoher Natriumzufuhr eine gesteigerte Kontraktion der Bronchialmuskulatur (Lit. bei [7, 18]).

Übergewicht und Adipositas

Seit Anfang der 90er Jahre des vorigen Jahrhunderts wird in den USA und Europa bei Kindern im Schulalter, mit einem über dem Normbereich liegenden BMI über ein erhöhtes Asthmarisiko berichtet. Eine drastische Reduktion des Körpergewichtes verringert die Symptomatik bei der Mehrzahl der Jugendlichen. Da sich keine für Asthma typische Inflammation der Atemwegsschleimhaut findet, wird das Krankheitsbild weiterhin nicht als Asthma, sondern als **adipositasinduzierte bronchiale Dysfunktion** bezeichnet. Die kausale Therapie besteht in körperlichem Training und einer Normalisierung des Körpergewichtes [38].

Ein über dem BMI-Normbereich liegendes Körpergewicht begünstigt aber auch die Entstehung des Asthma bronchiale. Eine Metaanalyse von 7 Studien, mit insgesamt mehr als 300 000 Erwachsenen zur Frage einer Beziehung zwischen Asthma und Körpergewicht, ergab sowohl bei Männern als auch bei Frauen eine positive Beziehung zwischen der Höhe des BMI und dem Risiko, an Asthma zu erkranken. Verglichen mit Normalgewichtigen war die Asthmainzidenz bei einem BMI > 25 um 50% erhöht. Als Ursache für das erhöhte Erkrankungsrisiko wird eine vermehrte Freisetzung proinflammatorischer Mediatoren aus dem Fettgewebe diskutiert [32].

10.3 Mukoviszidose

Diese Erbkrankheit, bei der von Drüsen äußerer Sekretion ein zähflüssiges Sekret produziert wird, wurde in ➤ Kap. 3.6.4 abgehandelt.

Die ernährungsmedizinischen Fragen stehen im Zusammenhang mit der exkretorischen Pankreasinsuffizienz und der durch chronisch-entzündliche Veränderungen der Lunge bedingten **Freisetzung von Zytokinen,** die wiederum den Stoffwechsel des Gesamtorganismus beeinflussen.

Eine trotz hoch dosierter Pankreasfermentsubstitution **nicht optimale Fettausnutzung** hat niedrige Vitamin-E- und Carotinoidkonzentrationen im Plasma und damit ein **Defizit an Antioxidanzien** zur Folge (➤ Kap. 3.6.4). Da bei dem meist chronischen, endobronchialen bakteriellen Infekt vermehrt reaktive Sauerstoffverbindungen gebildet werden, muss bei den Patienten versucht werden, durch **Substitution** das Defizit an nutritiven Antioxidanzien auszugleichen.

Oxidativer Stress gilt als ein Teilfaktor der fortschreitenden Schädigung von Lungengewebe bei Mukoviszidosepatienten.

Das häufig deutlich unter dem Normbereich liegende **Körpergewicht** ist sowohl Folge der exkretorischen Pankreasinsuffizienz als auch einer vermehrten Freisetzung von TNF-α sowie verschiedener Interleukine. Hierdurch werden **Anorexie** und **Katabolie** begünstigt.

Gelingt es nicht, mit herkömmlichen diätetischen Maßnahmen in Kombination mit einer Pankreasfermentsubstitution den Ernährungszustand zu verbessern, so ist eine Ernährung über Nasogastralsonde oder PEG bzw. eine **parenterale Ernährung** angezeigt. Da eine künstliche Ernährung während relativ langer Zeit indiziert ist, empfiehlt sich die PEG.

In einer Langzeitstudie von im Mittel 14,5 Monaten kam es bei guter Toleranz der Ernährung über eine PEG bei den insgesamt 53 Patienten zu einer signifikanten Gewichtszunahme und einer Stabilisierung der Lungenfunktionsparameter. Bei einem Großteil der Patienten ermöglichte diese Verbesserung des Ernährungszustandes und die Stabilisierung der Lungenfunktion die Aufnahme in ein Transplantationsprogramm [27].

✚ 010 Literatur

11

Neurologische Erkrankungen, Verhaltensstörungen, zerebrale Leistungsfähigkeit

Die Bedeutung einer optimalen Versorgung mit einer Reihe essentieller Nährstoffe sowohl für die Entwicklung als auch die Funktion des Zentralnervensystems wurde vergleichsweise spät erkannt und wissenschaftlich untersucht. Das Gleiche gilt für die erst in Ansätzen bekannten Möglichkeiten, vorzeitigen altersbedingten neurodegenerativen Erkrankungen mit bestimmten Nährstoffen vorzubeugen.

Von besonderer Bedeutung für die frühkindliche Prägung kurz- und langfristiger physischer und psychischer Gesundheit sind die essentiellen langkettigen ungesättigten ω-3- und ω-6-Fettsäuren. Dies gilt insbesondere für die langkettigen ω-3-Fettsäuren **Eicosapentaen- und Docosahexaensäure** (EPA und DHA) (➤ Kap. 1.3.7) [82].

Die ausreichende Versorgung des Fetus mit ω-3-Fettsäuren ist nur gewährleistet, wenn die Mutter ausreichend hiermit versorgt ist. Da, wie in ➤ Kap. 1.3.7 dargestellt, bei unseren derzeitigen Ernährungsgewohnheiten von einer unzureichenden bzw. suboptimalen Zufuhr an EPA und DHA ausgegangen werden muss, sind Kinder sowohl pränatal als auch während der Stillzeit nicht ausreichend mit diesen Fettsäuren versorgt. Es besteht folglich die Gefahr einer nicht optimalen Entwicklung von Funktionen des zentralen Nervensystems und somit für die neurologische und kognitive Entwicklung [98]. Insbesondere DHA ist essentiell für das Wachstum und die funktionelle Entwicklung des Gehirns, aber auch für die Hirnfunktion im Erwachsenenalter [99].

Die in der zweiten Schwangerschaftshälfte vom Fetus im Fettgewebe angereicherten essentiellen Fettsäuren werden während des intrauterinen und postnatalen Wachstums des Gehirns mobilisiert und in Hirnstrukturen eingebaut. Etwa 2 Monate post partum sind diese physiologischen Reserven aufgebraucht und der Säugling ist auf die Zufuhr mit der Nahrung angewiesen (Lit. bei [82]).

Die DHA-Konzentration in der **Muttermilch** ist, wie zu erwarten, abhängig von der Zufuhr mit der Nahrung. So liegt z.B. die DHA-Konzentration in der Muttermilch bei Japanerinnen, als Folge des hohen Fischkonsums, signifikant höher als in westlichen Ländern. Der positive Einfluss einer hohen DHA-Zufuhr mit der Muttermilch bzw. einer mit DHA supplementierten Flaschennahrung auf die Entwicklung zerebraler Funktionen des Säuglings wurde in mehreren Studien nachgewiesen [99].

Kinder von Müttern, die ab Mitte der Schwangerschaft bis zu 3 Monaten nach der Entbindung täglich Lebertran – reich an EPA und DHA – einnahmen, hatten im Alter von 4 Jahren einen signifikant höheren Intelligenzquotienten als eine entsprechende Kontrollgruppe [101]. In weiteren Studien kam es unter Supplementierung mit DHA zu einer besseren psychomotorischen Entwicklung.

Eine Expertenkommission in den USA hat, aufgrund der vorliegenden positiven Befunde, für Schwangere eine tägliche Aufnahme von 100–300 mg DHA empfohlen [80].

Die Bedeutung einer optimalen Zufuhr an **Folsäure** für die Vermeidung kongenitaler Fehlbildungen, insbesondere von Neuralrohrdefekten, wird in den ➤ Kapiteln 1.7 und ➤ 15.1 besprochen.

Eine Vielzahl von Studien geben Hinweise darauf, dass sich ein Mangel bzw. eine suboptimale Versorgung mit den verschiedensten Mikronährstoffen negativ auf Hirnfunktionen auswirken können. Effekte solcher Defizite werden bei Risikogruppen mit einer Mangelernährung beobachtet. Sie können durch Optimierung der Ernährung bzw. Gabe von Supplementen therapiert werden (Lit. bei [84]).

Epidemiologische Studien deuten darauf hin, dass ein extremer Nahrungsmangel schwangerer Frauen die pränatale Entwicklung des ZNS derart beeinträchtigt, dass hierdurch das Risiko für eine **schizophrene Störung** zunimmt. Für einen solchen Zusammenhang spricht die vergleichsweise hohe Erkrankungsrate der Personen, deren Mütter während des „Holländischen Hunger-Winters" 1944–1945 schwanger waren.

Entsprechende Befunde ergab eine Studie in China aus der Region Wuhu. Auch hier lag die Erkrankungsrate an Schizophrenie bei den Personen, deren Mütter während einer extremen Hungersnot (1959–1961) schwanger waren, signifikant über der in Referenzjahrgängen [86].

11.1 Migräne, vasomotorischer Kopfschmerz[*]

Ätiologie und Klinik

Kopfschmerz ist ein häufiges Symptom. Die Klassifikation der International Headache Society unterscheidet zwischen idiopathischem und symptomatischem Kopfschmerz. Letztere Gruppe kann Leitsymptom potentiell gefährlicher Erkrankungen sein. Eine neurologische Diagnostik ist dringend angezeigt. 90% aller Patienten haben idiopathischen Kopfschmerz, deren häufigste Form die Migräne ist.

> Migräne ist ein periodisch auftretender, meist einseitiger Kopfschmerz, der häufig mit einer Reihe weiterer Symptome wie Erbrechen, Schwindel, Flimmerskotom etc. einhergeht.

Als **Trigger** wirken neben den hier zu diskutierenden Ernährungsfaktoren:
- psychischer Stress
- Ovulationshemmer
- Übermüdung
- hormonelle Umstellungen bei der Menstruation etc.

Es steht außer Zweifel, dass die **Ernährung** bei einem Teil der Patienten der auslösende Faktor ist. Bezüglich der Bedeutung einzelner Inhaltsstoffe und

der Wirkmechanismen bestehen unterschiedliche Auffassungen. Als weiterer auslösender Mechanismus wird eine **mitochondriale Dysfunktion** mit Störungen des Energiestoffwechsels diskutiert (Lit. bei [68]).

Aufgrund von Anamnesen, Expositionsversuchen und der prophylaktischen Wirkung von Eliminationsdiäten ist von folgenden, der Ernährungsprophylaxe zugrunde liegenden Triggermechanismen auszugehen:

Ernährungsprophylaxe und Ernährungstherapie

Tyramin und Phenylethylamin

Beide Substanzen setzen Katecholamine aus Vesikeln des sympathischen Terminalretikulums frei und wirken so indirekt als **Sympathikomimetika.**

Tyramin findet sich in sehr unterschiedlichen Konzentrationen in Käse (je nach Dauer und Art der Fermentation zwischen 70 und 1400 µg / g), Wein (Riesling 0,6; Sherry 3,6; Chianti 25,4 µg / ml) und in einigen Obst- und Gemüsearten (z.B. Tomaten 4, Bananen 7, Avocado 23 µg / g). Bei Personen mit Neigung zu Migräne konnte mit 25 mg Tyramin die typische Symptomatik ausgelöst werden.

Ein weiteres vasoaktives Amin, das **Phenylethylamin,** findet sich ebenfalls in fermentierten Käsesorten (z.B. Cheddarkäse 13 µg / g). Eine wesentliche Quelle ist weiterhin Kakao (Bitterschokolade 12 µg / g, Milchschokolade 6 µg / g). Bereits mit 3 mg lassen sich bei entsprechender Prädisposition Migräneattacken auslösen.

Beiden Substanzen kommt eine erhebliche Bedeutung zu, dies zeigt die Tatsache, dass bei einer Befragung von 500 Patienten mit nahrungsinduzierter Migräne **Schokolade** mit 75% und **Käse** mit 48% am häufigsten als auslösendes Lebensmittel genannt wurden.

Auch das biogene Amin **Histamin** kann unter bestimmten Voraussetzungen Kopfschmerzen und weitere Symptome auslösen. Es findet sich in unterschiedlicher Konzentration in einer Vielzahl von Lebensmitteln wie Wein, Bier, manchen Käse- und Wurstsorten etc.

---

[*] Deutsche Migräne- und Kopfschmerzgesellschaft, Pfauenstr. 6, 79215 Elsach-Olprechtal; Migräne-Liga e.V., Westerwaldstraße 1, 65462 Ginsheim-Gustavsburg.

Besonders reich an Histamin sind **Rotweine.** Die Konzentration liegt im Vergleich zu Weißwein um das 20- bis 200-Fache höher [33].

Es gibt Hinweise darauf, dass bei Personen, die auf vasoaktive Amine mit Migräne reagieren, die Aktivität des Enzyms **Monoaminooxidase** erniedrigt ist.

Migräneattacken nach eiweißreicher Ernährung (z.B. Milch und Käse) und nach Behandlung mit Antibiotika und nachfolgender Fehlbesiedlung des Kolons, sind möglicherweise durch vasoaktive Amine ausgelöst, die intestinal unter dem Einfluss **bakterieller Decarboxylasen** entstehen (Lit. bei [15, 29]).

Lebensmittelallergie

Ob Allergien möglicherweise durch die bei der Mastzelldegranulation freigesetzten vasoaktiven Amine Migräne auslösen, wird kontrovers beurteilt. Eine Reihe klinischer Studien und auch der Nachweis von Antikörpern im Serum bei Patienten, deren Symptomatik nach dem Verzehr bestimmter Lebensmittel auftritt, sprechen für einen Kausalzusammenhang (Lit. bei [53]).

Insbesondere bei Kindern konnte in kontrollierten Studien nach Elimination von Nahrungsantigenen bzw. unter einer sog. **oligoantigenen Kost** ein Ausbleiben von Migräneanfällen belegt werden. Manche Autoren fanden zusätzlich positive Effekte auf eine gleichzeitig bestehende Epilepsie, auch hyperkinetische Verhaltensstörungen, Asthma, Ekzeme etc. besserten sich [11, 20].

> Eine oligoantigene Diät besteht aus einer Sorte Fleisch, einem kohlenhydratreichen Lebensmittel, wenigen, möglichst zu einer Pflanzenfamilie zählenden Gemüsesorten und einer Sorte Obst. Bei Beschwerdefreiheit wird pro Woche ein Lebensmittel (aus einer Liste von zehn häufig Migräne auslösenden Lebensmitteln wie Hafer, Rindfleisch, Weizen, Käse, Kuhmilch, Ei, Fisch, Orange etc.), das täglich verzehrt werden muss, in den Kostplan integriert.

Da die Diäten einen erheblichen **Placeboeffekt** besitzen können, muss ein so ermitteltes wahrscheinliches Antigen zum endgültigen Beweis in einem **Doppelblind-Provokationsversuch** getestet werden [11].

Hypoglykämien

Niedrige Blutzuckerwerte beeinflussen den Tonus der zerebralen Gefäße. Unregelmäßige Nahrungsaufnahme, reaktive Hypoglykämien nach dem Verzehr großer Mengen an Zucker etc. können folglich die Ursache einer Migräne sein (Lit. bei [16]).

Kältereiz

Lokaler Kältereiz der Rachen- bzw. Mundschleimhaut kann vasomotorische Reaktionen an den zerebralen Gefäßen auslösen, die wiederum eine Migräneattacke induzieren („ice cream headache") (Lit. bei [6, 16]).

Coffein

Aus Anamnesen von Migränepatienten ist bekannt, dass der Konsum coffeinhaltiger Getränke, insbesondere von Kaffee, Beziehungen zu Migräneattacken haben kann. Wahrscheinlich wirkt Coffein über eine vermehrte Freisetzung von Adrenalin und Noradrenalin.

Migräneauslösend ist oft der **plötzliche Entzug** von Coffein, z.B. beim Umstellen von normalem auf coffeinfreien Kaffee.

Auch die sog. „Wochenendmigräne" kann Folge eines Coffeinentzugs sein. Wenn am Arbeitstag viel und regelmäßig Kaffee getrunken wird und die Zufuhr am Wochenende durch langes Schlafen (möglicherweise unterstützt durch eine geringgradige Hypoglykämie bei Wegfall oder spätem Frühstück) unterbrochen wird, kann eine Migräneattacke ausgelöst werden [13, 29].

Natriummonoglutamat

Diese Substanz, die als Trigger für die Migräne gilt, wird Speisen zur **Geschmacksverstärkung** zugesetzt.

Während sie ursprünglich fast ausschließlich in der chinesischen Küche eingesetzt wurde, findet sich Glutamat heute in einer Vielzahl von **Fertigprodukten** wie Trockensuppen, Fleisch-, Fisch- und Gemüsekonserven, Salatdressings, Gewürzmischungen etc. Es entfaltet seine geschmacksverstärkende Wirkung **vorwiegend in herzhaften Speisen,** denen es in einer Menge von 0,2–0,8% zugesetzt wird.

Ausgehend von der japanischen Esskultur wird neben den vier bekannten Geschmacksrichtungen süß, sauer, salzig und bitter noch eine weitere als „umani" bezeichnete beschrieben. Übersetzt bedeutet es „köstlich, abgerundet". Natriumglutamat und weitere Glutaminsäureverbindungen (E 620–E 625) sind wesentlich für diese Geschmackseigenschaft verantwortlich.

In etwa 30% der Fälle soll es nach dem Verzehr von Glutamat zu dem als **China-Restaurant-Syndrom** bezeichneten, mit Schwächegefühl, Herzklopfen, Tränenfluss, Schweißausbruch, Muskelzuckungen, Übelkeit etc. einhergehenden Beschwerdebild kommen. Die Symptomatik tritt während des Essens oder etwa eine halbe Stunde danach auf.

Unabhängig von diesem Beschwerdenbild kann Natriummonoglutamat bei entsprechender Prädisposition Migräneattacken auslösen. Wegen des breiten Einsatzes bei Fertigprodukten wird ihm in den USA von manchen Autoren eine große Bedeutung für die Migräneprophylaxe beigemessen [65].

Die genannte, weit verbreitete Einschätzung von Glutamat als Auslöser einer neurologischen Symptomatik ist wissenschaftlich nicht ausreichend abgesichert.

Expertenkomitees der WHO und der amerikanischen Gesundheitsbehörden kommen zu dem Schluss, dass ein Zusammenhang zwischen dem Glutamatgehalt der Nahrung und dem Auftreten von Beschwerdebildern in wissenschaftlichen Untersuchungen **nicht bestätigt** werden konnte. Ein Expertenkomitee deutscher Ernährungswissenschaftler, Lebensmittelchemiker etc. kommt zu dem gleichen Schluss, dass Natriumglutamat, auch in hohen Dosen Lebensmitteln zugesetzt, keine spezifischen Nebenwirkungen aufweist.

Es wird jedoch einschränkend darauf hingewiesen, dass es offensichtlich selten Menschen gibt, die auf Glutamat reagieren [5].

Übergewicht und Adipositas

Ausgehend von der Annahme, dass Personen mit einem über der Norm liegenden Körpergewicht häufiger an Kopfschmerzen leiden als Schlanke, wurden bei 30 000 Personen der BMI und die Migränehäufigkeit erfasst. In keiner Gewichtsklasse war die Migräne signifikant erhöht. Es stieg jedoch bei Migräne-

patienten mit zunehmendem BMI die Anfallshäufigkeit. Ab einem BMI von 30 waren weiterhin die Schmerzintensität, die Häufigkeit von Geräusch- und Lichtempfindlichkeit etc. erhöht [83].

Riboflavin (Vitamin B$_2$)

Ausgehend von der eingangs genannten Störung des mitochondrialen Energiestoffwechsels wurden Therapiestudien mit hohen Dosen Riboflavin durchgeführt. Hierbei ergab sich ein positiver prophylaktischer Effekt. Positiv verlief auch eine weitere prospektive Studie mit 400 mg Riboflavin / Tag. Im Vergleich zu Placebo kam es zu einer signifikanten Reduktion der Häufigkeit von Migräneanfällen sowie einer Reduktion der pro Anfall mit Kopfschmerz einhergehenden Tage [64].

Weitere Substanzen

Es gibt Hinweise darauf, dass **hoher Kochsalzkonsum** und der Verzehr von Fleischwaren, die unter Verwendung von **Natriumnitrit** hergestellt wurden, eine Migräne auslösen, ohne dass der Wirkmechanismus bekannt ist (Lit. bei [53]).

Auch **Alkohol** wirkt vasodilatativ und kann Migräneanfälle auslösen. Bei der Bewertung alkoholischer Getränke muss jedoch auch der oft hohe Gehalt an Tyramin berücksichtigt werden. Das ebenfalls in alkoholischen Getränken vorkommende Histamin begünstigt in erster Linie die Entstehung des **Cluster-Kopfschmerzes,** eine Variante der Migräne [29].

Möglicherweise fördert auch der Süßstoff **Aspartam** bei besonders prädisponierten Personen die Entstehung von Kopfschmerz [57].

Durch Gabe von ω-**3-Fettsäuren** kann die Häufigkeit und Intensität von Migräneattacken wahrscheinlich reduziert werden [45].

Die Beurteilung sowohl therapeutischer als auch prophylaktischer Maßnahmen wird durch den bei der Migräne sehr hohen, bei etwa 30% (maximal bei 70%) liegenden Placeboeffekt erschwert.

Eine **Glutenüberempfindlichkeit** mit Erhöhung der Gliadin-Antikörper kann eine Reihe neurologischer Dysfunktionen unklarer Ätiologie wie zerebellare Dysfunktionen, periphere Neuropathien und Kopfschmerzen zur Folge haben. Nur in 35% der Fälle finden sich morphologische, für eine einheimische Sprue typische Veränderungen an der Dünndarmschleimhaut. Gastrointestinale Symptome fehlen meist. Unter glutenfreier Ernährung bildet sich die Symptomatik zurück [27].

11.2 Multiple Sklerose*

Ätiologie und Klinik

> Die multiple Sklerose (MS) ist eine degenerative Erkrankung des Zentralnervensystems, die sowohl chronisch progressiv verläuft als auch mit intermittierenden Schüben einhergeht.

Obwohl die Erkrankung in jedem Lebensalter beginnen kann, treten die ersten Symptome meist im frühen Erwachsenenalter auf.

Charakteristische **Frühsymptome** sind Parästhesien, vorübergehende Sehstörungen, Schwächegefühl etc.

Die **Ätiologie** ist unbekannt. Autoimmunreaktionen, die wahrscheinlich durch bisher unbekannte Umweltfaktoren getriggert werden, sind für die chronisch-entzündlichen Reaktionen des Zentralnervensystems verantwortlich.

Vitamin D

Es gibt deutliche Hinweise darauf, dass eine unzureichende Versorgung mit Vitamin D – das Vitamin wird entweder mit der Nahrung aufgenommen oder unter dem Einfluss von UV-Licht in der Haut synthetisiert (> Kap. 1.7.1) – das Risiko, an MS zu erkranken, erhöht. Hierfür sprechen folgende Befunde:

- Vitamin D ist ein potenter Immunmodulator. In seiner hormonellen Form verhindert es die experimentelle autoimmune Enzephalomyelitis, ein tierexperimentelles Modell für die MS.

- Die Häufigkeit der MS in der Bevölkerung steigt mit zunehmender Entfernung vom Äquator sowohl in nördlicher, als auch in südlicher Richtung, d.h. mit abnehmender Sonnenexposition und damit geringerer Vitamin D-Synthese in der Haut.
- Frauen, die Vitamin-D-Supplemente einnahmen, hatten ein geringeres Risiko, an MS zu erkranken.

> Ausgehend von diesen Befunden wurde in den USA eine prospektive Fall-Kontroll-Studie an 7 Millionen Militärangestellten durchgeführt. Bei 148 weißen Personen, die später an einer MS erkrankten, sowie bei je 2 gesunden Kontrollpersonen wurde in den bei der Einstellung asservierten Serumproben und in dem bei Diagnosestellung entnommenen Blut als Maß für die Vitamin-D-Versorgung das 25-Hydroxy-Vitamin-D bestimmt. Die statistische Auswertung ergab ein signifikant geringeres Erkrankungsrisiko mit steigender 25-Hydroxy-Vitamin-D-Konzentration im Serum. Diese Beziehung war besonders bei Personen unter 20 Jahren ausgeprägt [109].

Bereits sehr früh gaben epidemiologische Studien Hinweise darauf, dass die multiple Sklerose in Populationen mit **hohem Fettverzehr,** insbesondere hohem Verzehr von tierischen Fetten, reich an gesättigten Fettsäuren, häufig auftritt (Lit. bei [71]).

Diese epidemiologischen Daten und die Tatsache, dass die Phospholipidfraktion des zerebralen Myelins von Multiple-Sklerose-Kranken vergleichsweise geringe Konzentrationen von ω-6-Fettsäuren enthält, waren wesentliche Gründe für Therapieversuche mit **fettmodifizierten Kostformen.**

Ernährungstherapie

Evers-Diät

Über Jahrzehnte kam in Deutschland die von Evers inaugurierte Kostform zur Anwendung. Diese Diät, die auch heute noch Anhänger hat, **basiert** nicht auf pathophysiologischen und pathobiochemischen Kenntnissen, sondern auf der Vorstellung, die Erkrankung sei eine durch alimentäre Noxen erzeugte Stoffwechselerkrankung, die durch diätetische Maßnahmen, insbesondere bei geringem Schweregrad, positiv beeinflusst werden kann.

---

* Selbsthilfe: Deutsche Multiple-Sklerose-Gesellschaft – Bundesverband e.V., Wahrenwalder Straße 205–207, 30165 Hannover

11

Nach Schwere und Krankheitsdauer unterteilt Evers die multiple Sklerose in drei Gruppen, wobei die Schwere sich insbesondere an der Störung der Gangfunktion orientiert.

Für die von ihm empfohlene **Rohkostdiät** – nach seiner Ansicht ist der Mensch aufgrund seiner Gebissbeschaffenheit von Natur aus ein Früchte- und Wurzelesser – hat Evers folgende Leitsätze aufgestellt:

- Lebensmittel sollen so frisch und natürlich wie möglich ohne vorherige Anwendung von Denaturierungsprozessen verzehrt werden. Genussmittel wie Kaffee, Tee, Kakao und Nikotin sind verboten. Erlaubt sind gelegentlich naturreine Weine und Branntwein. Gewürze wie Pfeffer und Salz sind ebenso wie Zucker zu meiden.
- Die Diät soll sich zusammensetzen aus frisch gekeimtem Roggen und Weizen, groben Haferflocken, Vollkornbrot, Wurzelgemüse und Knollen (Rüben, Steckrüben, Zwiebeln etc.), Obst und Schalenfrüchten. Von tierischen Produkten werden empfohlen: rohe Milch, Sahne, Butter, Quark, Honig, rohe Eier.
- Grundsätzlich soll jedes Lebensmittel möglichst in seinem **Naturzustand** verzehrt werden. Nach Rückgang der Symptomatik sind an tierischen Produkten zusätzlich rohes Hackfleisch, roher Schinken und roher Speck erlaubt. Verboten sind sämtliche aus Zucker und Weißmehl hergestellten Produkte.

Bei kritischer Überprüfung aller mitgeteilten Behandlungsergebnisse wird heute allgemein die Evers-Diät als **obsolet** angesehen. Selbst die von Evers mitgeteilten Zahlen über die **Behandlungserfolge liegen innerhalb der Quote von Spontanremissionen** (die Häufigkeit von Spontanremissionen wird bei der multiplen Sklerose mit 40–60% angegeben (Lit. bei [8]).

Möglicherweise kann die multiple Sklerose durch hohe Zufuhr von **Linolsäure** (17–23 g / Tag) positiv beeinflusst werden. Als Wirkmechanismus wird eine vermehrte Synthese immunsuppressiv wirkender Prostaglandine diskutiert [18].

Im Zusammenhang mit diesen Befunden interessiert die exakte **Zusammensetzung der Evers-Diät.** Die insgesamt sehr energie- und **fettreiche Kost** enthält aufgrund des hohen Anteils an Vollgetreide, Nüssen und Pflanzenölen auch **große Mengen an mehrfach ungesättigten Fettsäuren.** Aufgrund einer eigenen Berechnung werden den Patienten mit dieser Kostform zwischen 14 650 und 16 750 kJ / Tag (3500–4000 kcal) mit einem Gesamtfettanteil von etwa 200 g und einem Anteil an mehrfach ungesättigten Fettsäuren (überwiegend Linolsäure) von 25–30 g angeboten.

> Es wird derzeit diskutiert, dass eine geringe Zufuhr von mehrfach ungesättigten Fettsäuren bei relativ hoher Zufuhr von gesättigten Fettsäuren für die Entstehung der Erkrankung mitverantwortlich sei und der Verlauf u.U. durch **Verschiebung der Fettsäurerelation** zugunsten der mehrfach ungesättigten Fettsäuren zu verbessern sei.

Polyensäurereiche Diät

Zwei kontrollierte Doppelblindstudien über die Wirksamkeit von ungesättigten Fettsäuren der ω-6-**Gruppe** (Sonnenblumen- und Nachtkerzenöl) ergaben eine statistisch signifikante Abnahme der Anfallsschwere bei Patienten, die ihrer Kost die genannten Öle zusetzten. In einer dritten Studie konnte der positive Effekt dieser diätetischen Maßnahme nicht beobachtet werden. Bei einer anschließenden gemeinsamen Auswertung der Daten aller drei Studien zeigte sich jedoch eine statistisch gesicherte Abnahme der Progredienz bei den behandelten Patienten [18].

> Zu einem positiven Ergebnis kam auch eine in den USA während 34 Jahren an 144 Patienten durchgeführte Langzeitstudie. Das Nahrungsfett wurde von im Mittel 125 g / Tag zu Therapiebeginn durch Meiden von Vollmilch, Butter, Fett und Fleisch etc. auf 20–30 g / Tag reduziert. Zusätzlich erhielten die Patienten pro Tag 5 g Lebertran und 10–40 g Pflanzenöl (kein Kokos- und Palmöl). Insgesamt 60–90 g Protein / Tag wurden in Form von Fisch, Meeresfrüchten, Magermilch, gekochtem Puten- und Hühnerfleisch etc. zugeführt.
> Als Vergleichsgruppe dienten die Patienten, denen es nicht gelang, die vorgeschriebene niedrige Fettzufuhr zu realisieren.
> Sowohl bei geringem, mittlerem als auch schwerem Grad der neurologischen Behinderung war bei den Patienten, die die verordnete Diät einhielten, das Fortschreiten der Erkrankung und auch die Sterberate an multipler Sklerose signifikant geringer. Den größten Nutzen hatten die Patienten mit nur geringer neurologischer Behinderung zum Zeitpunkt des Versuchsbeginns [71].

11

11.3 Morbus Parkinson

Ätiologie und Klinik

Als Folge degenerativer Veränderungen der melaninhaltigen Zellen in der Substantia nigra kommt es zum Untergang der Verbindungen zum Neostriatum. Der Untergang dieser Verbindungen hat einen Dopaminmangel im Neostriatum zur Folge.

Neben der **genetisch** bedingten Erkrankung mit dominantem Erbgang kann ein Parkinson-Syndrom durch vaskuläre, toxische oder entzündliche **Schädigungen** ausgelöst werden. Etwa 3% der Bevölkerung erkranken nach dem 65. Lebensjahr an einem Morbus Parkinson (Lit. bei [58]).

Wesentliche klinische **Symptome** sind kleinschrittiger Gang, Verarmung von Gestik und Mimik, Tonuserhöhung der Muskulatur, Tremor der Hände, Beine und evtl. des Kopfes etc.

Riechstörungen (olfaktorische Defizite) sind ein charakteristisches **Frühsymptom,** das sich oft schon lange vor dem Auftreten motorischer Symptome einstellt.

Zu den vegetativen Störungen gehören Spasmen der glatten Muskulatur von Magen, Darm und Harnblase mit Obstipation und Harnretention. Das Auftreten der Erkrankung im fortgeschrittenen Alter spricht gegen eine genetische und für eine umweltbedingte Ursache. Es gibt Ergebnisse epidemiologischer Studien, die dafür sprechen, dass ein hoher Kaffeekonsum das Erkrankungsrisiko verringert. Der protektive Inhaltsstoff im Kaffee scheint das Coffein zu sein [58].

Auch in neueren Studien fand sich eine Assoziation von hohem Kaffeekonsum und einem geringen Risiko, an Morbus Parkinson zu erkranken. Eine entsprechende Assoziation fand sich zwischen Rauchen und Parkinsonrisiko, sodass die Frage diskutiert wurde, ob Coffein und Nikotin das Dopamin-System im Gehirn positiv beeinflussen.

Gegen einen protektiven Effekt von Coffein, Nikotin und auch Alkohol spricht das mit Hilfe verschiedener Testverfahren bestimmte Persönlichkeitsprofil von nicht dementen Parkinsonkranken. Es fanden sich im Vergleich zu Kontrollen bestimmte Charakteristika, die dafür sprechen, dass Parkinsonkranke die genannten Genuss- und Suchtmittel aufgrund ihres Persönlichkeitsprofils meiden bzw. wenig konsumieren [91].

Ernährungstherapie

Patienten mit Parkinson-Erkrankung haben meist ein niedriges Körpergewicht als Folge eines durch den Tremor und den erhöhten Muskeltonus bedingten **vermehrten Energieverbrauchs** [41].

> Eine Studie an 45 Patienten ergab bei 58% der Kranken einen Verlust von Körpergewicht seit Krankheitsbeginn, wobei 22% mehr als etwa 13 kg an Gewicht verloren hatten. Bei 29% lag der BMI unter 20.

Ursachen der Gewichtsabnahme waren bei 67% die motorischen Störungen und die hieraus resultierenden Schwierigkeiten bei der Nahrungsaufnahme und -zubereitung bzw. beim Schlucken. Ein weiterer Grund für eine verminderte Nahrungsaufnahme war bei 56% die hochgradige, für die Erkrankung typische Obstipation.

> Im Plasma lagen die Konzentrationen von Eisen, Albumin, Vitamin A, E und Zink signifikant unter denen von entsprechenden Kontrollpersonen [1].

Auch die Empfehlung, proteinreiche Lebensmittel nicht während des Tages, sondern nur am späten Abend zu verzehren, begünstigt die Mangelernährung.

Grund für diese Ernährungsempfehlung ist die Tatsache, dass das Nahrungsprotein die **Bioverfügbarkeit von L-Dopa der medikamentösen Standardbehandlung** erheblich beeinflusst. Das Befolgen dieser Ernährungsempfehlung gewährleistet eine weitgehend konstante Wirkung des Medikamentes während des Tages und damit eine gute Beeinflussung der Symptomatik.

Beim **Meiden proteinreicher Lebensmittel tagsüber** kommt es bei vielen Kranken zwangsläufig zu einer erheblichen Verringerung der Zufuhr an essentiellen Nährstoffen [35].

Mit entsprechender Beratung muss versucht werden, die Gefahren einer unzureichenden Zufuhr von

11

Energie und Nährstoffen als Folge dieser Ernährungsumstellung zu vermeiden.

> Da **freien Radikalen** bei der Entstehung der Erkrankung möglicherweise eine Bedeutung zukommt, wurde mit Hilfe von Fragebögen bei jeweils etwa 50 Männern mit Morbus Parkinson bzw. befreundeten gesunden Kontrollen versucht, retrospektiv während 20 Jahren die Zufuhr an **antioxidativen Vitaminen** mit der Nahrung zu erfassen. Hierbei ergab sich keinerlei Hinweis darauf, dass Unterschiede bei der Aufnahme von entsprechenden Vitaminen und Carotinoiden bestehen [61].
>
> Das Ergebnis von Langzeitstudien mit hohen pharmakologischen Vitamin-E-Dosierungen ergab nur wenig Hinweise darauf, dass sich der Verlauf der Erkrankung mit diesem Antioxidans positiv beeinflussen lässt [22, 23, 52, 67].

11.4 Morbus Alzheimer

Ätiologie und Klinik

> Ein allgemeiner Verlust von Hirnsubstanz, besonders eine frontotemporal betonte Rinden- und Marklageratrophie ist die **Ursache** der Alzheimer-Demenz, die u.U. bereits im 5. Lebensjahrzehnt beginnt.

Etwa 8% der Bevölkerung entwickeln nach dem 65. Lebensjahr eine Demenz. Der Morbus Alzheimer ist bei etwa 60% der Fälle Ursache der Demenz. Vaskuläre Veränderungen sind bei etwa 20% und eine Kombination von Morbus Alzheimer und der vaskulären Form bei weiteren 10% für die Demenz verantwortlich.

Die Alzheimer-Demenz ist **charakterisiert** durch Schwindelgefühl, Merkfähigkeitsstörungen, allgemeine Leistungsschwäche und später durch neurologische Herdsymptome wie aphasische, apraktische Störungen, anfallsweise auftretende Gangstörungen mit Muskeltonuserhöhung sowie im späteren Stadium Veränderungen der Persönlichkeitsstruktur.

Die **Ätiologie** der mit einer Amyloidablagerung im Gehirn einhergehenden Alzheimer-Erkrankung ist nur in Ansätzen bekannt. Neben genetischen Faktoren – der Morbus Alzheimer findet sich beispielsweise signifikant häufiger bei Personen mit der Apolipoprotein-E4-Variante (> Kap. 4.4.4) – sind immunologische sowie chronisch-entzündliche Vorgänge und die weiter unten genannten Störungen der Glucoseverwertung an der Entstehung beteiligt. Es gibt weiterhin zunehmend epidemiologische und klinische Studien, die belegen, dass auch Ernährungsfaktoren und hier insbesondere verschiedene Vitamine Einfluss auf Entstehung und Krankheitsverlauf nehmen. Im Vordergrund stehen Befunde, die dafür sprechen, dass bei einem Defizit an Antioxidanzien Zellmembranen durch freie Radikale geschädigt werden. Entstehung und Schwere der Erkrankung sollen hierdurch wesentlich mitverursacht werden. Experimentelle Befunde sprechen dafür, dass eine für die Erkrankung typische **Amyloidbildung** unter dem Einfluss freier Radikale abläuft und dass dieser Prozess durch Antioxidanzien wie Vitamin C, E und β-Carotin unterbrochen werden kann.

Im Plasma sowohl von Kranken mit einem Morbus Alzheimer als auch von Kranken mit einer Multiinfarkt-Demenz, konnten im Vergleich zu Kontrollgruppen signifikant erniedrigte Konzentrationen von verschiedenen **Carotinoiden** und **Vitamin E** nachgewiesen werden. Die Vitamin-A-Konzentration im Plasma war lediglich beim Morbus Alzheimer, nicht bei der Multiinfarkt-Demenz, erniedrigt.

Die Autoren diskutieren, dass diese geringen Konzentrationen von antioxidativ wirkenden Substanzen möglicherweise das Fortschreiten degenerativer Prozesse begünstigen [79].

Auch die Ergebnisse der „Rotterdam-Studie" sprechen für einen positiven Einfluss antioxidativer Vitamine. Über 5000 Personen (mittleres Lebensalter 67,7 Jahre) wurden nach Erfassen der Zufuhr an Antioxidanzien während sechs Jahren mit verschiedenen Testverfahren untersucht. Das Erkrankungsrisiko an Morbus Alzheimer war beim Vergleich der niedrigsten mit der höchsten Tertile für die Vitamin-E-Aufnahme signifikant um 43% und für die Vitamin-C-Aufnahme um 34% erniedrigt [19].

Zu einem vergleichbaren Ergebnis kam die prospektive Cache County Study/USA an über 65-Jährigen. Die Einnahme einer Kombination der antioxidativen Vitamine C und E in einer weit über dem Bedarf liegenden Dosis senkte eindeutig die Prävalenz an Morbus Alzheimer [120]. Eine Assoziation zwischen hoher Tocopherolzufuhr und niedriger Alzheimer-Inzidenz fand sich auch in weiteren Studien.

Wegen des hohen Gehaltes an Lipiden und Lipoproteinen ist Nervengewebe besonders anfällig für eine Oxidation durch freie Sauerstoffradikale. Ein Missverhältnis zwischen reaktiven Sauerstoffspezies und Antioxidanzien im Liquor cerebrospinalis gilt folglich als Cofaktor für die Entstehung und Progression der Alzheimer-Demenz. Alzheimer-Kranke wurden zur Klärung der Frage, ob durch Supplementierung der Gehalt an Antioxidanzien im Liquor erhöht werden kann, während 1 Monat mit 400 mg Vitamin E und 1000 mg Vitamin C täglich supplementiert. Die Vitaminkonzentration im Liquor stieg signifikant an und es kam ebenfalls zu einer signifikanten Abnahme der Autooxidation von Liquor-Lipoproteinen in vitro. Der Befund stützt die Annahme einer verminderten Lipidperoxidation im Nervengewebe unter optimaler Versorgung mit antioxidativen Vitaminen [37].

Dafür, dass Schäden durch freie Radikale den Alterungsprozess am Gehirn und auch den Verlauf des Morbus Alzheimer mitbestimmen, spricht auch das Ergebnis einer prospektiven Studie an Alzheimer-Patienten mit **pharmakologischen Vitamin-E-Dosen.** Es konnte die **Progredienz** der Erkrankung, z.B. gemessen am Zeitpunkt der Einweisung in ein Pflegeheim, signifikant **verzögert** werden [60]. Auch in weiteren Studien konnte der positive Effekt der Vitamine E und C belegt werden (Lit. bei [49]).

Neben diesen Befunden, die für eine unzureichende Versorgung mit den antioxidativen Vitaminen E und C bzw. einen prophylaktischen Effekt einer Supplementierung mit hohen Dosen dieser Vitamine sprechen, gibt es Studien, nach denen sich sowohl im Plasma als auch im Liquor niedrige Konzentrationen von Vitamin B_{12}, zum Teil auch von Folsäure und Vitamin B_6 finden. Mögliche negative Einflüsse auf verschiedene Stoffwechselfunktionen werden diskutiert. Da jedoch bei Alzheimer-Kranken ebenfalls erhöhte Homocysteinkonzentrationen im Plasma gemessen wurden, ist eine vaskuläre Beteiligung an der Demenz naheliegend (Lit. bei [49]).

Auch in einer prospektiven Studie an Personen (mittleres Lebensalter 76 Jahre) mit intakter kognitiver Funktion, konnte während einer Beobachtungszeit von im Mittel acht Jahren gezeigt werden, dass mit steigender Plasma-Konzentration von Homocystein die Zahl an Demenzerkrankungen, insbesondere aber an Alzheimer-Erkrankungen zunahm. Die Autoren empfehlen eine optimale Versorgung mit Folsäure zur Prophylaxe im höheren Lebensalter [66].

Auch eine italienische Studie an über 800 Personen (mittleres Lebensalter 74 Jahre) mit einer Beobachtungszeit von 4 Jahren bestätigte erhöhte Plasma-Konzentrationen an Homocystein und niedrige Folatkonzentrationen im Plasma als Prädiktoren für eine Demenz bzw. Morbus Alzheimer [111].

Neuere Untersuchungen zur Ätiologie der Erkrankung ergaben Veränderungen des Glucosestoffwechsels im Gehirn, vergleichbar denen bei diabetischen Stoffwechselstörungen in der Peripherie. Nachweisen lässt sich eine gestörte Signalübertragung von Insulinrezeptoren an die Zellen als Ursache eines gestörten Glucosestoffwechsels. Mögliche Ansätze für ein Therapiekonzept werden, ausgehend von diesem Pathomechanismus, diskutiert.

Ernährungsprophylaxe und Ernährungstherapie

Vitamine

Ausgehend von den genannten Befunden, die dafür sprechen, dass möglicherweise ein Defizit an antioxidativ wirkenden Vitaminen und den Vitaminen Folsäure, B_6 und B_{12} die Entstehung und den Verlauf des Morbus Alzheimer begünstigt, wurde eine Supplementierung mit diesen Vitaminen zur Prophylaxe und Therapie empfohlen, obwohl der Wirkeffekt nicht eindeutig gesichert ist. (Bei der z.T. empfohlenen hoch dosierten Gabe von Vitaminen und β-Carotin müssen die in > Kap. 16 abgehandelten Nebenwirkungen einer hohen Dosierung beachtet werden.)

ω-3-Fettsäuren

Einleitend wurde bereits auf die Bedeutung von EPA und DHA für die Entwicklung und die Funktion des Gehirns hingewiesen. Aus Versuchen an Affen ist bekannt, dass DHA auch nach Beendigung der Wachstumsphase noch in Phospholipide des Hirngewebes eingebaut wird.

Da die Konzentration von DHA in bestimmten Hirnregionen von Alzheimerkranken signifikant erniedrigt ist, war es naheliegend, zu untersuchen, ob eine geringe Zufuhr an ω-3-Fettsäuren mit der Nah-

11

rung die Entstehung der Erkrankung begünstigt und möglicherweise der klinische Verlauf durch eine Supplementierung dieser Fettsäuren positiv beeinflusst wird.

In der Mehrzahl großer epidemiologischer Studien, wie der Framingham Heart Study und der Zutphen Elderly Study, fanden sich eindeutige Zusammenhänge zwischen der Höhe des Fischkonsums (als Maß für die Aufnahme an EPA und DHA) bzw. der ω-3-Fettsäurekonzentration im Plasma und der Häufigkeit aller Formen der Demenz und damit der kognitiven Funktion.

> Je höher der Fischkonsum, umso geringer die Wahrscheinlichkeit einer Demenz einschließlich des Morbus Alzheimer.

Aus den Daten der epidemiologischen Studien wurde errechnet, dass eine Zufuhr von etwa 380 mg EPA + DHA pro Tag das Risiko einer Verringerung der kognitiven Funktion signifikant reduziert.

Ein denkbarer **Wirkmechanismus** wäre sowohl die vermehrte Einlagerung von DHA in Phospholipide des Gehirns als auch die Hemmung der bei Morbus Alzheimer nachweisbaren entzündlichen Reaktionen durch antiinflammatorische Eicosanoide aus EPA (> Kap. 1.3.7) (Lit. bei [121]).

Alle diese Befunde, die für einen protektiven und möglicherweise den Verlauf des Morbus Alzheimer positiv beeinflussenden Effekt sprechen, bedürfen der Überprüfung in kontrollierten prospektiven klinischen Studien, zumal einige Untersuchungen dafür sprechen, dass der Stoffwechsel der ω-3-Fettsäuren beim Morbus Alzheimer in gleicher Weise verändert ist wie bei anderen Demenzerkrankungen.

So wurde beispielsweise eine Abnahme der DHA-Konzentration in den Phospholipidfraktionen im Plasma nicht nur bei Alzheimerkranken, sondern auch bei allen Formen der Demenz und Einschränkungen der kognitiven Funktion gemessen [88].

> In einer prospektiven Studie (n = 899) entwickelte sich während 9 Jahren eine Demenz unterschiedlicher Ätiologie einschließlich Morbus Alzheimer in der Quartile mit der höchsten Plasma-Konzentration an Phosphatidylcholin-DHA mit 47% signifikant seltener [113].

Alkohol

Ein weiterer Ernährungsfaktor, der aufgrund epidemiologischer Daten sowohl die Häufigkeit der Demenz im höheren Lebensalter, aber auch das Risiko, an Morbus Alzheimer zu erkranken, reduziert, ist der moderate Alkoholkonsum. Während frühere Studien über einen protektiven Effekt von Rotwein berichteten, konnte in weiteren Studien, so auch der bereits zitierten Rotterdam-Studie, kein Unterschied zwischen der Art der alkoholischen Getränke gefunden werden [59]. Zusammenfassend kann davon ausgegangen werden, dass bei gegebener genetischer Prädisposition verschiedene Ernährungsfaktoren das Risiko, an Morbus Alzheimer zu erkranken, mitbestimmen.

Knoblauch

Wie bei vielen ätiologisch unklaren, einer kausalen Therapie nicht zugänglichen Erkrankungen werden auch beim Morbus Alzheimer Behandlungsmöglichkeiten aus dem Bereich der traditionellen Medizin mit Pflanzen und deren Inhaltsstoffen diskutiert. So z.B. mit Knoblauch, dessen Inhaltsstoffe verschiedene pharmakologische Wirkungen (antiphlogistisch, antioxidativ etc.) besitzen, die möglicherweise einen positiven Einfluss auf den Verlauf der Erkrankung haben (Lit. bei [85]).

Die mögliche Bedeutung des mit der Nahrung aufgenommenen **Aluminiums** wurde bereits im > Kap. 1.8 besprochen.

11.5 Apoplektischer Insult

Klinik, Epidemiologie und Ätiologie

> Es handelt sich um ein klinisch definiertes Syndrom mit sich schnell entwickelnden Symptomen, ausgelöst durch den **Funktionsverlust eines umschriebenen Hirnbereiches.** Die Folgen der Hirnschädigung können zum Tode führen oder sich mehr oder weniger schnell komplett oder inkomplett zurückbilden.

Die **Ätiologie** ist unterschiedlich. Man unterscheidet im Wesentlichen ischämische und hämorrhagische Insulte, wobei etwa 80% auf die ischämische Variante entfallen. Folgende Faktoren **begünstigen** die Entstehung eines Schlaganfalles:

- Bluthochdruck
- Diabetes mellitus
- Zigarettenrauchen
- Vorhofflimmern
- Hypercholesterinämie
- Erhöhung der Homocysteinkonzentration im Plasma etc.

Hieraus ist bereits ersichtlich, dass der Ernährung im Rahmen der Prophylaxe eine entscheidende Bedeutung zukommt. Auch die in den einzelnen Populationen unterschiedliche Häufigkeit der Erkrankung ist wesentlich Folge der unterschiedlichen Lebens- und Ernährungsbedingungen (➤ Abb. 11.1).

Epidemiologische Studien zeigen in den westlichen Industrieländern und Japan seit über 50 Jahren einen **Rückgang** der Insulthäufigkeit, während die Zahl in osteuropäischen Ländern steigende Tendenz aufweist (Lit. bei [73]). Als wesentliche Ursache des positiven Trends wird eine **optimalere Hochdrucktherapie** angesehen.

Die ursächlichen Zusammenhänge zwischen Risikofaktoren und apoplektischem Insult sind nicht so gut durch prospektive Studien abgesichert, wie dies beim Herzinfarkt der Fall ist. Dennoch sprechen die Mehrzahl der Befunde dafür, dass folgende Maßnahmen dem Schlaganfall vorbeugen:

- eine Normalisierung des Blutdruckes
- eine optimale Einstellung des Diabetes mellitus
- eine Senkung des LDL-Cholesterins im Plasma
- eine Normalisierung der Plasma-Homocystein-konzentration (Lit. bei [75]).

Ernährungsprophylaxe

Obst- und Gemüseverzehr

Die Empfehlung von Ernährungsgesellschaften, fünfmal am Tag Obst und Gemüse zu essen, reduziert aufgrund des hohen Anteils an antioxidativen Vitaminen, Folsäure, sekundären Pflanzenstoffen, wasserlöslichen Ballaststoffen, Kalium etc. nicht nur das Herzinfarkt-, Blutdruck-, Adipositas- und Karzinomrisiko, sondern auch das vergleichsweise selten genannte Apoplexrisiko [56]. Welch hohe Bedeutung den Inhaltsstoffen in pflanzlichen Lebensmitteln insbesondere zur Vorbeugung des ischämischen Insultes zukommt, wurde eindeutig durch die Auswertung der Daten von insgesamt über 115 000 Frauen und Männern der Nurses' Health Study und Health Professionals Follow-up Study (Beobachtungsdauer

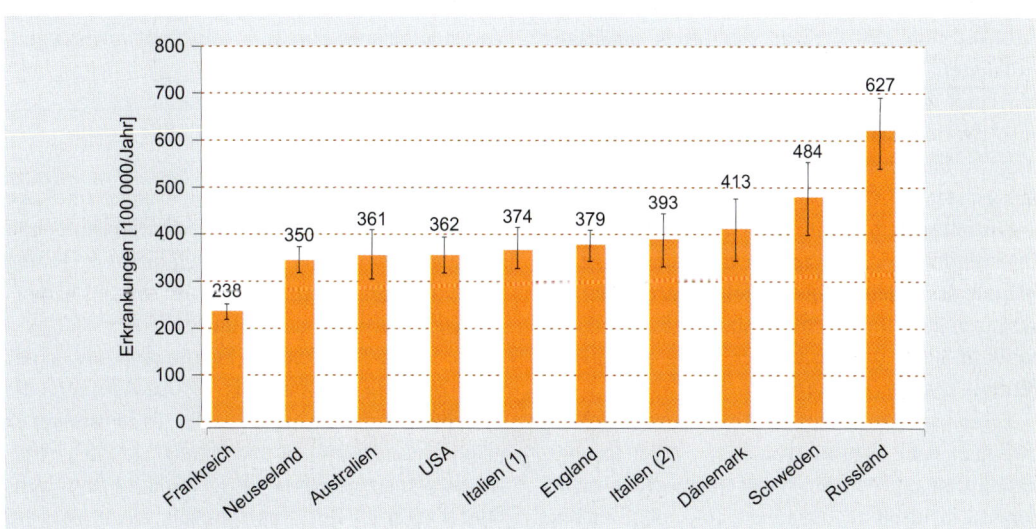

Abb. 11.1 Altersstandardisierte Zahl an Schlaganfällen unterschiedlicher Ätiologie pro Jahr und 100 000 Einwohner im Alter zwischen 45 und 84 Jahren in vergleichbaren Städten verschiedener Länder.

14 bzw. 8 Jahre) belegt. Unter Berücksichtigung aller Risikofaktoren wie Alter, Rauchen, BMI, körperliche Aktivität etc. fand sich eine signifikant inverse Korrelation zwischen der Höhe des Obst- und Gemüseverzehrs und dem Apoplexrisiko. Die Erhöhung um eine Portion dieser Lebensmittel pro Tag ging rechnerisch mit der Verringerung des Risikos um 6% einher. Den größten protektiven Effekt hatten Kohlgemüse, grünes Blattgemüse, Zitrusfrüchte und Früchte sowie Gemüse mit hohem Vitamin-C-Gehalt [34].

> Eine Metaanalyse von acht Kohortenstudien mit einer mittleren Untersuchungsdauer von 13 Jahren bestätigt den protektiven Effekt eines hohen Obst- und Gemüseverzehrs, sowohl für den ischämischen als auch für den hämorrhagischen Insult. Die geringste Rate an Insulten fand sich in der Gruppe mit mehr als fünf Obst- bzw. Gemüsemahlzeiten [94].

Nahrungsfett

Wie bereits erwähnt, sind die Risikofaktoren für die koronare Herzerkrankung und den apoplektischen Insult weitgehend identisch. Epidemiologische Studien zeigen auch, dass der Rückgang der Infarktmortalität in den untersuchten Populationen konform mit dem Rückgang an zerebralen Insulten abläuft. Eine Ausnahme macht lediglich das Nahrungsfett. Während der Verzehr von Fetten gesättigter Fettsäuren positiv mit der Herzinfarkthäufigkeit korreliert, findet sich dieser negative Einfluss beim Insult in einer Reihe von Studien nicht bzw. ist sogar negativ. Die Ursache dieses unterschiedlichen Einflusses ist unbekannt.

Sowohl epidemiologische als auch eine Reihe von Interventionsstudien sprechen dafür, dass eine Erhöhung des Anteiles von α-**Linolensäure** an der Gesamtfettsäurezufuhr nicht nur das Herzinfarktrisiko, sondern auch das Risiko der zerebrovaskulären Mortalität senkt (Lit. bei [56]).

Ergebnisse von Studien zur Frage einer Beziehung zwischen dem Konsum von Fisch, reich an ω-**3-Fettsäuren,** und dem Risiko, an einem ischämischen zerebralen Insult zu erkranken, sind nicht einheitlich (Lit. bei [107]). Diskutiert wird auch, ob der in einem Teil der Studien nachgewiesene positive Effekt des regelmäßigen Fischverzehrs Folge von Be-

gleitfaktoren wie hoher Zufuhr von Selen oder Vitamin D oder eines insgesamt gesünderen Lebensstils ist. Ergebnisse wesentlicher Studien und Metaanalysen sprechen jedoch für den protektiven Effekt eines regelmäßigen Fischverzehrs [107, 94].

Dafür, dass die positiven Studienergebnisse Folge der relativ hohen Zufuhr an ω-3-Fettsäuren sind, sprechen auch Untersuchungen mit reinem Fischöl. So z.B. die GISSI-Prevenzione-Study, in der Personen nach Herzinfarkt über 3,5 Jahre in der Verumgruppe 1 g ω-3-Fettsäuren pro Tag in Form von Fischöl erhielten. Es kam zu einer signifikanten Senkung der Rate an Todesfällen, nicht tödlichen Herzinfarkten und Schlaganfällen [24]. Die in der gleichen Studie geprüfte Supplementierung mit **Vitamin E** war ohne eindeutig positive Wirkung.

Während durch Senkung der Serum-Lipidkonzentration mit diätetischen Maßnahmen und mit Fibraten keine eindeutige Senkung des Schlaganfallrisikos zu erreichen war, kam es unter **drastischer Senkung der LDL-Cholesterinkonzentration** im Serum mit **Statinen** in Sekundärpräventionsstudien sowohl nach transitorischen ischämischen Attacken (TIA) als auch nach Schlaganfällen im Vergleich zu Placebo zu einer eindeutigen Senkung des Rezidivrisikos [114].

Ob dieser positive Effekt ausschließlich Folge der LDL-Cholesterinsenkung ist oder weitere Wirkungen der Statine, wie z.B. eine positive Beeinflussung der endothelialen Funktion, mitverantwortlich sind, ist unbekannt.

Alkoholische Getränke

Die Aussagekraft einer Reihe von Studien zur Frage einer Beziehung zwischen Alkoholkonsum und Schlaganfallrisiko werden kritisch beurteilt. Häufig wird z.B. nicht zwischen ischämischen und hämorrhagischen Insulten unterschieden [108].

Die Health Professionals Follow-up Study, in der über 14 Jahre bei mehr als 38 000 Männern die Beziehung zwischen Menge sowie Art konsumierter alkoholischer Getränke und Häufigkeit eines ischämischen Insultes erfasst wurde, kommt zu folgendem Ergebnis: Der Konsum von mehr als zwei Drinks pro Tag (= 24 g Äthanol) erhöht das Risiko eines ischämischen Insults, während ein geringerer Konsum das Risiko nicht beeinflusst bzw. sogar protektiv wirkt. Insbesondere der moderate Konsum an 3 bis 4 Tagen pro Woche ging mit einem geringeren Risiko einher. Alkohol in Form von Rotwein wirkte auch bei höherer Trinkmenge protektiv [108].

Folsäure

Ein Mangel bzw. eine suboptimale Versorgung mit Folsäure erhöht die Bildung von Homocystein, einem toxischen Intermediärprodukt des Methioninstoffwechsels. Entsprechendes gilt für die Vitamine B_6 und B_{12} (➤ Kap. 1.7). Erhöhte Homocysteinkonzentrationen im Serum haben eine toxische Wirkung auf die Gefäßwand, begünstigen die Entstehung der Arteriosklerose (➤ Kap. 4.4) und die Entstehung von Fehlbildungen (➤ Kap. 15.1). Erhöhte Homocysteinkonzentrationen gelten als unabhängiger Risikofaktor für die Entstehung des Schlaganfalls. Eine Senkung der Konzentration verringert das Schlaganfallrisiko [117].

Da dieser Kausalzusammenhang nicht in allen Studien bestätigt werden konnte, kam es zu einer kritischen Diskussion sowohl über die Bedeutung von Homocystein für die Ätiologie als auch von Folsäure für die Prophylaxe des Insultes. Eine erneute Analyse erhobener Daten, unter Berücksichtigung von Subgruppen mit Besonderheiten im Folsäure- und Homocysteinstoffwechsel, bestätigte jedoch den prophylaktischen Effekt der Folsäure [68].

Der Referenzwert für die Folatzufuhr des Erwachsenen beträgt 400 µg / Tag. (Der Begriff Folat umfasst die Summe der folatwirksamen Verbindungen mit unterschiedlicher Wirkung.) Bei dieser Zufuhr werden die niedrigsten Homocysteinkonzentrationen im Serum erreicht. Da die Aufnahme von Folat mit der Nahrung bei weiten Teilen der Bevölkerung in den westlichen Industrieländern nicht optimal ist, wird aufgrund gesetzlicher Bestimmungen in mehreren Ländern dem Mehl Folsäure zugesetzt.

Eine solche Fortifikation wurde 1996 in den USA und Kanada beschlossen und wenig später eingeführt. In der Folgezeit stieg die Konzentration von Folsäure in den Erythrozyten der Durchschnittsbevölkerung an, die Homocysteinkonzentration im Serum sank und die Zahl der Neuralrohrdefekte verringerte sich (Lit. bei [119]).

Die statistische Bewertung der Insultmortalität während der Zeit von 1990–2002 ergab für die Jahre vor der Fortifikation den auch in westlichen Ländern nachweisbaren Rückgang der Insultmortalität als Folge einer verbesserten Hochdrucktherapie, einer besseren Akuttherapie etc. Ab Einführung der Fortifikation von Mehl kam es zusätzlich in beiden Ländern zu einer eindeutigen Beschleunigung des Rückganges der Insultmortalität. In vergleichbaren Ländern ohne Fortifikation setzte sich der bekannte Trend zwar fort, aber ohne signifikante Beschleunigung [119].

Ernährung nach Schlaganfall

Da die Häufigkeit einer **Dysphagie** in der Frühphase nach einem zerebralen Insult zwischen 30 und 45% liegt und sich auch bei einem Teil der Patienten unter der Therapie nicht bzw. nicht ausreichend zurückbildet, ist die Gefahr einer Malnutrition und Dehydration groß. Es ist deshalb die Indikation für eine künstliche Ernährung über Nasogastralsonde bzw. für eine perkutane endoskopische Gastrostomie ausreichend früh zu stellen (➤ Kap. 18.3). In einer randomisierten, prospektiven Studie konnte gezeigt werden, dass die Ernährung über eine perkutane endoskopische Gastrostomie der Ernährung über eine Nasogastralsonde überlegen ist [48].

Anhand von Studienergebnissen wird in der Leitlinie: „Enterale Ernährung bei Patienten mit Schlaganfall" [102] Folgendes zusammenfassend dargestellt:

- Schlaganfallpatienten mit schlechtem Ernährungszustand haben eine höhere Mortalität und eine geringere Selbstständigkeit.
- Schlaganfallpatienten mit Mangelernährung entwickeln häufiger Infektionen und Dekubitalgeschwüre.
- Mangelernährte Schlaganfallpatienten haben eine längere Krankenhausverweildauer.
- Schlaganfallpatienten mit Mangelernährung zum Zeitpunkt der Aufnahme in eine Rehabilitationsklinik benötigen eine längere Rehabilitationszeit, um die gleiche Verbesserung der Selbstständigkeit zu erreichen, als Patienten mit normalem Ernährungsstatus.
- In der Akutphase des Schlaganfalls sollte die enterale Ernährung – falls eine ausreichende orale

11

Nahrungsaufnahme nicht möglich ist – bevorzugt über eine nasogastrale Sonde erfolgen.

- Ist enterale Ernährung voraussichtlich über längere Zeit (> 28 Tage) notwendig, so sollte in einer klinisch stabilen Phase (nach 14 bis 28 Tagen) der Wechsel auf eine PEG-Sonde erfolgen.
- Beatmete Schlaganfallpatienten sollten frühzeitig eine PEG-Sonde erhalten.
- Wird eine nasogastrale Sonde vom Patienten abgelehnt, nicht toleriert oder wiederholt vom Patienten selbst entfernt und ist künstliche Ernährung zur angemessenen Deckung des Energiebedarfes voraussichtlich länger als 14 Tage notwendig, sollte frühzeitig über eine PEG-Sonde ernährt werden.

Da etwa ein Viertel aller Schlaganfallpatienten an einer arteriellen Hypertonie leidet, muss im Rahmen der Sekundärprävention auf eine konsequente Hochdruckbehandlung geachtet werden.

11.6 Vaskuläre Demenz, Multiinfarkt-Demenz

> Es handelt sich um die Folgen einer durch Ischämie ausgelösten Anoxie umschriebener Hirnbereiche mit wechselnden neurologischen und psychischen Veränderungen.

Nach dem Morbus Alzheimer gilt die vaskuläre Demenz als häufigste Ursache der Demenz im höheren Alter.

Eine **Variante** der vaskulären Demenz ist die **subkortikale vaskuläre Enzephalopathie.** Sie ist charakterisiert durch einen fortschreitenden Gedächtnisverlust, Gangunsicherheit und Inkontinenz.

Häufiger **Risikofaktor** der vaskulären Demenz ist die **Arteriosklerose.** Die Entstehung dieser degenerativen Gefäßerkrankung wird wesentlich von Erkrankungen und Stoffwechselstörungen wie Hypertonie, Hyperlipoproteinämie, Diabetes mellitus und Hyperhomocysteinämie begünstigt, deren Verlauf und Intensität durch diätetische Behandlung positiv beeinflussbar sind.

ω-3-Fettsäuren

Bei der Besprechung des Morbus Alzheimer wurde bereits darauf hingewiesen, dass sowohl die Höhe der Zufuhr an langkettigen ω-3-Fettsäuren als auch deren Konzentration im Serum, Einfluss auf die Entwicklung einer Demenz unterschiedlicher Ätiologie haben. Auch eine 2007 publizierte Studie an Männern, bei denen nach Ausschluss möglicher Begleitkrankheiten während 5 Jahren mit verschiedenen Testverfahren die kognitive Funktion erfasst wurde, kam zu dem Ergebnis, dass eine moderate Zufuhr an EPA + DHA überwiegend in Form von Fisch (mittlere Zufuhr an EPA + DHA pro Tag etwa 380 mg) die altersbedingte Abnahme der kognitiven Funktion verzögert [115].

Dies ist das Ergebnis der Mehrzahl bisher publizierter Studien. Es wird immer wieder betont, dass eine Vielzahl von Faktoren für den Verlust kognitiver Fähigkeiten mit zunehmendem Lebensalter verantwortlich ist und dass neben der Ernährung auch genetische Faktoren, Lebensstil, Körpergewicht etc. bei der Bewertung erhobener Daten berücksichtigt werden müssen [116].

Folsäure und Vitamin B_{12}

Bei älteren Personen finden sich häufig niedrige Serum-Konzentrationen an Folsäure und/oder Vitamin B_{12}. Ausreichende Beweise dafür, dass diese biochemischen Abweichungen von der Norm auch ursächlich für die in dieser Lebensphase häufige Demenz mit verantwortlich sind und folglich durch Supplementierung mit diesen Vitaminen sowohl der Demenz vorgebeugt als auch die kognitive Leistungsfähigkeit verbessert werden kann, fehlen.

Die Ergebnisse einer Reihe von Studien, in denen während drei und mehr Monaten diese Vitamine supplementiert wurden, verliefen, gemessen an der kognitiven Funktion, negativ [105].

Manche Autoren berichten über eine Verbesserung der kognitiven Leistungsfähigkeit bei älteren Personen mit primär erhöhten Homocysteinspiegeln dann, wenn sich diese Spiegel unter Gabe von Folsäure normalisierten, während sich in anderen, ebenfalls gut kontrollierten Studien unter Supplementierung mit Folsäure, Vitamin B_6 und B_{12} keine Besserung nachweisen ließ [103].

Antioxidative Vitamine

Da bei neurodegenerativen Hirnerkrankungen Schädigungen durch freie Radikale eine Bedeutung zukommt, wurde in dem Chicago Health and Aging-Projekt auch untersucht, ob das Fortschreiten des altersabhängigen Nachlassens der kognitiven Fähigkeiten durch Antioxidanzien beeinflusst werden kann. Mit verschiedenen Testverfahren wurde die geistige Leistungsfähigkeit bei fast 3000 Senioren innerhalb von drei Jahren gemessen und mit der Zufuhr an Antioxidanzien aus Lebensmitteln und Supplementen verglichen. Während die Aufnahme an den Vitaminen C, A und Carotinoiden keinen Einfluss auf die Testergebnisse hatte, kam es unter hoher, über dem Bedarf liegender Vitamin-E-Zufuhr zu einer signifikant geringeren Abnahme der geistigen Leistungsfähigkeit [47].

Die gleiche Arbeitsgruppe berichtet über eine prospektive Kohortenstudie an mehr als 3000 Personen über 65 Jahre. Die während 6 Jahren kontrollierte kognitive Funktion ergab eine positive Assoziation zu einem hohen Gemüseverzehr. Eine entsprechende Beziehung zum Obstkonsum ergab sich nicht. Die Autoren weisen auf weitere Studien hin, in denen ein signifikant langsamerer Rückgang der kognitiven Funktion unter vergleichsweise hohem Gemüseverzehr gefunden wurde. Die Autoren nehmen an, dass insbesondere der hohe Gehalt an antioxidativ wirkenden Flavonoiden in Gemüse für den positiven Effekt verantwortlich ist [106].

Ernährung Demenzkranker

Demenzkranke ausreichend mit Nährstoffen und Flüssigkeit zu versorgen, kann erheblich erschwert sein. Die Patienten sind meist nicht in der Lage, die Signale ihres Körpers wahrzunehmen und entsprechend zu interpretieren. Ihnen fehlt oft die Möglichkeit, sich dazu zu äußern, was sie gerne essen würden bzw. ablehnen. Folgende kurze Anleitung für die Praxis gilt es zu beachten:

Obwohl Demenzkranke erheblich mehr Energie als andere alte Menschen benötigen, essen und trinken sie oft zu wenig, weil sie kein Hunger- oder Durstgefühl verspüren, Geruchs- und Geschmackssinn verlieren, Speisen und Getränke als solche nicht erkennen, vergessen, wie gegessen und getrunken wird und mit der Situation am Tisch überfordert sind.

Nur durch individuelle Mahlzeitengestaltung sowie Speisen- und Getränkeauswahl, die den (oft erheblich veränderten) Vorlieben der Kranken bezüglich des Geschmacks, der Konsistenz und der Temperatur entsprechen, kann es gelingen, die notwendige Energie-, Nährstoff- und Flüssigkeitsmenge zu erreichen [118].

11.7 Epilepsie

Ätiologie und Klinik

Der epileptische Anfall ist ein Symptom, das bei einer Vielzahl morphologischer und metabolischer zerebraler Affektionen auftreten kann.

Häufige **Ursachen** sind frühkindliche Hirnschäden, Hirntraumata, chronische Intoxikationen etc. Bei einem Teil der Kranken lässt sich eine Ursache nicht ermitteln (genuine Epilepsie).

Bestimmte Faktoren wie Schlafentzug, Alkoholgenuss, fieberhafte Infekte etc. können einen epileptischen **Anfall auslösen.**

Ernährungstherapie

Ketogene Diät

Bereits seit den 20er Jahren des vorigen Jahrhunderts ist bekannt, dass eine durch Fasten induzierte Ketoazidose die **Anfallsbereitschaft** bei der Epilepsie **reduziert.**

Den gleichen Effekt hat die sich unter einer sehr fettreichen (bis über 80% der Energie), kohlenhydratarmen Ernährung entwickelnde Ketoazidose. Mit der klassischen, in US-amerikanischen Kinderkliniken entwickelten ketogenen Kost werden bei Kindern, die nicht bzw. nicht ausreichend auf eine antikonvulsive Therapie ansprechen, 90% der Energie in Form von Fett zugeführt. Das Verhältnis von Fett zu Protein + Kohlenhydraten, bezogen auf das Gewicht, beträgt 4 : 1. Vitamin- und Mineralstoffsupplemente werden ergänzt. Je nach Ausmaß der Ketose und Effekt auf die Krampfbereitschaft wird die Nährstoffrelation zugunsten von Proteinen und Kohlenhydraten verschoben. Nicht alle Patienten sprechen auf diese diätische Maßnahme an. Von 21 Kindern, die zwei Jahre therapiert wurden, waren 30% anfallsfrei, 35% gebessert und 35% sprachen nicht auf die Diät an. Insbesondere die unzureichende Deckung des Proteinbedarfes hemmt bei einem Teil der Kinder das Wachstum und die körperliche Entwicklung [74]. Da solche fettreichen Kostformen nicht über längere Zeit praktikabel sind, wurde versucht, das übliche Nahrungsfett weitgehend durch das besonders **ketogene MCT** (➤ Kap. 1.3) zu ersetzen.

Das Ausmaß der Ketoazidose unter 60 Energieprozent MCT entspricht etwa der unter 75 Energieprozent üblichem Nahrungsfett. Mit MCT-Emulsionen war es möglich, bei etwa 50% der Kinder, die nicht bzw. nicht ausreichend auf eine antikonvulsive Therapie ansprachen, einen positiven Effekt zu erzielen.

Bewährt hat sich, wie bereits erwähnt, die ketogene Diät bei Kindern, die gegen Antikonvulsiva resistent sind. Die besten Erfolge werden zwischen dem 2. und 5. Lebensjahr erzielt. Nach dem 10. Lebensjahr lässt die Akzeptanz der einseitigen Kostform nach. Von Ausnahmen abgesehen, kommt die ketogene Diät bei Erwachsenen nicht zur Anwendung.

Zu gravierenden **Nebenwirkungen** kommt es unter der fettreichenden Diät nicht, wenn auf eine ausreichende Supplementierung der in der Kost nicht ausreichend enthaltenen essentiellen Nährstoffe geachtet wird. Bei etwa 5% der Patienten entwickeln sich unter dem Einfluss der Diät **Nierensteine.**

Welche **Wirkmechanismen** der antikonvulsiven Wirkung einer Ketoazidose zugrunde liegen, ist nicht eindeutig bekannt (Lit. bei [100]).

Oligoantigene Diät

Mit der bereits besprochenen Kostform (➤ Kap. 11.1) schwand bzw. reduzierte sich die Anfallsbereitschaft, wenn die Epilepsie mit einer Migräne bzw. einem hyperkinetischen Syndrom (➤ Kap. 11.8) kombiniert war, jedoch nicht, wenn die genannten Begleiterkrankungen fehlten [20].

Glutenfreie Diät

Von verschiedenen Untersuchern wurden Beziehungen zwischen Epilepsie und der **einheimischen Sprue bzw. Glutenüberempfindlichkeit** (➤ Kap. 11.1) beschrieben, insbesondere dann, wenn sich intrazerebrale Kalzifizierungen nachweisen ließen. In manchen Studien konnte bei einem Drittel der Patienten unter glutenfreier Ernährung die Zahl der Krampfanfälle auf etwa 50% reduziert werden (Lit. bei [17]).

In der Literatur finden sich immer wieder Hinweise auf eine Beziehung zwischen Glutenüberempfindlichkeit und verschiedenen neurologischen Erkrankungen **ohne Nachweis** klinischer und morphologischer Zeichen einer Sprue.

So konnten bei einer Gruppe von Patienten mit einer diagnostisch ungeklärten neurologischen Symptomatik bei 57% **Gliadin-Antikörper** nachgewiesen werden, während sich entsprechende Antikörper in einer Kontrollgruppe nur bei 12% fanden. Möglicherweise ist die Hypersensitivität gegen Gluten **Ausdruck einer immunologischen Fehlregulation,** die zu unterschiedlichen klinischen Manifestationen führen kann:

- zur klassischen einheimischen Sprue (Zöliakie)
- zur Dermatitis herpetiformis
- möglicherweise zu einer Reihe neurologischer Erkrankungen [26].

Vitamin E

Unter Therapie mit Antikonvulsiva ist die Vitamin-E-Konzentration im Plasma häufig reduziert. Es gibt Hinweise darauf, dass diese Verringerung der Vitamin-E-Konzentration die Anfallsbereitschaft steigert und eine Supplementierung mit Vitamin E die Zahl und Intensität epileptischer Anfälle verringert (Lit. bei [42]).

11.8 Hyperkinetisches Syndrom (minimale zerebrale Dysfunktion, ADHS)

Ätiologie und Klinik

> Das hyperkinetische Syndrom ist eine Verhaltensstörung bei Kindern, die mit motorischer Unruhe, Konzentrationsschwierigkeiten, Impulsivität im Denken und Handeln, Leistungs- und Kontaktstörungen, Stimmungs- und Affektlabilität einhergeht (Lit. bei [72]).

Über 60% sind noch im Erwachsenenalter auffällig. Das Verhaltensmuster kann sich ändern, sodass die Hyperaktivität in eine **Hypoaktivität** umschlägt. Psychosomatische Störungen, Suizide, Drogen- und Alkoholmissbrauch etc. finden sich gehäuft.

Exakte Angaben über die **Häufigkeit** des hyperkinetischen Syndroms fehlen. Nach Schätzungen sind in Mitteleuropa etwa 4–6% aller Schulkinder betroffen. Die Ätiologie ist unbekannt.

Eine der **möglichen Ursachen** sind Lebensmittelunverträglichkeiten. Drei Vorstellungen werden diskutiert und sind die Basis entsprechender Empfehlungen zur Ernährungstherapie:

1. Nach Ansicht von Feingold in den USA ist das Syndrom Folge des Verzehrs von **Farb- und Konservierungsstoffen.** Eine besondere Bedeutung wird den Salicylaten beigemessen [25].
2. Die sog. **„Phosphat-Theorie"** wurde in Deutschland von der Apothekerin Hertha Hafer aufgrund von Beobachtungen und Erfahrungen an ihrem eigenen Kind aufgestellt. Unter Laien fanden diese Vorstellung und die hieraus zu ziehenden therapeutischen Konsequenzen viele Anhänger. Die Selbsthilfegruppe „Arbeitskreis überaktives Kind" (früher „Phosphatliga") verbreitet die Vorstellung der Autorin [28, 36].
3. Die dritte Hypothese basierte auf der Annahme, das hyperkinetische Syndrom sei Folge einer **Lebensmittelallergie.** Als Allergene kommen nach dieser Hypothese sowohl Farb- und Konservierungsstoffe als auch natürliche Inhaltsstoffe der Lebensmittel infrage [21].

Ernährungsprophylaxe und -therapie

Während in älteren kontrollierten Studien, basierend auf den Vorstellungen von Feingold, die von ihm aufgestellte Hypothese nicht bestätigt werden konnte bzw. sich nur bei einzelnen Patienten ein Rückgang der Symptomatik nachweisen ließ, fand eine neuere Metaanalyse von doppelblinden, placebokontrollierten Studien einen signifikanten Effekt von künstlichen Farbstoffen und Zusatzstoffen auf die Symptomatik bei Kindern mit hyperkinetischem Syndrom (Schab u. Trinh 2004, zit. nach [122]).

Auch in einer neueren exakt kontrollierten Studie fand sich im Vergleich zu Placebo eine signifikante Zunahme der Symptomatik unter Gabe einer Mischung künstlicher Lebensmittelfarbstoffe und Zusatzstoffe bei 3 bzw. 8 bis 9 Jahre alten Kindern [122].

Die Anhänger der Phosphathypothese empfehlen das **Weglassen aller künstlichen Phosphatzusätze,** wobei es sich überwiegend um anorganisches Phosphat in Form von Dinatrium-dihydrogen-diphosphat handelt. Zu meiden sind zusätzlich Lebensmittel, die reich an natürlichem Phosphat sind.

Nach Empfehlung von Frau Hafer sind sämtliche Halbfertig- und **Fertiggerichte** sowie **Lebensmittelzusatzstoffe** zu meiden. Auf Milch, das Lebensmittel mit besonders hohem Phosphatgehalt, muss ebenfalls **verzichtet** werden. Sehr fetthaltiger Käse ist in geringen Mengen erlaubt. Zucker und Süßigkeiten (obwohl frei von Phosphat) sind im Idealfall zu meiden. **Erlaubt** sind Kartoffeln, Gemüse, Fleisch, Weizen- und Roggenmehl, Reis, Teigwaren, Fisch, Butter, Obst, in reduzierten Mengen Honig etc.

Zum **Erfolg** dieser phosphatreduzierten Kost macht die Autorin folgende Angaben: „Wenn unsere absolut gesunde Kost vom ersten Tag an korrekt eingehalten wird, merkt man bei kleinen Kindern ab dem 3. oder 4. Tag eine erstaunliche Veränderung. Bei älteren Kindern kann es länger dauern. Das Kind ist sehr viel ruhiger, kann zuhören, antwortet vernünftig auf Fragen, schläft gut ein."

Während auch die Anhänger fast ausschließlich über positive Ergebnisse berichten [36], konnte in einer unter klinischen Bedingungen an 35 Kindern mit standardisierter Verhaltensbeobachtung und mit gezielten Testverfahren kein Effekt der phosphatarmen Diät nachgewiesen werden [72]. Im Doppelblindversuch konnten die Autoren akute Verschlechterungen sowohl durch Gabe von Phosphat als auch durch Gabe von Placebo auslösen.

Eine Diät, mit der bisher unter kontrollierten doppelblinden Bedingungen eine signifikante Besserung des Verhaltens bei hyperaktiven Kindern beobachtet werden konnte, ist die auf der Allergie-Hypothese basierende sog. **oligoantigene Diät** (**>** Kap. 11.1 u. **>** 11.7).

Die Autoren ernähren die Kinder zu Beginn während 3–4 Wochen mit einer Kost, die aufgrund ihrer Erfahrung mit großer Wahrscheinlichkeit frei von Allergenen ist. Daran anschließend werden Lebensmittel im Abstand von einigen Tagen der Basisdiät zugesetzt. Solche, die reproduzierbar ein hyperkinetisches Verhalten auslösen, werden später konsequent gemieden.

Nach der Erfahrung an 62 Patienten wurden folgende Lebensmittel und Lebensmittelzusatzstoffe **besonders häufig ermittelt:**

- Farb- und Konservierungsmittel in 79%
- Kuhmilch in 64%
- Schokolade in 59%
- Weintrauben in 50%
- Weizen in 49%
- Zitrusfrüchte in 45%
- Käse in 40%
- Ei in 39%
- Erdnüsse in 32% etc. [21].

Die oligoantigene Diät ist offenbar auch **bei anderen Störungen des kindlichen Verhaltens wirksam.**

> So konnte bei acht Kindern mit **Migräne** und 13 Kindern mit hyperkinetischem Syndrom, bei denen zusätzlich eine Enuresis bestand, in 12 Fällen ein völliges Schwinden der **Enuresis** unter oligoantigener Diät beobachtet werden. Bei einem Teil der Kinder konnte durch Wiedereinführen der als antigen ermittelten Lebensmittel die Enuresis wieder provoziert werden [2].

Auch die immer wieder geäußerte Vermutung, ein **hoher Verzehr von Zucker** und **Süßwaren** könne die Symptomatik eines hyperkinetischen Syndroms auslösen oder verstärken, konnte in gezielten Untersuchungen, bei denen große Mengen von Zucker (3 g / kg) verabreicht wurden, mit Hilfe von psychologischen Tests nicht bestätigt werden [43].

Das Gleiche gilt für die Behauptung, **Zucker** und auch der **Süßstoff Aspartam** würden die kognitive Leistungsfähigkeit und das Verhalten von Kindern, insbesondere solchen mit einem hyperkinetischen Syndrom negativ beeinflussen.

> Alle Ergebnisse exakter vergleichender Untersuchungen waren negativ [77].

11.9 Restless-Legs-Syndrom

Die **Symptomatik** dieser neuromuskulären Störung unklarer Genese besteht aus einem mit einem Missempfinden einhergehenden Drang, die befallenen Extremitäten zu bewegen. Durch Bewegung schwindet die Symptomatik meist nur kurzfristig. Körperliche Ruhe begünstigt das Auftreten der Beschwerden. Es werden folglich das Einschlafen und insgesamt der Schlaf oft erheblich gestört. Befallen sind meist die Beine. Die Häufigkeit wird mit 5 bis 10% der meist älteren Durchschnittsbevölkerung angegeben.

Es besteht eine **genetische Prädisposition. Eisenmangel** sowie eine **Anämie** als Folge eines Eisen-, Vitamin-B- oder Folsäuremangels begünstigen die Entstehung. Auch Coffein- und/oder Alkoholkonsum begünstigen die Symptomatik. Eine spezielle diätetische Behandlung ist nicht bekannt [63].

11.10 Chronisches Müdigkeitssyndrom (Chronic Fatigue Syndrome)

Klinik und Ätiologie

> Es handelt sich um eine über mindestens sechs Monate persistierende Müdigkeit ohne erkennbare Ursache, meist kombiniert mit Schwächegefühl, Unwohlsein, Depressionen, Konzentrationsstörungen etc.

11

Frauen erkranken häufiger als Männer.

Die **Ursache** dieser Störung ist unbekannt. Diskutiert werden in erster Linie chronische virale Infekte bzw. postinfektiöse Zustände. Wie häufig bei ätiologisch unklaren Erkrankungen, so werden auch hier Beziehungen zur Ernährung, besonders Lebensmittelallergien, Vitaminmangelzustände etc., diskutiert.

Ernährungstherapie

Wie bei allen ätiologisch unklaren Erkrankungen und Symptomen so gibt es auch hier eine Vielzahl von Vorschlägen für Kostformen und Supplemente, die jeder exakten Basis entbehren und bei denen in Einzelfällen bzw. kleinen unkontrollierten Studien angeblich Erfolge erzielt wurden.

So konnten die Therapieeffekte mit **Folsäure** und **Vitamin B**$_{12}$ in kontrollierten Studien nicht bestätigt werden.

Das Gleiche gilt für die Gabe von mehrfach ungesättigten Fettsäuren der ω-3- und ω-6-Reihe. Es wurde angenommen, sie könnten die der Erkrankung möglicherweise zugrunde liegenden, durch Virusinfekte ausgelösten Störungen des Fettstoffwechsels, korrigieren (Lit. bei [46, 62]).

Aus der Gruppe der Mineralstoffe und Spurenelemente werden am häufigsten **Zink, Magnesium, Selen und Calcium** empfohlen.

Nach Ansicht mancher Untersucher verstärken bestimmte Lebensmittel bzw. Lebensmittelinhaltsstoffe die Symptomatik. Ihre Elimination soll die Beschwerden reduzieren.

Wie bei fast allen ungelösten medizinischen Problemen, so wird auch beim chronischen Müdigkeitssyndrom immer wieder eine Besiedlung des Darms mit **Candida albicans** als Ursache diskutiert und zur Beseitigung der Pilzbesiedlung eine spezielle weitgehend zuckerfreie Kostform (> Kap. 3.5.2) empfohlen.

Eine als **„rotation diet"** bezeichnete Kostform basiert auf der Vorstellung, durch Schonung bestimmter „Enzymsysteme" die Symptomatik positiv zu beeinflussen. Erreicht wird diese Schonung dadurch, dass Lebensmittel und Lebensmittelinhaltsstoffe, die an einem Tag verzehrt werden, an den drei Folgetagen nicht wieder aufgenommen werden dürfen. Erst am 5. Tag darf eine Wiederholung stattfinden.

Empfohlen wird auch, zur **„Schonung des Immunsystems"** Lebensmittelzusatzstoffe, Konservierungsmittel und Süßstoffe zu meiden [46]. Für solche Therapievorschläge fehlt jede wissenschaftliche Basis.

11.11 Zerebrale Leistungsfähigkeit

Kontrovers wird seit langem die Frage diskutiert, ob die suboptimale Deckung des Bedarfs an **essentiellen Nährstoffen,** und hier insbesondere an **Vitaminen,** die zerebrale Leistungsfähigkeit und das seelisch-psychische Befinden negativ beeinflussen und ob ein Ausgleich dieses klinisch nicht fassbaren Defizits Leistungsfähigkeit und Befinden verbessert.

In unmittelbarem Zusammenhang hiermit steht die Frage, ob bei bereits ausreichender Bedarfsdeckung eine **zusätzliche Zufuhr** an essentiellen Nährstoffen – auch hier werden insbesondere Vitamine diskutiert – messbare Einflüsse auf Leistungsfähigkeit und Befinden hat.

Während bei ausgeprägten Vitaminmangelzuständen schwerste Störungen im Verhalten, in der Befindlichkeit und in kognitiven Funktionen typisch sind, ist es schwierig, bei **nur mäßig ausgeprägtem Mangel** an Vitaminen bzw. bei suboptimaler Versorgung kausale Beziehungen zu psychischen Veränderungen herzustellen.

An Gruppen, bei denen durch wiederholte Bestimmung von Vitaminkonzentrationen im Serum bzw. anderer von der Vitaminversorgung abhängiger Laborparameter eine unzureichende Versorgung mit Vitamin B$_1$, B$_2$, B$_{12}$, E, C und Folsäure belegt war, fanden sich abhängig vom Grad der Unterversorgung **ungünstige psychometrische Befunde.**
Unter Gabe von entsprechenden **Supplementen** konnten Verbesserungen der Befindlichkeit und der psychischen Leistungsparameter dokumentiert werden. Hingegen fand sich bei **Probanden mit ausreichender Vitaminversorgung** durch zusätzliche Gabe von Vitaminsupplementen keine weitere Verbesserung der Befindlichkeit bzw. der Leistungsparameter [30].

11

Mit pharmakologischen Dosen von bis zu 300 mg Vitamin B_1, 600 mg Vitamin B_6 und 600 µg Vitamin B_{12} pro Tag konnte andererseits bei Schützen im Vergleich zu Placebo eine signifikante Steigerung der Treffsicherheit erzielt werden. Der Befund zeigt, dass auch bei Gesunden ohne Hinweise auf eine Mangelernährung, hohe, weit über dem Bedarf liegende Dosen an **B-Vitaminen** die zerebrale Leistungsfähigkeit verbessern können. Der diesem positiven Effekt zugrunde liegende Wirkmechanismus ist unbekannt [7].
Widersprüchlich sind die Ergebnisse von Studien über den Einfluss von **Multivitamin- und Mineralstoffsupplementen** auf die mit verschiedenen Tests bestimmte Leistungsfähigkeit gesunder Schulkinder mit einer weitgehend ausreichenden Deckung des Vitamin- und Mineralstoffbedarfs durch die Nahrung. Positive Ergebnisse [4] konnten von Nachuntersuchern nicht bestätigt werden [14].

Auch eine Reihe neuer Studien zum Einfluss der Vitamine Folsäure, B_6 und B_{12} auf die kognitive Funktion, die Befindlichkeit und Stimmung kommt zu einem positiven Ergebnis. Zum großen Teil wird die günstige Wirkung nur der Folsäure, in anderen aber auch der Kombination der drei Vitamine zugesprochen [10]. Bei der Bewertung dieser Ergebnisse muss berücksichtigt werden, dass eventuelle Defizite in der Versorgung mit den Vitaminen nicht ausgeschlossen waren, sodass die positiven Befunde u.U. lediglich Folge der Optimierung des Bedarfs waren.

In epidemiologischen Studien an **älteren Personen** zwischen 65 und 90 Jahren konnte gezeigt werden, dass eine bessere kognitive Funktion mit einer „optimalen Ernährung" korreliert, die

- relativ arm an gesättigten Fettsäuren und Cholesterin
- reich an Kohlenhydraten, Ballaststoffen, Vitaminen (insbesondere Folsäure, Vitamin C, E und β-Carotin) und an den Mineralstoffen Eisen und Zink ist.

Andere Autoren kamen zu ähnlichen Ergebnissen [51].

Nicht geklärt ist die Frage, ob die günstige Nährstoffzufuhr Ursache der besseren kognitiven Funktion ist und ob ältere Personen mit noch guter zerebraler Leistungsfähigkeit eine bessere Ernährung wählen.

Dass **freie Radikale** den Alterungsprozess begünstigen, gilt als weitgehend gesichert (➤ Kap. 2.3.1).

Es kann folglich angenommen werden, dass Beeinträchtigungen der zerebralen Funktion als Folge altersbedingter Hirnveränderungen mit optimaler Antioxidanzienzufuhr vorgebeugt werden kann.

Gestützt wird diese Annahme durch eine Untersuchung an 442 Gesunden im Alter von 65–94 Jahren, bei denen bereits 22 Jahre vor Eintritt in eine Langzeitstudie die Plasma-Konzentration an antioxidativen Vitaminen bestimmt wurde. Die mit verschiedenen Testverfahren ermittelte zerebrale Leistungsfähigkeit zeigte eine signifikante Beziehung zur Höhe sowohl der Vitamin-C- als auch der β-Carotin-Konzentration im Plasma. Gute Testergebnisse korrelierten positiv mit hohen Konzentrationen der genannten Antioxidanzien [54].

Als gesichert gilt, dass ein **längerfristiger Eisenmangel,** besonders während der beiden ersten Lebensjahre, die zerebrale Leistungsfähigkeit irreversibel schädigen kann [38].

Eine seit Jahrzehnten kontrovers diskutierte Frage betrifft den **Einfluss von Zucker** auf das Verhalten und die kognitive Leistungsfähigkeit von Kindern.
Die Metaanalyse von 16 in der Literatur mitgeteilten exakten Studien zu dieser Fragestellung ergab, dass Zucker weder das Verhalten noch die kognitive Leistungsfähigkeit von Kindern beeinflusst.
Die Autoren weisen darauf hin, dass nicht ausgeschlossen werden kann, dass Zucker möglicherweise bei einer kleinen Subgruppe einen Einfluss hat [76].

In einer prospektiven Studie mit mehr als 4000 über 65-jährigen Frauen wurde über 4 Jahre der Einfluss des **Kaffee- und Teekonsums** auf die kognitive Funktion und die Entwicklung einer Demenz untersucht. Es fand sich eine signifikante Verlangsamung der sich mit zunehmendem Lebensalter reduzierenden kognitiven Leistungsfähigkeit. Hierbei zeigten Kaffee und schwarzer Tee identische Wirkung. Der positive Effekt war dosisabhängig. Es fand sich während der Beobachtungszeit kein Einfluss des Konsums coffeinhaltiger Getränke auf die Inzidenz einer Demenz [112].

11.12 Stimmung, Schlafstörungen, Appetit und Sättigung, Depressionen

Eine Vielzahl weiterer zentralnervöser Funktionen wird von der Art der Ernährung bzw. der Zufuhr bestimmter Nähr- und Inhaltsstoffe der Nahrung beeinflusst. Die Kenntnisse über solche Zusammenhänge sind meist lückenhaft, vieles ist nur **unzureichend durch wissenschaftliche Befunde abgesichert.**

Dass die zentrale Regulation der Stimmung auch von der Ernährung beeinflusst wird, ist aufgrund der Alltagserfahrung seit langem bekannt. So schreibt der Göttinger Physiker und Philosoph G.C. Lichtenberg (1742–1799): „Die Speisen haben vermutlich einen sehr großen Einfluss auf den Zustand des Menschen, wo er jetzo ist. Der Wein äußert seinen Einfluss mehr sichtbar, die Speisen tun es langsamer, aber vielleicht ebenso gewiß.“

So können beispielsweise zerebrale Funktionen durch die Aufnahme von Präkursoren von Neurotransmittern mit der Nahrung beeinflusst werden. Dies gilt besonders für das **Serotonin** (5-Hydroxytryptamin) und seine Präkursor-Aminosäure **Tryptophan.** Bei einer Reihe psychischer Störungen, so z.B. bei **Depressionen,** wurden niedrige Serotoninkonzentrationen im Serum gemessen. Über Besserungen der depressiven Stimmungslage und der häufig mit ihr kombinierten Schlafstörungen nach Gabe von Tryptophan wurde wiederholt berichtet [3].

Es wird diskutiert, dass das Missverhältnis zwischen ω-6- und ω-3-Fettsäuren in unserer Nahrung (relativ hoher Konsum an ω-6- bei zunehmend geringerer Aufnahme an ω-3-Fettsäuren) (➤ Kap. 1.3.2) für die Häufigkeitszunahme der Depression seit Anfang des vorigen Jahrhunderts mit verantwortlich ist. Das Fettsäurespektrum des Nahrungsfettes bestimmt die Zusammensetzung der Lipidmembran von Zellen im Zentralnervensystem und beeinflusst so Abgabe und Aufnahme von Serotonin in die Zellen. Bei Personen, die an Depressionen leiden, fand sich eine Reihe von Abweichungen sowohl im Lipid- als auch im Zinkstoffwechsel. Unter einer Therapie mit Antidepressiva kam es zu keiner Normalisierung dieser Parameter [44].

Gestützt wird die Bedeutung von ω-3-Fettsäuren für die Entstehung psychiatrischer Erkrankungen durch epidemiologische Studien, in denen sich eine inverse Korrelation zwischen der Zufuhr langkettiger ω-3-Fettsäuren und der Häufigkeit von Depressionen fand. Weiterhin fand sich unter oraler Gabe eines aus Rinderhirn hergestellten Präparates mit einem Anteil von 29% Docosahexaensäure eine Besserung des Beschwerdebildes bei Depression, und an gesunden Studenten kam es unter Supplementierung mit der gleichen ω-3-Fettsäure zu einer signifikanten Verringerung des aggressiven Verhaltens. All diese Befunde stützen die Annahme, dass eine optimale Relation zwischen ω-3- und ω-6-Fettsäuren in der Nahrung die Hirnfunktion positiv beeinflusst (Lit. bei [9]).

Eine zusammenfassende Beurteilung von Studien zur Frage der positiven Beeinflussung von depressiven Verstimmungen mit langkettigen ω-3-Fettsäuren kommt zu folgendem Ergebnis: Der uneinheitliche Aufbau vorliegender Untersuchungen erschwert eine Beurteilung. Insgesamt finden sich nur wenige Fakten, die einen positiven therapeutischen Effekt stützen [81].

Sekundäre Pflanzenstoffe aus der Gruppe der **Flavonoide** steigern die Organdurchblutung (➤ Kap. 1.7.5). Ein Lebensmittel, reich an dieser Substanzgruppe, speziell an Flavanol, ist **Kakao** und somit auch Schokolade mit hohem Kakaoanteil. Da die Hirnfunktion wesentlich von dem zerebralen Blutdurchfluss abhängig ist, wurde die Hirndurchblutung nach dem Verzehr von Kakao mit moderner Methodik gemessen. Hierbei fand sich eine Steigerung der Durchblutung, von der angenommen wird, dass sie ausreicht, um zerebrovaskuläre Defizite zu therapieren [89].

Einen Hinweis darauf, dass als Folge der gesteigerten Durchblutung die Hirnfunktion im Alter und damit das Befinden, die Stimmung und die körperliche Aktivität positiv beeinflusst wird, gibt das Ergebnis folgender epidemiologischer Studie: Zwischen 1919 und 1934 geborene Männer, mittleres Lebensalter 76 Jahre, mit gleichem sozioökonomischem Hintergrund, wurden in je eine Gruppe, eine die regelmäßig Schokolade und eine die Süßigkeiten, aber keine Schokolade verzehrte, geteilt. In der erstgenannten Gruppe fanden sich neben einem niedrigen mittleren BMI und Hüftumfang ein besseres psychisches Wohlbefinden mit signifikant ausgeprägterem Glücksgefühl, positiveren Plänen für die Zukunft und einem günstigeren Depressions-Score [69].

11

Die sehr komplexe Schlafregulation ist unter anderem abhängig von dem Neurotransmitter Serotonin.

> Ausgehend von der Annahme, dass Schlafstörungen auch durch einen Serotoninmangel bedingt sein können, wurde versucht, **Schlafstörungen** durch orale Gabe der Präkursor-Aminosäure Tryptophan zu beeinflussen. Hierbei zeigte sich, dass unter oraler Gabe von 2 g Tryptophan abends Schlafstörungen in über 70% der Fälle gut beeinflussbar sind [64].

Die **Biosynthese** von Serotonin ist abhängig von der Konzentration an Tryptophan im Extrazellulärraum des Zentralnervensystems. Diese wiederum wird bestimmt durch die Höhe der oralen Aufnahme der Aminosäure, aber auch zusätzlich durch den Protein- bzw. Kohlenhydratanteil der Nahrung.

Aufgrund tierexperimenteller Befunde steht fest, dass eine **kohlenhydratreiche, proteinarme Ernährung** die Tryptophan- und auch die Serotoninkonzentration im Gehirn erhöht.

Auch **Fett** begünstigt die Serotoninsynthese. Die postprandial im Plasma anflutenden Fettsäuren verdrängen Tryptophan aus seiner Albuminbindung, sodass im Gehirn vermehrt Tryptophan für die Serotoninsynthese zur Verfügung steht.

Auch die seit Jahrhunderten bekannten Einflüsse des Fastens auf die Psyche, Stimmung, Hungergefühl etc. sind wesentlich durch Einflüsse auf den Serotoninstoffwechsel bedingt (Lit. bei [31]).

Tryptophan passiert die Blut-Hirn-Schranke bei **gleichzeitigem Kohlenhydratverzehr** leichter, da langkettige, neutrale Aminosäuren und Tryptophan mit Hilfe des gleichen Carriers in das Zentralnervensystem transportiert werden. Unter der nach Kohlenhydratverzehr gesteigerten Insulinfreisetzung ist die Aufnahme neutraler Aminosäuren in die Muskulatur gesteigert. Hierdurch konkurrieren sie in geringerer Konzentration mit Tryptophan um die Passage durch die Blut-Hirn-Schranke. Bei gesunden jungen Erwachsenen ergab eine Befragung einen signifikanten Zusammenhang zwischen Stimmungstief und dem Verlangen nach süß schmeckenden Kohlenhydraten. 97% der weiblichen und 68% der männlichen Befragten bestätigten diesen Heißhunger (im Englischen als „craving" bezeichnet) auf süße, kohlenhydratreiche Produkte. Es ist naheliegend

anzunehmen, dass diesem Verhalten die genannte Beziehung zur Serotoninproduktion aufgrund des beschriebenen Mechanismus zugrunde liegt [12]. Zu diesen Beobachtungen passen die bei der Fructose-Sorbitmalabsorption häufig beobachteten, mit einem „Süßhunger" einhergehenden depressiven psychischen Störungen (> Kap. 3.4.9). Ursache ist eine gleichzeitig verminderte Tryptophanresorption mit hieraus resultierenden geringeren Plasma-Tryptophankonzentrationen.

Serotonin hat eine deutlich **appetitsuppressive Wirkung.** Aufgrund von Ergebnissen tierexperimenteller Studien kann angenommen werden, dass dieser Hemmeffekt von Serotonin wesentlich für die **Regulation der Nahrungsaufnahme** mitverantwortlich ist.

> Die Gabe der Präkursor-Aminosäure Tryptophan zeigte bei Versuchspersonen dosisabhängig eine **Abnahme der Energiezufuhr.** Hierbei war eine Dosis von 2 g Tryptophan wirksam. Unter dieser Dosierung fand sich im Vergleich zu Placebo bereits eine um 13% reduzierte spontane Energieaufnahme. Die Befunde sprechen somit dafür, dass eine Stimulation des zentralnervösen serotoninergen Systems die Nahrungsaufnahme reduziert. Es gibt darüber hinaus Hinweise darauf, dass die vermehrte Serotoninproduktion zu einem erhöhten Kohlenhydratkonsum führt, der sich dann selbst über eine konsekutive Erhöhung serotoninerger Aktivität terminiert [40].

Das bei manchen Adipösen ausgeprägte Verlangen nach kohlenhydratreichen, insbesondere süßen Lebensmitteln **(Kohlenhydrat-Hunger),** lässt sich mit den Wechselbeziehungen zwischen Kohlenhydratzufuhr und Serotoninproduktion erklären.

Bei den Adipösen, die etwa die Hälfte der Energie in Form von kohlenhydratreichen Zwischenmahlzeiten aufnehmen, schwindet das ausgeprägte Verlangen nach süßen, kohlenhydratreichen Lebensmitteln, wenn eine die Serotoninfreisetzung stimulierende Substanz wie etwa **Fenfluramin** gegeben wird.

Die Tatsache, dass bei vielen Menschen Angst, Spannungsgefühl und depressive Stimmung dann schwinden, wenn sie Kohlenhydrate, überwiegend in Form von Zucker, aufnehmen, wird als Folge der vermehrten Serotoninfreisetzung im Zentralnervensystem gedeutet [78]. Die Ergebnisse einer großen Zahl gezielter Untersuchungen konnten den positiven Effekt einer hohen Kohlenhydratzufuhr auf die Stimmung bzw. den antidepressiven Effekt nicht bzw. nur wenig überzeugend belegen (Lit. bei [39]).

Auch viele Medikamente mit antidepressiver Wirkung haben eine Steigerung der Serotoninkonzentration im Gehirn zur Folge.

Hinweise gibt es weiterhin auf einen Zusammenhang zwischen Lipidstoffwechsel und Depression.

11.13 Psychogene Essstörungen*

Unter dem Begriff Essstörungen werden mehrere unterschiedliche Krankheitsbilder zusammengefasst. Die bekanntesten werden im Folgenden besprochen.

Essstörungen gehören zur Gruppe der **psychischen Verhaltensstörungen** (ICD-10**). Ihnen ist gemein, dass aus der existenziellen Notwendigkeit der Nahrungsaufnahme ein Problem mit somatischen, psychischen und häufig sozialen Schwierigkeiten resultiert [97].

Das Essverhalten ist durch Hunger und Sättigung in Abhängigkeit vom Energiebedarf so reguliert, dass ein im Normbereich schwankendes Körpergewicht resultiert.

> Bei **gestörter Kontrolle** des Essverhaltens kommt es zu Abweichungen vom normalen Körpergewicht: bei der **Anorexia nervosa** in Form einer Gewichtsabnahme **und** bei der **Adipositas** steigt das Körpergewicht über den Normbereich an.
> Bei der **Bulimia nervosa** schwankt dagegen das Körpergewicht im Normbereich.

---

* Adressen zur Beratung bei Störungen des Essverhaltens:
ANAD Selbsthilfe; Anorexia-Bulimia Nervosa e.V.; Ungererstraße 32; 80802 München
Bundesverband Essstörungen; Kurt-Schumacher-Straße 2; 34117 Kassel
Dick u. Dünn; Beratung bei Essstörungen e.V.; Innsbrucker Straße 25; 10825 Berlin
Frankfurter Zentrum f. Essstörungen; Hansa-Allee 18; 60322 Frankfurt
** ICD-10 = International Classification of Diseases – Version 10

Ätiologie

Ursachen der psychogenen Essstörungen sind multifaktoriell. Neben Trotz- und Protestreaktionen werden die Propagierung bestimmter Schönheitsideale, familiäre Schwierigkeiten, eine zu fürsorgliche Erziehung, Probleme bei der beginnenden Pubertät etc. angenommen.

11.13.1 Anorexia nervosa

Die Anorexia nervosa (Anorexia mentalis) ist eine Form der Magersucht, die sich aus einer **psychischen Fehlhaltung** ergibt. Sie kommt überwiegend beim weiblichen Geschlecht, vorzugsweise während der Pubertät (Pubertätsmagersucht) vor, nur in seltenen Fällen nach dem 30. Lebensjahr.

✚076 Text: Anorexie (ICD-10, Klinik)

Die **American Psychiatric Association** (1994) hat die Anorexia nervosa wie folgt **definiert:**
- **Weigerung,** das Körpergewicht über einem minimalen Normalgewicht zu halten, das Alter und Größe entspricht (z.B. Gewichtsverlust, der dazu führt, dass das Körpergewicht bei weniger als 85% des zu erwartenden Gewichts gehalten wird; Ausbleiben der Gewichtszunahme in der Wachstumsphase, was zu einem Körpergewicht führt, das weniger als 85% des zu erwartenden Gewichts ausmacht).
- Intensive **Furcht** vor einer Gewichtszunahme oder davor, dick zu werden, obwohl Untergewicht besteht.
- Störung in der Art und Weise, in der das eigene Körpergewicht oder die eigene Figur erlebt werden, übermäßiger Einfluss von Körpergewicht oder Figur auf die Bewertung der eigenen Person oder **Leugnung** des Ernstes des gegenwärtigen niedrigen Körpergewichts.
- **Amenorrhö** bei Frauen und Mädchen nach der Menarche, d.h. Ausbleiben von mindestens drei aufeinander folgenden Menstruationszyklen (Amenorrhö wird bei einer Frau angenommen, wenn ihre Periode nur nach Hormongabe, z.B. von Östrogenen, auftritt).

Folgende **Subtypen** werden unterschieden:
- **Restriktiver Typ:** In der gegenwärtigen Phase der Anorexia nervosa hat die/der Betroffene kei-

11

ne regelmäßigen Essanfälle und praktiziert nicht regelmäßig abführendes Verhalten (selbst herbeigeführtes Erbrechen oder Missbrauch von Abführmitteln, Diuretika und Einläufen).

- **Bulimischer Typ (Essanfall-/Abführ-Typ):** In der gegenwärtigen Phase der Anorexia nervosa hat die/der Betroffene regelmäßige Essanfälle oder praktiziert regelmäßig abführendes Verhalten (selbst herbeigeführtes Erbrechen oder Missbrauch von Abführmitteln, Diuretika und Einläufen).

In den **Diagnosekriterien** der Weltgesundheitsorganisation 1993 (ICD-10) lauten die Angaben zum Körpergewicht wie folgt:

> Tatsächliches Körpergewicht mindestens 15% unter dem erwarteten, entweder durch Gewichtsverlust oder nie erreichtes Gewicht, oder Quetelet-Index (identisch mit BMI) von 17,5 oder weniger.

Ernährungstherapie

Im Vordergrund steht die **Verhaltenstherapie** (ausführliche Darstellung bei [110]).

Aufgabe des Internisten und des Diätassistenten ist es, durch vorsichtiges Steigern der Nahrungszufuhr das Körpergewicht zu stabilisieren und anschließend eine Gewichtszunahme zu erreichen.

11.13.2 Bulimia nervosa

> Der Bulimiekranke hat wie der Anorexiekranke Angst vor zu hohem Körpergewicht. Ein weiteres typisches Zeichen dieser Erkrankung sind Phasen mit **exzessiver Nahrungsaufnahme** (Bulimia = Ochsenhunger).

Es wird berichtet, dass manche Kranke innerhalb von 1–2 Stunden 62 500 bis 83 500 kJ (15 000–20 000 kcal), meist in Form **hochkalorischer** Süßigkeiten oder Eiscreme, aufnehmen und wieder erbrechen (Lit. bei [93]). Der Kranke versucht, die nach einer Fressphase drohende Gewichtszunahme durch selbst ausgelöstes **Erbrechen** bzw. durch Einnahme von **Laxanzien** zu verhindern und so sein Körpergewicht im Normbereich zu halten. Die Variante, bei der das

Einnehmen von Laxanzien und auch von Diuretika sehr ausgeprägt ist, wird auch als **Bulimarexia** oder Binge-purge-Syndrom bezeichnet (Lit. bei [93]).

✚ 077 Text: Bulimia nervosa (ICD-10, Klinik)

Nach der **American Psychiatric Association** (1994) wird diese psychische Erkrankung wie folgt definiert:

- **Regelmäßige Essanfälle.** Ein Essanfall ist durch folgende zwei Merkmale gekennzeichnet:
  - In einem abgrenzbaren Zeitraum (z.B. innerhalb von 2 Stunden) wird eine Nahrungsmenge gegessen, die deutlich größer ist als die Menge, die die meisten anderen Leute im selben Zeitraum und unter den gleichen Umständen essen würden.
  - Während des Essanfalls wird der Verlust der Kontrolle über das Essen empfunden (z.B. das Gefühl, nicht mit Essen aufhören zu können oder nicht im Griff zu haben, wie viel gegessen wird).
- Regelmäßiges **unangemessenes Kompensationsverhalten,** um einen Gewichtsanstieg zu vermeiden, wie selbst herbeigeführtes Erbrechen, Missbrauch von Abführmitteln, Diuretika, Einläufen oder von anderen Medikamenten, Fasten oder exzessiver Sport.
- Die Essanfälle und das unangemessene Kompensationsverhalten treten beide im Durchschnitt **mindestens zweimal pro Woche** für 3 Monate auf.
- Die Bewertung der eigenen Person wird durch Figur und Gewicht übermäßig beeinflusst.
- Die Störung tritt nicht ausschließlich während einer Phase der Anorexia nervosa auf.

Folgende **Subtypen** sind zu unterscheiden:

- **Abführender Typ („purging subtype"):** In der gegenwärtigen Phase der Bulimia nervosa praktiziert die Person selbst herbeigeführtes Erbrechen oder den Missbrauch von Abführmitteln, Diuretika oder Einläufen.
- **Nicht abführender Typ („non-purging subtype"):** In der gegenwärtigen Phase der Bulimia nervosa benutzt die Person ein anderes unangemessenes Kompensationsverhalten wie Fasten oder exzessiven Sport, praktiziert aber nicht regelmäßig selbst herbeigeführtes Erbrechen oder den Missbrauch von Abführmitteln, Diuretika oder Einläufen.

Ätiologie

Die **Ursache** des gestörten Essverhaltens ist unbekannt. Nach Ansicht mancher Autoren (Lit. bei [110]) kommt den intensiven und häufigen **Aufklärungskampagnen gegen das Übergewicht** möglicherweise eine Bedeutung zu.

Nach Schätzungen leiden derzeit 1–5% der weiblichen Bevölkerung zwischen 15 und 35 Jahren an dieser Störung.

Strittig ist, ob eine weitere als **„binge eating disorder"** bezeichnete Form der Essstörung als neue diagnostische Einheit anerkannt werden soll. Es handelt sich um Essanfälle, die bei Adipösen in bis zu 30% der Fälle auftreten sollen. Die für die Bulimia nervosa typische „Gegenmaßnahme" (purging), insbesondere das provozierte Erbrechen, fehlt.

Therapie

Auch die Bulimie wird mit **verhaltenstherapeutischen Methoden** behandelt.

11.13.3 Anorexia athletica

Obwohl am Zustandekommen der Anorexia nervosa und Bulimia nervosa verschiedene Faktoren beteiligt sind, kommt offenbar dem sog. **gezügelten Essverhalten,** d.h. der permanenten Einschränkung der Nahrungsaufnahme mit dem Ziel, ein gewünschtes Körpergewicht bzw. eine als ideal angesehene Figur zu erreichen, eine zentrale Bedeutung zu.

Während es sich in beiden Fällen um Folgen psychosomatischer Störungen handelt, ist die Anorexia athletica primär Bestandteil der Bemühungen um **sportliche Höchstleistung.** Bestimmte, das Erzielen von Höchstleistungen begünstigende anthropometrische Gegebenheiten werden durch Änderung des Essverhaltens zu erreichen versucht. Da sich bei vielen Sportlerinnen die Leistung durch Reduktion des Körpergewichtes steigern lässt, wird die Nahrungsaufnahme eingeschränkt.

Die Erfahrung zeigt, dass sich das primär **sinnvolle diätetische Vorgehen** ab einem gewissen Punkt

der Gewichtsreduktion **verselbstständigen** kann, sodass die Sportlerinnen das Vollbild der Anorexia nervosa entwickeln.

Zur **sportmedizinischen Betreuung** gehört die Ernährungsberatung und die Kontrolle des Körpergewichtes, um das Abgleiten einer Anorexia athletica in eine Anorexia nervosa bzw. Bulimia nervosa zu vermeiden (Lit. bei [87]).

11.13.4 Orthorexia nervosa

Als Orthorexia nervosa (abgeleitet von dem griech. „ortho" = richtig, gerade) wird eine Essstörung bezeichnet, die charakterisiert ist durch ein extremes Beachten von Regeln einer gesunden Ernährung. Die Betroffenen leben in ständiger unbegründeter Angst, den Bedarf an lebenswichtigen Nährstoffen nicht zu decken, Lebensmittel zu verzehren, die der Gesundheit schaden oder Zubereitungsverfahren anzuwenden, die den Wert von Lebensmitteln negativ beeinflussen.

11.13.5 Pica-Syndrom (Pikazismus)

Dieses Syndrom beschreibt **abnorme Essgelüste** und deren Folgen, wie sie bei manchen psychiatrischen Erkrankungen, u.U. auch während der Schwangerschaft, und gehäuft bei verschiedenen ethnischen und sozialen Gruppen beobachtet werden.

Hierzu gehören die regelmäßige orale Aufnahme von Erde (Geophagie), Wäschestärke (Amylophagie) und einer Vielzahl weiterer Substanzen, die nicht zu den Lebensmitteln zählen wie bestimmte Industrieprodukte (Papier, Seife, Watte etc.) und natürlich vorkommende Substanzen wie Haare, Gras, Sand etc.

Je nach Art und Menge der verzehrten Substanzen kommt es zu **Komplikationen.** So z.B. zum Eisenmangel als Folge einer Hemmung der Eisenresorption bei Amylophagie, Elektrolytstörungen bei der Geophagie, Bezoarbildungen im Magen bei der Trichophagie etc. (Lit. bei [104]).

➕ 011 Literatur

12 Erkrankungen der Haut

12.1 Maligne Hauttumoren

Aufgrund epidemiologischer und tierexperimenteller Untersuchungen fördern die unter **intensiver UV-Bestrahlung** der Haut vermehrt gebildeten **freien Radikale** sowohl die vorzeitige Alterung des Organs als auch die Entstehung von Malignomen.

Hieraus ergibt sich die Frage, inwieweit durch eine Optimierung der Zufuhr an **Antioxidanzien** den UV-induzierten Hautschäden vorgebeugt werden kann.

> In Untersuchungen an gesunden Versuchspersonen konnte gezeigt werden, dass eine achttägige orale Supplementierung mit 2 g Vitamin C + 100 IU Vitamin E täglich die durch UV-Bestrahlung ausgelöste Reaktion der Haut im Vergleich zu Placebo signifikant verringert [11]. Auch eine Supplementierung mit 30 mg β-Carotin täglich während 10 Tagen zeigte einen entsprechenden Schutzeffekt.

Trotz dieser Belege für einen Schutzeffekt **fehlen eindeutige Beweise** dafür, dass unter Supplementierung mit nutritiven Antioxidanzien das Risiko der Entstehung UV-induzierter Malignome der Haut signifikant gesenkt wird.

> In einer prospektiven placebokontrollierten Studie an über 1800 Patienten mit Zustand nach erfolgreich therapierten Malignomen (ohne Melanome) konnte während 5 Jahren bei täglicher Gabe von 50 mg β-Carotin im Vergleich zu Placebo **keine Schutzwirkung** belegt werden (Lit. bei [32]).
> Auch an kleineren Fallzahlen konnte keine Beziehung zwischen der β-Carotinzufuhr mit der Nahrung bzw. der β-Carotinkonzentration im Serum und dem Hautkarzinomrisiko nachgewiesen werden (Lit. bei [32]).

> In Arizona wurden über 2000 Patienten mit UV-induzierten Präkanzerosen bzw. therapierten Karzinomen der Haut während 5 Jahren mit 25 000 IU Vitamin A täglich bzw. Placebo behandelt. Es kam zu einer signifikanten Verringerung der **Spindelzellkarzinome,** während die Häufigkeit der **Basaliome** unbeeinflusst blieb [28].
> Eine weitere Studie spricht dafür, dass die regelmäßige Einnahme von Multivitaminpräparaten, die überwiegend die Vitamine A, C und E enthalten, das Risiko, an einem Basaliom zu erkranken, reduziert [40]. Auch weitere Studien zur Frage einer Beziehung zwischen der Zufuhr von antioxidativen Vitaminen und der Entstehung von Basaliomen sind widersprüchlich (Lit. bei [8]).
> Da die UV-Exposition aufgrund vorliegender Daten zwar als häufigste, nicht aber als einzige Ursache der Basaliome angesehen wird, werden weitere Umweltfaktoren diskutiert. Einige Studien an kleinen Fallzahlen ergaben widersprüchliche Befunde zur Bedeutung der Gesamtfettzufuhr und bestimmter Fettsäuren. Eine Auswertung der Daten von über 4300 Männern der Health Professionals Follow-up Study, die acht Jahre beobachtet wurden, ergab keinen Hinweis darauf, dass eine niedrige Gesamtfettzufuhr bei hoher Zufuhr von ω-3-Fettsäuren sowie von Vitamin A, C, D, E, Carotin oder Folsäure das Risiko verringern. Es fand sich jedoch ein signifikant geringeres Basaliomrisiko bei hoher Zufuhr an einfach ungesättigten Fettsäuren und geringer Aufnahme an Folsäure. Eine Erklärung für die unerwartete Beziehung zur Folsäurezufuhr können die Autoren nicht geben [8].

Auch für den diskutierten Schutzeffekt von **Selen** gibt es keine Beweise.

> In einer Multicenter-Studie wurden über 1300 Patienten mit einem Basaliom bzw. Spindelzellkarzinom in der Vorgeschichte bis zu 6 Jahre unter einer Supplementierung mit 200 µg Selen täglich bzw. Placebo beobachtet. Die Gabe von Selen hatte **keinen Einfluss** auf die Zahl neu auftretender Hauttumoren [6].

Epidemiologische Studien bestätigen im Wesentlichen die genannten Befunde.

Eine australische Arbeitsgruppe registrierte an 1360 Personen während 10 Jahren das Auftreten von Basaliomen und Spindelzellkarzinomen in Abhängigkeit vom Verzehr verschiedener Lebensmittelgruppen. Es fanden sich unter Berücksichtigung von Begleitfaktoren („confounders") keine Beziehungen zwischen der Häufigkeit an Basaliomen und den Ernährungsgewohnheiten.

Hingegen wurden Spindelzellkarzinome signifikant häufiger bei hohem Fleisch- und Fettverzehr und seltener bei hohem Obst- und Gemüseverzehr gefunden, wobei weniger der hohe Obst- als der hohe Verzehr an grünem Blattgemüse für die Differenz verantwortlich war. Das erhöhte Erkrankungsrisiko in der Gruppe mit hohem Fleisch- und Fettverzehr fand sich besonders bei Personen, bei denen früher bereits Hautkarzinome therapiert wurden. Die Autoren diskutieren einen protektiven Effekt der in Blattgemüse reichlich enthaltenen Antioxidanzien und sekundären Pflanzenstoffe [49].

Das **Risiko der Melanomentwicklung** wird offenbar durch die Ernährung nicht beeinflusst.

Mitteilungen über erhöhte Konzentrationen an **mehrfach ungesättigten Fettsäuren** in den Triglyceriden des subkutanen Fettgewebes bei Melanomkranken und die daraus gefolgerte Annahme, hoher Verzehr polyensäurereicher Fette würde das Risiko der Melanomentwicklung steigern, konnten nicht bestätigt werden. Der Verzehr von Fetten mit einem hohen Gehalt an Polyensäuren war bei Patienten und Kontrollen identisch.

Spekulationen um eine Bedeutung des **Alkoholkonsums**, der Zufuhr an den **Vitaminen E** und **D** fanden ebenfalls keine Bestätigung (Lit. bei [32]).

In einer prospektiven Studie an über 9000 US-Bürgern – Nichtraucher, je etwa 50% Männer und Frauen – wurden während 16 Jahren alle Todesfälle als Folge von Malignomen registriert und die Todesraten an den einzelnen Organtumoren mit dem BMI korreliert. Es fand sich eine positive lineare Korrelation zwischen dem BMI und der Todesrate an allen Malignomen bis auf Melanome (Basaliome und Spinaliome wurden nicht registriert), Hirntumoren und Harnblasenkarzinome [46].

12.2 Neurodermitis (atopische Dermatitis, atopisches Ekzem, endogenes Ekzem)

Ätiologie, Klinik und Therapie

Als Atopie wird eine genetische Disposition zur Entwicklung von Überempfindlichkeitsreaktionen der Haut und Schleimhäute mit dem vermehrten Auftreten von Ekzemen, Asthma bronchiale und allergischer Rhinopathie bezeichnet. Bei vorhandenen Erbanlagen bedarf es für die Manifestation einer atopischen Dermatitis bestimmter Provokationsfaktoren (Allergene, Infekte, emotionale Belastungen etc.).

Die befallenen Hautpartien sind rau und trocken. Das im Vordergrund stehende Symptom ist der **Juckreiz.**

Während der letzten vier Jahrzehnte kam es zu einer erheblichen Häufigkeitszunahme in den westlichen Industrieländern. Die **Prävalenz** der Neurodermitis wird in diesen Ländern mit 15 bis 20% angegeben. Hoch liegt die Erkrankungsrate besonders in sozial höheren Bevölkerungsschichten. In Regionen, in denen die traditionelle Lebensweise weitgehend beibehalten wurde, wie etwa in Afrika, ist die Prävalenz sehr niedrig.

Neben der genetischen Prädisposition sind **Umweltfaktoren (Provokationsfaktoren)** wesentliche Voraussetzungen für die Entstehung der Erkrankung. Aus der Vielzahl der Umweltfaktoren kommt nach derzeitigem Wissensstand der Ernährung und der Funktion des unmittelbar mit der aufgenommenen Nahrung in Kontakt kommenden Darmes eine zentrale Bedeutung zu.

Eine Vielzahl klinischer und experimenteller Befunde belegen, dass eine Reihe von **Ernährungsfaktoren** und die **Funktion der Darmmukosa** in Verbindung mit der Darmflora sowie dem darmassoziierten Immunsystem (GALT) (➤ Kap. 2.2) wesentliche Faktoren für die klinische Manifestation der Neurodermitis sind und folglich einen Erfolg versprechenden Ansatz für die Prophylaxe und Therapie bieten. Folgende Beispiele belegen die Bedeutung der Ernährung für die Entstehung sowie die Therapie des multifaktoriellen Krankheitsgeschehens.

Lebensmittelunverträglichkeiten

Die klinische Erfahrung zeigt, dass bestimmte Lebensmittel individuell unterschiedlich bei Patienten mit Neurodermitis eine Symptomverschlechterung provozieren können [68]. Diesen Hypersensitivitäten können **immunologische** (allergische Hypersensitivität) und **nicht immunologische Mechanismen** (nicht allergische Hypersensitivität) zugrunde liegen. Es kann davon ausgegangen werden, dass es bei etwa 60% aller Fälle von Neurodermitis im Kindesalter zu Überempfindlichkeitsreaktionen auf bestimmte Lebensmittel kommt [45, 57]. Die Elimination der durch Befragung und Expositionstests ermittelten Lebensmittel ist Bestandteil der Therapie.

Um Lebensmittel mit möglichen Triggereigenschaften zu eliminieren, wurden verschiedene Kostformen vorgeschlagen, die insbesondere folgende Lebensmittel nicht enthalten:

- Milch
- Milchprodukte
- Eier
- Schweinefleisch
- Fisch
- Geflügel
- Nüsse
- Lebensmittelfarbstoffe etc. [17, 31].

Langzeitbeobachtungen zeigen, dass diese Überempfindlichkeiten mit zunehmendem Lebensalter spontan schwinden können.

> Am längsten bleiben in aller Regel die Reaktionen auf Ei, Milch, Soja, Weizen und Erdnüsse bestehen [34].

Neben IgE-vermittelten Allergien beruhen die Überempfindlichkeiten auch auf **pseudoallergischen Reaktionen.** Als Auslöser pseudoallergischer Reaktionen wurden bisher eine Reihe von Lebensmittelfarbstoffen, Konservierungsstoffe, Antioxidanzien und natürliche in Lebensmitteln vorkommende Substanzen identifiziert [12]. In klinischen Studien konnten mit pseudoallergenfreien Kostformen positive Effekte bei Kindern mit Neurodermitis erzielt werden.

In den seltenen Fällen, in denen alle therapeutischen Bemühungen fehlschlagen, kann durch ausschließliche Ernährung mit einer **chemisch-definierten Formeldiät** (> Kap. 18) mit letzter Sicherheit eine Überempfindlichkeit gegenüber einem Lebensmittel bzw. einem Inhaltsstoff der Nahrung weitgehend ausgeschlossen werden. Aufgrund vorliegender Erfahrung muss mit einer solchen Formeldiät etwa 3–4 Wochen ausschließlich ernährt werden.

Jede orale Aufnahme möglicher, die Erkrankung begünstigender Substanzen, die etwa in Zahnpasta, Medikamenten etc. enthalten sein könnten, müssen eliminiert werden.

Kinder unter fünf Jahren reagieren oft mit **osmotischer Diarrhö** auf chemisch definierte Formeldiäten. Nach entsprechender Verdünnung mit Wasser sistieren die Durchfälle.

Schwinden die Hauterscheinungen unter ausschließlicher Ernährung mit Formeldiät, so erfolgt ein **Kostaufbau,** bei dem im Abstand von etwa 4–6 Tagen jeweils ein Lebensmittel eingeführt wird. Durch entsprechende Kontrollen des Hautbefundes lassen sich so die Lebensmittel erkennen, die eine Überempfindlichkeitsreaktion auslösen [9, 10].

Als Trigger wird auch ein intestinaler Hefepilzbefall, insbesondere mit **Candida albicans,** diskutiert (> Kap. 3.5.2). Bei Patienten mit Neurodermitis, aber auch mit anderen allergischen Erkrankungen, wurden besonders hohe Hefepilzkonzentrationen in der Fäzes gefunden [26].

Pränatale Ernährung

In Studien konnte gezeigt werden, dass eine allergenarme Ernährung während des letzten Schwangerschaftsdrittels und während der Stillperiode das Risiko einer atopischen Dermatitis in den ersten 12 Lebensmonaten senkt [5, 41].

Die amerikanische Akademie für Pädiatrie empfiehlt Frauen dann, wenn das Allergierisiko in der Familie hoch ist, während der Zeit des Stillens auf Lebensmittel mit hoher allergener Potenz wie Erdnüsse, Nüsse, Meeresfrüchte etc. zu verzichten. Kleinkinder sollen solche Lebensmittel vor dem Alter von 3 Jahren nicht verzehren [43].

Es gibt weitere Hinweise darauf, dass die Ernährung der Mutter während der Schwangerschaft Einfluss auf das Immunsystem des Fetus und auf das Allergierisiko des Neugeborenen hat. Kontrovers wird derzeit diskutiert, ob Allergene transplazentar in utero übertreten und den Fetus sensibilisieren oder eine allergenspezifische Immuntoleranz induzieren können.

Diese pränatalen Einflüsse auf das Immunsystem, und folglich auf das Allergierisiko nach der Geburt, werden mit großer Wahrscheinlichkeit von der Zufuhr an langkettigen mehrfach ungesättigten Fettsäuren (ω-6- und ω-3-Fettsäuren) mit der Nahrung der Mutter während der Schwangerschaft mit geprägt (Lit. bei [62]).

In einer prospektiven Studie wurden diese diskutierten, für die Prophylaxe wichtigen möglichen Zusammenhänge überprüft. Hierzu wurde in den letzten 4 Schwangerschaftswochen die Ernährung von Schwangeren registriert, bewertet und mit der Häufigkeit an allergischen Erkrankungen und Neurodermitis der Neugeborenen bis zum 2. Lebensjahr verglichen. Es wurde bestätigt, dass Lebensmittel mit einer hohen allergenen Potenz und eine vergleichsweise hohe Zufuhr an ω-6-Fettsäuren das Erkrankungsrisiko der Kinder für Allergien und Neurodermitis erhöhen [62].

Stillen

Aufgrund der derzeitigen Datenlage wird empfohlen, Neugeborene mindestens vier Monate zu stillen. Dies gilt insbesondere dann, wenn eine genetische Disposition vorliegt.

> In einer prospektiven Studie, in der Kinder von der Geburt bis zum 17. Lebensjahr kontrolliert wurden, war die Prävalenz der Atopie bei den nicht bzw. wenig gestillten signifikant erhöht. Dies betraf sowohl das atopische Ekzem, die Lebensmittelallergie als auch allergiebedingte allergische Reaktionen an den Atmungsorganen [33].

Bei Risikokindern sollte die Gabe von **Beikost** möglichst spät erfolgen. Erkranken Kinder während des Stillens an Neurodermitis, muss an die Übertragung eines Allergens über die Muttermilch gedacht werden (Lit. bei [64]).

Bei diesem Vorgehen ist zu beachten, dass bei Müttern, die selbst Neurodermitiker sind, eine **Imbalance der mehrfach ungesättigten Fettsäuren** in der Milch vorliegt. Die Muttermilch von atopischen Müttern enthält weniger γ-Linolensäure und weniger ω-3-Fettsäuren und innerhalb der wichtigen ersten

vier Wochen post partum auch einen ungünstigeren Quotienten von ω-6- zu ω-3-Fettsäuren [72]. Diese Imbalancen im Bereich des Fettsäuremusters der Muttermilch von Neurodermitikern könnte erklären, warum Stillen allein bei mütterlicher Prädisposition keinen ausreichenden Allergieschutz bietet [61].

Von Bedeutung für die Entwicklung einer Neurodermitis ist auch die **Dauer des ausschließlichen Stillens.** Die WHO empfiehlt zur Risikominimierung 6 Monate.

> Um den Wert eines sehr langen Stillens für die Neurodermitisprophylaxe beurteilen zu können, wurden in einer finnischen Studie Mütter gebeten, ihre Kinder so lange wie möglich ausschließlich zu stillen. Bei der Nachuntersuchung im Alter von 5 Jahren zeigten die Kinder, die 9 Monate oder länger gestillt wurden, signifikant häufiger sowohl eine Neurodermitis als auch Nahrungsmittelallergien. Auch nach 11 Jahren war das Risiko für Nahrungsmittelallergien noch signifikant erhöht [60].

Mehrfach ungesättigte Fettsäuren

Dem Stoffwechsel der mehrfach ungesättigten Fettsäuren, γ-Linolensäure und den ω-3-Fettsäuren (α-Linolensäure und den hieraus gebildeten langkettigen ω-3-Fettsäuren) kommt sowohl für das Verständnis der Ätiologie als auch als Therapeutikum eine Bedeutung zu. In der Haut werden hieraus eine Reihe antimikrobiell wirksamer Lipide gebildet. Ihre bei der Neurodermitis herabgesetzte Synthese ist eine der Ursachen für die vergleichsweise hohe Anfälligkeit für mikrobielle, virale und mykotische Infektionen der Haut [54].

Von besonderer Bedeutung ist die γ-Linolensäure, eine ω-6-Fettsäure, die durch das bei der Neurodermitis in der Aktivität verminderte Enzym δ-6-Desaturase aus Linolsäure gebildet wird (> Abb. 1.11). γ-Linolensäure ist die Vorstufe der Di-homo-γ-Linolensäure, der Ausgangssubstanz von Prostaglandin E_1.

Für eine Verringerung des Enzyms δ-6-Desaturase spricht die Tatsache, dass in den Plasmaphospholipiden von Atopikern erhöhte Linolsäurekonzentrationen und um etwa 50% reduzierte γ-Linolensäurekonzentrationen gefunden werden.

Es gibt Hinweise darauf, dass **Prostaglandin E_1** wesentliche **immunregulatorische Wirkungen in**

der Haut zukommen. Ein Mangel an diesem Prostaglandin ist – so wird angenommen – in der frühen Säuglingsphase für die Ausreifung des zellulären Immunsystems mitverantwortlich.

Der Mangel hat eine lebenslange Funktionsschwäche der T-Suppressor-Lymphozyten mit unzureichender Kontrolle der B-Lymphozyten und überschießender IgE-Synthese zur Folge.

Die **Therapie** der atopischen Dermatitis mit γ-Linolensäure-reichen Ölen beruht auf dieser Annahme [54, 70].

γ-Linolsäure findet sich besonders reichlich in Öl aus Borretschsamen, Nachtkerzensamen und Samen der schwarzen Johannisbeere.

Einfluss auf die Entstehung und den Verlauf atopischer Erkrankungen haben auch die ω-3-Fettsäuren. So fand sich beispielsweise bei Kindern mit allergischen Erkrankungen, wie Asthma und Neurodermitis, im Vergleich zu gesunden Kontrollen eine niedrige Konzentration der langkettigen ω-3-Fettsäure Docosahexaensäure in der Serum-Phospholipidfraktion und insgesamt eine Relation von ω-3- zu ω-6-Fettsäuren, die zugunsten der ω-6-Fettsäuren verschoben war [71]. Eine Reihe klinischer Studien belegt den therapeutischen Effekt von ω-3-Fettsäuren.

> Unter täglich 10 g Fischöl, entsprechend 3 g ω-3-Fettsäuren, kam es im Vergleich zu Olivenöl nach 12 Wochen zu einer signifikanten Besserung der klinischen Symptomatik [3].

> In einer doppelblind randomisierten Studie wurde während 10 Tagen entweder eine Lipidlösung reich an ω-3- oder an ω-6-Fettsäuren intravenös appliziert. Bei den Patienten mit einer mäßig bis schwer verlaufenden Neurodermitis kam es in der Gruppe unter Gabe von ω-3-Fettsäuren zu einer akuten Besserung der klinischen Symptomatik [25].
> Eine Reihe epidemiologischer und klinischer Studien zeigt, dass eine optimale Versorgung mit ω-3-Fettsäuren das Risiko eines allergischen Asthmas bei Kindern verringert (Lit. bei [55]).

> Die strittige Frage, ob der die klinische Symptomatik reduzierende Effekt nur durch Eicosapentaen- oder auch durch α-Linolensäure (eine Vorstufe der Eicosapentaensäure) zu erzielen ist, wurde an Patienten mit einer allergischen Rhinitis untersucht. Es fand sich unter beiden ω-3-Fettsäuren ein positiver Effekt auf die Symptomatik [48].

Die zusammenfassende Bewertung der Therapiestudien mit Fettsäuren wird erschwert, da Dosierung, Therapiedauer, Alter der Patienten, Schweregrad der Erkrankung etc. unterschiedlich waren. Von drei Metaanalysen bewerteten zwei die Behandlungserfolge als positiv, während eine Analyse nur bei Subgruppen, wie Kleinkindern oder Patienten mit schweren Verlaufsformen, positive Effekte sieht (Lit. bei [67]).

Probiotika und Präbiotika

In zunehmendem Maße zeigen klinisch-experimentelle und klinische Studien, dass dem Einfluss der Intestinalflora auf die Barrierefunktion der Darmmukosa und das darmassoziierte Immunsystem für die Prophylaxe und wahrscheinlich auch die Therapie der Neurodermitis und weiterer atopischer Erkrankungen eine wesentliche Bedeutung zukommt. Hierbei unterscheiden sich die Effekte verschiedener Keimgruppen wesentlich [50].

Gegen Ende der pränatalen Phase und im 1. Lebensjahr entwickeln sich die immunologischen Grundlagen für Abwehrreaktionen gegen Umweltkomponenten sowie eine Immuntoleranz für Bestandteile der Nahrung.

Die Nahrung bedeutet für den Darm physiologischerweise eine permanente Allergenexposition. Die Entwicklung der Immuntoleranz ist sehr komplex reguliert. An ihrem Zustandekommen ist das mikrobielle Milieu des Darms beteiligt. Warum es bei Allergikern zu Störungen der Toleranzentwicklung kommt, ist weitgehend unbekannt.

Die im Folgenden dargestellten Befunde sprechen dafür, dass der mikrobiellen Exposition in der Frühphase der Entwicklung immunologischer Abwehrmechanismen eine entscheidende Bedeutung zukommt. Hierfür spricht eine große Zahl epidemiologischer Befunde, so z.B. die unterschiedliche Häufigkeit von atopischen Erkrankungen und von Typ-1-Diabetes bei Kindern aus hoch industrialisierten Ländern und Dritte-Welt-Ländern, bei Kindern, die in Großstädten und solchen, die auf dem Land aufwachsen oder bei Kindern, die vaginal bzw. per Sectio entbunden wurden (Lit. bei [37]).

Ergebnisse dieser epidemiologischen Studien, die gezeigt haben, dass eine Primärbesiedlung des bei der Geburt sterilen Darms mit Keimen aus einer „natürlichen" Umgebung, wie etwa einem traditionellen Bauernhof, im späteren Leben mit einer geringeren Häufigkeit allergischer Erkrankungen einhergeht, haben ihren Niederschlag in der sog. **"Hygiene-Hypothese"** gefunden.

Nachdem bereits kleinere Studien gezeigt hatten, dass die Zusammensetzung der Darmflora nach der Primärbesiedlung das Risiko eine atopische Erkrankung zu entwickeln, beeinflusst, konnte dieser Zusammenhang in einer großen Studie an 957 Kindern, geb. zwischen 2000 und 2002, bestätigt werden.

Bei den einen Monat alten Säuglingen wurden in der Fäzes qualitativ und quantitativ **Bifidobakterien, Escherichia coli, Clostridium difficile, Bacteroides fragilis** und verschiedene **Lactobazillen** bestimmt. Während der folgenden 2 Jahre wurden Symptome atopischer Erkrankungen registriert und am Ende dieser Zeitspanne spezifische IgE-Antikörpertiter im Blut bestimmt sowie klinische Kriterien einer Neurodermitis erfasst.

Wie zu erwarten, fand sich in 98,7% der Fälle nach einem Monat eine Besiedlung mit Bifidobakterien. Beim Vergleich des bakteriellen Befundes mit dem Ergebnis der klinischen Untersuchung und der Serum-IgE-Konzentration als Beleg für eine Sensibilisierung (sIgE > 0,3 IU / ml gegen ein oder mehrere Nahrungsmittelallergene) ergab bei einer Clostridienbesiedlung ein signifikant erhöhtes Risiko für ein atopisches Ekzem (OR = 1,73), häufiges Giemen (engl. wheezing) (OR = 1,75) und eine Sensibilisierung (OR = 1,54).

Als **Risiken** für eine solche **frühkindliche Fehlbesiedlung des Darmes** werden von den Autoren Entbindung per Sectio, Behandlung mit Antibiotika, stationäre Behandlungen und Ernährung mit einer Formeldiät genannt.

Die **Ursache** für diese positive Assoziation zwischen Clostridium difficile und atopischen Erkrankungen ist nicht bekannt. Eine naheliegende Erklärung ist der die Permeabilität der Darmmukosa steigernde Effekt der von dem Bakterium produzierten Toxine A und B. Hierdurch würde die Barrierefunktion reduziert und der Übertritt von Antigenen begünstigt [59].

Auch in weiteren Studien konnte gezeigt werden, dass bei Kindern mit einer Nahrungsmittelallergie im Vergleich zu gesunden Kontrollen die Balance zwischen verschiedenen Keimgruppen in der Fäzes derart verändert ist, dass vor einer Sensibilisierung schützende Regulationsmechanismen reduziert sind. So verringert z.B. eine inadäquate Bifidusflora Mechanismen, die vor einer Sensibilisierung schützen.

Bestimmte Stämme von E. coli, Bacteroides und Clostridien haben eine entgegengesetzte Wirkung. Sie triggern inflammatorische Reaktionen und produzieren Toxine, die die Mukosapermeabilität steigern und so den Übertritt potentieller Allergene aus dem Darmlumen begünstigen (Lit. bei [52]).

Diese Befunde sind die Basis für die Prophylaxe und Therapie mit probiotischen Bakterien und präbiotischen Substanzen, mit denen es möglich ist, das Keimspektrum im Intestinaltrakt zu optimieren (> Kap. 1.10 u. > 2.2).

Dass die Besiedlung mit Bifidusbakterien und Lactobazillen bei Säuglingen durch Gabe von Präbiotika gesteigert werden kann, wurde in einer Untersuchung an Neugeborenen (n = 90), die nicht bzw. nicht ausreichend gestillt wurden, gezeigt. Unter Zusatz der unverdaulichen Kohlenhydrate Galaktooligosaccharide und hochmolekularer Fructooligosaccharide zur Flaschennahrung kam es nach 28 Tagen im Stuhl zu einem signifikanten Anstieg von Bifidusbakterien und Lactobazillen im Vergleich zur Kontrolle. Der Anstieg der Keimzahl im Stuhl war dosisabhängig [56].

In welchem Maße durch orale Gabe probiotischer Mikroorganismen das Keimspektrum im Stuhl verändert werden kann, zeigt > Abb. 2.9.

Über positive gesundheitliche Wirkungen von mit Milchsäurebakterien fermentierten Lebensmitteln wurde unabhängig von einer wissenschaftlichen Fragestellung seit Beginn des vorigen Jahrhunderts bis heute immer wieder berichtet.

So fanden sich in einer schwedischen Studie allergische Erkrankungen bei Kindern, die nach anthroposophischen Vorstellungen ernährt und medizinisch versorgt wurden, nur in 13% im Vergleich zu 25% in einem Kontrollkollektiv. Besonders hingewiesen wird auf den bei anthroposophischer Lebensweise mit 63% häufigen Verzehr **fermentierter Gemüse,** die lebende Milchsäurebakterien enthalten, ein Lebensmittel, das in der Kontrollgruppe nur von 4,5% der Kinder verzehrt wurde. Insbesondere der in fermentiertem Gemüse vorkommende **Lactobacillus plantarum** könnte für diese positive Wirkung mitverantwortlich sein [1].

Seitdem die Bedeutung der Intestinalflora für die Funktion des intestinalen Immunsystems feststeht, wurde eine Reihe vergleichender klinischer Studien zur Frage der Prophylaxe und Therapie allergischer Erkrankungen und speziell der Neurodermitis durchgeführt. So wurde in einer placebokontrollierten randomisierten Untersuchung der Einfluss von Lactobacillus GG, einem physiologischen Darmbewohner, bei Neugeborenen mit einer genetischen Prädisposition zu atopischen Erkrankungen wie folgt geprüft: Litt mindestens ein Familienmitglied, Mutter, Vater oder ein Geschwisterkind, an einem atopischen Ekzem, allergischer Rhinitis oder Asthma, so nahm die Mutter zwei bis vier Wochen vor der Entbindung entweder ein Placebo oder eine Kapsel mit Lactobacillus GG (10^{10} CFU) ein. Die Neugeborenen erhielten bis zu sechs Monate postnatal entweder Placebo oder ebenfalls Lactobacillus GG. Eine Kontrolluntersuchung der Kinder am Ende des zweiten Lebensjahres ergab eine um 50% geringere Zahl an atopischer Dermatitis in der Verum-Gruppe. Während in der Placebo-Gruppe 46% erkrankten, waren es unter Gabe von Lactobacillus GG nur 23% [21]. Im Alter von 4 Jahren wurden die Kinder erneut nachuntersucht. Auch in diesem Alter lag die Erkrankungshäufigkeit in der Verum-Gruppe wieder um ca. 50% unter der der Placebogruppe (> Abb. 12.1) [51].

Zu einem entsprechend positiven Ergebnis kam eine Studie an Schwangeren aus Hochrisikofamilien, denen 2 bis 4 Wochen vor der Entbindung eine Kombination aus vier probiotischen Bakterienstämmen zusammen mit dem Präbiotikum Galaktooligosaccharid verabreicht wurde. Die Neugeborenen (n = 132) erhielten nach der Geburt die gleiche Mischung von Pro- und Präbiotika während 6 Mona-

ten. Auch in dieser Studie war bei einer Nachuntersuchung im zweiten Lebensjahr die Zahl der Erkrankungen an Neurodermitis signifikant mit 34% im Vergleich zur Kontrolle reduziert [53].

Aufgrund der genannten Studienergebnisse gilt es bei bestehender **genetischer Prädisposition** als weitgehend gesichert, dass die **prä- und postnatale Gabe probiotischer Mikroorganismen,** das Risiko an Neurodermitis zu erkranken, signifikant senkt.

Während die genannten Studien auf der Vorstellung basieren, das Risiko einer Neurodermitis durch Gabe eines Probiotikums sowohl an die Schwangere in der letzten Phase der Schwangerschaft, d.h. pränatal, als auch in der unmittelbaren postnatalen Phase an das Neugeborene sowie die stillende Mutter zu verabreichen, wurde auch versucht, den Verlauf bei bereits manifester Erkrankung im frühen Kindesalter zu therapieren.

Basierend auf Voruntersuchungen, in denen gezeigt wurde, dass die lokale allergenspezifische Immunantwort und die Permeabilität der Darmwand für Allergene durch Lactobacillus GG optimiert wird, wurde die erste Studie zur Therapie der Neurodermitis mit Probiotika wie folgt durchgeführt: Kleinkinder mit einer Neurodermitis und Kuhmilchallergie wurden mit einer hypoallergenen Formeldiät, basierend auf hydrolysiertem Molkeprotein, ernährt.

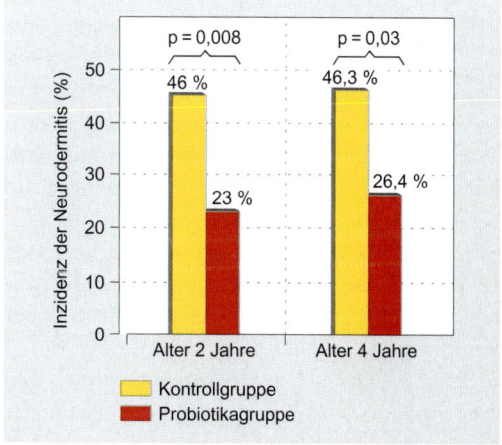

Abb. 12.1   Die Inzidenz der Neurodermitis konnte bei Kindern mit hohem familiärem Risiko im zweiten und vierten Lebensjahr um ca. 50% gesenkt werden, wenn der Mutter während der Schwangerschaft und dem Neugeborenen sowie der stillenden Mutter nach der Geburt probiotische Lactobazillen oral verabreicht wurden (modifiziert nach Kalliomäki [21, 51]).

Eine Gruppe (n = 16) wurde ausschließlich mit dieser Diät, eine weitere Gruppe (n = 15) erhielt die gleiche Nahrung mit einem Zusatz von Lactobacillus GG. Die klinische Symptomatik besserte sich während eines Monats in der Gruppe mit dem Zusatz des Probiotikums signifikant, nicht hingegen in der Vergleichsgruppe. Als Hinweis auf den positiven Effekt des Probiotikums auf die Mukosafunktion sank die Konzentration von α_1-Antitrypsin und TNF-α im Stuhl signifikant [24].

In einer weiteren Studie wurden Kinder mit einer Neurodermitis im Alter von 1 bis 10 Jahren mit einer Kombination aus Lactobacillus rhamnosus und Bifidobacterium lactis 12 Wochen lang behandelt. Am Studienende war bei allen Kindern der Verum-Gruppe (n = 24) der SCORAD als Maß für die klinische Aktivität der Erkrankung im Vergleich zur Placebo-Gruppe (n = 25) signifikant reduziert. Der Effekt der Probiotika war bei den Probanden mit einer Sensibilisierung gegen ein Nahrungsmittel am höchsten [65].

Keinen statistisch signifikanten Effekt ergab eine Studie an 5 Monate alten Kindern, die mit einer hydrolysierten Molkeproteindiät ernährt wurden. Eine Gruppe (n = 17) erhielt als Supplement Lactobacillus rhamnosus, eine weitere Lactobacillus GG (n = 16) je 3 Monate lang. Bei nur vier der Kinder fand sich eine Sensibilisierung gegen Kuhmilchprotein [44].

Negativ war auch das Ergebnis einer Studie, in der untersucht wurde, ob die postnatale Gabe eines Probiotikums (Lactobacillus LAVRI-A 1) im Vergleich zu einem Placebo bei Neugeborenen (n = 178) mit hohem Allergierisiko die Häufigkeit einer Neurodermitis in den ersten Lebensmonaten reduziert. Nach 6 Monaten lag die Erkrankungshäufigkeit in der Verum-Gruppe bei 25,8% und in der Placebo-Gruppe bei 22,7%. Identisch war das Ergebnis nach 12 Monaten. Die Sensibilisierung gegen Kuhmilchproteine war sogar aufgrund des Prick-Tests in der Verum-Gruppe erhöht [66].

Einige weitere Studien zur Frage eines protektiven oder therapeutischen Effektes von Probiotika in der postnatalen Phase kommen ebenfalls zu widersprüchlichen Ergebnissen, deren Ursache unbekannt ist. Zu kleine Fallzahlen und/oder Unterschiede in der Zusammensetzung der untersuchten Personengruppen sowie uneinheitliche probiotische Bakterienstämme werden diskutiert.

Vitamin E, „Anti-Pilz-Diät", Saccharose

Vitamin E senkt bei Atopikern die erhöhten Immunglobulin-E-Spiegel. Von diesem Befund ausgehend wurden 96 Patienten mit täglich 400 IU Vitamin E bzw. Placebo behandelt. Bei über 50% kam es unter Vitamin E zu einer Besserung bzw. zum Verschwinden der Symptome. Die primär deutlich erhöhten IgE-Spiegel verringerten sich um im Mittel 62% [38].

Autoren, die dem intestinalen Hefepilzbefall eine ätiologische Bedeutung beimessen, empfehlen eine kohlenhydratarme, insbesondere zuckerfreie Ernährung (**„Anti-Pilz-Diät"**) in Kombination mit einem oralen Antimykotikum [26]. Dass mit einer solchen Kostform die Besiedelung des Darmes mit Candida albicans reduziert werden kann, wurde nie bewiesen (➤ Kap. 3.5.2). In der Laienpresse und von Außenseitern wird häufig behauptet, Küchenzucker (Saccharose) verstärke die Symptomatik bei Neurodermitis, während die im Honig und süßem Obst enthaltenen Monosaccharide ohne Einfluss seien. Da eine wissenschaftliche Begründung bzw. Ergebnisse entsprechender Studien fehlen, wurde unter stationären Bedingungen untersucht, ob Saccharose im Vergleich zu dem Süßstoff Aspartam die Symptomatik gemessen an dem sog. SCORAD (Index zur Beurteilung der Krankheitsaktivität) beeinflusst. Die Patienten erhielten während der zehntägigen Untersuchung eine Kost, frei von Saccharose und von Monosacchariden. Am 7. und 9. Versuchstag erhielten sie 100 g Saccharose bzw. als Kontrolle 200 mg Aspartam, gelöst in einem Getränk. Es wurde keine Veränderung des SCORADs festgestellt [13].

12.3 Psoriasis

Ätiologie und Klinik

Es handelt sich um eine chronisch entzündliche, proliferative Erkrankung der Haut mit charakteristischen scharf begrenzten, mattroten, schuppigen Plaques, überwiegend im Bereich der Streckseiten der Gelenke und der Kopfhaut.

Neben der häufigen Psoriasis vulgaris gibt es weitere Verlaufsformen. Die **Prävalenz** in West- und Mitteleuropa wird mit 1,5–3% angegeben. Die **Ätiologie** ist unbekannt.

Bei **genetischer Prädisposition** werden eine Reihe **auslösender Faktoren** für die Manifestation der Erkrankung diskutiert:

- physischer und psychischer Stress
- Infektionen
- bestimmte Pharmaka
- Nikotin- und Alkoholabusus
- hormonelle Umstellungen in Pubertät, Gravidität oder Menopause etc.

Ähnlich wie bei der Neurodermitis wird auch bei der Psoriasis ein intestinaler Hefepilzbefall, insbesondere mit **Candida albicans,** als mögliche auslösende Ursache diskutiert [26].

Die mehrfach ungesättigte Fettsäure **Arachidonsäure** ist in freier Form in der psoriatrischen Haut um das etwa 20-Fache erhöht. Damit steht das Ausgangssubstrat für die **Synthese entzündungsfördernder Eicosanoide** ($\succ$ Abb. 1.11) in hoher Konzentration zur Verfügung.

Die Arachidonsäure wird bei gesteigerter Aktivität von Phospholipase A_2 aus dermalen Phospholipiden freigesetzt.

Die vermehrte Synthese von Entzündungsmediatoren aus Arachidonsäure ist die Basis für den therapeutischen Einsatz von ω-**3-Fettsäuren (Fischöl).**

Ernährungstherapie

Wie bei vielen ätiologisch unklaren und folglich einer kausalen Therapie nicht zugängigen Erkrankungen, so gibt es auch bei der Psoriasis bereits seit über 200 Jahren eine Vielzahl von Vorschlägen zur diätetischen Therapie, die überwiegend auf Spekulationen, Erfahrung und persönlicher Meinung beruhen, deren Wirkung aber nie im exakten Therapievergleich überprüft wurde.

Über zum Teil spektakuläre Rückbildung der Effloreszenzen wird unter totalem Fasten, proteinarmen und proteinreichen Kostformen, vegetarischer Ernährung, glutenfreier Kost, fettarmen und fettreichen Diäten, kaliumarmen, kochsalzarmen, kaliumreichen, ansäuernden und alkalisierenden Kostformen etc. berichtet [15].

Unter all diesen völlig **unterschiedlich zusammengesetzten Kostformen** wurden zum Teil spektakuläre Remissionen erzielt. Da dieser positive Effekt bei völlig heterogen zusammengesetzten Kostformen nicht auf einem einheitlichen pathobiochemischen Mechanismus beruhen kann, wird angenommen, dass die **plötzliche Änderung der Ernährung** beim Befolgen einer der Diätvorschriften als **unspezifischer Reiz** wirkt und im Sinne einer „Umstimmung" den Krankheitsvorgang positiv beeinflusst [39].

Diese Vorstellung entbehrt jedoch einer exakten wissenschaftlichen Basis. Bereits in den 20er Jahren des vorigen Jahrhunderts berichtete v. Noorden über die positive Wirkung der als **„Zick-Zack-Kost"** beschriebenen Umstimmungsdiät [29].

Therapie mit Fetten, reich an ω-3-Fettsäuren

Aufgrund epidemiologischer Untersuchungen ist die Psoriasis bei **Eskimos,** die im Rahmen ihrer traditionellen Ernährung große Mengen an ω-3-Fettsäuren aufnehmen, sehr selten [20, 22], während sie unter westlichen Ernährungsgewohnheiten wesentlich häufiger an der Schuppenflechte erkranken [4].

Diese epidemiologischen Daten veranlassten, zusammen mit den bereits genannten Änderungen der Fettsäurekonzentration in der Haut bei Patienten mit Schuppenflechte, zu **Therapiestudien** mit dem an ω-3-Fettsäure reichen Fischöl. Es wurden Mitte der 1980er Jahre die ersten Therapieergebnisse mit Fischöl veröffentlicht.

Die Autoren berichteten über leichte bis mäßige Besserung der Hauterscheinungen (Rückgang der Schuppung, des Erythems und der Hautdicke) bei 8 von 13 Patienten. Fünf Kranke zeigten keinen Effekt. Die während acht Wochen gegebene Dosis an Fischöl, **5 g Eicosapentaensäure** entsprechend, lag weit über der Menge, die durch vermehrten Fischverzehr erreicht werden kann [42].

Sowohl in dieser als auch in Folgestudien, bei denen es mit wenigen Ausnahmen zu entsprechend positiven Ergebnissen kam, wurde die Gabe von Fischöl mit einer **fettarmen Kost** kombiniert, um die Zufuhr an ω-6-Fettsäuren, insbesondere an Arachidonsäure, gering zu halten.

12

Während die ersten Therapiestudien nur an relativ kleinen Fallzahlen durchgeführt wurden, bestätigte eine finnische Untersuchung an 80 Kranken den positiven Effekt von ω-3-Fettsäuren bei der Psoriasis. Bei Patienten mit nur geringen Hauterscheinungen war der Behandlungserfolg deutlich besser als bei schweren Verlaufsformen. Von 34 Patienten mit einer **Psoriasis arthropathica** kam es bei 16 zu einer signifikanten Besserung der meist ausgeprägten Gelenkschmerzen. Nur bei zwei Kranken zeigte sich keinerlei Einfluss auf die Gelenkbeschwerden [23].

Während alle bisher veröffentlichen Therapiestudien mit Fischöl nur bei einem Teil der Kranken einen überwiegend mäßigen Therapieerfolg zeigten, verlief eine **Kombinationsbehandlung von Fischöl mit UVB-Fototherapie** eindeutig positiv.

In der doppelblind-placebokontrollierten Studie wurde Fischöl mit **Olivenöl** verglichen. Die Fischöl-Gruppe zeigte in Kombination mit UVB-Bestrahlung im Vergleich zur Placebo-Gruppe einen signifikanten Abfall der TBSA („total body surface area"), d.h. der von Psoriasis befallenen Körperoberfläche. Eine entsprechende vergleichende Studie, in der die Kombination mit einer topischen Corticoidtherapie verglichen wurde, verlief hingegen negativ [18].

Während alle bisher genannten Studien mit Fischöl bzw. Eicosapentaensäureestern durchgeführt wurden, verglichen englische Autoren das Verhalten der Hauterscheinungen unter dem Verzehr von fettarmem bzw. fettreichem Fisch. Der regelmäßige Verzehr von **fettem Fisch** (Makrelen, Lachs, Hering etc.), einer Gesamtmenge von 1–2 g Eicosapentaensäure entsprechend, hatte im Vergleich zum Verzehr von fettarmem Fisch eine signifikante Besserung der Hauterscheinung zur Folge [7].

Fasten

Während längerer Hungerphasen, z.B. am Ende des Zweiten Weltkrieges und in Gefangenenlagern, wurden überwiegend Rückbildungen der Effloreszenzen beobachtet. Das Gleiche gilt für das gezielte Heilfasten etwa nach Buchinger und Schroth (Lit. bei [15]).

Übergewicht und Adipositas

In einer Reihe von Studien fand sich bei Patienten mit Psoriasis im Vergleich zur Durchschnittsbevölkerung eine erhöhte Prävalenz an Übergewicht und Adipositas. Gegen die Annahme, dass ein über der Norm liegendes Körpergewicht die Entstehung der Psoriasis begünstigt, sprechen Berichte, nach denen das Gewicht der meisten Patienten bei Krankheitsbeginn im Normbereich liegt und erst im Laufe der Erkrankung ansteigt. Die vergleichsweise hohe kardiovaskuläre Mortalität bei dieser Hautkrankheit könnte durch das oft erhöhte Körpergewicht mitbedingt sein (Lit. bei [47]).

Alkohol

Eine große Zahl von Studien zeigt im Vergleich zu gesunden Kontrollen bei Psoriasiskranken einen vermehrten Alkoholkonsum. Aufgrund gezielter Befragungen muss davon ausgegangen werden, dass es in bis zu 20% der Fälle unter vermehrtem Alkoholkonsum zu einer Exazerbation der Erkrankung kommt (Lit. bei [15]).

Zuckerfreie Diät

Ausgehend von der Überlegung, dass bei einem Teil der Patienten ein intestinaler Hefepilzbefall, insbesondere mit **Candida albicans,** für die Manifestation der Psoriasis verantwortlich ist, wird eine sog. **„Anti-Pilz-Diät",** d.h. eine kohlenhydratarme, zuckerfreie Kost empfohlen. Eindeutige Beweise für einen Kausalzusammenhang zwischen der Hefepilzbesiedelung und der Entstehung der Psoriasis bzw. für den therapeutischen Effekt der genannten diätetischen Maßnahme liegen bisher nicht vor [26] (> Kap. 3.5.2).

Hinweise gibt es auch auf eine mögliche Bedeutung der **Glutenüberempfindlichkeit.** Bei Psoriasiskranken mit primär nicht erkannter Sprue kam es unter glutenfreier Kost zu einer weitgehenden Rückbildung der Effloreszenzen. Bei der Psoriasis finden sich häufiger Gliadin-Antikörper, zum Teil auch diskrete morphologische Veränderungen der Duodenalschleimhaut, und unter glutenfreier Kost kam es bei einem Teil der Patienten zu einer klinischen Besserung [27].

12.4 Dermatitis herpetiformis Duhring

Ätiologie und Klinik

Die meist zwischen dem 2. und 4. Lebensjahrzehnt auftretende Erkrankung geht mit **papulovesikulären, stark juckenden Effloreszenzen** an den Streckseiten der Extremitäten, überwiegend im Bereich der Ellenbogen- und Kniegelenke, in der Gesäßregion und über dem Sakrum und den Schultern einher.

Mit großer Wahrscheinlichkeit sind **autoimmunologische Mechanismen** mit einer Kreuzreaktion zwischen Glutenin, einer hoch molekularen Glutenkomponente, und Elastin (mit dem Kollagen verwandtes Strukturprotein, Hauptbestandteil der elastischen Fasern) der Haut für diese Erkrankung verantwortlich [2].

Etwa zwei Drittel der Patienten zeigen eine ausgeprägte **spruetypische Schleimhautveränderung** am Dünndarm mit subtotaler oder partieller Zottenatrophie (> Kap. 3.4.4). In den übrigen Fällen sind die Veränderungen weniger deutlich, lassen sich aber durch hohe Glutengabe induzieren.

Genetische Faktoren sind an der Entstehung mitbeteiligt. Die Erkrankung findet sich in den verschiedenen Populationen unterschiedlich häufig. Asiaten und Afrikaner erkranken seltener als Europäer.

Ernährungstherapie

Sowohl die Dünndarm- als auch die Hautveränderungen bilden sich unter **glutenfreier Ernährung** zurück. Kommt es unter der Diät zu keiner ausreichenden Rückbildung der Hauterscheinungen, so kann doch die **medikamentöse Therapie** mit Dapson erheblich reduziert werden.

Es gibt Hinweise darauf, dass die Hauterscheinungen unter oraler Jodzufuhr exazerbieren, sodass möglicherweise auch dem **Meiden besonders jodreicher Lebensmittel** und von jodiertem Speisesalz eine gewisse Bedeutung zukommt.

Während der therapeutische Effekt einer glutenfreien Diät klinisch erst relativ spät in Erscheinung tritt, kommt es unter ausschließlicher Ernährung mit einer **chemisch-definierten Formeldiät** sehr schnell zu einer Befundbesserung. Dieser zeitliche Unterschied veranlasste zu der Annahme, dass Gluten lediglich die Barrierefunktion der Darmschleimhaut schädigt und so den Durchtritt für andere Proteine erhöht, die letztlich für die Hauterscheinungen verantwortlich sind.

> Eine ausschließliche Ernährung mit chemisch-definierten Formeldiäten ist dann indiziert, wenn wegen Unverträglichkeitserscheinungen eine Dapson-Therapie bei akuter Exazerbation nicht toleriert wird (Lit. bei [32]).

12.5 Acne vulgaris

Ätiologie und Klinik

Die Akne ist eine der häufigsten Hauterkrankungen. Sie entwickelt sich in der Pubertät als Folge der **hormonellen Umstellung** und der hierdurch bedingten Änderung sowohl der Talgdrüsenfunktion als auch der Zusammensetzung ihres Sekretes. Bei gegebener **genetischer Prädisposition** sind weitere Faktoren an der Manifestation beteiligt.

Ob auch bestimmte Lebensmittel und Inhaltsstoffe der Nahrung zu den **Manifestationsfaktoren** zu zählen sind, wird widersprüchlich beurteilt. In der Literatur findet sich eine Vielzahl von Hinweisen auf sog. **aknegene Lebensmittel,** die alle auf Befragungen und der allgemeinen Praxiserfahrung beruhen.

Schüler mit Akne gaben zu 42% an, dass aufgrund ihrer eigenen Erfahrung bestimmte Lebensmittel die Akne begünstigen. An erster Stelle wurden **Fett** und **Schokolade** genannt.

Aufgrund einer umfangreichen Literaturübersicht werden folgende Lebensmittel am häufigsten für die Entstehung und das Ausmaß der Hauterkrankung mitverantwortlich gemacht:

- Schweinefleisch
- Wurst
- Seefisch
- Käse
- Vollmilch
- Schweineschmalz
- Nüsse

- Margarine und andere Speisefette
- gebratene Nahrungsmittel
- Schokolade, Süßigkeiten
- süßes Gebäck
- scharfe Gewürze
- Kaffee
- alkoholische Getränke [14].

Obwohl aufgrund der praktischen Erfahrung immer wieder Schokolade als wesentlicher auslösender bzw. aggravierender Faktor genannt wird, konnte in einer gezielten Untersuchung an 65 Patienten mit Akne durch exzessiven Verzehr von Schokolade weder eine Verschlimmerung der Akne noch eine Änderung in der Zusammensetzung des Hauttalges festgestellt werden (Lit. bei [32]).

Ernährungstherapie

Es gibt weder eindeutige pathobiochemische noch klinische Befunde als Basis für eine allgemein gültige Kostform zur Behandlung der Akne. Aufgrund der Tatsache, dass ein Großteil der Patienten durch Eigenbeobachtung Lebensmittel erkennt, die negativ auf die Hauterkrankung wirken, muss davon ausgegangen werden, dass im Einzelfall die Elimination bestimmter Lebensmittel den Krankheitsverlauf günstig beeinflusst.

12.6 Urtikaria (Nesselsucht)

Ätiologie und Klinik

> Die typische Hauterscheinung der Urtikaria ist die Quaddel. Diese umschriebene, kurzfristig auftretende Schwellung der Haut ist die Folge eines Flüssigkeitsaustritts aus Blutgefäßen ins Gewebe.

Das Bild entspricht der Hautreaktion nach Kontakt mit einer Brennnessel. Die **Quaddelbildung** geht meist mit Brennen und einem Juckreiz einher. Als chronische Urtikaria bezeichnet man Quaddelbildungen, die länger als zwei Wochen bestehen.

Nahrungsmittelallergien können sich, wie bereits bei der intestinalen Nahrungsmittelallergie (➤ Kap. 3.4.10) beschrieben, an verschiedenen Organen manifestieren. Der **häufigste Manifestationsort** ist die Haut, wo die krank machende Überempfindlichkeit unter dem Bild der Urtikaria, des Quincke-Ödems und von Hautjucken in Erscheinung tritt.

Neben den bereits genannten allergischen Reaktionen an der Schleimhaut des Gastrointestinaltrakts können folgende Körperbereiche reagieren:

- Bronchialschleimhaut mit Asthma
- die Augenbindehaut mit einer Konjunktivitis
- die Nasenschleimhaut mit einer Rhinitis
- das Innenohr, besonders im Kindesalter, mit einer serösen Otitis media, gefolgt von Beeinträchtigungen der Hörfunktion [30].

> Allergische Reaktionen finden sich überwiegend an der **Haut** und den **Schleimhäuten,** da diese als Grenzflächenorgane in besonderem Maße mit immunkompetenten Zellen ausgestattet sind.

Das **klinische Bild** pseudoallergischer Reaktionen entspricht dem von allergischen Reaktionen. In Lebensmitteln häufig enthaltene Substanzen, die pseudoallergische Reaktionen auslösen bzw. im Zusammenhang mit der Neurodermitis von Bedeutung sind, wurden bereits in ➤ Kap. 3.4.10 besprochen.

🞣 082 Tsext: Pseudoallergie (Pathophysiologie)

Ernährungstherapie

Bei der Urtikaria gilt es, die für eine Allergie bzw. Pseudoallergie verantwortlichen Lebensmittel bzw. **Substanzen** zu **erkennen,** um sie anschließend, wie bei der intestinalen Allergie besprochen (➤ Kap. 3.4.10), **aus der Kost** zu **eliminieren.**

Bei chronischer Urtikaria kommt es unter einer strengen **Kartoffel-Reis-Wasser-Diät** innerhalb weniger Tage zu Beschwerdefreiheit. Spricht ein Patient innerhalb von fünf Tagen nicht auf diese Maßnahme an, so scheiden Nahrungsbestandteile als auslösende Ursache für die Urtikaria weitgehend aus (Lit. bei [19]) (Nickeldermatitis, ➤ Kap. 3.4.10).

12.7 Sklerodermie

Bei der **progressiv-systemischen Sklerodermie** kommt es in ca. 50% der Fälle zu einer Mitbeteiligung der Gastrointestinalorgane. Die morphologischen und funktionellen Störungen betreffen zu 75% den Ösophagus, zu 50% den Dünndarm, zu 50–70% das Anorektum und je etwa zu 70% Magen und Kolon. Eine Neuropathie des gastrointestinalen Nervensystems hat **Störungen der Peristaltik** zur Folge, die sich in einer Gastroparese, Obstipation und als Folge der langen Verweildauer des Speisebreis im Dünndarm in einer bakteriellen Fehlbesiedelung mit Störung der Nährstoffausnutzung äußern.

Eine wirksame medikamentöse oder diätetische Therapie ist nicht bekannt. Im fortgeschrittenen Stadium muss zur Vermeidung einer Malnutrition parenteral ernährt werden.

12.8 Mangelernährung

Mangel an Vitaminen, Mineralstoffen und Spurenelementen gehen zum Teil mit charakteristischen Hautveränderungen einher. Die wichtigsten sind:
- **Vitamin-A-Mangel:** Vitamin A ist von Bedeutung für die Funktion epithelialer Gewebe (alte Bezeichnung: Epithelschutzvitamin). Der Mangel hat trockene, pigmentierte, hyperkeratotische Haut und Störungen der Schweißdrüsenfunktion zur Folge.
- **Vitamin-C-Mangel:** Wegen der Bedeutung für die Kollagensynthese kommt es bei einem Mangel zu Wundheilungsstörungen, Follikelhyperkeratosen und Gingivitis.
- **Nikotinsäure (Niacin)-Mangel:** Im Organismus kann Niacin und Niacinamid aus der essentiellen Aminosäure Tryptophan dann synthetisiert werden, wenn Vitamin B_6 zur Verfügung steht. Bei tryptophan- und niacinarmer Ernährung entwickelt sich die Pellagra. Insbesondere bei überwiegender Ernährung mit dem tryptophanarmen Mais kann sich eine Pellagra entwickeln (➤ Kap. 1.7.2).

- **Zinkmangel** (➤ Kap. 1.8.3): Das sich bei chronischem Zinkmangel entwickelnde Krankheitsbild der Acrodermatitis enteropathica ist charakterisiert durch Hautveränderungen im Bereich der Körperöffnungen und der Akren. Darüber hinaus finden sich diffuser Haarausfall, Konjunktivitis, Glossitis.

Veränderungen an der Haut sind relativ wenig beachtete Komplikationen **psychogener Essstörungen.** In einer klinischen Studie an 24 Patienten mit Anorexia nervosa (➤ Kap. 11.13.1) fanden sich anteilmäßig folgende Veränderungen:
- Xerose: 58%
- Körpergeruch im Bereich der Haare: 50%
- Veränderungen der Nägel: 46%
- Cheilitis: 42%
- Akne: 42%
- Gingivitis: 33%
- Akrozyanose: 29%
- Hypertrichosis: 25%.

Bei einer Differenzierung nach Subtypen der Erkrankung fanden sich beim bulimischen Typ Körpergeruch, Akne, Gingivitis, Nagelveränderungen und ein generalisierter Pruritus besonders häufig [36].

12.9 UV-induziertes Erythem

Der photooxidative Stress beruht auf der Bildung reaktiver Sauerstoffspezies unter dem Einfluss von UV-Strahlung. Die Folge sind chemische Veränderungen von Lipiden, Proteinen und DNA, die an der Haut unmittelbar nach Einwirkung der Noxe ein Erythem und als Langzeitschädigung eine Beschleunigung der Alterungsvorgänge in der Haut, Malignome etc. und am Auge die Entstehung der Katarakt und der Makuladegeneration verursachen bzw. begünstigen. Das Ausmaß der akuten Schädigung, die Intensität des Erythems, lässt sich, wie in verschiedenen Studien gezeigt werden konnte, durch hoch dosierte orale Zufuhr antioxidativer Vitamine und von Carotinoiden reduzieren. Dies gilt sowohl für eine Kombination der Vitamine C und E [11] als auch für Carotinoide, insbesondere für das in Tomaten reichlich vorkommende Carotinoid Lycopin [35].

12.10 Chronische Wunden (Ulcus cruris, Dekubitus)

Das Ulcus cruris ist ein schlecht heilendes Ulkus im Bereich des Unterschenkels, meist Folge einer Durchblutungsstörung bei chronisch venöser Insuffizienz (Ulcus cruris varicosum). Chronische Unterschenkelgeschwüre finden sich überwiegend im höheren Lebensalter. Die meisten Patienten sind älter als 60 Jahre. Es gibt Hinweise darauf, dass die schlechte Heilungstendenz durch die im Alter häufige Fehlernährung mitbedingt ist [58, 69].

Die einen Dekubitus begünstigende Fehlernährung wurde bereits in ➤ Kap. 2.3 besprochen.

✚ 012 Literatur

13 Erkrankungen des Auges

Die mittlere Lebenserwartung steigt in den westlichen Industrieländern seit Jahrzehnten an. Degenerative Erkrankungen der Herz-Kreislauf-Organe, der Gelenke, des Zentralnervensystems etc. nehmen folglich zu. Am Auge zählen zu den in Zunahme begriffenen degenerativen Erkrankungen die Katarakt und die senile Makuladegeneration. Bei der Hälfte aller 75-Jährigen finden sich Trübungen der Augenlinse. Die Katarakt ist die häufigste Sehstörung im Alter. Eine senile Makuladegeneration findet sich bei etwa 7% aller über 75-Jährigen. In den hoch industrialisierten Ländern ist sie die häufigste Ursache für Erblindung. Beide Erkrankungen bedeuten bereits heute eine erhebliche ökonomische Belastung.

Bei der Entstehung beider Erkrankungen kommt der Ernährung eine wesentliche Bedeutung zu.

13.1 Katarakt (grauer Star)

Ätiologie und Klinik

Linsentrübungen können verschiedene **Ursachen** haben. Am häufigsten ist die Cataracta senilis, der Altersstar, der bei vielen Menschen im 6. Lebensjahrzehnt beginnt. Die Patienten klagen über Nebelsehen, erhöhte Blendempfindlichkeit und zunehmende Sehverschlechterung. Die Entstehung der Katarakt ist multifaktoriell. Freien Sauerstoffradikalen und folglich der Versorgung mit Antioxidanzien kommt hierbei eine zentrale Bedeutung zu.

Die in der Linse unter physiologischen Bedingungen, aber insbesondere bei UV-Licht-Exposition entstehenden **freien Sauerstoffradikale** sind offenbar in erheblichem Maße am Mechanismus der Linsentrübung beteiligt.

Antioxidanzien, wie Vitamin C, E, Carotinoide, Glutathion, Superoxiddismutase, Katalase und die selenabhängigen Glutathionperoxidase, kommt eine wesentliche Schutzfunktion zu.

Die Tatsache, dass die **Vitamin-C-Konzentration** in der Linse höher liegt als im Plasma, spricht für die Bedeutung einer hohen Antioxidanzienkonzentration zur Aufrechterhaltung einer stabilen Struktur der Linsenproteine. Es erfolgt eine Konzentrationssteigerung entgegen einem Konzentrationsgefälle.

> Ergebnisse epidemiologischer Studien sprechen dafür, dass eine optimale Versorgung mit antioxidativen Nährstoffen das Risiko der Kataraktentwicklung verringert.

Eine Auswertung von Daten der Nurses' Health Study ergab, dass Frauen, die über 13–15 Jahre beobachtet wurden und Linsentrübungen aufwiesen, einen niedrigeren Alkoholkonsum hatten als Frauen ohne diese degenerative Veränderung der Linsen.

Subgruppen, wie beispielsweise Frauen unter 60 Jahren, zeigten deutliche und signifikant positive Beziehungen zur Zufuhr an Vitamin C, Carotinoiden und Folsäure. So lag das Risiko einer Linsentrübung bei diesen Frauen, die mehr als 362 mg Vitamin C täglich aufnahmen, im Vergleich zu der Gruppe, die weniger als 140 mg aufnahm um 57% niedriger.

Der ebenfalls in dieser Subgruppe nachweisbare protektive Effekt von Carotinoiden und Folsäure wurde durch Rauchen reduziert bzw. aufgehoben [13].

Aus der Gruppe der Carotinoide kommt Lutein und Zeaxanthin eine zentrale Bedeutung zu. Nur diese beiden Carotinoide finden sich sowohl in der Retina, der Makula als auch in der Linse (Lit. bei [8]), sodass ihnen offenbar eine besondere Schutzfunktion zukommt. In einer Doppelblindstudie an Patienten mit einer senilen Katarakt wurde die Wirkung einer Supplementation mit 15 mg Lutein (6–7 mg pro Tag, entspricht etwa 100 g Spinat), 100 mg Vitamin E oder Placebo dreimal wöchentlich im

13

Zeitraum von 2 Jahren auf das Sehvermögen geprüft. Zu einem positiven Effekt kam es unter Gabe von Lutein, nicht hingegen unter Vitamin E [8].

In einem Teilkollektiv der Harvard Nurses' Health Study wurden bei 479 Frauen im Alter zwischen 52 und 73 Jahren die Ernährungsgewohnheiten mit der Häufigkeit von Linsentrübungen verglichen. Die Prävalenz einer Katarakt war in der Gruppe mit dem höchsten Verzehr von Früchten (im Mittel 3,9 Portionen pro Tag) um 42% geringer als in der Vergleichsgruppe mit nur 1,3 Portionen pro Tag [21]. Zu entsprechenden Ergebnissen kamen weitere Studien [15, 16].

Wahrscheinlich begünstigt auch eine **suboptimale Versorgung mit Vitamin B$_2$** (Riboflavin) die Entstehung der senilen Katarakt (Lit. bei [4]). Auswertungen weiterer epidemiologischer Studien, wie z.B. der „Blue Mountains Eye Study" mit über 2000 Teilnehmern zwischen 49 und 97 Jahren, ergaben weitere Hinweise auf mögliche, die Kataraktentstehung beeinflussende Ernährungsfaktoren. So fanden sich weniger Linsentrübungen bei hohem Verzehr von mehrfach ungesättigten Fettsäuren, Ballaststoffen und Protein, während die Prävalenz mit der Höhe der Gesamtfettzufuhr stieg. Die Höhe der Zufuhr an Vitamin A, β-Carotin und anderen Carotinoiden war mit einer niedrigen Prävalenz assoziiert. Es fanden sich Hinweise darauf, dass eine optimale Zufuhr an Vitamin A, Protein, Niacin, Thiamin und Riboflavin besonders vor einer zentralen Trübung schützt [5].

Da aufgrund epidemiologischer Daten die Kataraktinzidenz in Populationen mit **hohem Milchkonsum** und **hoher Lactasepersistenz** im Erwachsenenalter (> Kap. 3.4.6) besonders hoch ist, wird weiterhin diskutiert, dass die Resorption großer Mengen an Galaktose, insbesondere, wenn sich mit zunehmendem Lebensalter die Aktivität galaktosemetabolisierender Enzyme verringert, die Entwicklung der senilen Katarakt begünstigt [3, 9].

Trotz der genannten epidemiologischen Hinweise auf eine protektive Wirkung antioxidativer Vitamine, von bestimmten Carotinoiden und anderen Nährstoffen fehlen noch eindeutige Ergebnisse von Langzeitstudien, die zu gezielten Ernährungsempfehlungen berechtigen. An den positiven Auswirkungen einer optimalen Versorgung mit Antioxidanzien besteht jedoch kein Zweifel.

13.2 Makuladegeneration

Ätiologie und Klinik

Die senile Makuladegeneration ist in westlichen Industrieländern die **häufigste Erblindungsursache in höherem Lebensalter.**

Frühformen der Makuladegeneration finden sich in 20% bei der Altersgruppe zwischen 65 und 75 Jahren. **Spätformen** mit einem Zentralskotom und einem fortgeschrittenen Visusverlust werden bei etwa 5% der Bevölkerung zwischen dem 75. und 85. Lebensjahr diagnostiziert (Lit. bei [17]).

Die **Ätiologie** ist nicht eindeutig geklärt. Der **genetischen Prädisposition** kommt, wie Familien- und Zwillingsuntersuchungen zeigen, eine wesentliche Bedeutung zu. Ein anerkannter Risikofaktor ist neben dem **hohen Lebensalter** das **Rauchen.**

Obwohl die eindeutige Beweisführung schwierig ist, spricht eine große Zahl an Befunden dafür, dass eine optimale Zufuhr an **antioxidativen Nährstoffen** und **sekundären Pflanzenstoffen** das Erkrankungsrisiko reduziert. Der degenerative Prozess an der Makula wird wesentlich durch die unter Einfluss von UV-Licht gebildeten freien Radikale begünstigt. Sie oxidieren die in der Makula in hoher Konzentration vorkommenden mehrfach ungesättigten Fettsäuren.

Eine hohe Aktivität an Glutathionperoxidase, Superoxiddismutase und Katalase schützt zusammen mit antioxidativen Vitaminen vor Gewebeschädigungen durch die **freien Radikale.**

Die Funktionen der Retina, und hier besonders der Makula, aber auch die der Linse sind gegenüber freien Radikalen besonders vulnerabel. Beide Organe besitzen keine Fähigkeiten zur Regeneration, sodass Schäden im Laufe der Zeit akkumulieren. Zum Schutz der Photorezeptoren kommt es in der Makula zu einer Anreicherung der Carotinoide **Lutein** und **Zeaxanthin,** die sich reichlich in Spinat, Kohlgemüse, grünen Erbsen, Kürbis, manchen Früchten etc. finden. Schon früh fanden sich Hinweise auf einen protektiven Effekt der genannten Lebensmittel (Lit. bei [11]).

In einer amerikanischen Multicenter-Studie wurde die Zufuhr von antioxidativen Vitaminen und von Carotinoiden bei 356 Fällen von Makuladegeneration mit der von 520 gesunden Kontrollpersonen verglichen. Eine hohe Zufuhr der **Carotinoide Lutein und Zeaxanthin**, nicht hingegen von anderen Carotinoiden, insbesondere β-Carotin, ging mit einem vergleichsweise geringen Erkrankungsrisiko einher.

Die Quintile mit der höchsten Aufnahme dieser Carotinoide hatte ein um 43% **geringeres Risiko,** an einer altersbedingten Makuladegeneration zu erkranken, als die Personen in der niedrigsten Quintile.

Keine statistisch signifikanten Einflüsse hatte die Zufuhr an Vitamin A, E und C mit der Nahrung [12].

In der Mehrzahl weiterer epidemiologischer Studien fand sich eine Risikominderung für die Makuladegeneration bei hoher Zufuhr der genannten Carotinoide [1, 14, 19, 16 u.a.].

Von besonderer Aussagekraft sind die Ergebnisse folgender beider Studien: In die Rotterdam-Kohortenstudie wurden in der Zeit von 1990 bis 1993 über 4000 Personen im Alter über 55 Jahren aufgenommen. Nach dem Erheben eines ophthalmologischen Befundes und einer exakten Erfassung der Ernährungsgewohnheiten wurden die Probanden im Mittel 8 Jahre kontrolliert. Während der Beobachtungszeit erkrankten 560 Teilnehmer an einer Makuladegeneration. Probanden, die überdurchschnittlich viel **Vitamin E und Zink** aufnahmen, hatten ein um 8 bzw. 9% reduziertes Erkrankungsrisiko. Die Risikoverringerung war dosisabhängig und lag bei im Mittel 20 mg Vitamin E und 12 mg Zink pro Tag am höchsten. Während für **Lutein und Zeaxanthin** in dieser Studie keine Verringerung des Erkrankungsrisikos nachzuweisen war, zeigte sich ein positiver synergistischer Effekt für eine hohe, über dem Durchschnitt der Kohorte liegende Zufuhr an β-**Carotin, Zink, Vitamin C und E** [20].

Positiv war auch das Ergebnis einer Interventionsstudie an 3640 Patienten im Alter von 55 bis 80 Jahren mit einer bereits vorliegenden Makuladegeneration unterschiedlichen Schweregrades. Die Studienteilnehmer erhielten täglich 500 mg Vitamin C, 400 IE Vitamin E, 15 mg β-Carotin und 80 mg Zinkoxid über einen Zeitraum von durchschnittlich 6,3 Jahren. Es zeigte sich, dass die Gabe von Antioxidanzien in Kombination mit Zink das Fortschreiten der Erkrankung vermindert. Die Autoren kommen zu dem Schluss, dass Personen, die ein erhöhtes Risiko für eine Makuladegeneration haben bzw. bereits betroffen sind, eine Supplementierung mit **Antioxidanzien und Zink** in Erwägung ziehen sollten [2].

Die Konzentration von **Zink** ist in der Makula und anderen Abschnitten des Auges hoch. Dem Spurenelement kommt als Bestandteil von Metalloenzymen, z.B. Retinol-Dehydrogenase und Katalase, eine zentrale Bedeutung im Stoffwechsel der Retina zu.

Studien, in denen die Serum-Konzentration an Vitamin C und E mit dem Risiko, an einer Makuladegeneration zu erkranken, verglichen wurde, kamen zu keinem einheitlichen Ergebnis [18].

Obwohl die Studienergebnisse – bedingt durch methodische Unterschiede bei der Ermittlung von Ernährungsgewohnheiten, nicht ausreichender Berücksichtigung von Begleitfaktoren etc. – nicht einheitlich sind, berechtigen sie zur Annahme, dass eine optimale Zufuhr an **antioxidativen Nährstoffen und sekundären Pflanzenstoffen** das Erkrankungsrisiko und den Verlauf positiv beeinflussen.

Es gibt Hinweise darauf, dass weitere **ernährungsabhängige Faktoren** das Risiko der Makuladegeneration steigern. So z.B.:

- hohe Serum-Cholesterinkonzentration
- Übergewicht
- hoher Fettkonsum (Lit. bei [7]).

Ausgehend von der Annahme, **Alkohol** steigere das Risiko, wurde in NHANES-1 (National Health and Nutrition Examination Survey) die Höhe des Alkoholkonsums mit der Häufigkeit der Makuladegeneration korreliert. Es fand sich, entgegen der Vermutung, ein **protektiver Effekt** ähnlich wie bei der koronaren Herzerkrankung (➤ Kap. 4.4.4). Insbesondere regelmäßiger Alkoholkonsum in Form von Wein ging mit einem um mehr als 50% geringeren Risiko einher [7].

Ernährungstherapie

➤ Kapitel 13.1
✚ 013 Literatur

14 Zahngesundheit und Ernährung

Nährstoffmangel während der Zahnentwicklung kann hypoplastische Veränderungen am Dentin und am Schmelz zur Folge haben. Im Vergleich zum Skelett ist jedoch die Gefahr einer Schädigung durch Mangelernährung während der Entwicklungsphase gering.

14.1 Karies

Ätiologie

Die Zahnkaries ist eine durch mehrere Ernährungsfaktoren (➤ Abb.14.1) mitbestimmte, mikrobielle Erkrankung, die mit einer Zerstörung der Zahnhartsubstanz einhergeht.

Es lassen sich **karieshemmende** und **kariesfördernde Ernährungseinflüsse** unterscheiden.

Die wesentlichen, die Kariesätiologie bestimmenden Faktoren, sind **kariogene Mikroorganismen,** die in den Zahnplaques niedermolekulare Kohlenhydrate abbauen. Hierbei anfallende organische Säuren erzeugen bei ausreichend langer Einwirkung durch Demineralisation Läsionen in der Zahnhartsubstanz. Durch Remineralisation können Schmelzdefekte wieder beseitigt werden.

Karies ist ein zugunsten der Demineralisation verschobenes Gleichgewicht zwischen De- und Remineralisation.

Derzeit nimmt die **Karieshäufigkeit** in westlichen Industrieländern ab.

Die 4. Deutsche Mundgesundheitsstudie (DMS IV) aus dem Jahre 2006 weist darauf hin, dass derzeit 70% der 12-Jährigen ein naturgesundes Gebiss haben (➤ Abb. 14.2). Erwachsene und Senioren behalten ihre eigenen Zähne immer länger und verbessern damit ihre Lebensqualität. Der Erhalt der Zähne bis ins höhere Lebensalter hat zur Folge, dass **Parodontalerkrankungen,** d.h. Erkrankungen des Zahnhalteapparates, zunehmen. An dieser Erkrankung leiden derzeit fast 40% der Senioren.

Die Gründe für den Kariesrückgang sind nicht eindeutig bekannt. Eine bessere **Versorgung mit Fluor** in Kombination mit einer besseren **Mundhygiene** wird als wesentliche Ursache diskutiert.

Bei der Suche nach Ursachen der Karies muss weiterhin berücksichtigt werden, dass es unabhängig von exogenen Faktoren **körpereigene Abwehrmechanismen** gibt, die individuell unterschiedlich ausgeprägt sein können. So hemmen z.B. bestimmte Bestandteile des Speichels die Adhäsion kariogener Bakterien auf der Zahnoberfläche.

Fluorid

Der wesentliche karieshemmende Faktor ist Fluorid. Von Bedeutung sind weiterhin Calcium und Phosphat als Hauptbestandteile der Zahnhartsubstanz. Fluorid ist als **wesentlicher Bestandteil des Schmelzminerals** für die Stabilität des Zahnschmelzes und damit nur für die Resistenz gegenüber kariogenen Noxen verantwortlich.

Der Schmelz kann nur bis zum Zahndurchbruch über Blut- und Gewebeflüssigkeit mit Fluorid versorgt werden. Nach dem Zahndurchbruch erfolgt die Versorgung über die Zahnoberfläche [12, 14].

Die **Bioverfügbarkeit** des mit der Nahrung aufgenommenen Fluorids ist sehr unterschiedlich. Während Fluorid aus Natriumfluoridlösung unter Versuchsbedingungen zu annähernd 100% resorbiert

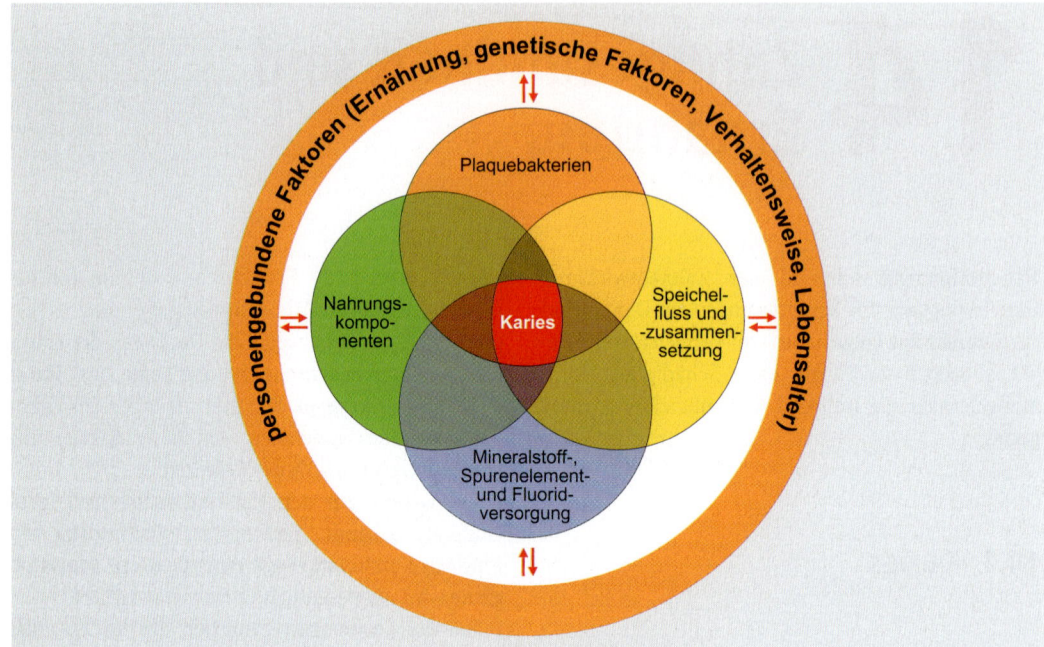

Abb. 14.1 Die Kariesentstehung beeinflussende Faktoren und ihre Interaktionen.

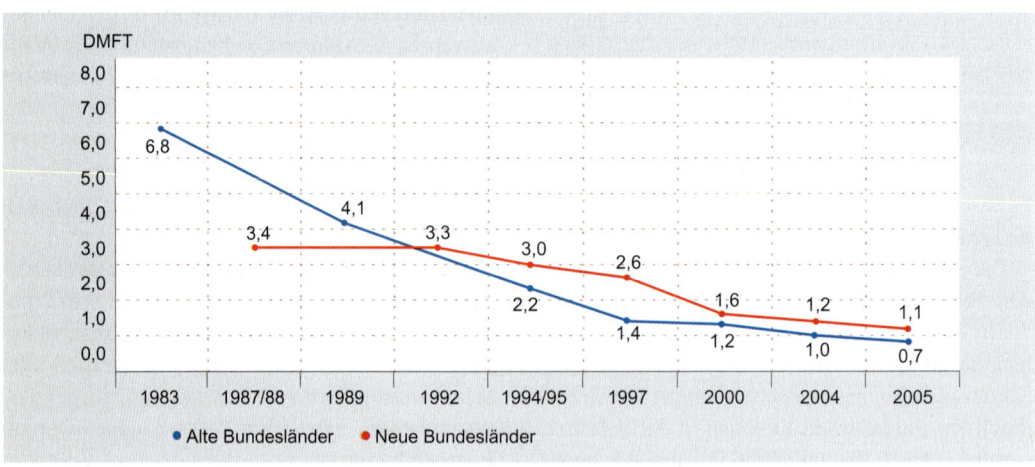

Abb. 14.2 Entwicklung des Kariesindex (DMFT = **D**ecayed, **M**issing, **F**illed **T**eeth) bei den 12-Jährigen von 1983 bis 2005 (nach DMS IV 2006).

wird, beträgt die Resorption beispielsweise aus Knochenmehltabletten nur 6%.

Hierbei spielen die Fluoridbindungen und das gleichzeitige Vorhandensein **resorptionshemmender Nahrungsbestandteile,** wie Aluminium, Magnesium und Calcium, eine entscheidende Rolle. Man kann davon ausgehen, dass etwa 40–70% des mit fester Nahrung aufgenommenen Fluorids resorbiert werden [13].

Von der Deutschen Gesellschaft für Ernährung, der Deutschen Gesellschaft für Mund-, Zahn- und Kieferheilkunde und anderen Organisationen werden je nach Alter 0,25–1,0 mg Fluorid pro Tag empfohlen, wobei sich diese Empfehlung nicht auf Fluorid in fester Nahrung, sondern auf Fluorid im Trinkwasser bzw. in Fluoridsupplementen bezieht.

Von den üblichen Getränken hat insbesondere **schwarzer Tee** einen hohen Fluoridgehalt. Teeaufguss kann bei Verwendung von ca. 1,0 g Tee pro 1 l Wasser bis zu 3 mg Fluorid enthalten.

Das in etwa 80% der Gemeinden der Bundesrepublik Deutschland genutzte **Trinkwasser** hat eine Fluoridkonzentration von maximal 0,25 ppm und ist damit besonders fluoridarm. Diese Befunde zeigen, dass große Teile der Bevölkerung in der Bundesrepublik Deutschland mit Wasser versorgt werden, das keine kariesprophylaktische Wirkung besitzt.

Nur in wenigen Regionen liegen die Konzentrationen mit mehr als 1 ppm über dem als optimal erachteten Bereich. Mit einer **Fluoridierung des Trinkwassers** wäre eine optimale Versorgung mit Fluor und damit ein wesentlicher Beitrag zur Kariesprophylaxe möglich.

In den Leitlinien „Fluoridierungsmaßnahmen zur Kariesprophylaxe" weist die Deutsche Gesellschaft für Zahnerhaltung auf die Speisesalzfluoridierung als kariespräventive Maßnahme hin und empfiehlt generell die Verwendung dieses Salzes [19].

Fluorid entfaltet seine kariesschützende Wirkung in der Mundhöhle durch folgende **Mechanismen:**

* Es **beeinflusst die Plaquebildung,** d.h., die Aggregation und Kohäsion von Mikroorganismen am Zahnschmelz wird gestört.
* Es **hemmt den Zuckerabbau** und damit die Säurereproduktion in den Zahnbelägen.
* Es **„härtet" den Zahnschmelz** durch dessen chemische Umbildung. Durch die Einlagerung von Fluorionen, die gegen Hydroxylionen ausgetauscht werden, wird die Säurelöslichkeit des Zahnschmelzes reduziert.
* Es **fördert die Remineralisation** von Zahnschmelz, das heißt, es versucht zum Teil mit großem Erfolg, Säuretraumen an der Schmelzoberfläche zu heilen [7].

> Bei **unphysiologisch hoher Fluoridzufuhr,** etwa in Gegenden mit einer Fluoridkonzentration im Trinkwasser über 1 ppm kann es zu einer **Dentalfluorose** kommen. Hierbei handelt es sich um Störungen der Ultrastruktur des Schmelzes, die sich während der Schmelzbildungsphase entwickeln.

Je nach Höhe der Fluoridzufuhr gibt es unterschiedliche Schweregrade. Makroskopisch findet man auf der Zahnoberfläche unscharf begrenzte, meist weiße Flecke. Hochgradige Dentalfluorose geht mit einer **Beeinträchtigung der mechanischen Belastbarkeit** des Schmelzes einher.

Kohlenhydrate

Neben dem Fluor kommt den Kohlenhydraten in der Nahrung eine entscheidende Bedeutung bei der **Kariesentstehung** zu.

Auf der Zahnoberfläche findet sich auch nach Reinigung der Zähne ein überwiegend aus grampositiven Streptokokken bestehender **bakterieller Belag,** der sich dann, wenn vergärbare Kohlenhydrate angeboten werden, schnell zu einer sog. **Plaque** entwickelt. Um an der Zahnoberfläche anzuhaften, synthetisieren die Bakterien extrazellulär bestimmte Glucane (aus Glucoseeinheiten linear oder verzweigt aufgebaute Polysaccharide) mit Hilfe des Enzyms Glucosyltransferase. Eine Reihe pflanzlicher Polyphenole, z.B. aus schwarzem Tee, Äpfeln etc., hemmen dieses Enzym und reduzieren so die Haftfähigkeit und damit die Plaquebildung [1].

Die Bakterien einer Plaque nutzen Zucker – neben Saccharose auch Glucose, Fructose, Lactose und Maltose – zur Energiegewinnung, wobei **organische Säuren** (Acetat, Lactat, Propionat etc.) entstehen.

Von den Zuckern hat **Saccharose** die größte Bedeutung, da sie am häufigsten verzehrt wird und zusätzlich die **höchste Kariogenität** besitzt. Streptococcus mutans, der wichtigste Keim in der Plaque, entwickelt bei Gegenwart von Saccharose seine volle Virulenz. In der Plaque finden sich weitere, bisher nur wenig untersuchte Streptokokken, die nicht zur Spezies S. mutans gehören. Sie tolerieren tiefere pH-Bereiche.

Eine Vielzahl epidemiologischer Untersuchungen hat die Bedeutung des Zuckerverzehrs für die Kariesentstehung belegt.

> Es besteht jedoch keine direkte Beziehung zwischen Kariesentstehung und Gesamtmenge des verzehrten Zuckers, sondern nur zu dessen Kontaktzeit mit der Zahnoberfläche, d.h. mit den Bakterien, die Zucker in organische Säuren abbauen.

14

Wegen der Bedeutung der Verweildauer spricht man von der **oralen Zucker-Clearance,** d.h., der Zeit vom Ende der Mahlzeit bis zu dem Zeitpunkt, an dem die Zuckerkonzentration in der Mundhöhle wieder erreicht ist, die vor Beginn der Mahlzeit herrschte.

Diese Clearance hängt von einer Vielzahl von Faktoren ab, wie:
- Gebissbeschaffenheit
- Art der verzehrten Lebensmittel und Speisen, insbesondere ihrer Klebrigkeit
- Speichelsekretion etc. (Lit. bei [14]).

Reicht die **neutralisierende Wirkung des alkalischen Speichels** nicht mehr aus, um auf der Zahnoberfläche einen pH-Wert von mehr als 5,7 zu gewährleisten, so kommt es zu einer **Demineralisation des Schmelzes** und damit zum Beginn der Karies.

Stärke kann von den Plaque-Bakterien nicht abgebaut werden. Erst die nach Hydrolyse durch Speichelamylase entstehende **Maltose** wirkt kariogen.

Gezielte Untersuchungen an Stärkeprodukten, die einer unterschiedlichen **Wärmebehandlung** unterzogen wurden, haben jedoch gezeigt, dass hierdurch die enzymatische Spaltbarkeit von Stärke zu Maltose, Maltotriose, Glucose und niedermolekularen Dextrinen erheblich gesteigert wird.

> Die Spaltprodukte dienen Mikroorganismen der Mundhöhle als Substrat, sodass letztlich die **Kariogenität von stärkereichen Lebensmitteln** durch Wärmebehandlung steigt.

Stärke hat in unverarbeitetem Getreide bzw. Mehl eine semikristalline Struktur, die unter Einfluss von Wärme und Wasser zunehmend in eine **gelatinierte Form** übergeht. In dieser Form ist das Stärkemolekül enzymatisch wesentlich besser spaltbar.

Lange Zeit wurde die Frage der Kariogenität von Stärke im Vergleich zu Zucker kontrovers diskutiert. Inzwischen steht fest, dass auch Stärke, insbesondere dann, wenn das stärkehaltige Lebensmittel aufgrund hoher Haftfähigkeit lange in der Mundhöhle verweilt, in erheblichem Maße kariogen wirkt. Mit einer Methode, die es erlaubt, nach dem Verzehr eines Lebensmittels qualitativ und quantitativ den Stärkeabbau bis hin zu den organischen Säuren zu messen, wurde gezeigt, dass die Säureproduktion

nach dem Verzehr von Zucker nach 30 Minuten signifikant absinkt und nach maximal einer Stunde abgeschlossen ist, während sie nach dem Verzehr von stärkehaltigen Lebensmitteln wesentlich länger, weit über zwei Stunden bestehen bleibt. Die potentielle Kariogenität der Stärke war abhängig von der Herkunft. Kartoffel- und Weizenstärke waren z.B. wirksamer als Maisstärke [8].

Wie groß die Bedeutung von lang andauerndem und häufigem Kontakt der Zahnoberfläche mit bakteriell abbaubaren Kohlenhydraten ist, zeigt die **frühkindliche Karies,** auch als **„Zuckertee-Karies"** bezeichnet, die sich dann entwickelt, wenn Kleinkinder unkontrolliert mit Zucker gesüßten Tee über die Saugerflasche aufnehmen.

Ein weiteres Beispiel ist die sog. **„Bäckerkaries",** eine bei Bäckern häufig beobachtete Gebisszerstörung als Folge des berufsbedingten häufigen Zuckerverzehrs.

Untersuchungen an keimfreien Tieren zeigen, dass nicht der Kontakt der Zahnoberfläche mit Kohlenhydraten, sondern nur die beim bakteriellen Abbau entstehenden **organischen Säuren** den Zahnschmelz zerstören. Ohne Bakterien in der Mundhöhle lässt sich auch bei regelmäßigem Verzehr von Zucker keine Karies auslösen.

Obwohl die Bedeutung von Zucker für die Kariesentstehung als ausreichend gesichert gilt, weisen neuere epidemiologische Untersuchungen darauf hin, dass die **Höhe des Zuckerverzehrs** die Karieshäufigkeit in einer Population nicht ausreichend erklärt. In den westlichen Industrieländern lässt sich, wie bereits erwähnt, seit Mitte der 70er Jahre des vorigen Jahrhunderts ein zum Teil deutlicher Rückgang der Karieshäufigkeit beobachten, obwohl der Zuckerverzehr konstant und zum Teil sogar steigend ist.

Diese Befunde sprechen dafür, dass der seit Jahren **besseren Versorgung mit Fluoriden** und der **besseren Mundhygiene** eine größere Bedeutung zukommt als dem Zuckerkonsum. Über fluoridhaltige Zahnpasten, Kaugummis, Gelees etc. werden heute hohe Fluoridkonzentrationen mit der Zahnoberfläche in Kontakt gebracht.

Hierdurch kommt es zu **kariesverhütenden Remineralisationen** bei beginnender Karies und zu **Schmelzhärtungen,** die in erheblichem Maße das Kariesrisiko verringern [17].

Organische Säuren

Auch die in **Früchten** und **Fruchtsäften** zum Teil in relativ hoher Konzentration vorkommenden organischen Säuren besitzen ein **Demineralisationspotential.**

> Die Fähigkeit, Mineralstoffe aus der Zahnsubstanz zu lösen, ist bei Zitronen- und Apfelsäure besonders hoch und übersteigt die Aggressivität der von Plaque-Bakterien produzierten Säuren [4].

Zu Säureerosionen kommt es auch beim wiederholten Kontakt der Zähne mit **Magensäure.** Dies ist von großer praktisch-klinischer Bedeutung bei häufigem Erbrechen wie etwa der Bulimie (➤ Kap.11.13.2).

Weitere Nahrungsbestandteile

Während negative Einflüsse der Ernährung auf die Plaquebakterien und die hieraus resultierende Förderung der Kariesentstehung umfangreich untersucht wurden, ist die Kenntnis positiver Einflüsse von Nahrungsbestandteilen auf die Plaquemikroorganismen vergleichsweise gering.

Es konnte gezeigt werden, dass der **antikariogene Effekt von Käse** nicht nur auf dem hohen Gehalt an Calcium, sondern auch auf einer Stimulation der Speichelsekretion und einer Hemmwirkung auf das Wachstum der Plaquebakterien beruht (Lit. bei [6]).

Eine antikariogene Wirkung durch Hemmung des Wachstums von Mikroorganismen im Biofilm der Zahnoberfläche fand sich auch unter dem Einfluss von **Extrakten aus Kaffee und schwarzem Tee.** Untersucht wurden weiterhin **Polyphenole aus Kakao.** Sie hemmen das Wachstum sowie die Säureproduktion von Streptococcus mutans. Weiterhin wirken sie hemmend auf gramnegative Keime bei der Gingivitis [21].

Remineralisation

Im Vordergrund des Interesses stehen die die Kariesentstehung fördernden Einflüsse der Ernährung, während die antikariogenen Inhaltsstoffe der Nahrung, abgesehen vom Fluorid, nur wenig diskutiert werden. So schwinden beispielsweise durch **Remineralisation** die oberflächlichen Läsionen dann wieder, wenn ein Gleichgewicht zwischen der De- und Remineralisation hergestellt wird.

> Der Verzehr von Käse fördert die Remineralisation.

Neben dem hohen Gehalt an Calcium und Phosphat werden hierfür auch der hohe Anteil an Fett und Casein verantwortlich gemacht (Lit. bei [17]). Weiterhin finden sich in Milch und Käse bestimmte Caseinopeptide, die hemmend auf die Adhäsion von Streptokokken an der Zahnoberfläche wirken [15], sodass neben der Remineralisation auch die bakterielle Säurebildung auf der Zahnoberfläche reduziert wird.

In Untersuchungen an gesunden Versuchspersonen konnte gezeigt werden, dass der nach Verzehr von Zucker niedrige pH-Wert in der Plaque dann schnell wieder in den neutralen Bereich zurückkehrt, wenn Käse gekaut wird. Weiterhin konnte gezeigt werden, dass Käse den Speichelfluss stimuliert und sowohl den Speichel-pH-Wert innerhalb von 2 Minuten auf etwa 7,5 wie auch die Calciumkonzentration in der Plaque erhöht (Lit. bei [6]).

14.2 Parodontalerkrankungen

Auch die entzündlichen Parodontalerkrankungen entstehen unter dem Einfluss der Mikroorganismen in der Plaque und sind folglich von der Ernährung abhängig.

So eindeutige Beziehungen zum Zuckerkonsum wie bei der Karies lassen sich jedoch nicht nachweisen. Entzündungen des Zahnfleisches (**Gingivitis und Parodontitis**) werden offenbar durch einen Mangel bzw. eine suboptimale Versorgung mit **Vitamin C** begünstigt.

Niedrige Ascorbinsäurekonzentrationen im Gewebe gehen mit ungenügender Bildung von Kollagen und einer herabgesetzten chemotaktischen Aktivität der polymorphkernigen Leukozyten einher. Durch Optimierung der Vitamin-C-Konzentration kann die Abheilung solcher entzündlichen Zahnfleischerkrankungen begünstigt werden [2, 9, 10].

Die **chronische Parodontitis** geht mit einer Erhöhung der Serum-Konzentration von C-reaktivem Protein (CRP) und weiterer Biomarker für entzündliche Reaktionen einher. In einer Reihe von Studien fand sich eine positive Beziehung zwischen der Höhe der CRP-Konzentration als Folge einer Parodontitis und einer kardiovaskulären Erkrankung auf dem Boden einer Arteriosklerose [20]. CRP gilt als gesicherter Risikofaktor für arteriosklerotisch bedingte kardiovaskuläre Erkrankungen.

Nach erfolgreicher nicht chirurgischer Behandlung der Parodontitis kam es zu einer Abnahme der Serum-Konzentration von CRP und Interleukin-6 [18].

Als weiterer Hinweis auf einen Kausalzusammenhang zwischen der chronischen Entzündung im Bereich des Zahnfleisches und der Koronarsklerose fanden sich bei 263 Patienten mit einer angiographisch gesicherten Koronarsklerose im Vergleich zu gesunden Kontrollen signifikant häufiger pathogene Keime im subgingivalen Biofilm [22].

- beim Proteinabbau anfallende flüchtige Schwefelverbindungen
- kurzkettige Fettsäuren.

Die genannten geruchsaktiven Gase werden vermehrt bei mangelnder Mundhygiene und bei der Besiedelung von **Parodontaltaschen mit gramnegativen anaeroben Bakterien** gebildet.

An der Bildung unerwünschter Gase können auch Bakterienbeläge auf dem hinteren Drittel der Zunge beteiligt sein.

Dem Speichel kommt eine entscheidende Bedeutung bei der **Regulierung der bakteriellen Besiedelung** der Mundhöhle zu. Unzureichende Speichelproduktion (Xerostomie) im hohen Alter, als Medikamentennebenwirkung oder nach Röntgenbestrahlung der Speicheldrüsen geht oft mit bakterieller Fehlbesiedelung und Geruchsbildung einher.

Dafür, dass Erkrankungen und Funktionsstörungen des Magens bei der Entstehung der Gase eine Bedeutung zukommt, gibt es keine Belege. Lediglich große, **mit Speiseresten gefüllte Divertikel** und zerfallende Tumoren können selten die Ursache einer Halitose sein.

✚ 014 Literatur

14.3 Halitose

Schlechter Mundgeruch (Halitose) entsteht in über 90% der Fälle durch die **bakterielle Zersetzung organischer Substanzen** in der Mundhöhle. Die größte Rolle spielen dabei:

KAPITEL 15

Schwangerschaft und gynäkologische Erkrankungen

15.1 Ernährung in Schwangerschaft und Stillzeit

Schwangere und stillende Frauen sind eine der am meisten durch Mangel- und Fehlernährung gefährdeten Gruppen einer Gesellschaft. Fehlernährung während der Schwangerschaft begünstigt die Entstehung von Erkrankungen der Schwangeren, steigert das Risiko von Komplikationen der Schwangerschaft sowie der normalen Entwicklung des Fetus und prägt pränatal bereits das Risiko für Erkrankungen des Neugeborenen im Erwachsenenalter (fetale Programmierung) wie z.B. für die Adipositas oder Hypertonie (➤ Kap. 4.1.2). Sowohl Mangelernährung als auch eine über dem Bedarf liegende Energiezufuhr müssen vermieden werden.

Die physiologische Adaptation während Schwangerschaft und Stillzeit geht mit Änderungen des Energie- und Nährstoffbedarfes einher. Um einen normalen Schwangerschaftsverlauf und eine optimale fetale Entwicklung zu gewährleisten, sollten folgende Empfehlungen beachtet werden.

Energiebedarf, Makronährstoffe

> Der Mehrbedarf an Energie ab der 2. Schwangerschaftshälfte wird mit 250–300 kcal / Tag angegeben. In der Stillzeit kann der Mehrbedarf auf maximal 1000 kcal / Tag steigen.

Die ideale Gewichtszunahme sollte abhängig vom Ausgangsgewicht der Frau zwischen 7 und 18 kg liegen: die geringste Zunahme von 7 bis 11,5 kg bei adipösen Frauen (BMI > 26), die stärkste Zunahme von 12,5 bis 18 kg bei Frauen mit niedrigem Gewicht (BMI < 19,8). Für Frauen mit einem BMI zwischen 19,8 und 26 wird eine mittlere Zunahme zwischen 11,5 und 16 kg empfohlen.

Der **Proteinbedarf** steigt erst ab dem 4. Schwangerschaftsmonat über die Norm von 0,8 g / kg Körpergewicht an. Der Mehrbedarf wird mit 10 g / Tag angegeben. In der Stillphase liegt der Mehrbedarf in Abhängigkeit von der sezernierten Milchmenge bei maximal 15 g / Tag.

Bei der physiologischen Hyperlipidämie während der Schwangerschaft sollte die **Fettzufuhr** moderat sein. Wichtiger als die Quantität ist die Qualität des Nahrungsfettes. Auf eine ausreichende Zufuhr an ω-3-Fettsäuren, insbesondere an Docosahexaensäure (DHA) sollte geachtet werden. Die Bedeutung der DHA für die Entwicklung des Zentralnervensystems, sowohl in der pränatalen als auch während der Stillphase, wurde an anderer Stelle besprochen (➤ Kap. 1.3.7 und ➤ 11).

Hoher Konsum von Fisch oder die orale Gabe eines DHA-Supplements reduzieren die Zahl von Frühgeburten und die Häufigkeit eines niedrigen Geburtsgewichtes. Eine hohe DHA-Aufnahme während des letzten Trimenons verlängert die Dauer der Schwangerschaft [10, 14]. Die „Perinatal Lipid Nutrition Group" (PeriLip) empfiehlt Frauen mit typisch westlichem Ernährungsverhalten, bei denen das Risiko einer zu geringen Versorgung mit DHA besteht, während der Schwangerschaft und Stillzeit eine durchschnittliche Zufuhr von ca. 200 mg DHA pro Tag.

Wasser

Die D-A-CH-Referenzwerte [11] empfehlen für Schwangere im Mittel eine Wasserzufuhr in Form von Getränken von 1470 ml und von fester Nahrung von 890 ml / Tag. Die entsprechenden Werte für Stillende liegen bei 1710 bzw. 1000 ml / Tag.

Das **Plasmavolumen** nimmt während der Schwangerschaft zu. Es kommt zu einer Hämodilution mit Abnahme der Hämoglobinkonzentration im Blut. Hierdurch wird die Plazentadurchblutung erleichtert.

Die nicht seltene Neigung zur **Ödembildung** in der Schwangerschaft hat keinen Krankheitswert. Auf die Wassereinlagerung bei Gestose wird später eingegangen.

Mikronährstoffe

Die D-A-CH-Referenzwerte für die tägliche Zufuhr an Mikronährstoffen finden sich in ➤ Tabelle 15.1. Die hormonelle Regulation des Calciumstoffwechsels während der Schwangerschaft und Stillzeit wurde in den ➤ Kapiteln 1.8 und ➤ 8.1 besprochen.

Da bei geringem Verzehr von Milch und Milchprodukten die optimale **Calciumzufuhr** meist nicht erreicht wird, sollten Calciumsupplemente empfohlen werden, zumal bekannt ist, dass eine hohe Calciumzufuhr den Blutdruck günstig beeinflusst und das Gestoserisiko senkt.

Der Bedarf an **Eisen** ist in der Schwangerschaft deutlich erhöht. Die empfohlene tägliche Zufuhr von 30 mg wird oft nicht erreicht. Sinkt die Hämoglobinkonzentration unter 11 g / dl, so muss in erster Linie an ein Eisendefizit gedacht werden. Wegen der bereits genannten Hämodilution liegt die untere Normgrenze der Hämoglobinkonzentration in der Schwangerschaft relativ niedrig. Eine orale Eisensupplementation ist dann angezeigt, wenn durch optimale Zufuhr von Eisen mit guter Bioverfügbarkeit keine ausreichende Hämoglobinkonzentration zu erreichen ist.

Eine optimale Deckung des **Jodbedarfs** (D-A-CH-Referenzwerte für die Schwangerschaft 230 µg und 260 µg / Tag für die Stillphase) ist von großer Wichtigkeit für die intrauterine sowie die Entwicklung in der Säuglingsphase. Wesentliche Gründe für den hohen Bedarf sind die vermehrte Jodausscheidung über die Niere während der Schwangerschaft und die Entnahme von Jod aus dem mütterlichen Blut durch den Fetus, der ab der 12. Schwangerschaftswoche Schilddrüsenhormone synthetisiert. Ein Mangel an Schilddrüsenhormon während der intrauterinen Entwicklung beeinträchtigt die körperliche und mentale Entwicklung des Kindes, begünstigt Fehl- und Totgeburten etc. Der Arbeitskreis Jodmangel empfiehlt während Schwangerschaft und Stillzeit die Verwendung von jodiertem Speisesalz und hiermit hergestellte Produkte, den Verzehr von Seefisch und die Einnahme einer Jodidtablette (100 µg) täglich.

Der in manchen Regionen nicht seltene **Zinkmangel** (➤ Kap. 1.8) begünstigt Fehlbildungen und wirkt hemmend auf die Entwicklung des Zentralnervensystems.

Abgesehen von Pantothensäure und Biotin finden sich in den D-A-CH-Referenzwerten höhere Zufuhrempfehlungen für alle **B-Vitamine, Vitamin C und die fettlöslichen Vitamine A und E.** Es kann davon ausgegangen werden, dass bei einer Ernährung nach den Empfehlungen der DGE (➤ Kap. 2) auch während der Schwangerschaft und Stillzeit der Mehrbedarf an Vitaminen gedeckt wird.

Wegen teratogener Eigenschaften hoher über dem Bedarf liegender Dosen an Vitamin A muss eine deutlich über dem Bedarf liegende Zufuhr vermieden werden. Zu einer solchen Überdosierung könnte es bei häufigem Verzehr von Leber kommen. Da der Vitamin-A-Gehalt der Leber von Schlachttieren großen Schwankungen unterliegt, könnte bei hohem Verzehr die kritische Zufuhrmenge überschritten werden. Deshalb hat das Bundesgesundheitsamt bereits vor Jahren Frauen im konzeptionsfähigen Alter vor dem Verzehr gewarnt. Nach allgemeiner Ansicht

Tab. 15.1 Empfehlungen für die tägliche Zufuhr an Mikronährstoffen ab dem 4. Schwangerschaftsmonat [11].

Nährstoff	Empfohlene Zufuhr pro Tag
Calcium	1000 mg
Eisen	30 mg
Jod	230 µg
Zink	10 mg
Vitamin A	1,1 mg Retinoläquivalente
Vitamin D	5 µg
Vitamin E	13 mg
Vitamin K	60 µg
Vitamin B$_1$	1,2 mg
Vitamin B$_2$	1,5 mg
Niacin	15 mg
Vitamin B$_6$	1,9 mg
Folsäure	600 µg Gesamtfolat
Vitamin B$_{12}$	3,5 µg
Vitamin C	110 mg

sind jedoch kleine Mengen, bis zu 2 Portionen von maximal 75 g pro Woche, unbedenklich. Bei bestehender Schwangerschaft kann Leber ab dem zweiten Trimenon verzehrt werden.

Die größte klinische Bedeutung hat eine optimale Versorgung mit **Folsäure** zur Vermeidung von Fehlbildungen, insbesondere des **Neuralrohrdefekts.**

Diese Fehlbildung gehört zu den häufigsten und schwerwiegendsten. Nachdem eine Vielzahl von Untersuchungen einen Kausalzusammenhang zwischen Folsäuremangel und dieser Fehlbildung wahrscheinlich gemacht hatte, wurde die **Bedeutung der Folsäure** für die Vermeidung von Neuralrohrdefekten in prospektiven kontrollierten Studien bewiesen.

So wurden beispielsweise aus 33 Zentren in 7 Ländern 1817 Frauen ausgewählt, bei denen wegen einer vorangegangenen Fehlbildung in einer erneuten Schwangerschaft ein erhöhtes Risiko für einen Neuralrohrdefekt bestand. Mittels Zufallsverteilung wurden vier Gruppen gebildet, die entweder 4 mg Folsäure pro Tag, eine Mischung der Vitamine A, D, B_1, B_2 oder ein Placebo erhielten.
Bei 1195 erneuten Schwangerschaften wurden 27 Neuralrohrdefekte beobachtet, hiervon 6 in einer Folsäuregruppe und 21 in den beiden anderen Gruppen, die keine Folsäure erhielten. Das entspricht einem 72%igen protektiven Effekt der Folsäuresubstitution. Nachweisbare Schädigungen durch die hohe Folsäuregabe traten nicht auf.
Die Autoren kommen zu dem Schluss, dass Folsäuregaben, noch vor einer Schwangerschaft, dann indiziert sind, wenn es bei einer vorausgegangenen Schwangerschaft zu einer fehlgebildeten Frucht kam [21].
Inzwischen ist die Bedeutung von Folsäure zur Vermeidung von Neuralrohrdefekten allgemein anerkannt.

In Deutschland werden jährlich etwa 800 Kinder mit einem Neuralrohrdefekt geboren. Mindestens die Hälfte dieser Fehlbildungen könnte durch eine verbesserte Versorgung der Mütter mit dem B-Vitamin Folsäure verhindert werden.

Das Neuralrohr schließt sich während der Embryonalentwicklung zwischen dem 22. und 28. Tag der Schwangerschaft und somit noch **bevor die Schwangerschaft bekannt ist.** Aus diesem Grunde muss schon vor einer möglichen Schwangerschaft auf eine adäquate Folsäureversorgung geachtet werden.

Es wird deshalb empfohlen, dass Frauen mit Kinderwunsch zusätzlich zur normalen Nahrung pro Tag 0,4 mg Folsäure in Form einer Tablette einnehmen.

Ein Supplement wird deshalb empfohlen, weil eine entsprechende Folsäureaufnahme mit folsäurereichen Lebensmitteln nur schwer zu realisieren ist [13, 23].

Bestimmungen der Folsäuremetaboliten im Harn Schwangerer ergaben einen signifikanten Anstieg der Abbauprodukte im zweiten Trimenon mit Rückkehr zur Norm nach der Entbindung. Aufgrund der vermehrten Ausscheidung errechnet sich ein **Mehrbedarf an Folsäure** von etwa 200–300 µg / Tag für schwangere Frauen [20].

Frauen, die bereits ein Kind mit Neuralrohrdefekt haben, sollten vor einer erneuten Schwangerschaft präventiv Folsäure in Höhe von 4 mg pro Tag supplementieren.

Das Risiko, dass aufgrund von Unkenntnis und mangelnder Sorgfalt die empfohlene Folsäureprophylaxe nicht erfolgt, ist groß.

Die Food and Drug Administration der **USA** hat, ausgehend von der Schwere der Fehlbildungen und der Tatsache, dass ein Folsäuredefizit zusätzlich auch das Risiko von Herz-Kreislauf-Erkrankungen steigert (> Kap. 4.4.4), die **Anreicherung von Mehl** für Back- und Teigwaren sowie Reis mit Folsäure angeordnet. Hiermit ist eine Optimierung der Folsäureversorgung in hohem Maße gewährleistet.

Gewarnt wird vor Multivitaminpräparaten, da die Nebenwirkungen der anderen Vitamine nicht abgeschätzt werden können [1].

In ihrem Jahresbericht 2006 weist die Deutsche Gesellschaft für Ernährung (DGE) darauf hin, dass fast alle Deutschen zu wenig Folat mit der Nahrung, d.h. weniger als 400 µg Folatäquivalente / Tag aufnehmen. Daher empfiehlt die DGE die Anreicherung von Bäckermehl der Type 550 und 630, um zuverlässig die Folatversorgung flächendeckend zu verbessern und zeitnah einen Beitrag zur Senkung der Neuralrohrdefekte zu leisten.

Beim Verschluss des Neuralrohrs, der bereits sehr früh, etwa 4 Wochen nach der Konzeption erfolgt, kann es neben der Spina bifida auch zu einer Meningozele, einer Anenzephalie und weiterer Fehlentwicklungen im Zentralnervensystem kommen. Hinweise gibt es auch darauf, dass ein Defizit an Folsäure Fehlbildungen außerhalb des Nervensystems, wie z.B. Lippen-, Kiefer- und Gaumenspalten und angeborene Herzfehler, begünstigt (Lit. bei [28]).

Bei den sinnvollen Bemühungen um eine Anreicherung des Mehls mit Folsäure zur Optimierung der Bedarfsdeckung an diesem Vitamin und zur Vermeidung von Fehlbildungen müssen Ergebnisse neuerer Studien bedacht werden, die gezeigt haben, dass eine über dem Bedarf liegende Zufuhr wahrscheinlich das Risiko der Karzinomentstehung, besonders des Mammakarzinoms, begünstigt (➤ Kap. 16) (Lit. bei [15]).

15.2 Funktionen der Gastrointestinalorgane und des Stoffwechsels

Die **hormonelle Umstellung** während der Schwangerschaft geht mit Änderungen von Funktionen der Gastrointestinalorgane und des Stoffwechsels einher, die bei der Ernährung zu berücksichtigen sind.

Eine **Gingivahyperplasie** kann Zahnfleischblutungen und Gingivitis mit Beschwerden beim Kauen zur Folge haben.

Das Schwangerschaftschutzhormon Progesteron, das den Uterus ruhig stellt, **dämpft** auch **die Motilität** von Magen, Gallenblase, Dünn- und Dickdarm. Darüber hinaus wird der **Tonus des unteren Ösophagussphinkters herabgesetzt.** Eine Reihe gastrointestinaler Beschwerden, die zum Teil im Zusammenhang mit der Nahrungsaufnahme stehen, werden hierdurch erklärt, so z.B. das im letzten Drittel der Schwangerschaft häufige **Sodbrennen** als Folge eines gastroösophagealen Refluxes (➤ Kap. 3.2.1).

Die in der Schwangerschaft häufig auftretende **Übelkeit** und das **Völlegefühl** sind durch Motilitätsstörungen des Magens und Dünndarms mitbedingt.

Folge der vermehrten Progesteronsekretion ist darüber hinaus die in der Schwangerschaft häufige **atonische Obstipation.**

> Der Obstipation kann durch eine ballaststoffreiche Kost und reichlich Flüssigkeitszufuhr vorgebeugt werden.

Während es in der Frühschwangerschaft in etwa 70–80% der Fälle zu Übelkeit und Erbrechen kommt, entwickelt sich eine **Hyperemesis gravidarum,** d.h. nicht beeinflussbares Erbrechen und Übelkeit mit Wasser- und Elektrolytimbalance, Gewichtsabnahme und unzureichender Deckung des Nährstoffbedarfes, bei etwa 2% aller Schwangerschaften.

Lässt sich das Erbrechen nicht medikamentös beeinflussen, so sind mit Hilfe der **künstlichen Ernährung** eine Korrektur der Wasser- und Elektrolytimbalance und eine Beseitigung der Ketose angezeigt [24].

Insbesondere im ersten Schwangerschaftsdrittel ist die **Insulinsekretion** gesteigert. Auf eine ausreichende Kohlenhydratzufuhr muss deshalb, zur Vermeidung hypoglykämischer Reaktionen, geachtet werden.

Die besonders in der zweiten Schwangerschaftshälfte einsetzende **Zunahme des Körpergewichts** ist sowohl durch eine Zunahme des Gesamtkörperwassers als auch durch das Gewicht des Fetus, des Fruchtwassers, der Plazenta und des vergrößerten Uterus bedingt.

Zusätzlich nehmen auch die **Fettdepots** um etwa 1,5–3,5 kg zu. Diese Energiereserve wird durch den zusätzlichen Energiebedarf von etwa 2930–4200 kJ / Tag (700–1000 kcal) während der Stillzeit wieder mobilisiert [22].

Der Anstieg des Körpergewichtes ist weiterhin, wie bereits besprochen, durch eine hormonell ausgelöste Zunahme des Gesamtkörperwassers bedingt. Dies gilt auch für die sog. **Schwangerschaftsödeme,** bei deren Auftreten eine Flüssigkeitsrestriktion nicht indiziert ist.

Im Einzelfall kann die Wasserretention durch gelegentliche Obst-Reis-Tage und eine Kochsalzrestriktion verringert werden. Gaben von Diuretika sind kontraindiziert.

Ein **normales Körpergewicht** verringert die Rate an Komplikationen während der Schwangerschaft, wie die Werte in ➤ Tabelle 15.2 demonstrieren. Zusätzlich liegt bei normalem Körpergewicht die Zahl der Komplikationen während der Geburt und im Wochenbett niedriger als bei Adipösen (Lit. bei [16, 17]).

Tab. 15.2 Mittlererprozentualer Anteil an Komplikationen während der Schwangerschaft bei normalgewichtigen (n) und fettsüchtigen (f) Frauen (nach [2]).

	n	f
Ödeme, Varizen	18,3	48,9
Hypertonus	7,8	32,5
Gestose	2,4	21,2
Diabetes, Glucosurie	5,2	10,3
Thrombose	5,5	10,1
Albuminurie	3,7	13,9
Blutungen in der Schwangerschaft	5,9	8,6

Alkohol

In der Frühschwangerschaft kann vermehrter Alkoholkonsum den Fetus schädigen (**embryofetales Alkoholsyndrom,** ➤ Kap. 1.9). Während der gelegentliche mäßige Alkoholkonsum nach dem 3. Schwangerschaftsmonat als unproblematisch angesehen wird, ist es – da exakte Daten über bereits schädigende Alkoholdosen fehlen – empfehlenswert, vor der Konzeption und in der Frühschwangerschaft alkoholische Getränke **konsequent zu meiden.**

Alkohol steigert darüber hinaus die Rate an **Fehlgeburten.**

Während einige Studien bereits für eine Erhöhung der Abortrate unter moderatem Alkoholkonsum (etwa ein alkoholisches Getränk pro Tag) sprechen, konnte an großen Fallzahlen von mehr als 5000 Schwangerschaften erst ab drei alkoholischen Getränken pro Woche während des ersten Trimenons eine erhöhte Rate an Fehlgeburten festgestellt werden [25].

Coffein

Eine für die Praxis wichtige Frage betrifft den Einfluss des Kaffeekonsums auf die Schwangerschaft. Die US Food and Drug Administration empfahl 1980 schwangeren Frauen, den Kaffeekonsum zu reduzieren.

Es gibt Hinweise darauf, dass intensives Kaffeetrinken **niedrige Geburtsgewichte** zur Folge hat.

Die Halbwertszeit für Coffein beträgt bei nicht schwangeren Frauen 2,5 bis zu 4,5 Stunden. Sie verlängert sich in der letzten Schwangerschaftsphase.

Coffein passiert die Plazenta und erhöht die Katecholaminsekretion des Fetus, wodurch die Gefäßkontraktion gesteigert wird. Die hierdurch bedingte Hypoxie führt möglicherweise zu einer Beeinträchtigung des Wachstums (Lit. bei [27]).

In einer großen Studie an über 1200 Schwangerschaften wurde dies bestätigt. Unter Berücksichtigung aller anderen möglichen Einflussfaktoren ergab sich dann eine intrauterine **Wachstumsverzögerung,** wenn pro Tag mehr als 300 mg Coffein in Form von Kaffee aufgenommen wurden [12]. In einer weiteren Studie ergab sich eine signifikant höhere Rate von **Fehlgeburten** bei einer Coffeinzufuhr von mehr als 120 mg / Tag im Vergleich zu einer nur geringen Aufnahme von 48 mg / Tag.

In manchen Studien konnte gezeigt werden, dass das Geburtsgewicht Neugeborener von Frauen mit einem Coffeinkonsum von mehr als 300 mg / Tag im Vergleich zu dem von Frauen mit geringerem Konsum um 100–200 g niedriger liegt (1 Tasse Kaffee enthält je nach Zubereitung 60–200 mg, 1 Tasse Instantkaffee 40–140 mg Coffein).

Es gibt Hinweise auf eine mögliche Fehlbeurteilung des Coffeinkonsums bei der Interpretation epidemiologischer Studien. Bei Frauen mit Übelkeit in der Frühschwangerschaft ist die Rate an Fehlgeburten geringer. Andererseits wird der Kaffeekonsum von diesen Schwangeren wegen der Übelkeit eingestellt bzw. reduziert.

Bei der Beurteilung eines möglichen Zusammenhangs zwischen Coffeinzufuhr und Körpergewicht der Neugeborenen, der Schwangerschaftsdauer, der Zahl an Frühgeburten etc. müssen weiterhin eine Reihe von Begleitfaktoren berücksichtigt werden. Hoher Kaffeekonsum ist überdurchschnittlich häufig mit hohem Alkohol- und Zigarettenkonsum sowie einem niedrigen Bildungsstand vergesellschaftet.

Unterernährung

Unterernährung verzögert die Menarche und die Ovulation. Hochgradiger Gewichtsverlust wie etwa bei der Anorexia nervosa (➤ Kap. 11.13.1) geht mit einer **Amenorrhö** und folglich Sterilität einher. Auch bereits weniger ausgeprägter Gewichtsverlust, etwa bei Einhalten einer Reduktionskost, kann eine Amenorrhö zur Folge haben.

In dem Maße, in dem der BMI sinkt, steigt das **Risiko der Infertilität.** Die Fruchtbarkeit ist bei einem BMI im oberen Normbereich am höchsten.

In Notzeiten mit hochgradiger Unterernährung sinkt die Fertilität in der Gesamtbevölkerung, die Geburtsgewichte sind niedrig und die Zahl an **Fehlbildungen** ist vergleichsweise hoch.

Gestationsdiabetes

Der Schwangerschaftsdiabetes (Gestationsdiabetes) wurde bereits in ➤ Kap. 4.3.2 besprochen. Es handelt sich um eine erstmals in der Schwangerschaft aufgetretene oder diagnostizierte Erkrankung. Diese Definition schließt auch die Möglichkeit einer Erstmanifestation eines Typ-1- oder Typ-2-Diabetes ein. Der Gestationsdiabetes – eine der häufigsten Schwangerschaftskomplikationen – geht mit einem erhöhten Risiko für Präeklampsie/Eklampsie, schwangerschaftsinduzierte Hypertonie und Harnwegsinfekte einher. Weiterhin ist der Gestationsdiabetes die dritthäufigste Ursache für einen intrauterinen Fruchttod.

Ein frühzeitiges Erkennen und Behandeln der Glucosestoffwechselstörung kann die mütterlichen und fetalen Komplikationen weitgehend verhindern. (Weitere Details zum praktischen Vorgehen bei der Diagnostik, Überwachung und Therapie siehe bei Weber, S.: Gestationsdiabetes. Ernährungs-Umschau 54 (2007) 128–133.)

15.3 Gestosen

Man unterscheidet die **Frühgestose** in der Frühschwangerschaft, sie geht einher mit Übelkeit und Erbrechen, was meist morgens auftritt, und die **Spätgestose** oder Schwangerschaftstoxikose in der zweiten Schwangerschaftshälfte. Weil die Spätgestose mit Ödemen, Proteinurie und Hypertonie einhergeht, wird sie auch als EPH-Gestose bezeichnet. Da die Hypertonie das eigentliche Alarmsymptom ist, spricht man auch von schwangerschaftsinduzierter

Hypertonie oder Gestationshypertonie. Die unterschiedlich schwer verlaufende Spätgestose kann mit zunehmender neurologischer Symptomatik letztlich in die **Eklampsie** mit tonisch-klonischen Krämpfen, Zyanose, Bewusstlosigkeit etc. übergehen.

Die Ätiologie von Gestosen und Eklampsie ist weitgehend unbekannt. Störungen in der Interaktion zwischen plazentarem und mütterlichem Gewebe kommt eine Bedeutung zu. Endothelschädigende Faktoren wie erhöhte Serum-Triglycerid-, L-DL- und -Homocysteinkonzentrationen finden sich vermehrt bei der Gestose und begünstigen offenbar die Entstehung der Erkrankung. Weiterhin gibt es Hinweise darauf, dass eine vermehrte Bildung freier Radikale an der Gefäßschädigung beteiligt ist. Dies wird durch den vorbeugenden Effekt einer Supplementierung mit den Vitaminen C und E bei Patientinnen mit einem erhöhten Eklampsierisiko bestätigt [6].

Eine strenge **Kochsalzrestriktion,** wie sie früher empfohlen wurde, gilt als ungerechtfertigt und wird als negativ für den Verlauf der Schwangerschaft abgelehnt.

Der **erhöhte Bedarf an Vitaminen und Mineralstoffen** ist zu berücksichtigen. Dies gilt insbesondere für die bereits erwähnten antioxidativen Vitamine. Eine hoch dosierte Supplementierung mit 1000 mg Vitamin C und 400 IU Vitamin E pro Tag zur Prophylaxe der Eklampsie erscheint sinnvoll [6].

Möglicherweise kommt **ungesättigten Fettsäuren** als Vorstufen der Prostaglandinsynthese eine Bedeutung zu (Lit. bei [19]).

Eine **hohe Calciumzufuhr** senkt den Blutdruck während der Schwangerschaft und verringert die Häufigkeit der Präeklampsie.

> In prospektiven Studien kam es unter einer Supplementation mit 1,5–2,0 g Calcium / Tag zu einer Abnahme der Inzidenz an Präeklampsien um im Mittel 50% [5].

15.4 Prämenstruelles Syndrom und Dysmenorrhö

Die dem prämenstruellen Syndrom zugrunde liegenden **pathophysiologischen Mechanismen** sind nur unzureichend bekannt.

Im Vordergrund der **Beschwerden,** die sich in den letzten Tagen vor Beginn einer Menstruation einstellen, stehen:

- Kopfschmerzen
- Spannungsgefühl in den Brüsten
- Neigung zu Unterschenkelödemen
- eine depressive Verstimmung etc.

Eine Reihe von **Ernährungsfaktoren** wird mit der Entstehung des prämenstruellen Syndroms und seiner therapeutischen Beeinflussung in Verbindung gebracht.

Der positive Effekt von **γ-Linolensäure** in Form von Nachtkerzenöl, für den kleine unkontrollierte Studien sprachen, konnte in einer placebokontrollierten Untersuchung an 27 Frauen nicht bestätigt werden [8]. Auch in weiteren kontrollierten Studien konnte kein therapeutischer Effekt von Nachtkerzenöl gesichert werden [18]. Nicht gesichert ist auch der Effekt von **Magnesiumsupplementen.** Jedenfalls fanden sich keine signifikanten Differenzen in der während des gesamten Zyklus mehrmals bestimmten Serum-Magnesiumkonzentration bei Frauen mit und ohne prämenstruellem Syndrom [7]. Widersprüchlich sind auch Ergebnisse von Studien mit **Vitamin B$_6$.** Die Metaanalyse von neun prospektiven randomisierten placebokontrollierten Studien kam jedoch zu dem Resultat, dass hohe Dosen sowohl die Symptomatik als auch die oft begleitenden Depressionen positiv beeinflussen [26].

Prämenstruelle Schwellungen, Schmerzen und Spannungsgefühl in der Brust (zyklische Mastopathie) können durch **Reduktion der Fett- und Steigerung der Kohlenhydratzufuhr** positiv beeinflusst werden.

Bei 21 Frauen, die während fünf Jahren unter entsprechender Symptomatik litten und deren Beschwerden auf die übliche Therapie nicht ansprachen, reagierten auf eine Reduktion der Fettzufuhr auf 15% der Gesamtenergie bei entsprechender Steigerung der Kohlenhydratzufuhr positiv. Der Wirkmechanismus ist unklar [4].

Unklar sind auch die pathophysiologischen der **Dysmenorrhö** zugrunde liegenden Mechanismen. Involviert sind die aus ω-6-Fettsäuren synthetisierten Eicosanoide. Der Relation zwischen ω-6- und langkettigen ω-3-Fettsäuren in der Nahrung kommt folglich eine Bedeutung zu. In Fettgewebsbiopsien von Frauen mit Dysmenorrhö war die Relation der beiden Fettsäuren zueinander zugunsten der ω-6-Fettsäuren verschoben. In einer vergleichenden Therapiestudie kam es unter Gabe von ω-3-Fettsäuren in Form von Fischöl zu einem signifikanten Rückgang der Symptomatik [9].

15.5 Gynäkologische Karzinome

Mamma-, Endometrium-, Ovarial- und Zervixkarzinom ➤ Kap. 16.

✚ 015 Literatur

KAPITEL

16 Ernährung und Tumorentstehung

16.1 Einleitung

Die Entstehung bösartiger Tumoren ist von drei Faktoren abhängig:

- Alter
- Disposition
- Exposition.

Je höher das **Lebensalter,** umso häufiger entwickeln sich maligne Tumoren.

Die **Disposition** ist in erster Linie **erblich bedingt.** Es gibt Familien mit einer über dem allgemeinen Durchschnitt liegenden Häufigkeit bestimmter Organtumoren. Die hierfür verantwortlichen spezifischen Strukturen im Genom (Onkogene, Tumorsuppressorgene etc.) sind zum Teil bekannt. Zu malignen Tumoren disponieren aber auch **bestimmte Erkrankungen** wie etwa Gallensteine für das Gallenblasenkarzinom, Colitis ulcerosa für das Kolonkarzinom oder Fisteln für den Hautkrebs.

Die **Exposition** umfasst alle **Umweltfaktoren,** die Einfluss auf die Tumorentstehung nehmen.

> Ein wesentlicher Umweltfaktor ist die Ernährung.

Auch in Deutschland wurde schon Anfang des vorigen Jahrhunderts darauf hingewiesen, dass der **Wohlstand** und die hiermit verbundene Art, sich zu ernähren, mitverantwortlich sind für die Krebshäufigkeit. Damalige Beobachtungen sprachen dafür, dass die reiche Klasse häufiger an Krebs stirbt und dass **hoher Fleischverzehr** die Tumorentstehung begünstigt. Die Erfahrung hatte bereits damals gezeigt, dass Mitglieder von Mönchsorden, die sich eine sehr „strenge Kost" und „große Kasteiungen" auferlegten, fast keine bösartigen Tumoren entwickelten [124].

Die Untersuchung des Zusammenhangs zwischen Ernährung und Krebsrisiko ist schwierig, da die verfügbaren methodischen Instrumente z.T. sehr ungenau sind. Als wichtigste der verwendeten Methoden sind zu nennen: epidemiologische Untersuchungen beim Menschen, Tierversuche, In-vitro-Versuche, Ernährungsinterventionsstudien.

In neuerer Zeit wurden eine Vielzahl epidemiologischer, klinischer und experimenteller Untersuchungen zur Frage der Ernährung und Krebsentstehung durchgeführt.

> Der komplexe Vorgang der Tumorentstehung läuft in mehreren zeitlich unterschiedlich langen Stufen ab. **Ernährungsfaktoren** können in den verschiedenen Phasen modulierend auf diesen Vorgang einwirken.

In ➤ Abb. 16.1 wurde versucht, diesen vielschichtigen Ablauf vereinfacht darzustellen.

➕ 078 Text: Karzinogenese

Es besteht derzeit kein Zweifel mehr daran, dass der Ernährung bei dem multifaktoriellen, sehr komplexen, meist während vieler Jahre über verschiedene Vorstufen ablaufenden Prozess der Tumorentstehung eine zentrale Bedeutung zukommt.

> Hierbei muss berücksichtigt werden, dass **Komponenten** unserer extrem komplex zusammengesetzten Nahrung sowohl die Entstehung bestimmter Organtumoren **begünstigen** als auch vor ihrer Entstehung **schützen** können.

Weiterhin ist zu bedenken, dass Einflüsse der Umwelt und die genetische Prädisposition bei den einzelnen Organtumoren unterschiedlich groß sind. ➤ Abb. 16.2 demonstriert, dass manche Tumoren ausschließlich bzw. überwiegend aufgrund genetischer Prädispositionen, andere wiederum vorwiegend als Folge von Umwelteinflüssen entstehen.

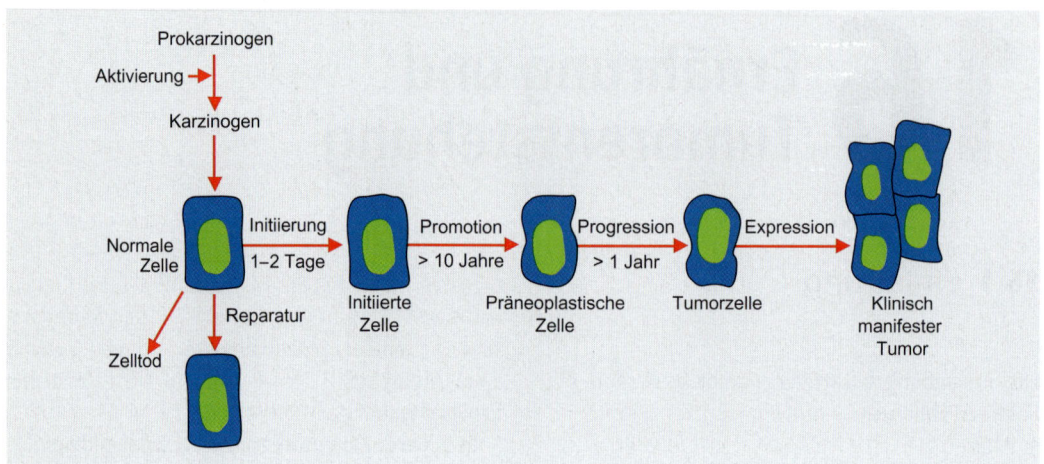

Abb. 16.1 Phasen der Tumorentwicklung.

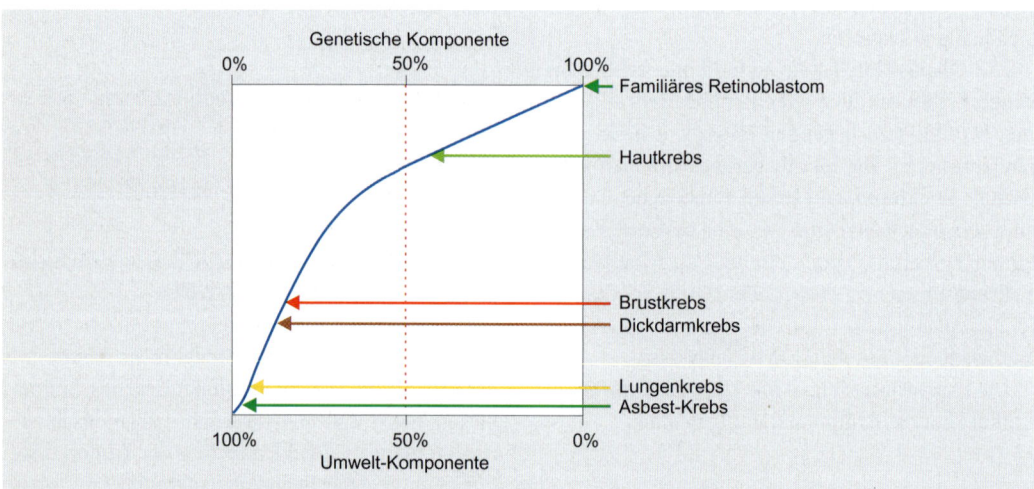

Abb. 16.2 Die unterschiedliche Bedeutung von Umwelt- und Erbfaktoren für die Entstehung maligner Tumoren beim Menschen (Harnden, modifiziert nach Grundmann [46]).

Ergebnisse epidemiologischer Studien zeigen, dass die bei uns **häufigsten malignen Tumoren** überwiegend **umweltbedingt** sind. So nimmt die Häufigkeit des kolorektalen Karzinoms – dies gilt in gewissem Umfang auch für das Mammakarzinom, Prostatakarzinom und einige andere Tumoren – dann zu, wenn die traditionelle Ernährung (meist fettarm und reich an pflanzlichen Lebensmitteln) durch eine in westlichen Industrieländern übliche Kost ersetzt wird.

Beispiele hierfür sind in den **USA lebende Japaner und Afrikaner,** die nach der Einwanderung und Übernahme US-amerikanischer Lebens- und Ernährungsgewohnheiten bereits in der zweiten Generation das gleiche Tumorrisiko aufweisen wie US-Amerikaner (➤ Abb. 16.13).

Zur Beurteilung der Frage, in welchem Maße genetische oder Umweltfaktoren das Risiko der Tumorentstehung bestimmen, sind Untersuchungen an ein- oder zweieiigen (monozygoten und dizygoten) Zwillingen besonders geeignet. Eine skandinavische Studie an fast 45 000 Zwillingspaaren kam zu dem

Ergebnis, dass Umweltfaktoren die entscheidende Bedeutung für die Entstehung sporadischer Tumoren zukommt. Ein relativ großer Einfluss der genetischen Disposition fand sich für das Prostata-, Magen-, Mamma- und das kolorektale Karzinom. So war beispielsweise dann, wenn ein eineiiger Zwilling an Magenkrebs erkrankte, das Erkrankungsrisiko des Geschwisters, ebenfalls an einem Magenkarzinom zu erkranken, um den Faktor 9,9 erhöht. Eine entsprechende Steigerung des Tumorrisikos fand sich bei dizygoten Zwillingen nicht [72].

Anfang der 80er Jahre des vorigen Jahrhunderts wurde bei sehr kritischer Bewertung wissenschaftlicher Befunde geschätzt, dass die **Ernährung** mit 35% und das **Rauchen** mit 30% für die Tumorentstehung in den USA verantwortlich sind (> Abb. 16.3). Eine erneute Auswertung epidemiologischer Daten Anfang der 90er Jahre des vorigen Jahrhunderts kam zu einem identischen Ergebnis. Dieser Schätzwert, der auch heute noch als gültig angesehen wird, bezieht sich auf alle Tumoren. Die Befunde zeigen, dass den sog. **„Umweltgiften",** die heute in der Öffentlichkeit als wesentliche Risikofaktoren diskutiert werden, offenbar nur eine untergeordnete Bedeutung zukommt [21].

> Eine Vielzahl neuer Befunde stützt die zentrale Bedeutung von Ernährung und Rauchen für die Tumorentstehung und zeigt damit, welche großen Möglichkeiten bestehen, das Tumorrisiko zu verringern.

Die Mortalität an bestimmten Organtumoren in einer Population ist nicht konstant. Sie variiert in dem Maße, in dem sich die Lebensweise, insbesondere die Ernährungs- und Rauchgewohnheiten ändern. In gewissem Umfang geht auch eine Verbesserung der Frühdiagnostik und Therapie mit ein.

Da das Risiko, an einem malignen Tumor zu erkranken, mit zunehmendem Lebensalter steigt, sind Tumorprävalenz und -mortalität in einer Population in hohem Maße von der Lebenserwartung abhängig. Im Vergleich zum Jahr 2000 wird in der EU im Jahr 2015 die Zahl der über 65-Jährigen um 22% und der über 80-Jährigen um 50% ansteigen (Lit. bei [23]).

Zur Krebsinzidenz und -mortalität für das Jahr 2006 in Europa macht die International Agency for Research on Cancer (IARC) folgende Angaben: Die häufigsten Karzinome waren mit 13,5% das Mammakarzinom, gefolgt vom kolorektalen Karzinom mit 12,9% und dem Lungenkarzinom mit 12,1%. Die Mortalität betrug für das Lungenkarzinom 19,7%, gefolgt von kolorektalem, Mamma- und Magenkarzinom. Während die altersspezifischen Tumorraten im Vergleich zu 2004 konstant blieben, nahm als Folge der steigender Lebenserwartung die Gesamtzahl der Tumorerkrankungen und die Höhe der Tumorsterblichkeit zu [23].

In > Abb. 16.4 ist die altersstandardisierte Inzidenz maligner Tumoren in den entwickelten, hoch industrialisierten Ländern (Nordamerika, Europa, Japan, Australien, Neuseeland) und in Entwicklungsländern (Afrika, Mittel- und Südamerika, Asien etc.) dargestellt. Der Vergleich der Tumorhäufigkeiten stützt die bereits in > Abb. 16.3 dargestellten Hinweise auf eine zentrale Bedeutung von Lebensstil- und Umweltfaktoren für die Tumorentstehung und die Häufigkeitsunterschiede in den Populationen.

Berücksichtigt man die enormen Kosten, die Tumordiagnostik und -therapie verursachen, so erscheint es unverständlich, dass die Bevölkerung über die Möglichkeiten der **Prophylaxe** nur wenig informiert wird und dass sich andererseits bei entsprechender Kenntnis nur eine geringe Bereitschaft dazu

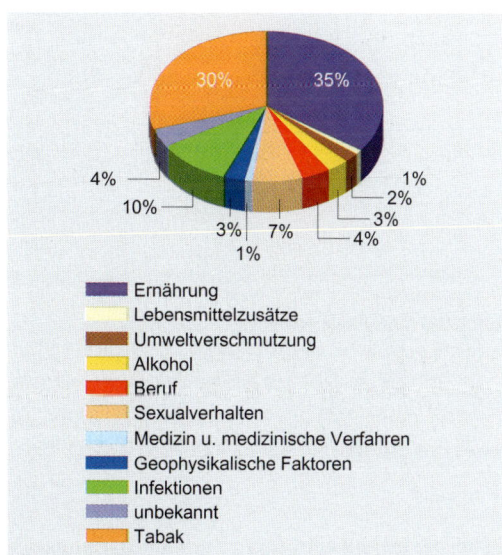

Abb. 16.3 Geschätzte Bedeutung von Risikofaktoren für die Krebsentstehung in den USA (nach Doll u. Peto [21]).

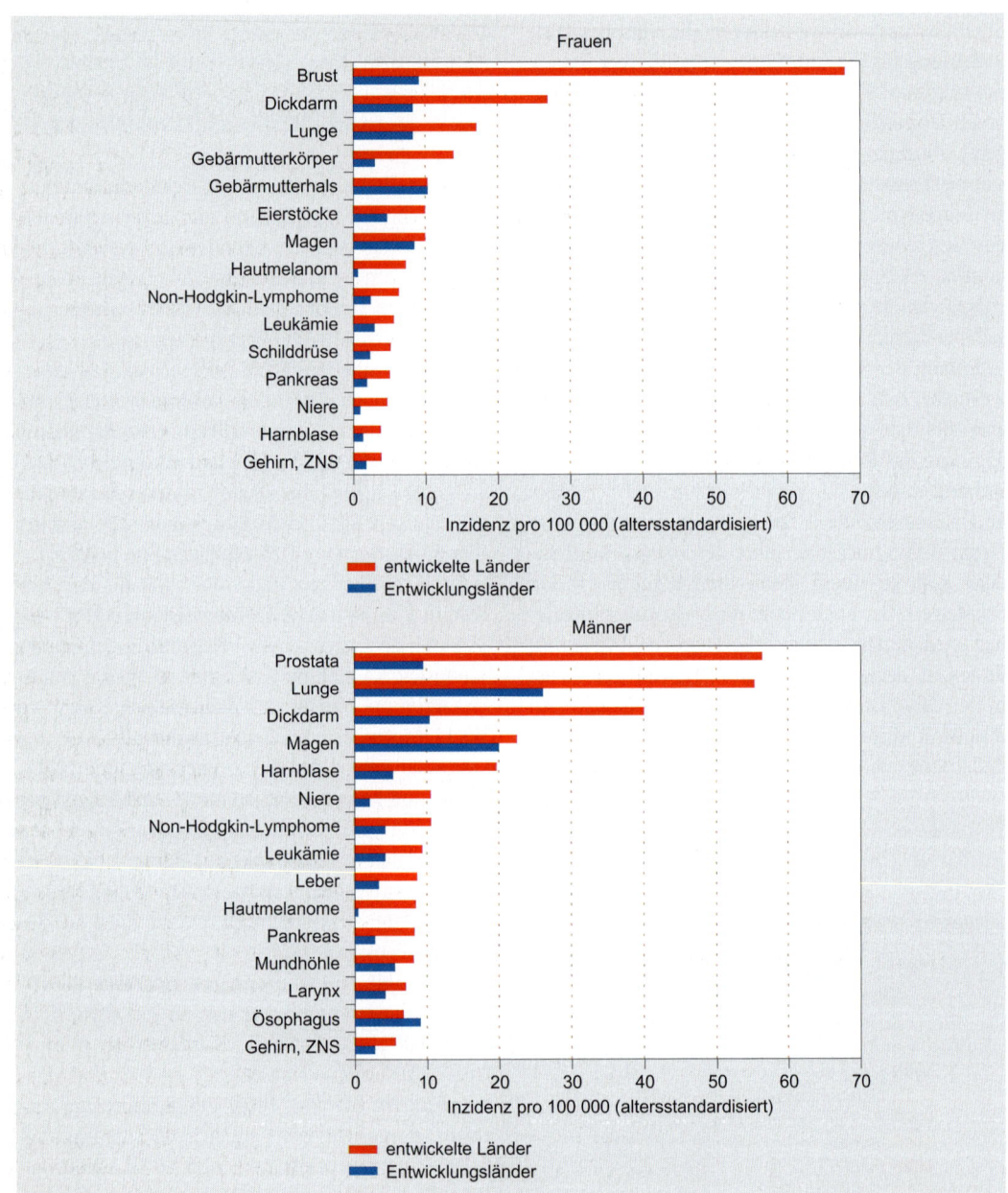

Abb. 16.4 Altersstandardisierte Inzidenz häufiger maligner Tumoren in Entwicklungsländern und entwickelten Ländern (Ferlay et al. [23], zit. nach Pischon et al. [132]).

findet, durch Nichtrauchen und sinnvolle Ernährung vorzubeugen.

Dass die **Ernährung** wesentlich das Tumorrisiko mitbestimmt, gilt als gesichert. Die Komponenten der Nahrung wissenschaftlich exakt zu eruieren, die beim Menschen protektiv bzw. begünstigend wirken,

ist bei der extrem komplexen Zusammensetzung der Nahrung, den sich mit der Zeit ändernden Ernährungsgewohnheiten, den langen Zeitspannen, in denen sich maligne Tumoren entwickeln (> Abb. 16.1) und der genetisch nicht einheitlichen Empfindlichkeit gegenüber karzinogenen Noxen jedoch schwierig. Seit Jahren in manchen Punkten wechselnde Empfehlungen zur Ernährung und zur Einnahme mancher Supplemente, z.B. von Vitaminen und deren Dosierung, basieren auf dieser kurz skizzierten Problematik.

Im Folgenden werden Ergebnisse wissenschaftlicher Teilbereiche besprochen, die zum Verständnis der Beziehung Ernährung und Tumorentstehung beitragen.

16.2 Pathophysiologische, pathobiochemische und experimentelle Befunde

16.2.1 Antioxidative Mikronährstoffe, Vitamine, Mineralstoffe

Am Zustandekommen von Erkrankungen wie malignen Tumoren, Arteriosklerose, Katarakt etc. sind Schäden an verschiedenen Zellbestandteilen wie Zellmembranen und DNA durch sog. **freie Radikale** beteiligt.

Als freie Radikale werden Atome, Moleküle oder Ionen mit einem oder mehreren unpaaren Elektronen bezeichnet. Sie **entstehen** unter physiologischen und pathophysiologischen Bedingungen wie Phagozytose, der Einwirkung von UV-Licht, Zigarettenrauch, verschiedenen Medikamenten etc. und schädigen Zellstrukturen und biochemische Strukturen durch Oxidation.

Pflanzliche und tierische Organismen verfügen über sehr komplexe **Schutzmechanismen** vor Schäden durch freie Sauerstoffradikale. Unter physiologischen Bedingungen besteht ein ausgewogenes Verhältnis zwischen prooxidativen Faktoren und diesem Schutzsystem aus Antioxidanzien (➤ Abb. 16.5, ➤ Kap. 1.7.3 u. ➤ 4.4.4).

Von einem **„oxidativen Stress"** wird dann gesprochen, wenn diese Balance zuungunsten der Schutzmechanismen verschoben ist. Die Definition lautet:

> Oxidativer Stress ist die Dysbalance zwischen Oxidation und Reduktion zugunsten der Oxidation bzw. die Dysbalance zwischen Radikal-Belastung durch Umweltnoxen und der rückläufigen Aufnahme an nutritiven Antioxidanzien [101].

Ziel muss eine **ausgeglichene Balance** zwischen prooxidativen und antioxidativen Faktoren sein (➤ Abb. 16.5). Dies wird erreicht durch:
- eine optimale Zufuhr an **antioxidativ wirkenden Substanzen** (Vitamine E, C, Carotinoide, bestimmte sekundäre Pflanzenstoffe) (➤ Kap. 1.7.1 u. ➤ 1.7.5)
- wahrscheinlich weitere Nahrungskomponenten
- die Funktion des **endogenen Schutzsystems** (Enzyme, spezielle Proteine und Thiole wie z.B. Glutathion).

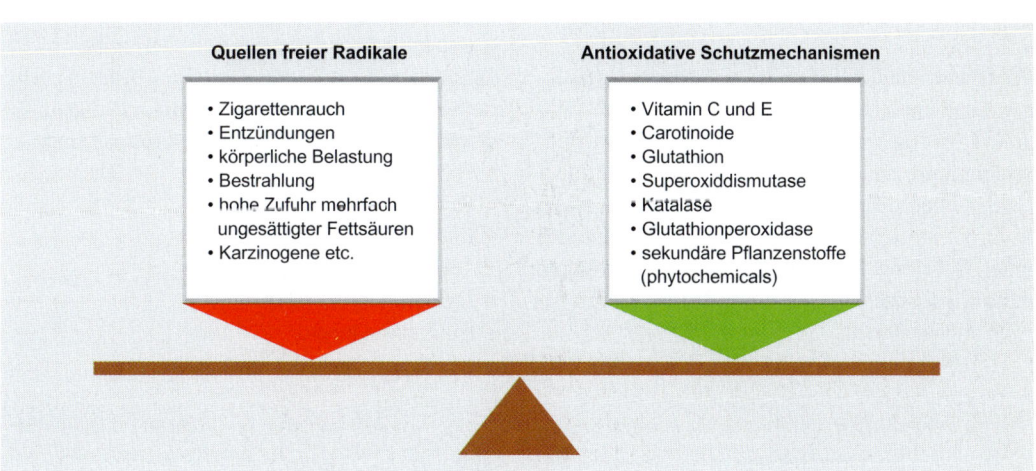

Abb. 16.5 Balance zwischen prooxidativen Faktoren und antioxidativen Substanzen und Enzymen.

Eine große Bedeutung kommt den **Carotinoiden** zu (> Kap. 1.7.5). Bisher wurden etwa 500 Carotinoide identifiziert, von denen sich bei unseren Ernährungsbedingungen etwa 40 im Plasma nachweisen lassen. Am besten untersucht ist die antioxidative und antikarzinomatöse Wirkung von β-**Carotin**.

Eine der ersten Studien, in der eine inverse Korrelation zwischen Bronchialkarzinomhäufigkeit und β-Carotinkonzentration im Serum nachgewiesen wurde, war die sog. Basel-Studie, in der prospektiv während eines Zeitraums von 7 Jahren bei etwa 3000 Männern die Höhe der Plasma-Konzentration von β-Carotin, Vitamin E und Vitamin C bestimmt und mit der Krebssterblichkeit in Beziehung gesetzt wurde. Es fand sich, unter Berücksichtigung von Alter und Rauchgewohnheiten, bei den an einem Karzinom Verstorbenen eine signifikant geringere Konzentration an den genannten Nährstoffen im Plasma.
Die an Bronchialkarzinom Verstorbenen hatten bei im Normbereich liegender Vitamin-C- und Vitamin-E-Plasma-Konzentration signifikant niedrigere β-Carotinkonzentrationen [105].
Bei späteren Auswertungen prospektiver Kohortenstudien wurden auch die Carotinoide α-Carotin, Lutein, Lycopin und β-Cryptoxanthin mit bewertet. Es fand sich unter Berücksichtigung von Daten mehrerer Studien, dass die Zufuhr an α-Carotin und Lycopin mit einem signifikant niedrigeren Bronchialkarzinomrisiko assoziiert war. Auch für β-Carotin, Lutein und β-Cryptoxanthin fand sich eine, aber in diesen Studien nicht signifikante Assoziation. Die Häufigkeit von Bronchialkarzinomen bei Nichtrauchern lag in der Quintile mit der höchsten α-Carotinaufnahme um 63% niedriger als in der Subgruppe mit der geringsten Zufuhr an diesem Carotinoid [80].

Weiterhin finden sich **Zervixdysplasien** dann häufiger, wenn die Serum-Spiegel von β-Carotin und Vitamin C niedrig liegen und **Leukoplakien der Mundschleimhaut,** die unter der Einwirkung bestimmter Noxen entstehen und gut einer routinemäßigen Kontrolle unterzogen werden können, bilden sich unter Gabe von 20–60 mg β-Carotin zurück, um dann wieder nachweisbar zu werden, wenn das Carotin abgesetzt wird.

Die **optimale Zufuhr** von antioxidativ wirkenden Vitaminen liegt wahrscheinlich deutlich über der Dosis, die derzeit zur sicheren Verhütung von Mangelerscheinungen empfohlen wird [8, 34, 108].

Die tägliche Zufuhr von antioxidativen Vitaminen und Carotin, die nach derzeitigem Wissensstand ausreichend vor oxidativem Stress schützt, wurde in > Kap. 4.4 besprochen.

Der **protektive Effekt** von Carotinoiden beruht nicht nur auf der **antioxidativen Eigenschaft.** Sie fördern auch die über die sog. Gap Junctions vermittelte **Wachstumskontrolle** intakter Zellen über initiierte Zellen und wirken so der Promotion entgegen.

In experimentellen Studien konnte gezeigt werden, dass der Informationsfluss über diese interzellulären Verbindungen unter Einfluss von Carotin steigt.

Carotine mit und ohne Provitamin-A-Eigenschaft wirken darüber hinaus **immunmodulatorisch** und fördern so die Fähigkeit des Immunsystems, Tumorzellen zu zerstören (Lit. bei [6, 89]).

Verschiedene Angriffspunkte haben auch die zur Gruppe der sekundären Pflanzenstoffe oder **nicht nutritiven Wirkstoffe** („Phytochemicals", „Plantchemicals", „Non-nutrient compounds") zählenden Inhaltsstoffe **pflanzlicher Lebensmittel.**

Die im Vordergrund stehende antioxidative Wirkung (diese Substanzen werden auch als nicht nutritive Antioxidanzien bezeichnet) wurde bereits im Zusammenhang mit der LDL-Oxidation besprochen (> Kap. 4.4, Ernährungsprophylaxe und Ernährungstherapie).

Epidemiologische und experimentelle Studien sprechen dafür, dass vielen bisher unbeachteten Substanzgruppen in unseren pflanzlichen Lebensmitteln eine ganz wesentliche **antikarzinogene Bedeutung** zukommt. Einige dieser Gruppen sind:
- Flavonoide
- Phytate
- Cumarine
- Terpene
- Lignane
- Isothiocyanate etc.

Besonders **reich an** diesen **sekundären Pflanzenstoffen** sind Knoblauch, Kohlgewächse, Süßholzextrakte (Lakritze), Sojabohnen, Ingwer, Karotten, Sellerie, Zwiebeln, Zitrusfrüchte etc. (Lit. bei [15, 118]).

Vielseitige protektive Effekte hat **Resveratrol,** eine Substanz, die reichlich in den Schalen von **Weintrauben** und mit 1,3–3 mg / l im **Rotwein** vorkommt.

Resveratrol hemmt Vorgänge in Zellen, die zur Initiierung, Promotion und Progression bei der Tumorentstehung von Bedeutung sind.

Es **hemmt** das Enzym **Cyclooxygenase** und reduziert so die Umwandlung von Arachidonsäure in proinflammatorische Prostaglandine, die das Tumorzellwachstum stimulieren und die Immunkontrolle unterdrücken.

Die **thrombozytenaggregationshemmende Wirkung** ist bei der Prävention der koronaren Herzerkrankung von Bedeutung [78].

In einer Reihe von In-vitro-Studien wurde gezeigt, dass ebenfalls die zur Gruppe der Flavonoide zählenden **Anthocyane** – die roten und blauen Farbstoffe vieler Obst- und Gemüsesorten – als Antioxidanzien die DNA schützen, aber auch inhibitorisch bestimmte Schlüsselenzyme der Zellproliferation hemmen und z.T. blockierend auf die Rezeptoren des „epidermal growth factor" wirken [76, 133].

Der protektive Effekt der auch als Phytochemicals bezeichneten sehr unterschiedlichen chemischen Substanzen **(Chemoprävention)** beruht auf sehr **verschiedenen Mechanismen.** Abgesehen von der antioxidativen Wirkung hat die große Zahl an chemisch zum Teil sehr unterschiedlichen Inhaltsstoffen pflanzlicher Lebensmittel mit antikarzinogenen Eigenschaften sehr **unterschiedliche Angriffspunkte.**

> Die unter dem Begriff „blocking agents" zusammengefassten Stoffe verhindern, dass Karzinogene mit der DNA von Zellen reagieren bzw. sie erreichen, während die „suppressing agents" die Weiterentwicklung initiierter Zellen zu Tumorzellen blockieren.

Die erstgenannten sog. **„blocking agents"** verhindern die Umwandlung inaktiver Vorstufen von Karzinogenen in die aktiven Karzinogene oder sie aktivieren Enzymsysteme, die in der Lage sind, Karzinogene abzubauen.

Karzinogene, die erst einer **metabolischen Aktivierung** bedürfen, sind beispielsweise Aflatoxine, Nitrosamine, polyzyklische aromatische Kohlenwasserstoffe, heterozyklische Amine etc.

Zu den „blocking agents" gehören Terpene, Indole, Phenole, Flavone, Tannine, Cumarine etc.

Sog. **„suppressing agents"** finden sich beispielsweise in Kohlgemüse, Knoblauch und Zitrusfrüchten. Zu dieser Gruppe gehören Proteaseinhibitoren, Terpene, aromatische Isothiocyanate etc. (Lit. bei [117]).

Dosierung antioxidativer Nährstoffe und Vitamine

Als vor Jahren der antikarzinogene Effekt bestimmter Nährstoffe wie z.B. von β-Carotin, den Vitaminen E und C, aber auch von sekundären Pflanzenstoffen erkannt wurde, war es naheliegend, zu untersuchen, ob durch Gabe dieser Substanzen in unphysiologisch hoher Dosierung vorwiegend an Risikogruppen das Karzinomrisiko besonders effektiv verringert werden kann. Dies geschah bei Zigarettenrauchern mit hohem Bronchialkarzinomrisiko. In prospektiven, doppelblinden, placebokontrollierten Studien nahmen Raucher oral bis zu 50 mg β-**Carotin** täglich. In sämtlichen Studien kam es entgegen der Erwartung bei den Rauchern zu einer Steigerung der Bronchialkarzinomhäufigkeit, sodass die Studien vorzeitig abgebrochen werden mussten.

Die unerwartet negativen Ergebnisse mit extrem hohen, weit außerhalb des physiologischen Bereiches liegenden Dosen sprechen nicht grundsätzlich gegen einen protektiven Effekt von β-Carotin, sondern zeigen, dass bei der gewählten Dosierung der schützende in einen das Erkrankungsrisiko steigernden Effekt umschlägt (Lit. bei [48]). Die Erklärung liegt in der Tatsache, dass Antioxidanzien ab einer gewissen Konzentration zu Prooxidanzien werden [30].

Dies gilt auch für die **Vitamine C und E.** Ab welcher Dosis diese Vitamine negative Wirkungen zeigen, hängt von einer Reihe von Faktoren ab. Vorgeschlagen wird, eine Dosierung von mehr als 150% der empfohlenen optimalen Tagesdosis nicht zu überschreiten [84].

In gleicher Weise wie beim β-Carotin beschrieben, wurde auch – ausgehend von der antioxidativen Eigenschaft von α-**Tocopherol** und seinen im Experiment nachgewiesenen positiven Wirkungen auf Zellteilungsvorgänge, die Angiogenese, immunologische Eigenschaften etc. – auf eine antikarzinogene Wirkung hoher, über dem Bedarf liegender Dosen geschlossen. Auch diese Annahme konnte in klinischen Studien nicht bzw. nur z.T. bestätigt werden.

> In der sog. HOPE-TOO-Studie wurden fast 4000 Probanden im Alter über 55 Jahren im Mittel während 7 Jahren mit täglich entweder 400 IU Vitamin E (aus natürlicher Quelle) oder Placebo behandelt. (Der D-A-CH-Referenzwert für die tägliche Vitamin-E-Zufuhr beträgt 12–15 mg). Am Versuchsende war die Zahl der Tumorerkrankungen und Tumortodesfälle in beiden Gruppen gleich [112].

Auch in weiteren exakt kontrollierten Studien konnte keine protektive Wirkung nachgewiesen werden. In der Mehrzahl der Untersuchungen stieg die Gesamtmortalität unter unphysiologisch hoher Vitamin-E-Zufuhr über die in der Placebogruppe.

> In einer Metaanalyse wurden insgesamt 19 Studien ausgewertet, in denen Vitamin E in einer Tagesdosis bis zu 800 IU, maximal 2000 IU, z.T. in Kombination mit Vitamin C, β-Carotin, Selen und weiteren Spurenelementen verabreicht wurde. Es fand sich ab einer Tagesdosis von mehr als 150 IU ein signifikanter Anstieg der Gesamtmortalität im Vergleich zur Kontrolle. Die Autoren weisen darauf hin, dass die Patienten z.T. an chronischen Erkrankungen litten und die Ergebnisse nicht in vollem Umfang auf Gesunde übertragbar sind [82].

Da sich auch bei sehr hoher Dosierung anderer Nährstoffe, wie z.B. bei der Folsäure, negative Wirkungen einstellen, muss bei der Konzipierung von Supplementen die Dosierung sorgfältig bedacht werden.

Folsäure

Folsäure ist essentiell für die DNA- und RNA-Synthese. Viele Befunde sprechen dafür, dass diesem für Methylierungsreaktionen wichtigen wasserlöslichen Vitamin eine Bedeutung bei der **Regulation der Genexpression** zukommt.

Epidemiologische Befunde sprechen dafür, dass die Entstehung von Malignomen an Zervix, Kolon, Lunge, Ösophagus und Gehirn durch niedrige Fol-

säurekonzentration im Plasma bzw. in Geweben begünstigt wird (Lit. bei [17]).

Es wird auch diskutiert, dass der **protektive Effekt** eines hohen Obst- und Gemüseverzehrs nicht nur auf der hiermit verbundenen hohen Carotinoid- und Vitamin-C-Zufuhr sowie der Aufnahme an sekundären Pflanzenstoffen beruht, sondern auch auf der hohen Konzentration von Folsäure in vielen Obst- und Gemüsesorten beruht (Lit. bei [43]).

Während die genannten, aber auch neuere Studien (Lit. bei [110]) dafür sprechen, dass eine unzureichende Folsäureversorgung das Karzinomrisiko erhöht, geht eine deutlich über die Norm erhöhte Folsäurezufuhr offenbar, besonders dann, wenn bereits präneoplastische Veränderungen wie z.B. Kolonadenome vorliegen [66], mit einem erhöhten Tumorrisiko einher.

Zu einer weit über dem Bedarf liegenden Aufnahme kann es dann kommen, wenn z.B., wie in manchen Ländern der Fall, zur Vorbeugung von Fehlbildungen (> Kap. 15.1) oder kardiovaskulären Erkrankungen das Mehl mit Folsäure angereichert wird und ein großer Teil der Bevölkerung zusätzlich Supplemente mit hohem Folsäureanteil nimmt. In den USA und Kanada nehmen z.B. 30 bis 40% der Bevölkerung täglich Multivitaminpräparate. Hieraus errechnen sich tägliche Aufnahmen von 800 μg Folsäure und mehr [66].

Insbesondere bei postmenopausalen Frauen wird bei derzeitigem Kenntnisstand das Risiko, an einem Mammakarzinom zu erkranken, durch Folsäuresupplementation reduziert, solange eine bisher unbekannte Optimaldosis erreicht ist. Bei weiterer Steigerung der Zufuhr erhöht sich, wie in > Abb. 16.6

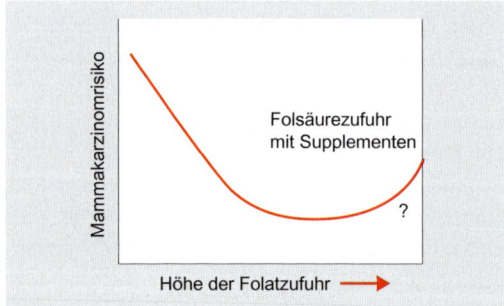

Abb. 16.6 Hypothetische Beziehung zwischen Folsäurezufuhr und Mammakarzinomrisiko bei postmenopausalen Frauen (nach Ulrich [110]).

dargestellt, das Erkrankungsrisiko. Die Optimalzufuhr ist von mehreren Faktoren wie der Genetik, der Höhe des Alkoholkonsums etc. abhängig.

Calcium und Vitamin D

Ergebnisse von Studien zur Frage, ob Calcium und/oder Vitamin D das Karzinomrisiko reduzieren, sind nicht einheitlich. Dies gilt besonders für das **Kolonkarzinom.** Da bei Resorption von nur ca. 30% des oral aufgenommenen Calciums große Mengen in das Kolon übertreten, geht man davon aus, dass Calcium im distalen Darmtrakt prokarzinogene Substanzen, z.B. sekundäre Gallensäuren, bindet und so senkend auf das Karzinomrisiko wirkt.

Hierfür sprechen Ergebnisse von Untersuchungen an Patienten mit Kolonadenomen in der Anamnese, deren Kolonkarzinomrisiko erhöht und deren Proliferationsaktivität der Schleimhaut gesteigert sind. Bei ihnen kam es unter einer **fettarmen, calciumreichen (ca. 1200 mg/Tag) Ernährung** während eines Jahres zu einer signifikanten **Verringerung der Proliferationsaktivität** und bestimmter Marker in der Kolonschleimhaut, zwei sicheren Indikatoren für eine gesteigerte Bereitschaft zur Karzinombildung [53].
In einer Metaanalyse aus dem Jahre 1996, in der 24 Untersuchungen vergleichend ausgewertet wurden, konnte ein Schutz durch hohe Calciumzufuhr nicht gesichert werden [7]. Dagegen ergab eine 1999 veröffentlichte prospektive Studie, in der der Einfluss von 3 g Calciumkarbonat täglich im Vergleich zu Placebo auf die Rekurrenz von Kolonadenomen bei über 900 Patienten untersucht wurde, ein positives Ergebnis [4].

Dafür, dass Vitamin D **tumorprotektiv** wirkt, sprechen eine Reihe epidemiologischer Untersuchungen und Vergleiche der Tumorinzidenz mit der Serum-Konzentration des biologisch aktiven Metaboliten 25(OH)D$_3$ (Lit. bei [59]).

Zu einem positiven Ergebnis kam eine prospektive, doppelblinde, placebokontrollierte Studie an 1180 weißen, gesunden Frauen im Alter über 55 Jahren, die über 4 Jahre täglich entweder ein Placebo (Gruppe 1), 1400 mg Calciumzitrat bzw. 1500 mg Calciumkarbonat (Gruppe 2) oder die genannte Calciumdosis + 1000 IU (25 µg) Vitamin D$_3$ (Gruppe 3) einnahmen.

Fünfzig Frauen entwickelten innerhalb der 4 Jahre Karzinome (ohne Hautkarzinome) unterschiedlicher Lokalisation. Die Anzahl der tumorfrei Überlebenden ist in ➤ Abb. 16.7 dargestellt. Die Endergebnisse von Gruppe 2 und Gruppe 3 unterscheiden sich signifikant von dem der Placebogruppe (Gruppe 1). Die zu Versuchsbeginn und am Versuchsende bestimmten Konzentrationen an 25(OH)D$_3$ im Serum waren auch in dieser Studie ein starker Prädiktor für ein Karzinomrisiko [59].

Keine Verringerung der Tumorhäufigkeit fand sich in einer ebenfalls prospektiven Studie an postmenopausalen Frauen (Dauer ca. 7 Jahre). Supplementiert wurde mit 1000 mg Calcium + 400 IU Vitamin D pro Tag [121]. Erklärt wird das negative Ergebnis mit der zu Versuchsbeginn niedrigen Konzentration an 25(OH)D$_3$ im Serum und der vergleichsweise niedrigen Dosierung an Vitamin D [59].

Hinweise gibt es darauf, dass eine hohe Calciumzufuhr das Risiko, an **Prostatakrebs** zu erkranken, erhöht. Details finden sich in ➤ Kap. 16.3.11.

Selen

Eine große Zahl epidemiologischer Studien zeigt eine inverse Korrelation zwischen der Höhe der **Selenzufuhr mit der Nahrung** bzw. der Serum-Selenkonzentration und dem Risiko, an einem Malignom zu erkranken.

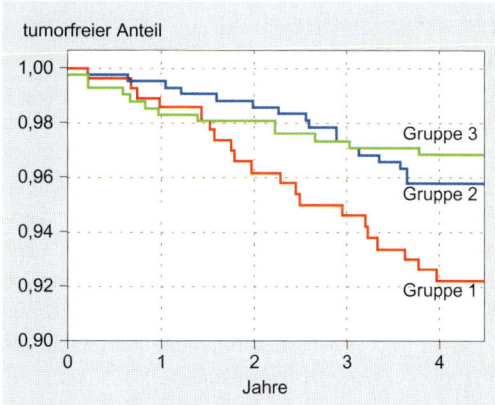

Abb. 16.7 Kaplan-Meier-Überlebenskurven. Gruppe 1: Placebo, Gruppe 2: Supplementration mit Calcium, Gruppe 3: Supplementation mit Calcium + Vitamin D$_3$ (nach Lappe et al. [59]).

In einer prospektiven Studie an über 1300 Patienten mit therapiertem Spindelzellkarzinom bzw. Basaliom der Haut, fand sich innerhalb von sechs Jahren unter täglicher Supplementierung mit 200 µg Selen im Vergleich zu Placebo zwar kein Einfluss auf das erneute Auftreten von Hauttumoren (**>** Kap. 12.1), es verringerte jedoch signifikant die Zahl an **Prostatakarzinomen** um 63%, an **kolorektalen Karzinomen** um 58% und an **Bronchialkarzinomen** um 46% [18].

Selen ist **Kofaktor** des zum Schutz vor oxidativem Stress wichtigen Enzyms **Glutathionperoxidase** (**>** Abb. 16.5).

Unter optimaler Selenversorgung verbessern sich darüber hinaus **immunologische Abwehrmechanismen.** Selen fördert wahrscheinlich den enzymatischen Abbau von Kokarzinogenen und wirkt als **„suppressing agent"** (Lit. bei [98, 107]).

In einer Reihe epidemiologischer Studien fand sich eine inverse Beziehung zwischen der Selenaufnahme mit der Nahrung bzw. der Selenkonzentration im Serum und der **Tumormortalität.**

Die Selenzufuhr korreliert weltweit mit der Selenkonzentration im Boden und seiner Verfügbarkeit für Pflanzen. Dies hat zur Folge, dass die Selenversorgung in den USA überwiegend besser ist als in Europa.

In Interventionsstudien in Regionen mit besonders unzureichender Selenversorgung, z.B. in manchen Regionen Chinas, kam es unter Gabe eines Supplementes zu einem signifikanten Rückgang der Tumorinzidenz (Lit. bei [134]).

Eisen

Es gibt Befunde, die dafür sprechen, dass eine Eisenüberladung des Organismus, etwa als Folge eines **hohen Fleischverzehrs,** das Karzinomrisiko über die vermehrte **Bildung freier Radikale** (**>** Kap. 4.4.4) steigert.

Neben experimentellen Befunden spricht für einen solchen Kausalzusammenhang:

- die hohe Rate an Leberkarzinomen bei Patienten mit Hämochromatose (**>** Kap. 3.7.7)
- das vermehrte Auftreten von Lungen- und Intestinalkarzinomen bei Arbeitern im Eisenbergbau

- die immer wieder nachzuweisende positive Korrelation zwischen Verzehr von Fleisch mit hohem Gehalt an Myoglobin und der Häufigkeit gastrointestinaler Karzinome wie z.B. des Kolon- oder Pankreaskarzinoms (Lit. bei [93, 83]).

Diese Hinweise auf negative Wirkungen veranlassten dazu, eine Obergrenze („upper level") für die regelmäßige Zufuhr an Eisen vorzuschlagen (**>** Kap. 1.8).

16.2.2 Fette

Die Beurteilung von Fett als möglichem die Karzinogenese begünstigenden Nährstoff wird durch folgende Fakten erschwert:

- Grundsätzlich zeigen viele epidemiologische Studien eine positive Beziehung zwischen einem hohen Fettverzehr und der Tumorhäufigkeit.
- Weiterhin ist für eine Reihe von Organtumoren wie beispielsweise das Kolonkarzinom die biologische Plausibilität für einen Kausalzusammenhang gegeben.
- Hoher Fettkonsum kann aber auch lediglich ein Charakteristikum westlicher Ernährungsweise sein, die meist hochkalorisch ist, einen geringen Anteil an Obst, Gemüse und Vollgetreideprodukten enthält und den Risikofaktor Adipositas begünstigt.
- Berücksichtigt werden muss weiterhin, dass Fett häufig zusammen mit rotem Fleisch verzehrt wird und dass dem, je nach Herkunft wechselnden, Fettsäuremuster eine Bedeutung zukommt.

Gesamtfett

Wie bereits erwähnt, finden sich in einer Vielzahl epidemiologischer Studien, die z.T. bereits vor einigen Jahrzehnten publiziert wurden (**>** Abb. 16.8), positive Korrelationen zwischen der Häufigkeit bestimmter Organtumoren, insbesondere dem Kolon- und Mammakarzinom, und der Höhe der mittleren täglichen Fettzufuhr.

Dafür, dass die Höhe der Fettzufuhr nicht nur Indikator für die einleitend genannten Begleitfaktoren ist, sondern unmittelbar die Karzinogenese begüns-

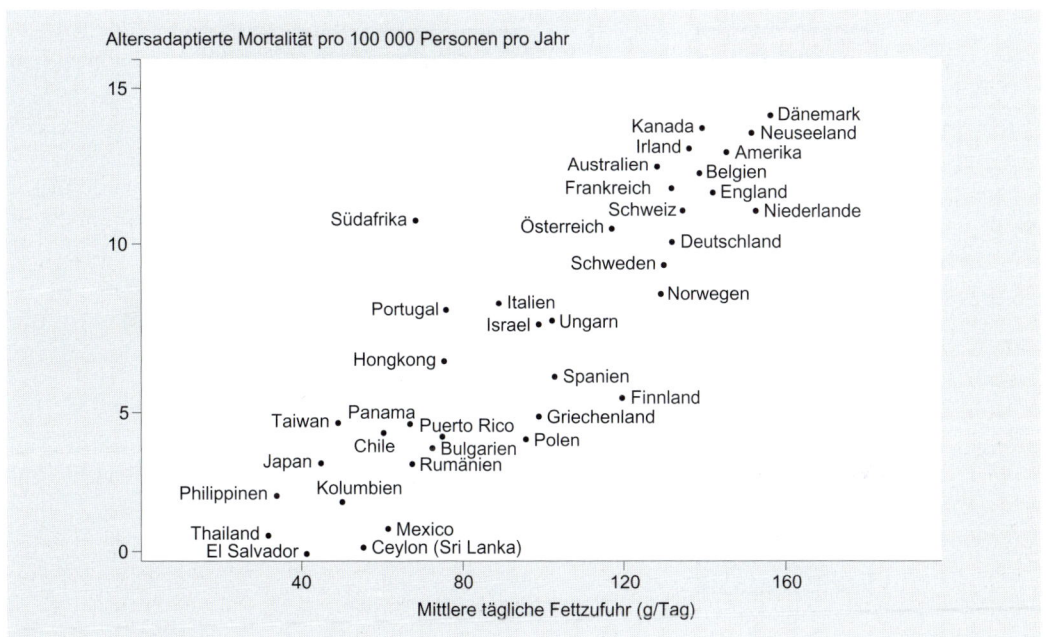

Abb. 16.8 Beziehung zwischen der Höhe des mittleren täglichen Fettverzehrs und der Inzidenz der Kolonkarzinomsterblichkeit ohne Rektumkarzinom (nach Wynder [127]).

tigen kann, gibt es z.B. für das **Kolonkarzinom** folgende Hinweise:

Hoher Fettverzehr hat eine vermehrte Ausschüttung primärer Gallensäuren (Cholsäure und Chenodesoxycholsäure) sowie von neutralen Sterinen (überwiegend Cholesterin) in den Dünndarm zur Folge. Über 95% der primären Gallensäuren werden im terminalen Ileum rückresorbiert und gelangen mit dem Pfortaderblut wieder zur Leber. Die im Darminhalt verbleibenden Gallensalze treten in das Kolon über, wo sie von den Darmbakterien dekonjugiert und von dem bakteriellen Enzym 7α-Dehydrogenase zu den sekundären Gallensäuren Lithochol- und Desoxycholsäure umgewandelt werden. Sekundäre Gallensäuren wirken im Tierversuch nach rektaler Applikation als Kokarzinogene. Sie steigern messbar die Zellproliferatonsrate.

Das komplexe Zusammenwirken und gegenseitige Beeinflussen verschiedener Nährstoffe und Nahrungsbestandteile bei der Genese des Kolonkarzinoms ergeben sich aus ➤ Abb. 16.9.

Die Umwandlung primärer in sekundäre Gallensäuren ist pH-abhängig. Ein niedriger pH-Wert im Darmlumen reduziert die Umwandlungsrate. Zu einer vermehrten Bildung kurzkettiger Fettsäuren und

damit einer Senkung des intraluminalen pH-Wertes kommt es bei der Fermentation von Ballaststoffen und resistenter Stärke im Kolon (➤ Kap. 1.11.4).

Die Konzentration an prokarzinogenen sekundären Gallensäuren wird, wie bereits besprochen, weiterhin durch Bindung an Calcium reduziert (Lit. bei [96, 32]).

Die Höhe der Fettzufuhr, das Fettsäuremuster und die mit der Fettzufuhr ursächlich im Zusammenhang stehende Adipositas gelten auch beim **Mammakarzinom** als **begünstigende Faktoren.**

Das **Mammakarzinom** ist bei Frauen in westlichen Industrieländern der häufigste maligne Tumor, während seine Prävalenz in Entwicklungsländern um mehr als 60% niedriger liegt. Nehmen Immigrantinnen einen westlichen Lebensstil und westliches Ernährungsverhalten an, so steigt die Erkrankungshäufigkeit (Lit. bei [12]).

Bis auf wenige Ausnahmen fand sich weltweit in einer Vielzahl durchgeführter epidemiologischer Studien eine positive Korrelation zwischen der **Gesamtfettaufnahme** und der altersstandardisierten Mortalitätsrate für das Mammakarzinom.

Dieser immer wieder gefundene statistische Zusammenhang darf jedoch nicht als Beleg für einen

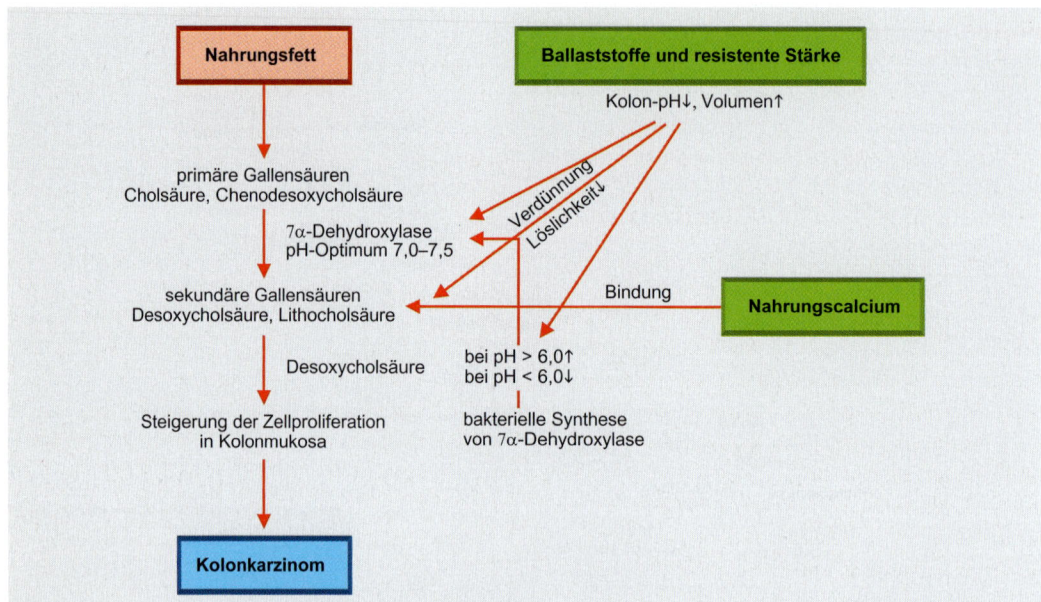

Abb. 16.9 Wirkungen und Wechselwirkungen von Fett, Ballaststoffen, resistenter Stärke und Calcium auf Stoffwechselvorgänge im Kolonlumen und ihre möglichen Beziehungen zur Genese des Kolonkarzinoms.

Kausalzusammenhang gesehen werden. So haben beispielsweise Bevölkerungsgruppen mit hohem Fettkonsum überwiegend relativ geringe **Geburtenraten.** Berücksichtigt werden muss, dass hohe Geburtenraten sowie häufige und lange **Stillphasen,** wie es in den meisten Entwicklungsländern die Regel ist, das Mammakarzinomrisiko verringern.

Der Zeitpunkt der Menarche und damit die hormonelle Umstellung des Organismus ist abhängig von der Art der Ernährung und dem Ernährungszustand in der Kindheit (Lit. bei [12]).

Gegen einen Kausalzusammenhang werden auch die methodischen Mängel vieler epidemiologischer Untersuchungen angeführt.

Für eine das Mammakarzinom begünstigende Wirkung von Fett sprechen hingegen experimentelle Studien über den **Einfluss von Fett auf die hormonelle Konstellation** bei Frauen.

An freiwilligen Versuchspersonen konnte gezeigt werden, dass das Hypophysenhormon Prolaktin unter fettreicher Ernährung vermehrt sezerniert wird [49]. Prolaktin wiederum begünstigt die Entstehung des Mammakarzinoms beim Versuchstier und möglicherweise auch beim Menschen.

Auch der negative Effekt eines hohen Fettverzehrs auf die Prognose des Mammakarzinoms wird mit Einflüssen des Fettverzehrs auf endokrine Regulationsmechanismen, insbesondere den **Östrogenstoffwechsel,** erklärt [44].

Auch die Ergebnisse neuerer Studien sprechen dafür, dass eine fettreduzierte Kost, reich an Gemüse und Obst, die rezidivfreie Phase nach erfolgreicher Therapie des Mammakarzinoms in der Postmenopause positiv beeinflusst (Lit. bei [12]). (Auf die Bedeutung von Energiezufuhr und Körpergewicht für die Karzinogenese wird noch einmal in dem entsprechenden Kapitel eingegangen.)

ω-3-Fettsäuren

Epidemiologische Studien an Populationen mit **hohem Fischverzehr** und folglich hoher Zufuhr an ω-3-Fettsäuren ergaben niedrige Inzidenzen bei einer Reihe chronischer Erkrankungen wie Arteriosklerose, Psoriasis, multiple Sklerose, Hypertonie, chronische Polyarthritis und maligne Tumoren, sodass ein protektiver Effekt der ω-3-Fettsäuren diskutiert wird [26].

Tierexperimentell fand sich unter Gabe eines Fettes reich an ω-3-Fettsäuren, ein **Hemmeffekt** auf die

Entstehung von Mamma-, Pankreas-, Kolon- und Prostatatumoren [16].

Beim tierexperimentellen Vergleich von Fetten mit verschiedenen Fettsäuremustern ließen sich weiterhin nach Gabe eines Karzinogens an Kolon, Pankreas und Mamma mit unterschiedlicher Häufigkeit maligne Tumoren erzeugen. Die höchste Tumorrate fand sich unter Gabe von an ω-6-Fettsäuren reichen Fetten (Maiskeimöl und Safföweröl), an ω-3-Fettsäuren reiche Fette hatten einen Hemmeffekt und Fette, die reich an einfach ungesättigten Fettsäuren sind nur einen gering steigernden Effekt auf die Tumorentstehung (Lit. bei [120]).

Auch in weiteren Studien am Modell der karzinogeninduzierten **Kolontumoren** bei Ratten wurde gezeigt, dass an ω-6-Fettsäuren reiche Öle die Rate an Kolontumoren steigern, während die mehrfach ungesättigten ω-3-Fettsäuren protektiv wirken (Lit. bei [31]).

Langkettige ω-3-Fettsäuren wirken auf unterschiedliche Weise hemmend auf mehrere Stufen des während einer langen Zeitspanne (> Abb. 16.1) ablaufenden Vorgangs der Karzinogenese. Sie modulieren die Eicosanoidsynthese aus Arachidonsäure, sie regulieren die Expression und Aktivität des Ras-Proteins und von Proteinkinase C. Hierdurch wird die Zellproliferation in den Krypten der Kolonschleimhaut gehemmt und die Zellapoptose gesteigert. Hinweise gibt es auf eine Steigerung der Zelldifferenzierung und eine Hemmung der Angiogenese (Lit. bei [126]).

Die Ergebnisse der tierexperimentellen Untersuchungen entsprechen weitgehend den epidemiologischen Befunden, die dafür sprechen, dass Populationen mit hohem Anteil an gesättigten und mehrfach ungesättigten ω-**6-Fettsäuren** (Nordamerika und Teile von Europa) an der Gesamtfettzufuhr die höchste Inzidenz an **kolorektalen Karzinomen** aufweisen, während in Regionen mit hohem Anteil an ω-**3-Fettsäuren** und einfach ungesättigten Fettsäuren (Grönland, Finnland, mediterrane Länder) die Inzidenz niedrig liegt (Lit. bei [33]).

Auch für das **Magenkarzinom** [28] sowie **Malignome von Mundhöhle, Larynx, Pharynx, Ösophagus, Pankreas, Gallenblase, Niere und Schilddrüse** konnte epidemiologisch ein protektiver Effekt von ω-3-Fettsäuren nachgewiesen werden (Lit. bei [26]).

Selbstverständlich muss bei der Interpretation epidemiologischer Daten immer berücksichtigt werden, dass sich die Ernährung regional auch bezüglich des Gehalts an Ballaststoffen, antioxidativen Bestandteilen, Eisen etc. unterscheidet.

Die Plausibilität der Bedeutung des Fettsäuremusters wird gestützt durch Ergebnisse diätetischer Interventionsstudien am Menschen, in denen Biomarker, die mit einem erhöhten Risiko für das Kolonkarzinom einhergehen, bestimmt wurden. Dies sind z.B. die Proliferationsrate des Kolonepithels und die mukosale Synthese von Prostaglandinen [5].

Konjugierte Linolsäuren, CLA

> Kap. 1.3.3

Zu den konjugierten Linolsäuren, die unter dem Akronym CLA (conjugated linoleic acid) zusammengefasst werden, zählen über 50 geometrische und Positionsisomere der Linolsäure. Sie entstehen überwiegend im Pansen und in den Milchdrüsen von Wiederkäuern.

Während Linolsäure in Tierversuchen die Karzinogenese begünstigt, ergab eine Reihe experimenteller Studien Hinweise darauf, dass die CLA sowohl die Entstehung chemisch induzierter Tumoren als auch das Wachstum humaner Tumorzelllinien hemmt [86]. Hierbei hatten die verschiedenen CLA-Isomere eine unterschiedliche Wirkung.

Untersuchungen zur Beeinflussung der Karzinogenese beim Menschen sind nicht bekannt [65].

> Eine epidemiologische Studie an über 60 000 Frauen in Schweden, bei denen über 15 Jahre die Ernährungsgewohnheiten erfasst wurden, fand sich eine signifikant geringere Häufigkeit an kolorektalen Karzinomen bei der Subgruppe, mit dem höchsten Konsum an Milchfett, überwiegend in Form von Käse. Neben weiteren Inhaltsstoffen wird auch die hohe CLA-Aufnahme als Ursache für die unterschiedliche Tumorhäufigkeit diskutiert [56].

Trans-Fettsäuren

> Kap. 1.3.3

Eine Assoziation zwischen hoher Zufuhr an trans-Fettsäuren und der Häufigkeit von Organtumoren, besonders kolorektaler, Mamma- und Prostatakarzinome, fand sich in epidemiologischen Studien mit unterschiedlicher Häufigkeit (Lit. bei [135, 71]). Die Tatsache, dass trans-Fettsäuren in Humanstudien die Bildung von Entzündungsmarkern (TNT, IL-6 und CRP) erhöhen, wird als Hinweis auf eine Begünstigung der Karzinogenese gedeutet [71].

16.2.3 Proteine

Die Beantwortung der Frage, ob die Höhe des Proteinverzehrs das Karzinomrisiko beeinflusst, wird in hohem Maße durch die Tatsache erschwert, dass alle proteinreichen Lebensmittel zusätzlich Bestandteile enthalten, die die **Karzinogenese** begünstigen und/oder hemmen. Die wichtigsten Beispiele sind:
- der hohe Eisengehalt im roten Fleisch
- die beim starken Erhitzen wie Braten und Grillen entstehenden karzinogenen Pyrolyseprodukte
- Bildung und Übertritt karzinogener Substanzen beim Konservieren durch Pökeln und Räuchern
- der unterschiedliche Gehalt an Fetten mit unterschiedlichem Fettsäuremuster in rotem Fleisch, Geflügel und Fisch
- in Milch und Käse der hohe Gehalt an Calcium und Fett
- in eiweißreichen pflanzlichen Lebensmitteln wie Sojaprodukten und Hülsenfrüchten der hohe Anteil an Ballaststoffen und sekundären Pflanzenstoffen etc.

Es gibt Hinweise darauf, dass es bei einer hohen Proteinzufuhr zu einem vermehrten Übertritt von Proteinen, Peptiden und Harnstoff in das Kolonlumen kommt, wo diese stickstoffhaltigen Substrate unter Bildung von die Karzinogenese begünstigenden Ammoniumionen bakteriell abgebaut werden [115]. Die Tatsache, dass es bei Ureterosigmoidostomien, bei denen große Mengen an Harnstoff in das Darmlumen übertreten, vermehrt zu malignen Entartungen des Kolonepithels kommt, stützt diese Annahme.

Wegen der eingangs genannten **komplexen Zusammensetzung** eiweißreicher Lebensmittel ist es sinnvoll, den Einfluss dieser Lebensmittel, so wie sie alltäglich verzehrt werden, auf die Krebshäufigkeit zu untersuchen und die hierbei gewonnenen Ergebnisse für Ernährungsempfehlungen zu nutzen.

Die exakteste Möglichkeit einen solchen Einfluss wissenschaftlich mit einer möglichst hohen Exaktheit zu erfassen, sind **prospektive Kohortenstudien.** Hierbei werden die Ernährungsgewohnheiten von Personen zum Zeitpunkt der Rekrutierung für eine Studie erfasst, während der Studie u.U. überprüft, die Erkrankungsfälle erfasst und die gewonnen Daten statistisch ausgewertet.

Die zusammenfassende Bewertung derzeit vorliegender epidemiologischer Daten kommt für den Fleisch-, Geflügel- und Fischverzehr zu dem Ergebnis, dass ein hoher Verzehr von rotem Fleisch und verarbeiteten Fleischwaren das Kolonkarzinomrisiko signifikant und das Pankreas-, Prostata- und Magenkarzinomrisiko möglicherweise erhöht. Der Verzehr von Geflügel war nicht mit einer Risikoerhöhung verbunden. Ein hoher Fischverzehr verringerte das Kolonkarzinom-, nicht hingegen das Mammakarzinomrisiko.

> Eine US-amerikanische Kohortenstudie ergab für einen hohen Verzehr an verarbeiteten Fleischwaren ein um 68% und von rotem Fleisch um 50% erhöhtes Pankreaskarzinomrisiko, während der Verzehr von Geflügel und Fisch nicht mit dem Risiko korrelierte (Lit. bei [132]).

In mehreren epidemiologischen Studien fand sich bei **hoher Proteinzufuhr** in Form von **Milch und Käse** eine vergleichsweise geringe Prävalenz an kolorektalen Karzinomen. Als Ursachen für diesen positiven Effekt werden in erster Linie der hohe Gehalt an Calcium aber auch der an konjugierter Linolsäure diskutiert ([56], Lit. bei [55]).

Populationen in ostasiatischen Ländern, aber auch Vegetarier decken ihren Proteinbedarf zum Teil mit **Sojaprodukten,** deren hoher Gehalt an **Phytoöstrogenen** hemmend auf die Entstehung hormonabhängiger Tumoren insbesondere das Prostatakarzinom wirken. Hinweise gibt es auch auf eine Reduktion des Lungenkrebsrisikos in Abhängigkeit von der Höhe der Phytoöstrogenaufnahme [94].

Inwieweit die Ergebnisse der genannten epidemiologischen Studien Folge von Menge oder Art der verzehrten Proteine oder einer der eingangs genannten übrigen Nährstoffe bzw. bei der Verarbeitung eiweißreicher Lebensmittel entstehender Begleitsubstanzen ist, lässt sich nicht eindeutig beantworten. Naheliegend ist, dass die Unterschiede zwischen den drei Fleischsorten durch den unterschiedlichen Gehalt an Eisen und sowohl Menge als auch Art der Fette, besonders den hohen Gehalt von Fisch an ω-3-Fettsäuren bedingt sind. Auf die mögliche Bedeutung der bei der Hitzebehandlung entstehenden karzinogenen Substanzen wird noch eingegangen.

Der **günstige Effekt von Milchprodukten** dürfte Folge des hohen Calciumgehaltes, mit geringerer Wahrscheinlichkeit des Gehaltes an konjugierter Linolsäure und der von **Sojaprotein** an Phytoöstrogenen sein.

Mögliche Einflüsse der Zubereitung und Konservierung von Fleisch

Als Pyrolyseprodukte werden Mutagene und Karzinogene bezeichnet, die bei der **Hitzeeinwirkung auf eiweißreiche Lebensmittel,** insbesondere beim Braten und Grillen von Fleisch und Fisch entstehen.

Diese mutagenen und genotoxischen Substanzen gehören zur Stoffklasse der **heterozyklischen aromatischen Amine.** Mit ihnen konnten bei verschiedenen Tierspezies Mamma-, Kolon-, Pankreas- und Harnblasenkarzinome induziert werden.

Welche Rolle Pyrolyseprodukte bei der Entstehung gastrointestinaler Karzinome beim Menschen spielen, ist nicht sicher bekannt (Lit. bei [99]).

In einer schwedischen Fall-Kontroll-Studie, bei der die Zufuhr an heterozyklischen Aminen mit gebratenem Fleisch bestimmt wurde, fand sich kein Hinweis darauf, dass unter den hier üblichen Zubereitungs- und Ernährungsbedingungen die mit Fleischgerichten zugeführte Menge das Risiko an Kolon-, Rektum-, Harnblasen- und Nierenkarzinom erhöht. Die Autoren gehen davon aus, dass die nur selten erreichte bzw. überschrittene Menge von maximal 1900 µg täglich das Tumorrisiko nicht erhöht [2].

Die Konzentrationen sind abhängig von der Zubereitungsart bzw. der Intensität und Dauer der Hitzeeinwirkung. Sie steigern sich in der Reihenfolge Kochen – Dämpfen, Braten – Backen und Grillen.

Bei der Hitzeeinwirkung entstehen weiterhin die **karzinogenen polyzyklischen aromatischen Kohlenwasserstoffe** („polycyclic aromatic hydrocarbons", PAHs). Sie haben nach heutiger Einschätzung für den Menschen eine geringere Bedeutung als vor Jahren angenommen wurde [123]. PAHs entstehen bei der unvollständigen Verbrennung und beim Hocherhitzen von organischem Material und folglich auch beim Braten, Grillen und Rösten von Lebensmitteln. Auch nicht hitzebehandelte pflanzliche Lebensmittel wie Blattgemüse, Obst etc. können über die Luft mit PAH kontaminiert werden.

Benzpyren ist die bekannteste Substanz aus dieser Gruppe. Es wird als **„Leitsubstanz"** bestimmt, um eine Information über den Gehalt an polyzyklischen aromatischen Kohlenwasserstoffen zu haben.

Der **Gehalt** in tierischen Lebensmitteln ist geringer als der in pflanzlichen Lebensmitteln.

In **tierischen Lebensmitteln** ist wiederum der Gehalt in erheblichem Maße von der Art der Verarbeitung abhängig. So ist der Gehalt in **geräucherten Fleischerzeugnissen** großen Schwankungen unterworfen, wobei die Art des Räucherverfahrens ausschlaggebend ist.

Benzpyren entsteht z.B. beim Grillen über offenem Feuer. Die Konzentration im Grillgut wird vom Brennmaterial, von der Dauer der Hitzeeinwirkung, aber auch von der Menge des in die Glut abtropfenden Fettes bestimmt. Die im Qualm enthaltenen polyzyklischen aromatischen Kohlenwasserstoffe schlagen sich auf dem Grillgut nieder. In der äußeren Schicht von Fleisch und Wurst wurden nach dem Grillen über Holzkohlefeuer bis zu 200 µg / kg Benzpyren gemessen. Nur sehr geringe Mengen der Substanz entstehen dann, wenn Horizontal- oder Vertikalgrillgeräte benutzt werden.

Der Gehalt an Benzpyren in Gemüse, insbesondere in **Blattgemüse,** schwankt je nach Entfernung der für die Verunreinigung der Luft verantwortlichen nächstgelegenen Industrieanlage.

Bei einer **gemischten Ernährung** wurden um 1980 täglich etwa 3 µg Benzpyren aufgenommen, wovon der überwiegende Anteil aus pflanzlichen Nahrungsmitteln stammte. So konnten in Kopfsalat 12, in Spinat 20, in Weizen- und Roggenbrot

1–1,6 µg / kg der karzinogenen Substanz nachgewiesen werden.

Im Vergleich hierzu fanden sich in geräuchertem Fleisch und Fisch folgende **Benzpyrenkonzentrationen**: Schinken 3,2, gebratenes oder gegrilltes Fleisch 0,2–0,6, geräucherter Lachs 2,1 und auf dem Holzkohlengrill zubereitetes Fleisch 50,4 µg / kg (Lit. bei [100]).

Die Belastung der Nahrung mit PAH ist als Folge besserer Produktionsverfahren und einer intensiveren Lebensmittelüberwachung seit Jahren rückläufig [123]. (Nitrosaminbildung unter dem Einfluss von Nitritpökelsalzen ➤ Kap. 16.2.8.)

16.2.4 Saccharose und Lactose

Es gibt Hinweise auf eine Beziehung zwischen Störungen des Glucosestoffwechsels, einhergehend mit einer Hyperinsulinämie, und der Genese des Pankreaskarzinoms. Dies trifft zu für den Diabetes mellitus, die Adipositas und die körperliche Inaktivität, die alle mit einer Insulinresistenz einhergehen.

In prospektiven Studien an Frauen fand sich weiterhin eine Assoziation zwischen einem hohen **Pankreaskarzinomrisiko** und einem vermehrten Konsum an **mit Zucker gesüßten** Getränken (Lit. bei [130]).

> In einer prospektiven schwedischen Kohortenstudie wurde die positive Beziehung zwischen hohem Saccharosekonsum und dem Pankreaskarzinomrisiko an fast 78 000 Frauen während einer Beobachtungszeit von ca. 7 Jahren bestätigt [130]. Die Autoren weisen daraufhin, dass in Schweden Getränke etc. mit Saccharose und nicht wie in den USA mit fructosereichem Maissirup gesüßt werden.
> Als Erklärung für einen möglichen Kausalzusammenhang wird u.a. eine, durch hohe postprandiale Insulinkonzentrationen gesteigerte Zellteilung im Pankreas sowie eine bei Hyperinsulinämie ebenfalls gesteigerte Aktivität von Rezeptoren des **Insulin-like growth factor-1** (IGF-1) diskutiert.

In mehreren prospektiven US-amerikanischen und schwedischen Kohortenstudien fand sich eine signifikant positive Korrelation zwischen der Höhe des Konsums von Milch und Milchprodukten und der

Häufigkeit eines **Ovarialkarzinoms** [129]. Als mögliche Ursache für einen die Karzinogenese begünstigenden Effekt wird die hohe Konzentration des Disaccharids Lactose diskutiert. Eine Komponente von Milchzucker ist Galaktose, ein Monosaccharid, das fast nur in Form von Milch aufgenommen wird. Es wirkt toxisch auf Oozyten und erhöht die Konzentration an Gonadotropin, wodurch die Proliferation von Oberflächenepithelien der Ovarien stimuliert wird (Lit. bei [129]).

16.2.5 Ballaststoffe und resistente Stärke

Diese **beiden unverdaulichen Kohlenhydrate** haben einen großen Einfluss auf die Funktion von Kolon und Rektum sowie auf die unter dem Einfluss der Intestinalflora im Darmlumen ablaufenden, die Karzinogenese mitbestimmenden metabolischen Vorgänge.

Die in den 60er und 70er Jahren des vorigen Jahrhunderts weltweit diskutierte „Fiber-Hypothese" ging davon aus, dass die in westlichen Industrieländern vergleichsweise niedrige Ballaststoffaufnahme neben anderen Erkrankungen auch die Entstehung des Kolonkarzinoms begünstigt (➤ Kap. 1.11.3 u. ➤ 1.11.4). Sowohl hiervon ausgehende epidemiologische Studien als auch Ergebnisse experimenteller Untersuchungen schienen diesen Kausalzusammenhang zu beweisen.

Groß angelegte Studien an Bevölkerungsgruppen mit unterschiedlich hoher Zahl an Kolonkarzinomen in Skandinavien ergaben, dass die Kolonkarzinomhäufigkeit positiv mit der **Höhe des Fettverzehrs** und negativ mit dem **Ballaststoffanteil der Kost** korreliert.

Am höchsten war die Zahl an Kolonkarzinomen in einer Population mit hohem Fett- und geringem Ballaststoffverzehr und am geringsten bei niedrigem Fett- und hohem Ballaststoffverzehr. Der negative Effekt eines hohen Fettverzehrs wurde durch gleichzeitige hohe Ballaststoffaufnahme gemindert [61].

Diese Interaktionen zwischen den einzelnen Ernährungsfaktoren, die eine Klärung kausaler Zusammenhänge sehr erschweren, wurden am Beispiel Fette und Ballaststoffe in ➤ Abb. 16.9 dargestellt und in ➤ Kap. 2.2 besprochen.

Der Aussagewert all der in den 70er und 80er Jahren des vorigen Jahrhunderts durchgeführten epidemiologischen Studien, die auf retrospektiven Datenerhebungen beruhten, wurde zeitweise in Frage gestellt, nachdem in methodisch überlegenen prospektiven Kohortenstudien der Einfluss der Ballaststoffzufuhr auf die Kolonkarzinomprävalenz nicht bestätigt wurde.

Diese in den USA durchgeführten Studien, die zeitweise für Verwirrung sorgten, hatten jedoch keine Beweiskraft, da die Spannweite der Ballaststoffaufnahme bei den untersuchten Kollektiven nur zwischen 9,4 und maximal 24,9 g / Tag lag. Alle erfassten Probanden hatten folglich eine im suboptimalen, allenfalls Normbereich liegende Ballaststoffaufnahme.

> Demgegenüber bestätigte die prospektive europäische EPIC-Studie (EPIC = European Prospective Investigation into Cancer and Nutrition) mit 520 000 Teilnehmern ein signifikant sinkendes Risiko für kolorektale Karzinome bei steigender Ballaststoffzufuhr. In der obersten Quintile lag die mittlere tägliche Aufnahme an Ballaststoffen für Männer bei 35,6 und Frauen bei 31,9 g.
> Die Autoren kommen zu dem Schluss, dass in Populationen mit einer niedrigen mittleren Ballaststoffaufnahme durch eine Verdoppelung der Zufuhr das Risiko für kolorektale Karzinome um 40% gesenkt werden könnte [9].

> Für den **Schutzeffekt einer ballaststoffreichen Ernährung** spricht auch eine Studie an etwa 34 000 Personen, die sich einer endoskopischen Untersuchung von Colon descendens, Sigma und Rektum unterzogen und bei denen der Nachweis von Polypen (Adenomen) mit der mittleren täglichen Ballaststoffzufuhr verglichen wurde. Die etwa 3600 Personen mit Adenomen hatten im Vergleich zu den Personen mit negativem endoskopischem Befund eine signifikant geringere Ballaststoffzufuhr. Der Nachweis von Polypen lag bei Teilnehmern mit einer Ballaststoffzufuhr in der höchsten Quintile um 27% unter der in der niedrigsten Quintile. Diese negative Korrelation war für Ballaststoffe aus Getreide und Obst am ausgeprägtesten. Rektumadenome zeigten keine Beziehung zur Ballaststoffzufuhr [88].

Bei der **Bewertung epidemiologischer Studien** zur Frage einer inversen Beziehung zwischen Ballaststoffkonsum und Karzinomrisiko, deren Ergebnisse nicht einheitlich sind, müssen einige Fakten und mögliche Fehlerquellen berücksichtigt werden:

- Die Erfassung der Nährstoff- und Ballaststoffzufuhr während langer Zeitspannen ist bei einer großen Zahl an Probanden methodisch schwierig und hat eine gewisse Fehlerbreite.
- Ballaststoffangaben beinhalten nicht die Menge an resistenter Stärke, die im Kolon weitgehend identische Effekte hat.
- Die verschiedenen ballaststoffreichen Lebensmittel wie Obst, Gemüse Vollgetreideprodukte etc. enthalten unterschiedliche Mengen an Vitaminen, Mineralstoffen und sekundären Pflanzenstoffen, die ebenfalls die Karzinogenese beeinflussen können.
- Weiterhin haben Ballaststoffe unterschiedlicher Herkunft unterschiedliche Effekte.

16

> So fand sich beispielsweise in einer prospektiven Studie an rund 300 000 Männern und 200 000 Frauen über 5 Jahre keine Beziehung zwischen dem Risiko eines kolorektalen Karzinoms und der Höhe der Ballaststoffzufuhr. Eine inverse Korrelation bestand hingegen zwischen der Tumorhäufigkeit und dem Verzehr sowohl von Vollgetreideprodukten als auch von Ballaststoffen aus Vollgetreide [97].

Das unter einer an Ballaststoffen und resistenter Stärke reichen Kost vergleichsweise **geringe Kolonkarzinomrisiko** wird wie folgt erklärt:

- Als Folge einer **kurzen Kolonpassagezeit** (> Abb. 1.44) kurze Kontaktzeit von Karzinogenen mit der Kolonschleimhaut.
- **Verdünnung von Karzinogenen** als Folge des größeren Stuhlvolumens, u.U. Bindung von Karzinogenen an Ballaststoffe. Hierdurch geringerer Kontakt der Karzinogene mit der Kolonschleimhaut.
- **Geringere Produktion von Karzinogenen** als Folge einer Änderung der Intestinalflora bei hohem Angebot an fermentierbarem Substrat.
- Als Stickstoffquelle zur Proteinsynthese entnimmt die sich bei hohem Angebot an fermentierbaren Ballaststoffen und resistenter Stärke stark vermehrende Kolonflora Ammoniak aus dem Darmlumen. Ammoniak wirkt beschleunigend auf das Tumorzellwachstum (> Kap. 16.2.3).

- Bei der bakteriellen Degradation von Kohlenhydraten entstehen im Kolonlumen **kurzkettige Fettsäuren** (➤ Kap. 1.11). Insbesondere Butyrat normalisiert eine gesteigerte Zellproliferation und wirkt so mit großer Wahrscheinlichkeit präneoplastischen Schleimhautveränderungen entgegen. In der Zellkultur hemmt Butyrat das Wachstum von Kolonkarzinomzellen und erhöht in physiologischen Konzentrationen den Differenzierungsgrad maligner Zellen.

16.2.6 Alkohol

Als **Reinsubstanz** besitzt Äthylalkohol keine karzinogene Wirkung. Trotzdem begünstigt ein regelmäßiger Alkoholkonsum dosisabhängig das Risiko, an bestimmten Organtumoren zu erkranken. Folgende Faktoren werden für die statistisch positive Korrelation zwischen Höhe des Konsums alkoholischer Getränke und der Häufigkeit maligner Tumoren diskutiert:

- die häufige Fehlernährung, z.B. Defizite an Vitaminen des B-Komplexes, Proteinen etc. (➤ Kap. 1.9.3)
- die nicht seltene Kombination von Alkohol- und Tabakmissbrauch
- der Karzinogengehalt mancher alkoholischer Getränke, z.B. Nitrosamine
- negative Wirkungen auf immunologische Abwehrmechanismen
- Bildung freier Radikale beim enzymatischen Alkoholabbau

- die unter regelmäßigem Alkoholkonsum gesteigerte Aktivität des Enzyms Cytochrom P_{450} und die hierdurch bedingt vermehrte Umwandlung von Karzinogenvorstufen in aktive Karzinogene. Alkohol wirkt induzierend auf mikrosomale Enzyme, insbesondere ein spezifisches Cytochrom P_{450}. Da mehr als 90% aller Karzinogene primär als inaktive Kokarzinogene vorliegen, die erst durch das genannte mikrosomale Enzymsystem in Karzinogene überführt werden müssen, kommt dem regelmäßigen Alkoholkonsum eine entscheidende **Bedeutung bei der Tumorinduktion** zu [73].

Dass Alkohol das relative Krebsrisiko im oberen Aerodigestivtrakt, in Kolon, Rektum, Leber und Mamma dosisabhängig mit überzeugender Evidenz steigert, wurde in einer umfassenden Metaanalyse belegt (➤ Tab. 16.1) ([19], zit. nach [132]).

Ein Beispiel dafür, dass Alkohol die Wirkung von Karzinogenen potenziert, ist in ➤ Abb. 16.10 dargestellt. Das Risiko, ein Ösophaguskarzinom zu entwickeln, ist, verglichen mit Abstinenzlern, 44,4-mal größer, wenn mehr als 80 g reiner Alkohol und mehr als 20 Zigaretten täglich konsumiert werden [113].

16.2.7 Adipositas

Aufgrund epidemiologischer Daten besteht eine überzeugende Evidenz dafür, dass die Adipositas das Risiko für die Entstehung des kolorektalen Karzinoms, des postmenopausalen Mammakarzinoms, des Endometrium- und Nierenzell- sowie des Adenokarzinoms des Ösophagus erhöht. Entsprechende Hinweise gibt es auch für Leber-, Gallenblasen- und Pankreaskarzi-

Tab. 16.1 Relatives Risiko verschiedener Krebserkrankungen in Abhängigkeit vom Alkoholkonsum (nach Corrao et al. [19], modifiziert nach Pischon [132]).

Krebslokalisation	Relatives Risiko pro mittlerer Alkoholmenge			
	0 g / Tag	25 g / Tag	50 g / Tag	100 g / Tag
Mundhöhle und Rachenraum	1	1,86	3,11	6,45
Speiseröhre	1	1,39	1,93	3,59
Kehlkopf	1	1,43	2,02	3,86
Dickdarm	1	1,05	1,10	1,21
Mastdarm	1	1,09	1,19	1,42
Leber	1	1,19	1,40	1,81
Brust	1	1,25	1,55	2,41

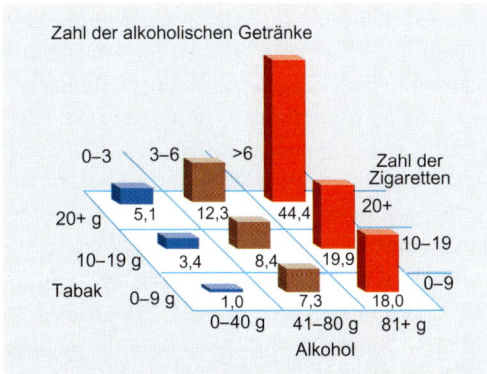

Abb. 16.10 Relatives Ösophaguskarzinomrisiko in Korrelation zum täglichen Alkohol- und Tabakkonsum (nach Tuyns [113]).

nome. Nach Schätzungen kann davon ausgegangen werden, dass in Europa bei Männern etwa 3,4% und bei Frauen 6,4% aller Krebserkrankungen auf die Adipositas zurückgeführt werden können (Lit. bei [132]).

Für eine Beziehung zwischen Übergewicht bzw. Adipositas und Tumorentstehung spricht z.B. das Ergebnis einer großen prospektiven Kohortenstudie an über 900 000 US-Amerikanern, die mit 57 Jahren in die Studie eintraten und über 16 Jahre kontrolliert wurden. Unter Berücksichtigung zusätzlicher das Tumorrisiko beeinflussender Faktoren (Confounder), wie Rasse, Bildungsgrad, Alkohol- und Tabakkonsum, Ernährungsgewohnheiten etc., ergab sich mit steigendem BMI eine Erhöhung des Tumorrisikos. Bereits bei einem BMI zwischen 25,0 und 29,9 fand sich eine höhere Tumorsterblichkeit für Kolon-, Mamma-, Pankreas- und Nierenkarzinome. Personen mit einem BMI ≥ 40 hatten gegenüber den Teilnehmern mit Normalgewicht (BMI 18,5–24,9) ein um 52% für Männer und 62% für Frauen erhöhtes Tumormortalitätsrisiko. Bei beiden Geschlechtern war das Risiko für Tumoren folgender Organe signifikant erhöht: Ösophagus, Kolon, Rektum, Leber, Gallenblase und Niere. Für Männer bestand zusätzlich das Risiko, an einem Magen- oder Pankreaskarzinom, und für Frauen, an einem Mamma- Uterus-, Zervix- oder Ovarialkarzinom zu versterben. Zusammenfassend kommen die Autoren zu dem Schluss, dass in den USA bei über 50-jährigen Übergewichtigen und Adipösen bei 14% der Männer bzw. 20% der Frauen, die an einem malignen Tumor versterben, das über die Norm erhöhte Körpergewicht verantwortlich ist [14].

Unklar sind die **Mechanismen,** die dem erhöhten Tumorrisiko zugrunde liegen. Die **geringe körperliche Aktivität,** eine wesentliche Teilursache, aber auch oft Folge der Adipositas, gilt als Risikofaktor für einige maligne Tumoren.

Die **Verzehrgewohnheiten,** mit Bevorzugung hochkalorischer, fettreicher, ballaststoffarmer Lebensmittel sind zu diskutieren. Eine zentrale Bedeutung kommt mit einiger Sicherheit **endokrinologischen, immunologischen und biochemischen Abweichungen** von der Norm zu.

Auf die mögliche Bedeutung des **Insulin-like growth factor-1** (IGF-1) wurde bereits in ➤ Kap. 16.2.4 hingewiesen. IGF-1 steigert die Zellproliferation und hemmt die Apoptose. Seine Plasma-Konzentration steigt bei hyperkalorischer Ernährung und sinkt beim Fasten [27]. Es fand sich eine Assoziation zwischen erhöhten Plasma-Konzentrationen und dem Risiko für verschiedene Tumoren.

Bei Adipösen finden sich weiterhin eine erhöhte Konzentration an **proinflammatorischen Zytokinen** wie IL-1, IL-8, IL-18 etc., sodass die Adipositas als ein chronischer subakuter inflammatorischer Zustand angesehen werden kann. Chronische Inflammation gilt wiederum als Promotor der Tumorentstehung.

Von Bedeutung für die Entstehung mancher Tumoren ist weiterhin die bei Adipositas erhöhte Plasma-Konzentration an bioverfügbarem **Östradiol und Testosteron.**

16.2.8 Karzinogene, die bei der Herstellung, Lagerung, Konservierung und Zubereitung von Lebensmitteln entstehen

Zu den wichtigsten Stoffklassen gehören:

- **N-Nitrosamine,** Produkte von Reaktionen von Aminen mit Nitrosierungsagenzien
- **polyzyklische aromatische Kohlenwasserstoffe,** die bei der unvollständigen Verbrennung entstehen
- **Mykotoxine,** die als Metaboliten von Schimmelpilzen vorkommen
- **heterozyklische aromatische Amine,** die beim Erhitzen von Fleisch durch Maillardreaktionen gebildet werden
- **Rückstände von Pestiziden und Umweltkontaminanden** [131].

N-Nitrosoverbindungen

Zu dieser Substanzgruppe gehören die N-Nitrosamine, die stärksten bisher bekannten Karzinogene. Da mit Vertretern dieser Substanzgruppe bei einer Vielzahl von Tieren Tumoren ausgelöst werden können, gilt es als sicher, dass **Nitrosamine** auch beim Menschen als Karzinogene wirken.

➤ Abb. 16.11 zeigt den **chemischen Aufbau** von Nitrosaminen. Sie werden überwiegend aus Nitrit und einer weiteren, stickstoffhaltigen Komponente, meist einem sekundären Amin, gebildet (Nitrosierungsreaktion) (➤ Abb. 16.14).

Amine finden sich weit verbreitet in Lebensmitteln. Hoch ist die Konzentration in fermentierten Produkten, so z.B. in Käse.

Nitrit kann durch Reduktion (meist bakteriell) von Nitrat gebildet werden. Nitrat wiederum wird mit der Nahrung aufgenommen. Hohe **Nitratgehalte** finden sich in verschiedenen Gemüsesorten, insbesondere in Spinat, Rote Bete, verschiedenen Kohlarten sowie vielerorts im **Trinkwasser,** wenn es aus geringer Bodentiefe stammt, sich Sickergruben in der Nähe der Brunnen befinden bzw. im Einzugsgebiet von Brunnen große Mengen von nitrathaltigem Dünger zur Anwendung kommen.

> Epidemiologische Untersuchungen, insbesondere in Südamerika und England, haben gezeigt, dass eine **Korrelation zwischen der Zahl an Magenkarzinomen und der Höhe des Nitratgehaltes im Trinkwasser** besteht.

Ausgehend von der Tatsache, dass **Carotinoiden** eine wichtige Bedeutung bei der Tumorprophylaxe zukommt, wird zur Optimierung der Carotinzufuhr der **reichliche Verzehr von Gemüse** empfohlen.

Da hiermit eine **steigende Nitrataufnahme** einhergeht, muss durch **adäquate Anbaubedingungen** ein möglichst geringer Nitratgehalt gewährleistet werden.

Untersuchungen der **Gesamtaufnahme** einschließlich der Getränke ergaben für Deutschland im Mittel 104 mg / Tag. Bei niedrigem Gemüsekonsum (bis 150 g / Tag) waren es im Mittel 61, bei mittlerem Konsum 115 und bei hohem Konsum 152 mg Nitrat. Beim überwiegenden Verzehr stark nitratspeichernder Gemüse, wie Blattsalat, Spinat, Radieschen, Rettich etc., kann die Nitrataufnahme erheblich über den genannten Mittelwerten liegen.

> Da die hohe Nitrataufnahme mit Gemüse gleichzeitig mit einer hohen Zufuhr der Nitrosierungsinhibitoren Vitamin C, Vitamin E, Polyphenolen etc. einhergeht, kommt es offenbar nicht zur vermehrten Bildung von N-Nitrosoverbindungen.

> Hierfür sprechen auch epidemiologische Studien, nach denen ein hoher Gemüsekonsum eher mit einer geringen Tumorhäufigkeit korreliert. Ein FAO/WHO-Expertenkommittee hat festgestellt, dass es keine Hinweise für einen Zusammenhang zwischen Nitratexposition und Krebsrisiko gibt und folglich **Nitrat** als **nicht genotoxisch** eingestuft (Lit. bei [20]).

Eine teilweise Umwandlung von Nitrat in Nitrit findet nach dem Verzehr bakteriell kontaminierter Speisen im Magen statt (**endogene Nitrosaminbildung).**

Nitrit ist zusammen mit Kochsalz Bestandteil des **Nitritpökelsalzes.** Es hat einige erwünschte Einflüsse auf Fleischerzeugnisse. So erzeugt es die charakteristische rote, kochstabile Farbe und das typische Pökelaroma. Nitrit hemmt darüber hinaus das Wachstum von Clostridium botulinum und die Oxidation von Fetten.

Das Ausmaß der Nitrosaminbildung ist vom **pH-Wert** abhängig. Erst ab einem pH-Wert von 4 werden größere Mengen gebildet. Das Optimum der Nitrosaminbildung liegt etwa bei pH 3.

Darüber hinaus gibt es **Katalysatoren,** die die Nitrosierungsreaktion fördern – hierzu gehört möglicherweise der Äthylalkohol –, aber auch die bereits erwähnten Substanzen, die die Nitrosierungsreaktion hemmen oder gar verhindern.

Diese **Hemmwirkung** beruht meist darauf, dass die hemmenden Substanzen mit Nitrit reagieren und somit Substrat für die Nitrosaminbildung besei-

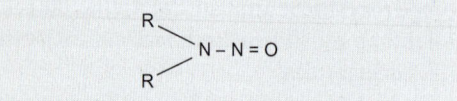

Abb. 16.11 Chemischer Aufbau von Nitrosaminen.

tigen. Zu den Inhibitoren gehören Ammoniumchlorid, Phenole, Ascorbinsäure, Tannine und andere Substanzen.

> Von praktischer Bedeutung ist die Hemmwirkung durch **Ascorbinsäure,** da diese als Nährstoff ohne Bedenken Lebensmitteln zugesetzt werden kann, in denen eine Nitrosaminbildung stattfindet.

> Neben den genannten endogenen Nitrosaminen nimmt der Mensch **Nitrosamine mit der Nahrung** auf. Eine groß angelegte systematische Untersuchung von Lebensmitteln und Getränken in Westdeutschland ergab, dass bei einem gewissen Teil Konzentrationen oberhalb der Nachweisgrenze von 0,5 ppb (ppb = parts per billion) liegen.

Die **höchsten Konzentrationen** wurden in gepökeltem Speck und Schinken und somit in Fleischwaren, die mit Nitrit und/oder Nitrat behandelt waren, gefunden [24, 119].

Beim Zubereiten von Fisch und Fleisch entstehen unter der **Hitzeeinwirkung** verschiedene Nitrosamine, die jedoch zu 50–80 % unter der Hitzeeinwirkung flüchtig sind und somit letztlich nur noch in relativ niedriger Konzentration im Lebensmittel verbleiben.

Auch hier ist offenbar die Zubereitung mit Mikrowellengeräten günstiger.

> Gewarnt wird vor dem Verzehr von Zubereitungen, bei denen Käse mit einem hohen Gehalt an Aminen zusammen mit nitrit-/nitratreichen Lebensmitteln wie Salami, Schinken oder Spinat erhitzt wird.

Gezielte Untersuchungen entsprechender Speisen bestätigen den vermuteten, relativ hohen Gehalt an N-Nitrosaminen jedoch nicht [122].

Die vor Jahren im Bier nachgewiesenen hohen Konzentrationen an Nitrosamin waren eine Folge zu hoher Temperatur beim Darren des Malzes. Derzeit liegen die Konzentrationen im unbedenklichen Bereich.

Heterozyklische aromatische Amine (HAA)

Die HAA, sog Pyrolyseprodukte, Substanzen, die bei der thermischen Zersetzung von Proteinen, besonders beim Grillen und Braten von Fleisch gebildet werden, wurden in ➤ Kap. 16.2.3 besprochen.

Unter hoher Dosierung lassen sich hiermit im Tierversuch genotoxische und karzinogene Effekte erzielen. Die durchschnittliche tägliche Aufnahme liegt beim Menschen unter westlichen Ernährungsbedingungen bei etwa 3,5 µg, einer Dosis, die um den Faktor 10 000 niedriger liegt als jene, die im Tierversuch ausreicht, um maligne Tumoren zu induzieren. Trotzdem wird vermutet, dass auch bei Personen mit einer Vorliebe für scharf gegrilltes und gebratenes Fleisch, HAA-Dosen aufgenommen werden, die das Risiko für Kolon- und Mammakarzinome erhöhen (Lit. bei [131]).

Polyzyklische aromatische Kohlenwasserstoffe (PAK)

Auch diese Substanzen, die ebenfalls bei starker Hitzeeinwirkung auf organisches Material gebildet werden, wurden in ➤ Kap. 16.2.3 besprochen.

Mykotoxine

Eine große praktische Bedeutung kommt karzinogen wirkenden Pilztoxinen (Mykotoxinen), insbesondere den **Aflatoxinen** aus Aspergillus flavus zu. Der Pilz wächst auf pflanzlichen Lebensmitteln wie Erdnüssen, Getreide etc. bei Lagerung unter feuchtwarmen Bedingungen. Mit 10 µg / Tag lassen sich bei Ratten bereits Lebertumoren auslösen. Nach Angaben der WHO/FAO soll die **obere Toleranzgrenze** von 30 µg / kg bei Lebensmitteln nicht überschritten werden.

Für die sich in ihrer Toxizität unterscheidenden verschiedenen Aflatoxine und für das Mykotoxin Ochratoxin A gibt es eine **EU-Höchstmengenverordnung** (Lit. bei [50]).

Aflatoxin, insbesondere **Aflatoxin B$_1$**, gilt als eines der potentesten Humankanzerogene. Von großer Bedeutung ist die Kontamination mit Aflatoxin in erster Linie für das in manchen Regionen Afrikas und Chinas häufige **Leberkarzinom.** Die in diesen Regionen verzehrten Lebensmittel zeigen eine hohe Belastung mit diesem Mykotoxin auf. Epidemiologische Studien ergaben bei hoher Exposition ein auf das 5-Fache erhöhte Erkrankungsrisiko. Bei Patienten die zusätzlich mit dem Hepatitis-B-Virus infiziert waren, war aufgrund eines Synergieeffektes das Risiko, an einem Leberkarzinom zu erkranken, auf etwa das 50-Fache gesteigert [22].

Jede auf unsachgemäß gelagerten Lebensmitteln erfolgende **Schimmelbildung** kann mit der Produktion von karzinogen wirkenden Giftstoffen einhergehen.

Neben den Aflatoxinen gibt es weitere karzinogene Mykotoxine, die mit Lebensmitteln aufgenommen werden können.

> Ob auch die bei der Käsezubereitung zur Anwendung kommenden **Edelpilzrassen** menschenpathogene Toxine enthalten, wird diskutiert. Alle bisher vorgenommenen Untersuchungen verliefen jedoch negativ.

Besonders häufig finden sich Aflatoxinbildner auf geschnittenem und verpacktem **Brot.** Grundsätzlich sollte der Schimmelbildung auf Brot eine größere Beobachtung geschenkt werden, da hier jederzeit mit Aflatoxinbildnern zu rechnen ist. Das Toxin kann durch **Diffusion** innerhalb weniger Tage in tiefere Schichten eindringen, sodass es durch das Entfernen von Schimmelstellen allein nicht beseitigt wird.

Mykotoxine können auch über **kontaminierte Futtermittel** in die Milch gelangen. Eine besondere Gefahr stellen sog. **„Schimmelmüslis"** dar.

Ochratoxine werden von verschiedenen Aspergillus- und Penicilliumarten gebildet. Sie wirken:
- nephrotoxisch
- teratogen
- karzinogen
- immunsuppressiv.

In Ländern der gemäßigten Zone wurden Ochratoxine in verschiedenen Lebens- und Futtermitteln (Getreide, Getreideprodukte, Kaffee, Bier, Schweinefleisch, Hülsenfrüchte, Gewürze, Wein etc.) nachgewiesen. Es erfolgt ein **Übertritt in die Muttermilch** [52].

16.3 Organtumoren

In ➤ Kap. 16.2 wurden auf der Basis epidemiologischer, klinisch-experimenteller und pathophysiologischer Befunde die Nährstoffe und Nahrungsbestandteile besprochen, die nach derzeitigem Wissensstand hemmend oder akzelerierend auf die Karzinogenese wirken.

In diesem Kapitel werden die genannten Befunde den einzelnen Organtumoren zugeordnet und sowohl durch epidemiologische als auch weitere für einen Kausalzusammenhang sprechende Daten ergänzt.

Die Befunde in beiden Kapiteln leisten jedoch nur einen Beitrag zur Klärung möglicher Beziehungen zwischen Ernährung und Tumorentstehung. Dies hat ein gewisses Maß an Unsicherheit und widersprüchlicher Bewertung zur Folge. Befunde für einen Beweis und damit die sicherste Basis einer gezielten Ernährungsprophylaxe würden nur lange dauernde Interventionsstudien an genetisch einheitlichen Populationen mit ansonsten gleichem Lebensstil ergeben, eine Voraussetzung, die nicht zu realisieren ist.

Basierend auf dem derzeitigen Kenntnisstand wurde vom **World Cancer Research Fund** Ende 2007 der Report „Food, Nutrition, Physical Activity and Prevention of Cancer" (**WCRF-Report**) veröffentlicht [125]. Der Bericht enthält eine systematische Auswertung und Beurteilung der Literatur zu methodisch sachgerecht durchgeführten epidemiologischen und experimentellen Studien. Ziel der Auswertung sind konkrete Empfehlungen, die je nach Stärke der Evidenz in folgende Kategorien unterteil werden:
- Risiko überzeugend verringert/wahrscheinlich verringert/begrenzt-vermutlich verringert
- Risiko überzeugend erhöht / wahrscheinlich erhöht/wichtiger Effekt unwahrscheinlich.

Im Folgenden ist am Ende jeder Beschreibung eines Organtumors die Bewertung von Ernährungsfaktoren nach Angaben des WCRF-Reports angeführt.

16.3.1 Ösophagus, Oropharynx und Larynx

Es besteht kein Zweifel daran, dass **Alkohol** – insbesondere in Form konzentrierter alkoholischer Getränke – das Risiko, an einem Ösophaguskarzinom zu erkranken, erheblich steigert. Das Gleiche gilt für Karzinome von Oropharynx und Larynx.

Das Ergebnis einer Studie, die den genannten Kausalzusammenhang belegt und gleichzeitig sehr eindringlich demonstriert, wie die **Kombination Alkohol und Tabakrauch** wirkt, ist in ➤ Abb. 16.10 dargestellt.

Alkoholiker decken einen erheblichen Teil des **Energiebedarfs durch Alkohol.** Dadurch ist der Verzehr von Gemüse und Früchten und folglich die Aufnahme von Vitamin C und Carotin meist gering. Da die Gefahr einer genotoxischen Schleimhautschädigung bei Rauchern besonders groß ist, kommt der Versorgung mit diesen Substanzen ein entscheidender Schutzeffekt zu (Lit. bei [64, 96]).

Die in ➤ Abb. 16.12 dargestellte inverse Korrelation zwischen der Höhe des Verzehrs von **Obst und Gemüse** und der Häufigkeit des Ösophaguskarzinoms bei Rauchern wurde auch in anderen Studien belegt (Lit. bei [64]).

Ähnliche Risikoprofile wie beim Ösophaguskarzinom wurden bei Karzinomen der Mundhöhle, des Rachenraumes und Kehlkopfes nachgewiesen.

> Es zeigt sich immer wieder ein erhöhtes Risiko bei hohem und regelmäßigem Alkoholkonsum in Kombination mit Zigarettenrauchen bei gleichzeitig geringem Verzehr von Obst und Gemüse.

Epidemiologische Befunde sprechen dafür, dass der Schutzeffekt eines hohen Obst- und Gemüseverzehrs nicht nur auf den hohen Gehalt an Vitamin C und Carotinoiden zurückzuführen ist, sondern auch auf die hierin enthaltenen **sekundären Pflanzenstoffe.**

> So fand sich in einer prospektiven dänischen Studie an über 15 000 Männern und 13 000 Frauen bei einer mittleren Beobachtungszeit von 13,5 Jahren eine signifikante Steigerung des Risikos, an einem Oropharynx- oder Ösophaguskarzinom zu erkranken, wenn regelmäßig Alkohol in Form von **Bier** oder **Schnaps** getrunken wurde.
> Beim Konsum der gleichen Alkoholmenge überwiegend in Form von **Wein,** lag das Karzinomrisiko signifikant niedriger. Als Erklärung für diesen Unterschied wird der hohe Gehalt an **Resveratrol** im Wein, einem sekundären Pflanzenstoff mit nachgewiesener Hemmwirkung auf die Initiierung, Promotion und Progression von Tumoren diskutiert [45].

Die gemachten Aussagen zum Ösophaguskarzinom beziehen sich ausschließlich auf das Plattenepithel- und nicht auf das Adenokarzinom, bei dem Alkohol- und Tabakkonsum ursächlich offenbar keine Rolle spielen.

In der Dritten Welt gibt es Regionen mit hoher Prävalenz des Ösophaguskarzinoms (in manchen Provinzen Zentralchinas erkranken bis zu 33% der Männer und 20% der Frauen an einem Ösophaguskarzinom!) bei niedrigem Alkohol- und Tabakkonsum.

Hier sind die entscheidenden **begünstigenden Faktoren** niedriger Verzehr von frischem Obst und Gemüse, Mangelversorgung mit Riboflavin, Vitamin A und Zink und **chemisch-physikalische Noxen** durch Verzehr extrem heißer Speisen und Getränke und den Verzehr zerriebener, fester Samenschalen von Granatapfel, Hirse etc. (Lit. bei [64]).

Auf eine seit Jahren in den hoch industrialisierten Ländern nachweisbare Zunahme des Adenokarzinoms sowohl im unteren Ösophagus als auch im Bereich der Kardia wurde bereits hingewiesen (➤ Kap. 3.2.2). Neben dem dort genannten Reflux werden für dieses Phänomen zunehmend Ernährungsfaktoren verantwortlich gemacht. Epidemiologische Studien geben Hinweise auf eine mögliche Bedeutung des hohen Fettkonsums und einer hohen Energiezufuhr. Ein niedriges Adenokarzinomrisiko fand sich bei ho-

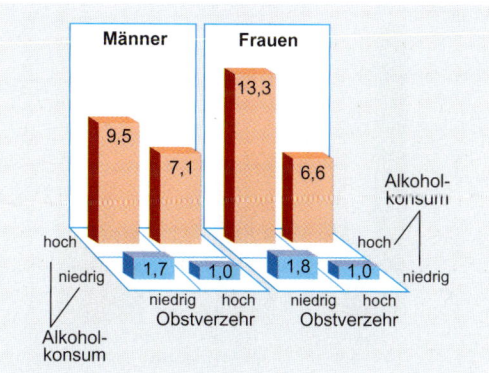

Abb. 16.12 Einfluss des regelmäßigen bzw. seltenen Verzehrs von Obst und Gemüse bei Rauchern mit hohem bzw. mäßigem Alkoholkonsum auf das relative Ösophaguskarzinomrisiko (Tuyns [114]).

her Zufuhr von Ballaststoffen, Niacin, Vitamin B_6, Eisen, Zink und dem Carotinoid Lutein (Lit. bei [68]).

Hoher Fettkonsum und hohe Energiezufuhr sind wesentliche Ursachen der Adipositas, die wiederum den gastroösophagealen Reflux und damit die Häufigkeit und Ausdehnung eines **Barrett-Ösophagus** begünstigt. Der Barrett-Ösophagus ist eine Vorstufe des Adenokarzinoms ([109], Lit. bei [132]).

Dass die Ernährung sowohl das Ösophagus- als auch Magenkarzinomrisiko mitbestimmt, ergab auch eine Studie an 1000 Patienten mit Plattenepithelkarzinom des Ösophagus und mit Adenokarzinom im Bereich der Kardia, des mittleren und des distalen Magenabschnitts. Während die Aufnahme an Nährstoffen pflanzlichen Ursprungs, wie β-Carotin, Folsäure, Vitamin C und B_6, signifikant invers mit dem Risiko aller vier Tumorlokalisationen korrelierte, korrelierten Nährstoffe tierischen Ursprungs (Cholesterin, tierisches Eiweiß etc.) positiv [77].

Der **WCRF-Report** beurteilt die Evidenz von Ernährungsfaktoren für die Entstehung von Karzinomen im Mund, Rachen, Kehlkopf und Ösophagus wie folgt: Das **Risiko wird überzeugend verringert** durch nicht stärkehaltige Gemüse, Früchte, an β-Carotin reiche Lebensmittel, Carotinoide und Vitamin C. Das Risiko für das Ösophaguskarzinom wird **wahrscheinlich** zusätzlich durch Lebensmittel, reich an Folat, Vitamin B_6 und E, Quercetin und Ballaststoffen, **verringert.**

Das Erkrankungsrisiko für das Ösophaguskarzinom wird **überzeugend bzw. wahrscheinlich erhöht** durch alkoholische Getränke, Mate-Tee und Adipositas, **begrenzt-vermutlich erhöht** durch rotes und verarbeitetes Fleisch und heiße Getränke. Das Risiko für Tumoren der drei übrigen Lokalisationen wird erhöht durch alkoholische Getränke und vermutlich durch Mate-Tee.

16.3.2 Magenkarzinom

An wenigen Karzinomen lässt sich der Einfluss von Lebensbedingungen und Ernährung auf die Prävalenz in einer Population so gut demonstrieren wie am Magenkarzinom. Dies zeigt die seit Jahrzehnten sinkende Erkrankungshäufigkeit in den westlichen Industrieländern. Bis Anfang der 1970er Jahre war das Magenkarzinom in diesen Ländern das häufigste

gastrointestinale Malignom. Seit dieser Zeit ist die Prävalenz kontinuierlich gesunken und gleichzeitig die des Kolonkarzinoms – dem mittlerweile häufigsten Karzinom des Gastrointestinaltraktes (> Abb. 16.4) – gestiegen.

In welchem Maße die Krebsinzidenz von der Ernährung und weiterer Lebensstilfaktoren mitbestimmt wird, demonstrieren sehr eindrücklich Ergebnisse von Migrationsstudien wie in > Abb. 16.13 dargestellt. Mit zunehmender Adaptation an einen westlichen Lebensstil ändert sich die Häufigkeit von Organtumoren und gleicht sich dem Verteilungsmuster in westlichen Ländern an ([67], zit. nach [31]).

Welche Faktoren für dieses in einer Vielzahl epidemiologischer Studien immer wieder gezeigte **Phänomen** verantwortlich sind, ist nicht eindeutig geklärt.

Auf die mögliche Bedeutung von **Nitrosaminen,** die sowohl mit der Nahrung aufgenommen als auch im Magen gebildet werden können, wurde bereits hingewiesen.

Die Tatsache, dass ein hoher Verzehr von Früchten, Gemüse und Vollgetreideprodukten mit einer

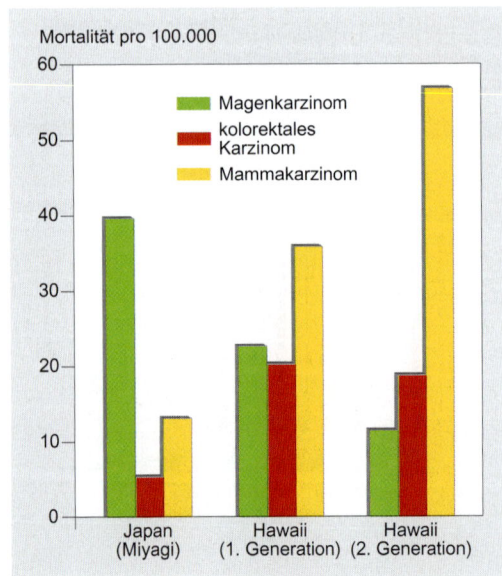

Abb. 16.13 Entwicklung der Mortalität für Mamma-, Magen- und kolorektales Karzinom bei japanischen Einwanderinnen in den USA (Hawaii) im Vergleich zur auf Hawaii heimischen weißen Bevölkerung (Kolonel u. Hinds [67], zit. nach Strumberg u. Boeing [31]).

vergleichsweise niedrigen Magenkarzinomhäufigkeit einhergeht, lässt sich mit dem hohen Anteil an **Vitamin C und E** erklären, die beide die Nitrosaminbildung im Magen hemmen (➤ Abb. 16.14).

Die **Bedeutung von Vitamin C** für die Entstehung des Magenkarzinoms hat durch folgende Befunde weitere Bestätigung erlangt:

- Bei **intakter Magenschleimhaut** findet sich im Nüchternzustand eine höhere Vitamin-C-Konzentration im Magensaft als im Plasma, sodass ein aktiver Sekretionsmechanismus für Vitamin C angenommen werden muss.
- Bei Patienten mit einer **chronisch-atrophischen Gastritis** finden sich signifikant niedrige Vitamin-C-Konzentrationen, sodass der Hemmeffekt von Vitamin C auf die Nitrosaminbildung erheblich reduziert ist.
- **Helicobacter-pylori-Infektionen** der Magenschleimhaut gehen mit einer reduzierten Ascorbinsäuresekretion in das Magenlumen (und folglich mit vermehrter Nitrosaminbildung) einher. Nach Eradikation des Erregers normalisiert sich die Ascorbinsäurekonzentration im Magensaft (Lit. bei [104]).

➤ Abb. 16.15 demonstriert die Beziehung zwischen Helicobacter-pylori-Besiedlung der Magenschleimhaut und der für die Hemmung der Nitrosierungsreaktion wichtigen Vitamin-C-Konzentration im Magensaft [3].

Es gibt eine Vielzahl von Hinweisen darauf, dass neben dem Vitamin C auch **anderen Antioxidanzien** ein protektiver Effekt zukommt.

> Im Rahmen der Iowa Women's Study konnte an etwa 34 600 Frauen während einer Beobachtungszeit von sechs Jahren gezeigt werden, dass die Höhe der mit einer semiquantitativen Methode bestimmten Zufuhr an Carotinoiden, überwiegend α- und β-**Carotin**, negativ mit dem Magenkarzinomrisiko korreliert [128].

Experimentelle Befunde stützen auch die Annahme, dass der Vorgang der Karzinogenese in der Magenschleimhaut durch eine optimale Versorgung mit Antioxidanzien gehemmt wird.

So konnte nach dreimonatiger Gabe von 20 mg β-Carotin bzw. sechsmonatiger Gabe von 55 mg **Vitamin E** täglich im Vergleich zu Placebo eine Abnahme der **Ornithin-Decarboxylase-Aktivität** in der Magenschleimhaut von Patienten mit atrophischer

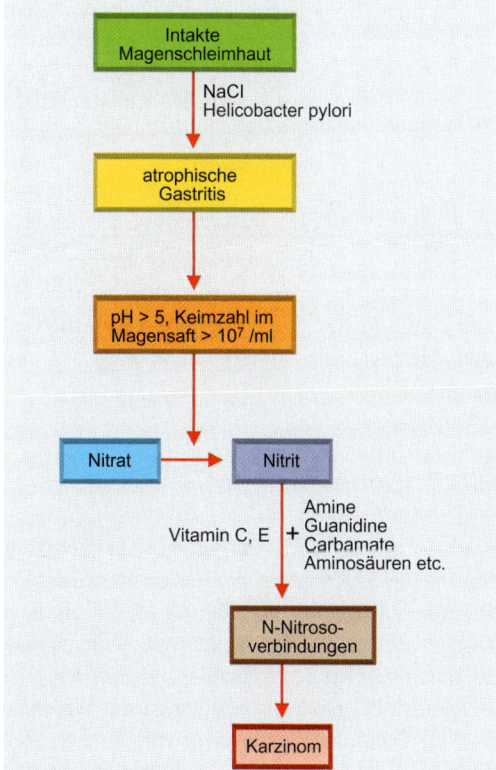

Abb. 16.14 Bildung von Nitrosoverbindungen im Magen. Mögliche begünstigende und hemmende Einflüsse von Kochsalz, Nitrat, Vitamin C und Vitamin E.

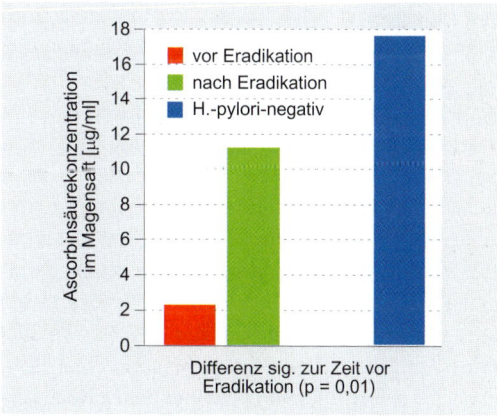

Abb. 16.15 Einfluss der Helicobacter-pylori-Eradikation auf die Ascorbinsäurekonzentration im Magensaft (Banerjee et al. [3]).

Gastritis um 50 bzw. 18% gemessen werden [10]. Die Aktivität dieses Enzyms gilt als **präneoplastischer Tumormarker.** Sie ist bei präkanzerösen Veränderungen der Ösophagus-, Magen- und Kolonschleimhaut erhöht.

Ein hoher Verzehr von **Kochsalz,** der aufgrund epidemiologischer Studien positiv mit der Höhe der Magenkarzinominzidenz korreliert, könnte die Malignomentwicklung wie folgt begünstigen:

Es gibt Hinweise darauf, dass sich eine atrophische Gastritis unter hoher Kochsalzzufuhr häufiger entwickelt (> Abb. 16.14).

Darüber hinaus konnte in experimentellen Studien gezeigt werden, dass Karzinogene die **Schleimhautbarriere der Magenmukosa** dann besonders leicht durchdringen, wenn hohe Kochsalzkonzentrationen im Magen vorliegen (Lit. bei [57, 100, 120]).

Eine zentrale Bedeutung kommt – wie bereits erwähnt – der durch ungenügende Trinkwasser- und Lebensmittelhygiene begünstigten **Helicobacter-pylori-Infektion** (> Kap. 3.3.2) zu. In Populationen, die zu 100% mit Helicobacter infiziert sind, liegt das Magenkarzinomrisiko um das Sechsfache höher als in Populationen ohne Helicobacter-pylori-Infektionen.

Sowohl die sehr hohe Rate an Magenkarzinomen in den meisten südamerikanischen, osteuropäischen und asiatischen Ländern als auch der dramatische Rückgang der Magenkarzinomhäufigkeit in westlichen Industrieländern wird, außer mit den bereits erwähnten Ernährungsfaktoren, auch mit der **unterschiedlichen Durchseuchung** der Bevölkerung mit Helicobacter pylori erklärt. Es gibt jedoch auch Populationen, z.B. in Afrika, mit einer hohen Rate an Helicobacter-pylori-Infektionen bei gleichzeitig geringer Zahl an Magenkarzinomen. Diese Tatsache zeigt, wie komplex der Vorgang der Karzinogenese ist. Erklärt wird die Diskrepanz mit der unterschiedlichen Produktion zytotoxischer Substanzen verschiedener in bestimmten Regionen vorherrschender Helicobacter-Stämme oder einem relativ geringen Kochsalzkonsum, wie es beispielsweise in bestimmten Regionen Afrikas der Fall ist. Es gibt Hinweise darauf, dass die Kombination einer Helicobacter-pylori-Infektion mit einer hohen Kochsalzkonzentration im Magen die Karzinogenese begünstigt. Hierdurch würden auch epidemiologische Befunde erklärt werden, die auf eine Korrelation zwischen Magenkarzinomhäufigkeit und Kochsalzkonsum hinweisen (Lit. bei [91]).

> In der Mehrzahl epidemiologischer Studien korrelierte eine niedrige Magenkarzinominzidenz sowohl mit einem hohen Obst- und Gemüseverzehr als auch mit hohen Vitamin-C- und Carotinplasma-Konzentrationen (Lit. bei [64]).

Dafür, dass wahrscheinlich **auch weiteren Inhaltsstoffen pflanzlicher Lebensmittel** eine protektive Bedeutung zukommt, sprechen Hinweise auf eine negative Beziehung zwischen der Höhe des Verzehrs von **Knoblauch, Zwiebeln** und **Lauch** und der Magenkarzinomhäufigkeit.

> Lauchgewächse enthalten eine Reihe sekundärer Pflanzenstoffe mit antibakterieller, antimutagener und antikarzinogener Eigenschaft, die für diese protektive Wirkung verantwortlich sein können.

Der **WCRF-Report** beurteilt die Evidenz von Ernährungsfaktoren für die Entstehung des Magenkarzinoms wie folgt: **Wahrscheinlich bzw. begrenzt-vermutlich verringert** wird das Risiko durch nicht stärkehaltige Gemüse, Lauchgewächse, Früchte, Leguminosen und selenhaltige Lebensmittel.

Das Erkrankungsrisiko wird **wahrscheinlich erhöht** durch Kochsalz und **begrenzt-vermutlich erhöht** durch verarbeitetes Fleisch, geräuchertes und gegrilltes Fleisch.

16.3.3 Kolonkarzinom

Das in den hoch industrialisierten westlichen Ländern häufigste Karzinom des Gastrointestinaltrakts ist das Kolonkarzinom (> Abb. 16.13). Zusammenhänge zwischen Ernährung und der Entstehung dieses Karzinoms sind eingehendst untersucht. Es ist weitgehend bekannt, in welch komplexer Weise sowohl die **Ernährung** als auch die von ihr abhängige **Darmflora** die **Funktion der Kolonmukosa** beeinflussen.

Störungen von Zellteilungsvorgängen, die hieraus resultierende Entwicklung der gutartigen Adenome

(Polypen), die sich zu Karzinomen weiterentwickeln können, sind in hohem Maße von den unter dem Einfluss der Darmflora im Kolonlumen ablaufenden Stoffwechselvorgängen abhängig.

Epidemiologische Studien gaben die entscheidenden Hinweise auf mögliche Kausalzusammenhänge. Die **Häufigkeit** des Kolonkarzinoms ist in den Industriestaaten Europas und Amerikas hoch und in den Ländern der Dritten Welt niedrig. Afroamerikaner haben eine gleiche Erkrankungshäufigkeit wie Amerikaner europäischer Herkunft. Die Inzidenz ist bei den genetisch weitgehend identischen Afrikanern in Uganda und bei den unter wesentlich anderen Umwelt- und Ernährungsbedingungen lebenden Afrikanern in Johannesburg um ein Vielfaches niedriger.

Migrationsstudien zeigen, dass die Karzinominzidenz des Gastlandes in der 2. bis 3. Generation erreicht wird; Beispiele sind nach Hawaii eingewanderte Japaner und in die USA emigrierte Polen (➤ Abb. 16.13).

Bestimmte **Religionsgemeinschaften** mit vegetarischer Ernährungsweise, z.B. die 7-Tage-Adventisten in Kalifornien oder die Mormonen, weisen eine niedrige Inzidenz des Kolonkarzinoms auf (Lit. bei [64]).

All dies sind Indizien dafür, dass in erster Linie **Umweltfaktoren** für die Kolonkarzinomhäufigkeit in einer Population verantwortlich sind.

Analysiert man die mit einem hohen bzw. niedrigen Kolonkarzinomrisiko einhergehenden **Ernährungsgewohnheiten,** so ergibt sich die in ➤ Abb. 16.16 dargestellte Konstellation.

Kostformen, die im Wesentlichen der **traditionellen Ernährung** der meisten Länder entsprechen – hoher Anteil an komplexen Kohlenhydraten, Ballaststoffen und Antioxidanzien, bei vergleichsweise geringem Verzehr von Fett, höherem Anteil an ω-3-Fettsäuren, geringerer Zufuhr an ω-6-Fettsäuren, raffinierten Kohlenhydraten und tierischem Protein – gehen offenbar nur mit **geringer Kolonkarzinomprävalenz** einher.

Aus experimentellen Untersuchungen ist bekannt, dass die in ➤ Abb. 16.16 dargestellten, das Kolonkarzinomrisiko mit großer Wahrscheinlichkeit beeinflussenden Ernährungsfaktoren unterschiedlich auf die Zellproliferation in den Kolonschleimhautkrypten wirken. Alle das Kolonkarzinomrisiko steigernden Faktoren stimulieren die Zellteilungsvorgänge.

Diese als präneoplastischer Tumormarker geltende **Proliferationssteigerung** hat zur Folge, dass sich polypoide Formationen, die sog. **Kolonadenome,** entwickeln. Diese meist als Polypen bezeichneten benignen Kolontumoren sind Vorstufen der Kolonkarzinome (**Adenom-Karzinom-Sequenz).**

Es gilt als gesichert, dass über 90% aller Kolonkarzinome auf dem Boden der genannten benignen

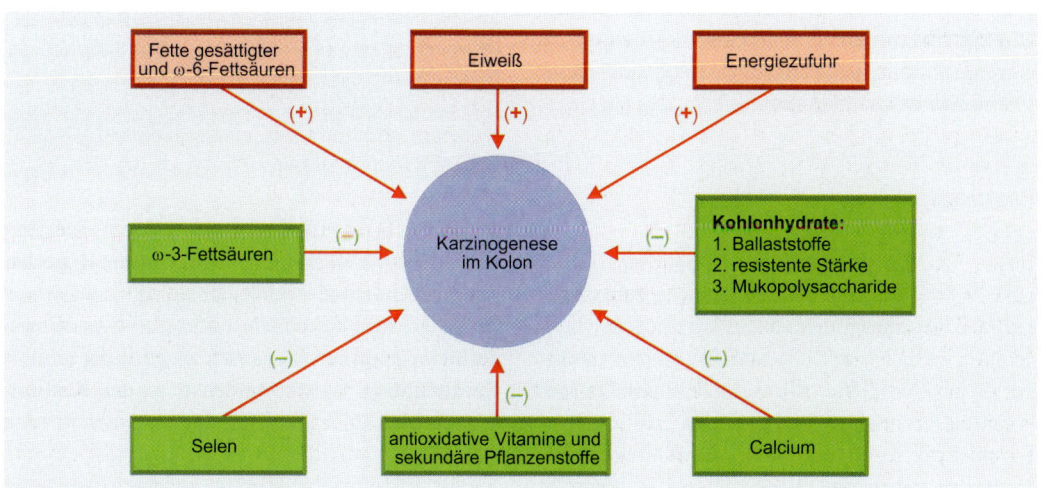

Abb. 16.16 Ernährungsfaktoren mit hemmenden (–) und fördernden (+) Einflüssen auf die Karzinogenese im Kolon des Menschen (Scheppach u. Kasper [96]).

Vorstufe entstehen (> Kap. 3.5.8). Die **metabolischen Vorgänge** im Kolonlumen, die letztlich die Zellproliferation beeinflussen, sind zum Teil bekannt.

Details über mögliche Wirkmechanismen der in > Abb. 16.16 genannten, die Karzinogenese im Kolon beeinflussenden Ernährungsfaktoren finden sich in > Kap. 16.2.

Obwohl experimentelle und z.T. auch epidemiologische Befunde eine kausale Beziehung zwischen hohem Fettkonsum und Karzinogenese als möglich erscheinen lassen, konnte eine zusammenfassende Bewertung einer Vielzahl epidemiologischer Studien die primär angenommene Bedeutung der Gesamtfettzufuhr – hierbei wurde das Fettsäuremuster nicht berücksichtigt – nicht bestätigen (Lit. bei [39]).

Diese Beurteilung stimmt überein mit der Bewertung im **WCRF-Report** 2007.

Kaffeekonsum

Obwohl der Kaffeekonsum in den Ländern mit **hoher Inzidenz** an Kolonkarzinomen besonders hoch liegt, gibt es keinen Hinweis darauf, dass Kaffee für die hohe Erkrankungshäufigkeit mitverantwortlich ist.

Die Metaanalysen der zu dieser Frage vorliegenden epidemiologischen Studien ergaben sogar bei Kaffeetrinkern im Vergleich zu Personen, die keinen bzw. nur selten Kaffee trinken, ein um 24% **niedrigeres Risiko,** an einem kolorektalen Karzinom zu erkranken. Eine eindeutige Erklärung für dieses **Phänomen** ist nicht bekannt [37].

Probiotika

Im > Kap. 2.2.3 wurde bereits besprochen, dass es naheliegend ist, anzunehmen, dass probiotische Lactobazillen durch den Abbau karzinogener Substanzen, wie heterozyklischer Amine und karzinogener Pyrolyseprodukte, sowie durch Reduktion bestimmter Enzymaktivitäten (> Abb. 2.10) das Risiko einer malignen Entartung von Kolonschleimhautzellen reduzieren. Weiterhin gibt es Hinweise darauf, dass durch quantitative und qualitative Änderungen der Intestinalflora vermehrt antimutagene

und antikarzinogene Substanzen synthetisiert werden und weiterhin durch Verbesserung der immunologischen Abwehr das Tumorrisiko reduziert wird. Die derzeit vorliegenden Befunde basieren überwiegend auf Tierexperimenten (Lit. bei [90]).

16.3.4 Rektumkarzinom

Unterschiedliche Häufigkeiten von Kolon- und Rektumkarzinom in der geographischen und sozioökonomischen Verteilung, der Geschlechtsverteilung sowie dem zeitlichen Verlauf der Inzidenzen machen bei Tumorlokalisationen unterschiedliche Ursachen wahrscheinlich.

Die für den Dickdarmkrebs besprochenen Risikofaktoren – in erster Linie der hohe Fett- und geringe Ballaststoff- und Stärkekonsum – sind nach den meisten Studien nicht bzw. nur gering mit dem Rektumkarzinom assoziiert.

In einer großen Zahl sowohl retrospektiver als auch prospektiver Studien fand sich immer wieder eine positive Korrelation des Mastdarmkrebses zur **Höhe des Alkohol- insbesondere des Bierkonsums.** Auch hier sind die Ergebnisse epidemiologischer Studien nicht einheitlich.

Zum Teil konnte bereits bei moderatem Trinken ein erhöhtes Risiko nachgewiesen werden. Nach Daten der Nurses' Health Study und der Health Professionals Study kommt es bereits ab einer Alkoholmenge von mehr als 30 g pro Tag sowohl bei Männern als auch Frauen zu einer Steigerung des Adenom- und Karzinomrisikos im linken Kolon und Rektum um etwa 70%. Eine hohe **Folsäurezufuhr reduziert das alkoholinduzierte Risiko** [40, 41].

Zur möglichen tumorfördernden Wirkung von Bier und/oder Äthanol existieren verschiedene **Hypothesen** hinsichtlich der biologischen Wirkungsweise. Diskutiert wird sowohl ein Effekt flüchtiger **Nitrosamine** in manchen Biersorten als auch die erhöhte Konzentration von **Acetaldehyd in der Rektumschleimhaut** (nicht in der Kolonschleimhaut) nach Alkoholkonsum.

Das Äthanolabbauprodukt Acetaldehyd wirkt zellschädigend und hierdurch wahrscheinlich karzinogen (Lit. bei [64]).

Der WCRF-Report beurteilt die Evidenz von Ernährungsfaktoren für die Entstehung des kolorektalen Karzinoms wie folgt: **Wahrscheinlich bzw. begrenzt-vermutlich verringert** wird das Risiko durch Ballaststoffe, nicht stärkehaltige Gemüse, Knoblauch, Früchte, Fisch, Milch, Lebensmittel, die Selen und Folat enthalten.

Das Erkrankungsrisiko wird **überzeugend erhöht** durch rotes und verarbeitetes Fleisch, alkoholische Getränke und Adipositas.

16.3.5 Pankreaskarzinom

Im ➤ Kapitel 3.6 wurde bereits darauf hingewiesen, dass die **Häufigkeit** des Pankreaskarzinoms im Laufe der letzten 60 Jahre in den westlichen Industrieländern kontinuierlich **zugenommen** hat. Epidemiologische Studien geben keine einheitlichen Hinweise auf mögliche, das Pankreaskarzinom begünstigende Ernährungsfaktoren.

In Japan kam es, ähnlich wie bei vielen anderen Erkrankungen (➤ Abb. 2.1), nach Übernahme westlicher Ernährungsgewohnheiten zu einer signifikanten Häufigkeitszunahme. Ein Befund, der dafür spricht, dass ein **vermehrter Fleisch- und Fettverzehr** bei gleichzeitigem **Rückgang des Gemüseverzehrs** negativ wirkt.

In einer prospektiven Kohortenstudie, in der über 190 000 Personen während 7 Jahren kontrolliert wurden, fand sich die stärkste Assoziation zwischen dem Verzehr an prozessiertem roten Fleisch und dem Auftreten eines Pankreaskarzinoms. Die Personen mit dem höchsten Verzehr (5. Quintile) hatten im Vergleich zur Gruppe mit dem geringsten Verzehr eine Risikoerhöhung um 68%. Ein Zusammenhang zwischen dem Verzehr an Geflügelprodukten, Fisch, Milchprodukten und Eiern fand sich nicht [83].

Auch in anderen Studien korrelierte ein hoher Fleisch- und Fettkonsum mit höherem Pankreaskarzinomrisiko.

Auf die diskutierten Beziehungen zwischen Störungen des Glucosestoffwechsels sowie der Höhe des Saccharosekonsums wurde bereits in ➤ Kap. 16.2.4 hingewiesen.

Mitteilungen über eine positive Beziehung zwischen der Höhe des **Kaffeekonsums** und dem Risiko, an einem Pankreaskarzinom zu erkranken, wurden widerlegt.

Widersprüchlich sind die Mitteilungen in der Literatur über die Bedeutung des **Alkoholkonsums.** Aufgrund der derzeit vorliegenden Studien kann nicht davon ausgegangen werden, dass Alkohol einen eindeutigen Risikofaktor darstellt (Lit. bei [47, 64]).

Epidemiologische Daten sprechen für ein erhöhtes Pankreaskarzinomrisiko nach längerem intensivem Kontakt mit verschiedenen Pestiziden, in erster Linie mit Organochlorverbindungen wie dem Insektizid DDT. Eine höhere Erkrankungsrate fand sich bei Arbeitern in den herstellenden Betrieben und Anwendern in der Landwirtschaft bzw. bei der Malariabekämpfung. Auch tierexperimentelle Befunde sprechen für die karzinogene Wirkung dieser Substanzgruppe. Ob die mittlerweile verbotenen, nur langsam abbaubaren Substanzen über eine Kontamination von Lebensmitteln auch das Erkrankungsrisiko in der Gesamtbevölkerung erhöht haben, ist nicht bekannt (Lit. bei [63]).

16.3.6 Leberzellkarzinom

Das primäre Leberzellkarzinom ist in westlichen Industrieländern selten, in afrikanischen und ostasiatischen Ländern hingegen häufig. Abgesehen von den in diesen Regionen häufigeren Infektionen mit **Hepatitisviren** wird die hohe **Aflatoxinaufnahme** mit der Nahrung als wesentliche Ursache hierfür angesehen (➤ Kap. 16.2.8).

Da viele krebserzeugende Substanzen erst nach Aktivierung durch mikrosomale Cytochrom-P$_{450}$-abhängige Enzyme in aktive Karzinogene überführt werden, kommt der **Induktion mikrosomaler Enzymsysteme durch Alkohol** in der Leber wahrscheinlich eine Bedeutung sowohl für die Entstehung des primären Leberkarzinoms als auch für die anderer Karzinome zu.

Berücksichtigt werden muss jedoch, dass Alkohol auch **Enzymsysteme** induziert, die in der Lage sind, **Karzinogene zu inaktivieren** (Lit. bei [64, 85]).

16.3.7 Mammakarzinom

In Ländern mit westlichem Lebensstil ist das Mammakarzinom der häufigste maligne Tumor der Frau, während seine Prävalenz in Entwicklungsländern vergleichsweise gering ist (➤ Abb. 16.4). Dass dem Lebensstil bei der Entstehung des Mammakarzinoms eine entscheidende Bedeutung zukommt, zeigen Ergebnisse von Migrationsstudien (➤ Abb. 16.13). Von den die Entstehung dieses Tumors begünstigenden Ernährungsfaktoren steht die bereits in ➤ Kap. 16.2.2 diskutierte Fettzufuhr im Vordergrund.

> Da sich das Mammakarzinom – das Gleiche gilt für das Endometriumkarzinom – signifikant häufiger bei adipösen Frauen findet, und die **Adipositas** mit höheren Östrogenkonzentrationen im Plasma einhergeht, muss auch diskutiert werden, dass weniger der hohe Fettverzehr als die insgesamt **hyperkalorische Ernährung** das Risiko erhöht, an diesen Tumoren zu erkranken [61].

Die **Nurses' Health Study,** in der 95 000 Frauen über 16 Jahre prospektiv beobachtet wurden, kommt zu folgendem Ergebnis:

Eine von sechs Erkrankungen an Mammakarzinom nach der Menopause könnte verhindert werden, wenn das Körpergewicht nicht **um mehr als 2 kg über das Gewicht im 18. Lebensjahr** ansteigen würde.

Frauen, die mehr als 20 kg an Gewicht zunahmen und nach der Menopause **keine Hormone substituierten,** hatten im Vergleich zu schlanken Kontrollen ein zweifach höheres Risiko, an einem Mammakarzinom zu erkranken.

Wie komplex die Beziehungen zwischen Adipositas und dem Karzinomrisiko sind, zeigt die Tatsache, dass ein hoher BMI mit 18 Jahren mit einem vergleichsweise geringen Mammakarzinomrisiko sowohl vor als auch nach der Menopause assoziiert war und dass, wie bereits erwähnt, erst eine später einsetzende Gewichtszunahme das Risiko steigert [54].

Auch die Mehrzahl anderer Untersucher kommt aufgrund epidemiologischer Studien zu dem Ergebnis, dass eine **Adipositas bei jungen Frauen bis etwa 35 Jahre** das Mammakarzinomrisiko nicht steigert, sondern verringert.

> Erst ab dem 36. Lebensjahr erhöht sich das Risiko mit steigendem BMI [87].

Selbst das **Geburtsgewicht** zeigt bereits Beziehungen zum Mammakarzinomrisiko, ein Befund, der dafür spricht, dass hormonelle Einflüsse auf den Fetus in utero in die sehr komplexen Beziehungen zwischen Ernährung, Körpergewicht und Karzinogenese involviert sind [81].

Obst- und Gemüseverzehr

Es gibt Hinweise darauf, dass ein hoher Obst- und Gemüseverzehr das Mammakarzinomrisiko reduziert. Als protektive Inhaltsstoffe werden sowohl Phytoöstrogene [58] als auch β-Carotin, Lycopin und die Gesamtcarotinoide [95] diskutiert.

> Trotzdem konnte dieser positive Effekt in einer statistisch sehr aufwändigen Metaanalyse von acht prospektiven Studien aus den USA und Europa nicht bestätigt werden. Die Analyse basierte auf den Daten von rund 352 000 Frauen. Bei ca. 7400 Frauen entwickelte sich ein invasives Mammakarzinom. Um den Einfluss bestimmter, nicht in allen Obst- und Gemüsesorten vorkommender biologisch aktiver Substanzen zu erfassen, wurden für die Auswertung weiterhin Obst- und Gemüsesorten zu biologisch verwandten Gruppen zusammengefasst. Sowohl mit als auch ohne Aufgliederung in die genannten Gruppen fanden sich keine signifikanten Beziehungen zum Mammakarzinomrisiko. Lediglich ein Trend zu einer geringeren Erkrankungsrate bei hohem Verzehr war nachweisbar [103].

Alkohol

Alkohol – hierfür spricht die Mehrzahl epidemiologischer Daten – begünstigt das Mammakarzinom.

Nach Ergebnissen einer Metaanalyse muss davon ausgegangen werden, dass eine eindeutige **Dosis-Wirkungs-Beziehung** besteht, wobei sich das Mammakarzinomrisiko um ca. 40% bei einer täglichen Aufnahme von 12 g Alkohol, um 70% bei 24 g Alkohol und um etwa 100% bei 35 g Alkohol / Tag erhöht [74].

Auch eine weitere Metaanalyse von 50 prospektiven Studien kommt zu einem entsprechenden Ergebnis. Bis zu einer täglichen Alkoholaufnahme von 60 g bestand eine lineare Beziehung zwischen Alkoholzufuhr und dem Tumorrisiko, wobei eine Steigerung um im Mittel 10 g Alkohol pro Tag, das Risiko um 9% erhöhte [102].

Die Tatsache, dass alle Daten an Frauen im höheren Lebensalter erhoben wurden, ist möglicherweise eine Erklärung für die zum Teil sehr unterschiedlichen Ergebnisse epidemiologischer Studien.

Möglicherweise bestimmen Ernährungseinflüsse in einer früheren, von den vorliegenden Studien nicht erfassten Lebensphase, das Risiko, an einem Mammakarzinom zu erkranken.

Der **WCRF-Report** beurteilt die Evidenz von Ernährungsfaktoren für die Entstehung des Mammakarzinoms wie folgt: Nach und vor dem Klimakterium wird das Risiko durch Alkohol **überzeugend erhöht.**

Anstieg des Körpergewichtes und Übergewicht **erhöhen** im Erwachsenenalter **wahrscheinlich** das Risiko.

16.3.8 Endometriumkarzinom

Die Häufigkeit dieses Karzinoms korreliert weltweit, ähnlich wie das Mammakarzinom, mit der Höhe des **Fettverzehrs.**

In retrospektiven Studien fand sich bei Frauen mit Endometriumkarzinom in 73% der Fälle ein Übergewicht und in 56% eine Fettsucht (Lit. bei [61]).

16.3.9 Ovarialkarzinom

Auch hier zeigt die Mehrzahl der Studien eine positive Beziehung zur Höhe des Fett- und eine negative Beziehung zur Höhe des Obst- und Gemüseverzehrs (Lit. bei [64, 92]).

16.3.10 Zervixkarzinom

Die bei den bereits besprochenen gynäkologischen Karzinomen immer wieder nachweisbare positive Korrelation zur Höhe des Fettverzehrs findet sich beim Zervixkarzinom nicht. Da sich bei Patientinnen mit Zervixkarzinom im Vergleich zu Kontrollpersonen immer wieder vergleichsweise niedrige **Vitamin-C-, Vitamin-E- und β-Carotin-Plasma-Konzentrationen** nachweisen lassen, kann auf den protektiven Effekt eines hohen Verzehrs von Obst und Gemüse und von Vitamin-E-reichen Lebensmitteln wie Vollgetreideprodukten, Nüssen, Pflanzenölen etc. geschlossen werden (Lit. bei [64]).

Eine optimale Versorgung mit **Folsäure** schützt vor den eine Zervixdysplasie begünstigenden Noxen. Dies gilt insbesondere für Papillomaviren [13].

16.3.11 Prostatakarzinom

Etwa 40% aller Männer zwischen 60 und 70 Jahren beherbergen in ihrer Prostata maligne Zellen. Wegen des **relativ langsamen Wachstums** manifestiert sich ein klinisch relevanter Tumor in der Mehrzahl der Fälle nicht. Von großer Bedeutung ist die genetische Prädisposition. Das Erkrankungsrisiko liegt um den Faktor 2–4 höher, wenn nahe Verwandte an Prostatakarzinom erkrankten. Je jünger die erkrankten Familienmitglieder bei Krankheitsbeginn waren, umso höher war das Risiko.

Vorliegende Befunde sprechen dafür, dass die Zahl der „latenten Karzinome" weltweit gleich ist und dass die **Ernährung als wesentlicher Umweltfaktor** für die regional unterschiedliche Häufigkeit des invasiven Wachstums von Prostatakarzinomen verantwortlich ist [36].

Dies erklärt die **steigende Inzidenz bei Auswanderern** aus Regionen mit traditioneller Ernährung in Länder mit westlicher Ernährung, wie beispielsweise aus Ostasien in die USA.

Die Mehrzahl epidemiologischer Studien spricht dafür, dass Fette gesättigter und mehrfach ungesättigter Fettsäuren der ω-6-Reihe, nicht hingegen einfach ungesättigte Fettsäuren und mehrfach ungesättigte ω-3-Fettsäuren das Risiko steigern.

Die Ergebnisse einer großen Zahl an Untersuchungen bestätigen den protektiven Einfluss der **langkettigen ω-3-Fettsäuren** (EPA und DHA). Es gibt Hinweise darauf, dass die Aufnahme der beiden ω-3-Fettsäuren in Form von Fisch effektiver ist als die in Form eines Supplementes. Als möglicher

16

Grund für diesen Unterschied wird der vergleichsweise hohe Gehalt an Vitamin D und A in Fisch diskutiert (Lit. bei [70]).

Uneinheitlich sind die Ergebnisse von Studien zur Bedeutung von α-Linolensäure und von Linolsäure für die Entstehung invasiver Prostatakarzinome. Da derzeit empfohlen wird, den Verzehr von Ölen, reich an der ω-6-Fettsäure Linolsäure, zugunsten von Ölen, reich an der ω-3-Fettsäure α-**Linolensäure** wie z.B. Raps- oder Walnussöl, zu reduzieren, kommt besonders den Studien Bedeutung zu, die dafür sprechen, dass α-Linolensäure das Risiko, an einem Prostatakarzinom zu erkranken, möglicherweise erhöht [70].

Protektiv wirkt insbesondere das in Tomaten reichlich enthaltene Carotinoid **Lycopin.** Weniger eindeutig sind die Befunde für Vitamin A und β-Carotin. Schützend wirken darüber hinaus eine **Supplementierung mit Vitamin E** und **D** und hoher Konsum von an ω-3-Fettsäuren reichem Fisch [111].

Auch die prospektive Basel-Studie, in der während 17 Jahren fast 3000 Männer beobachtet und untersucht wurden, kommt zu dem Ergebnis, dass niedrige Carotin- und Vitamin-A- sowie niedrige Vitamin-E-Konzentrationen bei Rauchern das Prostatakarzinomrisiko steigern [25].

Adipositas als Ausdruck allgemeiner Überernährung steigert das Risiko [36].

Aufgrund epidemiologischer Daten und von Ergebnissen prospektiver Studien reduziert auch eine **optimale Versorgung mit Selen** das Risiko eines invasiv wachsenden Prostatakarzinoms (Lit. bei [38]).

Bestimmt man die mittlere tägliche Selenzufuhr anhand der Konzentration in Zehennägeln, so findet sich ein signifikanter Häufigkeitsunterschied an Prostatakarzinomen zwischen der niedrigsten Quintile mit 86 µg / Tag und der höchsten mit 159 µg / Tag.

Die Häufigkeit invasiver Prostatakarzinome konnte auch in einer prospektiven Doppelblindstudie unter Supplementierung mit 80–90 µg Selen / Tag gesenkt werden.

Es gibt eine Reihe epidemiologischer Studien, die dafür sprechen, dass eine **hohe Calciumzufuhr** die Entstehung eines Prostatakarzinoms begünstigt, und solche, die diesen Zusammenhang nicht bestätigen. Ergebnisse einer Metaanalyse prospektiver Studien kommen zu dem Ergebnis, dass eine hohe Cal-

ciumzufuhr die Gesamtzahl der Tumoren um 39% und die Zahl an invasiven Karzinomen um 46% steigert. Die prozentuale Steigerung bei hohem Verzehr von Milch und Milchprodukten, Lebensmitteln mit sehr hohem Calciumgehalt, wird mit 11 bzw. 33% angegeben [29].

In einer 8 Jahre dauernden prospektiven Studie an über 82 000 Männern, fand sich kein statistischer Zusammenhang zwischen der Häufigkeit an Prostatakarzinomen und Calciumzufuhr [35].

Als **Wirkmechanismus** wird angenommen, dass es bei hohem Calciumkonsum zu einer Verringerung des zirkulierenden 1,25-Dihydroxy-Vitamin D, einem Inhibitor der Karzinogenese in der Prostata, kommt.

Der **WCRF-Report** beurteilt die Evidenz von Ernährungsfaktoren für die Entstehung des Prostatakarzinoms wie folgt: **Überzeugend bzw. wahrscheinlich** wird das Risiko **verringert** durch Lebensmittel, reich an Lycopin, Selen und Vitamin E, sowie durch Leguminosen.

Wahrscheinlich wird das Risiko **erhöht** durch Calcium und **begrenzt-vermutlich** durch Milch und Milchprodukte.

16.3.12 Harnblasenkarzinom

Harnblasenkarzinome sind bei Männern viermal häufiger als bei Frauen. Obwohl die Ursache weitgehend unbekannt ist, sprechen Befunde dafür, dass den **mit dem Harn ausgeschiedenen Karzinogenen** eine entscheidende Bedeutung zukommt. Folglich verringert ein hohes Harnvolumen aufgrund des Verdünnungseffektes das Risiko.

Ergebnisse bisher vorliegender Studien sowohl über den Einfluss der Trinkmenge als auch der Art der konsumierten Getränke, insbesondere Kaffee und alkoholische Getränke, auf das Risiko sind nicht einheitlich (Lit. bei [79]).

In einer großen prospektiven Studie an rund 50 000 Personen konnte während 10 Jahren eine eindeutig inverse Beziehung zwischen Trinkmenge und Blasenkarzinomrisiko nachgewiesen werden.
Rechnerisch reduzierte sich das Tumorrisiko um 7% bei jeder Erhöhung der täglichen Trinkmenge um 240 ml.

Studienteilnehmer in der Quintile mit der höchsten mittleren Flüssigkeitsaufnahme hatten im Vergleich zur Quintile mit der geringsten Zufuhr ein um 49% geringeres Risiko, wobei der Anteil an alkoholischen Getränken bzw. Kaffee keinen Effekt hatte [79].

In der Annahme, dass den freien Radikalen eine Bedeutung bei der Karzinogenese in der Harnblase zukommt, wurde im Rahmen der Cancer Prevention Study II in den USA der Einfluss einer langfristigen Einnahme von Vitamin-C- und Vitamin-E-Supplementen während 10 und mehr Jahren auf die Mortalität von Harnblasenkarzinom untersucht. Während sich für Vitamin C kein Effekt nachweisen ließ, reduzierte Vitamin E im Vergleich zur Kontrolle die Mortalität um die Hälfte. Besonders ausgeprägt war der Schutzeffekt bei Zigarettenrauchern [60].

Dass dem Verzehr von **Früchten und Gemüse** eine vorbeugende Bedeutung zukommt, fand eine wesentliche Bestätigung in den Ergebnissen prospektiver, epidemiologischer Studien, so z.B. der sog. Basel-Studie [108].

Hierin wurden etwa 3000 Männer während 7 Jahren kontrolliert und auftretende Erkrankungen bzw. Todesursachen registriert. Weiterhin wurde in den bei Studienbeginn entnommenen Blutproben die Konzentration an **β-Carotin** und verschiedenen Vitaminen bestimmt.

Ein Ergebnis der Auswertung dieser Studie war eine inverse Korrelation zwischen der β-Carotinkonzentration im Serum und dem Risiko, an einem Bronchialkarzinom zu erkranken.

16.3.13 Bronchialkarzinom

Das Bronchialkarzinom ist in den westlichen Industrieländern nach dem Prostatakarzinom bei Männern und nach dem Mamma- und Kolonkarzinom bei Frauen das häufigste Malignom (> Abb. 16.4).

Der die Entstehung **freier Radikale** begünstigende **Zigarettenrauch** (> Abb. 16.5) ist der entscheidende Risikofaktor für die Tumorentstehung im Bereich des Bronchialsystems. In einer großen Zahl epidemiologischer Studien wurde gezeigt, dass bei Zigarettenrauchern das Risiko, an einem Bronchialkarzinom zu erkranken, umso geringer ist, je mehr **Gemüse** und **Obst** verzehrt werden, d.h., je höher die Zufuhr an Antioxidanzien ist (> Abb. 16.17).

Da die β-Carotinkonzentration im Serum ein Indikator für die Höhe des Obst- und Gemüseverzehrs ist, bestätigt das Ergebnis die Bedeutung dieser beiden Lebensmittel für die Karzinomprophylaxe. Aufgrund seiner Eigenschaft als Antioxidans wirkt β-Carotin dem durch Zigarettenrauch induzierten oxidativen Stress und damit der Karzinogenese entgegen.

Nachfolgend wurde die genannte Korrelation zwischen der Höhe der β-Carotinkonzentration im Serum und dem protektiven Effekt überinterpretiert und versucht, mit unphysiologisch hohen Dosen in Form von Supplementen die Schutzwirkung noch zu steigern. Der negative Ausgang entsprechender Studien wurde in > Kap. 16.2.1 dargestellt.

Ergebnisse epidemiologischer Studien zur Bedeutung von **Vitamin C** sind widersprüchlich, während die Mehrzahl der Studien eine inverse Beziehung zwischen der Höhe der **Serum-Selenkonzentration** und dem Krebsrisiko insgesamt und speziell dem Risiko, an einem Bronchialkarzinom zu erkranken, zeigen (Lit. bei [64]).

Der **WCRF-Report** beurteilt die Evidenz von Ernährungsfaktoren für die Entstehung des Bronchialkarzinoms wie folgt: **Überzeugend bzw. wahrscheinlich** wird das Risiko **verringert** durch nicht stärkehaltige Gemüse, Früchte und Lebensmittel, reich an Carotinoiden, Selen und Quercetin.

Begrenzt-vermutlich wird das Risiko **erhöht** durch Gesamtfett, rotes Fleisch, verarbeitetes Fleisch, **überzeugend** durch Supplementierung von β-Carotin und **begrenzt-vermutlich** durch Vitamin A.

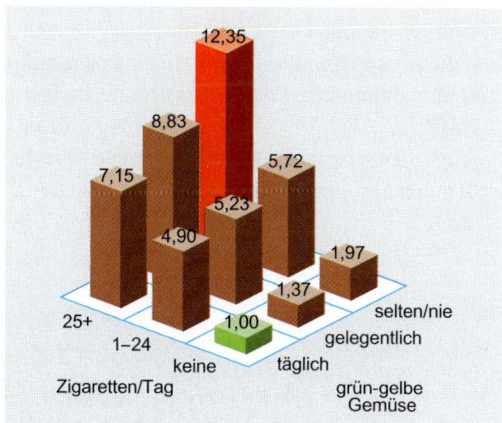

Abb. 16.17 Das relative Bronchialkarzinomrisiko in Abhängigkeit vom Gemüseverzehr und der Zahl pro Tag gerauchter Zigaretten (Hirayama [51]).

16.4 Allgemeine Ernährungsempfehlungen zur Reduktion des Krebsrisikos

Beim derzeitigen Wissensstand und dem seit Jahren anhaltenden Zuwachs an Erkenntnissen ist es schwer bzw. unmöglich eine allgemeingültige Empfehlung zu formulieren. Diese Problematik ist ausführlich im Ernährungsbericht der Deutschen Gesellschaft für Ernährung 2004 dargestellt [11].

Beim Realisieren folgender Empfehlungen, die den für eine gesunde Ernährung weitgehend entsprechen, dürfte ein wesentlicher Beitrag zur Prophylaxe zu leisten sein:

1. Übergewicht vermeiden.
In einer Vielzahl von Studien konnte gezeigt werden, dass die Krebsinzidenz und -mortalität mit dem Ausmaß des Übergewichts zunehmen. Deshalb ist lebenslang auf ein im Normbereich liegendes Körpergewicht zu achten.

2. Fettverzehr reduzieren.
Weniger als 30% der Gesamtenergie sollen in Form von Fett verzehrt werden.

Geringer Fettverzehr ist die einfachste Möglichkeit, dem Übergewicht vorzubeugen. Auf eine optimale Relation (1 : 5) von ω-3- zu ω-6-Fettsäuren ist zu achten.

3. Obst, Gemüse, stärke- und ballaststoffreiche Lebensmittel (Vollgetreideprodukte) bevorzugen.
Das Umsetzen dieser Empfehlung erleichtert sowohl die Normalisierung des Körpergewichts als auch die Reduktion der Fettzufuhr auf unter 30% der Gesamtenergie.

Die empfohlenen Lebensmittel sind reich sowohl an wasserlöslichen als auch an nicht wasserlöslichen Ballaststoffen. Hierdurch kommt es sowohl zu einer vermehrten bakteriellen Synthese kurzkettiger Fettsäuren im Dickdarmlumen als auch zu einer Erhöhung des Stuhlvolumens mit Verkürzung der intestinalen Transitzeit.

Obst, Gemüse und Vollgetreideprodukte sind darüber hinaus reich an Antioxidanzien (Vitamin C, E und Carotinoide) und an sekundären Pflanzenstoffen (Phytochemicals).

4. Kochsalzzufuhr auf 5–6 g pro Tag reduzieren.

5. **Gepökelte, gesalzene** und nach herkömmlicher Art **geräucherte** Lebensmittel meiden.
6. **Schimmelige Lebensmittel** meiden.
7. **Alkoholische Getränke** mäßig trinken oder meiden.

Mediterrane Ernährung

Anfang der 70er Jahre des vorigen Jahrhunderts konnte in epidemiologischen Studien gezeigt werden, dass koronare Herzerkrankungen in Mittelmeerländern seltener vorkommen als in Mittel- und Nordeuropa bzw. Nordamerika. Da der **Fettkonsum in den Mittelmeerländern** gleich hoch oder noch höher lag als in Ländern mit hoher Prävalenz an Koronarerkrankungen, wurden aufgrund dieser epidemiologischen Befunde besondere **protektive Inhaltsstoffe** in den Lebensmitteln postuliert, die in der Mittelmeerregion häufig verzehrt werden.

Später wurde gezeigt, dass die mediterrane Bevölkerung auch seltener an den heute häufigen Karzinomen erkrankt. Dies gilt insbesondere für das Mamma- und Kolonkarzinom.

Die **Ursache** für den günstigen Effekt der mediterranen Ernährung („mediterranean diet"), so, wie sie in den 60er Jahren des vorigen Jahrhunderts praktiziert wurde, ist nicht sicher bekannt. Es wird angenommen, dass folgende Faktoren hierfür verantwortlich sind:

- der **hohe Anteil an Getreideprodukten** (je nach Land werden hierdurch 30–60%, in den USA nur 19% der Gesamtenergie zugeführt)
- mit Obst und Gemüse aufgenommene **Antioxidanzien, sekundäre Pflanzenstoffe bzw. Ballaststoffe**
- möglicherweise positive Einflüsse der im **Olivenöl** in hoher Konzentration vorkommenden Ölsäure.

> Von manchen Autoren wird deshalb sowohl zur Prophylaxe von Herz-Kreislauf-Erkrankungen als auch zur Karzinomprophylaxe eine mediterrane Ernährung, d.h. eine Kost, reich an Getreideprodukten, Obst, Gemüse und Olivenöl bei relativ geringem Anteil an Fleisch und tierischen Fetten, empfohlen.

Es muss darauf hingewiesen werden, dass sich die Ernährung auch in den verschiedenen Ländern der Mittelmeerregion ganz erheblich unterscheiden kann und dass es folglich **keine einheitliche mediterrane Ernährung** gibt.

Darüber hinaus kommt es derzeit, bedingt durch Werbung und die Angebote des Handels, zu einer zunehmenden Änderung der Ernährungsgewohnheiten auch in dieser Region mit einem zunehmenden **Trend hin zur „western diet".**

➕ 016 Literatur

16

17 Ernährung Tumorkranker

17.1 Einleitung

Im Rahmen des ungelösten Problems der Behandlung maligner Tumoren hat es nicht an Bemühungen gefehlt, mit diätetischen Maßnahmen das Geschwulstwachstum zu hemmen, maligne Tumoren zu heilen und nach operativer bzw. Strahlenbehandlung die Entwicklung von Rezidiven zu vermeiden.

Den sog. **„Krebsdiäten"**, über deren angeblich oft spektakuläre Erfolge in bestimmten Zeitabständen überwiegend in der Laienpresse berichtet wird, liegen keine oder falsch interpretierte exakte wissenschaftliche Befunde zugrunde (> Kap. 21).

Eine **Heilung** und wahrscheinlich auch wesentliche **Beeinflussung** des Tumorwachstums durch diätetische Maßnahmen ist nicht möglich.

Dagegen kann bei der Mehrzahl der Kranken der **Tumorkachexie** entgegengewirkt werden.

> Eine Stabilisierung bzw. Steigerung des Körpergewichts geht in aller Regel mit einer Verbesserung der **Lebensqualität** und des psychischen Zustandes einher.

Die **Lebenserwartung** lässt sich – abgesehen von Einzelfällen – nach Ergebnissen vorliegender Studien durch eine Verbesserung des Ernährungszustandes nicht verlängern.

17.2 Tumorkachexie

Die sehr **komplexe Ursache** der Kachexie ist der Grund für die Schwierigkeit, durch ein vermehrtes Angebot an essentiellen Nährstoffen und Energieträgern einer Tumorkachexie entgegenzuwirken.

Als Kachexie wird ein **Syndrom** mit hochgradiger Gewichtsabnahme bezeichnet. Es ist charakterisiert durch eine **negative Energie- und Stickstoffbilanz.**

Während die Abnahme des Körpergewichts beim Hunger überwiegend die Folge einer Mobilisierung von Depotfett ist und die fettfreie Körpermasse weitgehend stabil bleibt, ist dies bei der Kachexie nicht der Fall. Hier kommt es durch eine **Verringerung der metabolisch aktiven fettfreien Körpermasse** zu einer:

- Abnahme der Leistungsfähigkeit
- Beeinträchtigung der immunologischen Abwehrsituation
- allgemeinen Verschlechterung des Befindens.

Während es beim Gesunden unter Hungerbedingungen zu einer gewissen Adaptation, etwa durch Drosselung des Energieverbrauchs, an den Mangel kommt, findet beim Tumorkranken **keine Adaptation** statt.

Das Syndrom der Kachexie findet sich auch bei **nicht malignen Erkrankungen** wie HIV-Infektion, chronischen Infektionen, COPD, Herzinsuffizienz etc.

Häufig besteht bei Tumorkranken zusätzlich eine tumorbedingte Anorexie, durch die der Gewichtsverlust noch gefördert wird. Man spricht auch von einem **Anorexie-Kachexie-Syndrom.** Charakteristisch für die Anorexie sind ein vorzeitiges Sättigungsgefühl, Nahrungsmittelaversionen und Geschmacksstörungen, Symptome auf die noch eingegangen wird.

Die der Kachexie zugrunde liegenden **pathophysiologischen Mechanismen** sind nur partiell bekannt. Hormonelle Ursachen scheiden aus, da beim Tumorkranken lediglich die Somatotropinsekretion gesteigert ist, während die Konzentration aller übrigen Hormone, wie Thyroxin, Cortisol, Katecholamine etc., normal ist.

- 079 Text: Kachexie (Pathophysiologie)

Bei etwa 50% der Tumorkranken kommt es zu einem Gewichtsverlust, der in 15% der Fälle mehr als 10% des Ausgangsgewichts beträgt. Je nach Lokalisation findet sich eine Kachexie bei den verschiedenen Organtumoren mit unterschiedlicher Häufigkeit (> Tab. 17.1).

Zu einem **ausgeprägten Gewichtsverlust** kommt es häufig bei Tumoren des Pankreas, des Magens, der Lunge und der Ovarien.

Im Gegensatz dazu gehen Malignome der Haut, der Muskulatur, der Mamma etc. **vergleichsweise selten** mit einer Kachexie einher.

> Es ist bekannt, dass sehr kleine Tumoren, etwa der Lunge, die weder Schmerzen verursachen noch mit Störungen im Bereich der Gastrointestinalorgane einhergehen, Ursache einer ausgeprägten Gewichtsabnahme sein können.

Sieht man von Tumoren des Verdauungstraktes ab, bei denen es durch unmittelbare Tumoreinwirkung wie Lumeneinengung etc. zur Behinderung der Nahrungsaufnahme kommen kann, so sind die Ursachen für die Verringerung des Körpergewichts von den genannten sehr komplexen, ganz wesentlich durch Zytokine bedingten Stoffwechselstörungen ausgelöst.

Bei einem Teil der Kranken findet sich, wie aus > Abb. 17.1 ersichtlich ist, eine **erhebliche Steigerung des Ruheumsatzes** [10].

Es kann z.B. bei Patienten mit einem Pankreaskarzinom, einem Tumor der meist mit einer ausge-

prägten Kachexie einhergeht, der Ruheumsatz um bis zu 30% gesteigert sein.

Darüber hinaus lassen sich bei Tumorkranken **Steigerungen des Proteinumsatzes** nachweisen. Dabei ist die Syntheserate der Leber gesteigert, die in der Muskulatur verringert.

Die häufig zu beobachtende **Hypalbuminämie** ist weniger eine direkte Folge der Mangelernährung bzw. eines gesteigerten intestinalen Eiweißverlustes bei gastrointestinalen Tumoren als Ausdruck einer verringerten Synthese und eines gesteigerten Metabolismus.

Bei Tumorkranken lassen sich zusätzlich **Steigerungen des Kohlenhydrat- und Fettstoffwechsels** nachweisen, die ebenfalls in das komplexe Geschehen der Kachexieentstehung involviert sind [6].

Die Bemühungen um eine Steigerung der Energie- und Nährstoffzufuhr werden häufig durch Änderungen der **Geschmackswahrnehmungen** auf der Zunge mit einer Herabsetzung der Schwelle für bitter und einer Erhöhung der Geschmacksschwelle für süß erschwert (Lit. bei [9]).

Je größer die Tumormasse, umso ausgeprägter und häufiger finden sich Störungen der Geschmacksempfindung. Es gibt Hinweise darauf, dass sich das Ausmaß der Dysgeusie verringert, wenn es gelingt, die gesamte Energiezufuhr zu steigern.

Änderungen der vier Geschmacksempfindungen süß, sauer, bitter und salzig scheinen darüber hinaus mit Abneigungen bzw. Bevorzugungen be-

Tab. 17.1 Häufigkeit des Gewichtsverlustes onkologischer Patienten bis zum Beginn einer zytostatischen Behandlung (nach Balkwill et al. [2]).

Tumorart	Patienten mit Gewichtsverlust [%]
Akute myeloische Leukämie	40
Bronchialkarzinom	60
Magenkarzinom	80
Mammakarzinom	40
Pankreaskarzinom	80
Prostatakarzinom	60
Sarkome	40

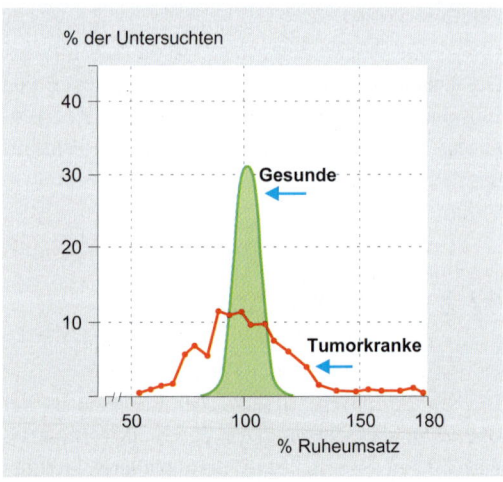

Abb. 17.1 Abweichung des gemessenen vom errechneten Ruheumsatz in Prozent (nach Knox et al. [10]).

stimmter Lebensmittel einherzugehen. Kranke mit einer reduzierten Geschmackswahrnehmung für bitter bevorzugen beispielsweise aus der Gruppe der eiweißreichen Lebensmittel Eier und Käse, während sie Rind- und Schweinefleisch häufig ablehnen (Lit. bei [6]).

Neben den primär vom Tumor ausgehenden Effekten kommt der **anorexigenen und emetischen Wirkung der Chemotherapeutika** unter Umständen eine zusätzliche Bedeutung bei der Entstehung einer Tumorkachexie zu.

> Entsprechende Erhebungen ergaben, dass sich zusätzlich zu den bereits aufgrund der Tumorerkrankung bestehenden Aversionen unter der Chemotherapie in 56% und unter Strahlentherapie in 62% der Fälle vor allem **Abneigungen gegen Fleisch** entwickeln [11].

17.3 Ernährungstherapie

Zu Beginn eines jeden Vorgehens zur Stabilisierung oder Verbesserung des Ernährungszustandes sollte eine **qualitative und quantitative Ernährungsanamnese** erstellt werden. Nur hierauf kann eine gezielte Beratung und Behandlung unter Berücksichtigung von individuellen Aversionen und Vorlieben aufbauen. Da ein großer Teil der Kranken zu Beginn der Erkrankung übergewichtig ist, dient das aktuelle Körpergewicht nicht der Einschätzung des Ernährungszustandes, sondern ist der Ausgangspunkt für die Verlaufskontrolle. Einen guten Hinweis auf eine unzureichende Energie- und Nährstoffversorgung geben eine ungewollte Gewichtsabnahme von 5% in den letzten 3 Monaten bzw. 10% in den letzten 6 Monaten.

Grundsätzlich kann der Ernährungszustand Tumorkranker bei intensiver Ernährungsbetreuung, d.h. Angebot einer Wunschkost, Kontrolle der Nährstoffaufnahme, diätetische Schulung und Motivation von Patienten und Angehörigen, verbessert werden.

Unter einer solchen „intensivierten **oralen Ernährungstherapie**" waren 69% der Patienten mit akuter Leukämie am Ende der zytostatischen Behandlung in einem normalen Ernährungszustand, während der Prozentsatz in einer Vergleichsgruppe

ohne entsprechende Betreuung nur 31% betrug [12].

Lässt sich unter oraler Ernährung, bei der Ärzte, Diätassistenten und Pflegepersonal zusammenarbeiten müssen, keine Gewichtszunahme oder mindestens Stabilisierung des Körpergewichtes erreichen, so muss im Einzelfall die Frage der **künstlichen Ernährung** entschieden werden.

Bei der Entscheidung zur Durchführung einer künstlichen enteralen oder parenteralen Ernährung müssen die hiermit verbundene Belastung des Patienten zusätzlich zur Grundkrankheit und der meist laufenden Therapie sowie die Gesamtprognose der Erkrankung und der zu erwartende Gewinn an Lebensqualität berücksichtigt werden.

Entscheidet man sich für eine künstliche Ernährung, so hat immer die **enterale Ernährung** den Vorrang. Behindert der Tumor oder eine lokale Komplikation der Therapie im oberen Verdauungstrakt direkt die Nahrungsaufnahme, so ist in der überwiegenden Zahl der Fälle eine Ernährung über Nasogastralsonde, perkutane endoskopische Gastrostomie (PEG) oder seltener Feinnadel-Katheter-Jejunostomie angezeigt.

Bewährt hat sich das praktische Vorgehen so, wie in dem Schema in ➤ Abbildung 17.2 dargestellt [16].

Es gibt begrenzte Möglichkeiten, Appetit und Nahrungsaufnahme und damit die Lebensqualität von Tumorkranken mit Medikamenten zu verbessern. Die Vielzahl untersuchter Substanzen wird widersprüchlich beurteilt. Zur Diskussion stehen Prokinetika, Glucocorticoide, Gestagene, Cannabinoide, Melatonin und einige mehr [17].

Abgesehen von der niedrigeren Rate an Komplikationen bei der Applikation, haben die orale und enterale im Vergleich zur parenteralen Ernährung den Vorteil, dass sie die physiologische Barrierefunktion der Darmschleimhaut optimieren und so die Gefahr einer Translokation von Mikroorganismen und Endotoxinen aus dem Darmlumen in die Zirkulation reduzieren.

Bei stark reduziertem Ernährungszustand, nach Operationen, während der Behandlung mit Zytostatika und ähnlichen Belastungssituationen ist die Schutzfunktion der Mukosa bereits reduziert, sodass eine zusätzliche Schädigung vermieden werden sollte (➤ Kap. 3.5.9). Eine weitere Möglichkeit, die Barrierefunktion zu optimieren besteht darin, die

17

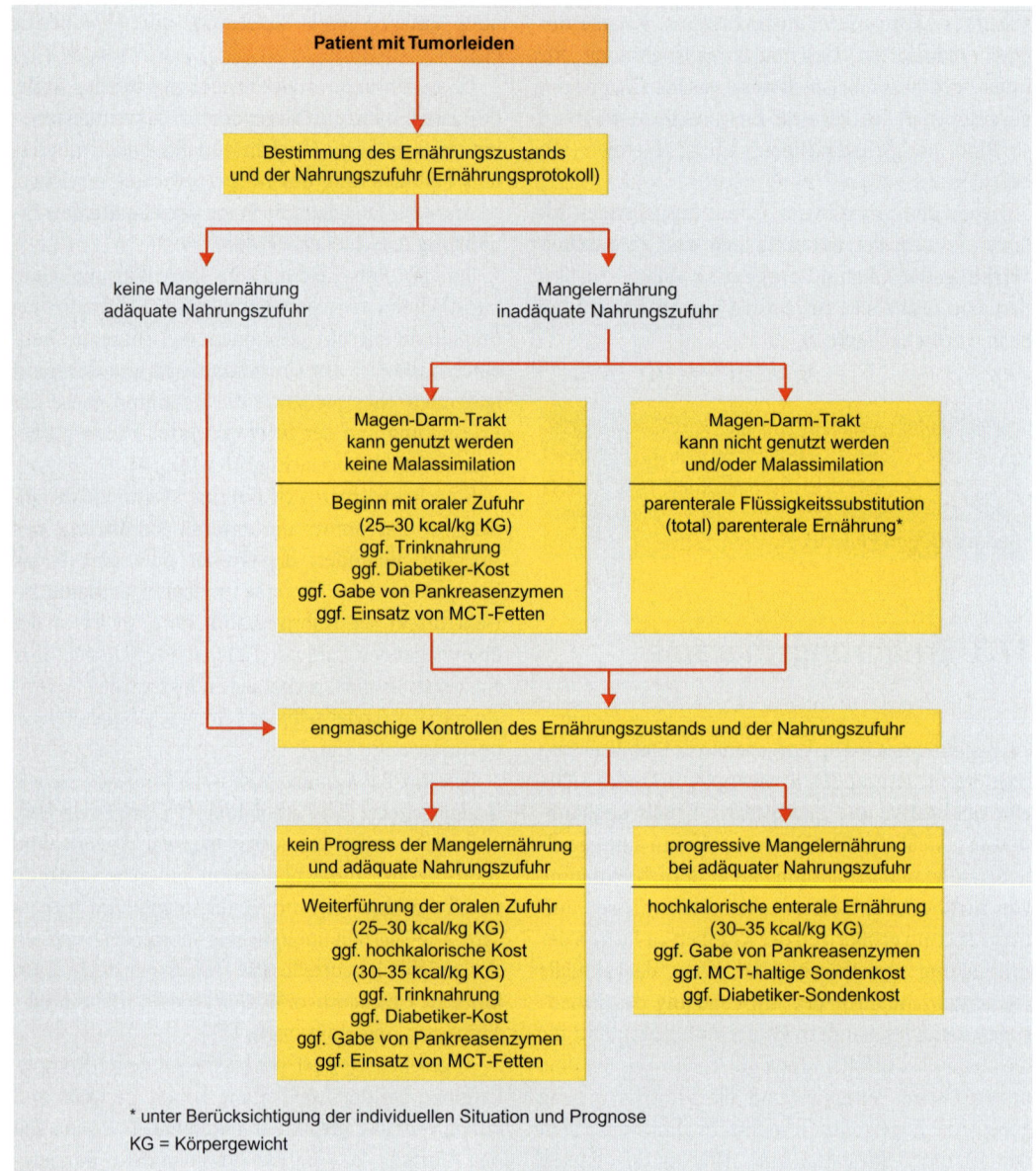

Abb. 17.2 Empfehlung zur stufenweisen ernährungsmedizinischen Intervention bei Patienten mit Tumorkachexie (Ockenga et al. [16]).

enterale Ernährung mit einem Probiotikum zu kombinieren (➤ Kap. 2.2.3).

Für die häufig routinemäßig, insbesondere während der Chemotherapie, durchgeführte parenterale Ernährung gibt es keine Indikation.

Selbst bei mangelernährten Patienten ist nicht bewiesen, ob bei Berücksichtigung aller möglichen Komplikationen der parenteralen Ernährung diese Form der künstlichen Ernährung gerechtfertigt ist [1].

Es gibt Hinweise darauf, dass die **rezidivfreie** Phase durch parenterale Ernährung verkürzt wird [5, 7, 13].

Die **operationsbedingte Mortalität und Morbidität** reduziert sich bei Tumorpatienten nur dann, wenn sich das Körpergewicht um mehr als 15% verringert und die Serum-Albuminkonzentration weniger als 3,0 g / dl beträgt.

Diskutiert wird, ob **Anreicherungen** von Formeldiäten und auch von Infusionslösungen **mit speziellen Nährstoffen** den Verlauf der Tumorerkrankung positiv beeinflussen.

In tierexperimentellen Studien konnten unter Gabe von Arginin Verbesserungen der unspezifischen immunologischen Abwehr gegenüber Tumoren nachgewiesen werden [4].

Glutamin verbessert die Barrierefunktion der Darmmukosa unter Stressbedingungen und beugt so einer Translokation vor (➤ Kap. 3.5.9).

> Da handelsübliche Infusionslösungen wegen der unzureichenden Stabilität kein Glutamin enthalten, wurde der Einfluss einer Infusionslösung mit Zusatz des stabilen Dipeptids Alanin-Glutamin (➤ Kap. 18) an hämatologischen Patienten unter zytostatischer Behandlung untersucht.
> Die durch die Chemotherapeutika ausgelöste Stomatitis und die als Indikator für einen positiven Effekt auf die Darmschleimhaut gewählte Diarrhö wurden durch Gabe des Dipeptids nicht beeinflusst [15].

Der **Verlauf von Tumorerkrankungen** kann möglicherweise auch durch eine Erhöhung des Anteils an ω-3- bei Verringerung der ω-6-Fettsäuren beeinflusst werden. ω-6-Fettsäuren begünstigen im Tierexperiment das Tumorwachstum und die Metastasierung.

ω-3-Fettsäuren haben weiterhin eine antikachektische Wirkung. Sie hemmen beim Menschen die Synthese der proinflammatorischen Zytokine IL-1 und TNF, die beide in die Entstehung der Kachexie involviert sind.

> Bei Patienten mit einer mittleren Gewichtsabnahme von 2,9 kg pro Monat beim inoperablen Pankreaskarzinom kam es unter der Gabe einer mit Eicosapentaensäure angereicherten Formeldiät sowohl nach 3 als auch 7 Monaten zu einer Gewichtszunahme und einem signifikanten Abfall des Ruheumsatzes [3, 14].

Eine immer wieder diskutierte Frage betrifft den Einfluss der Ernährung bzw. bestimmter Nährstoffe auf die Überlebensdauer von Tumorkranken. Dies gilt insbesondere für das Mammakarzinom. Die Tatsache, dass Frauen in Japan nach Diagnosestellung länger leben als Frauen in den westlichen Industrieländern wurde als Hinweis auf die positive Wirkung einer relativ fettarmen Ernährung gedeutet.

> Die Bewertung von neun Studien mit fettarmer Ernährung ergab bei sechs Studien eine günstigere Überlebenszeit, die allerdings in vier Fällen nicht signifikant war. Es fand sich weiterhin ein positiver Einfluss einer hohen Proteinzufuhr auf die Überlebenszeit, während Vitamin-A- und Alkoholzufuhr keinen Effekt hatten [8].

➕ 017 Literatur

17

18 Künstliche Ernährung

18.1 Einleitung

Ein Patient muss künstlich ernährt werden, wenn er nicht essen kann, will oder darf.

- Praktische Beispiele sind **Erkrankungen** der Mundhöhle, des Ösophagus, Zustände von Bewusstlosigkeit etc., bei denen eine Nahrungsaufnahme nicht oder nicht ausreichend möglich ist.
- Gründe für das **Verweigern der Nahrungsaufnahme** sind in erster Linie psychische Erkrankungen, beispielsweise die Anorexia nervosa.
- Ein Patient darf nicht essen nach den meisten **operativen Eingriffen** an den Verdauungsorganen, in der Frühphase einer schweren Verlaufsform der akuten Pankreatitis etc.

> Die künstliche Ernährung kann parenteral mit speziellen Nährstofflösungen über einen Venenkatheter oder enteral über eine Sonde erfolgen, mit der flüssige Nahrung in den Magen, das Duodenum oder Jejunum appliziert wird.

Die Indikationen für die enterale und parenterale künstliche Ernährung sind in ➤ Abb. 18.1 schematisch dargestellt.

Bei der parenteralen Ernährung werden die Nährstoffe unter Umgehung des Verdauungstraktes, d.h. von Verdauung und Resorption, direkt in die Blutbahn appliziert und so dem Stoffwechsel zugeführt.

Bei der **enteralen künstlichen Ernährung** wird je nach Indikation eine **Nährstoff-definierte** bzw. chemisch-definierte Formeldiät gewählt.

Entgegen früherer Ansicht kommt der letztgenannten Formeldiät heute nur noch eine geringe Bedeutung zu.

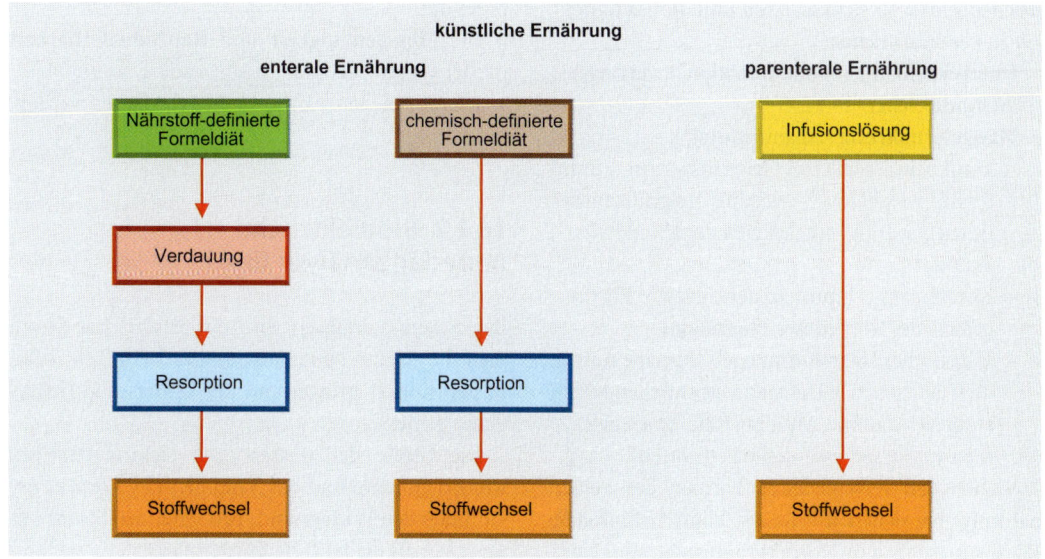

Abb. 18.1 Indikationen für die enterale und parenterale künstliche Ernährung.

18.2 Ermittlung des Ernährungszustandes (Ernährungsstatus)

Eine wichtige **Voraussetzung** für die exakte Dosierung von Energieträgern und essentiellen Nährstoffen ist die Erfassung des Ernährungszustandes.

Häufig sind zu Beginn der künstlichen Ernährung **Defizite auszugleichen.** In etwa 30–50% der Fälle muss bei hospitalisierten Kranken mit einer mehr oder weniger ausgeprägten Fehlernährung gerechnet werden.

Werden Defizite nicht ausgeglichen, so können **Komplikationen** wie erhöhte Infektanfälligkeit, gestörte Wundheilung etc. den Krankheitsverlauf negativ beeinflussen. In der „DGEM-Leitlinie enterale Ernährung: Ernährungsstatus" [48] wird eine Fehlernährung wie folgt definiert.

> Der Oberbegriff Fehlernährung („nutritional deficiencies") fasst alle klinisch relevanten Ernährungsdefizite zusammen.
> Dieser Begriff umfasst ausschließlich Mangelzustände, nicht dagegen die Überernährung.

Die folgende **Einteilung der Fehlernährung** erfolgt mit dem Ziel, die Diagnostik und Therapie in der klinischen Praxis zu strukturieren und die Terminologie zu vereinheitlichen:
- **Unterernährung** („undernutrition"): verringerte Energiespeicher
- **Mangelernährung** („malnutrition"):
  - krankheitsassoziierter Gewichtsverlust („unintended weight loss", „wasting"): signifikanter Gewichtsverlust mit Zeichen der Krankheitsaktivität
  - Eiweißmangel („protein deficiency"): Verringerung des Körpereiweißbestandes
  - spezifischer Nährstoffmangel („specific nutritional deficiency"): Defizit an essentiellen Nährstoffen (Vitamine, Mineralstoffe, Spurenelemente, Wasser, essentielle Fettsäuren).

Zwischen den verschiedenen Formen der Fehlernährung, bei denen jeweils ein klinisch führendes Ernährungsdefizit im Vordergrund steht, sind Überschneidungen möglich. So findet sich z.B. bei geriatrischen Patienten häufig eine Unterernährung mit einem BMI < 18,5 als Folge einer unzureichenden Deckung des Energiebedarfs und gleichzeitig ein spezifischer Nährstoffmangel in Form eines Defizits an bestimmten Vitaminen oder Spurenelementen. Dieses Beispiel zeigt bereits, dass für das komplette Erfassen von Ernährungsdefiziten beim Vorliegen einer Fehlernährung eine Reihe verschiedener Parameter bestimmt werden muss.

Wesentliche Methoden zur Erfassung solcher Defizite werden im Folgenden kurz beschrieben (weitere Informationen bei [48]).

18.2.1 Anthropometrische Messungen

Der am leichtesten zugängliche Parameter ist das **Körpergewicht.** Wasserretentionen müssen bei seiner Beurteilung ausgeschlossen werden (BMI und Broca-Index, **>** Kap. 4.1).

Zur Beurteilung der Fettdepots und der Muskelmasse eignet sich die Messung der **Hautfaltendicke** mit einem Caliper über dem Musculus triceps in der Oberarmmitte und am unteren Pol der Skapula. Da sich beim Menschen ungefähr die Hälfte des Fettes in der Subkutanschicht befindet, stellt die Hautfaltendicke einen für die klinische Praxis ausreichenden Parameter zur Beurteilung des Gesamtkörperfettes dar.

Die **Messgenauigkeit** und **Reproduzierbarkeit** ist bei dieser Methode, insbesondere wenn Messwerte verschiedener Untersucher verglichen werden, nur gering.

18.2.2 Bioelektrische Impedanzanalyse (BIA)

Bei diesem Verfahren wird ein elektrischer Strom über die an Hand und Fuß angebrachten Elektroden in den Körper geleitet und der Widerstand (Impedanz) gemessen.

Die Größe der wasser- und elektrolythaltigen Kompartimente und das Volumen des Körpers bestimmen den **Widerstand.** Fett leitet den Strom weniger gut als die fettfreie Körpermasse.

Ein Computer mit entsprechender Software, die mit anderen bewährten Methoden validiert wurde, errechnet aufgrund des gemessenen Widerstandes folgende **Größen:**

- Gesamtkörperwasser
- Fettmasse
- fettfreie Körpermasse
- Körperzellmasse [30, 35, 53].

> Eine Expertenkonferenz zur Beurteilung der Methode kommt zu dem Schluss: BIA-Messwerte werden durch eine Vielzahl von **Variablen** beeinflusst. Dies sind die Körperhaltung, der Hydrationszustand, der Zeitabstand zur letzten Mahlzeit, die Platzierung der Elektroden etc. Eine verlässliche BIA setzt eine **Standardisierung** und **Kontrolle** dieser Variablen voraus.
> Bei exakter Anwendung kann die BIA eine nützliche Technik zur Erfassung der Körperzusammensetzung Gesunder und von Personen mit chronischen Erkrankungen sein. Bei stark adipösen Personen können nur begrenzt Aussagen zum Körperfettgehalt gemacht werden.
> Die Methode ist **nicht geeignet,** um kurzfristige Änderungen der Körperzusammensetzung bei Einzelpersonen zu erfassen. Weitere Forschung zur Optimierung der Methode wird vorgeschlagen [45].

Höheres Lebensalter und Störungen des Wasser- und Elektrolythaushaltes können die **Messwerte beeinflussen** und müssen bei der **Interpretation** berücksichtigt werden [20].

18.2.3 Methoden zur Beurteilung der Proteinbedarfsdeckung

Funktionelle Plasmaproteine   Gesamteiweiß- und Albuminkonzentration im Serum sind zur Beurteilung der Proteinbedarfsdeckung wenig geeignet. Sie reagieren aufgrund ihrer langen Halbwertszeit erst spät. Zu Konzentrationserniedrigungen kommt es erst dann, wenn ein Proteindefizit über längere Zeit besteht.

Die akute Situation lässt sich aufgrund der sehr kurzen Halbwertszeiten mit Hilfe der sog. Funktionsproteine wie Präalbumin, retinolbindendes Protein, Transferrin etc. erfassen. Die **sehr kurze Halbwertszeit** dieser Proteine schwankt zwischen etwa 12 Stunden für retinolbindendes Protein und maximal 10 Tage für Transferrin. Die Referenzbereiche

liegen bei > 18 µg / dl für Präalbumin, 30–80 µg / dl für retinolbindendes Protein und 200–400 µg / dl für Transferrin.

Kreatininindex   Dieser leicht bestimmbare Parameter erlaubt eine grobe Abschätzung der Eiweißkatabolie. Der Kreatininindex gibt den prozentualen Anteil der aktuellen renalen Kreatininausscheidung in Bezug zur optimalen Kreatininausscheidung wieder.

Die optimale Kreatininausscheidung (mg / 24 Std.) errechnet man, indem man das optimale Körpergewicht bei Männern mit 22 und bei Frauen mit 17 multipliziert.

$$\text{K.-Index} = \frac{\text{gemess. K.-Ausscheid. / 24 Std.}}{\text{optim. K.-Ausscheid. / 24 Std.}} \times 100$$

3-Methylhistidinausscheidung   Die mit dem Urin ausgeschiedene Menge an 3-Methylhistidin korreliert mit der Umsatzrate des Muskelgewebes.

Folglich ist die Ausscheidung dieser Substanz in der Eiweißkatabolie, bedingt durch eine vermehrte Einschmelzung von Strukturprotein, erhöht.

Harnstoffproduktionsrate   Da in der Eiweißkatabolie die Harnstoffbildung vermehrt ist, kann man aus der pro 24 Stunden mit dem Harn ausgeschiedenen Harnstoffmenge auf das Ausmaß der Proteinverwertung im Organismus schließen.

Immunkompetenz   Die zelluläre Immunkompetenz wird durch das Ausmaß des Eiweißkatabolismus beeinflusst. Bei Unterernährung, aber auch nach schweren Traumen, bei konsumierenden Erkrankungen etc. ist daher die zelluläre Immunkompetenz verschlechtert.

Durch intrakutane Injektion von 0,1 ml Antigen kann durch Bestimmung des Ausmaßes der Induration nach 24, 48 und 72 Stunden die Immunkompetenz überprüft werden.

Geeignete immunreaktive Antigene sind Tuberkulin, Candida, Trichophytin, Streptokinase, Streptodornase, Toxoplasmen und Mumps.

Bei einer Ausdehnung der Hautreaktion von mehr als 5 mm nach einem von mindestens drei applizierten Antigenen gilt die zelluläre Immunaktivität als ungestört.

18

18.2.4 Indizes zur Beurteilung des Ernährungszustandes

Mangel- und Fehlernährung geht meist mit sehr komplexen pathophysiologischen Veränderungen einher, die das Risiko etwa durch operative Eingriffe, eingreifende medikamentöse Behandlung oder für bestimmte Erkrankungen erheblich erhöhen.

Da einzelne Messgrößen nur wenig in der Lage sind, das **Ausmaß ernährungsbedingter Störungen zu erfassen,** wurden Indizes eingeführt, die sich aus mehreren Parametern errechnen. Grundsätzlich gibt es jedoch keine allgemein gültige Standardmethode, um den Ernährungszustand zu bestimmen.

Die Indizes dienen der **Abschätzung des ernährungsabhängigen Risikos.** Beispiele solcher Indizes sind:

1. **Prognostic Nutritional Index (PNI):**
   - PNI = 158%–16,6 (Alb)–0,78 (THF)–0,2 (TFN)–5,8 (HAT)
   - Alb = Albumin (mg / dl)
   - THF = Trizepshautfalte (mm)
   - TFN = Transferrin (mg / dl)
   - HT = Durchmesser der immunologischen Hautreaktion auf Mumps oder Candida, der als ‚0‘ (nicht reaktiv), ‚1‘ (< 5 mm) und ‚2‘ (> 5 mm) unterteilt wird
   - Normwert des PNI = 0%, große Zahlenwerte bedeuten ein erhöhtes Risiko.
2. **Nutritional Risk Index (NRI):**
   - NRI in % = (15,9 ∞ Albumin in g / dl) + (0,417 ∞ Körpergewicht in kg)
   - Normalwerte des NRI:
     - > 97,5% = normal, 83,5–97,5% = grenzwertig, < 83,5% = hohes Risiko.
3. Der **Mini Nutritional Assessment (MNA)** ist ein praktisches, nicht invasives Verfahren zur raschen Beurteilung des potentiellen Risikos der Mangelernährung bei **älteren Personen** [26]. Die Datenerhebung erfolgt durch Ankreuzen auf einem Anamnesebogen. Aus Angaben zu Appetit, Gewichtsverlust, Mobilität, BMI, Hautbeschaffenheit, Zahl der täglichen Mahlzeiten, Lebensmittelauswahl, Armumfang etc. errechnet sich der Gesamtindex, der Auskunft über das Risiko für Unterernährung bzw. einen schlechten Ernährungszustand gibt. Der **Fragebogen** kann in weniger als 10 Minuten ohne ernährungsmedizini-sche Fachkenntnis ausgewertet werden (➤ Kap. 2.3.2).
4. Richtlinien zur Beurteilung des Ernährungszustandes von Patienten vor Organtransplantationen ➤ Kap. 19.

18.3 Künstliche enterale Ernährung

Unter der Schirmherrschaft der Deutschen Gesellschaft für Ernährungsmedizin wurde 2003 die „Leitlinie enterale Ernährung" publiziert. Sie basiert auf dem derzeitigen Wissensstand und dient zur Orientierung für den Einsatz der enteralen Ernährung bei bestimmten Therapiezielen wie Verringerung der Mortalität und Morbidität, Verbesserung der Lebensqualität etc. Die Leitlinie ist in Grundlagenkapitel (Ermittlung des Ernährungszustandes, Zusammensetzung von Trink- und Sondennahrung, Sondentypen, Anlagetechniken etc.) und indikationsspezifische Kapitel (Intensivmedizin, Onkologie, Gastroenterologie, Nephrologie etc.) gegliedert [36].

Die künstliche enterale Ernährung erfolgt über Ernährungssonden, die folgendermaßen eingeführt werden:

- als Nasogastralsonde durch Nase, Rachen und Ösophagus in den Magen
- als Nasoduodenalsonde durch Nase, Rachen, Ösophagus und Magen in das obere Duodenum
- durch die Bauchdecke als perkutane endoskopisch kontrollierte Gastrostomie (PEG) ebenfalls in das Magen- oder Duodenallumen
- als Feinnadel-Katheter-Jejunostomie durch die Bauchdecke in das Lumen des oberen Jejunums.

Ernährt wird mit **bilanzierten Diäten (Formeldiäten, Formuladiäten).** Dies sind Zubereitungen mit exakt definierter Zusammensetzung, die jederzeit ihrer Definition entsprechend hergestellt werden können.

Ihre Produktion erfolgt fast ausschließlich **industriell.** Sie kommen in pulvriger oder flüssiger, selten in fester Form (z.B. verzehrfertige Happen oder Granulat) in den Handel.

Bilanzierte Diäten sind im Sinne des § 1 Abs. 4a der Diätverordnung diätetische Lebensmittel für besondere medizinische Zwecke. Sie sind nach Umsetzung der Richtlinie 1999 / 21 / EG in deutsches Recht als Erzeugnisse definiert:

- „die auf besondere Weise verarbeitet, formuliert und für die diätetische Behandlung von Patienten bestimmt sind",
- „sie dienen der ausschließlichen oder teilweisen Ernährung von Patienten mit eingeschränkter, behinderter oder gestörter Fähigkeit zur Aufnahme, Verdauung, Resorption, Verstoffwechselung oder Ausscheidung gewöhnlicher Lebensmittel oder darin enthaltener Nährstoffe oder ihrer Metaboliten" oder
- „der Ernährung von Patienten mit einem sonstigen medizinisch bedingten Nährstoffbedarf, für deren diätetische Behandlung eine Modifizierung der normalen Ernährung, andere Lebensmittel für eine besondere Ernährung oder eine Kombination aus beiden nicht ausreichen".

Nach § 14b Abs. 1 der Diätverordnung muss die Herstellung bilanzierter Diäten auf vernünftigen medizinischen und diätetischen Grundsätzen beruhen. Bilanzierte Diäten müssen sich gemäß den Anweisungen des Herstellers sicher und nutzbringend verwenden lassen und wirksam sein in dem Sinne, dass sie den besonderen Ernährungserfordernissen der Personen, für die sie bestimmt sind, entsprechen. Sie dürfen nur unter ärztlicher Aufsicht verwendet werden.

Zweck der Lebensmittel für besondere medizinische Zwecke kann die ausschließliche oder auch die teilweise Ernährung sein. Dementsprechend werden die bilanzierten Diäten unterteilt in:

- **vollständig bilanzierte Diäten** („nutritionally complete")
  - mit einer Nährstoffstandardformulierung
  - mit einer für bestimmte Beschwerden spezifischen oder an eine bestimmte Krankheit oder Störung angepassten Nährstoffformulierung, die bei Verwendung nach den Anweisungen des Herstellers die einzige Nahrungsquelle für Personen, für die sie bestimmt sind, darstellen können
- **ergänzende bilanzierte Diäten** („nutritionally incomplete")
  - mit einer Nährstoffstandardformulierung
  - mit einer für bestimmte Beschwerden spezifischen oder an eine bestimmte Krankheit oder

Störung angepassten Nährstoffformulierung, die sich nicht für die Verwendung als einzige Nahrungsquelle eignen.

Vollständig bilanzierte Diäten sollen das gesamte Spektrum des Nährstoffbedarfs abdecken, das ggf. an die besonderen Bedürfnisse bei bestimmten Krankheiten angepasst ist, um, falls notwendig, auch zur Langzeitanwendung geeignet zu sein, unabhängig davon, ob sie die einzige Nahrungsquelle des Patienten darstellen. Vollständige bilanzierte Diäten können auch verwendet werden, um einen Teil des täglichen Nährstoffbedarfs abzudecken oder eine unzureichende Nahrung zu ergänzen. Die Zusammensetzung bilanzierter Diäten ist sehr unterschiedlich, da sie genau auf die Krankheit oder die Störungen, an denen die Patienten leiden, abgestimmt ist.

Die Bilanzierung bezieht sich jedoch nur auf Vitamine, Mineralstoffe und Spurenelemente. Andere Rezepturvorgaben, z.B. hinsichtlich des Gehaltes an Makronährstoffen, Ballaststoffen oder bestimmten essentiellen Fettsäuren, wurden bei diesen Produkten zur enteralen Ernährung von kritisch Kranken nicht vorgenommen.

Ergänzende bilanzierte Diäten sind nicht dazu bestimmt, den Bedarf an allen Nährstoffen zu decken. Sie sind „ernährungsmäßig unvollständig", weil sie entweder nicht alle Makro- und Mikronährstoffe enthalten oder weil sie alle Makro- und Mikronährstoffe in einem Verhältnis enthalten, das sich nicht für die Verwendung als einzige Nahrungsquelle eignet. Ihre Zielsetzung besteht darin, ein Energie- oder Nährstoffdefizit auszugleichen oder einen Mehrbedarf abzudecken. Sie dienen der Nahrungssupplementierung.

Sowohl bei vollständig bilanzierten als auch bei ergänzenden bilanzierten Diäten darf der Gehalt an Nährstoffen eine festgelegte Höchstmenge nicht überschreiten (in Anlehnung an [25]).

18.3.1 Sondentechnik und Indikationen zur Sondenernährung

Die heute zur Verfügung stehenden dünnlumigen Sonden aus Polyurethan und Silikonkautschuk mit einem Außendurchmesser von 2,5–3 mm sind dauerhaft und behalten ihre Elastizität. Auch bei be-

wusstseinsklaren Patienten mit erhaltenem Schluck-
reflex ist das Legen dieser Sonden meist problemlos.

Zu **Fehllagen** mit einer Gefahr für den Patienten
kann es nach einer prospektiven Studie in 12% der
Fälle kommen, sodass **röntgenologische Kontrollen der Sondenlage** angezeigt sind [49].

Ist das Legen einer nasogastralen bzw. nasoduo-
denalen Sonde aus technischen Gründen, etwa bei
Stenosierungen im Ösophagus, nicht möglich oder
toleriert ein Patient die über die Nase eingeführte
Sonde nicht, so bietet sich die enterale Sondenernährung über eine **perkutane endoskopisch kontrollierte Gastrostomie (PEG)** an. Eine PEG ist weiterhin dann indiziert, wenn die künstliche enterale
Ernährung länger als etwa 30 Tage indiziert ist.

Bei diesem Verfahren wird der Magen unter gast-
roskopischer Kontrolle perkutan punktiert und der
Ernährungskatheter mittels eines Führungsfadens
platziert. Dieses Verfahren hat sich mittlerweile für
die **Langzeitsondenernährung** in der Praxis bewährt [30, 65].

Nach den meisten Statistiken kommt die perkutane endoskopische Gastrostomie am häufigsten bei
Patienten mit Pharynxkarzinomen zur Anwendung.
An zweiter Stelle stehen neurologische Erkrankungen.

> Nach einer Zusammenstellung von 124 Patienten, die im
> Mittel während 127 Tagen über einen in den Magen im-
> plantierten Katheter ernährt wurden, kam es bei 72% der
> Patienten zu einem Anstieg des Körpergewichts und bei
> 79% zu einer Verbesserung biochemischer Ernährungspa-
> rameter wie Albumin, Präalbumin, Transferrin etc. [12].

Bei der von Delany [19] angegebenen **Feinnadel-
Katheter-Jejunostomie** wird bei offenem Abdomen
ein dünner Katheter durch eine kleine Stichinzision
in das Lumen des oberen Jejunums eingebracht. Der
Katheter muss mindestens 10 cm intramural in der
Darmwand laufen, bis er die Serosa verlässt und an
einer geeigneten Stelle durch die Bauchwand nach
außen geführt wird.

Diese Methode hat den **Vorteil**, den Patienten
postoperativ ohne besondere Belästigung über die
Sonde ernähren zu können. **Indiziert** ist die Applikation der Formeldiät in das Jejunum weiterhin
dann, wenn es nach Applikation in den Magen zur

Aspiration von Mageninhalt kommt oder wenn bei
Schwerkranken die Gefahr einer Magenentleerungs-
störung besteht. Die Entfernung des Katheters erfolgt durch einfaches Herausziehen.

Die **wichtigsten Indikationen** für eine künstliche
enterale Ernährung sind in ➤ Tabelle 18.1 zusammengestellt.

Die **wesentlichen Unterschiede** zwischen den
Nährstoff- und chemisch-definierten Formeldiäten
(➤ Abb. 18.1) und ihre verschiedenen Einsatzmög-
lichkeiten wurden bereits besprochen.

Im Folgenden werden noch einige **Modifikationen** der genannten Formeldiäten und spezielle Indikationen ergänzt.

18.3.2 Vollständig bilanzierte Diäten

Die **Bestandteile** vollständig bilanzierter Diäten,
früher als Nährstoff-definierte bzw. hochmolekulare
Formeldiäten bezeichnet, sind Maltodextrin oder
Stärke, Milch-, Soja- oder Eiereiweiß und Fette langkettiger Fettsäuren. Die **Nährstoffrelation** entspricht den Empfehlungen der Deutschen Gesellschaft für Ernährung für Gesunde.

Vollständig bilanzierte Diäten kommen sowohl
ohne als auch mit Zusatz von **Ballaststoffen** zur Anwendung.

Tab. 18.1 Indikationen zur künstlichen enteralen
Ernährung.

1. Bewusstseinsstörungen:
Schädeltrauma, Intoxikationen, Apoplexie usw.
2. Neurogene Schluckstörungen:
Myasthenia gravis, Muskeldystrophien, Bulbärparalyse
3. Mechanische Behinderung der Nahrungspassage:
Operation, Trauma oder Tumor im Bereich von Mund-höhle, Pharynx oder Larynx, Ösophagustumoren oder -stenosen
4. Gastroenterologische Erkrankungen:
Chronisch-entzündliche Darmkrankheiten, Frühphase nach ausgedehnter Dünndarmresektion
5. Respiratorische Insuffizienz:
Pulmonale Infekte, chronische Bronchitis usw. mit Intu-bation oder Tracheotomie
6. Psychiatrische Krankheiten:
Anorexia nervosa, senile Demenz

Ballaststoffe werden zugesetzt, um die Formeldiäten einer üblichen Normalkost so weit wie möglich anzugleichen.

Die meisten im Handel befindlichen Präparate enthalten Ballaststoffe aus Soja, die sich aus etwa 20% **Zellulose** und 80% **Hemizellulose** zusammensetzen. Da diese Ballaststoffe zu etwa 70% von der Intestinalflora fermentiert werden, kann davon ausgegangen werden, dass die für verschiedene physiologische Vorgänge im Kolon wichtigen **kurzkettigen Fettsäuren** (➤ Kap. 1.11.4) in ausreichender Konzentration zur Verfügung stehen.

Trotz dieser günstigeren Voraussetzungen konnten bisher, gemessen an der Häufigkeit von Diarrhö bzw. Obstipation im Vergleich zu Formeldiäten ohne Ballaststoffzusatz, **keine günstigeren Effekte** auf die Kolonfunktion nachgewiesen werden (Lit. bei [53]).

18.3.3 Vollständig bilanzierte Diäten, angepasst an bestimmte Beschwerden und Erkrankungen

Bei diesen früher als krankheits- bzw. stoffwechseladaptierte Diäten („disease adapted diets") bezeichneten Produkten ist die im ➤ Kap. 18.3.2 genannte Zusammensetzung für den Einsatz bei bestimmten Erkrankungen modifiziert.

Durch Änderung der Nährstoffrelation bzw. Wahl spezieller Kohlenhydrate oder Fette kann die Zusammensetzung von gebrauchsfertiger Flüssignahrung so variiert werden, dass sie bei bestimmten Erkrankungen und Funktionsstörungen **Vorteile** bietet.

Konzipiert wurden:
- Formeldiäten mit speziellen, die postprandiale Glykämie weniger beeinflussenden Kohlenhydratkomponenten bzw. einem höheren Anteil an einfach ungesättigten Fettsäuren (➤ Kap. 4.3) für **Diabetiker**
- Formeldiäten, bei denen Fette langkettiger weitgehend gegen solche mittelkettiger Fettsäuren (MCT) ausgetauscht wurden, zur Ernährung bei **eingeschränkter Fettverdauung oder Fettresorption**
- Präparate mit einer zugunsten des Fettes verschobenen Kohlenhydrat-Fett-Relation zur Er-

nährung bei **respiratorischer Insuffizienz** (➤ Kap. 10) etc.

Auch die Funktion des Immunsystems ist vom Ernährungsstatus abhängig. Daher können Änderungen der Immunantwort auch Ausdruck einer Änderung des Ernährungsstatus sein. Insbesondere findet sich bei Fehlernährung eine Abschwächung der T-Zell-vermittelten Immunität, eine Abschwächung des Komplementsystems, der Phagozytoseaktivität, der mukosalen Antikörpersekretion und der Antikörperaffinität. Ein Mangel an einzelnen Mikronährstoffen, wie z.B. Zink, Selen, Eisen, Kupfer, Vitamin A, C, E, B_6 und Folsäure, beeinträchtigt ebenfalls den Immunstatus. Klinisch spiegeln sich diese Veränderungen in einem erhöhten Infektionsrisiko wider. Indikatoren einer verringerten immunologischen Abwehr sind eine Verminderung der absoluten Lymphozytenzahl und die Reaktion (T-Zell-Reaktion) auf intrakutane Applikation von Standardantigenen (z.B. Mérieux-Hauttest). Eine absolute Lymphozytenzahl < 1200 / ml gilt als pathologisch. Werte zwischen 800 und 1200 / ml entsprechen einer moderaten, Werte < 800 einer schweren Fehlernährung [48].

Es wird darüber hinaus versucht, mit speziellen Zusätzen und Modifikationen von bilanzierten Diäten die **immunologische Abwehr** während Phasen besonderer Belastung, wie Sepsis, Verbrennungen, Polytrauma, nach operativen Eingriffen, bei Karzinompatienten etc., zu verbessern. Die Gabe spezieller Kostformen – meist Formeldiäten – zur Verbesserung der immunologischen Abwehr, wird als **Immunonutrition** bezeichnet.

Überwiegend tierexperimentelle Befunde sprechen dafür, dass sich die Immunkompetenz durch Zusätze von Arginin, Glutamin, Nukleotiden und ω-3-Fettsäuren verbessern lässt.

Diese positiven experimentellen Befunde berechtigen jedoch nicht dazu, Formeldiäten mit einem Zusatz dieser immunmodulierenden Substanzen in jedem Fall bei kritisch Kranken einzusetzen. Es fehlen derzeit noch Ergebnisse beweisender klinischer Studien, die den erfolgreichen Einsatz der experimentell überprüften Substanzen an den infrage kommenden Patientengruppen belegen [62].

Aufgrund einer kritischen Auswertung derzeit vorliegender Studien wird in kanadischen Richtlinien zur Ernährung kritisch Kranker darauf hingewie-

18

sen, dass Arginin keinen Einfluss auf die Mortalität und Häufigkeit von Infektionen hat. Auch für Zusätze von Glutamin, Antioxidanzien und ω-3-Fettsäuren im Form von Fischöl sind die Ergebnisse klinischer Studien nicht eindeutig positiv [29].

Arginin

Arginin ist die Ausgangssubstanz zur Bildung von Stickoxid (NO). Experimentelle Befunde sprechen dafür, dass NO **immunregulatorisch** wirkt und unspezifische immunologische Abwehrmechanismen steigert. Darüber hinaus begünstigt Arginin die **Kollagensynthese** und fördert so die Wundheilung.

Die Argininsupplementierung verbessert weiterhin die zelluläre Immunantwort unter anderem durch Erhöhung der Lymphozytenzahl und Steigerung der Aktivität der „Killerzellen".

> Die im Erwachsenenalter nicht essentielle Aminosäure Arginin erhöht bei Meerschweinchen die Überlebensrate nach Verbrennung und verbessert eine Reihe immunologischer Parameter [47]. Bei Ratten verbessert Arginin nach Femurfrakturen eine Reihe immunologischer Laborparameter sowie die Stickstoffbilanz. Zusätzlich ist die durch das Trauma bedingte Abnahme des Körpergewichts geringer als bei Kontrolltieren [5].

Glutamin

Glutamin ist die Aminosäure mit der höchsten Konzentration im Plasma und in der Muskulatur.

Neben vielen anderen Funktionen stimuliert diese Aminosäure in vitro die Lymphozytenproliferation und die Differenzierung von B-Lymphozyten zu antikörpersynthetisierenden Zellen. Ob diese experimentellen Befunde für den Menschen, insbesondere während Belastungsphasen, von Bedeutung sind, ist noch unklar.

Von praktisch-klinischer Bedeutung ist jedoch der Einfluss von Glutamin auf die **Barrierefunktion des Darms** und damit auf die Translokation (➤ Kap. 3.5.9).

Während **Stressphasen** steigt der **Glutaminbedarf.** Die **endogene Bereitstellung,** überwiegend aus der Muskulatur, ist oft unzureichend, um den Mehrbedarf zu decken, sodass daraus niedrige Plasma- und Gewebekonzentrationen resultieren.

Da Glutamin das wesentliche **energieliefernde Substrat der Dünndarmmukosa** darstellt, kommt es unter dem durch Stress ausgelösten Glutaminmangel zu einer Beeinträchtigung der Mukosaintegrität mit der Gefahr eines Durchtritts von Endotoxinen und Keimen in die Lymph- und Gefäßbahn mit nachfolgender Sepsis. Bei 40 Patienten mit einer ausgedehnten Verbrennung bis zu 80% der Körperoberfläche kam es zu einem Abfall der Plasma-Glutaminkonzentration. Es wurden zwei vergleichbare Gruppen ab dem 1. Tag per Sonde mit einer Formeldiät ohne bzw. mit Zusatz eines Glutamindipeptides ernährt. In der Gruppe mit Glutaminsupplementation kam es im Vergleich zur Kontrollgruppe sowohl zu einem signifikanten Anstieg des Plasma-Glutamins, einer Normalisierung der Darmmukosapermeabilität, einem Abfall der Endotoxinkonzentration im Plasma als auch einer Verkürzung der stationären Behandlung [68].

Nukleotide

Nukleotide wirken **immunstimulatorisch.** Sie regen die Proliferation und Differenzierung von Lymphozyten an.

Wegen des hohen „cell turn over" der **Darmmukosa** ist der **Nukleotidbedarf** dieses Organs besonders hoch. Ein Mangel kann ebenfalls die Integrität der Mukosa verringern und die Permeabilität für Toxine und Bakterien steigern.

Bei Schwerkranken, insbesondere während ausschließlich parenteraler Ernährung und folglich fehlender oraler Nukleotidzufuhr, kann der gesteigerte Bedarf durch Eigensynthese nicht optimal gedeckt werden (Lit. bei [40]).

ω-3-Fettsäuren

Die für die parenterale Ernährung verwendeten Fettemulsionen sind reich an den immunsuppressiv wirkenden ω-**6-Fettsäuren.**

Nach ihrer Infusion kommt es zu einer vermehrten Synthese des proaggregatorisch und vasokonstriktiv wirkenden Eicosanoids Thromboxan A_2. Zusätzlich werden vermehrt Prostaglandin E_2 und Thromboxan B_4 synthetisiert, **Eicosanoide, die immunsuppressiv** und **proinflammatorisch** wirken und die Komplementsynthese hemmen.

Wegen der Konkurrenz um Schlüsselenzyme (➤ Abb. 1.11) wird unter **Gabe von ω-3-Fettsäuren** die Synthese der genannten proinflammatorischen und immunsuppressiven Eicosanoide der sog. 2er- und 4er-Serie reduziert.

Zusätzlich haben ω-3-Fettsäuren eine Reihe positiver Effekte auf das Immunsystem (Lit. bei [31, 40]).

Klinische Studien, basierend auf den genannten experimentellen Befunden, erbrachten, wie bereits erwähnt, keine einheitlichen Ergebnisse.

Klinische prospektive Studien, in denen Formeldiäten ohne und mit Zusatz von **Arginin, Nukleotiden und ω-3-Fettsäuren** nach Operationen wegen eines **Malignoms am Gastrointestinaltrakt** verglichen wurden, kamen zu positiven Ergebnissen. Als Bewertungskriterien dienten postoperative Komplikationen, die Stickstoffbilanz und mehrere immunologische Parameter [16a, 28a, 53a].

Die präoperative Ernährung von Patienten mit gastrointestinalen Tumoren ergab zwischen Formeldiäten mit Standardzusammensetzungen bzw. Zusätzen von Arginin, ω-3-Fettsäuren und Nukleotiden nach der Operation weder signifikante Änderungen von Immunparametern, noch einen Benefit beim klinischen Verlauf [39a].

Bei Patienten einer Intensivstation, die während der ersten 7 Tage des stationären Aufenthaltes mit einer solchen modifizierten Formeldiät enteral ernährt wurden, konnte in der postoperativen Phase, nach Trauma und bei Sepsis nicht die Zahl der Komplikationen, sondern lediglich die Dauer des stationären Aufenthaltes reduziert werden [9a] (➤ Kap. 3.4.2 AIDS – Angaben über positive Effekte speziell zusammengesetzter Formeldiäten).

18.3.4 Niedermolekulare Formeldiäten

Weitere Bezeichnungen sind chemisch-definierte Formeldiät, Elementardiät, Astronautenkost und Peptiddiät. Niedermolekulare Formeldiäten sind wie die im ➤ Kapitel 18.3.2 genannten hochmolekularen Diäten zur ausschließlichen Ernährung geeignet. Zusammengesetzt sind sie aus L-Aminosäuren, Oligopeptiden, Maltodextrin, essentiellen Fett-

säuren, Mineralstoffen und Spurenelementen ohne Fettanteil.

Sie werden dann eingesetzt, wenn bei **Funktionseinschränkungen der Verdauungs- oder Resorptionsorgane** eine aus hochmolekularen Nährstoffen bestehende Kost nicht ausreichend genutzt werden kann oder wenn durch die „Entlastung" bzw. „Ruhigstellung" von Gastrointestinalorganen mit einem Heileffekt zu rechnen ist.

Die erste bilanzierte Diät dieser Zusammensetzung wurde von der Weltraumbehörde der USA entwickelt. Sie bestand aus L-Aminosäuren, Monosacchariden, Mineralstoffen, Spurenelementen, Vitaminen und essentiellen Fettsäuren. Sie wurde als Elementardiät und, da ursprünglich für Raumfahrer entwickelt, später als **Astronautenkost** bezeichnet.

In dieser ursprünglichen Zusammensetzung kommt sie nicht mehr zur Anwendung. Monosaccharide wurden durch höher molekulare Kohlenhydrate (Maltodextrine) ersetzt und Triglyceride zur Deckung des Bedarfs an essentiellen Fettsäuren in geringer Menge zugesetzt. Da L-Aminosäuren die Geschmacksqualität erheblich mindern, kommen nur noch Diäten, bei denen die Aminosäuren durch niedermolekulare Peptide ersetzt wurden, sog. **Peptiddiäten,** zur Anwendung.

Abgesehen vom Geschmack bietet die Zusammensetzung der derzeit ausschließlich eingesetzten chemisch-definierten Formeldiäten **weitere Vorteile.** Aufgrund der geringeren Osmolarität – als Folge des Ersatzes von Glucose durch Oligosaccharide und L-Aminosäuren durch Oligopeptide – ist die **intestinale Verträglichkeit** besser.

Darüber hinaus werden sowohl Oligosaccharide als auch Oligopeptide schneller resorbiert als Glucose und Aminosäuren.

Zwischen den Disaccharidasen im Bereich des Bürstensaumes der Enterozyten und den für den Monosaccharidtransport in der Mukosazelle verantwortlichen Carrier-Proteinen besteht sowohl eine morphologische als auch eine funktionelle Einheit.

Dies hat zur Folge, dass **Glucose in Form eines Oligosaccharides** schneller resorbiert wird als in Form des Monosaccharides.

Entsprechend ist die Situation bei der **Resorption von Aminosäuren bzw. Oligopeptiden.** Die von Aminopeptidasen im Bereich des Bürstensaumes der Dünndarmschleimhautzellen abhängige Resorp-

18

tion der Oligopeptide läuft schneller ab als die der isolierten Aminosäuren.

Der **Bedarf an Mineralstoffen, Spurenelementen und Vitaminen** wird bei ausschließlicher Ernährung mit einer solchen Formeldiät optimal gedeckt.

Indikationen für chemisch-definierte Formeldiäten und Angaben über ihren Wirkmechanismus befinden sich in den ➤ Kapiteln 3.4.3, ➤ 3.4.13, ➤ 3.5.5, ➤ 3.6.1 und ➤ 3.6.2.

Es wurde bereits an anderer Stelle darauf hingewiesen, dass sich die ursprünglich in chemisch-definierte Formeldiäten gesetzten **Erwartungen nicht erfüllt** haben. Dies gilt beispielsweise für den Morbus Crohn und das Kurzdarmsyndrom.

18.3.5 Komplikationen der künstlichen enteralen Ernährung

Wird die bilanzierte Diät intragastral verabreicht, so kann es bei Störungen der Magenentleerung zu einer **Regurgitation mit Aspiration** kommen. Deshalb sollte bei Bewusstlosen, bei Patienten mit respiratorischer Insuffizienz und bei schwer kranken, immobilen Patienten auf diese Art der Applikation verzichtet werden.

In szintigraphischen Untersuchungen an Patienten mit einer PEG konnte gezeigt werden, dass es dann vermehrt zu einer **Tonusminderung des unteren Ösophagussphinkters** mit anschließendem Reflux kommt, wenn die **Formeldiät als Bolus** verabreicht wird.

> Um Aspirationen und Pneumonien zu vermeiden, sollte die Nahrung kontinuierlich verabreicht werden [15].

Bei der intraduodenalen oder intrajejunalen Ernährung muss, um Intoleranzerscheinungen in Form eines **Dumpingsyndroms vorzubeugen,** eine kontinuierliche Zufuhr, am besten mit einer Pumpe, gewählt werden.

Da bei **intraduodenaler Ernährung** der physiologische Stimulus der Pankreassekretion erhalten bleibt, können aus intaktem Protein, Fett und Kohlenhydraten zusammengesetzte bilanzierte Diäten

(Nährstoff-definierte Formeldiäten) verabreicht werden.

Bei der **intrajejunalen Applikation** sollten fettarme oder MCT-haltige bilanzierte Diäten mit Oligopeptiden als Proteinquelle (chemisch-definierte Formeldiäten) gewählt werden, da eine optimale Sekretion des exkretorischen Pankreas bei Instillation einer solchen Diät in das Jejunum nicht gewährleistet ist.

Es gibt jedoch Hinweise darauf, dass bei funktionstüchtigem Dünndarm auch hochmolekulare Diäten nach intrajejunaler Gabe ausreichend utilisiert werden.

> Die Applikation der Formeldiät in das Jejunum ist insbesondere in der postoperativen Phase angezeigt.

Entgegen früherer Auffassung findet sich **nach abdominellen Eingriffen** keine mehrere Tage andauernde Atonie des gesamten Gastrointestinaltrakts, sondern lediglich eine **Entleerungsstörung des Magens** während 1–2 Tagen sowie eine 2–4 Tage dauernde **Dickdarmatonie.**

Der Dünndarm ist voll funktionsfähig, sodass bereits am ersten postoperativen Tag über eine Jejunalsonde gefahrlos ernährt werden kann (Lit. bei [42]).

Komplikationen der Sondenernährung sind:
- Beschwerden im Sinne des **Dumpingsyndroms,** die bei zu hoher Osmolarität der Nahrung bzw. bei Lage der Sondenspitze im Duodenum auftreten können.
- Das sog. **„tube feeding syndrome".** Es tritt selten, insbesondere bei alten Menschen und bei zu geringer Wasserzufuhr, auf. Gekennzeichnet ist dieses Syndrom durch Dehydratation mit einem Anstieg von Harnstoff, Kreatinin und Elektrolyten im Serum. Wird die am Hämatokrit und an der Harnmenge bzw. dem spezifischen Gewicht des Harns erkennbare Dehydratation nicht erkannt und beseitigt, so kommt es zu Bewusstlosigkeit und letztlich zum Übergang ins Koma.

Die **häufigste Komplikation** der künstlichen enteralen Ernährung ist die **Diarrhö.** Je nach Statistik wird sie in bis zu 25% der Fälle beobachtet (Lit. bei [10]). Eine Ursache lässt sich in vielen Fällen nicht eruieren.

Eine **bakterielle Kontamination** kommt bei exakter Handhabung der industriell hergestellten Diäten kaum noch infrage.

Die derzeit im Handel erhältlichen Formeldiäten sind lactosefrei bzw. enthalten bis auf wenige Ausnahmen nur noch sehr geringe Mengen an Milchzucker, sodass auch eine **Lactoseintoleranz** als Ursache für Diarrhöen ausscheidet.

Wegen der häufig zusätzlichen medikamentösen Behandlung, etwa mit Antibiotika, laxierend wirkenden Substanzen wie magnesiumhaltigen Antazida etc., muss immer eine **medikamentös induzierte Diarrhö** ausgeschlossen werden.

Die beim bakteriellen Abbau anfallenden **kurzkettigen Fettsäuren** stimulieren die Wasser- und Elektrolytresorption im Kolon. Deshalb wird immer wieder angenommen, eine unzureichende Konzentration dieser Fettsäuren im Kolonlumen sei die Ursache der bisher ätiologisch unklaren Diarrhö [10].

Da jedoch, wie bereits besprochen, auch Zusätze leicht fermentierbarer Ballaststoffe zu Formeldiäten die Häufigkeit der Diarrhö nicht eindeutig reduzieren, muss vorerst an diesem sehr einleuchtenden pathophysiologischen Konzept gezweifelt werden [53].

Auch die **Hypalbuminämie** wurde als Ursache der Diarrhö angeschuldigt und es wurde empfohlen, vor Beginn einer Ernährung über Sonde, die Albuminkonzentration durch Substitution auf Normalkonzentrationen anzuheben (Lit. bei [61]).

Als Ursache der häufigen Diarrhöen bei ausschließlicher enteraler Sondenernährung mit einer ballaststofffreien Formuladiät werden weiterhin günstige Voraussetzungen für eine Infektion mit Clostridium difficile diskutiert. In einer prospektiven kontrollierten Studie wurden je 92 Kranke einer Intensivstation nicht künstlich ernährt bzw. mit einer Formeldiät ohne Zusatz von Ballaststoffen per Sonde ernährt. Beide Gruppen wurden gleich häufig mit Antibiotika behandelt. Clostridium difficile bzw. das entsprechende Toxin ließ sich signifikant häufiger im Stuhl der mit einer Formeldiät behandelten Gruppe nachweisen. Der Nachweis war besonders dann positiv, wenn die Flüssignahrung distal des Pylorus appliziert wurde. Da Clostridium difficile besonders häufig an den Händen von Pflegepersonal nachweisbar ist, könnte es dadurch zu einer Kontamination der Sonden und folglich der Nahrung kommen. Auch der häufige Übertritt der Keime in den Darm nach intraduodenaler Applikation der Nahrung und damit der Wegfall der Säureeinwirkung im Magen würde diese Vorstellung stützen. Eine weitere Erklärungsmöglichkeit basiert auf der fehlenden Ballaststofffermentation im Darm und damit dem Wegfall kurzkettiger, das Wachstum der Keime hemmender Fettsäuren [9].

Da der Vitamin-K-Gehalt von Formeldiäten zum Teil sehr hoch liegt (mehr als 6 mg / 420 kJ), kann die Antikoagulanzienbehandlung mit Cumarinpräparaten erschwert werden. Es empfiehlt sich deshalb bei Patienten, die mit **Antikoagulanzien** behandelt werden, zu Beginn der Ernährung mit einer bilanzierten Diät die Gerinnungsparameter engmaschig zu kontrollieren (Lit. bei [21]).

18.3.6 Enterale versus parenterale künstliche Ernährung

Die parenterale Ernährung ist nach heutigem Kenntnisstand nur dann indiziert, wenn sich eine enterale Ernährung nicht realisieren lässt.

> Die entscheidende Kontraindikation für die enterale Ernährung ist die fehlende Funktionsfähigkeit des Gastrointestinaltrakts.

Das entscheidende Argument für eine enterale Ernährung, dies gilt auch für die frühe postoperative Phase (➤ Kap. 19), ist die Bedeutung des luminalen Substratangebots für die **Aufrechterhaltung der Barrierefunktion der Darmmukosa.** Sie bestimmt das Ausmaß der bakteriellen Translokation von Keimen aus dem Darmlumen in die Gefäßbahn mit der Gefahr der Sepsis (➤ Kap. 3.5.9) und des Übertritts von Endotoxinen in die Zirkulation (➤ Abb. 18.2).

Die hierdurch induzierte vermehrte **Freisetzung von Entzündungsmediatoren,** insbesondere von Tumornekrosefaktor, hat eine Reihe negativer Wirkungen auf den Intermediärstoffwechsel zur Folge, wie:

- Steigerung der Proteolyse zugunsten der Synthese von Akute-Phase-Proteinen und Glucose
- Verringerung der Albuminsynthese
- wahrscheinlich auch Freisetzung kontrainsulinärer Hormone etc. (Lit. bei [61]).

18

Unter parenteraler Ernährung kommt es im Vergleich zu enteraler künstlicher Ernährung auch zu einer signifikanten **Reduktion des darmassoziierten lymphatischen Gewebes** („gut associated lymphoid tissue", GALT). Etwa 50% des immunologisch aktiven Gewebes entfallen auf das GALT, 70–80% aller im Körper synthetisierten Immunglobuline werden durch die Darmmukosa in das Darmlumen sezerniert, wo sie als Schutz vor Bakterien, Viren und anderen pathogenen Substanzen dienen.

In einer großen Anzahl klinischer Studien sowohl an Tumorkranken unter zytostatischer bzw. Strahlentherapie als auch an Patienten in der postoperativen Phase konnte eindeutig belegt werden, dass die Zahl der **postoperativen Komplikationen** (➤ Abb. 18.2), insbesondere der Infektionen (unabhängig von der bei parenteraler Ernährung nicht seltenen Kathetersepsis), dann signifikant niedriger liegt, wenn nicht parenteral, sondern enteral ernährt wird [43]. Auch in weiteren vergleichenden Studien wurde gezeigt, dass die frühe postoperative enterale Ernährung eindeutig der parenteralen Ernährung überlegen ist [11].

> Auch dann, wenn wegen eingeschränkter Funktion der Gastrointestinalorgane oder aus technischen Gründen eine ausschließliche enterale künstliche Ernährung nicht möglich ist, sollte die parenterale Nährstoffzufuhr mit einer reduzierten enteralen Ernährung kombiniert werden, um den **positiven Effekt des luminalen Substratangebotes** zu nutzen.

18.4 Parenterale Ernährung

Nur dann, wenn sich eine künstliche enterale Ernährung nicht realisieren lässt, ist die parenterale Ernährung indiziert (ausführliche Darstellung der parenteralen Ernährung bei [27]).

Da meist Schwerkranke, deren Energiebedarf den am Grundumsatz orientierten überschreitet (➤ Abb. 18.3), parenteral ernährt werden, spricht man auch von **Hyperalimentation,** obwohl es sich um keine Überernährung im eigentlichen Sinne handelt.

Nährstoffe unter Umgehung des Verdauungstrakts direkt in die Blutbahn zu infundieren, ist **unphysiologisch** (➤ Abb. 18.1). Nur nach **besonderen Kriterien** hergestellte, zusammengesetzte und verabreichte Lösungen werden ohne Nebenwirkun-

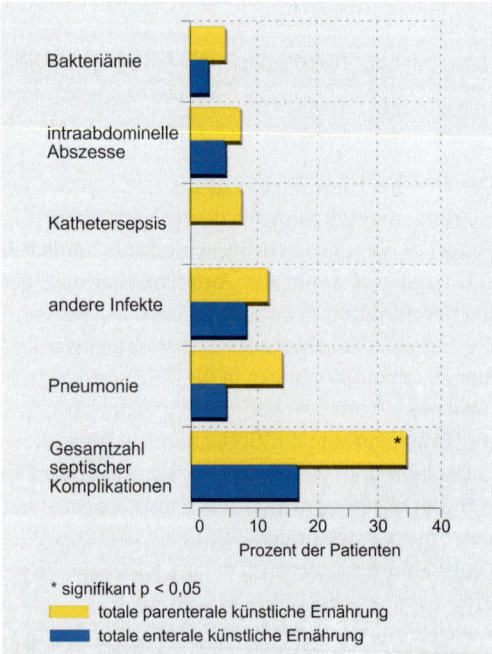

Abb. 18.2 Die Häufigkeit postoperativer septischer Komplikationen unter enteraler bzw. parenteraler künstlicher Ernährung (Metaanalyse der Ergebnisse von acht prospektiven Studien, Moore et al. [43]).

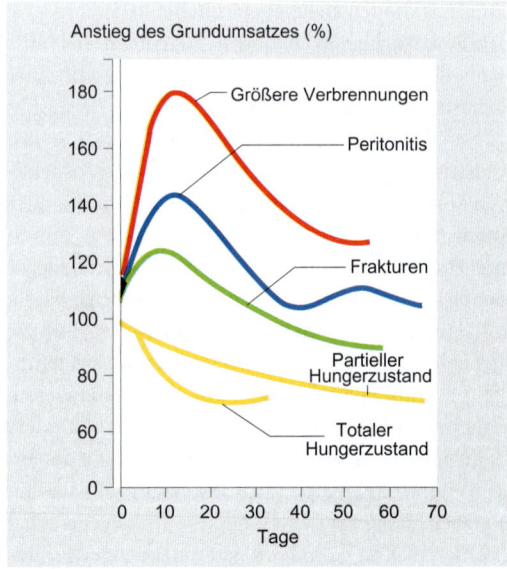

Abb. 18.3 Verhalten des Grundumsatzes bei Hunger und Stress (Lit. bei Long et al. [37]).

gen toleriert und können den Nährstoff- und Energiebedarf decken.

Da die Möglichkeit einer **Regulation** der Zufuhr durch Appetit- und Sättigungsgefühl **fehlt,** muss die Höhe der Energie- und Nährstoffzufuhr immer der jeweiligen Stoffwechselsituation angepasst werden. Dies zu beachten, ist besonders unter den Stoffwechselbedingungen des Stresses bei kritisch Kranken notwendig.

Die Phasen ausschließlicher parenteraler Ernährung sollten so kurz wie möglich gehalten werden, da es bei oraler Nahrungskarenz zu einer adaptiven Hypoplasie der Dünndarmschleimhaut kommt. Diese Rückbildungsvorgänge werden durch den Stress nach ausgedehnten operativen Eingriffen, einem Polytrauma etc. verstärkt. Die dadurch gestörte Integrität der intestinalen Mukosa begünstigt die Translokation (➤ Kap. 3.5.9) von Bakterien und Endotoxinen. Es gibt Hinweise darauf, dass eine gesteigerte Translokation in der Postaggressionsphase die Ausschüttung von Entzündungsmediatoren (Tumornekrosefaktor und Interleukin-1) steigert, wodurch die Entstehung eines „systemic inflammatory response syndrome" (SIRS) mit Steigerung des Ruheumsatzes, Katabolie, Substratverwertungsstörung etc. und letztlich die Entwicklung eines Multiorganversagens begünstigt wird [28, 18] (➤ Kap. 18.4.8).

18.4.1 Energiebedarf

Der Energiebedarf ist individuell zu ermitteln. Am sichersten ist die Bestimmung aufgrund des aktuellen Sauerstoffverbrauchs.

Die Energie- und Substratzufuhr muss den Besonderheiten des Postaggressionsstoffwechsels (➤ Kap. 18.4.9) angepasst werden.

Eine zu hohe, **über dem Bedarf liegende Zufuhr,** die meist in Form von Kohlenhydraten erfolgt, kann negative Folgen wie Fettleber, vermehrte Kohlendioxidproduktion, Hyperglykämie etc. zur Folge haben.

Früher wurde der Energiebedarf Schwerkranker überschätzt und folglich die Energiezufuhr meist zu hoch angesetzt.

> Von Schwerkranken wird eine **kurzfristige hypokalorische** Ernährung besser toleriert als eine hyperkalorische.

Bei Traumen, Verbrennungen, nach Operationen und bei Sepsis liegt der Energiebedarf etwa bei 145–190 kJ / kg Körpergewicht (35–45 kcal) pro Tag.

> Die energetische Relation der Nährstoffe sollte der bei oraler Ernährung entsprechen (Eiweiß : Fett : Kohlenhydrate wie 20 : 30 : 50).

Abweichungen von dieser Relation können im Einzelfall erforderlich sein.

Zur Deckung des Energiebedarfs können grundsätzlich Glucose, Fructose, Äthylalkohol, die Zuckeralkohole Xylit und Sorbit sowie Fett eingesetzt werden.

18.4.2 Kohlenhydrate

In der Praxis kommt überwiegend **Glucose** zur Anwendung.

Die maximale Dosierung sollte bei 5 mg / kg Körpergewicht / Minute oder maximal bei 6 g / kg Körpergewicht / Tag liegen. Die Folge einer Glucoseüberdosierung besteht in einer vermehrten Triglyceridsynthese und hepatischen Fettinfiltration. Dies gilt besonders für den Postaggressionsstoffwechsel, bei dem bedingt durch eine verminderte VLDL-Synthese der Triglyceridabtransport aus der Leber gestört ist. Die zusätzliche Gabe von Insulin verbessert zwar die Glucoseelimination aus dem Blut, nicht aber seine Oxidation, sodass die Triglyceridsynthese steigt.

Für **Fructose,** das Gleiche gilt für **Sorbit,** soll zur Vermeidung von Nebenwirkungen nach Empfehlungen der Arzneimittelkommission der Deutschen Ärzteschaft eine **maximale Tagesdosis** von 3 g / kg Körpergewicht bei einer Infusionsgeschwindigkeit von 0,25 g / kg Körpergewicht und Stunde nicht überschritten werden.

Da eine evtl. vorliegende **hereditäre Fructoseintoleranz** (➤ Kap. 4.6.3) eines Patienten vor Therapiebeginn oft nicht bekannt ist, kann es nach parenteraler Gabe der beiden Kohlenhydrate durch Akkumulation von Fructose-1-Phosphat in Leber, Niere

18

und Darm zu schweren lebensbedrohlichen Komplikationen kommen.

Die **Symptome** sind Hypoglykämie, Hypophosphatämie, Lactatazidose, Schockzustände etc.

In Deutschland muss mit einer Erkrankung auf 20 000 lebend Geborene gerechnet werden.

> Die Arzneimittelkommission der Deutschen Ärzteschaft empfiehlt aufgrund einer insgesamt negativen Nutzen-Risiko-Bewertung, Fructose und Sorbit zur parenteralen Ernährung nicht mehr einzusetzen.

Es wird darauf hingewiesen, dass dann, wenn Glucose, evtl. ergänzt durch Insulingaben, keine Alternative ist, weiterhin der Zuckeraustauschstoff **Xylit** zur Verfügung steht.

Dieser Zuckeraustauschstoff mündet in den Pentose-Phosphat-Zyklus. Xylit wird schnell und insulinunabhängig in die Zellen aufgenommen, wo eine langsame Verstoffwechselung zu Glucose einen verzögerten, **nur geringen Anstieg der Blutglucosekonzentration** zur Folge hat.

Alkohol wird als Energielieferant praktisch nicht mehr eingesetzt.

Für Sorbit und Xylit gelten **Höchstgrenzen der Zufuhr,** die sich auf 0,25 g / kg Körpergewicht / Std. für Sorbit und 0,125 g / kg Körpergewicht / Std. für Xylit belaufen. Dies entspricht etwa den Umsatzkapazitäten für diese beiden Zuckeraustauschstoffe. Für Fructose liegt die Umsatzkapazität etwa bei 0,25 g / kg Körpergewicht / Std.

Werden Zuckeraustauschstoffe in zu hoher Konzentration parenteral zugeführt, so können sich schwere **toxische Komplikationen** einstellen. Hierbei handelt es sich um dosisabhängige Schädigungen der Leber, des Pankreas, der Nieren und des Gehirns, die offenbar bereits eintreten, bevor hyperosmotische Effekte beobachtet werden.

Weitere negative Effekte sind durch eine Erhöhung der Serum-Osmolarität und die hierdurch ausgelöste **Diuresesteigerung** bedingt. Es kommt zu einem renalen Natriumverlust mit Hypovolämie, die über einen Abfall des Glomerulumfiltrats ein **Nierenversagen** auslösen kann (Lit. bei [24]).

Als Energiequelle sollten neben Kohlenhydraten immer **Fette** eingesetzt werden.

Dieses sog. **duale Energiesystem** bietet Vorteile, wie z.B.:

- eine verbesserte Proteinsynthese
- geringere hepatische Fetteinlagerung etc.

Da die **oxidative Utilisationskapazität** für Glucose unter den Bedingungen des Postaggressionsstoffwechsels begrenzt ist (➤ Kap. 18.4.9), besteht bei der parenteralen Ernährung die **Gefahr eines Überangebotes.**

Nach Auffüllen des Glykogendepots kommt es – wie bereits beschrieben – bei hoher Glucosezufuhr zu einer **Steigerung der Triglyceridsynthese** in der Leber mit der Gefahr einer Fettinfiltration des Organs.

18.4.3 Fette

Eine Möglichkeit, **mit geringer Flüssigkeitsmenge ausreichend Energie zuzuführen,** bieten die Fette. Mit Hilfe von Sojabohnen-Phosphatiden bzw. Ei-Lecithin als Emulgatoren hergestellte **Emulsionen** mit Teilchengröße von maximal 1 µm werden nach intravenöser Infusion ähnlich wie oral aufgenommenes Fett utilisiert und dienen der Deckung des Energiebedarfs.

Da 10- bis 20%ige Fettemulsionen toleriert werden, ist bei dem großen Energiegehalt des Fettes hiermit das Problem der hohen **Volumenzufuhr** umgangen. Mit 1,8 l einer 10%igen Fettemulsion können 8400 kJ (2000 kcal) zugeführt werden.

Die **Verträglichkeit** aus Sojaöl hergestellter Fettemulsionen ist gut.

Über die **Höhe der parenteralen Fettzufuhr** und mögliche Kontraindikationen gibt es widersprüchliche Meinungen. Bedenken gegen eine parenterale Fettzufuhr bei bestimmten Erkrankungen haben sich jedoch im Laufe der Jahre weitgehend als unberechtigt erwiesen.

> Meist wird eine **Relation der Energie** in Form von Kohlenhydraten zu der in Form von Fett von **1 : 1** empfohlen.

Die Fettpartikel aus den mit Phospholipiden hergestellten Fettemulsionen werden von den Lipoproteinlipasen der Gefäßendothelien hydrolysiert. Freigesetzte Fettsäuren werden in der Leber reverestert und als VLDL-Partikel an die Blutbahn abgegeben.

Dieser **Klärmechanismus** der parenteral zugeführten Fettpartikel läuft zeitlich so ab wie der von Chylomikronen. MCT-haltige Fettpartikel werden sowohl schneller geklärt als auch oxidiert, die Tendenz zur Hypertriglyceridämie ist folglich geringer.

Unter intravenöser Gabe von Fettemulsionen müssen **Hypertriglyceridämien** vermieden werden. Die Triglyceridkonzentration sollte zwischen 200 und 250 mg / dl liegen und maximal 300 mg / dl nicht übersteigen.

Bei septischen Patienten mit **gestörter Fettclearance** können deshalb MCT von Vorteil sein. Da Lipidpartikel den Gasaustausch in der Lunge hemmen, das RES blockieren und unter Umständen eine akute Pankreatitis induzieren können, ist es wichtig, auf eine **schnelle Elimination** zu achten.

Wie bereits angedeutet, bieten Emulsionen von Fetten mittelkettiger Fettsäuren **(MCT)** gewisse Vorteile. Ihre Elimination aus der Blutbahn und Bereitstellung für die Energiegewinnung erfolgt schneller als bei Fetten langkettiger Fettsäuren.

Eine geringgradige **Ketonämie** nach Infusion MCT-haltiger Fettemulsionen kann durch gleichzeitige Gabe von Glucose vermieden werden.

Mittelkettige Fettsäuren **passieren die Mitochondrienmembran** unmittelbar, während langkettige Fettsäuren zum Eintritt in die Mitochondrien an Carnitin (> Kap. 1.3) gekoppelt werden müssen.

Mittelkettige Fettsäuren können, da sie diesen Kopplungsschritt nicht benötigen, auch dann noch oxidiert werden, wenn der **Carnitinspiegel** in der Zelle niedrig ist [38, 66].

Bei der parenteralen Gabe von Fettemulsionen ist weiterhin zu beachten, dass nach Freisetzung der Fettsäuren aus den Fettpartikeln die **Phospholipide im Plasma** verbleiben. Sie werden durch Makrophagen der Leber eliminiert.

Die Phospholipid-Remnants können Cholesterin binden, sodass es nach hoch dosierter Gabe von Fettemulsionen zu einer **Steigerung der Serum-Cholesterinkonzentration** kommen kann.

Da mit 20%igen Fettemulsionen insgesamt weniger Phospholipide zugeführt werden als mit 10%igen Lösungen, sollten **20%ige Fettemulsionen** bei der parenteralen Ernährung bevorzugt eingesetzt werden.

Fettemulsionen werden aus Ölen, reich an ω-6-**Fettsäuren,** hergestellt – Ausgangssubstrat für die Synthese der proinflammatorischen Mediatoren Prostaglandin E_2, Thromboxan A_2 und Leukotrien B_4.

Diese Eicosanoide wirken vasokonstriktiv, chemotaktisch auf Granulozyten, Makrophagen und Monozyten und erhöhen die **Thrombozytenaggregation.**

Von einer Reduktion des Anteils an ω-6- und einer Erhöhung des Anteils an ω-3-Fettsäuren wäre somit ein günstiger Effekt auf den Gesamtstoffwechsel Schwerkranker zu erwarten (> Kap. 18.3).

Wird Fett in der genannten Menge zur Energiebedarfsdeckung infundiert, so ist die Deckung des **Bedarfs an essentiellen Fettsäuren,** der mit etwa 10 g Linolsäure pro Tag angegeben wird, **gesichert.**

In vergleichenden Untersuchungen, in denen Schwerkranken zur Deckung des Energiebedarfs ausschließlich Glucose bzw. Glucose + Fett in einer Relation von 3 : 1 oder 1 : 3 infundiert wurde, konnte gezeigt werden, dass Art und Relation der energieliefernden Substrate keinen wesentlichen Einfluss auf den Stoffwechsel haben und dass insbesondere der Proteinbedarf hierdurch nicht beeinflusst wird [2].

Die **Relation** der beiden energieliefernden Substrate Kohlenhydrate bzw. Fette kann jedoch bei Kranken mit einer **respiratorischen Insuffizienz** von praktischer Bedeutung sein.

Werden **überwiegend Kohlenhydrate** als energielieferndes Substrat angeboten, liegt die Produktion von Kohlendioxid höher als bei einer entsprechenden Energiegewinnung aus Fett (der **respiratorische Quotient** – das molare Verhältnis des produzierten CO_2 zum verbrauchten O_2 – beträgt bei ausschließlicher Energiegewinnung aus Glucose 1,0 und aus Fett [Tripalmitin] 0,7).

Die Elimination unter hoher Kohlenhydratzufuhr steigert das **Atemminutenvolumen** und folglich die Atemarbeit. Hohe Kohlenhydratzufuhr drosselt die **Fettverbrennung.** Werden Kohlenhydrate bedarfsübersteigend zugeführt, erfolgt eine Umwandlung in Fett, bei der zusätzlich Kohlendioxid entsteht. Der **respiratorische Quotient** steigt auf über 1,0 an.

18

In klinischen Studien konnte gezeigt werden, dass die Zeichen einer Ateminsuffizienz bei Schwerkranken dann geringer ausgeprägt sind, wenn im Rahmen der parenteralen Ernährung als Energielieferanten Kohlenhydrate und Fett im Verhältnis 1 : 1 eingesetzt werden. Auch die Umstellung von künstlicher Beatmung auf Spontanatmung ist weniger schwierig, wenn die CO_2-Produktion durch ein höheres Fettangebot reduziert wird [3, 6, 16].

Die praktisch-klinische Bedeutung des vermehrten Fett- und verminderten Kohlenhydratangebotes wird jedoch, abgesehen von der Entwöhnungsphase vom Respirator bei beatmeten Patienten, unterschiedlich beurteilt.

18.4.4 Aminosäuren

Die Deckung des Eiweißbedarfs erfolgt bei der parenteralen Ernährung durch Aminosäurengemische, die neben den zehn essentiellen Aminosäuren auch nicht essentielle als zusätzliche Stickstoffquellen enthalten müssen.

Als optimale **tägliche Aminosäurenzufuhr** werden 0,8–1,6 g / kg Körpergewicht angegeben.

> Dabei muss berücksichtigt werden, dass die von Rose [50] angegebene strenge Trennung in essentielle und nicht essentielle Aminosäuren nur bedingt gültig ist.
> Unter den Bedingungen der parenteralen Ernährung werden nur vier der nicht essentiellen Aminosäuren ausreichend synthetisiert: Asparaginsäure, Glutaminsäure, Serin und Glycin.
> Die nach Rose zu den nicht essentiellen Aminosäuren zählenden Aminosäuren Arginin, Histidin, Prolin und Alanin müssen, um eine ausreichende Proteinsynthese sicherzustellen, parenteral zugeführt werden.

Der **Anteil essentieller Aminosäuren** an den Gesamtaminosäuren einer Infusionslösung sollte 45–50% betragen.

Glycin als unspezifische Stickstoffquelle darf nicht zu hoch dosiert werden, da sich sonst trotz optimaler Zufuhr an essentiellen Aminosäuren eine negative Stickstoffbilanz einstellen kann.

Die strenge Trennung in essentielle und nicht essentielle Aminosäuren nach Angaben von Rose [50] kann nicht mehr aufrechterhalten werden. Dies gilt in besonderem Maße bei den **speziellen pathobiochemischen Voraussetzungen Schwerkranker,** die einer parenteralen Ernährung bedürfen.

Eine Reihe der als nicht essentiell eingestuften Aminosäuren gilt heute als **semiessentiell** oder **bedingt essentiell.** Dies gilt für:

- Histidin bei der Niereninsuffizienz
- Tyrosin und Cystein in der frühen Säuglingsphase und bei Leberinsuffizienz
- Arginin bei Sepsis, nach Operationen und Traumen (zur Optimierung immunologischer Abwehrmechanismen)
- Glutamin als wichtigste nicht essentielle Stickstoffquelle ebenfalls in besonderen Belastungsphasen.

Nicht geeignet für die Proteinzufuhr sind **Blutplasma-** oder **Bluteiweißfraktionen,** da sie zum Teil eine lange Halbwertszeit haben und die bei ihrem Abbau frei werdenden Aminosäuren nicht sofort zur Synthese körpereigenen Eiweißes zur Verfügung stehen.

Ungeeignet als Aminosäurequelle sind **Eiweißhydrolysate.** Die in ihnen enthaltenen Peptide werden über die Nieren ausgeschieden. Weiterhin wird die Relation der Aminosäuren zueinander vom Ausgangsprotein bestimmt und entspricht folglich nie dem optimalen, für die parenterale Ernährung erforderlichen Muster.

> Wichtig ist eine ausreichende Deckung des Energiebedarfs durch Fett und Kohlenhydrate, damit die infundierten Aminosäuren der Proteinsynthese zugeführt werden.

Wird der Energiebedarf nicht gedeckt, so wird ein gewisser Teil der zugeführten **Aminosäuren zur Energiegewinnung** abgebaut. Es wird daher empfohlen, dass die Gesamtenergie der infundierten Nährstoffe zu ca. 20% aus Aminosäuren und zu 80% aus Kohlenhydraten und Fetten stammt.

Die **Menge** an zuzuführenden Aminosäuren, Energiespendern, Vitaminen, Mineralstoffen und Wasser richtet sich nach den üblichen Bedarfsnormen unter Berücksichtigung des eventuellen Mehrbedarfs, bedingt durch die jeweilige Grundkrankheit.

Vollständige Infusionslösungen, auch als **AIO-Lösungen (All-in-one-Lösungen)** bezeichnet, vereinfachen die parenterale Ernährung in der Praxis insbesondere in weniger spezialisierten Krankenhäusern. Diese Mischinfusionslösungen enthalten Aminosäuren und als Energielieferanten sowohl Fett als auch Glucose bzw. Sorbit und Xylit. In klinischen Untersuchungen wurde ihre gute Verträglichkeit bestätigt [32].

18.4.5 Durchführung

In seltenen Fällen, insbesondere nach ausgedehnter Dünndarmresektion (Kurzdarmsyndrom, ➤ Kap. 3.4.14), ist eine **permanente parenterale Ernährung** erforderlich. Hierzu wird ein bleibender Zugang, meist im Bereich der Vena subclavia gelegt (**„artificial gut"**), über den der Patient selbst die Infusionslösungen infundieren kann (**heimparenterale Ernährung**).

Der in die Vena subclavia eingeführte Katheter wird über eine Strecke von 10–15 cm unter die Haut verlagert und dann zwischen Brustwarze und Brustbein aus der Haut herausgeführt [54].

Bewährt haben sich wegen der geringen Komplikationsrate und der einfachen Handhabung **subkutan implantierte Kathetersysteme,** die aus einer Infusionskammer (Port) und einem Silikonkatheter bestehen. Der mit einer Silikonmembran versehene Port wird subkutan implantiert und kann mit einer speziellen Injektionskanüle durch die Haut punktiert werden.

Infusionslösungen, die über die in der Infusionskammer liegende Kanüle appliziert werden, fließen über den in der Vena subclavia implantierten Katheter ab. Bei einer **Lebensdauer des Kathetersystems** von über fünf Jahren kann die selbstschließende Silikonmembran bis zu 2000-mal angestochen werden.[*]

18.4.6 Mangelzustände bei parenteraler Ernährung

Selten kommt es zu einer Mangelversorgung mit **Zink.** Klinische Zeichen des Zinkmangels sind the-

rapieresistente Durchfälle, Inappetenz, Störungen der Geschmacksempfindung, depressive Verstimmung, Reizbarkeit, verschiedenste Veränderungen der Haut und der Schleimhäute etc. [55].

Bei langfristiger parenteraler Ernährung wurde darüber hinaus eine suboptimale Versorgung mit **Selen,** zum Teil mit schwersten Kardiomyopathien beobachtet [4, 23]. In seltenen Fällen kann es unter langfristiger parenteraler Ernährung auch zu einem **Biotinmangel** kommen.

18.4.7 Komplikationen der parenteralen Ernährung

Neben den genannten Mangelzuständen, die bei engmaschigen Kontrollen entsprechender Laborparameter frühzeitig erkannt werden, können sich bei langfristiger parenteraler Ernährung nicht mit einem Nährstoffdefizit zu erklärende **Erkrankungen** im Bereich der **Leber** und **extrahepatischen Gallenwege** einstellen.

Unter parenteraler Ernährung kommt es vermehrt zur Bildung von **Bilirubin-Cholesterin-Kristallen** in der Gallenflüssigkeit.

> In prospektiven Studien fand sich bei 50% der ausschließlich parenteral Ernährten nach 4 bis 6 Wochen und bei 100% der noch länger parenteral Ernährten Sludge in der Gallenblase. Nach Umstellung auf orale Ernährung schwand der Sludge während etwa 4 Wochen. Bei etwa 40% derer, die Sludge entwickelten, bildeten sich Gallensteine. Die Ursachen von Sludge- und Gallensteinbildung sind nicht völlig geklärt [2, 41, 51].

Leberfunktionsstörungen, die sich laborchemisch durch Hyperbilirubinämie, Anstieg der Transaminasen und der alkalischen Phosphatase belegen lassen, werden unter parenteraler Ernährung relativ häufig beobachtet.

Histologisch findet sich bei den primär Lebergesunden am häufigsten eine Fettleber, weiterhin Leberzellnekrosen, intra- und extrahepatische Cholestasen etc.

---

[*] Weitere Informationen bei: Gesellschaft für künstliche Ernährung zu Hause e.V., Harfenstr. 4, 91054 Erlangen

In prospektiven Studien konnte gezeigt werden, dass sich hepatische Komplikationen **bei Kindern häufiger** als bei Erwachsenen einstellen. Die biochemischen Parameter waren unter einer glucosereichen Ernährung häufiger von der Norm abweichend als unter einem relativ hohen Lipidanteil an der Gesamtenergiezufuhr. Histologisch wurden Fettlebern unter hoher Glucose- und niedriger Aminosäureinfusion am häufigsten beobachtet. In aller Regel sind die hepatischen Veränderungen **reversibel** [1, 14, 44, 46].

Eine eindeutige Erklärung für diese Funktionsstörungen hat sich bisher nicht finden lassen. Der Nachweis von **Lipofuscin** in Leberzellen wird als mögliche Folge einer Zellschädigung durch freie Radikale interpretiert, wobei zur Diskussion steht, ob diesem toxischen Effekt durch Behandlung mit **Antioxidanzien** vorgebeugt werden kann [7].

Immer dann, wenn eine katabole Phase als Folge einer Mangelernährung plötzlich durch ausreichende Nährstoffzufuhr – dies gilt sowohl für die enterale als auch für die parenterale Ernährung – beendet wird, kann es zu schwerwiegenden, als **Refeeding-Syndrom** bezeichneten Stoffwechselstörungen mit multiplen klinischen Erscheinungen kommen.

Beschrieben wurde das Krankheitsbild bereits in den 40er Jahren des vorigen Jahrhunderts aufgrund experimenteller Befunde und Beobachtungen an Personen, die während des Zweiten Weltkrieges im Anschluss an extreme Hungerphasen wieder optimal ernährt wurden.

Als **Nebenwirkung einer hochkalorischen parenteralen Ernährung** bei mangelernährten Kranken hat das genannte Syndrom praktisch-klinische Bedeutung.

Folgende **pathophysiologische Mechanismen** sind Ursache des Refeeding-Syndroms:

- Während der durch Mangelernährung ausgelösten **Katabolie** wird die Energie überwiegend aus Fettsäuren gedeckt. Darüber hinaus kommt es zu einer Reduktion der Muskelmasse durch Proteinmobilisation, zu Wasser- und Elektrolytverlusten etc.
- Bei **wieder einsetzender Ernährung** dient überwiegend Glucose als Energiequelle. Die durch Glucosezufuhr stimulierte Insulinfreisetzung führt zu einem Glucose-, Phosphat-, Wasser- und Elektrolyteinstrom in Körperzellen.

- Dieser Einstrom von Phosphat aus dem extrazellulären in den intrazellulären Raum hat bei dem bereits durch die Katabolie erniedrigten Phosphatpool eine erhebliche **Hypophosphatämie** zur Folge.

Deutlich erniedrigte Serum-Phosphatkonzentrationen und ihre Folgen (z.B. Abnahme phosphorylierter Intermediärprodukte) sind das **wesentliche Charakteristikum** des Refeeding-Syndroms.

Die genannten pathophysiologischen Mechanismen führen **klinisch** zu:

- reduzierter Myokardfunktion bis hin zur kardialen Insuffizienz
- neuromuskulärer Dysfunktion
- Störungen der Erythrozyten- und Leukozytenfunktion etc.

Neben einer Hypophosphatämie können sich eine Hypokaliämie und eine Hypomagnesiämie mit entsprechenden klinischen Symptomen entwickeln.

Ein Refeeding-Syndrom kann verhindert werden, indem die Energiezufuhr nur langsam bis zum Erreichen des Bedarfs gesteigert und die Serum-Elektrolytkonzentration sorgfältig kontrolliert und durch Substitution normalisiert wird (Lit. bei [58]).

18.4.8 Parenterale Ernährung und Darmfunktion

Der Kontakt der Darmschleimhaut mit Speisebrei ist Grundvoraussetzung für eine normale Struktur der Mukosa und die Enzymaktivitäten in den Mukosazellen (vgl. Kurzdarmsyndrom).

Im Hungerzustand reduzieren sich die Höhe der Dünndarmzotten und die Aktivität der Mukosaenzyme. Wird ausschließlich parenteral ernährt, kommt es zu entsprechenden Veränderungen, wobei insbesondere eine **Abnahme der Disaccharidaseaktivität** festgestellt wurde.

Zu ähnlichen Veränderungen kommt es im Tierversuch, wenn über längere Zeit ballaststofffreie Formeldiäten verfüttert werden [67].

Welche physikalischen, chemischen, humoralen oder nervalen Signale für die Aufrechterhaltung der optimalen Darmfunktion verantwortlich sind, ist nicht eindeutig bekannt.

Experimentelle Befunde sprechen für eine Mitwirkung von Wachstumsfaktoren, der Hormone Gastrin, Cholecystokinin und Glucagon; weiterhin kommt dem Glutamingehalt der Nahrung möglicherweise eine Bedeutung zu [35] (➤ Einleitung zu Kap. 18.4).

Aufgrund dieser Befunde sollte eine ausschließlich parenterale Ernährung nur dann erfolgen, wenn sie streng indiziert ist und alle Möglichkeiten einer enteralen Ernährung ausgeschlossen wurden.

Auf die Bedeutung einer optimalen Glutaminzufuhr wurde bereits hingewiesen (➤ Kap. 3.5.9). **Glutamin** dient den sich schnell teilenden Zellen und hier insbesondere den Enterozyten als wesentliches energielieferndes Substrat und als Stickstoffquelle.

Die Darmschleimhaut nimmt die nicht essentielle Aminosäure sowohl von der Lumenseite her aus der Nahrung als auch aus der Blutbahn auf.

Unter besonderen Belastungen, wie Verbrennung, postoperative Situation, Polytrauma, Bestrahlung etc., übersteigt der Glutaminverbrauch die Syntheserate, sodass Glutamin in solchen Situationen zur semiessentiellen Aminosäure wird.

Als Folge des in Stressphasen **erhöhten Glutaminkatabolismus** sinkt die Plasma-Konzentration ab, sodass der Glutaminbedarf der Enterozyten nicht mehr gedeckt werden kann. Dieses Defizit setzt die **Barrierefunktion der Darmschleimhaut** herab, sodass ein vermehrter Übertritt von Bakterien, Pilzen und Endotoxinen aus dem Darmlumen in die Blutbahn resultiert.

Dieser als **Translokation** bezeichnete Vorgang gilt als häufige Ursache einer Bakterien- bzw. Pilzsepsis bei Schwerstkranken (➤ Kap. 3.5.9).

Im Tierversuch lässt sich das Ausmaß der Translokation unter glutaminfreier oraler bzw. parenteraler Ernährung durch Zusatz von Glutamin sowohl zu Formeldiäten als auch zu parenteral zugeführten Nährstofflösungen signifikant senken.

Da die zur parenteralen Ernährung zur Verfügung stehenden Aminosäurelösungen wegen unzureichender Stabilität kein Glutamin enthalten, ist die Gefahr eines Defizits an dieser Aminosäure unter ausschließlich parenteraler Ernährung besonders groß (Lit. bei [33]).

Seit einigen Jahren gibt es die Möglichkeit, Glutamin in Form eines in wässriger Lösung stabilen Dipeptids parenteral zu verabreichen.

Entsprechende Untersuchungen haben gezeigt, dass etwa **L-Alanin-L-Glutamin-Dipeptid** nach parenteraler Gabe im Organismus schnell hydrolysiert wird und dann beide Aminosäuren dem Stoffwechsel zur Verfügung stehen.

In der postoperativen Phase konnten durch parenterale Zufuhr dieses Dipeptids im Vergleich zur Kontrollgruppe sowohl die Stickstoffbilanz verbessert als auch die Glutaminkonzentration im Muskel gesteigert werden [59].
In einer vergleichenden Studie an parenteral ernährten Patienten einer Intensivstation konnte gezeigt werden, dass die zusätzliche Gabe von Glutamindipeptid vor einer intestinalen Atrophie schützt und damit wahrscheinlich einer Steigerung der Translokation vorbeugt [64].

18.4.9 Postaggressionsstoffwechsel

Bei der Mehrzahl der Kranken, bei denen eine parenterale Ernährung indiziert ist, findet sich als **Stressfolge** (postoperativer Zustand, Trauma, Verbrennungen etc.) eine **herabgesetzte Glucosetoleranz,** sodass es unter parenteraler Glucosezufuhr zu Hyperglykämie und oft erheblichem Verlust von Glucose mit dem Harn kommt.

Ursache der gestörten Glucosetoleranz ist eine Hemmung der Insulinsekretion, bedingt durch die bei Stress freigesetzten Katecholamine und Glucocorticoide. Die Kenntnis dieser **Stoffwechselveränderungen nach Stresseinwirkung** (Postaggressionsstoffwechsel) dient als Basis für die Wahl von Menge und Art der bei der parenteralen Ernährung Schwerstkranker eingesetzten Substrate.

Nach Stresseinwirkung werden folgende, durch hormonelle Regulation gesteuerte Phasen durchlaufen:

- **Initiale katabole Reaktionsphase:** Nach Einwirkung unterschiedlichster Stressoren kommt es

18

nach einer hypothalamisch-hypophysären Reaktion zu einer **Sympathikusstimulation** mit Freisetzung von Katecholaminen, Glucagon, Glucocorticoiden und Wachstumshormonen. Als Folge der Katecholaminfreisetzung wird die Insulinsekretion unterdrückt. Gleichzeitig steigen antiinsulinäre Hormone, insbesondere das Glucagon an.

- **Akutphase** des Postaggressionsstoffwechsels: Es kommt zu einem echten **Insulinmangel.** Bei deutlich gesteigerter Gluconeogenese, vornehmlich aus Aminosäuren, entwickelt sich eine ausgeprägte **Hyperglykämie.** Die Energiegewinnung erfolgt hauptsächlich durch Fettsäureoxidation. Die **Stickstoffausscheidung** im Harn ist als Folge der genannten Gluconeogenese aus Proteinbausteinen in dieser Phase erhöht. Es kommt zu einem Verlust an fettfreier Körpermasse ("lean body mass).
- Wenige Tage nach Stresseinwirkung schließt sich die **Stabilisierungs- und Übergangsphase** an: Die Stickstoffausscheidung sinkt als Folge rückläufiger Katabolie, zusätzlich sinken die Blutglucosekonzentration und der gesteigerte Energieumsatz.
- Im Anschluss an diese wenige Tage dauernde Phase kommt die **Rekonstruktions- und Rehabilitationsphase,** die mehrere Wochen bis Monate dauern kann.

Als Folge der genannten hormonellen Konstellation in der Akutphase nach Stresseinwirkung kommt es durch eine vermehrte Gluconeogenese und Glykogenolyse, aber auch bedingt durch Glucoseverwertungsstörungen in der Peripherie zu **erhöhten Blutzuckerspiegeln,** insbesondere dann, wenn zusätzlich parenteral Glucose angeboten wird.

Wesentliche Ursache für die Glucoseverwertungsstörung ist eine **Insulinresistenz** als Folge verminderter Sensitivität der Insulinrezeptoren in der Postaggressionsphase.

Die Bedeutung einer **Anpassung der parenteral zugeführten Glucosemenge** an die Möglichkeit der Glucoseoxidation und das Pro und Contra einer Verwendung der Nicht-Glucose-Kohlenhydrate Fructose, Xylit und Sorbit wurde bereits besprochen (➤ Kap. 18.4.2).

Die Substratzufuhr mit der meist indizierten parenteralen Ernährung muss an den während der einzelnen Phasen **unterschiedlichen Bedarf** angepasst werden.

Das **ernährungstherapeutische Ziel** beschränkt sich während der Frühphase darauf, die für das Überleben notwendigen Organfunktionen zu erhalten. Erst nach erfolgreicher Therapie der stressauslösenden Ursache mit weitgehender Normalisierung der neurohumoralen Regulationsmechanismen wird der **Wiederaufbau der fettfreien Körpermasse** (Rekonstruktions- und Rehabilitationsphase) zusätzlich Ziel der Ernährungstherapie.

Das **Substratangebot** muss an die stressinduzierte Stoffwechselveränderung angepasst werden. Hierbei dienen Serum-Harnstoffkonzentration, Harnstoffausscheidung mit dem Urin, Triglycerid- und Glucosekonzentration im Serum etc. als **Orientierungsgrößen.**

Eine die Utilisationskapazität nicht beachtende Zufuhr an Substraten hat **metabolische Imbalancen** und **Organdysfunktionen** zur Folge.

Es muss bei der Bemessung der Nährstoffzufuhr bedacht werden, dass im **Stressstoffwechsel,** im Gegensatz zum Hungerstoffwechsel, die Katabolie durch **neuroendokrine Regulationsmechanismen** bestimmt ist. Im Gegensatz zum Hungerstoffwechsel ist es nicht möglich, die gesteigerte Mobilisierung körpereigener Energie- und Proteinreserven durch exogene Substratzufuhr wesentlich zu verringern.

Die **bedarfsadaptierte Ernährung in der Stressphase** muss die neurohumoral induzierte endogene Bereitstellung von Substraten berücksichtigen. Sie ist folglich gemessen an den Standardempfehlungen **hypoenergetisch.**

Wird dieser von der pathophysiologischen Stoffwechselsituation vorgegebene vergleichsweise geringere Bedarf nicht beachtet und eine **zu hohe Substratzufuhr** gewählt, so resultiert eine gesteigerte Morbidität und Mortalität. Es kommt zu:

- einer Steigerung der Thermogenese mit erhöhtem Sauerstoffverbrauch und gesteigerter CO_2-Produktion
- einem Mangel an energiereichen Phosphaten
- einer Zunahme der Lipogenese mit Fettleberbildung
- einer Beeinträchtigung der Immunfunktion [57].

➕ 018 Literatur

19 Perioperative Ernährung, Ernährung und Transplantation

19.1 Perioperative Ernährung

Die perioperative Ernährung hat zum Ziel, präoperativ existierende Defizite auszugleichen und die Nährstoff- und Flüssigkeitszufuhr in der postoperativen Phase in optimaler Weise zu gewährleisten. Entsprechende Untersuchungen haben gezeigt, dass hierdurch **postoperative Morbidität** und **Mortalität** erheblich verringert werden.

Dies betrifft insbesondere die Wundheilung, Wundinfektion, die Stabilität von Anastomosen und die Rate an postoperativen Infekten.

Der **präoperative Ernährungszustand** ist häufig als Folge der Grundkrankheit reduziert. Verantwortlich sind hierfür:
- eine verminderte Nährstoffaufnahme wegen Inappetenz
- Schmerzen oder Passagehindernisse im Intestinaltrakt
- eine unzureichende Nährstoffausnutzung, etwa bei ausgedehntem Morbus Crohn oder einer chronischen Pankreatitis
- ein vermehrter intestinaler Protein- und Elektrolytverlust, etwa bei der Colitis ulcerosa oder zerfallenden Karzinomen.

So fanden sich nur bei 30% von 50 Kranken mit operablem Magen- und Kolonkarzinom noch im Normbereich liegende **Serum-Albuminkonzentrationen**, leicht erniedrigt war die **Albuminkonzentration** bei 42% und deutlich erniedrigt bei 28%. Wesentlich schneller kommt es zu Erniedrigungen von Plasmaproteinen mit einer sehr kurzen Halbwertszeit, wie etwa dem **Transferrin** und bestimmten **Komplementfaktoren.**

Bei chronisch-entzündlichen Darmerkrankungen (Morbus Crohn und Colitis ulcerosa) sind **Häufigkeit** und **Intensität des Defizits** von der Erkrankungsdauer, der Lokalisation (ob proximaler oder distaler Dünndarm), der Ausdehnung und dem Grad der entzündlichen Wandveränderungen abhängig.

In Tierversuchen konnte gezeigt werden, dass die **Reißfestigkeit von Bauchwunden** nach Laparotomie und von Darmanastomosen bei unzureichender Deckung des Proteinbedarfs erheblich abnehmen.

Auch beim Menschen ist die Rate an **postoperativen Komplikationen** wie Anastomoseninsuffizienz, verzögerte Wundheilung etc. umso höher, je ungenügender der Proteinbedarf, etwa gemessen an der präoperativen Serum-Albuminkonzentration (besser eignen sich Eiweißfraktionen mit kurzer Halbwertszeit wie Transferrin und Komplementfaktoren), ist.

Ausgehend von diesen Tatsachen wurde häufig, unabhängig vom Grad der Mangelernährung, perioperativ parenteral ernährt.

> In großen kontrollierten randomisierten prospektiven Studien konnte jedoch gezeigt werden, dass nur die Gruppe mit **hochgradiger Mangelernährung** (➤ Tab. 19.1) von einer parenteralen Ernährung während einer Zeit von 7 bis 15 Tagen präoperativ profitiert.
> Die Gesamtzahl der **Komplikationen** und die postoperative Mortalität waren in der Kontrollgruppe und der Gruppe mit nur mäßiger Mangelernährung identisch. Zu Infektionen kam es in der Gruppe mit parenteraler Ernährung sogar signifikant häufiger als in der Kontrollgruppe [19].

Wegen des durch experimentelle und klinische Studien belegten **höheren Infektionsrisikos** unter ausschließlicher parenteraler Ernährung sollte auch in der perioperativen Phase der **enteralen Ernährung,** wo immer möglich, der Vorzug gegeben werden (➤ Kap. 18.3).

Tab. 19.1 Richtlinien zur Beurteilung des Ernährungszustandes von Patienten vor Organtransplantation (nach Detsky et al. [2]).

Gut ernährt	kein Abbau von Muskulatur kein oder nur minimaler Verlust von subkutanem Fettgewebe Nahrungsaufnahme ausreichend oder grenzwertig unzureichend während weniger als 2 Wochen Körpergewicht (ohne Ödeme und Aszites) nur weniger als 10% unter üblichem Körpergewicht
Gering mangelernährt	geringgradiger Muskelabbau geringgradiger Verlust von subkutanem Fettgewebe unzureichende Nahrungsaufnahme während 2–3 Wochen Körpergewicht (ohne Ödeme und Aszites) 10–20% unter üblichem Körpergewicht körperliche Leistungsfähigkeit suboptimal
Mäßig mangelernährt	mäßiger Muskelabbau deutlicher Verlust von subkutanem Fettgewebe unzureichende Nahrungsaufnahme während mehr als 3–5 Wochen Körpergewicht (ohne Ödeme und Aszites) 20–30% unter üblichem Körpergewicht reduzierte körperliche Leistungsfähigkeit erfordert Hilfe bei den Aktivitäten des täglichen Lebens
Hochgradig mangelernährt	hochgradiger Verlust von Muskulatur hochgradiger Verlust von subkutanem Fettgewebe unzureichende Nahrungsaufnahme während mehr als 5 Wochen Körpergewicht (ohne Ödeme und Aszites) mehr als 30% unter üblichem Körpergewicht körperliche Leistungsfähigkeit stark reduziert, meist bettlägerig

> So war in einer vergleichenden Studie an Patienten mit abdominellem Trauma die Zahl septischer Komplikationen (Pneumonien, intraabdominelle Abszesse, Empyeme, Wundinfektionen) dann signifikant geringer, wenn enteral im Vergleich zu parenteral ernährt wurde [8].

Es ist hinreichend bekannt, dass eine optimale Barrierefunktion der Darmmukosa und folglich ein aus-

reichender Schutz vor einem Übertritt von Bakterien und Endotoxinen aus dem Darmlumen in die Blut- und Lymphbahn sowie eine optimale Funktion des darmassoziierten lymphatischen Gewebes (GALT) nur dann gegeben ist, wenn enteral ernährt wird. Die Translokation von Mikroorganismen ist folglich bei fehlendem oder unzureichendem Substratangebot im Darmlumen eine wesentliche Ursache postoperativer Infekte (> Kap. 3.5.9 u. > 18.3.3).

Die Gefahr einer Translokation intestinaler Mikroorganismen kann durch die Gabe probiotischer Bakterien reduziert werden. So wurde beispielsweise in einer randomisierten prospektiven Studie an Patienten nach großen abdominalchirurgischen Eingriffen (Lebertransplantation, Magen-, Leber- und Pankreasresektion) die Häufigkeit postoperativer Infektionen unter früher enteraler Ernährung mit einer Formeldiät ohne bzw. mit dem Zusatz von Lactobacillus plantarum verglichen. Nach den viszeralchirurgischen Eingriffen ohne Lebertransplantation lag die Häufigkeit bakterieller Infekte bei Gabe der probiotischen Lactobazillen mit 4% signifikant niedriger als in der Vergleichsgruppe mit 31%. Die Infektionsrate lag in der Hochrisikogruppe der Lebertransplantierten ohne Gabe eines Probiotikums bei 48% und mit Probiotikum bei 13% [16].

Es wurde bereits darauf hingewiesen, dass bei der Dosierung von Nährstoffen nach Traumen und operativen Eingriffen immer die **Substrattoleranz des Patienten** beachtet werden muss und dass eine kurzfristige hypokalorische besser als eine hyperkalorische Ernährung toleriert wird (> Kap. 18).

Auch die pathophysiologischen Mechanismen, die bei der Wahl der Substrate zu beachten sind, wurden dargestellt (> Kap. 18.4). Letztlich muss bei optimaler Deckung des Aminosäurebedarfs und ausreichender Menge an Kohlenhydraten und Fett **(duales Energiesystem,** > Kap. 18.4) der Energiebedarf Schwerverletzter und von Patienten nach großen operativen Eingriffen adäquat gedeckt werden, da nur so ein wesentlicher Abbau von Muskulatur verhindert werden kann.

> Die Ausscheidung von 1 g Stickstoff im Urin entspricht dem Abbau von 6,25 g Protein, etwa 30 g Muskulatur entsprechend.

Muskelverlust führt zu einer Schwächung der Skelett-, Interkostal- und Zwerchfellmuskulatur und erschwert folglich sowohl die Mobilisierung als auch die Atemfunktion der Patienten.

19.2 Ernährung und Organtransplantation[*]

Die Transplantation von Niere, Leber, Herz und in geringem Umfang Pankreas und Lunge sind etablierte Verfahren. Sie kommen dann zur Anwendung, wenn Endstadien von Erkrankungen mit hochgradiger Beeinträchtigung der Organfunktion erreicht sind oder akute entzündliche bzw. maligne Erkrankungen auftreten, die mit konservativen Therapieverfahren nicht mehr beherrscht werden können. Im Endstadium chronischer Erkrankungen und bei Akuterkrankungen wie fulminanter Hepatitis oder Leukose bzw. Lebertumoren befinden sich die Patienten überwiegend in einem schlechten Ernährungszustand als Folge der Grunderkrankung und der bis zur Transplantation erforderlichen Therapie wie z.B.:

- Hämodialyse (➤ Kap. 5.8)
- Proteinrestriktion und Veränderung des Protein-, Kohlenhydrat- und Energiestoffwechsels bei der Leberzirrhose (➤ Kap. 3.7.3)
- vermehrter Energiebedarf bei pulmonaler Insuffizienz (➤ Kap. 10)
- zytostatische und Strahlenbehandlung bei Leukosen.

Neben dieser **Mangelernährung,** die das Operationsrisiko bereits steigert, müssen zusätzlich die **spezifischen Belastungen durch das Transplantat** und die unmittelbar nach Organübertragung einsetzende Behandlung mit **Immunsuppressiva** berücksichtigt werden.

Die für die Ermittlung des Ernährungszustandes in der klinischen Routine zur Verfügung stehenden Parameter, wie Körpergewicht, anthropometrische Parameter (Trizepshautfaltenmessung, Oberarmmuskelumfang), Harn-Kreatininausscheidung, Bestimmung von Spurenproteinen etc., sind häufig nicht verwertbar. Gründe sind Aszites, Ödemeinlagerung, Störungen des Proteinstoffwechsels etc. Dies gilt insbesondere für das Endstadium chronischer Lebererkrankungen.

Die **Festlegung des Ernährungszustandes** hat folglich überwiegend aufgrund klinischer Daten zu erfolgen (Lit. bei [5]).

Zur **Abschätzung des Ernährungszustandes** („subjective global assessment") kann man sich der in ➤ Tabelle 19.1 wiedergegebenen Richtlinien bedienen [2], nach denen der Ernährungszustand in vier Stufen von normal ernährt bis hochgradig mangelernährt eingeteilt wird.

Ordnet man Patienten vor der Lebertransplantation ohne Maßnahmen zur Verringerung der Mangelernährung diesen Gruppen zu, so ergibt sich postoperativ mit zunehmendem Grad der Mangelernährung eine steigende Verweildauer auf der Intensivstation, am Beatmungsgerät, im Krankenhaus und eine von 0 auf 28% steigende postoperative Mortalität (➤ Tab. 19.2) [14].

> In einer prospektiven Studie an chronisch Leberkranken im Endstadium wurde die Überlebensrate während im Mittel 46 Monaten nach Transplantation ermittelt und mit den vor der Transplantation bestimmten klinischen und laborchemischen Messgrößen korreliert.
> Hierbei ergab sich eine signifikant verringerte Lebenserwartung, wenn die Körperzellmasse weniger als 35% des Körpergewichts betrug und der Ruheumsatz um mehr als 20% erhöht war.

Mit dem so ermittelten **Risikoprofil** lassen sich präoperative Patienten mit hohem (5-Jahres-Überlebensrate 54%) und niedrigem Risiko (5-Jahres-Überlebensrate 88%) ermitteln und so Risikopatienten einer gezielten Therapie zuführen [17].

Intensive Maßnahmen (orale und künstliche enterale und parenterale Ernährung) zur Optimierung des Ernährungszustandes verbessern die Erfolgsaussichten einer Organtransplantation wie insbesondere am Beispiel der Lebertransplantation gezeigt wurde [10].

Der das Operationsrisiko unabhängig von der Grundkrankheit erhöhenden **Adipositas** kommt bei

---

[*] Selbsthilfegruppe Lebertransplantierter Deutschland e.V., Worringer Str. 43, 42119 Wuppertal
Selbsthilfegruppe Lebertransplantierter Deutschland e.V., Karlsbader Ring 28, 68782 Brühl

Tab. 19.2 Morbidität und Mortalität nach Lebertransplantation in Abhängigkeit vom Ernährungszustand (nach Pikul et al. [14]).

Ernährungszustand	n	Mittlere Verweildauer auf einer Intensivstation [Tage]	Mittlere Dauer der künstlichen Beatmung [Tage]	Mortalität [%]
gut	14	3	2	0
gering				
mangelernährt	13	9	8	8
mäßig mangelernährt	23	29	28	17
hochgradig mangelernährt	18	44	41	28

der Nierentransplantation eine zusätzliche Bedeutung zu. Übergewichtige haben im Vergleich zu normalgewichtigen Nierenempfängern sowohl eine **höhere perioperative Komplikationsrate** als auch eine höhere Mortalität in den Jahren nach der Transplantation.

Patienten mit einem Übergewicht von mehr als 20% über Broca-Gewicht hatten aufgrund von Ergebnissen mehrerer Studien hochsignifikant verminderte **4-Jahres-Funktionsraten der transplantierten Nieren.**

Ein vermehrter **Transplantatverlust** fand sich bei Adipösen besonders in den ersten drei postoperativen Monaten. Die Ursachen dieses negativen Effektes der Adipositas sind nicht bekannt.

> Da Übergewicht als eigenständiger Risikofaktor für die Nierentransplantatfunktion angesehen werden muss, sollte die Wartezeit bis zur Operation immer zur Gewichtsnormalisierung genutzt werden (Lit. bei [13]).

Nach der Transplantation wird der für die Prognose wichtige Ernährungszustand wesentlich von der **immunsuppressiven Therapie** mitbestimmt.

Hohe **Corticoiddosen** in der unmittelbaren Periode nach Transplantation steigern den Proteinkatabolismus und hemmen die Proteinsynthese. Auch durch Ciclosporin, Azathioprin und OKT3 ausgelöste **Nebenwirkungen,** wie Übelkeit, Erbrechen, Diarrhö, Störungen des Kalium- und Magnesiumstoffwechsels etc., können den Ernährungszustand negativ beeinflussen (Lit. bei [5]).

Die Gabe von **Fischöl** nach Nierentransplantation basiert auf tierexperimentellen Untersuchungen, in

denen eine **Besserung des immunsuppressiven Effektes** von Ciclosporin gezeigt werden konnte.

> In Langzeitbeobachtungen an Nierentransplantierten fand sich unter Gabe von 6 g Fischöl täglich im Vergleich zur entsprechenden Menge an Kokosnussöl bei gleichzeitiger Therapie mit Ciclosporin und Prednisolon eine signifikant höhere glomeruläre Filtration und ein höherer Plasmadurchfluss.

Zusätzlich war unter Gabe von Fischöl der **Blutdruck signifikant niedriger** und die **Zahl der Abstoßungsreaktionen geringer** [6].

Die Funktion des transplantierten Organs ist auch vom Ausmaß der sog. **postischämischen Schädigung** abhängig. Hierunter versteht man Schädigungen des Organs durch freie Radikale, die bei der Reperfusion entstehen.

Besonders empfindlich für Schädigungen durch Reperfusion ist die Niere. Mit der parenteralen Gabe von **antioxidativen Vitaminen** vor der Transplantation kann im Vergleich zu Kontrollen die Funktion des Transplantates deutlich verbessert werden [15].

Unter der Vorstellung einer noch unzureichenden Funktion der Gastrointestinalorgane erfolgt die Ernährung in der unmittelbaren **postoperativen Phase** parenteral. Diese Begründung ist jedoch nur nach **Knochenmarktransplantation** zutreffend, da die Vorbehandlung der Patienten zu messbaren Beeinträchtigungen der Nährstoffresorption führt.

Trotzdem können in der Peritransplantationsperiode bei diesen Patienten auch mit verschiedenen Variationen der parenteralen Ernährung eine negative Stickstoffbilanz, ein Verlust an Körperzellmasse, ein Abfall der Serum-Albuminkonzentration etc. nicht verhindert werden.

Möglicherweise bringt eine **kombinierte enterale-parenterale künstliche Ernährung** Vorteile in dieser Phase [7].

Bei den übrigen Organtransplantationen kann postoperativ ausschließlich enteral über eine **Jejunalsonde** ernährt werden.

In einer vergleichenden Untersuchung an Lebertransplantierten waren die enterale und parenterale Ernährung gleich effektiv. Der enteralen Nährstoffzufuhr sollte wegen der bekannten Vorteile im Vergleich zur intravenösen Zufuhr (> Kap. 18.3) jedoch der Vorzug gegeben werden.

Die Mehrzahl der Transplantierten war ab dem 10. postoperativen Tag in der Lage, oral ausreichend Nahrung aufzunehmen [21].

Nach Herz-, Leber- und Nierentransplantation treten bei 60–80% der Organempfänger **Lipidstoffwechselstörungen** auf.

Wesentliche Ursachen der Posttransplantationshyperlipoproteinämie sind die bei der Mehrzahl der Patienten einsetzende Zunahme des Körpergewichts sowie die **Corticosteroid-** und **Ciclosporintherapie.**

Die Hyperlipoproteinämie nach Transplantation begünstigt sowohl die rasche Entwicklung einer **Arteriosklerose** als auch die Entstehung einer **Transplantat-Vaskulopathie.**

> Über 50% aller Transplantierten sterben an kardiovaskulären Erkrankungen, für deren Entstehung im Wesentlichen eine Erhöhung des LDL-Cholesterins verantwortlich ist.

Weiterhin begünstigt wird die Entwicklung einer chronischen Transplantat-Vaskulopathie, die sich folgendermaßen manifestiert:
- bei Herztransplantierten in einer rasch fortschreitenden Koronararteriosklerose
- bei Nierentransplantierten als chronische Abstoßungsreaktion
- bei Lebertransplantierten als so genanntes „vanishing bile duct syndrome" (Lit. bei [11]).

In verschiedenen Studien konnte unter einer energiereduzierten relativ fettarmen Kost eine **Normalisierung der Lipidkonzentration** erreicht werden (Lit. bei [4, 12]).

Die Pathogenese der sich nach Transplantation häufig entwickelnden Arteriosklerose ist noch weitgehend unbekannt. Da experimentelle Befunde für eine Beteiligung freier Sauerstoffradikale sprechen, wurde in einer prospektiven Doppelblindstudie der vorbeugende Effekt von Vitamin C und E nach Herztransplantation untersucht. Unter Gabe von täglich 2-mal 500 mg Vitamin C und 2-mal 400 IE Vitamin E konnte ein protektiver Effekt auf die Koronarsklerose gezeigt werden [3].

Eine häufige Spätkomplikation nach Knochenmarktransplantation ist das metabolische Syndrom. Die Entstehungsmechanismen sind unbekannt [18].

Mit transplantierten Organen kann eine beim Spender vorhandene **Lebensmittelallergie** auf den Empfänger übertragen werden.

Wahrscheinlich erfolgt dieser **Transfer einer Überempfindlichkeitsreaktion** mit allergenspezifischen Spenderlymphozyten.

Solche Übertragungen wurden sowohl nach Knochenmark- als auch nach Leber- und Nierentransplantationen beobachtet [9, 12].

Allgemein gültige Regeln für die Ernährung in der Prä- sowie der Posttransplationsphase aufzustellen, ist nicht möglich.

Ernährungstherapeutische Maßnahmen sind in beiden Phasen von einer Vielzahl sehr unterschiedlicher Faktoren abhängig. Dies sind:
- Art und Stadium der Grundkrankheit
- Lebensalter
- Begleiterkrankungen etc.

Da eine Mangelernährung die Prognose der Transplantation wesentlich mitbestimmt, wird ein guter Ernährungszustand u.U. durch Gabe einer zusätzlichen Trinknahrung empfohlen. Bei weiterem Fortschreiten der Mangelernährung ist eine künstliche enterale Ernährung angezeigt (weitere Details bei [22, 19]).

➕019 Literatur

20 Vegetarische Kostformen

20.1 Einleitung

Vegetarier verzehren aus weltanschaulichen, religiösen oder ernährungsmedizinischen Gründen keine Lebensmittel aus toten Tieren, d.h. Fleisch und hieraus hergestellte Produkte, Fisch und tierische Fette, während Eier, Milch und Honig verzehrt werden.

Von dieser häufigsten, auch als **Ovolactovegetarier** bezeichneten Gruppe unterscheiden sich die **Lactovegetarier**, die nur Milch und Milchprodukte zusätzlich zur Pflanzenkost verzehren, und die strengen Vegetarier, auch „vegans" oder **Veganer** genannt, die jeglichen Verzehr von Lebensmitteln tierischen Ursprungs ablehnen, sich also ausschließlich von Pflanzenkost ernähren. Rohköstler verzichten zusätzlich auf das Garen der reinen Pflanzenkost. Es gibt weiterhin Varianten der vegetarischen Ernährung, bei der Eier, Milchprodukte und zusätzlich Fisch und/oder Geflügel verzehrt werden, aber auf das Fleisch von Säugetieren verzichtet wird.

➕ 083 Text: Anfänge des Vegetarismus

20.2 Nährstoffversorgung

> Ovolacto- und Lactovegetarier decken, wenn ausreichende Mengen an Eiern und Milchprodukten verzehrt werden, den Nährstoffbedarf optimal.

In den im Jahr 2000 veröffentlichten „Dietary Guidelines for Americans" [38] wird darauf hingewiesen, dass bei dem derzeitigen Trend zu einer überwiegend aus Vollgetreide, Hülsenfrüchten, Obst und Gemüse bestehenden Kost bei völligem oder weitgehendem Fehlen tierischer Lebensmittel darauf geachtet werden muss, dass der Bedarf an Eisen, Calcium, Zink und Vitamin B_{12} aus anderen Quellen gedeckt wird.

20.2.1 Eisen

Die **Deckung des Eisenbedarfs** gestaltet sich schwierig. Die **wichtigsten Eisenlieferanten** in einer üblichen westeuropäischen Kost sind:

- Kalbfleisch (3 mg / 100 g)
- Schweinefleisch (2 mg / 100 g)
- Rindfleisch (2,5 mg / 100 g)
- Leber (8–20 mg / 100 g).

Obwohl **pflanzliche Lebensmittel** zum Teil hohe Eisenkonzentrationen besitzen (Haferflocken 4,6 mg / 100 g, Vollkornbrot 3,3 mg / 100 g, Sojamehl 12 mg / 100 g, Nüsse 3–4 mg / 100 g) gelten sie, da Eisen hieraus nur unzureichend resorbiert wird (➤ Kap. 1.8.3), als schlechte Eisenlieferanten (➤ Abb. 20.1).

Das Problem einer **Hemmung der Eisenresorption** durch den in pflanzlicher Kost relativ hohen Anteil an Phytinsäure und der positive Effekt von Vitamin C auf die Eisenresorption wurden im Kapitel „Ballaststoffe" (➤ Kap. 1.11.5) ausführlich diskutiert.

Trotz der vergleichsweise niedrigen Zufuhr an Eisen mit einer **geringen Bioverfügbarkeit** findet sich ein klinisch relevanter Eisenmangel bei Ovolactove-

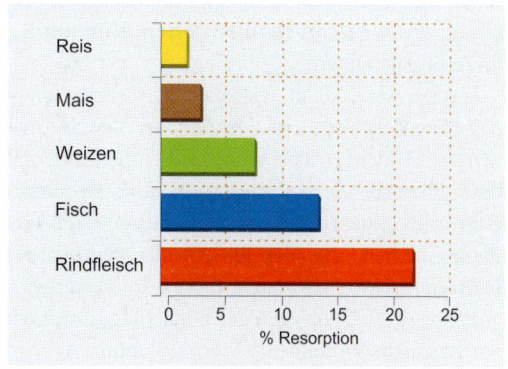

Abb. 20.1 Die mittlere Eisenresorption aus verschiedenen pflanzlichen und tierischen Lebensmitteln (nach Martinez-Torres u. Layrisse [26]).

getariern sehr selten. Die immer wieder beschriebenen relativ niedrigen Eisenspeicher sind nicht negativ, sondern wahrscheinlich eher positiv (➤ Kap. 4.4) zu bewerten.

In der Berliner Vegetarierstudie fand sich beim Vergleich der hämatologischen Messgrößen Hämoglobin, Erythrozytenzahl und HbE zwischen Vegetariern und Nichtvegetariern bei Männern kein Unterschied. Bei Frauen lag als Folge des höheren Eisenbedarfs die mittlere Hb-Konzentration mit 13,1 signifikant niedriger als bei Nichtvegetarierinnen mit 13,6 g / dl, während sich Erythrozytenzahl und HbE nicht unterschieden [31].

20.2.2 Vitamin B$_{12}$

Die Vitamin-B$_{12}$-reichsten Lebensmittel sind:
- Leber mit 39 µg / 100 g
- Fisch mit 8–9 µg / 100 g
- Schweinefleisch mit 0,6–1 µg / 100 g
- Rindfleisch mit 1,0–2,7 µg / 100 g.

Dagegen fehlt das **Vitamin B$_{12}$** in pflanzlichen Produkten ganz.

Strenge Vegetarier decken deshalb ihren Vitamin-B$_{12}$-Bedarf nicht mit der Nahrung.

Ovolactovegetarier nehmen das Vitamin mit Milch und Milchprodukten (Milch 0,4 µg / 100 g, Quark 0,9 µg / 100 g, Camembert und Schnittkäse 1,2–3,1 µg / 100 g) und Eiern (0,5–2,0 µg / Stück) auf.

Mangelerscheinungen stellen sich bei strengen Vegetariern trotz niedriger Plasma-Konzentrationen selten ein. Diskutiert wird als Erklärung eine Resorption von **enteral synthetisiertem Vitamin B$_{12}$** im terminalen Ileum.

Hierbei wird davon ausgegangen, dass die Flora des bakteriell besiedelten terminalen Ileums nennenswerte Mengen des Vitamins synthetisiert und dass ausreichende Konzentrationen an **Intrinsic-Faktor** im Lumen des unteren Dünndarms zur Verfügung stehen, um hier für eine **Resorption des bakteriell synthetisierten Vitamins B$_{12}$** zu sorgen.

Wenn es auch entgegen der Erwartung relativ selten zu einem Vitamin-B$_{12}$-Mangel kommt, so wird er doch immer wieder bei Veganern beobachtet [3].

Dies gilt z.B. für vegetarisch lebende Hindus, die als Immigranten in England leben. Ausgeprägte allgemeine Abgeschlagenheit, Müdigkeit, Atemnot, Appetitlosigkeit und Gewichtsverlust waren der Anlass zu einer klinischen Untersuchung, bei der sich als Ursache der genannten Symptome eine megaloblastäre Anämie fand. Die Vitamin-B$_{12}$-Serum-Spiegel, zum Teil auch die Folsäurekonzentration im Serum, waren erniedrigt. In allen Fällen normalisierten sich die Laborparameter unter einer Substitutionsbehandlung mit Vitamin B$_{12}$ bzw. Folsäure [10].

Wenn auch die für das Vitamin-B$_{12}$-Defizit typische megaloblastäre Anämie nur selten beobachtet wird, so kommt es doch häufig zu einem Anstieg der toxischen Aminosäure Homocystein (➤ Kap. 1.7.2 u. ➤ 4.4.4). Es fand sich bei Lacto- und Ovolactovegetariern in 29%, bei Omnivoren nur in 5% der Fälle eine Hyperhomocysteinämie. Bei Veganern lag der Anteil mit einer über die Norm erhöhten Homocysteinkonzentration bei 53% [20].

20.2.3 Protein, Calcium, Zink, Vitamin D, langkettige ω-3-Fettsäuren

Bei **Veganern** besteht die Gefahr, dass neben einer unzureichenden Versorgung mit Vitamin B$_{12}$ der Bedarf an Protein, Calcium, Zink, Vitamin D und langkettigen ω-3-Fettsäuren nicht optimal gedeckt wird.

Es sei jedoch darauf hingewiesen, dass bei einer optimalen Zusammensetzung der Kost – hier liegt die Schwierigkeit darin, eine streng vegetarische Lebensweise ohne Mangelerscheinungen zu praktizieren – eine ausreichende Deckung des Nährstoffbedarfs und eine **optimale psychische und physische Leistungsfähigkeit** möglich sind. Dies konnte durch Untersuchungen verschiedener streng vegetarisch lebender Populationen gezeigt werden.

Die **Gefahr einer Mangelernährung** ist dann groß, wenn sich die Kost aus nur wenigen pflanzlichen Lebensmitteln zusammensetzt. Je größer der Anteil an Leguminosen, insbesondere an Sojabohnen, verschiedenen Nüssen und sonstigen Samenfrüchten ist, umso geringer ist die Gefahr der Mangelversorgung mit essentiellen Nährstoffen.

Die Untersuchungen von Kofranyi und Jekat [17] haben gezeigt (➤ Abb. 5.2), dass ausgewählte Kombinationen pflanzlicher Proteine eine **hohe biologische Wertigkeit** haben. So ergibt beispielsweise die **Mischung von Mais- und Bohnenprotein** (56 : 44) eine derart optimale Ergänzung der in beiden pflanzlichen Lebensmitteln enthaltenen Aminosäuren, dass mit 0,52 g / kg Körpergewicht eine ausgeglichene Stickstoffbilanz als Zeichen einer Deckung des Proteinbedarfs erreicht wird. Von Vollei müssen 0,5 g / kg Körpergewicht zur Deckung des Proteinbedarfs verzehrt werden.

Als Ausdruck eines sekundären Hyperparathyreoidismus finden sich bei Veganern gelegentlich Erhöhungen der alkalischen Phosphatase im Serum. Erhöht ist in diesen Fällen zusätzlich die Parathormonkonzentration im Plasma, während die Konzentration an 25-Hydroxycholecalciferol als Ausdruck eines **Vitamin-D-Mangels** erniedrigt ist. Sobald wieder Vitamin-D-haltige Lebensmittel verzehrt werden, normalisieren sich die genannten Laborparameter [13].

Die wichtigsten Zinklieferanten sind tierische Lebensmittel, insbesondere Fleisch. Zink aus Vollgetreide hat wegen des hohen Gehaltes an Phytin nur eine geringe Bioverfügbarkeit (➤ Kap. 1.8.3).

Ovolactovegetarier nehmen nur mit Eiern, Milch und Milchprodukten geringe Mengen der langkettigen ω-3-Fettsäuren Eicosapentaen- (EPA) und Docosahexaensäure (DHA) auf. Die mittlere tägliche Zufuhr wird mit 33 mg angegeben (Lit. bei [39]).

Die Nahrung von Veganern enthält keine EPA und DHA. Sie sind ausschließlich auf die Biosynthese aus der in einigen Pflanzenölen reichlich vorkommenden α-Linolensäure angewiesen. Die Umwandlungsrate ist jedoch sehr gering (➤ Kap. 1.3.2 u. ➤ 1.3.7).

Unter Gabe eines aus Mikroalgen (Ulkenia sp.) hergestellten, an DHA reichen Algenöls (0,94 DHA / Tag) kam es bei Vegetariern zu einem signifikanten Anstieg der DHA-Konzentration in Plasma und in der Lipidfraktion der Erythrozyten. Durch Retrokonversion von DHA zu EPA kam es ebenfalls zu einem signifikanten Anstieg der EPA-Konzentration [39].

20.3 Vegetarische Ernährung in der Kindheit

Die Gefahr einer unzureichenden Bedarfsdeckung besteht insbesondere während der **Kindheit,** einer Lebensphase **mit hohem Bedarf an essentiellen Nährstoffen.** Entsprechende Untersuchungen haben gezeigt, dass es bei Kindern zu Mangelsymptomen kommen kann, wenn aufgrund religiöser Vorstellungen bzw. mangelnder Sachkenntnis keine optimale Kombination von Lebensmitteln gewählt wird.

So finden sich bei Kindern von Anhängern der Sekte Black Hebrews in Israel, insbesondere zwischen dem 5. und 13. Lebensmonat, schwere Zeichen eines Protein-, Vitamin- und Mineralstoffmangels mit Mattigkeit, Anämie, Ödemen, Hypoproteinämie, Hypokalzämie, Osteoporose, Kardiomegalie etc.

In anderen Untersuchungen konnte gezeigt werden, dass das **Längenwachstum** und das **Körpergewicht** bei Kindern unter vegetarischer Ernährung während der ersten beiden Lebensjahre unter dem Durchschnitt liegen. Beide Parameter gleichen sich jedoch in der Zeit zwischen dem 10. und 15. Lebensjahr wieder aus.

Auch Zeichen einer **Rachitis** können sich bei Kindern und Jugendlichen unter streng vegetarischer Ernährung als Folge einer unzureichenden Vitamin-D-Zufuhr einstellen, insbesondere dann, wenn die Umwandlung von Vitamin-D-Vorstufen in der Haut durch mangelndes Sonnenlicht bzw. Pigmentierung der Haut beeinträchtigt wird (➤ Kap. 1.7.1).

Eine in den USA durchgeführte Untersuchung an Kindern im Vorschulalter, die sich nach den verschiedensten Empfehlungen bis hin zu einer Ernährung nach den Regeln der Makrobiotik (➤ Kap. 21) ernährten, ergab Folgendes: Bei makrobiotischer Lebensweise betrug die Vitamin-D-Zufuhr nur ein Achtel der Recommended Dietary Allowances. Auch die Vitamin-B$_{12}$-Aufnahme war bei dieser Gruppe am geringsten. Die Eisenzufuhr lag bei allen vegetarisch ernährten Kindern etwa im empfohlenen Bereich. Trotzdem fanden sich bei etwa einem Viertel der Kinder Zeichen einer geringgradigen Eisenmangelanämie, weil, wie bereits erwähnt, die Eisenresorption aus pflanzlicher Nahrung wesentlich geringer ist als aus tierischer.

20

Die Autoren kommen zu dem Schluss, dass man die gefundenen negativen Effekte einer vegetarischen Kost durch eine gezielte Auswahl der Lebensmittel vermeiden könnte, ohne auf die positiven Effekte der vegetarischen Lebensweise zu verzichten [12].

Von Droese und Kersting [11] wird darauf hingewiesen, dass, wenn aus weltanschaulichen Gründen oder im Rahmen einer alternativen Lebensweise **Säuglinge** mit **Pflanzenmilch** ernährt werden, die Gefahr einer Mangelversorgung mit essentiellen Aminosäuren, Calcium, Eisen und fast allen Vitaminen besteht. Dies trifft insbesondere für die sog. Mandelmilch zu, während entsprechende Präparate aus Sojabohnen den Bedarf an essentiellen Nährstoffen weitgehend decken.

Die Autoren warnen insgesamt davor, Kinder „alternativ" zu ernähren, und weisen darauf hin, „dass der Gesundheitszustand, die Widerstandskraft gegen Infektionen und die spätere Leistungsfähigkeit ausschließlich von einer zweckmäßigen Ernährung im Säuglings- und Kindesalter bestimmt wird".

20.4 Allergien

Da Vegetarier in aller Regel einen erheblichen Teil der Nahrung ohne vorherige Hitzebehandlung verzehren, muss auf die höhere Gefahr der **Lebensmittelallergie** hingewiesen werden (➤ Kap. 3.4.10).

Je naturbelassener ein Lebensmittel, umso größer ist seine allergene Potenz. Durch Hitzebehandlung (Kochen, Backen etc.) verlieren viele Lebensmittel ihre antigene Potenz und werden folglich reaktionslos vertragen.

Dies gilt insbesondere für zahlreiche Obstsorten – Stein- und Kernobst, Nüsse –, aber auch für Gemüse wie etwa Karotten oder Sellerie und gelegentlich auch für Getreide.

Besonders gefährdet sind **Patienten mit einer Pollenallergie.** Besteht eine Allergie gegen Haselpollen, so findet sich nicht selten eine Allergie gegen

Haselnüsse. Patienten mit Gras- und Getreidepollenallergie haben häufig gleichzeitig eine Allergie gegen Getreide, wobei sie insbesondere nach dem Verzehr von rohem Getreide, etwa in Form von Müsli, Symptome entwickeln.

Bei ca. 90% aller Pollenallergiker findet sich gleichzeitig eine Lebensmittelallergie gegen Kräuter, Gemüse, Gewürze oder Früchte (sog. **orales Pollensyndrom**).

20.5 Ernährungsempfehlungen

Die **American Dietetic Association** [2] bewertet die vegetarische Ernährung wie folgt:
- Vegetarische Kostformen decken bei richtiger Planung den Nährstoffbedarf, auch den an Protein, Eisen, Calcium und Zink.
- Die Deckung des Vitamin-B_{12}-Bedarfs ist, wenn Milch und Eier in ausreichender Menge in die Ernährung einbezogen werden, unproblematisch.
- Bei rein vegetarischer Ernährung sollte eine sichere Vitamin-B_{12}-Quelle, z.B. ein Supplement oder ein mit Vitamin B_{12} angereichertes Lebensmittel, in die Kost einbezogen werden.
- Diese Bewertung gilt auch für Kinder, Jugendliche, Schwangere und stillende Frauen, wenn ausreichende Quellen für Vitamin B_{12} und D in den Kostplan einbezogen werden.

Grundsätzlich sollte bei **Kindern** und **Schwangeren** auf eine ausreichende Zufuhr von Calcium, Eisen, Zink und, besonders bei Schwangeren, Folsäure geachtet werden.

Bei Beachtung dieser Regeln bieten vegetarische Kostformen eine Reihe **gesundheitlicher Vorteile,** wobei berücksichtigt werden muss, dass Vegetarier häufig **insgesamt gesundheitsbewusster** sind (weniger rauchen und weniger Alkohol trinken, mehr Wert auf körperliche Aktivität legen etc.).

So fanden sich bei der Deutschen Vegetarierstudie bei insgesamt 123 Vegetariern, im Vergleich zu einer üblichen Mischkost verzehrenden Kontrollgruppe, günstigere Parameter für Blutdruck, Gesamtcholesterin, HDL-Cholesterin, Triglyceride und Harnsäure.

Männliche Nichtvegetarier tranken im Vergleich zu Vegetariern fast die dreifache Menge an alkoholischen Getränken [30, 31].

Auch eine niederländische Studie an Vegetariern in höherem Lebensalter (65–97 Jahre) kommt im Vergleich zu einer entsprechenden Gruppe von Omnivoren zu einem positiven Ergebnis. Es wird jedoch darauf hingewiesen, dass bei Lacto- bzw. Ovolactovegetariern die Gefahr einer unzureichenden Deckung des Bedarfs an Zink, Eisen und Vitamin B_{12} besteht und dass durch entsprechende Beratung einem Defizit an diesen essentiellen Nährstoffen vorgebeugt werden sollte [6, 24].

Auch eine schwedische Studie an Lactovegetariern ergab Hinweise auf eine nicht optimale Deckung des Bedarfs an einigen Spurenelementen. Erniedrigt waren im Vergleich zu Kontrollpersonen die Konzentrationen an Zink, Kupfer und Selen im Plasma, Urin und in den Haaren. Die Autoren vermuten, dass die hohe Zufuhr von Ballaststoffen und Phytat für die niedrigen Konzentrationen mitverantwortlich ist [33].

20.6 Vegetarische Kostformen

Es gibt eine Reihe von **Variationen der vegetarischen Ernährungsweise,** bei denen das Meiden von Fleisch und Fisch mehr oder weniger konsequent gefordert wird. Zum Teil liegt das Hauptgewicht der Ernährungsempfehlung darauf, Lebensmittel so **naturbelassen** wie möglich zu verzehren und den **Fleischkonsum** auf ein „vernünftiges" Maß zu beschränken.

20.6.1 Vollwert-Ernährung

Koerber u. Mitarb. [16] fordern in ihrem Buch „Vollwert-Ernährung", Fleisch, Fisch und Eier, die für die Versorgung mit essentiellen Nährstoffen nicht unbedingt notwendig sind, auf das Maß zu reduzieren, wie es **vor ca. 100 Jahren** für die deutsche Durchschnittsbevölkerung **üblich** war, d.h. ein bis zwei Fleischmahlzeiten, eine Fischmahlzeit und ein bis zwei Eier pro Woche. Die Verwendung von Milch und Milchprodukten wird hingegen empfohlen.

Die sog. **Vollwert-Ernährung** wird wie folgt definiert: Es ist eine überwiegend lactovegetabile Ernährungsweise, bei der gering verarbeitete Lebensmittel bevorzugt werden.

Die **hauptsächlich verwendeten Lebensmittel** sind Vollkornprodukte, Gemüse und Obst, Kartoffeln, Hülsenfrüchte sowie Milch und Milchprodukte, daneben können auch geringe Mengen an Fleisch, Fisch und Eiern enthalten sein.

Etwa die Hälfte der Nahrungsmenge besteht aus unerhitzter Frischkost.

Die **Zubereitung** erfolgt schonend und mit wenig Fett aus frischen Lebensmitteln. Nahrungsmittel mit **Zusatzstoffen** werden gemieden.

Zusätzlich zur Gesundheitsverträglichkeit der Ernährung werden auch die **Umweltverträglichkeit** und die **Sozialverträglichkeit** des Ernährungssystems berücksichtigt.

Erzeugnisse aus ökologischer Landwirtschaft, aus regionaler Herkunft und entsprechender Jahreszeit sind zu bevorzugen. Unverpackte oder umweltschonend verpackte Lebensmittel sowie Produkte, die mit umweltverträglichen Technologien hergestellt oder verarbeitet wurden, werden verwendet.

Mit Vollwert-Ernährung sollen **hohe Lebensqualität,** besonders Gesundheit, Schonung der Umwelt und soziale Gerechtigkeit weltweit gefördert werden [22].

Die Wahrscheinlichkeit, dass eine Nahrung alle essentiellen Bestandteile enthält, ist umso größer, je naturbelassener, d.h. je weniger behandelt die einzelnen Lebensmittel sind.

Nach Ansicht der Autoren geht fast jede Art der Verarbeitung mit einer Verminderung des natürlichen Gehalts an essentiellen Bestandteilen einher.

In ➤ Abbildung 20.2 sind die **Bezugssysteme** und die **Ansprüche** der Vollwert-Ernährung dargestellt [20].

Die **Bedenken,** die von einigen Gesellschaften gegen mehrere Grundsätze der Vollwert-Ernährung geäußert wurden, sind im Ernährungsbericht der Deutschen Gesellschaft für Ernährung 1992 [23] wie folgt zusammengefasst:

20

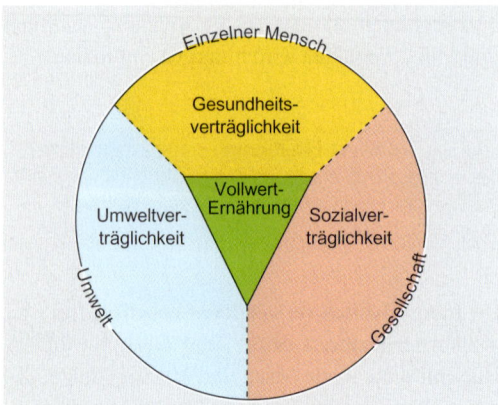

Abb. 20.2 Bezugssysteme und Ansprüche der Vollwert-Ernährung (Leitzmann u. Kübler [23]).

Besonders die Zuordnung vieler Lebensmittel in der Werteskala, die z.B. **konservierte Lebensmittel** als „weniger empfehlenswert (nur selten verzehren)" kennzeichnet, wird den modernen technologischen Möglichkeiten der Erhaltung wertgebender Inhaltsstoffe nicht gerecht. Unter anderem verursachen solche Zuordnungen schwerwiegende Probleme bei Großverpflegungseinrichtungen.

Umstritten sind auch die **Ablehnung von Zusatzstoffen** und die Bevorzugung von Produkten aus **„ökologischem" Landbau.**

20.6.2 Naturbelassene Nahrung

Die der Vollwert-Ernährung zugrunde liegenden Vorstellungen haben engen Bezug zu den Forderungen von Kollath [18], dessen Empfehlung lautet: „Lasst unsere Nahrung so natürlich wie möglich."

Kollath teilt die Lebensmittel nach einer „natürlichen" Rangordnung in folgende sechs **Wertstufen** ein:

a. natürliche Lebensmittel (Nüsse, Getreide, Früchte, Eier, Milch)
b. mechanisch veränderte Nahrung (Vollkornmehl, Buttermilch, Butter, Molke)
c. fermentativ (enzymatisch) veränderte Nahrung (vergorene Fruchtsäfte, Sauerkraut, Sauermilch, Joghurt, Wein, Bier)
d. erhitzte Nahrung (Vollkornbrot, gekochte Gemüse, gekochte Milch)

e. konservierte Nahrung (chemisch sterilisierte oder gefrorene Früchte und Gemüse, geräuchertes, gesalzenes, gefrorenes Fleisch, Trockenmilch, Weißbrot und Feingebäck)
f. Präparate (Zucker, Stärkepulver, Vitaminmischungen, Fleischextrakt, Branntwein).

Kollath teilt diese sechs Wertstufen weiter ein in **Lebensmittel**, hierzu gehören die Gruppen a, b und c, und in **Nahrungsmittel** mit den Gruppen d, e, f.

Die Nahrung der ersten vier Wertstufen a–d bezeichnet Kollath als **Kulturkost.** Mischungen hieraus, mit Ausnahme einer einseitigen Kost aus tierischen Produkten, gewährleisten nach seiner Ansicht eine vollwertige Ernährung.

Nahrungsmittel der Stufen e und f sind charakteristisch für eine sog. **Zivilisationskost.**

Gefordert wird, bei der Herstellung von Speisen nur das zu erhitzen, was erhitzt werden muss. Verluste von Inhaltsstoffen durch Erhitzen sollen durch entsprechende unerhitzte Frischkost ausgeglichen werden.

Kollath empfiehlt folgende Anteile **hitzebehandelter Nahrung** in der Gesamtkost:
- Wertstufe a: 10%
- Wertstufe b: 20%
- Wertstufe c: 30%
- Wertstufe d: 40%.

Die Wertstufen e und f sollen gemieden werden.

Getreide und Getreideprodukte aus **Vollkorn** sollen bei der Kostzusammenstellung bevorzugt werden. Zucker und daraus hergestellte Produkte sind völlig zu meiden.

Pflanzliche Lebensmittel sind **zu bevorzugen,** davon ein Teil als unerhitzte Frischkost. Fleisch, Fisch und Eier sollten nur gelegentlich Verwendung finden.

Empfohlen werden Roh- bzw. Vorzugsmilch, naturbelassene Fette und Öle (Butter, kaltgepresste Öle). **Genussmittel** sind zu meiden.

Folgende **allgemeingültige Ernährungsregeln** werden gegeben:
- Von tierischen Lebensmitteln ist die Milch für uns unentbehrlich.
- Obst und Gemüse können ihre ihnen eigenen Werte anscheinend nur entfalten, wenn Getreide und Milch ausreichend vorhanden sind.
- Das Fleisch jeder Art ist diesen Produkten nachzuordnen, ist Zukost und nichts anderes, auf kei-

nen Fall Hauptnahrungsmittel, ebenso wenig die tierischen Fette.

- Iss einfach und mäßig, nicht zu heiß und nicht zu kalt.
- Bevorzuge pflanzliche Kost, einen Teil davon roh.
- Verwende Fleisch nur als gelegentliche Zugabe.
- Vermeide Konserven und Präparate sowie alle bedenklichen und gefährlichen Genussmittel.
- Iss nur, wenn du Hunger hast!
- Kaue gründlich, nimm dir Zeit zum Essen!
- Iss maßvoll und einfach, jedoch vollwertig und abwechslungsreich!
- Es gibt kaum schwer verdauliche Speisen, es gibt aber falsche Zusammenstellungen, falsche Zubereitung und ein Übermaß!
- Zur vollen Nahrungsverwertung gehört ausreichend Bewegung.

20.6.3 Vegetabile Rohkost

Die **vegetabile Rohkost** nach Bircher-Benner [5] setzt sich ausschließlich aus Rohsäften, rohem Obst und Gemüse, Nüssen, Vollkornschrotbrei, rohen Salaten, kaltgepressten Ölen, Kräutern und etwas Honig zusammen.

> Nur bei optimaler Auswahl der Proteinlieferanten lässt sich mit einer solchen Kostform eine ausreichende Deckung des Bedarfs an essentiellen Aminosäuren und anderen essentiellen Nährstoffen erreichen.

> In einem Vorwort der 1928 erschienenen praktischen Anleitung zu dem Buch **„Das Wendepunkt-Kochbuch"** schreibt der Autor:
> „Das Fleisch des getöteten Tieres ist sehr arm an ernährender Energie und Vitaminen. Einige Vitamine werden als Vorräte in gewissen Organen aufgespeichert, z.B. in der Leber, doch wären diese Organe aus anderen Gründen eine ungeeignete Nahrung für den Menschen. Alle Fleischarten, auch Fische und Geflügel, sind schlechte Kraftquellen und führen langsam einen inneren Zerfall der lebenswichtigsten Gewebe des Organismus herbei. Fleisch gibt also nicht Kraft. Der Irrtum rührt von der Reizwirkung der toten Eiweißstoffe und anderer Zerfalls produkte des Fleisches her. Fleischnahrung vermag keine geschwächte Konstitution zu stärken, keine Krankheit zu heilen, aber es ver-

> mag jede Konstitution mit der Zeit zu untergraben und manche Krankheit herbeizuführen … Wird ein Mensch nur mit geschlachtetem und gekochtem Tierfleisch ernährt, so stirbt er ebenso rasch wie ein völlig Hungernder. Welchen Sinn hat es da, einen großen Teil seines Einkommens für solche Scheinnahrung auszugeben? … Je länger man die Nahrung kocht, umso schlechter wird ihre Wirkung. Ernährt man die Tiere nur mit lang gekochter Nahrung, so gehen sie zugrunde … Das weiße Brot, die Semmel und alle Feinmehlgebäcke, das feine Weißmehl aus Weizen, Reis oder Mais, der polierte Reis, der Grieß – alle künstlichen Präparationen, die die Küche verwendet – sind schwer denaturierte Nahrungsmittel. Werden sie zum vorwiegenden Nahrungsmittel eines Menschen, so erkrankt er unfehlbar."

Der Autor kommt zu dem **Schluss:** Eine der Gesundheit förderliche Kostzusammensetzung muss zu einem großen Teil, zumindest **50%, aus ungekochter Nahrung** bestehen.

Auch bei Berücksichtigung des Kenntnisstands der damaligen Zeit belegen diese Aussagen, dass hier mehr **Glaube** und **Fanatismus** als wissenschaftliche Erkenntnisse zur Basis einer Ernährungsempfehlung gemacht wurden.

In einer Zeit, in der viele Menschen aus **Verunsicherung,** aber auch auf der **Suche** nach einer **Gesundheit,** Leistungsfähigkeit und Wohlbefinden verbessernden und fördernden Ernährung sind, findet auch die Rohkost zunehmend Anhänger.

Die Arbeitsgruppe Rohkost (Gießen) hat über 800 Anhänger dieser alternativen Ernährungsform befragt und untersucht, um **Aussagen:**

- zum sozioökonomischen Status
- zur Zusammensetzung der Kost
- zur Deckung des Nährstoffbedarfes
- zum Gesundheitszustand

der Rohköstler machen zu können.

Einbezogen wurden Personen mit **mindestens 70% Rohkostanteil** an der Ernährung. Es ergab sich für Rohköstler ein deutlich über dem Durchschnitt liegendes Einkommens- und Bildungsniveau. Unter den verschiedenen Varianten wurde die **vegane Rohkost** am häufigsten praktiziert. Weiterhin gibt es die Rohkost mit Fleisch- bzw. Ei- und Milchverzehr, die Obst-Gemüse-Rohkost, die Obstrohkost etc.

Wenn die **Gesamtnährstoffzufuhr mit Obst** und **Gemüse** erfolgt, kann die Deckung des Energiebe-

20

darfes schwierig sein. Es bestand ein signifikanter Zusammenhang zwischen dem Rohkostanteil und dem **Körpergewicht.** 70% der Rohköstler lagen im Bereich des Normgewichtes, 30% hatten mäßiges bis ausgeprägtes Untergewicht.

Bei Frauen traten mit steigendem Rohkostanteil **Störungen der Menstruation** auf. Bei etwa 30% der Frauen unter 45 Jahren bestand eine Amenorrhö.

Laborparameter zur Beurteilung der **Eisenversorgung** waren mit zunehmendem Rohkostanteil und zunehmender Dauer der Rohkosternährung häufiger von der Norm abweichend [21].

Das **Ergebnis** dieser Studie demonstriert die Schwierigkeit, mit ausschließlichem bzw. überwiegendem Verzehr von Rohkost den Energie- und Nährstoffbedarf optimal zu decken.

Dass es durch Erhitzen von Lebensmitteln nicht nur zu Nährstoffverlusten, sondern auch zu einer erheblichen Verbesserung der Bioverfügbarkeit kommen kann, zeigt beispielsweise die unterschiedliche Resorption von β-Carotin und Lycopin aus erhitzten bzw. rohen Möhren oder Tomaten (➤ Kap. 1.7).

20.7 Ernährungsmedizinische Bewertung der vegetarischen Ernährung

Es besteht kein Zweifel daran, dass mit einer sinnvoll zusammengesetzten lactovegetarischen bzw. ovolactovegetarischen Kost oder der sog. Vollwert-Kost **präventiv-medizinische Erkenntnisse** leichter zu realisieren sind als mit einer üblicherweise praktizierten Mischkost.

Dies betrifft aufgrund des geringen Anteils an gesättigten und des meist hohen Anteils an mehrfach ungesättigten ω-6- und ω-3-Fettsäuren und des höheren Gehalts an Ballaststoffen, antioxidativen Vitaminen und sekundären Pflanzeninhaltsstoffen ("Phytochemicals") besonders die **Prophylaxe von Herz-Kreislauf-Erkrankungen** (➤ Kap. 6 u. ➤ 7) und **Karzinomen** (➤ Kap. 16).

Auf das Problem einer optimalen Deckung des Bedarfes an den langkettigen ω-3-Fettsäuren EPA und DHA wurde bereits in ➤ Kapitel 1.3.2 und ➤ 20.2.3 hingewiesen.

Die Interpretation der durch epidemiologische Untersuchungen belegten unterschiedlichen Morbiditäts- und Mortalitätsraten bei Vegetariern und Nichtvegetariern ist schwierig, da sich in diesen beiden Gruppen die **Lebensweise** in aller Regel nicht nur auf dem Gebiet der Ernährung, sondern auch anderweitig unterscheidet und Vegetarier meist **grundsätzlich gesundheitsbewusster** sind.

In einer Kohortenstudie, in der Vegetarier und als Vergleichsgruppe Nichtvegetarier mit besonders gesundheitsbewusstem Lebensstil über 21 Jahre kontrolliert wurden, unterschied sich die Gesamtmortalität nicht. Alterskorreliert und bei gleichem BMI, gleichen Rauch- und Trinkgewohnheiten reduzierte eine hohe physische Aktivität in beiden Gruppen signifikant das Mortalitätsrisiko. Eine Ernährung ohne Fleisch und Fisch hatte im Vergleich zu mäßigem Verzehr dieser tierischen Lebensmittel somit keinen Einfluss auf die Lebenserwartung [40].

Insbesondere **Religionsgemeinschaften,** wie etwa Sieben-Tage-Adventisten, Trappisten, Hindus etc., die wegen ihrer weitgehend vegetarischen Lebensweise oft untersucht wurden, konsumieren wenig oder keinen Alkohol und coffeinhaltige Getränke und rauchen seltener als die sich „normal" ernährende Durchschnittsbevölkerung.

20.7.1 Beeinflussung des Stoffwechsels

Bei Vegetariern liegt die **Gesamtcholesterin-,** die **LDL-** und die **Apo-Lipoprotein-B-Konzentration** niedriger als bei Vergleichskollektiven unter Mischkost. Darüber hinaus ist der proportionale Anteil des HDL-Cholesterins am Gesamtcholesterin bei Vegetariern höher. Als **Ursache** hierfür muss eine Reihe von Faktoren diskutiert werden, insbesondere:

- die meist geringere Gesamtenergieaufnahme
- der geringere Verzehr von Cholesterin sowie von Fetten gesättigter Fettsäuren
- der höhere Ballaststoffverzehr (➤ Abb. 20.3)
- der höhere Anteil der Kost an sekundären Pflanzeninhaltsstoffen.

Möglicherweise hat auch die **Aminosäurerelation in pflanzlichen Proteinen,** besonders bei primär hoher Cholesterinkonzentration im Serum, einen

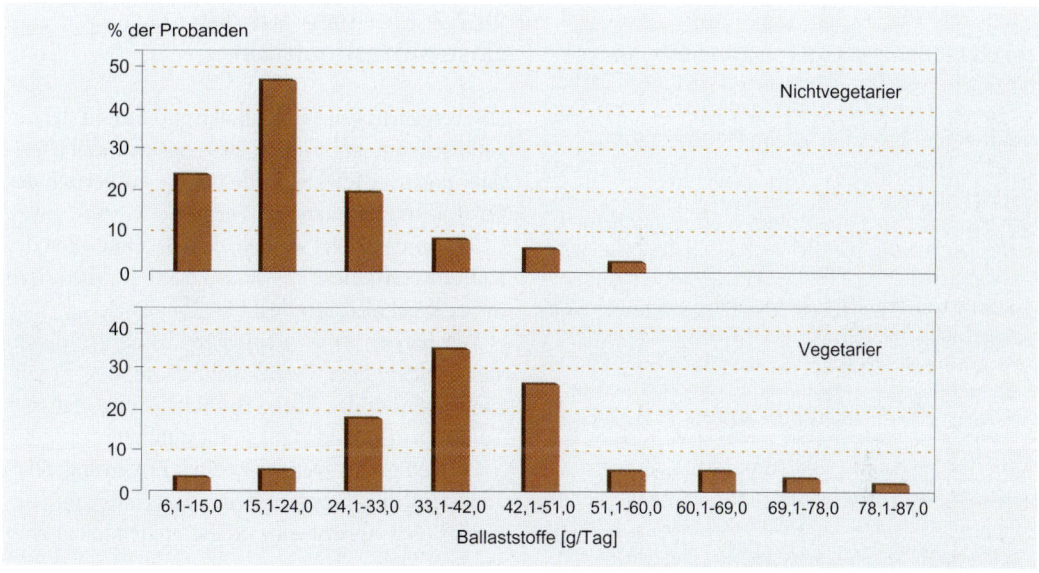

Abb. 20.3 Mittlerer täglicher Ballaststoffverzehr bei Vegetariern (n = 56) und Nichtvegetariern (n = 264) in England (Grearetol, zit. nach Binghams u. Cummings [4]).

die Serum-Cholesterinkonzentration senkenden Effekt (➤ Kap. 4.4).

Es konnte zusätzlich gezeigt werden, dass pflanzliche Lebensmittel, so z.B. Gerste, Hafer, Weizen, Knoblauch etc., aber auch die oft als „Wunderheilmittel" angebotene, in ostasiatischen Ländern viel verwendete Ginseng-Wurzel, **Substanzen enthalten, die das Enzym HMG-CoA-Reduktase hemmen** und so die **Cholesterinsynthese** verringern (➤ Abb. 1.12) [28].

Niedriger liegen bei Vegetariern weiterhin die **Blutdruckwerte,** obwohl, wie einige Studien zeigten, die Natriumausscheidung im Harn als Maß für die Natriumzufuhr mit der Nahrung meist genauso hoch liegt wie bei Kontrollkollektiven.

Signifikant höher war hingegen die Kaliumausscheidung. Der vergleichsweise **hohen Kaliumzufuhr** mit vegetarischer Kost kommt möglicherweise eine wesentliche Bedeutung für die häufiger im Normbereich liegenden Blutdruckwerte zu. Dass vegetarische Kost unabhängig von der Kochsalzzufuhr blutdrucksenkend wirkt, wurde durch die DASH-Studie eindeutig belegt (➤ Kap. 6).

Die Autoren fanden unter dieser Ernährungsform signifikant niedrigere Serumcholesterin-, LDL- und Triglyceridkonzentrationen. Das **mittlere Körpergewicht** und die Hautfaltendicke lagen niedriger als bei einem entsprechenden Vergleichskollektiv unter üblicher nordamerikanischer Kost.

Bei 19- bis 30-jährigen Vegetariern war im Vergleich zu Nichtvegetariern die **Zahl Adipöser** geringer und die Konzentration an Gesamtcholesterin, LDL-Cholesterin und Triglyceriden im Serum niedriger. Darüber hinaus lagen bei Vegetariern die Plasma-Konzentrationen an Vitamin C und E höher als bei Nichtvegetariern [19].

In einer englischen prospektiven Studie wurden über 6000 Vegetarier mit einer entsprechenden Zahl von Nichtvegetariern während 12 Jahren verglichen.

Vegetarier hatten signifikant **niedrigere Gesamtmortalitätsraten** und eine niedrigere Mortalität an ischämischen Herzerkrankungen und Karzinomen. Wurde beim Vergleich der Lebensstil (Rauchen, Körpergewicht, soziale Klasse) mitberücksichtigt, so fand sich für die Mortalität an koronaren Herzerkrankungen kein signifikanter Unterschied, während die Signifikanz für die Tumormortalität auch unter Einbeziehung dieser Faktoren bestehen blieb.

Die Autoren kommen zu dem Schluss, dass die niedrigere Infarktrate bei den von ihnen untersuchten Vegetariern nicht in dem Meiden von Fleisch, sondern in der **insgesamt gesundheitsbewussteren Lebensführung** zu sehen ist [37].

Die vegetarische Lebensweise ist für Patienten mit Hyperlipoproteinämie und Bluthochdruck eine der sinnvollsten therapeutischen Maßnahmen [32, 33].

20

Das Ergebnis dieser Studie steht im Gegensatz zu den meisten übrigen Untersuchungen, aufgrund derer die unterschiedliche Ernährung für das höhere koronare Risiko bei Nichtvegetariern verantwortlich ist (mögliche Bedeutung von **Nahrungseisen bei hohem Fleischkonsum).**

In einer schwedischen Studie wurden Duplikate einer 24-Stunden-Kost von Lactovegetariern analysiert und mit den schwedischen Empfehlungen für die tägliche Nährstoffzufuhr bzw. der mittleren täglichen Nährstoffaufnahme durch die Durchschnittskost in Schweden verglichen. Hierbei ergab sich, dass die vegetarische Kostform den Empfehlungen für eine optimale Nährstoffzufuhr in höherem Maße gerecht wurde als die schwedische Durchschnittskost.

So enthielt die lactovegetarische Kost nur 35% der Energie in Form von Fett mit einem hohen p/s-Quotienten, die Cholesterinzufuhr betrug die Hälfte derjenigen in schwedischer Durchschnittskost, die Proteinaufnahme lag gering über den Empfehlungen, die empfohlenen Mengen der Mineralstoffe Calcium, Magnesium, Natrium, Kalium, Eisen, Zink, Kupfer und Selen waren enthalten und der Ballaststoffanteil lag dreimal höher als in der schwedischen Durchschnittskost.

Die bei Vegetariern und Veganern niedrigere Rate an **koronaren Herzerkrankungen** wird als Folge der ernährungsbedingten Minderung der Risikofaktoren Hyperlipoproteinämie, Bluthochdruck und Hyperurikämie gedeutet.

So fanden sich während einer 11-jährigen Beobachtungszeit bei 3000 vegetarisch lebenden Trappisten drei- bis viermal weniger koronare Herzerkrankungen als bei fleischessenden Benediktinern. Entsprechende Ergebnisse wurden bei Sieben-Tage-Adventisten erhoben [14].

Bei einer an rund 11 000 Personen über 10 Jahre durchgeführten prospektiven Studie fand sich eine signifikant geringere Mortalität an koronaren Herzerkrankungen bei Vegetariern im Vergleich zu Nichtvegetariern. Dieser Unterschied war bei Männern besonders ausgeprägt [9].

20.7.2 Einflüsse auf den Gastrointestinaltrakt

Der vergleichsweise **hohe Ballaststoffanteil** der vegetarischen Kost (➤ Tab. 20.1) hat eine Reihe weiterer positiver Effekte, insbesondere im Bereich des Gastrointestinaltrakts, zur Folge.

So konnte gezeigt werden, dass die Häufigkeit der **Kolondivertikulose** (➤ Kap. 3.5.3) bei Vegetariern in der Regel niedriger liegt (➤ Tab. 20.1).

Wie bereits im ➤ Kapitel 16 ausführlich dargestellt, besteht kein Zweifel mehr daran, dass Ernährungsfaktoren das Risiko der Entstehung maligner Tumoren in hohem Maße mitbestimmen.

Für den protektiven Effekt einer Ernährung, reich an pflanzlichen Lebensmitteln, ohne Fleisch und tierisches Fett spricht eine Reihe epidemiologischer Studien.

So korreliert die Höhe des **Verzehrs von tierischem Protein** positiv mit der Kolonkarzinomhäufigkeit. In anderen Studien fand sich eine entsprechende Korrelation mit dem Verzehr von Rindfleisch.

Ein **hoher Verzehr von Gemüse,** nach manchen Untersuchungen speziell Kohlgemüse, korreliert negativ mit der Häufigkeit kolorektaler Karzinome (➤ Kap. 16).

Ergebnisse epidemiologischer Studien sprechen auch dafür, dass eine hohe Zufuhr an **Carotinoiden** in Form von Früchten und Gemüsen mit einer niedrigen Tumorhäufigkeit – von besonderem Interesse ist die inverse Korrelation zwischen der Häufigkeit des Bronchialkarzinoms und der Carotinaufnahme – einhergeht. Auch für Vitamin C konnte ein solcher Schutzeffekt wahrscheinlich gemacht werden (➤ Kap. 16).

Es gilt **trotz zum Teil widersprüchlicher Befunde** als weitgehend gesichert, dass der vergleichsweise

Tab. 20.1 Mittlerer täglicher Ballaststoffverzehr bei Vegetariern und Nichtvegetariern in Beziehung zur Häufigkeit der Kolondivertikulose (nach Brodribb [8]).

Art des Ballaststoffes	Nichtvegetarier		Vegetarier	
	mit Divertikulose	ohne Divertikulose	mit Divertikulose	ohne Divertikulose
Gesamt	19,5 ± 6,6	22,7 ± 8,6	22,7 ± 9,5	42,7 ± 9,9
Getreide	6,5 ± 5,0	9,3 ± 7,1	10,9 ± 7,2	18,0 ± 6,3
Gemüse	9,7 ± 3,8	9,4 ± 5,3	7,8 ± 4,4	13,9 ± 4,7
Früchte	2,3 ± 1,7	2,6 ± 2,1	8,7 ± 2,8	8,7 ± 4,0

hohe Gehalt einer vegetarischen Kost an **Ballaststoffen** das Risiko der Kolonkarzinomentstehung senkt.

Sowohl epidemiologische als auch experimentelle Befunde sprechen dafür, dass nur im Kolon bakteriell abbaubare Ballaststoffe wie Pektin oder die im Dünndarm nicht hydrolysierte Stärke (**resistente Stärke**) diesen protektiven Effekt besitzen. Dies würde bedeuten, dass die bakteriell wenig abbaubaren Ballaststoffe aus Kleie keinen bzw. nur einen geringen Schutzeffekt besitzen, während Früchte, Gemüse und stärkereiche Lebensmittel günstig wirken.

Weitere Einzelheiten zum **Wirkmechanismus der Ballaststoffe** – das Gleiche gilt auch für Calcium und Selen – werden im ➤ Kapitel 16 ausführlich erläutert.

Auch die in westlichen Industrieländern bei einem hohen Prozentsatz der Bevölkerung nachweisbaren **Cholesteringallensteine** (➤ Kap. 3.7.9) finden sich bei Vegetariern seltener.

Hierfür dürften ebenfalls der den lithogenen Index der Gallenflüssigkeit positiv beeinflussende, hohe Ballaststoffanteil der vegetarischen Kost (➤ Kap. 1.11) und der vergleichsweise geringe Fettverzehr verantwortlich sein.

> Gestützt wird die Vorstellung, dass ballaststoffreiche, relativ fettarme Kostformen vor der Steinentstehung schützen, durch Untersuchungen an Vegetarierinnen.
> Von Pixley u. Mitarb. [27] wurden 632 Frauen im Alter zwischen 40 und 69 Jahren zum Ausschluss von Gallensteinen sonographiert. 130 der untersuchten Frauen waren Vegetarierinnen. Bei 25% der Nichtvegetarierinnen und 12% der Vegetarierinnen konnten Gallensteine nachgewiesen werden.
> Nierensteine bildeten sich bei Vegetarierinnen vergleichsweise selten. Der Grund ist der neutrale bzw. leicht alkalische pH-Wert des Harns [7, 29].

Zusammenfassend lässt sich feststellen, dass vegetarische Kostformen, insbesondere in Form der ovolactovegetabilen Kost, bei entsprechender Auswahl der Lebensmittel eine optimale Deckung des Nährstoffbedarfs gewährleisten.

Darüber hinaus geht eine solche Ernährungsweise mit einer Reihe positiver präventiver Effekte einher.

✚ 080 Text: Umweltverträglichkeit

> Unwissenschaftliche Spekulationen und extreme Forderungen, die häufig von Anhängern bestimmter Varianten des Vegetarismus vertreten werden, sind nicht selten der Grund für pauschale Ablehnung und schaden der kritischen Diskussion und der Anerkennung des Positiven an dieser Kostform.

✚ 020 Literatur

20

21 Alternative Kostformen und Außenseiterdiäten

21.1 Einleitung

Für die Energie- und Nährstoffzufuhr, aber auch für die Zufuhr von Ballaststoffen und sekundären Pflanzenstoffen gibt es optimale Bereiche, innerhalb deren ein Höchstmaß an Gesundheit und Leistungsfähigkeit gegeben ist.

Diese **Optimalbereiche** werden von folgenden Faktoren beeinflusst:

- Lebensalter
- Geschlecht
- Rasse
- körperliche Aktivität
- verschiedene Umwelteinflüsse wie Klima, chemische Noxen (z.B. Rauchen), seelisch-psychische Belastungen usw.

Nationale und internationale wissenschaftliche Gesellschaften versuchen, auf der Basis wissenschaftlicher Erkenntnisse diesen optimalen Bereich zu **definieren** und entsprechende **Empfehlungen** für eine wünschenswerte Zufuhr zu formulieren. Die Tatsache, dass solche Empfehlungen im Abstand weniger Jahre aufgrund neuer Erkenntnisse **modifiziert** werden, zeigt die Schwierigkeit, eine Ernährung zu definieren, die ein Höchstmaß an Lebenserwartung und Gesundheit erwarten lässt.

Dass Kostformen, die die derzeitigen wissenschaftlich gesicherten Ernährungsempfehlungen weitgehend realisieren, mit einer **geringeren Morbidität** einhergehen, konnte in einer Vielzahl epidemiologischer Studien belegt werden.

Beispiele sind die **mediterrane** und **ovolactovegetabile Ernährung** (➤ Kap. 20.6) oder der mit einem vergleichsweise geringen Karzinomrisiko einhergehende hohe **Gemüse-** und **Obstverzehr** (➤ Kap. 16).

Eine, dem derzeitigen Wissensstand entsprechende Energie- und Nährstoffzufuhr und optimale Aufnahme von Ballaststoffen und sekundären Pflanzenstoffen lässt sich sowohl mit einer **normalen Mischkost,** aber auch mit einer Reihe **alternativer Kostformen** realisieren.

Mögliche Alternativen sind beispielsweise die genannte ovolactovegetabile oder die mediterrane Ernährung, aber auch weitere Kostformen, die im Folgenden kurz besprochen werden.

Es bestehen jedoch oft fließende Übergänge zu **Außenseiterdiäten,** Kostformen, die langfristig eine **Fehlernährung** zur Folge haben und denen falsche bzw. unbewiesene vorbeugende oder heilende Eigenschaften zugesprochen werden. Die Begriffe alternative Ernährung und Außenseiterdiät werden oft gleichbedeutend benutzt.

Trotz dieser gesicherten Möglichkeiten, sich „richtig" zu ernähren, steigt seit Jahren in allen westlichen Industrieländern die Zahl der Anhänger **wissenschaftlich nicht gesicherter Kostformen.** Den uninformierten, unkritischen und oft naiven nach Wegen zur optimalen Ernährung Suchenden wird wortreich und unter Verwendung geschickter Formulierungen eingeredet, sie könnten sich in besonderem Maße **vor Erkrankungen** schützen bzw. **therapeutische Effekte** erzielen durch:

- das Einhalten bestimmter Nährstoffrelationen
- das Meiden bzw. Bevorzugen bestimmter Gruppen von Lebensmitteln
- das Einhalten bestimmter zeitlicher Intervalle zwischen dem Verzehr einzelner Gruppen von Lebensmitteln usw.

Gemeinsam ist diesen Kostformen (Außenseiterdiäten), dass sie auf Spekulationen bzw. falsch interpretierten, wissenschaftlichen Befunden beruhen. Sie stellen Beziehungen zwischen Ernährung und Organfunktionen bzw. der Entstehung von Erkrankungen dar, die jeder wissenschaftlichen Grundlage entbehren.

Manche Kostformen basieren ausschließlich auf **weltanschaulichen Vorstellungen** und verzichten bewusst auf den Versuch einer naturwissenschaftlichen Begründung. Hierzu zählt beispielsweise die **Makrobiotik,** eine mystisch geprägte Ernährungslehre, die auf dem Zen-Buddhismus beruht. Auch das **Ernährungskonzept der Anthroposophen** basiert auf Vorstellungen, die einer wissenschaftlichen Erklärung nicht zugänglich sind.

Anhänger und **Befürworter** solcher Kostformen ohne wissenschaftliches Konzept **versprechen** zum Teil weitgehende, vorbeugende und therapeutische Effekte, ohne hierfür Beweise vorzulegen. Sie verbergen sich oft zusammen mit anderen außerhalb der wissenschaftlichen Medizin stehenden Verfahren hinter den in der Öffentlichkeit **positiv besetzten Begriffen** wie „unkonventionelle medizinische Verfahren", „Alternativmedizin" oder „Komplementärmedizin" [33].

Sie zählen auch nicht zu den klassischen Naturheilverfahren, deren Vertreter bemüht sind, nur gesichertes Ernährungswissen in ihre Prophylaxe- und Therapiekonzepte zu integrieren [2]. „Die echten Naturheilweisen haben nichts zu tun mit den vielen „alternativen" oder „unkonventionellen" Methoden, die ärztlich-empirisch und wissenschaftlich nicht ausreichend belegt sind, dafür aber nicht selten in geradezu marktschreierischer Weise angepriesen werden" [26].

Eine Stellungnahme des Center for Disease Control and Prevention und der Food and Drug Administration der USA lautet:

> Alternative Methoden entbehren nicht nur eines wissenschaftlichen Beweises von Wirksamkeit und Sicherheit, sie entbehren auch oft einer plausiblen wissenschaftlichen Basis.

Bereits Anfang der 30er Jahre des vorigen Jahrhunderts werden „**Ernährungssekten** und ihre **Auswüchse**" beklagt [51] und in einem Aufsatz mit dem Titel „Kampf den Nährpfuschern" finden sich die Sätze: „Es herrscht eine offene und latente feindliche Einstellung gegen alles wissenschaftliche, vor allem deshalb, weil zu seinem Verständnis ein gewisses Maß von Denken nötig ist; dieser Teil des Volkes … glaubt und dieser kritiklose Glaube artet meist in Fanatismus aus. … er glaubt an die Weisheit des Kurpfuschers und verachtet und verdächtigt Arzt und ärztliche Wissenschaft … er glaubt nicht an die

Richtigkeit unbedingt bewiesener wissenschaftlicher Forschungsergebnisse, nicht an die Lehren, die von Fachleuten gegeben werden; ungebildet, wie er ist, glaubt er lieber dem auch Ungebildeten, der auch sein Bedürfnis nach Mystischem stillt und hegt gegen den Fachmann, den Wissenschaftler das bekannte Misstrauen des Ignoranten" [54].

Ein **wesentlicher Vorwurf,** der Anhängern solcher Kostformen gemacht wird, betrifft die fehlenden Bemühungen um eine Beweisführung. Die **Verfechter** berufen sich in aller Regel auf langjährige positive Erfahrungen oder auf Schilderungen positiver Einzelbeobachtungen.

Ergebnisse exakter Untersuchungen zur prophylaktischen Wirkung und vergleichende Therapiestudien – und nur diese sind beweisend – werden jedoch **nicht vorgelegt.** Den Beweis für den Wert eines vorbeugenden oder therapeutischen Verfahrens muss immer wieder der liefern, der dies empfiehlt.

Anhänger von nicht anerkannten Ernährungsformen, sowohl für die Prophylaxe als auch für die Therapie, machen den Kritikern oft den Vorwurf, eine Idee abzulehnen, ohne sie überprüft zu haben. Hiermit versuchen sie, die ihnen zufallende **Beweispflicht ihren Kritikern** aufzubürden.

> Insbesondere Universitätskliniken sind nicht in der Lage, die Vielzahl ungesicherter Vorstellungen über therapeutische Diäten zu prüfen.
> Zudem ist, wenn einer Diätempfehlung jegliche Basis fehlt, aus ethischen Gründen eine Erprobung unter klinischen Bedingungen nicht vertretbar.

➕ 081 Text: Unzufriedenheit mit der Schulmedizin

Die **Basis sog. Außenseiterdiäten** ist, wie bereits ausgeführt, in vielen Fällen falsch, überholt oder spekulativ.

Nicht selten erkennen die Anhänger Fehler und Gefahren in der modernen Ernährung westlicher Industrieländer, die zunehmend von Interessengruppen und deren Werbung bestimmt wird.

Die zur Lösung der sich hieraus ergebenden Probleme angebotenen Alternativen sind meist **für den Laien ansprechend** und verständlich, sodass der über die zunehmende Fehlernährung in der modernen Massengesellschaft nur lückenhaft und zum Teil tendenziös informierte Laie die **emotional vorgetragenen Argumente** akzeptiert.

Tab. 21.1 Vokabular alternativer und / oder vegetarischer Kostformen (nach Lechner [36]).

Begriff	Bedeutung
Vollwert (Ganzheit)	Lebensmittel, die möglichst wenig ver- und bearbeitet sind und somit den vollen ursprünglichen Wert der Nahrung enthalten
Vitalstoffe	alle Stoffe, die zum Leben notwendig sind, d.h. alle Nährstoffe sowie Wasser und noch nicht identifizierte, möglicherweise essentielle Nahrungsinhaltsstoffe
naturbelassen (natürlich, lebendig)	nicht oder wenig bearbeitete Lebensmittel, auch Rohkost
Rohkost (Frischkost)	pflanzliche (und tierische) Lebensmittel, die unerhitzt verzehrt werden
kontrollierter Anbau	pflanzliche Lebensmittelproduktion ohne oder mit möglichst geringer Anwendung von Mineraldüngern (besonders Stickstoff) sowie Pestiziden tierische Lebensmittelproduktion ohne oder mit möglichst geringer Anwendung von Futterzusatzstoffen und Tierarzneimitteln
organisch-biologisch	Erhaltung der Bodenfruchtbarkeit
ökologisch	Umweltschutz im weitesten Sinne
biologisch-dynamisch	kosmische Einflüsse

Er hat aufgrund des durchschnittlichen Ernährungswissens keine Möglichkeit, die ihm bei der Suche nach einer „besseren und gesünderen" Ernährung angebotenen Alternativen ausreichend zu beurteilen.

Viele werden deshalb durch **reißerisch aufgemachte,** vielversprechende, nicht selten auch auf weltanschaulichen oder religiösen Ideen beruhende, Empfehlungen leichter überzeugt als durch klare und nüchterne, auf dem neuesten Kenntnisstand beruhende Informationen wie sie beispielsweise seit vielen Jahren durch die **Deutsche Gesellschaft für Ernährung**[*] weitergegeben werden.

Der nach einer „besseren" Ernährung Suchende wird oft von der persönlichen Überzeugung und dem **Fanatismus** der Anhänger beeindruckt.

Die als Alternative angebotene Ernährungsform wird als frei von Mängeln dargestellt und hilft nach Aussage der Verfechter, ohne Einschränkung alle Ernährungsprobleme zu lösen.

Vokabeln wie „natürlich", „naturbelassen", „biologisch", „Ganzheit", „Vitalstoffe", „Vollwert" werden oft, ohne nach ihrem Inhalt und ihrer Aussage zu fragen, als **positive Eigenschaften** ebenso akzeptiert wie „Fäulnis", „Verschlackung", „Vitaminräuber", „Über-

säuerung der Gewebe" etc. als **angeblich negative Eigenschaften** und Folgen der üblichen Mischkost.

In ➤ Tabelle 21.1 sind einige von den Anhängern alternativer Kostformen häufig benutzte Begriffe einschließlich der von ihnen gegebenen Erklärungen und Inhalte zusammengestellt.

> Es muss jedoch betont werden, dass vieles in der sog. alternativen Ernährung sinnvoll ist und eine echte, ernährungsmedizinisch begründbare Alternative zu den Schwächen und Fehlern in der Ernährung westlicher Industrieländer darstellt.

Wissen um diese Form der Ernährung wird sowohl durch Beratung als auch durch Literatur zunehmend in sog. **Bioläden** vermittelt, wo auch entsprechende Lebensmittel – Getreide, Getreideprodukte, Hülsenfrüchte, Nüsse, Müslis, Tees etc. – angeboten werden.

Ein ähnliches Lebensmittelangebot findet sich in **Reformhäusern,** die Anfang des vorigen Jahrhunderts aufkamen und sich aus der sog. Lebensreformbewegung, aus der Naturheil- und vegetarischen Bewegung entwickelten.

Kunden von Reformhäusern und Bioläden gaben als Grund für ihre Ernährungsweise in über 70% an, sie sei gesünder. Weitere Argumente waren geringere Umweltbelastung, besserer Geschmack, Beitrag zur Beseitigung der ungleichen Verteilung von Nahrung in der Welt und andere ethische Beweggründe [48].

---

[*] Geschäftsstelle der Deutschen Gesellschaft für Ernährung (DGE): Godesberger Allee 18, 53175 Bonn. Telefon 0228 / 3776-600, Telefax 0228 / 3776-600, www.dge.de

21

Die Bemühungen um **„naturbelassene Lebensmittel"** basieren nicht immer auf ausreichender Sachkenntnis, wie das Beispiel der kaltgepressten, unraffinierten Pflanzenöle zeigt, die als „wertvoller und gesünder" angesehen werden als raffinierte Speiseöle.

Kaltgepresste Öle werden ohne Wärmezufuhr aus den Ölfrüchten gepresst und anschließend nicht raffiniert, während die üblichen Speiseöle durch Warmpressung und/oder Extraktion aus den Ölfrüchten gewonnen und anschließend einer Reinigung (Raffination) unterzogen werden.

Vergleichende Untersuchungen haben gezeigt, dass die beiden meist als wertbestimmend angesehenen Inhaltsstoffe, **ungesättigte Fettsäuren** und **Tocopherole** nur unwesentlich durch die übliche technische Bearbeitung in ihrer Konzentration reduziert werden. Die Unterschiede liegen häufig im **Bereich der natürlichen Schwankung.**

Im Gegensatz dazu werden **unerwünschte Substanzen anthropogener Herkunft** durch den Vorgang der Raffination praktisch vollständig entfernt, während sie in den kaltgepressten Ölen entsprechend ihrer Konzentration in den Ölsaaten enthalten sind.

> So wurden beispielsweise in kaltgepresstem Olivenöl 5,8–6,0 µg 3,4-Benzpyren pro kg gefunden, während raffinierte Olivenöle nur Werte zwischen 0,32 und 1,19 µg / kg aufwiesen. Entfernt werden bei der Raffination darüber hinaus Rückstände von Insektiziden, polyzyklische aromatische Kohlenwasserstoffe etc. (Lit. bei [21]).

Unsachlich und irreführend ist oft auch die **Beurteilung von Zucker** (Saccharose), der als „Industriezucker", „Vitamin- und Mineralstoffräuber" bezeichnet und als gesundheitsschädigend dargestellt wird.

Die oberste amerikanische Gesundheitsbehörde, Food and Drug Administration (FDA), hat einen umfassenden Bericht („Evaluation of Health Aspects of Sugars Contained in Carbohydrate Sweeteners") veröffentlicht, in dem aufgrund der vorliegenden wissenschaftlichen Erkenntnisse Zucker bewertet wird.

Die ausführliche Studie ergab, dass der Zuckerverzehr, abgesehen von der Karies (> Kap. 14), **keine nachteiligen gesundheitlichen Folgen** hat.

> Dies führte dazu, dass die amerikanische Gesundheitsbehörde 1988 Zucker den **GRAS-Status** zuerkannte („generally recognized as safe").

Diese Stellungnahme darf jedoch nicht dazu benutzt werden, den Verzehr von Zucker zu empfehlen.

Der Verzehr von raffinierten Kohlenhydraten muss so weit wie möglich eingeschränkt werden, da hierdurch zwangsläufig die Aufnahme von Ballaststoffen und einer Reihe essentieller Nährstoffe verringert wird (> Kap. 2.1.2).

> Eine optimale Aufnahme von Ballaststoffen lässt sich nur dann realisieren, wenn Kohlenhydrate überwiegend in Form ballaststoffreicher Lebensmittel verzehrt werden.

Für die Praxis ist es in erster Linie wichtig, Kostformen nach ihrer **potentiellen Gefahr** für eine **optimale Deckung des Nährstoffbedarfes** zu beurteilen. Darüber hinaus gilt es, die oft völlig realitätsfernen Aussagen zur Prophylaxe und insbesondere zur Therapie zu kennen, um **Patienten aufklären** zu können.

Im Folgenden wird das Für und Wider einiger solcher Kostformen dargestellt.

21.2 Makrobiotik

> Bei der Makrobiotik handelt es sich um eine weltanschaulich begründete, überwiegend vegetarische Ernährungsweise, die auf dem aus China stammenden **Zen-Buddhismus** beruht.

Der Begründer der derzeit insbesondere in westlichen Industrieländern viele Anhänger zählenden makrobiotischen Lebensweise ist der japanische Philosoph Ohsawa, der von 1893 bis 1966 lebte. Er verkündete eine Lebenskunst, die zu einem reichen und sinnvollen Leben führen soll.

Wesentlicher Bestandteil dieser Weltanschauung ist die Vorstellung, dass der Mensch Gesundheit, Lebenskraft und geistige und körperliche Aktivität verbessern kann, indem er sich weitgehend von **Pflanzenkost** ernährt.

Vom Tier stammende Lebensmittel werden nicht grundsätzlich abgelehnt. So wird beispielsweise die

21

Tatsache akzeptiert, dass der Mensch aufgrund seines Gebisses von Natur aus dazu imstande ist, tierische Nahrung aufzunehmen.

Aus **Form und Funktion der Zähne** wird Folgendes geschlossen: Von den insgesamt 32 Zähnen sind acht (ein Viertel) zum Zerkleinern von Gemüse bestimmt, vier Zähne (ein Achtel) sind Eckzähne zum Zerreißen von Fleisch, und 20 Zähne (fünf Achtel) sind als Backenzähne vorwiegend zum Zermahlen von Getreidekörnern bestimmt.

Getreide und **Gemüse** sind die wichtigsten Bestandteile der Nahrung.

Tab. 21.2 Yang-und Yin-Tabelle. Das Verhältnis Yang: Yin sollte immer 1 : 5 betragen.

Yang	Yin
Eier++	Rindfleisch++
Hering++	Schweinefleisch++
Kopfsalat+	Spinat+++
Möhren++	Kartoffel+++
Kürbis++	Erbsen++
Zwiebel+	Roggen+
Äpfel++	Hafer+
Kirschen+	Milch++
Weizen+	Honig+++
Reis+	Wein+++
+ = Intensität	

Der makrobiotischen Ernährungs- und Lebensweise liegt die Vorstellung zugrunde, dass die beiden Elemente Yin und Yang, um ein Gleichgewicht und einen positiven Zustand zu erreichen, immer in einem ausgewogenen Verhältnis vorhanden sein müssen.

Yin und **Yang** stehen für die Gegensätze weiblich und männlich, Winter und Sommer, Passivität und Aktivität.

Jedes Lebensmittel hat ein bestimmtes Verhältnis von Yin und Yang. Das Verhältnis von Yin und Yang ist in **braunem Reis** mit 5 : 1 für den Menschen besonders günstig. Ein Mensch könnte sich, bei richtiger Zubereitung, folglich ausschließlich von diesem Getreide ernähren.

Alle anderen Lebensmittel sind entweder mehr Yin- oder mehr Yang-betont, sodass bei der Zubereitung der Speisen ein entsprechender Ausgleich geschaffen werden muss.

Neben Naturreis haben auch andere Getreidesorten wie Buchweizen, Weizen, Roggen, Hafer, Mais, Hirse etc. ein **günstiges Yin-Yang-Verhältnis,** sodass nach den Empfehlungen von Ohsawa (**>** Tab. 21.2) die beste Ernährung im ausschließlichen Verzehr von **Vollkorngetreideprodukten** besteht.

Diese vollkommenste Form der Ernährung, die Stufe 7, kann abgewandelt werden durch Zusatz von Gemüse etc. bis hin zur niedrigsten Stufe, die 20% tierisches Eiweiß enthält (**>** Tab. 21.3).

Bei Einhaltung der Stufe 7 werden Gesundheit, Glück, Freiheit und soziale Gerechtigkeit am ehesten erreicht.

Tab. 21.3 Die verschiedenen makrobiotischen Ernährungsformen.

Stufe	Cerealien [%]	Gemüse [%]	Suppe [%]	Tierisches Eiweiß [%]	Salate, Früchte [%]	Desserts [%]	Getränke*, Flüssigkeiten [%]
7	100%	–	–	–	–	–	–
6	90%	10%	–	–	–	–	–
5	80%	20%	–	–	–	–	–
4	70%	20%	10%	–	–	–	–
3	60%	30%	10%	–	–	–	–
2	50%	30%	10%	10%	–	–	–
1	40%	30%	10%	20%	–	–	–
–1	30%	30%	10%	20%	10%	–	–
–2	20%	30%	10%	25%	10%	5%	–
–3	10%	30%	10%	30%	15%	5%	–
* so wenig wie möglich							

21

> Eine günstige Verteilung von Yin und Yang in der Nahrung ist Voraussetzung für einen gesunden Körper und Geist.

Nach der makrobiotischen Lehre führt ein lang anhaltendes Ungleichgewicht zwischen Yin und Yang zu Gesundheitsstörungen.

Nach dieser Lehre sind alle Erkrankungen durch entsprechende Ernährungsumstellung heilbar. Medikamente und chirurgische Eingriffe werden überflüssig.

Nach Ansicht von Ohsawa ist der Mensch zur sog. **stofflichen Transformation** chemischer Elemente fähig und kann beispielsweise aus Natrium Sauerstoff und Kalium, aus Silicium Calcium etc. bilden. Diese Vorstellung entbehrt jeder wissenschaftlichen Grundlage.

Die Anhänger der makrobiotischen Ernährungslehre lehnen jegliche Schädlingsbekämpfungsmittel, Kunstdünger etc. ab.

> Ernährung nach den Regeln der Makrobiotik birgt erhebliche Gefahren der Mangelversorgung mit essentiellen Nährstoffen.

> Entsprechende, in Holland durchgeführte Untersuchungen ergaben, dass die Ernährung überwiegend aus Getreide, Hülsenfrüchten und Gemüse besteht, mit Zulagen kleiner Mengen an Meeresalgen, fermentierten Produkten, Nüssen und Samen. Fleisch, Milchprodukte und Obst werden gemieden.
> Bei **Kindern** fanden sich erhebliche **Verzögerungen im Längenwachstum.** Die Aufnahme von Energie, Eiweiß, Calcium und den Vitaminen B_2, B_{12} und D lag deutlich unter der einer Kontrollgruppe. **Klinische Zeichen einer Rachitis** konnten während des Sommers bei 28% und im Winter bei 55% der Kinder nachgewiesen werden.
> Dem klinischen Bild entsprechend waren die Serum-Konzentrationen von Vitamin D, Calcium und Phosphat von der Norm abweichend.

> Aufgrund der Ergebnisse dieser Studie wird zur Vermeidung von Mangelsituationen bei Kindern empfohlen, der Kost Fett, Fisch und Milchprodukte zuzusetzen [15].

Kushi-Diät

Die sog. Kushi-Diät, eine **ernährungsphysiologisch sinnvollere Variante** der Makrobiotik hat in den

USA weite Verbreitung gefunden. Sie wird u.a. zur Krebsprophylaxe empfohlen. Die Nahrung soll sich wie folgt **zusammensetzen**:
- 50–60% Vollgetreide
- 25–30% Frischgemüse
- 10% Hülsenfrüchte, Sojafleisch oder Sojakäse
- 5% Algengemüse.

Zusätzlich wird ein- bis zweimal pro Woche weißfleischiger Fisch empfohlen.

Nicht erlaubt sind:
- Fleisch der üblichen Schlachttiere
- Geflügel
- Wild
- Eier
- Butter
- Milch und Milchprodukte einschließlich Käse
- sämtliche Konserven
- Tiefkühlprodukte und industriell bearbeitete Lebensmittel
- Vitamin- und Mineralstoffpräparate.

> Die Kushi-Diät erfüllt weitgehend die Anforderungen an eine optimale Ernährung und auch die nach derzeitigem Kenntnisstand sinnvollen Vorschläge zur Krebsprophylaxe wie geringer Anteil an Fett und hoher Anteil an Ballaststoffen, Gemüse etc. (➤ Kap. 16).

Eine ausreichende Bedarfsdeckung an essentiellen Nährstoffen wie beispielsweise an Calcium ist bei strengem Einhalten der Regeln nicht möglich.

21.3 Schnitzer-Kost

Eine weitere vegetarische Kostform ist die Schnitzer-Kost. Der Zahnmediziner J. G. Schnitzer [52, 53] geht davon aus, dass sich der menschliche Organismus mit seinen Verdauungs- und Stoffwechselfunktionen während der Evolution **an eine Urnahrung** angepasst hat.

Aufgrund von vergleichenden Studien über die **Gebissanatomie** glaubt er, dass im Gegensatz zur allgemeinen Auffassung der Mensch kein Allesfresser (Omnivore), sondern ein **Fruchtesser** (Frugivore) ist.

Hierbei steht der Begriff Frucht nicht für die dem Menschen erst während relativ kurzer Zeit zur Verfügung stehenden Obstfrüchte, sondern für **Samen, Wurzelknollen** und **Blattschösslinge.**

Schnitzer empfiehlt eine Kost überwiegend aus Vollgetreide, Wurzelgemüse und Blattsalat. **Fleisch** ist nicht grundsätzlich verboten, soll aber **möglichst gemieden** werden.

Davon unterschieden wird die **Intensiv-Kost** mit 6300 kJ täglich (1500 kcal), die ausschließlich aus Rohkost besteht. Alle hitzebehandelten Lebensmittel und solche tierischer Herkunft sollen gemieden werden. **Ergänzt** wird diese Variante durch Pulvin, einem **Gesteinsmehl.**

Als **Langzeiternährung** dient die sog. **Normal-Kost** mit 9200 kJ (2200 kcal) täglich. Hierbei wird die Intensiv-Kost ergänzt durch Vollkornbrot, Vollkorngebäck, Milch, Eier, Kartoffeln etc. Diese Variante ist als **ovolactovegetabile Kost** für die Langzeiternährung geeignet.

Als **Vorteile dieser Kostform** werden genannt:
- eine Optimierung der Vitalität
- Ausdauer und Leistungsfähigkeit beim Gesunden
- therapeutische Effekte bei den verschiedensten Erkrankungen.

So berichtet Schnitzer beispielsweise über positive Effekte beim Diabetes mellitus bis hin zur Besserung von diabetischen Spätschäden.

Auf die **Gefahren, den Diabetes mellitus mit der „Schnitzer-Kost" zu therapieren,** und auf die falschen Vorstellungen, insbesondere zur Bedeutung tierischer Proteine für die Eiweißbedarfsdeckung, wurde bereits 1980 von Vertretern der Deutschen Diabetesgesellschaft hingewiesen [43].

> Exakte Untersuchungen mit dieser Kostform liegen bei den verschiedensten als Indikationen genannten Erkrankungen nicht vor.

21.4 Hay'sche Trennkost

> Die Hay'sche Trennkost fordert nach dem Grundsatz „der Mensch soll nicht mischen, was die Natur zu mischen unterließ …", Eiweiß und Kohlenhydrate innerhalb einer Mahlzeit zu trennen.

Gemieden werden sollen sogenannte **unnatürliche Lebensmittel** wie Zucker, Weißmehl, polierter Reis, konservierte Früchte, sterilisierte Lebensmittel etc.

Der Verzehr von **Fleisch** soll 100 g und der von Fett 30–60 g / Tag nicht überschreiten.

> Unverständlich und aufgrund des physiologischen Ablaufs der Verdauungsvorgänge falsch und ohne Sinn ist die Forderung, eiweiß- und kohlenhydratreiche Lebensmittel getrennt aufzunehmen.

In gewisser Weise entschuldbar waren die Vorstellungen des amerikanischen Arztes Howard Hay, der 1933, zu einer Zeit, als die **Kenntnisse über die Verdauungsphysiologie noch unvollständig** waren, sein Ernährungskonzept veröffentlichte. Die Versuche, beim jetzigen Kenntnisstand das Trennprinzip wissenschaftlich begründen zu wollen, sind jedoch, wie folgende Auszüge aus dem Buch „Original Hay'sche Trennkost" [57] zeigen, unverständlich. Auch der für Laien bestimmte Text zeigt, welch **wirre Vorstellungen** über den Ablauf der Verdauungsvorgänge bestehen:

> „Die Verdauung der vorwiegend konzentriert eiweißhaltigen Nahrungsmittel hängt in erster Linie von der Wirkung des Pepsins im Magen ab. Da Pepsin nur bei vorhandener Säure arbeitet, handeln wir falsch, wenn wir zu einer Eiweißmahlzeit reichlich Kohlenhydrate essen, denn die Stärkemehle verlangen Basen und die Eiweißstoffe verlangen Säuren. Der Magen kann nicht … zur gleichen Zeit basisch und sauer sein …"

Argumente gegen eine zu hohe Eiweißzufuhr bzw. den Verzehr raffinierter und sog. denaturierter Nahrungsmittel wie Weißmehl, Zucker etc. sind Folgende:

> „Eiweißabbauprodukte bleiben halbverbrannt im Körper zurück, sammeln sich hauptsächlich als Harnsalze an und verwandeln sich in Harnsäure, Xanthin, Hypoxanthin, Kreatinin u.a., alles belastende Rückstände für unsere leiblichen und seelischen Funktionen. Das Übermaß an Eiweiß wirkt an erster Stelle als Ursache für Früherkrankungen."

21

Als Erklärung für den **schädigenden Effekt raffinierter Kohlenhydrate** findet sich folgende Aussage:

> „Das sind Säurebildner im höchsten Grade, denn ihre Verbrennung hinterlässt Kohlensäure im Blut … Ihre Hauptgefahr liegt darin, dass sie nicht genug basische Elemente im Körper zurücklassen und so den Säurebestand vorbereiten …"

Diese wenigen Sätze demonstrieren, wie versucht wird, ohne Beachtung der elementarsten Regeln der Physiologie, angeblich positive Effekte einer Außenseiterdiät zu erklären.

Ebenso wenig wissenschaftlich begründet ist die Einteilung in **„Basennahrung"** und **„Säurenahrung"**. Zur Basennahrung gehören Gemüse, Obst und Milch.

> Trotz aller unlogischen und unwissenschaftlichen Argumente für das Trennprinzip, werden mit dieser fettarmen Kostform, reich an pflanzlichen Lebensmitteln, alle Nährstoffe in ausreichender Menge aufgenommen.

Wer sich nach den Regeln der Trennkost ernährt, praktiziert eine empfehlenswerte vegetarisch orientierte, fettarme und ballaststoffreiche Ernährung. Es werden folglich die wesentlichen Voraussetzungen zur Vorbeugung gegen heute häufige Erkrankungen erfüllt. Diese positiven Effekte beruhen jedoch nicht auf dem Trennprinzip, sondern ergeben sich durch die optimale Zusammensetzung dieser Kostform.

Kein Anhänger des Trennprinzips hat jemals versucht, durch vergleichende Untersuchungen den Wert dieses Prinzips zu beweisen.

21.5 Eiweißarme Ernährung nach Wendt

Nach den Vorstellungen von Wendt [58] kommt dem **hohen Fleischverzehr** im Rahmen einer hyperkalorischen Ernährung, wie sie bei einem Großteil der Bevölkerung westlicher Industrieländer die Regel ist, eine große Bedeutung bei der Entstehung von Diabetes mellitus, Bluthochdruck, Hypercholesterinämie, Arteriosklerose etc. zu.

Eine Abscheidung überschüssigen Eiweißes soll die Basalmembran der Kapillaren verdicken und hierdurch die Permeabilität herabsetzen. Die genannten Risikofaktoren bzw. Erkrankungen werden als Folge dieser Permeabilitätsstörung angesehen.

Als kausale Therapie der **„Eiweißspeicherkrankheiten"** werden eine Verminderung der Eiweißzufuhr, vegetarische Diät und künstliche Eiweißverluste durch wiederholte Aderlässe empfohlen.

21.6 Kohlenhydratarme Kostformen

Solche Kostformen wurden bereits im 19. Jahrhundert zur Behandlung der **Adipositas** empfohlen.

> So schreibt der Franzose Savarin (1755–1826): „Die hauptsächlichste Ursache der Fettleibigkeit sind Mehl und Stärke, auf denen die tägliche Nahrung des Menschen beruht. Wie wir schon gesagt haben, werden alle Tiere fett, die von mehlhaltigen Stoffen leben, ob sie wollen oder nicht, und auch der Mensch unterliegt diesem allgemein gültigen Gesetz."
> Weitere Empfehlungen stammen von dem Engländer Harvey und von dem deutschen Kliniker Epstein.

Während sich die meisten Autoren insbesondere auf die Adipositas beziehen, vertritt der Österreicher Lutz [40] in seinem Buch „Leben ohne Brot" die Ansicht, dass eine **Vielzahl von Erkrankungen** Folge des zu hohen Kohlenhydratverzehrs sind und Kohlenhydratrestriktionen bei nicht limitierter Protein- und Fettzufuhr zur Therapie zahlreicher Erkrankungen geeignet sei.

Die **Vorstellung** wird wie folgt begründet: Der Mensch hat sich samt seinem Stoffwechsel im Laufe vieler Jahrtausende entwickelt. Während dieser Zeit standen ihm als Jäger und Sammler, abgesehen von Früchten, Wurzeln und Blättern, für seine Ernährung in erster Linie Fleisch und Fett zur Verfügung, während die Kohlenhydrataufnahme zwangsläufig immer sehr gering war (widerspricht den Angaben in ➤ Abb. 2.4).

> „Die menschliche Erbmasse ist nicht so plastisch, dass sie sich innerhalb weniger Jahrhunderte oder Jahrtausende von etwas wegpassen und später ebenso rasch wieder an etwas Neues anpassen könnte, denn dies würde die strukturelle Änderung einer Unzahl von Enzymen voraussetzen."

Lutz geht somit davon aus, dass der derzeitige **Verzehr von Kohlenhydraten,** der im Durchschnitt mehr als 300 g / Tag beim Erwachsenen beträgt, in hohem Maße unphysiologisch sei.

Viele hieraus resultierende Erkrankungen lassen sich nach seiner Ansicht durch eine entsprechende Korrektur der Nahrungszusammensetzung beseitigen. Abgesehen von der Adipositas werden **positive Erfahrungsberichte** bei einer Vielzahl von Erkrankungen, insbesondere Colitis ulcerosa [39], degenerativen Gelenkerkrankungen, Diabetes mellitus, Gicht, Magen- und Duodenalulzera etc., vorgelegt.

Die von Lutz besonders bei **Colitis ulcerosa** beobachteten Befundbesserungen sind im Zusammenhang mit den Untersuchungen zur Verlaufsbeeinflussung des Morbus Crohn durch Diäten, arm an raffinierten Kohlenhydraten und reich an Ballaststoffen, von Interesse (➤ Kap. 3.4.3).

> Die empfohlene Kohlenhydratmenge beträgt 60–70 g / Tag bei freier Wahl von Protein und Fett.

Die immer wieder aufgestellte Behauptung, kohlenhydratarme Ernährung hätte negative gesundheitliche Folgen, wurde **nie bewiesen.**

Ermittelt man die **mittlere tägliche Nährstoffzufuhr** mit einer solchen Kost (8 Männer, 6 Frauen) so findet man mit 9400 ± 3400 kJ (2247 ± 814 kcal) eine relativ niedrige Gesamtenergieaufnahme (mittlere tägliche Energiezufuhr in der Bundesrepublik 9870 kJ [2359 kcal] bei Frauen und 12 330 kJ [2947 kcal] bei Männern) bei einem mittleren täglichen Verzehr von 102 g Protein, 156 g Fett und 75 g Kohlenhydraten [31].

Es gibt weitere Varianten der kohlenhydratarmen, protein- und fettreichen Diäten, die in erster Linie mit großem Erfolg zur Therapie der Adipositas eingesetzt werden können.

Am bekanntesten ist die bereits in ➤ Kap. 4.1.5 besprochene **Atkins-Diät,** die erneut als sog. **Low Carb Diet** besonders in den USA empfohlen wird. Der positive Effekt auf das Körpergewicht bei Adipösen wurde wiederholt in klinischen Studien belegt. Zu Nebenwirkungen insbesondere auf den Lipidstoffwechsel kommt es nicht [42, 23].

Das diesen Kostformen zugrunde liegende Prinzip wurde erneut reißerisch in der sog. **Steinzeit-Diät,** auch als **paläolithische Diät** bezeichnet, bekannt. Es wird wieder darauf hingewiesen, dass dem Menschen die genetische Ausstattung für die heute praktizierte kohlenhydratreiche Ernährung, die erst nach der Erfindung des Ackerbaus möglich wurde, fehlt und dass hiermit die Entstehung der heute so häufigen ernährungsbedingten Zivilisationskrankheiten vorprogrammiert wurde.

21.7 Diäten zur Therapie maligner Tumoren („Krebsdiäten", „Tumordiäten")

Diätetische Maßnahmen zählen zu den **ältesten der vielseitigen Bemühungen,** maligne Tumoren zu heilen bzw. ihr Wachstum zu hemmen.

Bereits im frühen 16. Jahrhundert glaubte man, bösartige Tumoren durch das Meiden von gebratenem Fleisch und den vermehrten Verzehr von gesüßten Speisen, gedünstetem Fleisch, Ziegenmilch, großen Mengen frischer Eier, insbesondere von Eidotter etc. heilen zu können.

Auch in neuerer Zeit wurde immer wieder versucht, das Tumorwachstum mit Hilfe der verschiedensten Kostformen zu hemmen.

In bestimmten Zeitabständen wird in der **Laienpresse** von Diäten berichtet, die in der Lage sein sollen, Tumorkranke zu heilen. Es liegen bisher **keine Beweise** dafür vor, dass solche Effekte zu erreichen sind.

21.7.1 Unbegründete Empfehlungen

Basis vieler Vorschläge ist die **Theorie Warburgs** über die Entstehung maligner Tumoren. Hiernach ist eine irreversible Schädigung der Zellatmung, gefolgt von einer Energiegewinnung aus der Gärung,

21

der Grund für eine Umwandlung hochdifferenzierter Zellen in undifferenzierte, regellos wachsende Krebszellen.

Es wird ignoriert, dass diese Warburg'sche Vorstellung **seit langer Zeit widerlegt** ist, und die Gewebshypoxie nicht Ursache, sondern Folge des malignen Zellwachstums ist.

Der **Milchsäure** und der **Zellatmung** kommt folglich bei den Spekulationen und dem Wirkmechanismus von „Krebsdiäten" eine große Bedeutung zu.

Man unterscheidet die das polarisierte Licht nach rechts drehende **L(+)-Milchsäure** oder Rechtsmilchsäure und die das polarisierte Licht nach links drehende **D(–)-Milchsäure** oder auch Linksmilchsäure.

In Pflanzen, Bakterien etc. findet sich die Milchsäure meist in Form des Razemats, d.h. einer Mischung der rechts- und linksdrehenden Form. Die für den Säugetierorganismus physiologische Form ist die L(+)-Milchsäure oder Rechtsmilchsäure (auch Fleischmilchsäure genannt).

In milchsauren Gemüsen (Bohnen, Gurken, Sauerkraut) sowie in Sauermilchprodukten liegt Milchsäure als Razemat vor, wobei in der Regel die L(+)-Milchsäure überwiegt.

Milchsäurebakterien bilden die in Lebensmitteln enthaltene Milchsäure aus Traubenzucker und Milchzucker. Während im Säugetierorganismus die physiologische L(+)-Milchsäure als normales Stoffwechselzwischenprodukt in den Stoffwechsel eingeschleust wird (**>** Abb. 1.2), erfolgt die Elimination und Umsetzung der D(–)-Milchsäure nur sehr langsam, sodass es zu einer Anreicherung im Blut kommen kann.

Werden Rinder mit kohlenhydratreichem Futter überfüttert, kann es infolge gesteigerter Milchsäuregärung im Pansen zu schweren Erkrankungen durch Anhäufung dieser unphysiologischen Milchsäure im Organismus kommen. Bei der Herstellung von Sauermilchprodukten kann durch Beimpfen mit entsprechenden Keimen eine gezielte L(+)-Milchsäuregärung in Gang gesetzt werden.

Von manchen Autoren wird angenommen, Rechtsmilchsäure bewirke über eine Aktivierung der Zellatmung und ein Unschädlichmachen der Linksmilchsäure durch Razematbildung eine Prophylaxe oder gar Therapie maligner Tumoren.

Bei Patienten mit ausgedehnter Dünndarmresektion kann es periodisch zu Erhöhungen der D(–)-Milchsäure im Serum kommen (**>** Kap. 3.4.14). Es wird angenommen, dass es sich um die Folge einer pathologischen Keimbesiedlung des Dickdarms bei gleichzeitig vermehrtem Übertritt von Kohlenhydraten in diesem Darmabschnitt handelt. Neurologische Symptome, Bewusstseinstrübungen und Veränderungen der Verhaltensweise sind möglicherweise Folgen einer D(–)-Milchsäure-Intoxikation.

Auch bei Säuglingen wurde nach dem Verzehr von Sauermilch über metabolische Azidosen mit verminderter Gewichtszunahme berichtet, die möglicherweise durch die Aufnahme der unphysiologischen Milchsäure bedingt waren (Lit. bei [4]).

Da es bei Erwachsenen, abgesehen von der geschilderten pathophysiologischen Situation nach Dünndarmresektion, offenbar zu keinen Gesundheitsschäden durch den Verzehr von D(–)-Milchsäure kommt, wurde eine von der WHO ursprünglich festgesetzte Grenze der zulässigen Zufuhr an dieser Milchsäure wieder aufgehoben. In der Säuglingsnahrung sollte jedoch D(–)-Milchsäure nicht enthalten sein.

So soll etwa durch den in Rote-Bete-Saft enthaltenen **Farbstoff Betacyan** die Zellatmung gesteigert und hierdurch die Oxidation von Giftstoffen gefördert werden.

Andere Autoren glauben, das Tumorwachstum hemmen zu können, indem sie „die Zufuhr des Rohstoffs für die Milchsäurebildung im Körper drosseln".

Dies geschieht nach ihrer Vorstellung durch einen **Verzicht auf sog. entwertete Kohlenhydrate,** wie Zucker und Weißmehl, aber zum Teil auch durch Meiden kohlenhydratreicher Früchte, wie Birnen, Äpfel und Kartoffeln.

Zusätzlich soll durch den Verzehr kleiner Mengen Milchsäure, in Form von Sauerkrautsaft, Sauermilch etc. „krankhaft gespeicherte Milchsäure ausgeleitet" werden (**Prinzip der isopathischen Therapie).**

Andere Autoren wie etwa Gerson [19] glauben, das Tumorwachstum durch **hohe Kalium-** und **geringe Natriumzufuhr** mit der Diät beeinflussen zu können.

Dies wird erreicht durch den Verzehr großer Mengen von **Obst-** und **Gemüsesäften,** die frisch hergestellt sein müssen und die bei der Herstellung nicht mit bestimmten Metallen in Kontakt kommen sollen, damit keine Inaktivierung von ebenfalls das Tumorwachstum hemmenden Wirkstoffen erfolgt.

Gemüse und Früchte – diese Forderung wird auch von anderen Autoren aufgestellt – sollen nur auf „gesundem Boden", d.h. nicht unter Verwendung von Kunstdünger, produziert sein.

Während in der sog. **Gerson-Diät,** die insbesondere in den USA eine große Zahl an Anhängern gefunden hat, jegliches Fett verboten ist, glaubt etwa **Budwig,** dass man das Krebsproblem durch **Wahl des richtigen Nahrungsfetts** lösen kann. Zu meiden sind „Pseudofette", worunter von der Autorin hoch erhitzte und chemisch veränderte Fette verstanden werden. Empfohlen werden kaltgeschlagene Pflanzenöle, Butter und bestimmte, im Reformhaus erhältliche Margarinesorten.

21.7.2 Wissenschaftliche Betrachtung einiger Aspekte von „Krebsdiäten"

Wie spekulativ und ohne wissenschaftliche Basis die verschiedenen sog. Krebsdiäten sind, ergibt sich aus den zum Teil **widersprüchlichen Diätprinzipien.**

Folgende Lebensmittel werden in den verschiedenen Diätempfehlungen **entweder abgelehnt oder als besonders wertvoll** empfohlen: Tomaten, Kartoffeln, Sojabohnen, Milch, Käse etc. und das totale Fasten. Über positive Erfolge berichten alle Autoren.

Die insbesondere in den USA immer wieder empfohlene Ernährung nach den Grundsätzen der **Makrobiotik,** wobei besonders die Modifikation nach **Kushi** [35] propagiert wird, hat die American Cancer Society bereits 1984 zu einer Stellungnahme veranlasst. Hierin heißt es:

„Nach sorgfältiger Prüfung der Literatur und anderer Quellen findet sich kein Hinweis darauf, dass eine Behandlung mit einer makrobiotischen Diät positive Behandlungseffekte bei Tumorerkrankungen hat."

Die Gesellschaft bittet deshalb Tumorkranke **dringend,** von einer Behandlung mit einer makrobiotischen Diät **Abstand zu nehmen.**

Es muss zusätzlich darauf hingewiesen werden, dass diese Kostform aufgrund ihrer unzureichenden Zusammensetzung **möglicherweise schwerwiegende Risiken** für die Gesundheit mit sich bringt [1].

Ohne wissenschaftliches Konzept sind auch unterstützende diätetische Maßnahmen, wie sie etwa von der bayerischen Krebsgesellschaft in Form einer sog. **stoffwechselaktiven Kost** empfohlen werden. Diese Kost soll „den ganzen Organismus unter bestmögliche Ernährungsbedingungen setzen".

Die Autoren betonen ausdrücklich: „Freilich vermag die stoffwechselaktive Kost allein Krebs nicht zu heilen."

An positiven Effekten wird in Aussicht gestellt: „Aktivierung der sich in den Zellen abspielenden energieliefernden Oxidationsprozesse – Beeinflussung des Darms, der Sekretion der Verdauungssäfte, der Aufschließung der Nährstoffe, der Resorptionsleistung, der Darmbakterien und des Darmmilieus, Beeinflussung der Leber und ihrer dem Stoffwechsel dienenden Funktionen – Erleichterung der Ausscheidung von Endprodukten des Stoffwechsels und von Toxinen, die aus zerfallenden Tumorgeweben stammen, etc."

Auch dies sind **reine Spekulationen,** ohne dass einer der vielversprechenden Effekte jemals belegt worden wäre.

Alle Befürworter der auf den verschiedensten Vorstellungen beruhenden „Krebsdiäten" stellen Behauptungen über Wirkmechanismen auf und berichten von zum Teil spektakulären Heilerfolgen, ohne auch nur Ansätze von Bemühungen um eine exakte Beweisführung zu zeigen. Sämtliche Mitteilungen über Heilerfolge beruhen derzeit auf Spekulationen, unzureichend dokumentierten Fallberichten und falsch interpretierten biochemischen bzw. tierexperimentellen Befunden.

Eine **kausale Therapie maligner Erkrankungen** steht trotz weltweiter Bemühungen nicht zur Verfügung. Daher ist es verständlich, dass Patienten und zum Teil auch Ärzte, die sich nicht um ausreichende Informationen bemühen, die oft wortreichen und mit einem pseudowissenschaftlichen Rahmen versehenen Diäten annehmen. Die Angst und das Bewusstsein, mit bisher bekannten Methoden **nur in begrenztem Maße helfen zu können,** verleitet sie dazu, in Aussicht gestellten Heilerfolgen nicht immer mit ausreichender Kritik zu begegnen.

Verwiesen sei hier auf Sätze aus dem Buch „Das Krebsproblem" von K. H. Bauer [6], die nach wie vor volle Gültigkeit haben: „Wunschträume sind als Arbeitshypothesen frisiert ... Manches ist reine Scharlatanerie ... Die Diät bei ‚Krebskranken' ist keine ‚Krebsdiät'."

In der Einleitung zu ➤ Kap. 16 wurde bereits darauf hingewiesen, dass trotz der großen Fortschritte in der Medizin in westlichen Industrieländern **zunehmend paramedizinische Diagnose-** und **Behandlungsverfahren** Anhänger finden und dass nach einer in der

21

Schweiz durchgeführten Befragung [7] mehr als 44% der Tumorpatienten solche Methoden anwenden.

Obwohl sich, wie bereits erwähnt, die Zusammensetzung der verschiedenen sog. **Krebsdiäten** oft erheblich unterscheidet, haben viele folgende **Forderungen gemeinsam:**

- Meiden von Zucker und Weißmehl.
- Verzehr von Vollkornprodukten, rohem Obst und Gemüse.
- Trinken von Obst- und Gemüsesäften.
- Fleisch, Fisch und tierische Fette, in der Regel auch Milchprodukte, werden entweder verboten oder stark eingeschränkt. Insgesamt wird meist nur ein geringer Fettverzehr – das betrifft auch „reine Pflanzenfette" – empfohlen.
- Verboten sind in der Regel Margarine, Kochsalz, Alkohol, Coffein.

Wenn der Energiebedarf eines Kranken mit einer solchen Kost gedeckt wird, so ergeben sich im Vergleich zur **üblichen Krankenhausernährung** erhebliche **Unterschiede in der Nährstoffzufuhr,** wie sie in ➤ Tabelle 21.4 dargestellt sind.

Es erhebt sich die Frage, ob es trotz fehlender Beweise für den Wirkmechanismus der nach diesem Prinzip zusammengesetzten Diäten nach derzeiti-

gem Wissensstand Ansätze für gezielte Therapiestudien bzw. experimentelle Untersuchungen gibt.

> Manche Autoren [41] spekulieren, dass der niedrigen Natrium- und der sehr hohen Kaliumzufuhr bzw. der hieraus resultierenden vermehrten Aldosteronfreisetzung, wie sie insbesondere bei der Gerson-Diät [19] resultiert, eine Bedeutung zukommt. Tierexperimentelle Befunde zeigen zum Teil einen Hemmeffekt von Mineralocorticoiden auf das Wachstum maligner Tumoren, und die Toxintoleranz kann durch diese Hormone beim Tier gesteigert werden.

Auch der in aller Regel **sehr geringe Fettgehalt** in Krebsdiäten könnte u.U. eine Rolle spielen.

> Sowohl in Tierexperimenten als auch beim Menschen konnten Einflüsse von Art und Menge des Nahrungsfetts auf das Verhalten von Immunreaktionen gezeigt werden, denen möglicherweise eine Bedeutung bei der Tumorentstehung und -therapie zukommt [29].

Art und Menge des Nahrungsfetts haben im Experiment auch einen Einfluss auf die **Metastasierung.**

Da das Schicksal eines Patienten mit malignem Tumor vom Ausmaß und Verlauf der Metastasie-

Tab. 21.4 Mittlere tägliche Nährstoff-, Energie- und Ballaststoffaufnahme mit: 1. Vollkost und leichter Vollkost, nach den Empfehlungen für die Nährstoffzufuhr im Krankenhaus (Peinelt u. Rottka [50]) und Krebsdiät, 2. nach Moermann, 3. nach Schultz-Friese (Bestkost), 4. nach Dr. Kuhl, 5. nach der Gerson-Diät (Gerson [19], Lechner [36]).

	Protein		Fett [g]	p/S-Wert	KH gesamt [g]	Mono- und Disaccharide [g]	Energie	
	tierisch [g]	pflanzlich [g]					[MJ]	[kcal]
1.	37	37	78	1,0	250	80	8,4	2000
2.	42	43	51	0,4	286	102	8,3	1987
3.	47	39	66	1,0	234	72	8,0	1905
4.	31	38	60	1,1	264	105	3,9	1919
5.	27*	60	32	1,1	473	301	10,6	2540

	Na [g / mmol]	K [g / mmol]	Vit. C [mg]	Retinoläquivalent [mg]	Vit. B$_6$ [mg]	Zn [mg]	Ballaststoffe [g]
1.	2,0 / 87	4,0 / 102	110	1,2	2,2	15,0	30
2.	0,8 / 35	4,5 / 115	499	3,2	3,8	5,2	43
3.	1,0 / 44	3,2 / 82	286	1,4	2,0	11,9	34
4.	0,7 / 30	4,0 / 102	340	1,5	2,9	6,3	34
5.	0,9 / 38	11,4 / 292	1118	3,5	5,3	11,5	60

* Zu Behandlungsbeginn kein tierisches Eiweiß. Nach Monaten magere Milchprodukte.

rung abhängig ist, kommt diesen Befunden möglicherweise eine praktische Bedeutung zu.

So ist beispielsweise bei der Maus unter Gabe einer Diät mit 20% trans-Fettsäuren nach Injektion von Tumorzellen nur eine geringe Implantation nachweisbar, während diese unter Gabe eines Futters mit 20% cis-Fettsäuren wesentlich höher liegt.
Auch Linolsäure begünstigt die Metastasierung bei der Maus. Steigender Anteil dieser Fettsäure in der Diät geht mit steigenden Implantationsraten einher. Als Erklärung werden **Einflüsse auf das Immunsystem und den Eicosanoidstoffwechsel** diskutiert.
In Tumormodellen korrelierten hohe Prostaglandinkonzentrationen im Gewebe mit einer hohen Metastasierungstendenz.
Substanzen, die die **Prostaglandinsynthese hemmen,** wie etwa Indometacin, reduzieren auch die Neigung von Tumoren zur Metastasierung (Lit. bei [16]).

Zur diätetischen Beeinflussung des Tumorwachstums mit an γ-**Linolensäure-reichen** Ölen, extremer Reduktion der Nährstoffzufuhr (z.B. „Krebskur total" nach Breuss) etc. wird auf zusammenfassende Darstellungen verwiesen [8, 32, 47].

In den USA wurde über Erfolge mit **Amygdalin** (als Laetrile im Handel) in Kombination mit **Polyvitaminpräparaten, Pankreasenzympräparaten** und einer speziellen Diät berichtet.

Die **Diät** sieht eine Reduktion von Eiern, Milchprodukten, Fleisch, Weißmehl, raffiniertem Zucker, Salz, Kaffee, Tee, Colagetränken und alkoholischen Getränken vor und empfiehlt den Verzehr frischer und getrockneter Früchte, insbesondere von Nüssen, Rosinen, Datteln und Feigen, frischem Gemüse und Vollkornprodukten.

Unterstützt von der Food and Drug Administration, wurde diese Diät, die zusammen mit dem „Krebstherapeutikum" Laetrile propagiert wurde, vom National Cancer Institute an insgesamt 178 Karzinomkranken unter kontrollierten Bedingungen überprüft.
Die Therapie wurde so lange fortgesetzt, bis definitiv Hinweise auf ein Fortschreiten des Tumorleidens nachweisbar waren oder bis eine hochgradige klinische Verschlechterung eine Weiterbehandlung nicht mehr rechtfertigte.

Ein **therapeutischer Effekt** konnte **nicht nachgewiesen** werden. Bei dieser Studie ist auch das diäte-

tische Prinzip der meisten Krebsdiäten mit überprüft worden [44].

Mit wissenschaftlich exakter Methodik wurde auch der therapeutische Effekt der sog. **„Bristol diet"** überprüft. Diese aus rohem und gekochtem Gemüse und Soja bzw. Hülsenfrüchten als Proteinquelle zusammengesetzte Kost wurde in einer englischen Klinik (Bristol Cancer Help Centre) **in Kombination mit anderen alternativen Therapieverfahren** wie Meditation, Yoga, Akupunktur, Gaben von Mistelextrakt etc. zur Tumortherapie eingesetzt.

Die Therapieerfolge dieser Klinik wurden in der **Laienpresse** zunehmend als positiv beschrieben. Personen des öffentlichen Lebens bekundeten ihr Vertrauen in dieses Behandlungsverfahren.

Da führende Onkologen dieses **wissenschaftlich nicht begründete** Behandlungskonzept ablehnten, einigten sich Anhänger des alternativen Verfahrens und kritische Kliniker auf eine gemeinsame vergleichende prospektive Therapiestudie an Frauen mit Mammakarzinom.

334 Patientinnen der genannten Klinik und 461 Kontrollen unter herkömmlicher Therapie wurden während 2 Jahren vergleichend untersucht und kontrolliert. Bezogen auf die Gesamtüberlebenszeit und die Zeit frei von Metastasen fand sich **kein signifikanter Unterschied** zwischen beiden Gruppen [3].

Vitamine

Nicht bewiesen und folglich sehr umstritten ist die Therapie mit hohen Dosen **Ascorbinsäure** (bis zu 10 g / Tag), die besonders von den Autoren Cameron und Pauling propagiert wurde [12, 13, 49].

Da Vitamin C in solcher Menge auch mit sehr extremen Kostformen nicht zugeführt werden kann (➤ Tab. 21.4), handelt es sich **nicht mehr um eine diätetische Therapie.**

Die Befürworter der hoch dosierten Ascorbinsäurebehandlung glauben ausreichende Beweise dafür zu haben, dass unter der extrem hohen oralen Aufnahme des Vitamins sowohl die Überlebenszeit verlängert als auch die Lebensqualität verbessert werden [49].

21

Das Ergebnis einer prospektiven kontrollierten Studie an Kranken mit metastasierenden malignen Tumoren, die einen positiven Effekt von Ascorbinsäure nicht bestätigen konnte, wird von den Befürwortern der Therapie wegen methodischer Mängel nicht anerkannt [49].
Über positive Effekte einer hoch dosierten Ascorbinsäuregabe bei malignen Tumoren wird auch von japanischen Autoren berichtet [45]. Abgesehen von positiven Effekten auf die Überlebenszeit wird auch von anderen Untersuchern über eine Reihe positiver Effekte auf Abwehrmechanismen und eine bessere Toleranz gegenüber der Chemo- und Strahlentherapie unter hoch dosierter Vitamin-C-Gabe berichtet (Lit. bei [24]).

Etwa 80% aller Mammakarzinome besitzen **Rezeptoren für 1,25-Dihydroxy-Vitamin D,** die aktive Form von Vitamin D. Die Proliferation von **rezeptorpositiven Mammakarzinomzellen** lässt sich durch 1,25-Dihydroxy-Vitamin D hemmen. Die Überlebenszeit der Patientinnen mit rezeptornegativen Tumoren ist signifikant geringer als die mit rezeptorpositiven.

In den von diesen Befunden ausgehenden tierexperimentellen Studien konnte durch orale Gabe von **Vitamin D** das Wachstum der Mammakarzinome signifikant gehemmt werden.

In neueren Studien konnte gezeigt werden, dass enge Beziehungen zwischen dem Vitamin-D-Stoffwechsel und der Zellproliferation, der Zelldifferenzierung und der Apoptose bestehen. Der Vitamin-D-Status hat enge Beziehungen zur Entstehung mehrerer Organtumoren. Eine **geringe Vitamin-D-Zufuhr** begünstigt mit großer Wahrscheinlichkeit die Entstehung von Mamma-, Prostata-, Nieren-, Pankreas- und weiterer Tumoren (Lit. bei [30]). Inwieweit diese Befunde einen Ansatz für eine Therapie ergeben, bedarf der Klärung.

Auch **Vitamin K** hemmt das Wachstum verschiedener Tumorzelltypen in der Zellkultur. Hierbei zeigte sich ein **synergistischer Effekt von Vitamin C und Vitamin K.** Ob diese Befunde Bedeutung für die Behandlung Tumorkranker haben, bedarf ebenfalls noch gezielter klinischer Studien [45].

Ausgehend von Ergebnissen tierexperimenteller Untersuchungen wurde immer wieder versucht, mit hohen Dosen Vitamin A das Wachstum maligner Tumoren zu hemmen. Überzeugende Behandlungsergebnisse konnten dann, wenn exakte Prüfbedingungen eingehalten wurden, nicht erzielt werden [22].

Neuere Untersuchungen zeigen, dass **zumindest Vorstadien von Karzinomen** sowohl durch orale Gaben von Vitamin A als auch durch β-Carotin positiv beeinflusst werden können.

In manchen Regionen Indiens, in denen als Folge des Kauens von Tabak-Betelnuss-Mischungen bis zu 25% aller Krebsfälle auf die Mundhöhle entfallen, wurde das Verhalten von Leukoplakien und Mikronuklei in Zellen der Mundschleimhaut als Vorstufen des Karzinoms unter Verabreichung von Vitamin A bzw. Carotin beobachtet. Die Gabe von 200 000 IE Vitamin A wöchentlich führte innerhalb von 6 Monaten zu einer Reduktion der Leukoplakien um 57% und der Mikronuklei um 96%. die Gabe von 180 mg β-Carotin pro Woche reduzierte die genannten Veränderungen um 14,8 bzw. 98%. Nach Absetzen von Vitamin A bzw. β-Carotin entwickelten sich die genannten Karzinomvorstufen wieder [55].

Der Vollständigkeit halber sei hier auch auf Außenseiterdiäten beim hyperkinetischen Syndrom (> Kap. 11.8), auf die Rheumadiät (> Kap. 8.2) und die Evers-Diät (> Kap. 11.2) verwiesen. Ausführliche Informationen enthalten die entsprechenden Kapitel.

21.8 Heilfasten und energiereduzierte Diäten

Fasten bedeutet im Gegensatz zu Hungern einen freiwilligen Verzicht auf Nahrung über einen begrenzten, meist selbst bestimmten Zeitraum.

Das Fasten war bereits vor Jahrtausenden **Bestandteil sowohl vieler Religionen** als auch der Medizin. Die fließenden Übergänge zwischen dem religiösen und dem heilenden Fasten ergaben sich aus der Einheit des Amtes von Priester und Arzt.

Priester fasteten in vielen Religionen vor hohen Festen. Von Religionsgründern wie Moses, Jesus, Buddha und anderen ist bekannt, dass sie fasteten und ihren Anhängern Fastenperioden empfahlen.

Über die **heilende Wirkung des Fastens** wird bereits im Altertum und später von bekannten europäischen Klinikern bis ins 18. Jahrhundert berichtet.

Im letzten Drittel des 19. Jahrhunderts wurde unter dem Einfluss der Zellularpathologie und als Folge des Einzugs des rein naturwissenschaftlich orientierten Denkens in die Medizin zunehmend auf Fastenkuren verzichtet.

Trotzdem hat sich dieses Verfahren in verschiedenen Varianten als eine Komponente der Naturheilverfahren zur Behandlung insbesondere von Funktionsstörungen, Übergewicht, aber auch von chronischen Erkrankungen wie beispielsweise dem Rheumatismus (> Kap. 8.2) erhalten und bewährt (Lit. bei [25]).

Saft-Fasten nach Buchinger-Lützner

Die Diät besteht ausschließlich in der Gabe von Kräutertee mit Honig, Gemüsebrühe und Obstsäften. Hiermit werden pro Tag etwa 50 g Kohlenhydrate aufgenommen.

Indikationen Adipositas und hiermit im Zusammenhang stehende Erkrankungen sowie rheumatische Erkrankungen, Bluthochdruck, funktionelle Störungen etc. [11].

Nach Beendigung der Fastenphase schließen sich sog. Aufbautage an, während derer versucht wird, durch gezielte Ernährungsberatung das Ernährungsverhalten nach der Fastenkur zu optimieren [38].

Molke-Trinkkur (Molke-Fasten)

Pro Tag werden 1–1,5 l Molke und zusätzlich Kräutertee, Pflanzensäfte und Mineralwasser getrunken. Die Gesamtenergiezufuhr, insbesondere in Form von Molkeprotein und Milchzucker, beträgt 1255–1464 kJ / Tag (300–350 kcal). Dem **Milchsäuregehalt** der Molke wird ein besonderer therapeutischer Effekt zugesprochen. Die Indikationen sind sehr vielfältig.

Milch-Semmel-Diät nach Franz Xaver Mayr (Mayr-Kur)

Von dem böhmischen Badearzt Mayr angebene Diät zur Behandlung insbesondere der **Obstipation** und **weiterer Funktionsstörungen des Darmes.**

Altbackene Semmeln, die nach Vorschrift gekaut werden, und Milch sind die wesentlichen Bestandteile der Kost. Unterstützt wird die Behandlung durch **Massage des Abdomens.**

Weniger bekannt ist das reine Heilfasten nach Mayr, bei dem ausschließlich Tee und täglich Karlsbader Salz verabreicht werden. Auch das Fasten wird mit einer Darmmassage kombiniert (Lit. bei [17]).

Schroth-Kur

Diese Trockentag-Trinktag-Wechseldiät ist benannt nach ihrem Begründer, dem 1798 geborenen schlesischen Fuhrmann Johann Schroth. Er hatte ähnlich wie andere Gründer von Naturheilverfahren ein Schlüsselerlebnis. Eine Knieverletzung mit anschließender Schwellung und Funktionseinschränkung des Gelenkes behandelte er erfolgreich mit feuchten Packungen. Dieser Erfolg zusammen mit der Erfahrung, dass kranke Tiere die Nahrung verweigern und die Trinkmenge reduzieren, waren die Basis für das von ihm entwickelte Behandlungskonzept, bestehend aus einer feuchten Ganzkörperpackung, Trink- und Trockentagen sowie einer speziellen Diät. Das Prinzip der diätetischen Maßnahmen ist bei der traditionellen Schroth-Kur auch heute noch wie folgt:

Drei Trockentage, zwei kleine und zwei große Trinktage wechseln einander ab. An Trockentagen ist lediglich ein Glas Obstsaft erlaubt, am kleinen Trinktag 1 l Flüssigkeit und am großen Trinktag 2 l Flüssigkeit.

Nach der Originalvorschrift wird die Flüssigkeit in Form eines **weißen Landweins** aufgenommen, heute häufig gegen Frucht- und Gemüsesäfte ausgetauscht.

Die Schroth-Diät ist **niedrig im Energiegehalt** (1673–3347 kJ / Tag = 400–800 kcal), kohlenhydratreich, fett-, eiweiß- sowie kochsalzarm. Die tägliche Nährstoffzufuhr wird mit 12 g Eiweiß, 2,3 g Fett und 92 g Kohlenhydraten angegeben.

Aus ernährungsmedizinischer Sicht ist gegen die kurzfristige zwei- bis dreiwöchige Ernährung mit einer solchen hypokalorischen, kohlenhydratbetonten Ernährung, mit der die optimale Deckung des Bedarfes an essentiellen Nährstoffen nicht gewährleistet ist, nichts einzuwenden. Wie unter jeder stark energiereduzierten Ernährung kommt es auch hier zum Ge-

21

wichtsverlust, zu einer Abnahme der Serum-Cholesterin- und Triglyceridkonzentration sowie einer Senkung des Blutdrucks. Exakte Daten über den kurzfristigen als auch den Langzeiterfolg finden sich bei der großen Zahl an Indikationen (Fettstoffwechselstörungen, Gicht, Diabetes mellitus, Psoriasis, Neurodermitis, Akne, Allergien, rheumatische Erkrankungen, Arthrosen, verschiedene Erkrankungen der Verdauungsorgane, Migräne etc.) in der Literatur nicht.

Als Wirkprinzip werden folgende unwissenschaftliche Aussagen genannt: Besinnen des Organismus auf Selbstheilungskräfte, Unterstützung des Entschlackungsprozesses, geringe Bildung giftiger Stoffwechselendprodukte, Vermeiden einer Eiweißmast (unter Hinweis auf Wendt, ➤ Kap. 21.5) etc. [10].

Eine wissenschaftliche Basis und folglich eine Erklärung für den postulierten Wirkeffekt des Wechsels zwischen Trocken- und Trinktagen gibt es ebenfalls nicht. Dass an Trockentagen der „Körper Wasser und Schlackenstoffe aus dem Gewebe ins Blut zieht" und diese dann „an Trinktagen durch Wasserüberschuss über die Nieren und Haut ausgeschieden werden", entspricht allenfalls den Vorstellungen zu Lebzeiten von J. Schroth [34].

Schroth ging davon aus, dass Wein, mäßig genossen, „auf manche Krankheiten eine aufregende Kraft ausübt" und geeignet ist, zusammen mit den übrigen empfohlenen Kurmitteln, insbesondere den **periodischen Dursttagen,** „die Krankheitsstoffe aus ihrem Schlafe zu wecken und dann aus dem Körper zu entfernen" (Lit. bei [27]).

21.9 Weitere Außenseiterdiäten

Aus der Fülle der Kostformen, die zum Teil auf völlig abstrusen Vorstellungen, weitab von jeder wissenschaftlichen Basis oder eingehenden klinischen Erfahrung, gründen und die zum Teil die Anhänger **in hohem Maße gefährden,** werden einige kurz beschrieben.

In relativ kurzen Zeitabständen werden insbesondere in den USA neue **„Wunderdiäten"** erdacht, die „durch Stärkung des Immunsystems" vor Erkrankungen schützen und die meist auch in der Lage sein

sollen, das vorrangige Ernährungsproblem der Industrieländer, die Adipositas, zu lösen.

Vitalstoffreiche Vollwertkost nach Bruker

Unterschieden wird zwischen **„Lebensmitteln"** (unerhitzte Gemüse, rohes Obst, Getreide, Butter etc.) und **„Nahrungsmitteln"** (hitzebehandelte pflanzliche und tierische Lebensmittel, konservierte Produkte, Küchenzucker (Fabrikzucker, Auszugsmehl etc.).

Die Ernährung hat einen umso höheren vorbeugenden und heilenden Effekt, je höher der Anteil an „Lebensmitteln" ist.

Folgende Aussagen demonstrieren die wirren, weitab jeder wissenschaftlichen Erkenntnis liegenden Ansichten der Anhänger dieser Kostform:

- „H-Milch ist eine tote Milch ohne sonderlichen Nährwert."
- „Der Cholesteringehalt der Nahrungsmittel ist belanglos." etc.

Während die Realisierung dieser überwiegend irreführenden Aussagen keine negativen gesundheitlichen Folgen hat, zeugen andere Behauptungen von einer geradezu grotesken Unkenntnis bzw. **Verkennung eindeutiger Gefahren.**

> So wird behauptet, die Zöliakie sei eine zivilisationsbedingte Krankheit, die durch getreidehaltige Vollwertkost zu behandeln sei.

Die Deutsche Zöliakiegesellschaft sah sich gezwungen, **zum Schutz** ihrer Mitglieder öffentlich dieser Auffassung entgegenzutreten und auf die Gefahren hinzuweisen.

In dem Buch „Biologischer Ratgeber für Mutter und Kind" wird der **vorbeugende Effekt von Impfungen negiert.** Zu lesen ist hier folgender Satz:

> „Bei Vermeidung von raffinierten Kohlenhydraten, d.h. Fabrikzucker und Auszugsmehlen, ist eine Ansteckung mit Kinderlähmungsvirus nicht möglich …"

„Alle diese Impfungen (Keuchhusten, Masern, Röteln, Wundstarrkrampf) sind bei einem Kind, das die beschriebene vitalstoffreiche Vollwertkost zu sich nimmt, absolut unnötig". Führende Pädiater sahen sich veranlasst, zu diesen und ähnlich **falschen und gefährlichen Aussagen** Stellung zu nehmen [20].

Fit for Life

Die unter dieser Bezeichnung von dem amerikanischen Ehepaar Diamond erdachte **Variante der Hay'schen Trennkost** gehört zu den Außenseiterdiäten mit den meisten unsinnigen Aussagen und Versprechungen.

Bei der **Begründung des Ernährungskonzeptes** werden wissenschaftliche Erkenntnisse in hohem Maße außer Acht gelassen.

Behauptet wird, dass durch die übliche falsche Ernährung das Gleichgewicht zwischen auf- und abbauendem Stoffwechsel gestört wird. Hieraus sollen Stoffwechselstörungen mit der Bildung von Schlacken resultieren, die sich im Körper ablagern bzw. nur unter hohem Aufwand an Energie ausgeschieden werden.

Beim **Verzehr der richtigen Lebensmittel zur richtigen Zeit** würde die zur Ausscheidung von Schlacken erforderliche Energie zum Abbau von Übergewicht dienen.

Ausgehend von einem Wassergehalt des Körpers von etwa 70% sollen überwiegend auch Lebensmittel mit hohem Wassergehalt verzehrt werden.

Wichtig ist die richtige Lebensmittelkombination. Werden zwei an Protein und Kohlenhydraten reiche Lebensmittel gleichzeitig verzehrt, so kommt es durch Fäulnis des Proteins und Gärung der Kohlenhydrate zur Bildung giftiger Säuren etc. **Obst** und rohes **Gemüse** sind wegen des hohen Wassergehaltes die wichtigsten Lebensmittel. Alle drei Stunden sollen zwei Portionen Obst gegessen werden. Es führt nicht zur Verschlackung und Übersäuerung.

Von dem Verzehr von **Milch** und **Milchprodukten** wird abgeraten. Milch ist nur für Kälber geeignet! Sie hemmt durch Verschleimung die Nährstoffresorption.

Destilliertes Wasser gilt als ideales Getränk. Anorganische Bestandteile in Mineralwasser begünstigen durch eine Verbindung mit Cholesterin die Plaquebildung in Arterien usw. usw.

In Aussicht gestellt wird die Belohnung in Form eines jugendlich schlanken Körpers sowie von Schönheit, Vitalität, psychisch-seelischer und geistiger Gesundheit usw.

Extreme Varianten der Rohkost

Unter der Vorstellung, Verdauung und Stoffwechsel seien von Natur aus auf den Verzehr von Rohkost eingestellt, empfehlen manche Außenseiter eine **hundertprozentige Rohkost** („Leben ohne Kochtopf"). Sie gehen davon aus, dass nur rohe Nahrung optimal verdaut wird.

Um ein optimales Säure-Basen-Gleichgewicht zu garantieren, sollen 70% der Kost aus **Basenbildnern,** überwiegend Früchten, bestehen. Als **Säurebildner** werden Milch, Käse und Fleisch abgelehnt.

Andere empfehlen, mit dem Geruchs- und Geschmackssinn die richtigen Lebensmittel auszuwählen. Da Geruch und Geschmack durch Kochen und Backen der Lebensmittel verändert werden, kann die **durch den Instinkt gesteuerte Ernährung,** zu der auch rohes Fleisch und Eier gehören („Instinktotherapie"), wie beim Urmenschen nur aus rohen Lebensmitteln bestehen.

Blutgruppendiät

Der Amerikaner P. J. D. Adamo geht davon aus, dass die nach dem AB0-System unterschiedlichen Bindungsproteine auf der Oberfläche der Erythrozyten mit speziellen durch die Nahrung aufgenommenen Lektinen reagieren und so durch eine Agglutination von Erythrozyten Krankheiten induziert werden. Durch Meiden der jeweils negativ wirkenden Lektine in der Nahrung könnte so Erkrankungen vorgebeugt werden. Auf diesem kurz skizzierten völlig spekulativen „Gedankengebäude" beruhen die Ernährungsempfehlungen der Blutgruppendiät.

✚ 021 Literatur

21

22 Schadstoffe in Lebensmitteln

22.1 Einleitung

Der wissenschaftlich-technische Fortschritt hat zur Folge, dass unsere Umwelt – Luft, Wasser, Boden – zunehmend mit Substanzen belastet wird, die in der Natur nicht oder nur in sehr geringen Konzentrationen vorkommen.

Dies betrifft Substanzen:
- die **nicht gezielt eingebracht** werden, sondern bei Herstellungsprozessen, der Verbrennung von fossilen Brennstoffen und Müll etc. entstehen und in die Umwelt entweichen wie z.B. Dioxine, Cadmium oder Quecksilber

und solche,
- die **für spezielle Zwecke hergestellt** und gezielt in die Umwelt gebracht werden, wie beispielsweise die Pestizide.

Mit pflanzlichen und tierischen Lebensmitteln oder Trinkwasser gelangen all diese Substanzen in den menschlichen Organismus und verursachen hier ab einer bestimmten Konzentration und Einwirkungsdauer **Gesundheitsschäden.**

Welche **Mengen** an Umweltgiften in den verschiedenen Regionen der Welt aufgenommen werden und welche Stoffe bei welcher **Konzentration** und **Einwirkungsdauer** negative Wirkungen entfalten, ist zum Teil noch unzureichend untersucht und in der Diskussion.

Teile der Bevölkerung sind jedoch durch bekannt gewordene **Vergiftungen,** aber auch durch überspitzte Darstellungen der Gesamtproblematik und häufig in der Laienpresse zu lesende Formulierungen wie „Gift in der Nahrung" oder „Chemie im Kochtopf" beunruhigt.

Die **Auswirkungen von Umweltgiften** beim sog. Waldsterben und der Rückgang an tierischen und pflanzlichen Lebewesen in unseren Gewässern demonstrieren, in welchem Ausmaß schädliche Substanzen in die Umwelt gelangen, sodass zu befürchten ist, dass auch in zunehmendem Maße der Mensch mit einbezogen wird.

Obwohl die **Gesundheitsgefährdung durch Fehlernährung** („Der Bürger isst zu viel, zu fett, zu süß, zu salzig."), **Zigarettenrauchen** und **mangelnde körperliche Aktivität** wissenschaftlich gesichert und jedem Bürger bekannt ist und von jedem für sich selbst völlig ausgeschaltet werden kann, wird diese Chance zur Gesunderhaltung nur von wenigen genutzt.

Der Bürger verlangt jedoch, obwohl ihm der entsprechende Sachverstand und Überblick fehlt und viele Fragen bezüglich eines negativen Einflusses auf die menschliche Gesundheit noch offen sind, vom Staat bestmöglichen Schutz vor „Fremdstoffen" und „Schadstoffen".

> Unter der Bezeichnung **„Fremdstoffe"** oder **„Schadstoffe"** werden heute alle diejenigen Substanzen verstanden, die in der Nahrung vorkommen können und die – unter bestimmten Voraussetzungen – geeignet sind, den Organismus zu schädigen.

Dieser weitläufig definierte **Sammelbegriff** ist somit Etikett für alle suspekten Nahrungsbestandteile und **Pauschalqualifikation** zugleich; er umfasst nicht nur eine beschreibende, sondern auch eine wertende Komponente.

22.2 Zusatzstoffe, Rückstände und Verunreinigungen

Bei differenzierter Beurteilung müssen die Sammelbegriffe Fremd- und Schadstoffe in Zusatzstoffe, Rückstände und Verunreinigungen **unterteilt** wer-

Tab. 22.1 Erklärungen der Begriffe Zusatzstoffe, Rückstände, Verunreinigungen.

	Zusatzstoffe	Rückstände	Verunreinigungen
	Verwendung aufgrund behördlicher Bewilligung	unbeabsichtigte Kontamination durch Hilfsstoffe	Mitläufer bei Produktion und Verarbeitung
Gründe für das Vorkommen in der Nahrung	Verbesserung von Aussehen, Haltbarkeit oder Nährwert	Einsatz zur Ertragssteigerung und Sicherung	Indikatoren des Umweltzustandes
Beispiele	Farbstoffe, Konservierungsmittel	Pestizide, Antibiotika	Blei, Cadmium, Quecksilber, Detergenzien

Tab. 22.2 Konzentrationsangaben für Schadstoffe in Lebensmitteln (LM).

Alt	Neu	Verdünnung	
1 ppm (parts per million)	1 mg / kg LM	1 / 1 000 000	10^{-6}
1 ppb (parts per billion)	1 µg / kg LM	1 / 1 000 000 000	10^{-9}
1 ppt (parts per trillion)	1 ng / kg LM	1 / 1 000 000 000 000	10^{-12}

den. Eine Erklärung dieser Begriffe gibt ➤ Tabelle 22.1.

Die Substanzen, die zu den Umweltgiften zählen, finden sich in den Lebensmitteln meist in **extrem niedrigen Konzentrationen** (➤ Tab. 22.2) und können zum Teil nur mit neuesten Analysemethoden nachgewiesen werden.

Zusatzstoffe

Nach dem Lebensmittel- und Bedarfsgegenständegesetz (§ 2) sind Zusatzstoffe wie folgt definiert:

„Stoffe, die dazu bestimmt sind, Lebensmitteln zur Beeinflussung ihrer Beschaffenheit und zur Erzielung bestimmter Eigenschaften oder Wirkungen zugesetzt zu werden."

Sie müssen nach der **Lebensmittelkennzeichnungsverordnung** bei allen fertig verpackten Lebensmitteln auf der Packung angegeben werden.

Beispiele sind Farbstoffe, Konservierungsstoffe, Emulgatoren, Geliermittel, Backtriebmittel, Geschmacksverstärker, Süßstoffe.

Rückstände

Es handelt sich um Stoffe, die bei der landwirtschaftlichen **Produktion** oder bei der **Lagerung** zur An-

wendung kommen und nur hier einem bestimmten Zweck dienen, letztlich aber doch noch im verzehrfertigen Lebensmittel nachweisbar sind.

Beispiele sind Pflanzenschutzmittel, Wachstumsregler, Vorratsschutz- und Schädlingsbekämpfungsmittel, Mittel zur Bodenbehandlung oder Düngung etc.

In Rechtsverordnungen sind **Höchstmengen** dieser Rückstände vorgeschrieben.

Verunreinigungen

Sie sind ungewollt, **unbeabsichtigt** und ohne Verschulden des Herstellers in oder auf Lebensmittel gelangt. **Beispiele** sind aus Verpackungsmaterial übertretende Substanzen, Arsen, die Schwermetalle Blei, Cadmium und Quecksilber sowie eine Reihe langlebiger Kohlenwasserstoffe.

Für alle toxischen Substanzen gibt es einen **Bereich,** in dem noch **keine negativen Effekte** nachgewiesen werden können bzw. Wirkungen aufgrund des derzeitigen Wissensstands nicht zu erwarten sind (dies gilt **nicht für Karzinogene).**

Diese Tatsache hat bereits Paracelsus in den viel zitierten Satz gefasst: „Alle Dinge sind Gift und nichts ist ohne Gift, allein die Dosis macht, dass ein Ding kein Gift sei."

Tab. 22.3 Zusammenstellung der wichtigsten Schadstoffe, ihrer Vorkommen und Toxizität.

Schadstoffe		Verwendung, Vorkommen	In Nahrungsmitteln	Toxizität
Hg	Quecksilber	als CH_3^- Hg^+ in Industrieabwässern	Fische, Meerestiere	Organschäden, neurotoxisch
Cd	Cadmium	Zn-Begleiter, Verhüttung, Farben (Plastik), Cd-Überzüge bei Eisengeräten	pflanzliche Lebensmittel, Leber, Nieren, Innereien, Würste, Pilze	Organschäden, Erbschäden, kanzerogen, Skelettschäden, Fehlbildungen des Fetus
Pb	Blei	Abgase von Verbrennungsmotoren, Farben, Verhüttung	pflanzliche Lebensmittel, Leber, Nieren, Innereien, Würste, Pilze	Organschäden, Skelettschäden, neurotoxisch, Fehlbildungen des Fetus
NO_2^- NO_3^-	Nitrate Nitrite	Überdüngung mit Nitraten, nitrose Gase	Gemüse	Bildung von kanzerogenen Nitrosaminen im Stoffwechsel
HCH	Hexachlorcyclohexan	Insektizide	pflanzliche und tierische Fette, Milchprodukte, Zerealien	Erbschäden, Stoffwechselschäden, kanzerogen
DDT	Dichlordiphenyltrichlorethan	Insektizide	pflanzliche und tierische Fette, Milchprodukte, Zerealien	kanzerogen
PCB	polychlorierte Biphenyle	Kühlflüssigkeit, Hydrauliköl, Schmiermittel, Plastikweichmacher, Müllverbrennung	Fette und Milchprodukte	Organschäden, hepatogen, kanzerogen, neurotoxisch, Erbschäden, Fehlbildung des Fetus

Die duldbare tägliche Aufnahme (DTA) oder „**acceptable daily intake" (ADI)** wurde von der Weltgesundheitsorganisation als die Menge einer chemischen Substanz, ausgedrückt in mg / kg Körpergewicht, definiert, die der Verbraucher unter Berücksichtigung aller vorhandenen Kenntnisse ohne erkennbares Risiko verzehren kann.

Diese ADI-Werte dienen als **Maßstab für die vertretbare Konzentration** eines möglichen Schadstoffs in einem Lebensmittel. Ermittelt werden ADI-Werte im Tierversuch.

Wegen der Problematik, solche Befunde auf den Menschen übertragen zu können, hat man **Sicherheitsfaktoren** eingeführt, die das aus der Übertragung resultierende Risiko ausgleichen sollen.

Die Unsicherheiten, mit denen solche Werte behaftet sind, beruhen jedoch nicht nur auf der Tatsache, dass Reaktionen von Versuchstieren nur mit Vorbehalt auf den Menschen zu übertragen sind, sondern auch darauf, dass der Mensch in der Regel einer Vielzahl von potentiell schädlichen Substanzen gleichzeitig ausgesetzt ist (➤ Tab. 22.3), wobei die **Effekte eines Zusammenwirkens** meist unbekannt sind.

Darüber hinaus kann nicht, wie dies bei Versuchstieren in hohem Maße der Fall ist, vorausgesetzt

werden, dass alle Menschen gleich reagieren. Der zur Berechnung des ADI herangezogene Faktor hat also auch die Aufgabe, die **empfindlichsten Teile eines Bevölkerungskollektivs** zu berücksichtigen.

Eine weitere Größe, die bei der Ermittlung von Schadstoffwirkungen von Bedeutung ist, wird als **NOEL** bezeichnet. Hierunter versteht man die „höchste Dosis ohne zu beobachtende Wirkung" (**„no observable effect level"**).

Zur Ermittlung dieses Wertes wird während 3 bis 6 Monaten die zu testende Substanz Versuchstieren verabreicht. Die höchste Dosis, bei der keine beobachtbaren Schadwirkungen auftreten und die damit unterhalb der angenommenen Wirkungsschwelle liegt, ist der NOEL.

22.3 Biogene Inhaltsstoffe

Neben diesen bereits in ➤ Tabelle 22.1 kurz zusammengefassten Stoffgruppen gibt es biogene Inhalts-

22

stoffe mit **potentiell toxischen Eigenschaften** in Lebensmitteln (Lit. bei [13]).

Solanin

Am bekanntesten ist das Alkaloid Solanin in grünen Tomaten und auch in dem durch Lichteinwirkung grünen Anteil von **Kartoffelknollen.**

> Der Gehalt in den üblicherweise verzehrten Kartoffelknollen ist sehr gering, unterliegt jedoch in Abhängigkeit von der Sorte großen Schwankungen. Die meisten Sorten enthalten zwischen 1,8 und 9,4 mg Solanin pro 100 g. Einzelne Sorten erreichen Konzentrationen bis zu 13 mg / 100 g (Lit. bei [14]).

Als Symptome einer **Solanin-Vergiftung** werden ein brennendes und kratzendes Gefühl im Hals, Kopfschmerzen, Mattigkeit, Erbrechen, Diarrhö und abdominelle Beschwerden angegeben. In schweren Fällen kommt es als Folge eines Hirnödems zu Krämpfen, Koma und letztlich Exitus. Gefährdet sind kleine Kinder, während bei Erwachsenen schwerwiegende Vergiftungserscheinungen selten sind.

Blausäurehaltige Glykoside

Blausäurehaltige Glykoside finden sich in bitteren Mandeln, den Kernen von Steinobst, Leinsamen und in den tropischen und subtropischen Yamswurzeln, in Süßkartoffeln, Cassava, Bambus etc.

Die in den genannten pflanzlichen Lebensmitteln enthaltenen intakten Glykoside sind nicht giftig. Während des **enzymatischen Abbaus im Gastrointestinaltrakt** wird jedoch Blausäure freigesetzt, die bereits in niedrigen Konzentrationen Vergiftungserscheinungen beim Menschen auslösen kann.

Auf die mögliche Freisetzung toxischer Mengen von Blausäure aus **Leinsamen,** der häufig zur Therapie der Obstipation eingesetzt wird, wurde bereits im > Kapitel 3.5.1 eingegangen.

Von einer gewissen praktischen Bedeutung sind **bittere Mandeln.** Bereits 60 bittere Mandeln können beim Erwachsenen – bei Kindern bereits we-

sentlich geringere Mengen – tödliche Vergiftungen zur Folge haben. Noch wesentlich gefährlicher ist das Bittermandelöl. Bereits 10 Tropfen können bei Kindern tödlich sein [14].

Biogene Amine

Biogene Amine sind Substanzen, die durch **Decarboxylierung aus Aminosäuren** entstehen. Sie finden sich in pflanzlichen und tierischen Lebensmitteln.

Zum Teil entstehen sie als **Folge mikrobieller Abbauprozesse** bei der Gärung, Reifung von Käse etc.

Reich an biogenen Aminen sind:
- manche Käsesorten
- Sauerkraut
- bestimmte Rotweine.

Makrelen und **Thunfisch** können insbesondere nach längerer Lagerung gelegentlich so hohe Konzentrationen an biogenen Aminen enthalten, dass es zu **Vergiftungserscheinungen** mit Kopfschmerzen, Übelkeit, Erbrechen, Durchfällen etc. kommt [13, 14].

Werden zusätzlich zum Verzehr der genannten Lebensmittel **Monoaminooxidasehemmer** (Anwendung als Psychopharmaka) eingesetzt, so können die toxischen Erscheinungen besonders ausgeprägt sein.

Auf den nach dem Verzehr von **Saubohnen** (Vicia faba) bei der Bevölkerung der Mittelmeerländer gelegentlich auftretenden **Favismus** wurde bereits hingewiesen (> Kap. 4.6.7).

22.4 Mykotoxine

Mykotoxine sind Gifte, die von Mikromyceten gebildet werden. Die Pilzgifte sind von sehr **unterschiedlicher chemischer Struktur.** Die überwiegend niedermolekularen Substanzen sind **meist hitzestabil** und werden folglich bei der Zubereitung nicht zerstört.

Bei Zufuhr hoher Dosen kann es zu **akuten** und bei länger dauernder Aufnahme geringer Mengen zu

chronisch toxischen Wirkungen (Mykotoxikosen) an verschiedenen Organen kommen.

Mykotoxine gelangen auf zwei Wegen in Lebensmittel:
- direkt durch Befall mit Schimmelpilzen
- indirekt in tierischen Lebensmitteln, wenn mit Mykotoxinen kontaminiertes Futter verfüttert wird.

Folgende Mykotoxikosen bzw. Mykotoxine sind für die Praxis von Bedeutung.

Ergotismus

Hierbei handelt es sich um die am längsten bekannte, durch Mykotoxine ausgelöste Erkrankung des Menschen. Mykotoxinträger ist das **Mutterkorn** (Secale cornutum). Es findet sich in feuchten Sommermonaten besonders auf **Roggenähren.**

Durch den Einsatz von **Fungiziden** kann der Befall des Getreides heute weitgehend verhindert werden. Wird aus weltanschaulichen Gründen auf den Einfall dieser chemischen Substanzen verzichtet, so kommt es wieder zu einem vermehrten Mutterkornbefall mit der Gefahr von Intoxikationen.

Die **wesentlichen Wirksubstanzen** im Mutterkorn sind eine Reihe verschiedener Alkaloide, die sich in zwei Gruppen unterteilen:
- Lysergsäurealkaloide
- Clavinalkaloide.

Am bekanntesten ist die Ergotamingruppe.

Das **klinische Bild** einer Vergiftung mit Mutterkornalkaloiden, dem sog. Ergotismus (Brandseuche, St.-Antonius-Feuer), besteht in schmerzhaften Muskel- und Gefäßkontraktionen, Pelzigkeitsgefühl und Kribbeln der Haut, Zirkulationsstörungen, letztlich die Entwicklung einer Gangrän etc.

Aflatoxine

Die **hepatotoxische** (➤ Kap. 3.7.3) und **karzinogene Wirkung** (➤ Kap. 16) dieser und einiger weiterer Mykotoxine wurde bereits in früheren Kapiteln besprochen.

Die **wichtigsten Aflatoxinbildner** sind Aspergillus flavus und parasitus. Sie bilden die Derivate Aflatoxin B_1, B_2, G_1, und G_2, die sich durch eine unterschiedliche Toxizität unterscheiden.

In Tierversuchen wirkt **Aflatoxin B_1** am stärksten karzinogen und hepatotoxisch. Aflatoxin B_1 wird nach Metabolisierung in der Leber in einer modifizierten Form als sog. **Aflatoxin M_1 („milk toxin")** von der Brustdrüse der Säugetiere in die Milch ausgeschieden. Da Milch das einzige Lebensmittel der ersten, noch besonderen vulnerablen Lebensphase ist, gilt der Aflatoxin-M_1-Gehalt der Muttermilch nach Ansicht mancher Autoren als das größte Problem der Lebensmitteltoxikologie.

Die **gesetzlichen Vorschriften** zur Reduktion des Gehaltes von Aflatoxin in Futtermitteln und von Aflatoxin M_1 in Milch sind in den verschiedenen Ländern unterschiedlich. So sind beispielsweise in der Schweiz Erdnüsse wegen ihres oft hohen Aflatoxingehaltes als Futtermittel gänzlich verboten. Der Gehalt an Aflatoxin M_1 in **Muttermilch** ist in subtropischen und tropischen Regionen mit einer meist starken Aflatoxinkontamination der Lebensmittel besonders hoch.

Die Aflatoxin-M_1-Konzentration wird durch **Kühlen** der Milch auf Werte um 6 °C oder tiefer um 10–20% reduziert. **Pasteurisieren** hat offenbar keinen Einfluss. Da Aflatoxin M_1 überwiegend an Casein gebunden ist, sind die Konzentrationen in Sahne nur gering. Die **Konzentration** im Käse schwankt je nach Kontamination der zur Herstellung verwendeten Milch und der Herstellungsverfahren (Lit. bei [9]).

Ochratoxine

Die Ochratoxine A, B, C und D werden von Aspergillus ochraceus, aber auch von einigen anderen **Aspergillus-** und **Penicilliumarten**, die auf pflanzlichen Lebensmitteln, insbesondere auf ungünstig gelagertem Getreide vorkommen, gebildet. Die ochratoxinbildenden Schimmelpilzspezies gehoren zur sog. **Lagerflora.** Sie entwickeln sich bei unzureichender Trocknung von Getreide erst während der Lagerung.

Über **kontaminiertes Futter** gelangt Ochratoxin auch in Fleischwaren, insbesondere vom Schwein. Auch in Kaffee, Bier, Wein, Trockenobst, Gewürzen und Hülsenfrüchten finden sich bei ungünstigen Herstellungs- und Lagerungsbedingungen Ochratoxine. In **Muttermilch** konnte Ochratoxin ebenfalls nachgewiesen werden.

22

Die **mittlere Ochratoxinaufnahme** der Bevölkerung in den Staaten der Europäischen Union wird auf 1–2 μg / kg Körpergewicht und Tag geschätzt. Der Wert liegt weit unter der von der WHO empfohlenen maximal **tolerierbaren Aufnahme** in Höhe von 16 μg / kg Körpergewicht und Tag. Gesetzliche Regelungen für Höchstgehalte an Ochratoxin in Lebens- und Futtermitteln gibt es derzeit wegen fehlender exakter Daten zur Toxizität beim Menschen noch nicht.

Ochratoxine sind sehr stabil. Sie finden sich aufgrund ihrer Stabilität auch in prozessierten pflanzlichen und tierischen Lebensmitteln [12]. Es gibt Hinweise auf eine nephrotoxische und karzinogene Wirkung bei chronischer Aufnahme [7].

Zearalenon und Desoxynivalenol

Diese Mykotoxine werden von Fusarien gebildet, die in gemäßigten Zonen **auf sämtlichen Getreidearten** wachsen können und die bei ungünstiger Lagerung nach der Ernte weiterwachsen.

Die negativen Effekte beruhen auf **östrogenen Eigenschaften.** In Tierversuchen kam es zu Fruchtbarkeitsstörungen, Vergrößerungen des Uterus, Absterben von Feten und bei männlichen Tieren zu Hodenatrophie.

Möglicherweise besteht auch eine **karzinogene Wirkung.** Exakte Daten zur Toxizität beim Menschen fehlen.

Es gibt Hinweise darauf, dass der Fusarienbefall bei Getreide zunimmt. Aus Gründen des vorbeugenden Verbraucherschutzes wird über die Festsetzung von Grenzwerten in Getreideprodukten diskutiert.

Patulin

Es wird von einer Reihe von Schimmelpilzen wie Penicillium- und Aspergillusarten gebildet. Patulin findet sich häufig in **faulen Äpfeln** und **Birnen.** Bei längerer Lagerung werden bis zu 1 g / kg gefunden.

Da das Mykotoxin durch Pasteurisieren nicht zerstört wird, findet es sich zum Teil in hoher Konzentration in Fruchtsäften, insbesondere in **Apfelsaft.**

Bei der **Gärung** wird Patulin zerstört, sodass es sich in Apfelwein nicht findet. In Apfelsaft erfolgt bei der Lagerung ein **spontaner Abbau.** Nach einem halben Jahr sind 50%, nach einem Jahr bis zu 100% zerstört. Auch beim **Kochen** wird Patulin weitgehend abgebaut.

Karzinogene, teratogene und mutagene Eigenschaften sind bekannt.

Angaben über erlaubte Höchstmengen von Myko- und Fusarientoxinen sowie Daten zur Höhe der Kontamination mit diesen Substanzen finden sich im Ernährungsbericht der DGE 2004 [1].

22.5 Pestizide

Mit diesem Oberbegriff werden Pflanzen- und Vorratsschutzmittel zusammengefasst gegen:
- Insekten = **Insektizide**
- Unkräuter = **Herbizide**
- Milben = **Akarizide**
- Pilze = **Fungizide**.

Die zum Teil hochwirksamen, in den letzten Jahrzehnten entwickelten und weltweit bis vor wenigen Jahren sehr großzügig eingesetzten Substanzen, die chemisch sehr unterschiedlich sind, haben den **Verlust von Nahrungsmitteln durch Schadinsekten** drastisch vermindert, bei der **Seuchenbekämpfung,** wie etwa der Malaria, große Erfolge gebracht etc.

Unerwünschte Nebenwirkungen der Pestizide stellten sich insbesondere bei **kritikloser, unsachgemäßer Anwendung** bald ein. Dies trifft insbesondere zu für die insektiziden Kontakt-, Fraß- und Atemgifte aus der Gruppe der chlorierten Kohlenwasserstoffe. Zu den wichtigsten Stoffen dieser Gruppe zählen:
- Dichlordiphenyltrichlorethan (DDT)
- Aldrin, Dialdrin
- Heptachlor
- γ-Hexachlorcyclohexan (Lindan).

Chlorierte Kohlenwasserstoffe sind chemisch sehr stabile Substanzen, die sich dem biologischen Abbau in der Natur jahrelang widersetzen. Diese chlororganischen Insektizide sind gut fettlöslich und werden sowohl über die Haut als auch den Darm schnell resorbiert.

Aufgrund ihrer **guten Fettlöslichkeit** reichern sie sich im Körperfett an. Die am **Ende der Nahrungs-**

kette stehenden Lebewesen, zu denen auch der Mensch gehört, nehmen durch den Verzehr des Körperfetts von Beutetieren relativ viele dieser Substanzen auf und sind somit besonders hohen Dosen ausgesetzt.

Aufgrund dieser Gefahr wurden die Organochlor-Insektizide in der Bundesrepublik verboten. Wegen der zum Teil noch erlaubten Anwendung im Ausland können sie jedoch mit **importiertem Obst** und **Gemüse** nach wie vor aufgenommen werden.

> Wegen des nur sehr langsamen Abbaus der Organochlor-Insektizide befinden sich aus der Zeit vor ihrem Verbot noch **Reste im Ackerboden,** die über pflanzliche Lebensmittel direkt oder nach Anreicherung im Fett von Nutztieren vom Menschen aufgenommen werden.

Nach Angaben der Ernährungsberichte der Deutschen Gesellschaft für Ernährung [1] geht die **Konzentration** an Rückständen dieser Insektizide seit ihrem Verbot in den in der Bundesrepublik produzierten pflanzlichen Lebensmitteln jedoch **kontinuierlich zurück.**

Aufgrund dieser positiven Entwicklung empfahl die Nationale Stillkommission Deutschlands den Müttern, bis zum allmählichen Übergang auf die Löffelnahrung (etwa 4 bis 6 Monate lang) ausschließlich zu stillen. Sie sieht auch kein gesundheitliches Risiko für den Säugling, wenn danach – neben der Beikost und Kleinkindernahrung – noch weiter gestillt wird.

Rund zwei Drittel aller Pflanzenschutzmittel entfallen heute auf die Gruppe der **Herbizide** und Wachstumsregler. Es sind chemisch unterschiedliche Substanzen.

Wachstumsregler sind Substanzen, die auf verschiedene Weise den Ertrag von Nutzpflanzen steigern, die Qualität verbessern und zur Arbeitserleichterung beitragen. Sie werden eingesetzt zur:
- Vermehrung des Fruchtansatzes
- Vermeidung des vorzeitigen Fruchtabfalls
- Halmverkürzung beim Getreide
- Keimung von Kartoffeln bei der Lagerung etc.

Rückstände von Herbiziden und Wachstumsreglern werden bei entsprechenden Kontrolluntersuchungen unter den zulässigen Höchstmengen gefunden,

sodass ein Gesundheitsrisiko nicht zu befürchten ist.

> Nach dem derzeitigen Wissensstand kommt es als Folge der Pestizidrückstände in der menschlichen Nahrung zu keinen nachweisbaren Gesundheitsschäden. Damit ist jedoch nicht absolut bewiesen, dass von diesen Substanzen keine negativen Effekte ausgehen.

Die Bemühungen, eine Kontamination unserer Lebensmittel weiter zu verringern, müssen trotz fehlender Beweise für Schäden durch die derzeitigen Rückstandskonzentrationen fortgesetzt werden [8, 10].

In der Presseinformation 11/2007 der DGE werden Daten einer Pestizidrückstandsbestimmung in Obst und Gemüse des chemischen Untersuchungsamtes Stuttgart aus konventionellem und Bio-Anbau mitgeteilt. Bei konventionellem Anbau lag zwischen 2002 und 2006 die mittlere Pestizidmenge bei 0,4 mg / kg und in Bio-Obst bzw. Bio-Gemüse bei im Mittel 0,002 bzw. 0,003 mg / kg.

22.6 Polychlorierte Biphenyle (PCB)

Die Toxizität dieser Substanzen wurde erkannt, nachdem es im Jahre 1968 in Japan zu Vergiftungen durch PCB-verseuchtes Speiseöl gekommen war.

Die als **Yusho-Krankheit** bezeichnete Vergiftung ging bei Kleinkindern mit Störungen der Hautpigmentierung, mit Leber- und Nierenschäden einher.

In Japan wurden daraufhin diese Substanzen verboten. In der Bundesrepublik Deutschland ist die Herstellung mittlerweile ebenfalls verboten. PCB findet sich jedoch nach wie vor in geschlossenen technischen Anlagen, z.B. als **Transformatorenöl.**

Bei dem früher weltweit umfangreichen Einsatz der schwer entflammbaren Substanz mit hohem Siedepunkt als Isolier- und Kühlmittel sowie als Hydraulikflüssigkeit gelangten große Mengen in die Umwelt.

22

Da diese Substanz nur sehr langsam abgebaut wird, gelangt auch heute noch PCB in die **Nahrungskette.**

22.7 Dioxine und Furane

Dioxine sind seit dem Chemieunfall in Seveso jedem Laien bekannt und gelten als Prototyp der „Umweltgifte".

Dioxine und Furane gehören zur Gruppe der polychlorierten Dibenzodioxine (PCDD) bzw. der polychlorierten Dibenzofurane (PCDF), die sich aus etwa 210 Einzelsubstanzen zusammensetzt.

Diese Vielzahl an Stoffen entsteht bei **Verbrennungsprozessen** im Temperaturbereich zwischen 300 und 600 °C, wenn neben Kohlenstoff, Sauerstoff und Wasserstoff auch Chlor zugegen ist. PCDD und PCDF bilden sich folglich bei sehr vielen Verbrennungsprozessen, die alltäglich in unserer unmittelbaren Umgebung ablaufen. Dies gilt für:

- die in der Öffentlichkeit viel diskutierten Müllverbrennungsanlagen
- das Zigarettenrauchen
- die Verbrennung von Heizmaterial in Heizanlagen
- Wald- und Buschbrände.

Die PCDD-PCDF-Emissionen sind je nach Verbrennungsgrad und Verbrennungsgut sehr unterschiedlich. So liegt die **Hausbrandemission** beim Verbrennen von Braunkohle um den Faktor 100 und beim Verbrennen von Holz und Verpackungsmüll um den Faktor 1000 höher als bei der Verbrennung von Gas, Heizöl oder Anthrazitkohle.

Die praktisch wasserunlöslichen PCDD/PCDF sind **gut fettlöslich.** Diese Eigenschaft ist verantwortlich für den Übertritt in die Nahrungskette und letztlich für das Ausmaß der Zufuhr durch unsere Lebensmittel.

Wegen der **fehlenden Wasserlöslichkeit** ist der Boden-Pflanzen-Transfer äußerst gering. Die Kontamination pflanzlicher Lebens- und Futtermittel erfolgt durch **direkten Kontakt** der Dioxine und Furane mit **oberirdischen Pflanzenteilen.**

Mit **küchentechnischen Maßnahmen** wie waschen, schaben, schälen etc. von pflanzlichen Lebensmitteln werden die auf der Oberfläche haftenden Substanzen weitgehend entfernt, sodass **pflanzliche Lebensmittel** nur in geringem Umfang als Quelle für Dioxine und Furane infrage kommen.

Da Tiere auf der Oberfläche haftende Verunreinigungen mit den Futterpflanzen aufnehmen, werden etwa **90%** aller PCDD und PCDF **mit tierischen Lebensmitteln aufgenommen.**

Wegen der Lipidlöslichkeit kommt insbesondere dem **Milchfett** eine zentrale Bedeutung zu.

Nach Angaben in der Literatur kann davon ausgegangen werden, dass die tägliche Aufnahme von Dioxinen und Furanen in Deutschland zu etwa

- 42% aus Milch und Milchprodukten,
- 39% aus Fleisch und Eiern und
- nur etwa 12% aus pflanzlichen Lebensmitteln, einschließlich Brot und Backwaren stammt [2].

Die **Toxizität** der verschiedenen Dioxine und Furane ist unterschiedlich. Bei einem großen Teil der Substanzen liegen über Auswirkungen einer akuten bzw. chronischen Einwirkung beim Menschen noch keine Befunde vor.

Aufgrund tierexperimenteller Daten und einzelner Beobachtungen am Menschen kommt es zu Schäden an der **Haut** und an der **Leber.** Bei manchen Substanzen gibt es Hinweise auf eine **karzinogene Wirkung.**

Das sog. **„Seveso-Dioxin"** (Tetrachlordibenzoparadioxin) besitzt nach derzeitigem Kenntnisstand die höchste akute und chronische Toxizität, wobei Leber und Haut die wesentlichen Zielorgane sind.

Wegen der stark unterschiedlichen Toxizität der Einzelkomponenten von PCDD-/PCDF-Gemischen hat man nach einer **Maßeinheit** gesucht, die unter Berücksichtigung der Wirkungsintensität der einzelnen Substanzen für die Praxis die toxische Wirkung des Gemisches mit einem Zahlenwert erfasst.

Trotz erheblicher Schwierigkeiten, die sich bei der Berechnung eines solchen Wertes ergeben, hat man sich auf einen internationalen **Toxizitätsäquivalenzfaktor (TEF)** geeinigt.

22

Der Mensch gehört zu den Säugetieren, die die lipidlöslichen Dioxine und Furane besonders stark, insbesondere in den Lipiden der Leber, akkumulieren. Dieses Problem der Anreicherung muss besonders bei der Bewertung von Vor- und Nachteilen des **Stillens** diskutiert werden. Muttermilch enthält 10- bis 15-fach höhere Konzentrationen als Kuhmilch.

Die Kontamination von Muttermilch mit Dioxinen, die in Deutschland seit 1989 regelmäßig kontrolliert wird, sinkt kontinuierlich [1].

22.8 Cumarin in Zimt

Zimt wird in kleinen Dosen seit dem Altertum als Gewürz genutzt, ohne dass Nebenwirkungen bekannt wurden. Unterschieden werden muss zwischen **Ceylon-** und **Cassia-Zimt.** Während die erstgenannte Sorte keine nennenswerten Mengen an **Cumarinen** enthält, ist die Konzentration der letztgenannten vergleichsweise hoch.

Zu **Gesundheitsschäden** kann es möglicherweise dann kommen, wenn **Cassia-Zimt** als Nahrungsergänzungsmittel oder diätetisches Lebensmittel während längerer Zeit täglich im Grammbereich zur Therapie bei Diabetes mellitus Typ 2 eingesetzt wird. Bei einer solchen Dosierung kann es zu einer Überschreitung des von der Europäischen Lebensmittelbehörde als tolerierbar abgeleiteten Aufnahmewertes von 0,1 mg Cumarin / kg Körpergewicht / T kommen.

22.9 Schwermetalle

Aus der Gruppe der Schwermetalle haben **Blei, Cadmium** und **Quecksilber** als Kontaminanten von Lebensmitteln Bedeutung.

Grundsätzlich kommen diese Schwermetalle in Spuren im Boden, Wasser und folglich auch in Pflanzen vor und werden somit von Menschen und Tieren verzehrt.

Steigt die Konzentration in Lebensmitteln, so besteht die Gefahr, dass toxisch wirkende Mengen aufgenommen werden.

Toxische Schwermetalle können mit verschiedenen Radikalgruppen organischer Substanzen **Verbindungen** eingehen und hierdurch in vielfältiger Weise, etwa durch Inaktivierung von Enzymen, Schäden verursachen.

Richtwerte für die duldbaren Höchstmengen an toxischen Schwermetallen in Gemüse und Obst betragen für **Blei:**
- 1,2 mg / kg bei Blatt- und Sprossgemüse
- 0,5 mg / kg bei Wurzelgemüse und Obst.

Die **Richtwerte für Cadmium** betragen:
- 0,1 mg / kg bei Blatt- und Sprossgemüse
- 0,05 mg / kg bei Wurzelgemüse und Obst.

Für Quecksilber wurden keine Richtwerte angegeben, weil die Gehalte in der Nähe der geräteabhängigen Nachweisgrenze liegen.

Bestimmungen der Schwermetallgehalte von Obst und Gemüse aus dem Handel ergaben, dass diese Richtwerte **nur selten überschritten** werden. Darüber hinaus muss berücksichtigt werden, dass sich durch **Reinigung** und **küchentechnische Zubereitung** die in der Rohware bestimmten Konzentrationen weiter verringern. Die Konzentrationen verringern sich bei:
- Blei im Gemüse um 47 ± 21%, im Obst um 50 ± 20%
- Cadmium im Gemüse um 95 ± 12%, im Obst um 90 ± 12%
- Quecksilber im Gemüse um 54 ± 18%, im Obst um 50 ± 20%.

Die **intestinale Resorption** ist gering, sodass von den aufgenommenen Mengen an Blei nur durchschnittlich 5–10%, an Cadmium 0,5–7% und an Quecksilber weniger als 7% letztlich in den Organismus aufgenommen werden.

Bei der Beurteilung der Gesamtbelastung der Bevölkerung muss jedoch berücksichtigt werden, dass diese Umweltgifte auch durch Staub, Abgase, aber auch durch Tabakrauch über die Lunge aufgenommen werden können. Die **pulmonale Resorptionsrate** beträgt beispielsweise bei Blei 80–100%.

Speisepilzen kommt eine besondere Bedeutung zu, da diese saprophytisch wachsenden Pflanzen sowohl Quecksilber als auch Cadmium in besonders hohem Maße speichern.

22

So konnte beispielsweise in mehreren Untersuchungen gezeigt werden, dass der Cadmiumgehalt in Champignons, die im Freien wachsen, besonders hoch ist, während Kulturchampignons in der Regel vergleichsweise geringe Cadmiumkonzentrationen aufweisen. Die **Resorption** der Schwermetalle aus dem Pilzgewebe scheint im Intestinaltrakt jedoch sehr gering zu sein, sodass der **Schwermetallakkumulation** in Pilzen keine wesentliche praktische Bedeutung zukommen dürfte.

Der **Verzicht auf verbleites Benzin** und der Rückgang an Bleiemissionen von Großfeueranlagen etc. haben seit Jahren zu einem **Rückgang der nahrungsbedingten Bleizufuhr** geführt. Sie beträgt heute weniger als 20% der von der FAO/WHO angegebenen duldbaren Werte.

Auch die **Cadmiumzufuhr** liegt derzeit bei entsprechend niedrigen Werten. Eine erhebliche Cadmiumexposition erfolgt durch **Zigarettenrauch**. Die Cadmiumkonzentration im Blut korreliert mit der pro Tag gerauchten Zahl an Zigaretten. Bei Rauchern liegt der Cadmiumgehalt zwei- bis viermal so hoch wie bei Nichtrauchern.

Rückläufig ist seit Jahren ebenfalls die **Quecksilberzufuhr**. In einer Studie an Kindern lag sie unterhalb von 2% des von der FAO/WHO angegebenen duldbaren Wertes. Nur bei **Fischkonsum** steigt dieser Wert im Mittel auf 17% an (Lit. bei [5]).

22.10 Nitrat

Das mit der Nahrung und dem Trinkwasser aufgenommene Nitrat kann bakteriell zu **Nitrit** reduziert werden. Nitrit entfaltet auf zwei Wegen **negative Effekte** im Organismus:

- die Bildung der hochgradig karzinogenen **Nitrosamine** im Magen (➤ Kap. 16)
- die Reaktion mit Hämoglobin, bei der das nicht mehr zum Sauerstofftransport fähige **Methämoglobin** entsteht.

Oral aufgenommenes Nitrat wird intestinal resorbiert und zu etwa 80% über die Niere eliminiert.

Ein Teil des resorbierten Nitrats wird jedoch mit dem Speichel in die Mundhöhle ausgeschieden und über diesen Nebenschluss dem Körper wieder zugeführt. Die **Nitratkonzentration im Speichel** kann bis zum 40-Fachen der Nitratkonzentration im Blutplasma betragen.

So können mit dem Speichel innerhalb von 4–6 Stunden nach Nitratzufuhr bis zu 15% des aufgenommenen Nitrats ausgeschieden werden. Unter dem Einfluss **nitratreduzierender Keime** entsteht daraus sowohl in der Mundhöhle als auch im Magen Nitrit. Diese Umwandlung kann **in der Mundhöhle** permanent – je nach Intensität der bakteriellen Besiedlung – in unterschiedlichem Ausmaß (15–25% des Nitrats werden in Nitrit umgewandelt) ablaufen.

Im Magen müssen für die entsprechende Bakterienflora optimale pH-Wert-Verhältnisse gegeben sein. Bis zu einem pH-Wert von 3,5–4,0 findet keine und bei einem pH-Wert von 6–7 eine optimale Nitritbildung statt. Solche optimalen Voraussetzungen für eine bakterielle Umwandlung bieten:

- der **Säuglingsmagen** mit einer noch sehr geringen Säurebildung
- der Magen bei **chronisch atrophischer Gastritis** mit der daraus resultierenden An- bzw. Subazidität (➤ Kap. 3.3.2)
- der Restmagen nach **Teilresektion** oder der Magen nach **Vagotomie**.

Auch im Magen des Gesunden liegt der pH-Wert je nach Art und Menge der aufgenommenen Nahrung zeitweise in einem Bereich über 4,0 (➤ Kap. 3.3, zur Bedeutung der Nitrosaminbildung aus Nitrit ➤ Kap. 16).

Wie bereits angedeutet, reagiert Nitrit mit dem Blutfarbstoff Hämoglobin. Hierbei wird das dunkel gefärbte, nicht mehr zum Sauerstofftransport fähige **Methämoglobin** gebildet.

> Während der Erwachsene durch körpereigene Enzyme Methämoglobin wieder reduzieren kann, läuft diese Reaktion beim **Säugling** sehr langsam ab, sodass sich diese Substanz im Blut anreichern kann. Es entwickelt sich die sog. **Blausucht**, die vor allem bei jungen Säuglingen mit einer lebensgefährlichen Beeinträchtigung des Sauerstofftransports einhergeht.

In Abhängigkeit von Umwelt- und Anbaubedingungen enthalten **Obst** und **Gemüse** wechselnde, zum Teil sehr hohe Nitratkonzentrationen (➤ Tab. 22.4).

22

Tab. 22.4 Nitratgehalt in verschiedenen Gemüsearten (zit. nach Rauter u. Wolkerstorfer [17]).

Gemüseart	Probenanzahl	Nitrat mg / kg Frischsubstanz Mittelwert	Minimum	Maximum	Faktor
Blattgemüse					
Grünkohl	52	1060	10	3640	364
Weißkohl	58	1070	10	3230	323
Spinat	85	840	20	2720	136
Chinakohl	35	1120	20	2610	131
Endivie	31	1060	70	2590	37
Feldsalat	27	1170	180	2980	17
Kopfsalat	162	1560	230	3290	14
Wurzelgemüse*					
Sellerie	35	980	70	3640	52
Radieschen	106	1530	80	3383	42
Rote Bete	115	1950	180	5360	30
Rettich	54	1680	300	3770	13
Möhren	39	500	90	1100	12
Kohlrabi	109	1330	360	2950	8

* einschließlich Spross- und Knollengemüse

Manche Pflanzen, wie beispielsweise Rote Rüben, sind besonders **nitrophil**, d.h. sie speichern viel Nitrat, insbesondere dann, wenn das Angebot im Boden hoch ist.

$$\text{Faktor} = \frac{\text{Maximum}}{\text{Minimum}}$$

Nitrat wird darüber hinaus mit dem **Trinkwasser** aufgenommen. Nitratkonzentrationen von 50–90 mg / l im Trinkwasser finden sich hauptsächlich in Gebieten mit intensiver landwirtschaftlicher bzw. weinbaulicher Nutzung bei hohem Einsatz **stickstoffreicher Dünger.** Nach EU-Richtlinien (europäische Trinkwasserverordnung) darf ein Nitratgehalt von **50 mg / l** im Trinkwasser nicht überschritten werden.

Nitrat bzw. Nitrit wird zusätzlich in Form von **Pökelsalz** mit Fleisch und Fleischwaren aufgenommen. Das dem Fleisch bzw. der Wurst zugesetzte Nitrat wird zum Teil zu dem eigentlich wirksamen Agens Nitrit reduziert. Es wird deshalb auch Nitrit in Form von Nitritpökelsalz (Kochsalz mit einem Anteil von 0,4–0,5% Nitrit) direkt eingesetzt.

Mit Nitrat werden vor allem Rohschinken und länger reifende Rohwürste wie Salami und Zervelatwurst hergestellt. Nitritpökelsalz wird Mettwurst, Bierschinken, Blutwurst etc. zugesetzt.

Nitrosamine bilden sich vorwiegend mit den in fermentierten Lebensmitteln während der Reifung entstehenden sekundären Aminen.

> Da die Nitrosaminbildung durch hohe Temperaturen begünstigt wird, sollten mit Nitritpökelsalz hergestellte Fleischerzeugnisse nicht gegrillt oder gebraten werden.

Gewarnt wird auch vor der **Erhitzung von Käse** (reich an sekundären Aminen) zusammen mit **Salami oder Schinken** etwa bei der Herstellung von Pizza, Schinken-Käse-Toast und anderen Gerichten mit überbackenem Käse. Neuere Untersuchungen haben jedoch gezeigt, dass die Gefahr der Nitrosaminbildung offenbar überbewertet wurde [18].

22

Beim Erhitzen von Speck und Frankfurter Würstchen in **Mikrowellengeräten** fanden sich nur sehr geringe Nitrosaminkonzentrationen. Die beim küchenmäßigen Erhitzen von Fisch und Fleisch sich bildenden Nitrosamine entweichen offenbar zu 50–80% aufgrund ihrer **Wasserdampfflüchtigkeit** mit den Kochdünsten. Auch in Pizza, hergestellt mit Käse und Nitrit bzw. nitratreichen Lebensmitteln wie Salami, Schinken und Spinat, wurden praktisch keine Nitrosaminkontaminationen festgestellt [18].

Der Zusatz sowohl von Nitrat als auch von Nitrit ist in der Bundesrepublik Deutschland durch die **Nitritverordnung** aus dem Jahre 1980 geregelt.

22.11 Östrogenaktive Substanzen

Mit Hilfe neuer Testverfahren konnte gezeigt werden, dass in zunehmendem Maße chemische Substanzen mit einer Östrogenaktivität synthetisiert und in die Umwelt eingebracht werden.

Die chemische Struktur dieser Substanzen ist sehr unterschiedlich. Östrogenaktive Abbauprodukte entstehen beispielsweise bei der Degradation von **oberflächenaktiven Substanzen,** die Pestiziden und Hygieneartikeln zugesetzt werden und mit dem Abwasser in Flüsse und Seen gelangen. Sie werden für die seit Jahren zu beobachtenden **Feminisierungserscheinungen** bei im und am Wasser lebenden Wildtieren verantwortlich gemacht.

Da zeitlich parallel zu diesen bei Wildtieren beobachteten Veränderungen bei Menschen die Häufigkeit von **Hodenkarzinomen, Mammakarzinomen,** Veränderungen der **Spermienzahl** etc. zunahm, ist es naheliegend, anzunehmen, dass die östrogenaktiven Substanzen auch für negative Einflüsse bei Menschen verantwortlich sind [11].

22.12 Synthetische Moschusverbindungen

Die Gruppe der Nitromoschusverbindungen, die chemisch nicht mit dem natürlichen Moschus verwandt ist, hat ausgeprägte Dufteigenschaften. Diese Substanzen werden seit Jahren in Kosmetika, Waschmitteln, Duftkerzen etc. eingesetzt. Sie gelangen über das Abwasser in Flüsse und Seen, von hier in die aquatische Nahrungskette und letztlich über Fische in den menschlichen Organismus. Weiterhin gibt es Hinweise auf eine dermale Resorption aus Kosmetika. Moschusverbindungen lassen sich in der Frauenmilch nachweisen. Die Beurteilung der Substanzgruppe in Bezug auf toxische und karzinogene Wirkungen beim Menschen im Ernährungsbericht 2000 der DGE lautet: „Der momentane Wissensstand über die Toxikologie der synthetischen Moschusverbindungen ist nur fragmentarisch und nicht ausreichend für eine Risikobewertung. Bis zu den ersten Nachweisen dieser Chemikalien in Fischen und Humanproben war hauptsächlich nur deren akute Toxizität und ihr Verhalten auf der Haut getestet worden. Es fehlen umfassende Studien zur chronischen Toxizität einschließlich der Kanzerogenität, Teratogenität und Mutagenität, insbesondere für die polyzyklischen Moschusduftstoffe.“

22.13 Acrylamid (Acrylsäureamid)

Acrylamid ist ein Kunststoffmonomer. Es wird in der Verpackungsmittelindustrie und bei der Herstellung von Papier eingesetzt. Der Vorgang der Acrylamidbildung beim starken Erhitzen von Lebensmitteln ist nur unvollständig bekannt. Bei hohen Temperaturen wird Fett in Glycerin und Fettsäuren gespalten und Glycerin weiter in Acrolein, eine Vorstufe von Acrylamid, umgewandelt. Auch beim Erhitzen von Kohlenhydraten entstehen Vorstufen von Acrolein. Acrolein reagiert mit Ammoniak zu Acrylamid.

Der Acrylamidgehalt in Lebensmitteln schwankt zwischen 39 mg / kg und über 1200 mg / kg. Besonders hohe Werte finden sich in Kartoffelchips, Pommes frites, Kräckern etc. Produkte, die bei der Herstellung weniger stark erhitzt werden, wie Pizza, Hackfleisch etc., liegen deutlich niedriger. Um den Gehalt an Acrylamid gering zu halten, sollten die

Temperaturen bei der Herstellung möglichst 190 °C nicht übersteigen. Im Tierversuch konnte bei Gabe hoher Dosen eine karzinogene und neurotoxische Wirkung festgestellt werden. Das Risiko beim Menschen wird als sehr gering eingeschätzt. Trotzdem sollte bei der Herstellung von Lebensmitteln auf sehr hohe Temperaturen verzichtet und der Verzehr von Produkten mit hohem Gehalt reduziert werden.

22.14 Radioaktive Substanzen

Nach Reaktorunfällen mit Austritt radioaktiver Substanzen in die Umwelt und damit auch in Trinkwasser, Pflanzen und Tiere kommt auch der Radioaktivität in Lebensmitteln eine Bedeutung zu.

Eine **Maßeinheit** für die Strahlenbelastung des Menschen ist das **Rem** (roentgen-equivalent-man)*. Es kennzeichnet das langfristige Risiko infolge Strahlenbelastung durch Multiplikation der Energiedosis (pro kg Gewebe absorbierte Strahlungsenergie) mit einem durch Konvention festgesetzten Bewertungsfaktor (für β-Strahlung = 1).

Es muss berücksichtigt werden, dass bei einem Reaktorunfall, ähnlich wie bei einer Atombombenexplosion, eine **Vielzahl verschiedener radioaktiver Isotope** in unterschiedlicher Menge freigesetzt wird, wobei die biologische Wirkung sehr unterschiedlich ist.

So wurden nach dem Unfall von Tschernobyl 1986 im Wesentlichen die Isotope ^{131}Jod (Halbwertszeit 8 Tage), ^{137}Cäsium (Halbwertszeit 30 Jahre), ^{134}Cäsium (Halbwertszeit 2 Jahre) und ^{90}Strontium (Halbwertszeit 29 Jahre) nachgewiesen.

Neben der **Halbwertszeit** ist das **Verhalten eines radioaktiven Isotops im Organismus** für die Beurteilung einer eventuellen Schädigung wichtig.

Wird ein Isotop gespeichert und hat somit eine lange **Verweildauer im Körper,** so bedeutet es eine besonders große Gefahr. Wird ein Isotop jedoch nicht im Organismus gespeichert oder in körpereigene Substanzen eingebaut, dann ist die Gefahr einer Schädigung sehr gering, da eine Ausscheidung bereits kurze Zeit nach der Aufnahme erfolgt.

So verhält sich **Cäsium** genau wie Kalium, d.h., es verteilt sich nach der Aufnahme schnell im Körper, kann also während dieser Zeit wegen seiner guten Verteilung in allen Organen schädigend wirken.

Die Verweildauer im Organismus ist aber beim Cäsium ähnlich wie beim Kalium insgesamt kurz **(biologische Halbwertszeit),** d.h. Cäsium wird ebenso wie Kalium sehr schnell wieder, insbesondere mit dem Harn, ausgeschieden. Folglich ist die Gefahr einer Schädigung durch Cäsium-Isotope insgesamt gering, da nur eine **kurzfristige Strahlenbelastung** erfolgt.

Jod reichert sich hingegen in der Schilddrüse an, wo seine Konzentration ein Vielfaches der Konzentration im übrigen Organismus erreicht. Nach Aufnahme von ^{131}Jod ist deshalb mit einer erheblichen **Strahlenbelastung der Schilddrüse** zu rechnen.

Eine besonders lange Verweildauer im Organismus hat **Strontium.** Es ist chemisch dem Calcium verwandt und reichert sich folglich besonders bei Heranwachsenden im Skelettsystem an. ^{90}Strontium mit einer Halbwertszeit von 29 Jahren kann folglich über viele Jahre auf den Organismus einwirken und insbesondere das **blutbildende Knochenmark** schädigen.

Nach einem Reaktorunfall mit Austritt radioaktiver Substanzen in die Atmosphäre werden während einer relativ kurzen Zeit Pflanzen durch den Gehalt radioaktiver Isotope mit Regen und Staub kontaminiert, sodass vor allem **Blattgemüse** hohe Konzentrationen erreicht. Das Gleiche gilt für **Milch,** wenn Kühe mit frischem Gras gefüttert werden. Ist diese Phase der direkten Kontamination abgeschlossen, so können Pflanzen nur noch radioaktive Substanzen aus dem Boden aufnehmen.

Das Verhältnis zwischen der Isotopenkonzentration in der Pflanze und im Boden wird als **Transferfaktor Pflanze/Boden** bezeichnet. Dieser Faktor ist von einer Vielzahl schwer vorausberechenbarer Umstände wie Art der Pflanze, Bodenbeschaffenheit, Wachstumsgeschwindigkeit, Düngung etc. abhängig, sodass eine Vorausberechnung des zu erwartenden Übertritts radioaktiver Substanzen aus dem Boden in Nutzpflanzen äußerst schwierig ist [8, 16].

---

* Rem (0,001 = 1 Millirem)

22

22.15 Lebensmittelbestrahlung

Die Lebensmittelbestrahlung, eine Haltbarmachung von Lebensmitteln durch Bestrahlung mit γ-**Strahlen,** stößt bei der Bevölkerung wegen allgemeiner „Strahlenangst" und Unkenntnis zum Teil auf Ablehnung.

Dieses Verfahren wird in einer Reihe von Ländern bereits seit Jahren in großem Stil eingesetzt. Da die Lebensmittel **lediglich den Strahlen ausgesetzt** werden, kommt es zu keiner Kontamination mit radioaktiven Substanzen.

Das Verfahren hat eine Reihe von **Vorteilen.** So kann z.B. die Bestrahlung bei bereits verpackten Lebensmitteln **ohne Temperaturerhöhung** zur Abtötung von Mikroorganismen und Parasiten eingesetzt werden. Bewährt hat sich die Bestrahlung beispielsweise bei der Beseitigung von **Salmonellen in Geflügel.** Es gibt derzeit keine Möglichkeit, Hähnchen ohne Kontamination mit diesen Keimen zu produzieren, sodass von rohem Geflügel eine große Gefahr der Salmonelleninfektion ausgeht.

Mischgewürze, die einer Behandlung zur Beseitigung von Mikroorganismen und Parasiten nur schwer zugänglich sind, können durch Bestrahlung problemlos keimfrei gemacht werden etc.

Ein weiterer Vorteil der Lebensmittelbestrahlung besteht in der Tatsache, dass Zusätze von **Konservierungsmitteln** überflüssig werden bzw. nur noch in relativ geringer Dosierung zur Anwendung kommen müssen.

Folgende **Risiken** der Bestrahlung mit γ-Strahlen sind zu beachten: Bei sehr hoher Strahlenenergie von über 14 Mega-Elektronenvolt kann es in den bestrahlten Materialien zu **Kernumwandlungsprozessen** und damit zur Bildung radioaktiver Isotope kommen.

Es muss daher die **Bestrahlungsintensität** auf einem geringen Level gehalten werden. Hierdurch besteht wiederum die Gefahr der Ausbildung strahlenresistenter Mikroorganismen und Viren.

> Ein Expertenkomitee der FAO/WHO hat deshalb einen Grenzwert von 5 Megavolt empfohlen.

Zu beachten ist zusätzlich die Tatsache, dass die **Sensitivität von Mikroorganismen** gegenüber ionisierender Strahlung sehr **unterschiedlich** ist. Dies hat zur Folge, dass die zur vollständigen Sterilisation von Lebensmitteln notwendige Bestrahlungsdosis u.U. über der empfohlenen Höchstmenge liegt.

Eine Bestrahlung mit γ-Strahlen garantiert somit nicht in jedem Fall eine ausreichende Sterilisation von Lebensmitteln.

Darüber hinaus muss beachtet werden, dass durch ionisierende Strahlen eine **Radikalbildung** in den Lebensmitteln induziert werden kann. Radikale wiederum können chemische Prozesse induzieren, deren Bedeutung für eine **eventuelle Bildung toxischer Substanzen** schwer abzuschätzen ist.

22.16 Multiple Chemikaliensensibilität („multiple chemical sensitivity-syndrome", Syndrom der chemischen Vielfachunverträglichkeit)

Unter diesem, auch als **Umweltkrankheit** bezeichneten Beschwerdekomplex wird eine Überempfindlichkeit gegen sog. Umweltchemikalien bzw. Umweltgifte diskutiert.

Geringe Dosen verschiedener Substanzen sollen bei manchen Personen bereits in üblicherweise toxikologisch unbedenklichen Konzentrationen, eine Vielzahl verschiedener, meist unspezifischer Beschwerden auslösen können. Solche **Substanzen** sind beispielsweise:

- Pestizide
- bei der Verbrennung anfallende Substanzen
- Konservierungs- und Farbstoffe
- Bestandteile von Reinigungs- und Spülmitteln.

Die **Beschwerden** können unterschiedlich sein:

- Müdigkeit
- Kopfschmerzen
- Gedächtnis- und Konzentrationsstörungen
- Schlaflosigkeit
- Reizerscheinungen an Schleimhäuten der Augen und des Respirationstraktes
- abdominelle Beschwerden

Beweise für den diskutierten Kausalzusammenhang fehlen.

Die Wahrscheinlichkeit, dass auch hier ähnlich wie bei den durch Candida albicans hervorgerufenen Beschwerden (➤ Kap. 3.5.2) versucht wird, eine **Erklärung für überwiegend psychopathologisch bedingte Störungen** zu finden, ist groß (Lit. bei [3]).

Das Beschwerdebild und seine wahrscheinliche Ursache hat Beziehungen zu der sog. **„mass sociogenic illness"**, ein bei Gruppen, die meist unter einer physischen oder mentalen Belastung stehen, ausgelöstes Beschwerdebild. Dabei werden Symptome angegeben, die typisch für organische Erkrankungen sind, ohne dass pathologische Befunde nachweisbar sind.

Diese psychogenen, von Angst geprägten Gruppenreaktionen, können beispielsweise durch Berichte der Sensationspresse über Vergiftungen von Lebensmitteln mit Chemikalien oder übertriebene Darstellungen anderer Gefahren ausgelöst oder begünstigt werden (Lit. bei [15]).

In der Mehrzahl der Fälle gelingt es nicht mit ausreichender Sicherheit, einen direkten Kausalzusammenhang zwischen Exposition und Symptomauslösung nachzuweisen. Dies wird bestätigt durch doppelblinde Expositionsversuche mit Chemikalien in niedrigen Konzentrationen, bei denen die Patienten nicht in der Lage waren, zwischen Verum und Placebo zu unterscheiden. Diese Befunde machen es wahrscheinlich, dass es sich zumindest bei einem wesentlichen Teil der Patienten mit der Diagnose „multiple Chemikalienüberempfindlichkeit" um Personen mit neuropsychiatrischen bzw. psychovegetativen Beschwerden handelt, die sich bei der Suche nach auslösenden Faktoren für ihre Beschwerden auf sog. Umweltschadstoffe fixieren. Hierfür spricht auch das Ergebnis einer Studie an 264 Patienten mit der genannten Diagnose, bei denen mit Hilfe standardisierter psychiatrischer Diagnoseverfahren in 83% der Fälle mindestens eine psychische Störung diagnostiziert wurde (Lit. bei [4]).

➕ 022 Literatur

KAPITEL

23 Gentechnisch hergestellte Lebensmittel

23.1 Bedeutung der Gentechnik

Mit Hilfe der Gentechnik ist es möglich, die in dem Genom (Gesamtheit aller Gene einer Zelle oder eines Organismus) einer Zelle festgelegte Erbinformation durch Einschleusen von Genen aus fremden Genomen zu verändern. Hierdurch ist es im Gegensatz zur Kreuzung und Züchtung möglich, Organismen gezielt mit Erbeigenschaften auszustatten und hierzu das genetische Potential unabhängig von Kreuzungsbarrieren zu nutzen. Diese Technik eröffnet neue Möglichkeiten zur Herstellung von Nutzpflanzen mit Eigenschaften, die den Anbau erleichtern und die Haltbarkeit sowie die Resistenz gegenüber Schadinsekten verbessern. Weiterhin besteht die Möglichkeit, den Gehalt an Nährstoffen und weiteren Inhaltsstoffen zu optimieren und unerwünschte Inhaltsstoffe zu eliminieren.

Mit Hilfe der Gentechnik hergestellte Produkte müssen den Vorgaben der bereits in > Kap. 2.2.3 besprochenen **Novel-Food-Verordnung** entsprechen. Sie dürfen nur dann in den Verkehr gebracht werden, wenn sie:

- in der vorgesehenen Verzehrmenge keine Gefahr für die Gesundheit des Verbrauchers darstellen
- den Verbraucher nicht irreführen
- sich von vergleichbaren Lebensmitteln und Lebensmittelzusätzen, die sie in der Ernährung ersetzen können, nicht so unterscheiden, dass ihr normaler Verbrauch Ernährungsmängel mit sich bringt.

Die umfangreiche **Sicherheitsbewertung** beruht auf tierexperimentellen Untersuchungen zur Toxizität, Mutagenität, Kanzerogenität, der Speicherung einschließlich der von Abbauprodukten etc.

Die **Bewertung** gentechnisch veränderter Mikroorganismen betrifft die Fähigkeit, in Konkurrenz zur natürlichen Darmflora zu treten und den Darm zu besiedeln.

23.2 Beispiele gentechnisch veränderter Organismen (GVO)

Ein Beispiel für die kostengünstigere Produktion eines gentechnisch veränderten Organismus (GVO) ist die herbizidresistente Sojabohne ("roundup ready soybean"). Sie enthält ein Gen aus einem Bodenbakterium, das ein Enzym exprimiert, durch das die Pflanze gegen das Herbizid Roundup resistent wird. Beim Anbau kann folglich zur Unkrautbekämpfung das genannte Herbizid eingesetzt werden, ohne die Sojapflanzen zu schädigen.

Ein weiteres Beispiel ist die "Flavr Savr Tomate", bei der das Enzym Polygalakturonase (PG) durch eine gegenläufige Orientierung des entsprechenden Gens (sog. antisense PG-Gen) weitgehend ausgeschaltet wurde. Die transgenen Pflanzen enthalten so in ihrem Genom das PG-Gen sowohl in der richtigen als auch in der entgegengesetzten Richtung, wodurch letztlich die Bildung des Enzyms stark reduziert wird. PG beschleunigt den Zellwandabbau und damit die Verrottung. Der Vorteil der "Flavr Savr Tomate" ist eine längere Haltbarkeit. Sind weite Transportwege erforderlich, so müssen die Tomaten nicht halbreif geerntet werden. Sowohl der Geschmack als auch der Gehalt an wertgebenden Inhaltsstoffen ist folglich beim Verzehr erhöht.

Während die genannten Beispiele vorrangig den Produzenten und dem Handel Vorteile bringen, gibt es auch eine Reihe von GVO mit großen ernährungsmedizinischen Vorteilen. Solche Pflanzen stehen bereits zur Verfügung bzw. sind in der Entwicklung. Dies gilt beispielsweise für einen transgenen Reis, bei dem ein für die in Japan häufige Reisallergie verantwortliches Gen eliminiert wurde (hypoallergener Reis).

Versucht wird die Herstellung von transgenem Weizen, der von Patienten mit glutensensitiver Enteropathie (einheimischer Sprue) ohne Schädigung der Darmschleimhaut verzehrt werden kann. Für manche Entwicklungsländer mit einer unzureichenden Vitamin-A-Versorgung ist ein transgener Reis von Bedeutung, der nach Transfer eines entsprechenden Gens β-Carotin synthetisiert. Ebenfalls für Entwicklungsländer von Bedeutung ist ein gentechnologisch veränderter Mais mit einem auf 35% reduzierten Gehalt an Phytinsäure, bei dessen Verzehr die Bioverfügbarkeit von Eisen um etwa 50% über der nach Verzehr von herkömmlichem Mais liegt.

Es ist weiterhin mit gentechnologischen Verfahren möglich, Ölsaaten genetisch so zu programmieren, dass sie ein optimales Fettsäuremuster und einen vergleichsweise hohen Gehalt an α-Tocopherol synthetisieren. Das Gleiche gilt für den Gehalt an anderen Vitaminen, sekundären Pflanzenstoffen etc. in Nutzpflanzen.

Die wenigen nur kurz skizzierten Beispiele demonstrieren den Nutzen gentechnologisch veränderter Lebensmittel. In wesentlich größerem Umfang werden seit vielen Jahren gentechnisch veränderte Mikroorganismen zur industriellen Produktion einer Vielzahl von Substanzen wie Enzyme, Hormone, Aminosäuren etc. genutzt, Substanzen, die sowohl in der Medizin als auch bei der Lebensmittelverarbeitung eingesetzt werden.

Während die letztgenannten Mikroorganismen und die hieraus hergestellten Substanzen von der Öffentlichkeit weitgehend unbeachtet bleiben, werden transgene pflanzliche Lebensmittel im deutschsprachigen Europa aufgrund von Befragungen von bis zu 80% der Verbraucher abgelehnt.

23.3 Risiken bei der Verwendung von gentechnisch veränderten Lebensmitteln

Welche Risiken sind mit dem Verzehr gentechnisch veränderter Lebensmittel verbunden? Für alle Länder der Europäischen Union und damit auch für Deutschland ist das Inverkehrbringen von GVO, von Lebensmitteln, bei deren Produktion GVO verwendet werden, von technischen Hilfsstoffen aus GVO, Tierfutter und Futtermittelzusätzen aus GVO etc. durch entsprechende Gesetze geregelt. Das Gleiche gilt für die Kennzeichnung bzw. Werbeaussage „ohne Gentechnik".

Werden hingegen, wie es z.B. in den USA und Japan der Fall ist, transgene Pflanzen in den Handel gebracht, so erhebt sich die Frage nach einem Gentransfer aus den Lebensmitteln auf Mikroorganismen der menschlichen Darmflora, auf Mukosazellen des Darmes oder sonstige Zellen des menschlichen Organismus. Ein solcher sog. **horizontaler Gentransfer** bedeutet, dass eine genetische Information aus einer Spenderzelle (hier transgene pflanzliche Zelle) in die Empfängerzelle (Mikroorganismus oder humane Zelle) gelangt und hier in seiner aktiven Form in die Empfänger-DNA eingebaut wird und damit auch auf Nachkommen weitergegeben werden kann. Das bedeutet, dass:

- das in das Lebensmittel neu eingeführte Gen einschließlich der Kontrollregion durch die mechanische Zerkleinerung und die enzymatischen Verdauungsvorgänge im Magen-Darm-Trakt in seiner vollständig intakten Form freigesetzt wird
- die freigesetzte DNA in ihrer intakten Form im Darmtrakt hinreichend lang stabil erhalten bleibt
- die freigesetzte DNA in ihrer intakten Form von einer Empfängerzelle (humane Zelle) aufgenommen wird und in die genetische Information der Zelle integriert wird
- die integrierte neue DNA in der Empfängerzelle exprimiert wird, d.h. sich die neue genetische Eigenschaft ausprägt.

Das geordnete Eintreffen dieser aufgeführten Schritte ist Voraussetzung für einen erfolgreichen Gentransfer und wird als sehr unwahrscheinlich angesehen (zit. nach [1]).

Bei der Diskussion über mögliche Risiken durch den Verzehr von transgenen Pflanzen steht im Vordergrund des Interesses die Frage, ob **Antibiotikaresistenzgene** aus Pflanzenzellen auf Darmbakterien übertragen werden können und so intestinale Mikroorganismen mit Resistenzgenen gegen bestimmte Antibiotika entstehen.

Welche Rolle spielen Antibiotikaresistenzgene bei der Herstellung transgener Pflanzen? Die Verfahren zur Integration eines Gens in das Erbgut eines Organismus sind nicht sehr effizient. Bei allen zur Verfügung stehenden Techniken gelingt es immer nur, das Fremdgen in sehr wenige Zellen einzubauen. Um die relativ geringe Zahl erfolgreich transformierter Zellen aus der Überzahl nicht transformierter Zellen zu selektionieren, wird bei dem Gentransfer gleichzeitig ein sog. Markergen mit übertragen. Häufig werden hierzu Antibiotikaresistenzgene benutzt. Versetzt man nun das Nährmedium mit dem Antibiotikum gegen das die Resistenz gerichtet ist, so können sich nur die Zellen mit dem Antibiotikumresistenzgen vermehren. Es werden verschiedene Resistenzgene zur Markierung benutzt. Eines stammt beispielsweise aus dem Bakterium Escherichia coli und erzeugt eine Resistenz gegen Kanamycin und Neomycin (npt-II-Gen). Verantwortlich für die Resistenz ist das von dem genannten Gen exprimierte Enzym Neomycin-Phosphotransferase II (npt II). Antibiotokaresistenzgene können grundsätzlich die Wirkung der jeweiligen Antibiotika auf zwei Wegen inhibieren. Erstens kann das Gen auf Darmbakterien übertragen werden und zweitens kann die Freisetzung etwa des Enzyms npt II ins Darmlumen die Wirkung der Antibiotika hemmen.

In den USA wird für die Herstellung von transgenen Tomaten, transgenem Raps und transgener Baumwolle das npt-II-Gen eingesetzt. Weitere transgene Nutzpflanzen, wie etwa Mais, werden mit anderen Markergenen versehen. Alle umfangreichen Sicherheitsprüfungen, die vor dem Inverkehrbringen vorgeschrieben sind, gaben keinerlei Hinweis darauf, dass der Verzehr transgener Pflanzen die Gesundheit der Verbraucher gefährdet [3, 1].

Selbst wenn es zu einer Passage eines Resistenzgens gegen Kanamycin, Neomycin oder Ampicillin in bakteriell besiedelte Darmabschnitte und zu einem Transfer dieses Gens in das Genom der Darmbakterien käme, wäre aus folgenden Gründen kein erhöhtes Risiko für die menschliche Gesundheit gegeben:

- Bei gesunden Menschen findet sich bereits in bis zu 27% der E.-coli-Bakterien im Darm ein Ampicillin-Resistenzgen. Bei Rindern und Schweinen liegt die Häufigkeit sogar bei etwa 75%.
- Kanamycin und Neomycin werden fast ausschließlich für die äußere Anwendung eingesetzt.

Ein weiteres mögliches Risiko ist die **Nahrungsmittelallergie.** Nach einem Gentransfer können Proteine exprimiert werden, die aus Lebensmitteln stammen, von denen allergische Reaktionen bekannt sind. In solchen Fällen ist die Beurteilung des Allergierisikos unproblematisch. Schwierig zu beurteilen ist die mögliche Antigenität eines Proteins dann, wenn es sich nicht in herkömmlichen Lebensmitteln findet. Die potentiellen Allergierisiken können in solchen Fällen nur aufgrund chemischer Charakteristika wie Sequenzhomologien zu bekannten Allergenen oder anderen strukturellen für Allergene typischen Eigenschaften abgeschätzt werden [2].

Weitere Informationen über die Risikobewertungen können bei Jany u. Kiener (2003) nachgelesen werden [2].

✚ 023 Literatur

Register